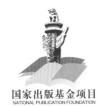

国家出版基金项目
NATIONAL PUBLICATION FOUNDATION

"十三五"国家重点出版物出版规划项目

血脂异常规范化防治
——从指南到实践

Standardized Prevention and Treatment of Dyslipidemia
——From Guideline to Practice

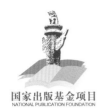

国家出版基金项目
NATIONAL PUBLICATION FOUNDATION

"十三五"国家重点出版物出版规划项目

血脂异常规范化防治
——从指南到实践

Standardized Prevention and Treatment of Dyslipidemia
——From Guideline to Practice

丛书主编　霍　勇

主　　编　陈　红

副主编　赵　冬　彭道泉　于　波　陈江天

北京大学医学出版社

XUEZHI YICHANG GUIFANHUA FANGZHI——CONG ZHINAN DAO SHIJIAN

图书在版编目（CIP）数据

血脂异常规范化防治：从指南到实践/陈红主编

. —北京：北京大学医学出版社，2017.5

ISBN 978-7-5659-1628-1

Ⅰ. ①血… Ⅱ. ①陈… Ⅲ. ①高血脂病－规范化－防

治 Ⅳ. ①R589.2-65

中国版本图书馆 CIP 数据核字（2017）第 142659 号

血脂异常规范化防治——从指南到实践

主　　编：陈　红

出版发行：北京大学医学出版社

地　　址：(100191) 北京市海淀区学院路 38 号　北京大学医学部院内

电　　话：发行部 010-82802230；图书邮购 010-82802495

网　　址：http://www.pumpress.com.cn

E - mail：booksale@bjmu.edu.cn

印　　刷：北京佳信达欣艺术印刷有限公司

经　　销：新华书店

责任编辑：高　瑾　　责任校对：金彤文　　责任印制：李　啸

开　　本：889mm×1194mm　1/16　印张：26.25　字数：700 千字

版　　次：2017 年 5 月第 1 版　2017 年 5 月第 1 次印刷

书　　号：ISBN 978-7-5659-1628-1

定　　价：198.00 元

陈红简介

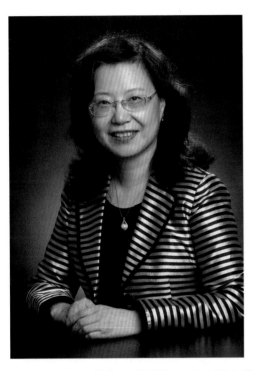

陈红，女，医学博士，心内科教授、主任医师、博士生导师，享受国务院政府特殊津贴专家和国家卫计委有突出贡献中青年专家。现任北京大学人民医院心脏中心主任、心血管内科主任，急性心肌梗死早期预警和干预北京市重点实验室主任，心血管分子生物学与调节肽卫生部重点实验室副主任，北京大学医学部心血管内科学系副主任；兼任国家心血管病专家委员会第一届委员会委员、中华医学会北京分会内科专业委员会候任主任委员、中国医师协会心血管内科医师分会动脉粥样硬化专业委员会副主任委员、中欧大学动脉粥样硬化学院院长、欧洲心脏病学会 Fellow、教育部医学教育临床教学研究中心副主任兼秘书长、教育部临床医学实践教学指导分委员会秘书长、中国医师协会临床医师职业精神研究中心主任等职务。

长期工作在临床第一线，对常见及疑难危重心血管疾病的诊治具有丰富的临床经验，尤其擅长高脂血症、冠心病、高血压及心力衰竭的诊疗。致力于动脉粥样硬化相关疾病的基础、临床和转化医学研究，在中国人群的调脂治疗、动脉粥样硬化的发病机制、急性冠脉综合征早期预警和规范化救治等方面取得一系列成果；近年来主持和参与国家科技支撑计划、国家自然科学基金、北京市科技计划重大项目等课题 10 余项；发表论文 100 余篇，包括在心血管领域有影响力的国际期刊如 *Hypertension*、*J Mol Cell Cardiol*、*Am J Cardiol*、*Atherosclerosis* 等发表多篇论文；主持编撰和翻译《临床诊断学（八年制第 3 版）》《临床血脂学-Braunwald 心脏病学姊妹卷》《哈里森内科学手册（第 18 版）》和《血脂异常诊断和治疗（第二版）》等 10 余部学术专著；获得中华医学科技奖、中华预防医学科技奖、北京市科学技术奖、华夏医学科技奖、第十二届"吴杨奖"、第八届"药明康德生命化学研究奖"等科研奖励 7 项。一直从事临床教学工作，对临床医学教育的专业建设、教学改革与人才培养模式进行了深入研究与实践，特别是在临床医学生技能培训方面做了大胆的改革和创新；先后获得国家级教学成果一等奖、宝钢优秀教师特等奖、北京市教学成果一等奖、北京市高等学校教学名师奖等教学奖励和荣誉 10 余项，培养研究生 80 多名。

编者名单

主　编　陈　红
副主编　赵　冬　彭道泉　于　波　陈江天
编　委（按姓名汉语拼音排序）

柴　萌　首都医科大学附属北京安贞医院	靳　英　中国人民解放军总医院
陈　红　北京大学人民医院	雷　寒　重庆医科大学附属第一医院
陈步星　首都医科大学附属北京天坛医院	雷新军　西安交通大学医学院第一附属医院
陈家丽　北京大学人民医院	李广平　天津医科大学第二医院
陈江天　北京大学人民医院	李俭强　哈尔滨医科大学附属第一医院
丛洪良　天津市胸科医院	李建军　中国医学科学院阜外医院
崔淯夏　北京大学人民医院	李金鑫　首都医科大学附属北京天坛医院
邓利华　北京大学人民医院	李奎宝　首都医科大学附属北京朝阳医院
董　玢　中山大学附属第一医院	李南方　新疆维吾尔自治区人民医院
董吁钢　中山大学附属第一医院	李素芳　北京大学人民医院
杜　俣　首都医科大学附属北京安贞医院	李为民　哈尔滨医科大学附属第一医院
冯雪茹　北京大学第一医院	李曦铭　天津市胸科医院
高　晶　新疆维吾尔自治区人民医院	李忠佑　北京大学人民医院
龚志忠　首都医科大学附属北京安贞医院	林岳鸿　台湾基督长老教会马偕医疗财团法
郭彩霞　首都医科大学附属北京天坛医院	人马偕纪念医院
郭艺芳　河北省人民医院	林肇锋　台湾基督长老教会马偕医疗财团法
何　菁　北京大学人民医院	人马偕纪念医院
洪　静　新疆维吾尔自治区人民医院	刘爱英　中南大学湘雅二医院
胡　蝶　中南大学湘雅二医院	刘传芬　北京大学人民医院
黄　玮　重庆医科大学附属第一医院	刘国庆　北京大学心血管研究所
惠汝太　中国医学科学院阜外医院	刘梅林　北京大学第一医院
霍　勇　北京大学第一医院	刘相丽　天津医科大学第二医院
贾　玫　北京大学人民医院	刘艳芳　首都医科大学附属北京天坛医院
贾海波　哈尔滨医科大学附属第二医院	卢长林　首都医科大学附属北京朝阳医院
简世杰　台湾基督长老教会马偕医疗财团法	卢永昕　华中科技大学同济医学院附属协和
人马偕纪念医院	医院
蒋立新　中国医学科学院阜外医院	陆国平　上海交通大学附属瑞金医院
蒋雄京　中国医学科学院阜外医院	罗梦蝶　中南大学湘雅二医院

罗晓萌　首都医科大学附属北京天坛医院
马爱群　西安交通大学医学院第一附属医院
马玉良　北京大学人民医院
牛屹东　北京大学人民医院
彭道泉　中南大学湘雅二医院
齐建光　北京大学第一医院
钱菊英　复旦大学附属中山医院
全小庆　华中科技大学同济医学院附属同济医院
沈晨阳　中国医学科学院阜外医院
宋俊贤　北京大学人民医院
苏　欣　中南大学湘雅二医院
隋　准　北京大学人民医院
王　帅　中南大学湘雅二医院
王昌敏　新疆维吾尔自治区人民医院
王建安　浙江大学医学院附属第二医院
王晶桐　北京大学人民医院
王禄娅　首都医科大学附属北京安贞医院
王天乐　中南大学湘雅二医院
王尹曼　复旦大学附属中山医院
王宇辉　北京大学心血管研究所
吴娜琼　中国医学科学院阜外医院
伍　莎　中南大学湘雅二医院
夏良裕　中国医学科学院北京协和医院
鄢盛恺　北京中日友好医院
严晓伟　中国医学科学院北京协和医院

杨　阳　中南大学湘雅二医院
杨升华　首都医科大学附属北京天坛医院
杨新春　首都医科大学附属北京朝阳医院
杨雅智　中南大学湘雅二医院
杨亚柳　中南大学湘雅二医院
叶　平　中国人民解放军总医院
叶宏一　台湾基督长老教会马偕医疗财团法人马偕纪念医院
易玉红　中南大学湘雅二医院
殷伟贤　台湾振兴医疗财团法人振兴医院
于　波　哈尔滨医科大学附属第二医院
张　锋　北京大学人民医院
张存泰　华中科技大学同济医学院附属同济医院
张倩辉　河北省人民医院
张雅惠　台湾基督长老教会马偕医疗财团法人马偕纪念医院
张媛媛　北京大学人民医院
赵　冬　首都医科大学附属北京安贞医院
赵性泉　首都医科大学附属北京天坛医院
郑　倩　中南大学湘雅二医院
周梦戈　首都医科大学附属北京安贞医院
周翔海　北京大学人民医院
周玉杰　首都医科大学附属北京安贞医院
朱建华　浙江大学医学院附属第一医院
邹玉宝　中国医学科学院阜外医院

序

根据我国卫生行政部门和疾病控制中心2014年8月发布的我国心血管疾病患病率和病死率的流行病学调查，我国心血管疾病病死率占全人口总死亡率的47%左右。据这个统计，大概每10秒钟左右就有一个患者因为心血管疾病死亡，需要进一步加强这方面的防治工作。中华医学会心血管病学分会牵头制定了针对心血管疾病的各种指南与专家共识，包括高血压、心力衰竭、冠心病介入等等。在国外，像美国几乎每年都有新的指南经实践后修订补充发布，根据每年发病的情况、临床的进展不断地更新指南，据此指导具体的临床医疗活动。所以，近年来，美国的病死率已经有所下降。在这方面，我国仍需要加强。

目前我国的传统医疗模式仍重治轻防，大量的财力物力和时间投入到已经得病患者的救治和疾病终末期治疗，所出版的书籍也大多针对某一治疗技术或方法的应用与进展。为改变这一现状，需要临床工作者重视预防，有浓厚的预防意识，推动政府的预防措施。我国目前缺乏成体系的高水平心血管疾病防治一体的相关书籍，临床

医生迫切需要预防-治疗-康复的连贯知识体系和技能培训。国家出版基金项目、"十三五"国家重点山版物出版规划项目"心血管疾病规范化防治——从指南到实践"丛书的出版，将提高我国心血管疾病医生的整体防治意识与技能，并解决随个体经验及技术水平不同，治疗存在的随意性，缺乏规范化指导的现状，对于临床医生的决策提供一个来自指南的比较规范化的意见，在指南、专家共识与具体临床防治实践之间架起一座桥梁，从而提高指南的利用效力，对于当前我国心血管疾病防治事业的发展来说，对于改善我国广大群众心血管疾病的高发病率、高死亡率的现状来说，都具有非常重要的意义。

本丛书的作者团队由我国心血管疾病防治领域的顶级专家组成，具有先进的防治理念与丰富的临床实践经验，在我国心血管疾病防治事业的发展中做出了卓越的贡献。本丛书将进一步对他们多年来的防治经验进行总结、升华，并传播于读者，将会成为推动我国心血管医生全面提高防治技能的一笔宝贵财富。

2016 年 6 月

前　　言

众所周知，以冠心病为主的心血管疾病已经成为全球范围内导致成人死亡的首要原因。大量的流行病学研究和前瞻性随机临床试验证实，血脂异常是冠心病最主要的危险因素之一，有效控制血脂异常可显著降低冠心病的发病率和死亡率。因此，目前国内外权威指南一致将调脂治疗作为冠心病人群的核心防治措施。然而全世界许多国家尤其是我国对血脂异常的知晓率、治疗率和控制率仍不尽如人意，而且在调脂治疗医疗实践中尚存在认识误区，使临床实践和医学指南之间存在鸿沟。

《血脂异常规范化防治——从指南到实践》作为"心血管疾病规范化防治——从指南到实践"系列丛书中的一部分，在立足国内外最新医学指南的基础上，结合我国的临床实际情况，对血脂异常和动脉粥样硬化的发生、发展、诊断、治疗以及预防进行全面阐述，不仅包含指南推荐的规范化诊治措施，更融入本研究领域的最新探索和研究结果、争论的热点问题、认识误区、医疗实践中诊治困惑等，从新视角、新高度规范化指导血脂异常的防治，及早对冠心病的上游危险因素——血脂异常进行有效干预。

在本书编写的过程中，秉承"权威性、规范性、指导性、实用性"原则，力争编写适合我国国情和广大临床医生的血脂异常防治用书，提高血脂异常防治的临床水平，尽可能缩小血脂异常防治的医学指南与临床实践之间的差距。另外，本书摒弃了重治轻防的传统医疗模式，重视预防环节，贯彻"治未病"的理念。

本书从基础理论到临床实践，涵盖了血脂异常基础概述、血脂异常及动脉粥样硬化的检测与评估、血脂异常的分类及危险分层、血脂异常的治疗、动脉粥样硬化性心血管疾病的临床处置以及特殊人群的调脂治疗六大部分，编写体系新颖、内容详实、重点突出，具有很强的实用性和可读性。

在本书的编写过程中，非常感谢各位编者的辛勤付出，感谢出版社全体同仁给予的倾力支持，为本书的高质量出版奠定了最坚实的基础。如有错误和不当之处，敬请各位读者朋友们谅解并勘正。相信本书一定会成为心血管内科、内分泌科、全科医师和其他参与血脂异常防治医务人员的良师益友，成为大家手不释卷的专业参考书。

陈　红

2017 年 5 月

目　　录

第一部分　血脂异常基础概述

第二部分　血脂异常及动脉粥样硬化的检测与评估

第三部分　血脂异常的分类及危险分层

第四部分　血脂异常的治疗

第五部分　动脉粥样硬化性心血管疾病的临床处置

第六部分　特殊人群的调脂治疗

第一部分

血脂异常基础概述

第一章 血脂及脂蛋白概述

血脂是血浆中的胆固醇、三酰甘油（甘油三酯）（TG）和类脂（如磷脂）等的总称。与临床密切相关的血脂成分主要是胆固醇和 TG，其他还有磷脂和与白蛋白结合的游离脂肪酸等。在人体内胆固醇主要以游离胆固醇及胆固醇酯形式存在。TG 是甘油分子中的 3 个羟基被脂肪酸酯化而形成的。血脂不溶于水，必须与特殊的蛋白质即载脂蛋白（Apo）结合形成脂蛋白，才能溶于血液并被运输至组织进行代谢。

应用超速离心方法可将血浆脂蛋白分为：乳糜微粒（CM）、极低密度脂蛋白（VLDL）、中间密度脂蛋白（IDL）、低密度脂蛋白（LDL）和高密度脂蛋白（HDL）。此外，还有一种脂蛋白称为脂蛋白（a）[Lp（a）]。各类脂蛋白的物理特性、主要成分、来源和功能见（表 1-1）[1-2]。

表 1-1　血浆脂蛋白的分类、特性及功能

分类	水合密度 (g/ml)	颗粒大小 (nm)	主要脂质	主要载脂蛋白	来源	功能
乳糜微粒 (CM)	<0.95	80~500	甘油三酯	B_{48}、A-I、A-II	小肠合成	将食物中的甘油三酯和胆固醇从小肠转运至其他组织
极低密度脂蛋白 (VLDL)	<1.006	30~80	甘油三酯	B_{100}、E、Cs	肝合成	转运内源性甘油三酯至外周组织，经酯酶水解后释放游离脂肪酸
中间密度脂蛋白 (IDL)	1.006~1.019	27~30	甘油三酯、胆固醇	B_{100}、E	VLDL 中甘油三酯经酯酶水解后形成	属 LDL 前体，部分经肝摄取
低密度脂蛋白 (LDL)	1.019~1.063	20~27	胆固醇	B_{100}	VLDL 和 IDL 中甘油三酯经酯酶水解后形成	胆固醇的主要载体，经 LDL 受体介导而被外周组织摄取和利用，与动脉粥样硬化性心血管疾病直接相关
高密度脂蛋白 (HDL)	1.063~1.21	5~17	磷脂、胆固醇	A-I、A-II、Cs	肝和小肠合成，由 CM 和 VLDL 脂解后表面物衍生	促进胆固醇从外周组织移去，转运胆固醇至肝或其他组织再分布，HDL-C 与冠心病呈负相关
脂蛋白 (a) [LP (a)]	1.05~1.12	26	胆固醇	B_{100}、(a)	肝合成	可能与冠心病相关

一、乳糜微粒

乳糜微粒（chylomicron，CM）是血液中颗粒最大的脂蛋白，主要构成是 TG（近 90%），因而其密度也最低。正常人空腹 12 h 后采血时，血清中无 CM。餐后以及某些病理状态下血液中含有大量的 CM 时，因其颗粒大能使光发生散射，血液外观混浊。将含有 CM 的血清放于 4℃静置过夜，CM 会漂浮到血清表面，状如奶油，此为检查有无 CM 存在的简便方法。

二、极低密度脂蛋白

极低密度脂蛋白（very low-density lipoprotein，VLDL）由肝合成，其 TG 含量约占 55%，

胆固醇含量为 20%，磷脂含量为 15%，蛋白质含量约为 10%。由于 CM 和 VLDL 中都是以含 TG 为主，所以将其统称为富含 TG 的脂蛋白（TRL）。在没有 CM 存在的血清中，其 TG 的水平主要反映 VLDL 的多少。由于 VLDL 分子比 CM 小，空腹 12 h 的血清清亮透明，当空腹血清 TG 水平＞3.3 mmol/L（300 mg/dl）时，血清才呈乳状光泽直至混浊。

三、低密度脂蛋白

低密度脂蛋白（low-density lipoprotein，LDL）由 VLDL 转化而来，LDL 颗粒中含胆固醇酯 40%、游离胆固醇 10%、TG 6%、磷脂 20%、蛋白质 24%，是血液中胆固醇含量最多的脂蛋白，故称为富含胆固醇的脂蛋白。血液中的胆固醇约 60% 存在于 LDL 内，单纯性高胆固醇血症时，血清胆固醇浓度的升高与血清 LDL-C 水平呈平行关系。由于 LDL 颗粒小，即使 LDL-C 的浓度很高，血清也不会混浊。LDL 中的载脂蛋白 95% 以上为 $ApoB_{100}$。根据颗粒大小和密度高低不同，可将 LDL 分为不同的亚组分。LDL 将胆固醇运送到外周组织，大多数 LDL 由肝细胞和肝外的 LDL 受体进行分解代谢。

四、高密度脂蛋白

高密度脂蛋白（high-density lipoprotein，HDL）主要由肝和小肠合成。HDL 是颗粒最小的脂蛋白，其中脂质和蛋白质部分几乎各占一半。HDL 中的载脂蛋白以 ApoA-Ⅰ为主。HDL 是一类异质性的脂蛋白，由于 HDL 颗粒中所含的脂质、载脂蛋白、酶和脂质转运蛋白的量和质各不相同，采用不同分离方法，可将 HDL 分为不同的亚组分。这些 HDL 亚组分在形状、密度、颗粒大小、电荷和抗动脉粥样硬化特性等方面均不相同。HDL 将胆固醇从周围组织（包括动脉粥样硬化斑块）转运至肝进行再循环或以胆酸的形式排泄，此过程称为胆固醇逆转运。

五、脂蛋白（a）

脂蛋白（a）[lipoprotein（a），Lp（a）] 是利用免疫方法发现的一类特殊的脂蛋白。Lp（a）的脂质成分类似于 LDL，但其所含的载脂蛋白除一分子 $ApoB_{100}$ 外，还含有另一分子载脂蛋白 Apo（a）。有关 Lp（a）合成和分解代谢的确切机制目前了解尚少。

（陆国平）

参考文献

[1] 赵水平. 血脂学研修全集. 长沙：中南大学出版社，2014，1：2-107.
[2] Christie M. Ballantyne. Basic Mechanisms. Clinical Lipidology: A Companion to Braunwald's Heart Disease. 2nd Ed. New York: Elsevier Inc, 2015.

第二章　饮食中的脂肪、胆固醇与心血管疾病

根据《全球疾病负担报告》显示，2013 年美国 30.8% 死亡归因于心血管疾病（CVD）[1]。根据《中国心血管疾病报告 2014》《中国心血管疾病报告 2015》，2013 年、2014 年中国 CVD 死亡率均占据疾病死亡的首位，这两年农村 CVD 死亡率分别为 44.8%[2]、44.60%[3]，城市 CVD 死亡率分别为 41.9%[1]、42.51%[2]，而且目前似乎仍呈上升趋势。CVD 疾病负担日益加重，已成为重大公共卫生问题。

CVD 中以动脉粥样硬化性心血管疾病（atherosclerosis cardiovascular disease，ASCVD）为多见，其根本的病理生理机制就是动脉粥样硬化。目前业已证明，动脉粥样硬化与血脂相关，其中高胆固醇血症是 ASCVD 的致病性危险因素之一。原发性血脂异常的原因有遗传基因缺陷或其他微小基因突变，或饮食因素即高胆固醇，或高饱和脂肪酸摄入以及热量过多引起肥胖[4]。

血脂代谢紊乱被认为是动脉粥样硬化最重要的危险因素，血清总胆固醇、三酰甘油（甘油三酯）、LDL-C 水平的升高及 HDL 的降低被认为与冠心病及缺血性脑卒中风险增高相关。血脂在血浆中不以自由状态存在，必须与载脂蛋白结合后成为脂蛋白才能在体内转运。脂蛋白一般分为四类：高密度脂蛋白（HDL）、低密度脂蛋白（LDL）、极低密度脂蛋白（VLDL）和乳糜微粒（CM），在机体内发挥不同的作用。在整个代谢过程中，LDL 是转运胆固醇的主要形式，是"不好的胆固醇"。HDL 主要功能是参与胆固醇的逆向转运，将胆固醇转运至肝，在肝内转化为胆汁酸或直接通过胆汁排出体外，被认为是"好的胆固醇"。胆固醇、甘油三酯、HDL-C、LDL-C 质和量的变化及代谢产物，都对 CVD 产生重要影响。

一、饮食中的脂肪与胆固醇

脂类是脂肪及类脂的总称。脂肪是三脂肪酸甘油酯或称甘油三酯，而类脂包括固醇及其酯、磷脂及糖脂等。脂肪来源于烹调用油脂和食物本身所含的油脂，除食用油含约 100% 的脂肪外，含脂肪丰富的食品为动物性食物和坚果类。所有的脂肪均由饱和脂肪酸、单不饱和脂肪酸和多不饱和脂肪酸三种脂肪酸按不同比例混合组成。含胆固醇较高的食物有畜肉内脏、禽类内脏、蛋黄、奶酪等，而且同时脂肪含量也高[5]。健康成年人每日摄入的胆固醇若增加 100 mg，男性血液胆固醇水平将增高 0.038 mmol/L，而女性增加 0.073 mmol/L。研究发现饮食中脂肪的数量和类型比胆固醇本身的数量更能影响血胆固醇水平。其一，来源于动物或植物中过多总脂或过多饱和脂肪可刺激机体代谢产生超出需要的胆固醇。其二，饮食中不饱和脂肪能降低血胆固醇水平。饱和脂肪酸摄入量过高亦可导致血总胆固醇、LDL-C 升高，继发引起动脉粥样硬化，增加患者 CVD 的风险[6]。而且进食饱和脂肪的同时也食入了较多的胆固醇，进一步加重了 CVD 的风险。

依据饮食中脂肪与胆固醇的效应，可以将对敏感人群具有潜在升高血总胆固醇水平作用的食物分为两种类型：一类是含高饱和脂肪比例的食物，如黄油、肥肉、全脂奶制品、可可果和固态食用油。它们能刺激机体代谢产生更多胆固醇。另一类是含高胆固醇的食物（它们通常也含高的饱和脂肪），当超出机体调节能力时亦能增加血胆固醇水平。这一类食物有：蛋黄、肥肉（特别是内脏）、海鲜、全脂奶制品、黄油、一些方便食

品、猪油等[6]。

依照我国传统的饮食习惯，日常生活中我们并不经常或大量食用上述含有脂肪或胆固醇较高的食物。但近年来，随着人们生活水平的提高，脂肪与胆固醇的摄入量较前明显增加，由此而带来的高脂血症发生率明显增高。

二、甘油三酯来源及与 ASCVD 的关系

甘油三酯由甘油和脂肪酸组成，主要作用是储存能量与提供能量。人体内，甘油三酯主要在肝和小肠合成，以肝合成能力最强，合成后即分泌入血。小肠黏膜则主要利用脂肪消化产物再合成甘油三酯，连同合成及吸收的磷脂及胆固醇，加上载脂蛋白形成新生的乳糜微粒（CM），经淋巴进入血循环，与 HDL 进行载脂蛋白的交换，形成成熟的 CM。经进一步代谢，CM 内核的甘油三酯 90% 以上被水解、释出，被机体组织利用，而表面的载脂蛋白、磷脂、胆固醇离开 CM，形成新生的 HDL；CM 颗粒逐步变小，最后转变为富含胆固醇酯的 CM 残粒。在脂肪的代谢过程中，脂肪与胆固醇的关系密不可分。另外，脂肪组织是机体合成甘油三酯的另一重要组织，它可利用食物脂肪中的脂肪酸合成甘油三酯。

甘油三酯的性质和特点主要取决于脂肪酸。源于食物的脂肪酸称为外源性脂肪酸，是人体内脂肪酸的主要来源，在体内可通过改造加工被人体利用。同时，机体还可以利用糖和脂蛋白转变为脂肪酸，称为内源性脂肪酸，而葡萄糖来源为主要途径。内源性及外源性脂肪酸均用于甘油三酯的生成，以贮存能量。在一定条件下，脂肪酸在肝和肌肉组织进行氧化释放能量[7]。

血浆中甘油三酯主要存在于 CM 和 VLDL 中，CM 和 VLDL 统称为富含甘油三酯的脂蛋白（TRL），是运输内源性甘油三酯的主要形式。血甘油三酯升高常反映 CM、VLDL 残粒及小颗粒高密度的 LDL（sLDL）增多，这些残粒脂蛋白均具有致 AS 作用[8-9]。

Weintraub 发现空腹血脂水平正常的 CVD 患者，其餐后的 CM 及残粒的清除和血浆甘油三酯水平的恢复均延迟。考虑 CVD 患者存在甘油三酯代谢障碍，血浆甘油三酯的水平与心血管疾病相关[10]。有 meta 分析显示，经过校正传统的危险因素、HDL-C、非高密度脂蛋白胆固醇（non-HDL-C）后，甘油三酯与 CVD 关系减弱[11]。而 Patsch 等进行的冠状动脉造影相关的病例对照研究中，在校正了总胆固醇、LDL-C 和 HDL-C 之后，得出结论：甘油三酯仍然是 CVD 的独立危险因素[12]。Patel 进行的研究亦进一步证实，高甘油三酯血症与冠心病、脑卒中独立相关[13]。2007 年英国的 Sarwar 等荟萃了 26 万人群的 27 个流行病调查研究，再次证实了高甘油三酯是代谢性 CVD 的独立危险因素[14]。

三、胆固醇来源及其与 ASCVD 的关系

胆固醇是动物组织细胞必不可少的物质，它不仅是细胞膜的重要组分，同时也是合成胆汁酸、维生素 D 以及类固醇激素的前体物质。人体内的胆固醇有两个来源：一是内源性，成年人除脑组织外各种组织都能合成胆固醇，主要由肝利用乙酰 CoA 合成，每天合成的胆固醇约 $1.0 \sim 1.2 \mathrm{~g}$，是人体内胆固醇的主要来源，约占总合成量的 70%~80%。二是外源性的，即机体通过食物摄取。经饮食摄入胆固醇的吸收率只有 30%，仅占体内合成胆固醇的 1/7~1/3。而且随着食物胆固醇含量的增加，吸收率还要下降[7]。生理状态下，机体可通过减少内源性胆固醇的合成来平衡外源性胆固醇的吸收增加，但长期的高脂饮食可导致血脂升高，机制可能为①大量甘油三酯的摄取，使小肠经外源性途径摄取 CM 增加，最终转变为 LDL-C；②摄入胆固醇增加，使肝胆固醇含量增高，LDL 受体表达相对不足，脂质代谢减少；③肝经内源性途径合成 VLDL 增加[15]。

目前已明确动脉粥样硬化是大多数 CVD 的病理基础。在对动脉粥样硬化斑块形成发病机制的阐述上曾有多种学说，其中最具说服力的是"胆固醇学说"，其实质就是胆固醇代谢障碍。

1910 年德国的化学家温道斯在人体尸体中发现了动脉壁粥样斑块内的大量胆固醇沉积。1913

年俄罗斯病理学家阿尼兹科夫[16]用高胆固醇饮食在短期内诱发了动脉粥样硬化病变，认为动脉粥样斑块的发生、发展取决于血液中胆固醇升高的程度及升高持续的时间，同时得出大幅度降低血胆固醇水平可以逆转斑块。阿尼兹科夫进一步从病理生理学角度揭示血胆固醇水平升高可促发动脉粥样硬化形成，胆固醇代谢异常是动脉粥样硬化发生的关键因素。自此，胆固醇与CVD的关系逐步成为热点。1984年发表的Framingham心脏研究[17]显示：血清总胆固醇水平与冠心病事件呈显著正相关，总胆固醇水平每升高1%，冠心病事件风险增加2%；总胆固醇降低1%，急性心肌梗死减少2%。从Framingham心脏研究得出的重要理念是，"没有胆固醇就没有冠心病"，动脉粥样硬化性疾病是可以预防的。1990年MRFIT研究结果[18]公布：总胆固醇水平每降低1%，冠心病死亡危险降低2%。美国这两个有关CVD危险因素的研究具有里程碑意义，奠定了现代"胆固醇理论"。

有基础实验[19-20]观察到实验组动物经过8周的高脂高胆固醇饮食即造成动物体内甘油三酯、胆固醇、LDL-C明显升高，继而主动脉粥样硬化斑块形成。而经过高胆固醇饮食形成动脉粥样硬化动物模型，改为低胆固醇饮食一段时间后，动脉粥样病变的脂纹与斑块面积明显减少，动脉内胆固醇及胆固醇酯含量显著降低。Lifestyle Heart Trial和Heidelberg Exercise/Diet Study两项研究均观察到冠心病患者通过控制饮食和增加活动等改善生活方式的方法使LDL-C、总胆固醇或和甘油三酯水平明显下降，冠状动脉粥样硬化病变均有不同程度改善[21-22]。

另有1977年的一项流行病学研究，单单从饮食改变上为胆固醇学说提供了更有力的证据。第二次世界大战前后，大批日本人移民美国夏威夷岛和加州，他们的饮食结构也随之改变。Robertson医生通过跟踪随访，最终发现针对同一人群，仅仅由于饮食结构的改变，血总胆固醇水平升高，心脏病发病率随之上升[23]。而当通过饮食控制胆固醇水平时，冠心病的发病率明显下降。CPPT研究通过降脂药胆酸螯合剂，第一次证明了有针对性地降低血

中胆固醇，可以有效预防CVD的发生[24]。

研究表明，当总胆固醇超过一定程度时，冠心病的发病率随总胆固醇水平的升高而增加。LDL-C是胆固醇的主要载体，因血浆中约有70%胆固醇存在其中，LDL又被称作富含胆固醇的脂蛋白，被认为是所有血浆脂蛋白中最主要的致动脉粥样硬化性脂蛋白。大量的临床资料已证实，总胆固醇和LDL-C的升高是冠心病最主要的独立危险因素[25]。基于广泛的基础和临床研究，目前LDL-C成为多个国家降脂指南推荐的降脂治疗的第一靶标。无论基线LDL-C水平如何，只要降低1.0 mmol/L的LDL-C，就可带来20%左右的心血管获益[26]。

自他汀类药物的研发以来，大量的证据已经证明LDL-C降幅和心血管风险呈线性相关性[27-28]。2014年11月17日在美国心脏协会（AHA）大会上公布的大型临床试验IMPROVE-IT研究结果，进一步论证了胆固醇理论的重要性。该研究提示ASCVD的二级预防能够从他汀联合依折麦布进一步降低LDL-C水平中获益，再一次证明了针对ASCVD患者LDL-C"低一些更好"，充分证明了只要降低了胆固醇水平就可以减少心血管事件风险，降胆固醇手段不重要，降幅更重要[29]。

四、饱和脂肪酸

饱和脂肪酸指没有双键的脂肪酸。饱和脂肪酸含量高的脂肪在室温下通常是固态的。主要食物来源包括动物制品，如肉和乳制品，另外有热带油类，如椰子油、棕榈油。

饮食与CVD的关系中饱和脂肪有重要作用。有人认为影响血清胆固醇的主要营养成分是饱和脂肪酸及膳食胆固醇，以及因膳食热量的摄入与消耗不平衡而导致的超重和肥胖[6]。最初于1970年发表的"七国研究"[30]首先确立了膳食摄入的饱和脂肪酸与血脂上升、心脏病发病率增加存在相关性。研究表明，饱和脂肪酸有升高血清胆固醇和LDL-C的作用。因此认为，多吃含饱和脂肪酸的食物会增加心血管疾病风险。Williams评估了15个欧洲国家心血管疾病患病率，认为适当减

少饱和脂肪酸而替代以不饱和脂肪酸，可以降低血胆固醇及 LDL-C，并减少了 CVD 事件及 CVD 相关死亡[31]。Brousseau 等进行的动物研究发现，减少饮食中饱和脂肪，并以含 ω-3、ω-6 系列的多不饱和脂肪酸替代，能够降低甘油三酯、总胆固醇及 LDL-C 水平，同时升高 HDL-C 水平[32]。另有多个研究发现 ω-3 脂肪酸有抗炎、抑制血小板聚集、扩张血管、降脂作用，能够显著降低血清 VLDL 的合成，进而降低甘油三酯、总胆固醇及 LDL-C 水平，同时升高 HDL-C 水平[32-33]。但也有研究提示 ω-3 脂肪酸可以升高 LDL-C 水平及 LDL/HDL 比率，而 HDL 水平本身无明显变化[34]。目前研究者大多支持饮食中 ω-3/ω-6 不饱和脂肪酸比值控制在一定范围内，是比较健康的膳食模式[35]。《中国成人血脂异常防治指南（2007 版）》[36]中指出：ω-3 脂肪酸制剂能降低甘油三酯和轻度升高 HDL-C，对总胆固醇和 LDL-C 无影响。当用量为 2～4 g/d 时，可使甘油三酯下降 25%～30%。并建议高纯度的 ω-3 脂肪酸制剂可用于临床调脂治疗。

回顾美国多年的 CVD 数据，美国自 1980 年发布居民膳食指南强调降低居民脂肪、特别强调限制饱和脂肪的摄入量一段时间后，20 世纪 90 年代以来的全国平均胆固醇、LDL-C 水平较前明显下降，ASCVD 患病率及死亡率呈现明显下降趋势[37-38]。目前的资料显示，控制饱和脂肪摄入量，ASCVD 获益是明确的。

五、膳食指南推荐及解读

1. 反式脂肪酸

反式脂肪酸是与植物性食物中自然存在的不饱和脂肪酸结构不同的不饱和脂肪酸，主要来源包括在加工食品过程中使用的部分氢化植物油中，如甜品、微波爆米花、冷冻披萨、人造黄油和咖啡奶精。反式脂肪酸也天然存在于反刍动物（如牛、羊）性食品中，例如奶制品、牛肉和羊肉。因为反式脂肪酸天然存在的量较少，主要为人工制造，可升高 LDL，增加 CVD 风险[39-40]。2015 年版最新的美国指南指出因不可避免地从食物中

摄入反式脂肪酸，但厂家及食品制造商已经在减少添加反式脂肪酸，故指南中仅是建议尽可能少地摄入反式脂肪酸。而我国 2016 年版居民膳食指南比较严格，建议每日反式脂肪酸摄入量不超过 2 g。

2. 饱和脂肪酸

婴幼儿期人体需要饱和脂肪酸帮助生长发育，但 2 岁及以后人体可以不再需要从膳食中摄入饱和脂肪酸。含有饱和脂肪酸的食物热量较大，很容易热量超标，因此要限制摄入量。另外，目前有证据显示过多摄入饱和脂肪酸与胰岛素抵抗[41]、早老年痴呆症[42-43]、癌症[44]等风险增加有关，而胰岛素抵抗与 ASCVD 之间密切相关，推测饱和脂肪酸与 ASCVD 之间必定有某种联系，但其中的病理生理机制仍需进一步研究阐述。因饱和脂肪酸对机体健康存在致病风险，故在当前的膳食指南中对其摄入量是有明确限制的。2016 年中国居民膳食指南建议每天摄入饱和脂肪酸来源的能量少于总能量的 8%，而 2015 年版美国居民膳食指南定量为：少于总能量的 10%。两个指南虽然文字表述不同，对膳食建议的核心内容都是：控制热量摄入，平衡膳食模式。

3. 胆固醇

美国新版膳食指南指出 1 岁及以上的人体足以合成满足日常所需的胆固醇量，没必要从食物中摄取，应尽可能少地从食物中摄入胆固醇。该指南建议聚焦于健康的膳食模式及其食物和营养素特性，未限制胆固醇摄入量，但并不意味着健康膳食模式中胆固醇不重要了。因血液胆固醇与 CVD 的关系是确凿的，对于具有慢性病或血脂偏高的成年人，仍需注意，绝不能无节制地摄入膳食胆固醇。在美国指南对应的十二个能量水平的膳食模式中，每日胆固醇的量大致在 100～300 mg，胆固醇摄入量与既往指南一致（2014 年指南推荐限制胆固醇＜300 mg/d）。但至于未明确限制膳食中胆固醇摄入量的原因，可能有以下原因：①膳食模式要考虑到多种食物成分的相互作用，身体情况受健康膳食模式的整体影响，而不应只关注于食物中一个孤立的营养成分。②还需要更多的研究来证明膳食胆固醇与血胆固醇之间的剂量反应关系，目前尚没有充分的证据去量化

膳食胆固醇的摄入量。但指南明确提出选择合适热量、健康膳食结构、其中饱和脂肪热量不超过总热量的10%，考虑到胆固醇与饱和脂肪同源，含胆固醇较高的食物一般饱和脂肪含量也高，因此指南中对膳食饱和脂肪的限制其实也是间接对膳食胆固醇的限制，只是不再用具体数字来表述而已。

美国新膳食指南指出人们日常摄入的食物并不是单个的食物组和营养素，而是不同组合类型食物，总的形成一个整体的膳食模式。美国膳食指南强调：①所有的食物和饮料的选择都很重要，在合适的热量水平选择一个健康的饮食模式。②重视多样化、营养密度和量。③限制添加糖和饱和脂肪的供能，限制钠的摄入。④转向更健康的食物和饮料选择。⑤全民支持健康膳食模式。指出健康模式需要限制饱和脂肪和反式脂肪、糖和钠，指南中未对胆固醇摄入量做出明确的数字限制。

我国2011年开始的一项血脂异常调查研究结果显示，因血脂异常接受调脂治疗者仅有39%，患者LDL-C的达标率仅为25.8%，而高危和极高危患者中，LDL-C的达标率更差，分别为19.9%和21.1%[45]。目前我国仍面临着血脂异常高患病率、低知晓率、低治疗率及低控制率的"三低一高"的严峻现状，CVD发病率与死亡率仍呈增长趋势[3]，医务工作者正面临着巨大挑战，未来任重而道远。

（靳英　叶平）

参考文献

[1] GBD 2013 Mortality and Causes of Death Collaborators. Global, regional, and national age-sex specific all-cause and cause-specific mortality for 240 causes of death, 1990-2013: a systematic analysis for the Global Burden of Disease Study 2013. Lancet, 2014, 385 (9963): 117-171.

[2] 陈伟伟, 高润霖, 刘力生, 等.《中国心血管疾病报告2014》概要. 中国循环杂志, 2016, 31 (6): 617-622.

[3] 陈伟伟, 高润霖, 刘力生, 等.《中国心血管疾病报告2015》概要. 中国循环杂志, 2016, 31 (6): 521-528.

[4] 赵水平. 血脂紊乱与调脂治疗. 血脂紊乱研究的现状. 医师进修杂志, 2001, 24 (1): 1-3.

[5] 中国营养学会. 中国居民膳食指南2016 (M). 北京: 人民卫生出版社, 87-106.

[6] 周俊梅. 膳食脂肪对血胆固醇水平的影响. 食品科技, 1997, 2: 38.

[7] 周爱儒. 脂类代谢. 生物化学（第6版）. 北京: 人民卫生出版社, 106-138.

[8] Nakamura T, Kugiyama K. Triglycerides and remnant particles as risk factors for coronary artery disease. Curr Atheroscler Rep, 2006, 8 (2): 107-110.

[9] Yarnell JW, Patterson CC, Sweetnam PM, et al. Do total and high density lipoprotein cholesterol and triglycerides act independently in the prediction of ischemic heart disease? Ten-year follow-up of Caerphilly and Speedwell Cohorts. Arterioscler Thromb Vasc Biol, 2001, 21 (8): 1340-1345.

[10] Sharret AR, Chambless LE, Heiss G, et al. Association of postprandial triglyceride and retinyl palmitate responses with asymptomatic carotid artery atherosclerosis in middle-aged men and women. Arterio Thromb Vasc Biol, 1995, 15: 2122-2129.

[11] Chapman MJ, Ginsberg HN, Amarenco P, et al. Triglyceride-rich lipoproteins and high-density lipoprotein cholesterol in patients at high risk of cardiovascular disease: evidence and guidance for management. Eur Heart J, 2011, 32: 1345-1361.

[12] Patsch JR, Miesenbock G, Hopferwieser T, et al. Relation of triglyceride metabolism and coronary artery disease. Studies in the postprandial state. Arterioscler Thromb, 1992, 12 (11): 1336-1345.

[13] Patel A, Barzi F, Jamrozik K, et al. Serum triglycerides as a risk factor for cardiovascular diseases in the Asia-Pacific region. Circulation, 2004, 110 (17): 2678-2686.

[14] Sarwar N, Danesh J, Eiriksdottir G, et al. Triglycerides and the risk of coronary heart disease: 10, 158 incident cases among 262, 525 participants in 29 Western prospective studies. Circulation, 2007, 115: 450-458.

[15] 李桂源. 病理生理学. 第三版. 北京: 人民卫生出版社, 2015: 169-173.

［16］ Adnitschkow N. Ueber die Veranderrungen der Kaninchenaorta bei experimenteller Cholesterinsteatose. Beitr Pathol Anat，1913，56：379-404.

［17］ Castelli WP. Epidemiology of coronary heart disease：the Framingham study. Am J Med，1984，76（2A）：4-12.

［18］ LaRosa JC，Hunninghake D，Bush D，et al. The cholesterol facts. A summary of the evidence relating dietary fats，serum cholesterol，and coronary heart disease. A joint statement by the American Heart，Lung，and Blood Institute. The Task Force on cholesterol Issues，American Heart Association. Circulation，1990，81（5）：1721-1733.

［19］ Harrison DG，OharaY. Physiologic consequences of increased vascular oxidant stresses in hypercholesterolemia and atherosclerosis；implication for impaired vasomotion. Am J Cardio，1995，75：75-81.

［20］ Lutz M，CortezJ，VinetR. Dietary fats and cholesterol supplementation effects on aortic and lipid response in rats. Nutr Biochem，1994，5：446.

［21］ OrnishD，BrownSE，Scherwitz LM，et al. Can lifestyle changes reverse coronary heart disease? The Lifestyle Heart Trial. Lancet，1990；336：129-133.

［22］ Schuler G，Hambre chtR，Schlierf G，et al. Regular physical exercise and low-fat diet：effects on progression of coronary artery disease. Circulatin，1992，86（1）：1-11.

［23］ 武汉医学院. 营养与食品卫生学. 北京：人民卫生出版社，1981：15，64-70.

［24］ Probstfield，J. L，Rifkind，B. M. The lipid research clinics coronary primary prevention trial：Design，results，and implications. Eur J Clin Pharmacol，1991，40（1）：S69-S75.

［25］ Farwell WR，Sesso HD，Buring JE，et al. Non-high-density lipoprotein cholesterol Versus low-density lipoprotein cholesterol as risk factor for a first nonfatal myocardial myocardial infarction. Am J Cardiol，2005，96（8）：1129-1134.

［26］ Grundy SM，Cleeman JI，Merz CN，et al. Implications of recent clinical trials for the National cholesterol Education Program Adult Treatment Panel Ⅲ guidelines. Circulation，2004，110（2）：227-239.

［27］ Baigent C，Keech A，Kearney PM，et al. cholesterol Treatment Trialists' (CTT) Collaborators. Efficacy and safety of cholesterol-lowering treatment：prospective meta-analysis of data from 90，056 participants in 14 randomised trials of statins. Lancet，2005，366（9493）：1267-1278.

［28］ Cholesterol Treatment Trialists' (CTT) Collaboration，Baigent C，Blackwell L，et al. Efficacy and safety of more intensive lowering of LDL cholesterol：a meta-analysis of data from 170 000 participants in 26 randomised trials. Lancet，2010，376（9753）：1670-1681.

［29］ Cannon CP，Blazing MA，Giugliano RP，et al. Ezelimibe added to statin therapy after acute coronary syndromes. N Engl J Med，2015，372：2387-2397.

［30］ Feskens EJ，Virtanen SM，Rassanen L，et al. Dietary factors determining diabetes and impaired glucose tolerance. A 20-year follow-up of the Finnish and Dutch cohorts of the Seven Countries Study. Diabetes Care，1995，18（8）：1104-1112.

［31］ Williams FL，O'Flaherty M，Mwatsama M，et al. Estimating the cardiovascular mortality burden attributable to the European Common Agricultural Policy on dietary saturated fats. Bulletin of the World Health Organization，2008，86（7）：535-541.

［32］ Brousseau M E，Lee JH，Lanni MS，et al. Dietary mono-unsaturated and polyunsaturated fatty acid are comparable in their effects on hepatic apolipoprotein mRNA abudance and liver lipid concentration when substituted for saturated fatty acid in Cynomolous monkeys. J Nutr，1995，12（5）：425.

［33］ Schmidt GR. Therapeutics of Fish Oil. ASHP Annual Meeting，1989，46（Jun）：PI-33.

［34］ Harris WS，Dujovne CA，Zucker M，et al. Effects of a low saturated fat，low cholesterol fish oil supplement in hypertriglyceridemic patients：placebo controlled trial. Ann Intern Med，1988，109（Sep15）：465-470.

［35］ Kris-Etherton PM，Taylor DS，Yu-Poth S，et al. Polyunsaturated fatty acids in the food chain in the United states. Am J Clin Nutr，2000，71：179s-188s.

［36］ 中国成人血脂异常防治指南制订联合委员会. 中国成人血脂异常防治指南（2007 版）. 中华心血管病杂志，2007，35（5）：390-419.

［37］ 卫生部心血管病防治研究中心. 中国心血管病报告2011. 北京：中国大百科全书出版社，2012.

［38］ GoAS，MozaffarianD，RogerVL，et al. Heart disease and stroke statistics-2013 update：A report from The American Heart Association. Circulation，2013，127（1）：e6-e245.

［39］ 中国营养学会. 中国居民膳食指南（2016）. 北京：人民卫生出版社，2016.

［40］ Dietary Guidelines for Americans 2015-2020 Eighth Edition. https://health. gov/dietaryguidelines/2015/resources/2015-2020，Dietary guidelines. pdf，2016-08-01.

［41］ 刘海岩. 糖尿病的脂代谢紊乱及其治疗. 实用糖尿病杂志，2005，1（4）：51-53.

［42］ Eskelinen M H，Ngandu T，Helkala E L，et al. Fat intake at midlife and cognitive impairment later in life：a population-based CAIDE study. Int J Geriatr Psychiatry，2008，23（7）：741-747.

［43］ Bhat N R. Linking cardiometabolic disorders to sporadic Alzheimer's disease：a perspective on potential mechanisms and mediators. J Neurochem，2010，115（3）：551-562.

［44］ Z Shimizu H，Ross R K，Bernstein L，et al. Cancers of the prostate and breast among Japanese and white immigrants in Los Angeles County. Brit J Cancer，1991，63：963-966.

［45］ Wei Y，Guo H，The E，et al. Persistent lipid abnormalities in statin-treated coronary artery disease patients with and without diabetes in China. Int J Cardiol，2015，182C：469-475.

第三章　高密度脂蛋白及高密度脂蛋白胆固醇

一、高密度脂蛋白概述

（一）高密度脂蛋白颗粒的生成

高密度脂蛋白（high density lipoprotein，HDL）的生成牵涉到多种膜和蛋白质的相互配合、相互作用，是个相当复杂的过程。首先，载脂蛋白A-Ⅰ（apolipoprotein A-Ⅰ，ApoA-Ⅰ）从肝和小肠中分泌到血中，和细胞膜上的ATP结合盒转运体A1（ATP-binding cassette transporter A1，ABCA1）通道结合，介导细胞内磷脂和胆固醇流出至寡脂的ApoA-Ⅰ。随着ApoA-Ⅰ结合的脂质逐渐增多，其形状也逐渐从扁盘状转变为球形[1]。

HDL像海绵一样从循环中吸收各种成分，包括但不限于补体、炎症相关性蛋白、脂质等[2]。因此，HDL是一类载脂蛋白和脂质组成各不相同的颗粒的组合。HDL的组分异质性也构成了HDL功能异质性的基础。

（二）高密度脂蛋白的功能

HDL通过很多途径发挥对动脉粥样硬化的保护作用[2]。HDL最重要的抗动脉粥样硬化的功能是胆固醇流出功能。胆固醇流出功能主要通过寡脂的ApoA-Ⅰ和极小HDL颗粒介导完成[3]。HDL还能通过抑制凋亡蛋白表达从而发挥抗内皮细胞凋亡的作用[4]。同时，HDL能抑制低密度脂蛋白（low density lipoprotein，LDL）氧化和减少黏附分子表达，从而减轻机体炎症反应[5]。此外，HDL还能促进一氧化氮（nitric oxide，NO）合成、减轻内皮功能不良[2]。

HDL组分和结构的改变会导致HDL功能也随之改变。在急性冠脉综合征（acute coronary syndrome，ACS）患者体内，髓过氧化物酶（myeloperoxidase enzyme，MPO）氧化了HDL的主要组分ApoA-Ⅰ，降低了其介导细胞内脂质流出的效率[6]。另外，在机体炎症状态下，HDL的蛋白组分和磷脂组分均会发生相应改变，导致HDL颗粒功能异常[2]，比如，急性炎症期HDL颗粒中的血清淀粉样蛋白（serum amyloid A，SAA）增加，HDL颗粒的抗炎和胆固醇流出能力均显著下降[7]。

二、高密度脂蛋白的相关检测

（一）高密度脂蛋白胆固醇的检测

大量流行病学调查研究显示HDL颗粒负载的胆固醇成分即高密度脂蛋白胆固醇（high density lipoprotein-cholesterol，HDL-C）与心血管疾病发病率呈明显负相关关系，因此，在很长一段时间，HDL-C一直被认为是心血管疾病发病危险的重要标志物[8]。

最早的HDL-C测量方法涉及超速离心法[9]。超速离心法需要先将血浆或血清中1.063～1.21克每毫升（g/ml）的成分分离出来再测量其中的胆固醇，方法复杂、耗时。随后，简便快捷的化学沉淀法取代了超速离心法。肝素锰沉淀法、磷酸镁沉淀法和聚乙二醇沉淀法等沉淀方法可将血浆或血清中的含载脂蛋白-B（apolipoprotein B，ApoB）的脂蛋白沉淀分离[9]。目前直接测量HDL-C的商业试剂盒也在广泛使用。但是HDL-C对心血管疾病的预测价值受到了诸多质疑。一方面是因为用试剂盒直接测HDL-C浓度存在一定的误差，使得根据其进行的心血管疾病风险分层不够精确，另一方面是因为 HDL-C 并未直接参与 HDL 的动脉粥样硬化保护作用，真正反映 HDL 对心血管疾病保护作用的是 HDL 颗粒的功能而非 HDL-C 水平的高低。

由于 HDL-C 指标使用的方便性，目前临床上仍将 HDL-C 水平作为判断血脂代谢和预测心血管疾病风险的指标。根据临床指南，男性 HDL-C 低于 40 mg/dl，女性 HDL-C 低于 50 mg/dl 被认为是低 HDL-C 水平。

（二）载脂蛋白 A-I 的检测

由于 ApoA-I 在血液中的含量相对丰富，许多临床化学分析仪将非离子型洗涤剂加入待测标本中以破坏 HDL 颗粒并暴露 ApoA-I 抗原位置，即采用浊度分析法来测定其含量[9]。ApoA-I 与 ApoB 的比值比单独测定 ApoA-I 或 ApoB 更有临床意义。ApoA-I/ApoB<1 可认为是心血管疾病的危险指标。此外，ApoA-I 的氧化状态也被视作潜在的心血管疾病危险有着重要的预示作用[9]。

（三）高密度脂蛋白的功能检测

HDL 颗粒胆固醇流出功能的检测在判断 HDL 功能中应用较广泛。大型的临床观察性研究和前瞻性研究均表明 HDL 介导的胆固醇流出能力在预测心血管疾病发病风险方面有着重要价值[10-11]。

胆固醇流出能力检测的主要步骤是先把胆固醇用同位素或者荧光标记后让细胞模型荷脂，再用超速离心法得到分离后的 HDL 或者用化学沉淀法得到去 ApoB 的血浆作为细胞内胆固醇流出的受体，将荷脂的细胞模型和胆固醇流出受体共同孵育，测量细胞内外胆固醇的放射性或者荧光强度即可计算得出胆固醇流出能力[2]。

虽然胆固醇流出能力比单纯的 HDL-C 测量更能反映 HDL 功能，但是胆固醇流出能力的测量容易受分离方法、细胞模型等影响，且测量方法和划分标准尚未统一，因此在临床工作中并未开展使用。

HDL 颗粒其余功能的检测目前主要在科研中应用较多，临床检验中暂未有具体应用。

三、高密度脂蛋白相关的药物应用

（一）胆固醇酯转运蛋白抑制剂

胆固醇酯转运蛋白抑制剂（cholesterol ester transporter inhibitors，CETP inhibitors）可有效升高 HDL-C[2]。然而，CETP 抑制剂 torcetrapib 的临床试验由于脱靶毒性而被终止[12]。另一种 CETP 抑制剂 dalcetrapib 虽可升高 30%～35% 的 HDL-C 浓度和 9% 的 HDL 颗粒数目[13]，但是在针对 ACS 患者的临床Ⅲ期试验中却未得到预期效果[14]。

（二）烟酸

烟酸能升高 HDL-C 水平并减少甘油三酯和含 ApoB 的脂蛋白含量。烟酸对于 HDL 功能的作用目前仍存在争议[15-16]。临床研究结果也表明将烟酸与他汀类药物合用对于低 HDL-C 水平的动脉粥样硬化患者没有带来保护作用[17]。

（罗梦蝶　彭道泉）

参考文献

[1] Rye K. A., Barter P. J. Regulation of high-density lipoprotein metabolism. Circ Res, 114, 143-156, doi: 10.1161/CIRCRESAHA. 114.300632 (2014).

[2] Rosenson R. S. Dysfunctional HDL and atherosclerotic cardiovascular disease. Nat Rev Cardiol, 13, 48-60, doi: 10.1038/nrcardio. 2015.124 (2016).

[3] Brownell N., Rohatgi A. Modulating cholesterol efflux capacity to improve cardiovascular disease. Curr Opin Lipidol, 27: 398-407, doi: 10.1097/MOL. 0000000000000317 (2016).

[4] Riwanto M. Altered activation of endothelial anti-and proapoptotic pathways by high-density lipoprotein from patients with coronary artery disease: role of high-density lipoprotein-proteome remodeling. Circulation, 127: 891-904, doi: 10.1161/CIRCULATIONAHA. 112.108753 (2013).

[5] Kawakami A. Apolipoprotein CIII induces expression

of vascular cell adhesion molecule-1 in vascular endothelial cells and increases adhesion of monocytic cells. Circulation，114：681-687，doi：10. 1161/CIRCULATIONAHA. 106. 622514 (2006).

[6] Shao B. Humans with atherosclerosis have impaired ABCA1 cholesterol efflux and enhanced high-density lipoprotein oxidation by myeloperoxidase. Circ Res，114：1733-1742，doi：10. 1161/CIRCRESAHA. 114. 303454 (2014).

[7] Han C. Y. Serum amyloid A impairs the antiinflammatory properties of HDL. J Clin Invest，126：266 281，doi：10. 1172/JCI83475 (2016).

[8] Smit R. A.，Jukema J. W.，Trompet S. Increasing HDL-C levels with medication：current perspectives. Curr Opin Lipidol，28：361-366，doi：10. 1097/MOL. 0000000000000426 (2017).

[9] Rosenson R. S. HDL measures，particle heterogeneity，proposed nomenclature，and relation to atherosclerotic cardiovascular events. Clin Chem，57：392-410，doi：10. 1373/clinchem. 2010. 155333 (2011).

[10] Khera A. V. Cholesterol efflux capacity，high-density lipoprotein function，and atherosclerosis. N Engl J Med，364：127-135，doi：10. 1056/NEJMoa1001689 (2011).

[11] Rohatgi A. HDL cholesterol efflux capacity and incident cardiovascular events. N Engl J Med，371：2383-2393，doi：10. 1056/NEJMoa1409065 (2014).

[12] Barter P. J. Effects of torcetrapib in patients at high risk for coronary events. N Engl J Med，357：2109-2122，doi：10. 1056/NEJMoa0706628 (2007).

[13] Ballantyne C. M. Effect of dalcetrapib plus pravastatin on lipoprotein metabolism and high-density lipoprotein composition and function in dyslipidemic patients：results of a phase IIb dose-ranging study. Am Heart J，163：515-521，521 e511-513，doi：10. 1016/j. ahj. 2011. 11. 017 (2012).

[14] Schwartz G. G. Effects of dalcetrapib in patients with a recent acute coronary syndrome. N Engl J Med，367：2089-2099，doi：10. 1056/NEJMoa1206797 (2012).

[15] Khera A. V.，Patel P. J.，Reilly M. P，et al. The addition of niacin to statin therapy improves high-density lipoprotein cholesterol levels but not metrics of functionality. J Am Coll Cardiol，62：1909-1910，doi：10. 1016/j. jacc. 2013. 07. 025 (2013).

[16] Yvan-Charvet L. Cholesterol efflux potential and antiinflammatory properties of high-density lipoprotein after treatment with niacin or anacetrapib. Arterioscler Thromb Vasc Biol，30：1430-1438，doi：10. 1161/ATVBAHA. 110. 207142 (2010).

[17] AIM-HIGH Investigators. Niacin in patients with low HDL cholesterol levels receiving intensive statin therapy. N Engl J Med，365：2255-2267，doi：10. 1056/NEJMoa1107579 (2011).

第四章 富含三酰甘油（甘油三酯）的脂蛋白

人体中的甘油三酯（triglyceride，TG，三酰甘油）主要存在于乳糜微粒（chylomicron，CM）和极低密度脂蛋白（very low density lipoprotein，VLDL）中，统称为富含甘油三酯的脂蛋白（triglyceride-rich lipoprotein，TRL）。机体内 TRL 的代谢过程主要包括 TRL 的合成、水解及残粒清除等几个环节，其中任何环节发生异常即可引起机体 TG 水平升高，因此，TRL 水平可反映血浆 TG 水平。

最新临床随机对照试验结果发现，经确立性冠心病危险因素如低密度脂蛋白胆固醇（low density lipoprotein cholesterol，LDL-C）危险因子校正后，TRL 水平上升与患者死亡率、心肌梗死率及冠状动脉事件复发率增高明显相关，提示 TRL 是冠状动脉疾病的独立危险因素。随着全球高甘油三酯血症（hypertriglyceridemia，HTG）人群发生心血管疾病的情况日益增多，TRL 在动脉粥样硬化发生发展过程中扮演的重要作用且其机制值得深入研究。本章主要从合成、分解及代谢等方面对 TRL 进行阐述，并针对 TRL 水平，说明检测 TRL 水平的重要意义[1-2]。

一、TRL 的功能及代谢

TRL 中的甘油三酯（TG），是甘油分子中的三个羟基被脂肪酸酯化而形成的，国际命名委员会建议使用名称为三酰甘油（triacylglycerol），但由于人们已习惯简洁通俗的名称，故仍保留沿用甘油三酯。

（一）TG 的功能

1. 供能和储能

人体所摄入的能量中，TG 约占 20%，食入的糖大部分也转变为 TG 而储存，在空腹或禁食时，人体内能量的主要来源是 TG。

2. 作为结构脂质的基本构件

TG 的脂肪酸是磷脂和糖脂的组成成分，而磷脂和糖脂是构成生物膜的重要成分。

3. 参与机体物质代谢

TG 所含多不饱和脂肪酸中的花生四烯酸是许多激素或生物活性物质的原料。

（二）TG 的合成代谢

1. 合成部位

肝、脂肪组织及小肠是合成 TG 的主要场所，以肝合成能力最强。但是，肝不能储存 TG，肝合成 TG 后即分泌入血液。如果肝合成的 TG 不能完全地进入血液，则会在肝细胞内沉积，当超过一定量时，则形成脂肪肝。小肠黏膜则主要利用脂肪消化产物再合成 TG，并以乳糜微粒形式经淋巴系统进入血液循环。此外，脂肪组织是合成 TG 的另一重要场所。脂肪组织可利用食物中脂肪酸合成 TG。

2. 合成原料

合成 TG 所需的甘油主要由葡萄糖提供，也可以是细胞内甘油的再利用。机体合成脂肪酸的直接原料是乙酰辅酶 A（HMG-CoA），凡是能够生成 HMG-CoA 的物质都是合成脂肪酸的原料。

3. 合成过程

不同的器官合成 TG 的过程不完全相同。小肠黏膜细胞主要利用消化吸收的单酰甘油及脂酸再合成 TG。肝细胞和脂肪细胞主要是按二酰甘油的途径合成 TG。合成 TG 的脂酸可为同一种脂酸，亦可是 3 种不同的脂酸。胰岛素可促进 TG 的合成。

（三）TG 的分解代谢

不同场所的 TG 分解代谢过程及其相关的酶系不同。储存在脂肪细胞内的 TG 主要是经脂肪酶逐步水解为游离脂肪酸和甘油，以供其他组织利用，这一过程即为脂肪的动员。在此过程中，起重要调节作用的是脂肪细胞内激素敏感脂酶（HSL），它是脂肪分解的限速酶。去甲肾上腺素、促肾上腺皮质激素以及胰高血糖素能直接激活 HSL；甲状腺素、生长激素及肾上腺激素等对 HSL 也有一定的激活作用；而胰岛素等则可抑制该酶的活性。

二、TRL 的测定及其意义（表 4-1）

表 4-1 不同血脂指标的分层标准 ［mmol/L（mg/dl）］

血脂项目	TC	LDL-C	HDL-C	TG
合适范围	<5.18 (200)	<3.37 (130)	≥1.04 (40)	<1.70 (150)
边缘升高	5.18~6.19 (200~239)	3.37~4.12 (130~159)		1.76~2.25 (150~199)
升高	≥6.22 (240)	≥4.14 (160)	≥1.55 (60)	≥2.26 (200)

TG 水平也受遗传和环境因素的双重影响。与总胆固醇浓度不同，同一个体的 TG 水平受饮食和不同时间等因素的影响较大，所以同一个体在多次测定时，TG 值可能有较大差异。人群中血清 TG 水平呈明显的正偏态分布。

虽然继发性或遗传性因素可升高 TG 水平，但临床中大部分血清 TG 升高主要见于糖尿病和代谢综合征。TG 轻至中度升高［2.26～5.56 mmol/L（200～499 mg/dl）］常反映 CM 和 VLDL 残粒增多，这些残粒脂蛋白由于颗粒变小，可能具有直接致动脉粥样硬化作用。但是，多数研究提示，TG 升高很可能是通过影响 LDL 或 HDL 的结构，而具有致动脉粥样硬化作用。调查资料表明，血清 TG 水平轻至中度升高者患冠心病的危险性增加。当 TG 重度升高［>5.56 mmol/L（500 mg/dl）］时，常可伴发急性胰腺炎[3-4]。

目前临床均是空腹时进行血脂的检测。有研究表明，在普通饮食情况下，非空腹血浆 TG<2.26 mmol/L 与空腹血浆<1.7 mmol/L 相对应。目前一些研究支持，非空腹检测 TG 有利于高 TG 血症筛查，非空腹 TG 水平与心血管疾病风险关系更加密切，但非空腹血浆 TG 水平不能用来定义代谢综合征[5-6]。由于国内临床习惯肝、肾功能检验和血脂与血液学、免疫学等项目一同采血分析，而高 TG 对于许多检验项目测定有影响，因此目前还是建议禁食 12 h 后采血进行血脂测定，以减小不同状态下所采集的血样对测定结果的影响。

（苏欣 彭道泉）

参考文献

[1] Sarwar N，Danesh J，Eiriksdottir G，et al. Triglycerides and the risk of coronary heart disease：10，158 incident cases among 262，525 participants in 29 Western prospective studies. Circulation，2007，115（4）：450-458.

[2] Budoff M. Triglycerides and Triglyceride-Rich Lipoproteins in the Causal Pathway of Cardiovascular Disease. Am J Cardiol，2016，118（1）：138-145.

[3] Chapman MJ1，Ginsberg HN，Amarenco P，et al；European Atherosclerosis Society Consensus Panel. Triglyceride-richlipoproteins and high-densitylipoproteincholesterol in patients at highrisk of cardiovasculardisease：evidence and guidance for management. Eur Heart J，2011，32（11）：1345-1361.

[4] Nordestgaard BG，Varbo A. Triglycerides and cardiovascular disease. Lancet，2014，384（9943）：626-635.

[5] de Vries M1，Klop B1，Castro Cabezas M. The use of the non-fasting lipid profile for lipid-lowering therapy in clinical practice-point of view. Atherosclerosis，

2014，234（2）：473-475.

[6] Nordestgaard BG，Langsted A，Mora S，et al；European Atherosclerosis Society（EAS）and the European Federation of Clinical Chemistry and Laboratory Medicine（EFLM）Joint Consensus Initiative. Fasting Is Not Routinely Required for Determination of a Lipid Profile：Clinical and Laboratory Implications Including Flagging at Desirable Concentration Cutpoints-A Joint Consensus Statement from the European Atherosclerosis Society and European Federation of Clinical Chemistry and Laboratory Medicine. Clin Chem，2016，62（7）：930-946.

第五章　极低密度脂蛋白及其亚型与动脉粥样硬化疾病的关联性

动脉粥样硬化（atherosclerosis，AS）是发生在动脉管壁的一种慢性疾病，其病理改变以中小动脉壁中胆固醇沉积为主要特点，由此导致的心脑血管事件，包括冠心病、脑卒中等，已经成为我国人群的首要死亡原因[1]，给人类的健康带来了沉重的负担[2]。目前国内外相关的血脂指南已经明确指出低密度脂蛋白胆固醇（low-density lipoprotein cholesterol，LDL-C）水平升高是心血管疾病（cardiovascular disease，CVD）的主要危险因素之一[3-5]，针对降低 LDL-C 水平的他汀类药物治疗已经成为临床实践中最主要的干预手段。然而多项临床研究表明，降低 LDL-C 水平仅降低 30%～40% 的 CVD 事件[6-8]，在 LDL-C 治疗达标的人群中，仍然存在着较高的心血管疾病残余风险，其中极低密度脂蛋白（very low density lipoprotein，VLDL）中所携带的胆固醇被认为是重要的残余风险因素之一[5,9-10]。

既往研究显示极低密度脂蛋白胆固醇（VLDL cholesterol，VLDL-C）水平升高可以促进 AS 的发展，增加 CVD 的发生风险[11-13]。近期多项血脂异常诊疗指南也都明确提出，将 LDL-C 和 VLDL-C 等统称为非高密度脂蛋白胆固醇（non-high density lipoprotcin-cholesterol，non-HDL-C），并作为降低胆固醇治疗的一个新的靶目标。同时，甘油三酯（triglyceride，TG）水平升高在 CVD 事件的发生中所发挥的作用也受到越来越多研究者的关注[14]，但 TG 是否具有致动脉粥样硬化的作用依然存在争议。

由于 VLDL 颗粒（VLDL particles，VLDL-P）组分和代谢的复杂性，不同的 VLDL 亚型所携带的胆固醇和甘油三酯水平并不相同，单独利用 VLDL-C 或 TG 水平并不能全面地反映 VLDL 潜在的致动脉粥样硬化作用[15-17]。所以，越来越多的研究开始关注 VLDL-P 及其亚型与动脉粥样硬化疾病之间的关系。

由于检测方法不同及 VLDL 自身的变异，不同的 VLDL 亚型与 CVD 事件或 AS 之间的关联性在不同的研究之间结果尚不一致。目前已有多项研究采用不同的测定方法来探讨不同 VLDL 亚型的致 AS 作用，本章将从 VLDL 代谢过程、VLDL 的检测方法及 VLDL 与动脉粥样硬化性疾病之间的关系等方面进行介绍，为进一步研究 VLDL 与动脉粥样硬化之间的关系提供参考。

一、VLDL 代谢过程

VLDL 在肝合成和分泌，其富含约 50% 的 TG，40% 的胆固醇和磷脂，以及 10% 的蛋白质。蛋白质主要包括载脂蛋白 B-100（apolipoprotein B-100，ApoB-100）、载脂蛋白 C-Ⅰ（apolipoprotein C-Ⅰ，ApoC-Ⅰ）、载脂蛋白 C-Ⅱ（apolipoprotein C-Ⅱ，ApoC-Ⅱ）和载脂蛋白 C-Ⅲ（apolipoprotein C-Ⅲ，ApoC-Ⅲ），也包括载脂蛋白 E（apolipoprotein E，ApoE）。VLDL-P 的大小和化学成分差异很大，较大的颗粒富含 TG 和载脂蛋白 C；较小的颗粒这两个组分含量较少。目前 VLDL 根据其颗粒的大小通常可以分为三种亚型[18]：大 VLDL（>60 nm）、中 VLDL（35～60 nm）、小 VLDL（27～35 nm）。

VLDL 是体内运输内源性 TG 的主要形式，被称为富含甘油三酯的脂蛋白（triglycerides-rich lipoprotein，TRL）[19-20]，在胆固醇的代谢和转运过程中起着非常关键的作用。VLDL 分解代谢的初始阶段类似于乳糜微粒，即从高密度脂蛋白中获得 ApoC-Ⅱ后，大量的甘油三酯被存在于周围组织毛细血管床中的脂蛋白脂酶（lipoprotein lipase，LPL）水解，释放出游离脂肪酸，VLDL 颗粒逐渐缩小，Apo C 和 Apo E 又转移到 HDL 颗粒中去，Apo B-100 则保留在 VLDL 颗粒中。在这一过程中，VLDL 转化为 VLDL 残粒或中间密度脂蛋白（intermediate-density lipoprotein，IDL）。

二、VLDL 的检测方法

由于不同亚型 VLDL 所携带的胆固醇和甘油三酯水平并不相同，而传统的测定 VLDL 方法仅能检测 VLDL-C 的浓度，并不能全面地评估 VLDL 与 AS 之间的关系[15-17]。随着测定技术的改进和提高，出现了超速离心法、高效液相色谱分析法（HPLC）、梯度凝胶电泳法（GGE）、磁共振法（NMR）等方法[21]，如表 5-1 所示。尤其是 NMR 方法，不仅可以测定 VLDL-C 的水平，还可以同时对 VLDL 亚型的水平及 VLDL-P 的大小进行测定，从而为进一步探讨不同 VLDL 亚型与 AS 的关联性及其机制提供了技术支持。

表 5-1　VLDL 亚型检测方法

测定方法	分离原理	VLDL 亚型分类	定量指标
磁共振法（NMR）	脂质所含甲基产生的磁共振信号不同	大 VLDL（>60 nm），中 VLDL（35～60 nm），小 VLDL（27～35 nm）	VLDL-P 各亚型浓度，大小
超速离心法	密度差异	大 VLDL（Sf：>100），中 VLDL（Sf：60～100），小 VLDL（Sf：20～60）	VLDL 亚型中胆固醇的浓度
离子迁移率法（IM）	大小及电荷不同	大、中、小 VLDL	VLDL-P 各亚型浓度
高效液相色谱分析法（HPLC）	大小及电荷不同	大、中、小 VLDL	VLDL 亚型中胆固醇的浓度

注：Sf（Svedberg floatation）：漂浮速率，指在温度为 26℃、密度为 1.063 g/ml 的 NaCl 溶液中超速离心 24 h 的漂浮速率，单位是 10^{-13} cm/(s·dyne·g)（1 dyne＝10^{-5} 牛顿）

三、VLDL 亚型与心血管疾病关系的研究

（一）VLDL 及其亚型与心血管关系的研究

1. 超速离心法测定的 VLDL 颗粒及其亚型与心血管疾病的关联研究

前期研究多采用超速离心法测定 VLDL-P 及其亚型的水平[11,22-28]。研究结果显示总 VLDL-P 的水平与 CVD 事件的发生呈正相关，即 VLDL-P 水平越高，CVD 事件的发生风险越高[11,24,27]。Sacks FM 等的 CARE（Cholesterol and Recurrent Events）研究[27]进行了长达 5 年的随访研究发现，VLDL-P 最高五分位与最低五分位相比，发生冠心病事件的风险比为 RR＝3.2（P＝0.04）。

也有研究分析了 VLDL-P 亚型与 CVD 事件的关联性，结果均发现小 VLDL-P 的水平与冠心病的严重程度呈正相关[24,26,28]。Williams PT 等进行的长达 53 年的 Gofman's Livermore Cohort 研究[28]发现，大 VLDL 每增加 10 mg/dl，总的冠心病死亡的风险比为 HR＝1.04（95% CI：1.02～1.05），小 VLDL 每增加 10 mg/dl，总的冠心病死亡的风险比为 HR＝1.01（95% CI：1.00～1.02），但是在调整各项血脂水平后，结果显示，仅小 VLDL 的水平与总的冠心病发生风险相关联（HR＝1.05；95% CI：1.01～1.08）。

2. NMR 方法测定的 VLDL 颗粒及其亚型与心血管疾病事件的关联研究

随着技术的更新，越来越多的研究采用 NMR 方法检测了 VLDL-P 并评估了其与 CVD 事件的关联性[29-37]。有研究发现，总 VLDL-P 的水平与 CVD 事件的发生呈正相关[31,34,36]。Manickam P

等的 MESA（The Multi-Ethnic Study of Athero-sclerosis）研究[34]纳入了 6693 名 45～84 岁的美国居民，进行了平均 4.5 年的随访，研究结果显示 CVD 组患者的总 VLDL-P 水平明显高于对照组，总 VLDL-P 每升高一个单位（nmol/L），其发生 CVD 事件的风险比为 HR=1.06（95%CI：1.03～1.10）。但也有研究显示，在调整了其他传统因素后，总 VLDL-P 的水平与 CVD 事件的关联无统计学显著性[30,33,35]。Kuller LH 等在 MRFIT（Multiple Risk Factor Intervention Trial）研究[30]中发现，在代谢综合征（metabolic syndrome，MS）患者中，VLDL-P 最高四分位与最低四分位相比，冠心病的死亡风险 OR 为 0.84（95%CI=0.46～1.52），认为 VLDL-P 水平与冠心病死亡无关联。还有 1 项研究评价总 VLDL-P 与缺血性脑卒中的关联，结果发现总 VLDL-P 对于发生卒中风险的 OR 为 1.16（95%CI：0.84～1.61），无统计学显著性[35]。综上，NMR 测定的总 VLDL-P 水平与 CVD 事件的关联性在不同的研究间存在着一定的差异，研究结果不一致。

也有研究利用 NMR 测定了不同亚型的 VLDL 水平[29,32]。Mora S 等的 WHS（The Women's Health Study）研究[32]纳入了 27 673 名 45 岁以上健康女性，进行了长达 11 年的随访研究，结果显示大、中、小 VLDL-P 亚型均与 CVD 的发生相关，其中与大 VLDL-P 亚型的相关性最强，大 VLDL-P 最高五分位与最低五分位相比发生 CVD 的 HR 为 1.77（95%CI=1.34～2.33）。Freedman DS 等[29]以 158 名男性为研究对象发现仅大 VLDL 水平与 CVD 的严重程度相关（r=0.16），大 VLDL 高浓度组（≥14.2 mg/dl）与低浓度组（<14.2 mg/dl）相比，在调整了年龄和血脂水平后结果显示发生冠状动脉疾病的风险比 OR 为 3.3（P<0.04）。综上，提示大 VLDL-P 的水平与 CVD 事件的发生呈正相关性。

（二）VLDL 亚型与动脉粥样硬化进展的关联研究

1. 超速离心法测定的 VLDL 及其亚型与动脉粥样硬化进展的关联研究

采用超速离心法测定的 VLDL 亚型与 AS 进展关系的研究较少。目前的研究结果[22-23]均显示，小 VLDL 的水平与冠状动脉的狭窄程度独立相关，小 VLDL 水平升高，可以明显增加冠状动脉狭窄的风险，促进狭窄的发生和发展。

2. NMR 方法测定的 VLDL 及其亚型与动脉粥样硬化进展的关联研究

NMR 方法测定的 VLDL 亚型与 AS 进展关系的研究相对较多。研究显示，大 VLDL 的水平与冠状动脉钙化（coronary artery calcification，CAC）或颈动脉内中膜厚度（intima-media thick-ness，IMT）的进展呈正相关[38-41]。Mackey RH 等的 HWS（The Healthy Women Study）研究[38]纳入了 286 例绝经期女性，进行了 8 年的随访，在调整传统危险因素和多项血脂指标后，仅发现大 VLDL 水平越高，CAC 评分越高，大 VLDL 每增加 1 SD，OR 为 1.59（95%CI=1.11～2.28）。Mora S 等的 MESA 研究[41]发现，大 VLDL-P 每增加 1 SD，IMT 增加 11.1μm。也有研究显示小 VLDL-P 水平与 IMT 进展相关联[42-44]。Wurtz P 等的研究[44]入选了 1595 名儿童和青少年，随访 6 年 IMT 的进展情况，结果显示仅小 VLDL 的水平与 IMT 的进展关联性有统计学意义，OR 为 1.34（95%CI=1.12～21.60）。此外，也有研究评价了总 VLDL-P 与 CAC 或动脉僵硬度的关联性，但在调整传统因素后结果均无统计学差异[45-47]。VLDL-P 及其各亚型的水平与 AS 进展的关联性在不同的研究间也存在着一定的差异。

四、总结

由于不同的研究开展的年代不同，随着检测 VLDL 亚型技术的不断发展，各研究之间采用的测定 VLDL 亚型的方法也不尽相同。通过上述研究可以发现，VLDL-P 的水平与 AS 进展或 CVD 事件的发生密切相关，VLDL-P 水平越高，AS 进展和发生 CVD 事件的风险越高。而关于 VLDL 亚型与 AS 进展或 CVD 事件之间的关联性，不同研究之间结果尚不一致。早期研究多采用超速离心法测定 VLDL 亚型水平，样本量较小，多数研究结果显示小 VLDL-P 水平的升高可以增加 CVD 的风险。但随着测定 VLDL 亚型技术的发展，现阶段研究多采用 NMR 方法，样本量大，其中多数研究发现大 VLDL 水平与 CVD 发生或 AS 进展的风险呈正相关，同时也有研究支持小 VLDL-P 水平与 CVD 事件的发生关联性更密切。

VLDL-P 在体内具有复杂的代谢过程，VLDL 在肝中组装合成后分泌入血，成熟的 VLDL 在外周组织中脂蛋白脂酶的催化作用下，不断水解释放出甘油三酯，VLDL-P 逐渐变小，成分比例发生变化，由原来富含 TG 的大颗粒，逐渐变为富含胆固醇的小颗粒，成为 VLDL 残粒。既往研究认为，大 VLDL-P 无法穿过动脉内皮进入动脉壁，因而没有直接致 AS 作用[48-49]，相反小而致密的 VLDL-P 具有致 AS 的特性[50-51]。但近几年有研究报道从人的 AS 斑块中发现了 VLDL-P，动脉壁潴留的脂蛋白颗粒直径最大可达 750Å（75 nm），超过了大 VLDL-P 的直径（60 nm），推测这些大 VLDL-P 可能从内皮细胞功能障碍或通透性增强的部位进入内膜，从而引起胆固醇的聚集[52]。同时有研究发现，VLDL-P 转运胆固醇的能力远远强于 LDL 颗粒，一个大 VLDL-P 转运的胆固醇水平是 LDL 的 5 倍，并且 VLDL 可不经过氧化修饰直接被巨噬细胞摄取并促进泡沫细胞的形成[53]。由于大 VLDL-P 较大，在动脉壁停留的时间较长，暴露在斑块的形成部位，和参与血栓形成的细胞长期充分作用，引起持续的炎症反应进而促进 AS 的发生和发展。目前仍需从观察性研究到机制性研究，来进一步探讨 VLDL 亚型与 AS 发生发展的关联性，从而对上述理论机制提供更加有力的证据支持。

综上所述，VLDL 水平的升高可以促进 AS 的发生和发展，增加 CVD 事件的发生风险，VLDL 作为冠心病的一个重要的残余风险越来越受到人们的关注，但不同的 VLDL 亚型与心血管疾病之间的关联性在不同的研究之间结果尚不一致。CVD 事件只是 AS 过程的终末期临床表现，AS 的病理改变发生在 CVD 事件之前，因此在 CVD 早期防治中探索 VLDL 发挥的病理作用，阐明 VLDL 亚型与亚临床 AS 的关系十分重要。目前关于 VLDL 亚型与 AS 进展或 CVD 事件的研究主要存在以下问题：①目前多数研究把 VLDL、VLDL-C 及 TG 这三个指标与 AS 进展或 CVD 事件的关系分开单独进行分析，但实际上这三者在功能上密切相关，故应先了解不同 VLDL 亚型与 VLDL-C、TG 之间的量化关系，才能为进一步分析 VLDL 致 AS 的机制提供依据。②不同的研究之间，入选人群的特征不同，所采用的测定 VLDL 的方法也不同，前期研究多采用超速离心法测定 VLDL 亚型，样本量较小，但随着测定 VLDL 亚型技术的发展，现阶段研究多采用 NMR 方法，可以在大样本人群中开展 VLDL 亚型的测定，不同测定方法的准确度也可能导致所得的结果不尽一致。③目前现有的有关 VLDL 亚型与亚临床 AS 的研究主要集中在欧美人群中进行，未发现在中国人群中有相关的研究，故 VLDL-P 及其亚型与 AS 的关系是否存在种族差异尚待评价。由于我国人群血脂异常谱与西方人群不同，以高甘油三酯血症最为常见[54-55]，高 TG 往往会伴随富含 TG 的 VLDL 水平的升高，因此有必要在中国人群中开展 VLDL 亚型与 AS 进展的关联性研究。④目前有关 VLDL 亚型与 AS 的研究主要采用的是横断面或病例对照研究的方法，因果关系的论证能力较弱，因此需要进一步采取前瞻性队列研究的方法来探讨 VLDL 亚型与亚临床 AS 进展及 CVD 事件的关联性，从而更加有助于提高我们对 VLDL 功能和致 AS 机制的认识和理解，并为心血管疾病的早期预防提供新的证据支持。

（龚志忠　周梦戈　赵冬）

参考文献

[1] Libby P, Ridker PM, Hansson GK. Progress and challenges in translating the biology of atherosclerosis. Nature, 2011, 473: 317-325.

[2] 吕树铮. 2007 年冠心病研究回顾. 中国心血管病研究, 2008, 241-243.

[3] 王薇, 赵冬, 刘静, 等. 中国 35～64 岁人群胆固醇水平与 10 年心血管病发病危险的前瞻性研究. 中华心血管病杂志, 2006: 169-173.

[4] 刘军, 赵冬, 王薇, 等. 北京大学社区人群基线血脂

水平及 10 年血脂变化与颈动脉粥样硬化的关系. 中华医学杂志，2006，1386-1389.

［5］ Grundy，Scott M. An International Atherosclerosis Society Position Paper：global recommendations for the management of dyslipidemia—full report. J Clin Lipidol，2014，8：29-60.

［6］ Baigent C，Blackwell L，Emberson J，et al. Efficacy and safety of more intensive lowering of LDL cholesterol：a meta-analysis of data from 170，000 participants in 26 randomised trials. Lancet，2010，376：1670-1681.

［7］ Majeed A. Statins for primary prevention of cardiovascular disease. BMJ，2014，348：g3491.

［8］ Mills EJ，Wu P，Chong G，et al. Efficacy and safety of statin treatment for cardiovascular disease：a network meta-analysis of 170，255 patients from 76 randomized trials. QJM，2011，104：109-124.

［9］ Mora S，Glynn RJ，Boekholdt SM，et al. On-treatment non-high-density lipoprotein cholesterol，apolipoprotein B，triglycerides，and lipid ratios in relation to residual vascular risk after treatment with potent statin therapy：JUPITER （justification for the use of statins in prevention：an intervention trial evaluating rosuvastatin）. J Am Coll Cardiol，2012，59：1521-1528.

［10］ Varbo A，Benn M，Nordestgaard BG. Remnant cholesterol as a cause of ischemic heart disease：evidence，definition，measurement，atherogenicity，high risk patients，and present and future treatment. Pharmacol Ther，2014，141：358-367.

［11］ Koba S，Hirano T，Sakaue T，et al. An increased number of very-low-density lipoprotein particles is strongly associated with coronary heart disease in Japanese men，independently of intermediate-density lipoprotein or low-density lipoprotein. Coron Artery Dis，2002，13：255-262.

［12］ Liu J，Sempos CT，Donahue RP，et al. Non-high-density lipoprotein and very-low-density lipoprotein cholesterol and their risk predictive values in coronary heart disease. Am J Cardiol，2006，98：1363-1368.

［13］ Ren J，Grundy SM，Liu J，et al. Long-term coronary heart disease risk associated with very-low-density lipoprotein cholesterol in Chinese：the results of a 15-Year Chinese Multi-Provincial Cohort Study （CMCS）. Atherosclerosis，2010，211：327-332.

［14］ 何平平，欧阳新平，唐艳艳，等. 甘油三酯水平升高与动脉粥样硬化性心血管疾病的关系的研究新进展. 中国动脉硬化杂志，2013，951-954.

［15］ Fujioka Y，Ishikawa Y. Remnant lipoproteins as strong key particles to atherogenesis. J Atheroscler Thromb，2009，16：145-154.

［16］ NCEP. Third Report of the National Cholesterol Education Program （NCEP） Expert Panel on Detection，Evaluation，and Treatment of High Blood Cholesterol in Adults （Adult Treatment Panel III） final report. Circulation，2002，106：3143-3421.

［17］ Adiels M，Olofsson SO，Taskinen MR，et al. Overproduction of very low-density lipoproteins is the hallmark of the dyslipidemia in the metabolic syndrome. Arterioscler Thromb Vasc Biol，2008，28：1225-1236.

［18］ Wurtz P，Soininen P，Kangas AJ，et al. Characterization of systemic metabolic phenotypes associated with subclinical atherosclerosis. Mol Biosyst，2011，7：385-393.

［19］ Nielsen S，Karpe F. Determinants of VLDL-triglycerides production. Curr Opin Lipidol，2012，23：321-326.

［20］ Shelness GS，Sellers JA. Very-low-density lipoprotein assembly and secretion. Curr Opin Lipidol，2001，12：151-157.

［21］ Ip S，Lichtenstein AH，Chung M，et al. Systematic review：association of low-density lipoprotein subfractions with cardiovascular outcomes. Ann Intern Med，2009，150：474-484.

［22］ Tornvall P，Bavenholm P，Landou C，et al. Relation of plasma levels and composition of apolipoprotein B-containing lipoproteins to angiographically defined coronary artery disease in young patients with myocardial infarction. Circulation，1993，88：2180-2189.

［23］ Mack WJ，Krauss RM，Hodis HN. Lipoprotein subclasses in the Monitored Atherosclerosis Regression Study （MARS）. Treatment effects and relation to coronary angiographic progression. Arterioscler Thromb Vasc Biol，1996，16：697-704.

［24］ Tkac I，Kimball BP，Lewis G，et al. The severity of coronary atherosclerosis in type 2 diabetes mellitus is related to the number of circulating triglyceride-rich lipoprotein particles. Arterioscler Thromb Vasc Biol, 1997, 17: 3633-3638.

[25] Karpe F, Hellenius ML, Hamsten A. Differences in postprandial concentrations of very-low-density lipoprotein and chylomicron remnants between normotriglyceridemic and hypertriglyceridemic men with and without coronary heart disease. Metabolism, 1999, 48: 301-307.

[26] Bjorkegren J, Boquist S, Samnegard A, et al. Accumulation of apolipoprotein C-I-rich and cholesterol-rich VLDL remnants during exaggerated postprandial triglyceridemia in normolipidemic patients with coronary artery disease. Circulation, 2000, 101: 227-230.

[27] Sacks FM, Alaupovic P, Moye LA, et al. VLDL, apolipoproteins B, CIII, and E, and risk of recurrent coronary events in the Cholesterol and Recurrent Events (CARE) trial. Circulation, 2000, 102: 1886-1892.

[28] Williams PT. Fifty-three year follow-up of coronary heart disease versus HDL2 and other lipoproteins in Gofman's Livermore Cohort. J Lipid Res, 2012, 53: 266-272.

[29] Freedman DS, Otvos JD, Jeyarajah EJ, et al. Relation of lipoprotein subclasses as measured by proton nuclear magnetic resonance spectroscopy to coronary artery disease. Arterioscler Thromb Vasc Biol, 1998, 18: 1046-1053.

[30] Kuller LH, Grandits G, Cohen JD, et al. Lipoprotein particles, insulin, adiponectin, C-reactive protein and risk of coronary heart disease among men with metabolic syndrome. Atherosclerosis, 2007, 195: 122-128.

[31] Hsia J, Otvos JD, Rossouw JE, et al. Lipoprotein particle concentrations may explain the absence of coronary protection in the women's health initiative hormone trials. Arterioscler Thromb Vasc Biol, 2008, 28: 1666-1671.

[32] Mora S, Otvos JD, Rifai N, et al. Lipoprotein particle profiles by nuclear magnetic resonance compared with standard lipids and apolipoproteins in predicting incident cardiovascular disease in women. Circulation, 2009, 119: 931-939.

[33] Duprez DA, Kuller LH, Tracy R, et al. Lipoprotein particle subclasses, cardiovascular disease and HIV infection. Atherosclerosis, 2009, 207: 524-529.

[34] Manickam P, Rathod A, Panaich S, et al. Comparative prognostic utility of conventional and novel lipid parameters for cardiovascular disease risk prediction: do novel lipid parameters offer an advantage? J Clin Lipidol, 2011, 5: 82-90.

[35] Berger JS, McGinn AP, Howard BV, et al. Lipid and lipoprotein biomarkers and the risk of ischemic stroke in postmenopausal women. Stroke, 2012, 43: 958-966.

[36] Parish S, Offer A, Clarke R, et al. Lipids and lipoproteins and risk of different vascular events in the MRC/BHF Heart Protection Study. Circulation, 2012, 125: 2469-2478.

[37] Fischer K, Kettunen J, Wurtz P, et al. Biomarker profiling by nuclear magnetic resonance spectroscopy for the prediction of all-cause mortality: an observational study of 17,345 persons. PLoS Med, 2014, 11: e1001606.

[38] Mackey RH, Kuller LH, Sutton-Tyrrell K, et al. Lipoprotein subclasses and coronary artery calcium in postmenopausal women from the healthy women study. Am J Cardiol, 2002, 90: 71i-76i.

[39] Colhoun HM, Otvos JD, Rubens MB, et al. Lipoprotein subclasses and particle sizes and their relationship with coronary artery calcification in men and women with and without type 1 diabetes. Diabetes, 2002, 51: 1949-1956.

[40] Lyons TJ, Jenkins AJ, Zheng D, et al. Nuclear magnetic resonance-determined lipoprotein subclass profile in the DCCT/EDIC cohort: associations with carotid intima-media thickness. Diabet Med, 2006, 23: 955-966.

[41] Mora S, Szklo M, Otvos JD, et al. LDL particle subclasses, LDL particle size, and carotid atherosclerosis in the Multi-Ethnic Study of Atherosclerosis (MESA). Atherosclerosis, 2007, 192: 211-217.

[42] Masulli M, Patti L, Riccardi G, et al. Relation among lipoprotein subfractions and carotid atherosclerosis in Alaskan Eskimos (from the GOCADAN Study). Am J Cardiol, 2009, 104: 1516-1521.

[43] Jarauta E，Mateo-Gallego R，Gilabert R，et al. Carotid atherosclerosis and lipoprotein particle subclasses in familial hypercholesterolaemia and familial combined hyperlipidaemia. Nutr Metab Cardiovasc Dis，2012，22：591-597.

[44] Wurtz P，Raiko JR，Magnussen CG，et al. High-throughput quantification of circulating metabolites improves prediction of subclinical atherosclerosis. Eur Heart J，2012，33：2307-2316.

[45] Gallo LM，Silverstein JH，Shuster JJ，et al. Arterial stiffness，lipoprotein particle size，and lipoprotein particle concentration in children with type 1 diabetes. J Pediatr Endocrinol Metab，2010，23：661-667.

[46] Chung CP，Oeser A，Raggi P，et al. Lipoprotein subclasses determined by nuclear magnetic resonance spectroscopy and coronary atherosclerosis in patients with rheumatoid arthritis. J Rheumatol，2010，37：1633-1638.

[47] Prado KB，Shugg S，Backstrand JR. Low-density lipoprotein particle number predicts coronary artery calcification in asymptomatic adults at intermediate risk of cardiovascular disease. J Clin Lipidol，2011，5：408-413.

[48] Nordestgaard BG，Stender S，Kjeldsen K. Reduced atherogenesis in cholesterol-fed diabetic rabbits. Giant lipoproteins do not enter the arterial wall. Arteriosclerosis，1988，8：421-428.

[49] Nordestgaard BG，Zilversmit DB. Large lipoproteins are excluded from the arterial wall in diabetic cholesterol-fed rabbits. J Lipid Res，1988，29：1491-1500.

[50] Zilversmit DB. A proposal linking atherogenesis to the interaction of endothelial lipoprotein lipase with triglyceride-rich lipoproteins. Circ Res，1973，33：633-638.

[51] Nordestgaard BG，Wootton R，Lewis B. Selective retention of VLDL，IDL，and LDL in the arterial intima of genetically hyperlipidemic rabbits in vivo. Molecular size as a determinant of fractional loss from the intima-inner media. Arterioscler Thromb Vasc Biol，1995，15：534-542.

[52] Rapp JH，Lespine A，Hamilton RL，et al. Triglyceride-rich lipoproteins isolated by selected-affinity anti-apolipoprotein B immunosorption from human atherosclerotic plaque. Arterioscler Thromb，1994，14：1767-1774.

[53] Nakajima K，Nakano T，Tanaka A. The oxidative modification hypothesis of atherosclerosis：the comparison of atherogenic effects on oxidized LDL and remnant lipoproteins in plasma. Clin Chim Acta，2006，367：36-47.

[54] 胡大一，王家宏. 我国血脂异常防治现状. 中国实用内科杂志，2009：2-4.

[55] 赵冬. 中国人群的血脂流行病学研究. 临床荟萃，2006：533-538.

第六章　树突状细胞与动脉粥样硬化的炎症机制

动脉粥样硬化（atherosclerosis，AS）是一种主要累及大、中型动脉的慢性炎症性疾病，包括心脏的冠状动脉以及颅脑血管等。其主要并发症是血栓形成导致的多种心脑血管急慢性并发症。尽管在20世纪末，他汀类药物的应用和一些预防措施取得了喜人的效果，但是动脉粥样硬化性疾病的发病率在世界范围内仍然居高不下。

动脉粥样硬化的发病机制至今未明，现主要有脂质浸润学说（脂源性学说）、血管平滑肌细胞（vascular smooth muscle cells，VSMC）克隆学说、氧化应激学说、免疫功能异常学说[1-2]、剪切应力（shear stress）学说[3-4]、损伤反应学说、炎症学说等。AS的炎症学说由美国华盛顿大学医学院的ROSS教授首次提出，他认为AS是一种炎症性疾病，是对损伤的一种过度防御反应。虽然炎症学说进入公众的视野较晚，但是随着国内外学者的不断深入研究，该学说已经得到广泛的认可，且能较合理地解释AS的发病机制。

多种物质能介导AS炎症反应的起始及其进展，已知的主要致炎物质有脂质、血管紧张素Ⅱ和醛固酮、活性氧等。其中氧化低密度脂蛋白（oxidized low-density lipoprotein，oxLDL）作为一种自身修饰蛋白，是致AS的最主要抗原，oxLDL通过与多种清道夫受体（scavenger receptors，SRs）结合发挥抗原作用，其中包括SR-A、SR-BI、CD36以及凝集素样氧化低密度脂蛋白受体-1（lectin-like oxidized low-density lipoprotein receptor-1，LOX-1）[5]。其刺激炎性细胞因子释放；诱发体液免疫和细胞免疫反应；刺激黏附分子、MCP-1表达，促进单核细胞黏附于VECs、进入血管内膜下；刺激组织因子表达；激活磷脂

酶A2，刺激花生四烯酸释放和磷酸卵磷脂水解，引起VECs早期炎症反应；活化激活蛋白-1和NF-κB，参与AS的炎症过程[6-7]。

树突状细胞（dendritic cells，DC）是目前为止发现的体内功能最强大的专职抗原呈递细胞（antigen-presenting cell，APC），能有效地摄取和处理抗原，且是唯一能介导初次免疫应答的细胞[8]，处于启动、调控并维持免疫应答的中心环节。正常动脉壁中可发现少量DC存在，在易形成动脉粥样硬化组织中具有较高数量表达，比如主动脉弓弯曲和分叉处。提示其在AS的发生发展中起着重要作用。

一、DC的分化和功能

1973年，Steinman RM和Cohn ZA教授在研究小鼠的脾细胞时发现了其中含有少量具有星型突起的细胞，遂将其命名为树突状细胞[9]。

人树突状细胞起源于造血干细胞（hemopoietic stem cell）。DC的来源有两条途径：①来源于髓样干细胞，在粒细胞-巨噬细胞集落刺激因子（granu-locyte-macrophagecolonystimulatingfactorGM-CSF）的刺激下分化为DC，称为髓样DC（myeloid dendritic cells，MDC），②来源于淋巴样干细胞，称为淋巴样DC（lymphoid dendritic cells，LDC）或浆细胞样DC（plasmacytoid dendritic cells，pDC），pDC与T细胞和NK细胞有共同的前体细胞。

人体内大部分DC处于非成熟状态，称为未成熟树突状细胞（immature dendritic cells，im-DC），表达低水平的主要组织相容性复合物Ⅱ类

分子（MHCⅡ）和共刺激分子，未成熟 DC 具有极强的抗原吞噬能力，在摄取抗原（包括体外加工）或受到某些因素刺激时即分化为成熟 DC（mature dendritic cells，mDC）。而成熟的 DC 表达高水平的共刺激因子（CD40、CD80、CD86 和 CD83）和黏附因子（CDlla、CD50、CD54 和 CD58），因此具有较强的抗原递呈和激发 T 细胞免疫应答的能力，而抗原吞噬能力则大大减弱。

许多研究证实，在小鼠模型中，适应性免疫通过调节免疫细胞在局部病灶的聚集从而对动脉粥样硬化的进程起到极大的影响[10]。DC 作为适应性免疫的主要调节细胞，其在动脉粥样硬化形成中的作用是毋庸置疑的。另有研究发现，DC 能调节脂质代谢，然而其中的分子机制至今未明[11]。

二、DC 与 AS

动脉粥样硬化的发病机制十分复杂，DC 参与 AS 发生发展的全过程，其在不同时期发挥着不同的作用，不同的亚型对 AS 的作用也有区别。动脉粥样硬化的病理进程没有明显的界限，但习惯根据局部动脉斑块的进展程度将其分为早期斑块、进展期斑块，进展期斑块又可分为稳定斑块和不稳定斑块。不稳定斑块是指有脱落倾向或由于纤维帽较薄不稳定而引发斑块破裂的易损斑块。不稳定斑块又被称为易损斑块，不稳定斑块的破裂及继发血栓形成是急性冠脉综合征发生的主要原因。

1. DC 与 AS 易感区域

在所有物种中，血管树区域普遍具有显著的动脉粥样硬化易感性，如在动脉分叉、分支、狭窄和弯曲等部位易形成动脉粥样硬化斑块，然而血管直段则较少发生[12]。粥样斑块的特定解剖学定位取决于这些部位的血流动力学环境，特别是流动的血液对血管内壁施加的切应力产生的特异性变化。许多研究发现，与 AS 非易感区相比，AS 易感区域 DC 的数量较高，这一现象提示 DC 可能参与 AS 的早期病理过程。动脉分叉、分支、狭窄和弯曲等部位的内皮早期受到损伤，释放细胞因子诱导 DC 定向迁移，从而介导炎症反应起始。

2. DC 与 AS 早期病变过程

树突状细胞通过多种机制参与动脉粥样硬化的早期病变过程，其中包括脂质摄取和泡沫细胞的形成，参与调节脂质代谢以及抗原递呈和介导 T 细胞聚集活化等。

动脉管壁的脂质沉积在 AS 病理进程中起关键作用，不仅可诱导免疫细胞向斑块局部组织聚集，并且能诱导树突状细胞、巨噬细胞和血管平滑肌细胞等吞噬氧化修饰的低密度脂蛋白形成泡沫细胞，使局部组织持续处于炎症状态。传统观点认为泡沫细胞主要由巨噬细胞吞噬脂质形成，但越来越多的研究显示，DC 同样可以吞噬脂质转化为泡沫细胞，加剧 AS 相关疾病的病理进展，同时 oxLDL 还可促进巨噬细胞向 DCs 分化[13-14]。Paulson 等在 Ldlr$^{-/-}$ 小鼠模型中研究发现，在小鼠发生高脂血症后，存在于动脉内膜的 DC 中便出现脂质沉积现象，这些 DC 的表型逐渐向泡沫样细胞转变，这可能是早期斑块形成的原因之一[13]。虽然 DC 在这种复杂斑块环境中的具体作用仍不明确，但是根据已有的研究，我们有理由推测 DC 在 AS 初始病理阶段发挥关键作用。

动脉内膜中的 DC 与其他外周组织的 DC 一样，参与对血管内膜中抗原的摄取和呈递。ox-LDL 作为抗原可被 DC 摄取并诱导 DC 成熟，促进 DC 高表达共刺激因子，从而促进 Th1 辅助性 T 细胞介导免疫应答反应。Lord 等研究发现，在动脉内膜中，DC 在 AS 病变区显著增多，并常形成细胞集簇[15]。这些集簇生长的 DC 与 T 细胞和巨噬细胞共存，共存区的 DC 高表达主要组织相容性复合物Ⅱ类分子（MHC Ⅱ）[16]。另外，Paulson 等在体内实验证实，进展期 AS 斑块组织中聚集了大量成熟 DC，可摄取特异性抗原，在局部 AS 斑块组织中被激活并参与抗原递呈从而促进 Th1 细胞介导的免疫应答反应[13]。

成熟 DC 除表达共刺激因子、具备抗原递呈功能外，还可促进炎性细胞因子和趋化因子（包括 TNF-α、IL-6 和 IL-12）的分泌。AS 斑块组织中 DC 能分泌的一系列趋化因子诱导免疫细胞向损伤组织聚集，其中 CCL17 和 CCL12 可通过 CCR4 受体来诱导 T 细胞聚集，并激发 DC 与 T 细胞的相互作用，增强斑块局部免疫炎性反应。Christian 等在小鼠模型中证实，CCL17 的缺失能减少 T 细胞的活化从而达到抑制动脉粥样硬化的效果，并进一步验证了 CCL17 的特异性封闭性抗体能抑制动脉粥样硬化进展[17]。这为动脉粥样硬化的免疫治疗提供了新的思路，抑制 DC 的免疫成熟可减少细胞因子、趋化因子的分泌，从而有效抑制动脉粥样硬化进展。

另外，有学者认为 DC 还参与调节全身胆固醇水平，具体机制至今未明，但是最近有研究提示 DC 可能影响了胆固醇在小肠的吸收以及在排泄物中的分泌达到调节作用。

3. DC 与 AS 进展

上文已提及，在动脉粥样硬化区域中 DC 的数量较健康区域明显增加，而其中又以斑块的肩部区域、易破裂区域和斑块核心的边缘区域最为显著[18-19]。

Atilla[20] 等通过对 44 个颈动脉样本进行连续横断切片并采用免疫组化分析发现，树突状细胞在动脉粥样硬化晚期斑块中的数量较早期斑块显著升高（$P < 0.001$）。在晚期斑块中，DC 在不稳定斑块中的数量较稳定斑块显著升高（$P = 0.005$）。与早期斑块相比，晚期斑块中大约 70% 的 DC 具有成熟表型（CD83＋，DC-LAMP＋），提示晚期斑块中大量的 DC 功能被激活。在具有急性缺血症状患者的斑块中，DC 的数量明显升高（$P = 0.03$），然而，在接受他汀类药物治疗患者的斑块和稳定斑块中，DC 的数量明显降低（$P = 0.02$）。高表达 MHC Ⅱ 并且频繁与 T 细胞接触的 DC 集簇特异性定位在易破裂斑块区域。这些结果提示 DC 可能参与调控局部炎症反应并增加斑块的不稳定性。

除了免疫调节机制，近期研究发现树突状细胞的胞葬作用也能参与调节局部斑块的不稳定性。吞噬细胞识别和清除凋亡细胞的非炎症过程被称为胞葬作用（efferocytosis）。存在于 AS 早期损伤部位的不成熟 DC 具有胞葬作用，不成熟 DC 的胞葬作用影响了斑块进展，抑制局部炎性反应及 DC

成熟。不成熟 DC 介导的胞葬作用吞噬凋亡细胞可阻断细胞进一步坏死及其作为主要促炎信号所诱导的一系列炎性反应，延缓 AS 的病理进展及脂质核心形成[21-22]。但成熟 DC 则失去了胞葬功能，不能阻断斑块局部的炎性反应。不断积累的证据支持这一概念：胞葬作用受损是晚期斑块进展的原因。在晚期动脉粥样硬化斑块中，胞吞作用受损可以导致凋亡后坏死（post-apoptotic necrosis），斑块坏死核心扩大，并且易发动脉粥样硬化血栓[23]。

三、DC 的血管保护作用

不同类型的 T 细胞对动脉粥样硬化具有不同的影响[24]。Th1 细胞具有促动脉粥样硬化作用[25]，而 Th2 细胞和调节性 T 细胞（regulatory cell，Treg）则具有抗动脉粥样硬化作用[24,26]。现有的研究提示：未成熟 DC 在非免疫环境中的抗原递呈作用能促进适应性调节性 T 细胞增殖[27]，从而起到部分抑制动脉粥样硬化的作用。

另一方面，DC 本身即具有双向免疫调节的能力，成熟 DC 可递呈抗原、激活 T 淋巴细胞，诱导免疫应答。未成熟 DC 则由于缺乏第二信号表达，可沉默 T 细胞从而介导免疫耐受，负向调节免疫应答，发挥血管保护作用。

四、以 DC 为基础的免疫治疗

DC 的免疫耐受机制可能为 AS 的治疗提供新的思路。DC 在维持内稳态和自身免疫耐受方面所起的关键作用已经被广泛接受。有研究证实 DC 的胞葬作用能够抑制免疫应答，在吞噬细胞清除凋亡细胞的过程中促炎因子（如：TNF-α、IL-6）的分泌水平降低，而抗炎因子（如 IL-10、PGE2、TGF-β）的分泌水平则有所升高[28]。此外，DCs 在摄取凋亡细胞的过程中会产生亚硝酸盐，能进一步抑制 T 细胞的免疫应答[29]。

另外，已有学者在动物实验中证实，经 ox-LDL 刺激的 DC 可作为疫苗抑制动脉粥样硬化的发生发展。研究者在体外培养骨髓来源的树突状细胞（bone marrow-derived DCs，BMDC），并用 oxLDL 刺激其成熟。在用高脂饮食喂养 LDLr$^{-/-}$ 小鼠之前，将成熟的 DC 分三次经尾静脉注入小鼠体内。实验结果显示，注射经 oxLDL 刺激的 DC 组小鼠颈动脉斑块大小较对照组减少了 87%（$P < 0.001$），同时伴斑块的稳定性增加。此外，疫苗组小鼠中可见 oxLDL 特异性 T 细胞以及 ox-LDL 特异性 IgG 水平升高，这些都有助于抑制泡沫细胞的形成[30]。但是这种免疫疗法仍有其局限性。骨髓来源的单核细胞（bone marrow mononuclear cells，BM-MNC）需经粒细胞-巨噬细胞集落刺激因子（granulocyte-macrophage colony stimulating factor，GM-CSF）刺激才能分化为 BMDC，但在分化的过程中并不能保证树突状细胞的单一性，即骨髓来源的单核细胞有分化成巨噬细胞的可能[31]。即使利用 CD11c 抗体包被的磁珠纯化树突状细胞仍不能达到满意的效果。而且现有的方法并不能很好地检测出 DC 的成熟状态。想要使免疫疗法在临床上运用成为可能，必须先解决这些棘手的问题。

五、局限和展望

动脉粥样硬化的炎症机制很大程度上解释了疾病的进展过程，传统观点认为巨噬细胞在动脉粥样硬化中起到主导作用，但是随着人们对树突状细胞在动脉粥样硬化中作用的研究工作不断进展，越来越多的学者认为树突状细胞在动脉粥样硬化中的作用也是不容忽视的，其重要意义尤其体现在炎症起始阶段。虽然树突状细胞在动脉粥样硬化中的研究已经取得了许多可喜的进展，但是仍有一些观点存在争议，仍有许多未知的领域等待着我们去发现。研究的最终目的都是为了在临床上更好地治疗疾病，以树突状细胞为基础的免疫疗法已经在多项动物模型中取得初步成效，但这些免疫治疗仍未成熟，限于多种原因至今未在人体中得到验证。虽然小鼠和人类具有很高的同源性，但是这种免疫疗法能否在人体上起到同样的效果，还需要进一步的研究。

随着 AS 病理机制的进一步阐释和研究，对冠心病等血管性疾病的治疗也会相应产生新的治疗手段和方法，并有助于进一步降低心血管疾病的发生率和病死率。

（朱建华）

参考文献

[1] Hansson GK，Libby P. The immune response in atherosclerosis：A double-edged sword. Nature Reviews. Immunology，2006，6．508-519．

[2] Hansson GK. Atherosclerosis—an immune disease：The anitschkov lecture 2007. Atherosclerosis，2009，202：2-10．

[3] Hansson GK. Inflammation, atherosclerosis, and coronary artery disease. The New England Journal of medicine，2005，352：1685-1695．

[4] Ross R. The pathogenesis of atherosclerosis：A perspective for the 1990s. Nature，1993，362：801-809．

[5] Pirillo A，Norata GD，Catapano AL. Lox-1, oxldl, and atherosclerosis. Mediators of Inflammation，2013，2013：152786．

[6] Tripathy D，Mohanty P，Dhindsa S，et al. Elevation of free fatty acids induces inflammation and impairs vascular reactivity in healthy subjects. Diabetes，2003，52：2882-2887．

[7] Bradley RL，Fisher FF，Maratos-Flier E. Dietary fatty acids differentially regulate production of tnf-alpha and il-10 by murine 3t3-l1 adipocytes. Obesity，2008，16：938-944．

[8] Banchereau J，Briere F，Caux C，et al. Immunobiology of dendritic cells. Annual Review of Immunology，2000，18：767-811．

[9] Steinman RM，Cohn ZA. Identification of a novel cell type in peripheral lymphoid organs of mice. I. Morphology，quantitation，tissue distribution. The Journal of Experimental Medicine，1973，137：1142-1162．

[10] Gautier EL，Huby T，Saint-Charles F，et al. Conventional dendritic cells at the crossroads between immunity and cholesterol homeostasis in atherosclerosis. Circulation，2009，119：2367-U2151．

[11] Buono C，Pang H，Uchida Y，et al. B7-1/b7-2 costimulation regulates plaque antigen-specific t-cell re-

sponses and atherogenesis in low-density lipoprotein receptor-deficient mice. Circulation, 2004, 109: 2009-2015.

[12] Cybulsky MI, Cheong C, Robbins CS. Macrophages and dendritic cells: Partners in atherogenesis. Circulation Research, 2016, 118: 637-652.

[13] Paulson KE, Zhu SN, Chen M, et al. Resident intimal dendritic cells accumulate lipid and contribute to the initiation of atherosclerosis. Circulation Research, 2010, 106: 383-390.

[14] Butcher MJ, Galkina EV. Phenotypic and functional heterogeneity of macrophages and dendritic cell subsets in the healthy and atherosclerosis-prone aorta. Frontiers in Physiology, 2012, 3: 44.

[15] Lord RSA, Bobryshev YV. Clustering of dendritic cells in athero-prone areas of the aorta. Atherosclerosis, 1999, 146: 197-198.

[16] Hansson GK. Immune mechanisms in atherosclerosis. Arteriosclerosis, thrombosis, and Vascular Biology, 2001, 21: 1876-1890.

[17] Weber C, Meiler S, Doring Y, et al. Ccl17-expressing dendritic cells drive atherosclerosis by restraining regulatory t cell homeostasis in mice. The Journal of Clinical Investigation, 2011, 121: 2898-2910.

[18] Erbel C, Sato K, Meyer FB, et al. Functional profile of activated dendritic cells in unstable atherosclerotic plaque. Basic Res Cardiol, 2007, 102: 123-132.

[19] Yilmaz A, Lochno M, Traeg F, et al. Emergence of dendritic cells in rupture-prone regions of vulnerable carotid plaques. Atherosclerosis, 2004, 176: 101-110.

[20] Yilmaz A, Lochno M, Traeg F, et al. Emergence of dendritic cells in rupture-prone regions of vulnerable carotid plaques. Atherosclerosis, 2004, 176: 101-110.

[21] Subramanian M, Tabas I. Dendritic cells in atherosclerosis. Seminars in Immunopathology, 2014, 36: 93-102.

[22] Tabas I. Macrophage death and defective inflammation resolution in atherosclerosis. Nature Reviews. Immunology, 2010, 10: 36-46.

[23] Thorp E, Subramanian M, Tabas I. The role of macrophages and dendritic cells in the clearance of apoptotic cells in advanced atherosclerosis. European Journal of Immunology, 2011, 41: 2515-2518.

[24] Mallat Z, Taleb S, Ait-Oufella H, et al. The role of adaptive t cell immunity in atherosclerosis. Journal of Lipid Research, 2009, 50 Suppl: S364-369.

[25] Buono C, Binder CJ, Stavrakis G, et al. T-bet deficiency reduces atherosclerosis and alters plaque antigen-specific immune responses. Proceedings of the National Academy of Sciences of the United States of America, 2005, 102: 1596-1601.

[26] Ait-Oufella H, Salomon BL, Potteaux S, et al. Natural regulatory t cells control the development of atherosclerosis in mice. Nature Medicine, 2006, 12: 178-180.

[27] Bour-Jordan H, Bluestone JA. Regulating the regulators: Costimulatory signals control the homeostasis and function of regulatory t cells. Immunological Reviews, 2009, 229: 41-66.

[28] Albert ML. Death-defying immunity: Do apoptotic cells influence antigen processing and presentation? Nature reviews. Immunology, 2004, 4: 223-231.

[29] Ren G, Su J, Zhao X, et al. Apoptotic cells induce immunosuppression through dendritic cells: Critical roles of ifn-gamma and nitric oxide. Journal of Immunology, 2008, 181: 3277-3284.

[30] Habets KL, van Puijvelde GH, van Duivenvoorde LM, et al. Vaccination using oxidized low-density lipoprotein-pulsed dendritic cells reduces atherosclerosis in ldl receptor-deficient mice. Cardiovasc Res, 2010, 85: 622-630.

[31] Helft J, Bottcher J, Chakravarty P, et al. Gm-csf mouse bone marrow cultures comprise a heterogeneous population of cd11c (+) mhcii (+) macrophages and dendritic cells. Immunity, 2015, 42: 1197-1211.

第七章　动脉粥样硬化原因的新认识——木乃伊CT检查结果的启发

动脉粥样硬化（atherosclerosis，AS）是危害人类健康最严重的疾病之一。在西方国家的死亡原因中，由 AS 引起的心脑血管疾病占首位[1]。一个半世纪以来，人们认识到脂质在内皮下的浸润和平滑肌细胞（smooth muscle cell，SMC）的增殖是 AS 发生、发展过程中的基本特征，并因此先后提出脂质浸润学说、血栓形成学说、平滑肌细胞克隆学说，但它们都不能对 AS 的发生机制提供满意的解释。1973 年，Ross 提出"损伤-反应"学说，认为 AS 斑块的形成是动脉对各种致病因素所致内膜损伤的反应。1999 年及以后的研究表明，AS 是一个机体免疫系统广泛参与在内的炎症性疾病[2-3]，目前为多数学者所接受。

AS 是一种缓慢进展性疾病，由多种基因与不同环境因素复杂相互作用所引起[4-6]，病程长达几年甚至几十年，其间大部分时间里患者可能没有临床症状。目前公认的 AS 主要危险因素有年龄、吸烟、饮酒、高血压、高血脂和血糖代谢异常等，而且造成该病持续性流行的病因也必定是多因素的。

随着社会经济发展，饮食、生活方式以及 AS 的环境危险因素由发达国家向世界上较为贫穷的发展中国家持续性蔓延，AS 也随之蔓延，其发病率和死亡率逐年上升，给全球带来的负担持续性增长。但是，在人类的发展史中 AS 是何时出现的？它是一种与生活方式相关的疾病吗？是否还存在其他原因？关于木乃伊的研究或许会为我们提供一个关于 AS 原始起源的独特视角。

一、古埃及木乃伊中的 AS

由 Allam 及其同事进行的 Horus 研究对中王国时期至古希腊罗马时期的 52 具古埃及木乃伊进行了 6 排 CT 检查，他们将动脉血管区域划分为 5 个不同的血管床：颈动脉、冠状动脉、主动脉、髂动脉和股动脉/腘动脉/胫动脉（外周），根据 7 位影像科专科医师的意见来解读图像，结果发现[7]：

1. 52 具木乃伊中有 44 具存在可辨认的心血管结构；其中，20 具存在明确（$n=12$）或可能的（$n=8$）AS，男性 11 具（55%），女性 9 具（45%），平均年龄显著高于没有 AS 的木乃伊[（45.1±9.2）岁 vs.（34.5±11.8）岁，$P<0.002$]，几乎分布在每一个时期，时间跨度大于 2000 年。

2. 明确或可能存在 AS 的木乃伊中，平均受累的血管床数目为 2.2±1.3；其中，3 个血管床均有受累的木乃伊年龄均达到 40 岁。

3. 主动脉受累最为普遍（70%），接下来依次为外周血管（65%）、颈动脉（40%）、髂动脉（40%）和冠状动脉（15%）。具有冠状动脉粥样硬化木乃伊的平均年龄是（48.3±6.3）岁。

研究者认为，AS 在古埃及的木乃伊中是普遍存在的，发病率没有性别差异，病变程度与年龄正相关。

二、四个不同地域古人群木乃伊中的 AS

Thompson 及其同事对来自四个不同地域、时间跨度超过 4000 年的 137 具木乃伊进行了 64 排 CT 检查，包括 76 具古埃及人、51 具古秘鲁人、5 具生活在美国西南部的古普韦布洛人始祖和 5 具阿留申群岛的阿留申人。其中，4 具木乃伊

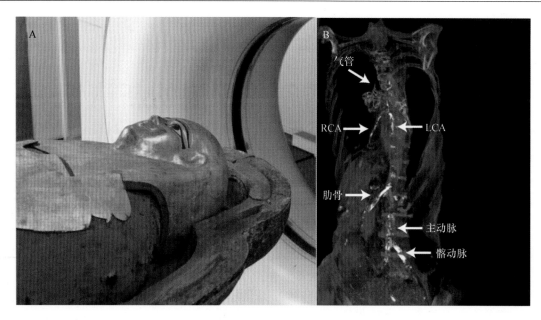

图 7-1 古埃及木乃伊的动脉粥样硬化表现。**A.** 生活于托勒密王朝的木乃伊。**B.** 埃及木乃伊血管的 CT 重建图像。LCA：左冠状动脉；RCA：右冠状动脉。（引自 Allam 等，JACC Cardiovasc Imaging，2011）

因为保存不佳，年龄和性别不能识别；而另一具木乃伊的性别虽然可知，但年龄无法确定；此外，还有 12 具青年木乃伊未能确定性别。动脉血管区域同样划分为 5 个不同的血管床，扫描结果由固定的心血管影像专科医师解读。结果发现[8]：

1. 木乃伊的平均死亡年龄为 36 岁。其中，古埃及木乃伊 36.8 岁，古普韦布洛人 28.1 岁，阿留申人 28.6 岁。

2. 137 具木乃伊中，47 具存在明确（$n=25$）或可能的（$n=22$）AS（34.3%）；其中，男性 30 具（63.83%），女性 17 具（36.17%），平均年龄显著高于没有 AS 的木乃伊（43 岁 *vs.* 32 岁，$P<0.0001$）。

3. AS 在四个种族中都有分布（古埃及人 29 例，古秘鲁人 13 例，古普韦布洛人 2 例，阿留申人 3 例）。

4. AS 受累动脉顺序依次为主动脉（59.57%）、髂动脉（53.19%）、外周血管（53.19%）、颈动脉（36.17%）和冠状动脉（12.77%）。其中，1~2 个血管床受累者占 72.34%，3~4 个血管床受累者占 23.4%，而 5 个血管床均受累者占 4.25%。

5. 无 AS 木乃伊的平均年龄为 32 岁，1~2 个血管床有 AS 木乃伊的平均年龄为 42 岁，而 3~5 个血管床有 AS 木乃伊的平均年龄为 44 岁。

6. 年龄是 AS 的一项重要预测因子。年龄每增加 10 岁，AS 的可能性增加 69%，与性别、历史时期及地理位置无明显相关性。

研究者认为，AS 在不同地域、文化和历史时期的木乃伊中普遍存在，病变严重程度与年龄正相关。

三、木乃伊 CT 检查研究的局限性

1. 该研究将血管壁钙化作为 AS 的诊断依据，在推测的血管走行区发现钙化即认为可能存在 AS。然而，AS 还有早期表现，包括内膜增厚和脂纹，以及进展时的复杂表现，包括血管重塑、细胞浸润、脂质聚集、血栓形成、纤维化以及血管中膜和外膜的钙化等[9]。对 AS 的诊断缺乏病理学依据。

2. 对于 CT 影像的解读是基于当代的解剖知识以及古人与现代人有相似血管分布的基础上进行的。

3. 木乃伊软组织保存的质量差别很大。埃及木乃伊主要经历了人工钙化，而其他地区木乃伊体内的钙化则是自然形成的。在有些木乃伊体内，血管随着时间的推移而被破坏或分解，并不能通过 CT 成像。

4. 该项研究是一种横断面研究，缺乏对潜在不同人群（如男人、女人，不同文化之间）的 AS 发病率和病变严重程度的比较分析。

5. 无法确定罹患 AS 木乃伊的确切死因，尽管古埃及纸莎草上的象形文字中有心绞痛、急性心肌梗死或充血性心力衰竭的记录[10-11]。

6. 现代社会中的 AS 危险因素在古代是否存在很难估计。

四、AS 原因的新认识

Horus 研究中的木乃伊均来自古埃及，那时古埃及人已经沿着尼罗河形成了有组织的农业社会，无论贵族还是非贵族都不是狩猎者。木乃伊化所需的经济成本暗示他们可能具有较高的社会经济地位，尽管罹患或者没有 AS 的某个特定的古埃及人的饮食很难确定，但埃及神庙墙壁上的象形文字表明牛肉、羊肉、山羊、猎鸟、面包以及蛋糕在日常生活中均被食用[12-14]，其高热量、高饱和脂肪酸食物摄入过多以及缺乏体力活动等不良生活方式与现代人相似。古埃及的文化和生活方式可能与 AS 的形成有独特的相关性。因此，在将相关研究结果进行推论时需要慎重。

Thompson 及其同事的研究结果显示 3 成以上的木乃伊有 AS 征象，并且年龄是 AS 的一项重要预测因子，与动脉病变程度密切相关。该项研究涵盖范围更广，木乃伊来自四个不同地域、不同历史时期，时间跨度超过 4000 年，饮食结构和生活方式有极大区别，因此研究结果更为准确和更具说服力。

动物实验表明[15]，随着年龄增长，血液中来源于骨髓的内皮祖细胞（endothelial progenitor cell，EPC）慢慢耗竭，修复内皮损伤的能力下降，粥样斑块更容易形成。人群研究也发现血液中 EPC 数量减少可作为 AS 危险性的一个标志。此外，随着年龄的增长，血液中的炎性细胞因子水平升高，机体似乎处于一种全身炎性反应的状态，亦有利于 AS 形成。

大量实验证明，内皮细胞损伤是 AS 形成的起始步骤。在动脉血管的易损区，促炎因子（如白介素-1、肿瘤坏死因子和内毒素）、氧化型低密度脂蛋白和晚期糖基化终末产物加之紊乱血流的物理刺激，共同导致内皮细胞激活及损伤。这些生化和物理刺激主要通过核因子-κB，导致内皮细胞基因层面的一系列表达改变。上述基因表达的改变主要包括在细胞表面表达黏附分子（如血管细胞黏附分子-1）、分泌型和膜相关的趋化因子（如单核细胞趋化蛋白-1、不规则趋化因子），促血栓形成物质（如组织因子、血管假性血友病因子和纤溶酶原激活物抑制剂 1）等。上述因子促进单核细胞和各种 T 淋巴细胞的富集并且在内皮下永久定殖。内皮细胞、平滑肌细胞、单核/巨噬细胞和淋巴细胞的协同作用导致复杂的趋化因子、生长因子和活性氧的分泌增加，维持细胞的慢性炎症状态并且促进动脉粥样硬化斑块的形成。因此在动脉损伤处如果血液中的祖细胞数量减少或功能降低，则损伤处不能得到及时有效的修复，从而启动 AS 进程[16]。除内皮细胞增殖减少及功能紊乱造成 AS 以外，从移植血管发生 AS 的研究中发现，粥样斑块中增殖的平滑肌细胞可能并非来自移植血管本身而是来自血液中的干细胞。提示：可能是衰老的平滑肌细胞发出某种信号引导骨髓中的祖细胞来补充，但祖细胞却由于某种原因滞留在内皮损伤处，参与了粥样斑块的形成。

总之，AS 这种疾病并不是现代人的"专利"，其病因与饮食结构和生活方式的关系可能并不大。人类可能在遗传学上对 AS 易感，且随年龄增长而出现或加重。但是，这并不意味着人们可以忽略饮食结构和生活方式，我们应当尽最大努力避免这些危险因素，从而延缓动脉硬化和血管老化过程，阻止 AS 及其相关临床疾病的全球性蔓延。

（马爱群 雷新军）

参考文献

[1] Ross R. The pathogenesis of atherosclerosis: a perspective for the 1990S. Nature, 1993, 362 (6423): 801-809.

[2] Ross R. Atherosclerosis-an inflammatory disease. N Engl J Med, 1999, 340 (2): 115-126.

[3] Ketelhuth DF and Hansson GK. Adaptive Response of

T and B Cells in Atherosclerosis. Circulation Research, 2016, 118 (4): 668-678.

[4] Ridker PM. On evolutionary biology, inflammation, infection, and the causes of atherosclerosis. Circulation, 2002, 105 (1): 2-4.

[5] Falk E. Pathogenesis of atherosclerosis. J Am Coll Cardiol, 2005, 47 (8 Suppl): C7-12.

[6] Ding K, Kullo I. Evolutionary genetics of coronary heart disease. Circulation, 2009, 119 (3): 459-467.

[7] Allam AH, Thompson RC, Wann LS, et al. Atherosclerosis in ancient Egyptian mummies: the Horus study. JACC Cardiovasc Imaging, 2011, 4 (4): 315-327.

[8] Thompson RC, Allam AH, Lombardi GP, et al. Atherosclerosis across 4000 years of human history: the Horus study of four ancient populations. Lancet, 2013, 381 (9873): 1211-1222.

[9] Stary HC, Chandler AB, DinsmoreRE, et al. A definition of advanced types of atherosclerotic lesions and ahistological classification of atherosclerosis. A report from the Committee on Vascular Lesions of the Councilon Arterosclerosis, American Heart Association. Circulation, 1995, 92 (5): 1355-1374.

[10] Wreszinsk W. [Der frosse medizinische Papyrus des Berliner Museums.] Microfilm. Washington, DC: Library of Congress Preservation Microfilming Program, available from Library of Congress Photoduplication Service, 1995. Available at: http://openlibrary. org/b/OL1050325M/grosse-medizinischePapyrus-des-Berliner-Museums-%28Pap. -Berl. -3038%29; Reinhold Scholl, Der Papyrus Ebers. Die größte Buchrollezur Heilkunde Altägyptens (Schriftenaus der Universitätsbibliothek 7), Leipzig 2002. Accessed November 20, 2010.

[11] Ebbel B. The Papyrus Ebers. Copenhagen, Denmark: Levinn and Munksgaard, 1937: 48.

[12] David R. Cardiovascular disease and diet in ancient Egypt. In: Hawass Z, Woods A, editors. Egyptian Culture and Society: Studies in Honor of NaguibKanawati. Annales du Service des Antiquites de l'Egypte. Vol. 1. Cairo, Egypt: Conseil Supreme des Antiquites de l'Egypte, 2010: 105-117.

[13] David AR, Kershaw A, Heagerty A. Atherosclerosis and diet in ancient Egypt. Lancet, 2010, 375 (9716): 718-719.

[14] Darby WJ, Ghallounghul P, GrivattiL. Food: The Gift of Osiris. Vol 1. London: Academic Press, 1957.

[15] 张庆军, 刘德培, 梁植权. 动脉粥样硬化的基础研究. 中华医学杂志, 2005, 85 (6): 428-431.

[16] Gimbrone MA, Garcia-Cardena G, Endothelial Cell Dysfunction and the Pathobiology of Atherosclerosis. Circulation Research, 2016, 118 (4): 620-636.

第八章　脂肪分布与心血管疾病的危险

肥胖是危害人类健康的重要因素之一，近几十年来肥胖发病率持续增长，已成为全球公共卫生面对的一项重大挑战[1]。肥胖，特别是内脏脂肪组织（visceral adipose tissue，VAT）堆积，不仅与胰岛素抵抗（insulin resistance，IR）和血脂紊乱等的发生密切相关，且参与心血管疾病（cardiovascular disease，CVD）的发生发展，影响其预后[2]。随着研究逐渐深入，对肥胖与CVD危险的研究重点已从脂肪总量转移到脂肪分布上。大量证据表明，脂肪分布比脂肪总量对CVD风险预测价值更大[3-4]。

一、脂肪分布

人体脂肪主要分布在皮下、内脏、血浆等部位。皮下脂肪组织（subcutaneous adipose tissue，SAT）是机体最大的储脂库，约占机体脂肪总量的2/3；VAT主要存在于腹腔内，VAT堆积与多种CVD危险因素相关；血脂是血浆中胆固醇、三酰甘油（TG）和类脂的总称，血脂异常是CVD，特别是动脉粥样硬化（atherosclerosis，AS）最重要的危险因素。本章主要讨论体脂分布与CVD的危险的相关性。

2015年Obesity上公布AGES Reykjavik Study（ARS）最新研究结果显示，女性肥胖患者VAT增加与死亡风险增加相关（HR＝1.16；95％CI：1.05～1.18），而SAT增加却与死亡风险降低相关（HR＝0.7；95％CI：0.61～0.8），研究者认为脂肪分布与全因死亡率相关，且独立于脂肪总量[5]。同年Peters教授在一篇综述中从神经内分泌和神经能量学角度阐述了精神心理压力、脂肪分布和CVD死亡率三者的关系，研究者指出，长

期精神压力较大而自身抗压能力较差的个体可能体型并不肥胖，但VAT明显增加；相比于抗压能力较好的个体，抗压能力较差的个体通常伴有抑郁和自卑等精神心理疾病，CVD死亡风险明显增加[6]。

通常健康人群脂肪主要分布于皮下组织，VAT相对较少；然而肥胖患者长期SAT堆积则导致脂肪细胞肥大，前脂肪细胞分化受损，SAT体积扩张受限及功能异常，最终引起VAT堆积伴有过剩脂质在心、肝、骨骼肌和肾等非脂肪细胞内异位沉积，即使这部分人由于种族和地理环境等多种原因致体重维持正常或轻度超重，其罹患CVD风险仍然较高[7-8]。

二、脂肪分布的评价

随着对脂肪分布与CVD相关性研究的深入，研究者逐渐意识到，身体重量指数（body mass index，BMI）作为目前评估相对体重和划分肥胖最常用的指标，用来评价脂肪分布存在明显缺陷，因此推荐使用腰围（waist circumference，WC）、腰臀比（waist to hip ratio，WHR）等指标。2007年一项对前瞻性队列研究和随机临床试验的meta分析显示，WC每增加1 cm，CVD风险增加2％（95％ CI：1％～3％）；WHR每增加0.01，CVD风险增加5％（95％ CI：4％～7％）[9]。然而2011年Lancet上一项纳入58个前瞻性队列研究的meta分析[10]证实，校正收缩压、糖尿病史和血脂水平后，单独或联合应用BMI、WC和WHR均未提高CVD风险预测的准确性。导致这种不一致结果的可能原因如下：WC反映的是腹部VAT和SAT总体水平，虽然腹部VAT堆积

与 CVD 风险增加有关，但腹部 SAT 在某些情况下可能降低 CVD 风险；而 WHR 虽然综合了 WC 和臀围（hip circumference，HC），但其对 CVD 风险预测实际上并不优于 WC[11]。

因此，相对于心血管传统危险因素，单独或联合使用 BMI、WC 和 WHR 等指标粗略评价脂肪分布，并不能提供预测 CVD 风险有价值的额外信息，而影像技术在精确评价脂肪分布，特别是异位组织器官脂肪分布上优势明显，借助影像技术可以更加精确和全面地评价脂肪分布和 CVD 的危险，从而进一步提高对 CVD 风险的预测能力。对 Framingham Heart Study 和 Jackson Heart Study 等大型队列数据分析表明，对脂肪总量和 SAT 校正后，VAT 堆积伴随过剩脂质在异位组织器官堆积与 CVD 危险因素密切相关[12-14]。

三、腹型肥胖和下肢肥胖

体脂在腹部内脏器官和腹部皮下组织堆积，称为腹型肥胖或中心性肥胖或苹果形肥胖；相反，体脂在臀部、股部和躯干下部堆积，称下肢肥胖或梨形肥胖。Obesity Reviews 上发表的一篇系统综述指出，校正 BMI 后，腹型肥胖增加 CVD 风险，而下肢肥胖对心血管系统的不利影响较小甚至有保护作用[15]。值得注意的是，该研究还发现校正腰围（WC）后，臀围（HC）与 CVD 的发生及死亡率显著负相关。然而，如果不对 HC 进行校正，WC 与 CVD 和死亡风险的相关性将会明显减小。提示同时评价 WC 和 HC（而不是计算WHR）或许可以进一步提高 CVD 风险预测的准确性。

（一）腹型肥胖

目前对 VAT 和 CVD 风险关系的研究甚多，VAT 堆积是代谢综合征（metabolic syndrome，MetS）和 AS 共有的病理生理学基础已成为共识。

一项国人体脂分布与炎性和脂肪细胞因子水平的最新研究显示，腹型肥胖与血浆 PAI-1、RBP4、CRP 和 IL-6 水平升高及脂联素水平减低显著相关（$P < 0.05$），显著增加 MetS 风险，而下肢肥胖则降低了 MetS 风险，进一步研究显示炎性和脂肪细胞因子在体脂分布与 MetS 关系中具有重要介导作用[16]。2013 年 JACC 上发表的一项 Framingham Heart Study（FHS）延续性研究，超过 3000 名受试者长达 5 年随访研究显示，CVD 发生率与 VAT 相关（HR ＝ 1.44，P ＝ 0.014），而与 SAT 无关，研究还发现多排螺旋 CT（MDCT）测量的 VAT 体积对于 CVD 风险预测价值明显高于 WC 和 BMI[17]。同时，本项研究（FHS）并未发现 VAT 或 SAT 与全因死亡率的相关性，这与之前提到的 ARS 研究结果不同，ARS 较 FHS 研究对象年龄更大（平均年龄 76 岁 vs. 50 岁），随访时间更长（中位随访时间 8 年 vs. 5 年），全因死亡率也更高（33.4% vs. 2.3%）。因此，VAT 与全因死亡率的关系还有待深入研究。

目前对 SAT 与 CVD 风险关系的研究结果存在分歧。Cameron 等[15]认为 SAT 堆积与 CVD 风险增加有关，也有研究者认为 VAT 和 SAT 同为 CVD 的危险因素，但 VAT 的关联性更强[13]，McLaughlin 等[18]认为对于超重的轻度肥胖健康个体，校正 BMI 和 VAT 后，SAT 和下肢脂肪与 IR 改善相关，动物实验也证实了上述结论[19]。组织学研究发现：相对于 VAT，SAT 细胞和血管结构较少，炎症细胞、免疫细胞和肥大脂肪细胞数量较少，而前脂肪细胞分化能力更强[20-21]，所以 SAT 拥有较强的扩张能力使得异位脂肪堆积较少，总体上可减少代谢紊乱对机体的影响[18]。

（二）下肢肥胖

下肢脂肪主要分布在皮下组织。有证据表明，下肢肥胖或 HC 增加对于多种类型肥胖患者，特别是正常体重个体，具有潜在的心血管系统保护作用[15,22]。流行病学调查显示下肢脂肪增加可降低 CVD 发生的风险，并与正常血糖及血脂独立相关；而下肢脂肪减少，如库欣综合征或脂肪营养障碍，与 CVD 风险增加有关。体内外试验均证实，下肢脂肪在脂解作用和脂肪酸摄取方面特点鲜明：虽然下肢脂肪组织日常代谢活动不如腹部脂肪组织活跃，但其可长期清除过剩脂肪酸，减少脂肪组织的异位堆积，同时，下肢脂肪组织分泌瘦素和脂联素等抗炎脂肪细胞因子，使炎症细胞因子减少，总体上对机体产生保护作用[16,23]。

四、脂肪异位分布

脂肪异位分布是指过剩的脂质沉积在正常仅含少量脂质的非脂肪组织细胞内。过剩的脂质在肝、肌肉、心脏、血管外膜和肾等组织器官堆积，不仅损害相应组织器官结构和功能，且可通过多种机制影响CVD的发生和发展。根据异位分布脂肪的作用特点，可将异位分布脂肪的作用分为系统作用和局部作用。

（一）异位分布脂肪的系统作用

通常认为，体积较大或出现在对代谢有重要影响器官（如肝）的异位脂肪主要表现为系统作用。腹部VAT堆积也属于脂肪异位分布的一种，主要表现为系统作用。这些异位分布的脂肪组织与血清炎症、IR标志物升高相关，并使2型糖尿病（type 2 diabetes mellitus，T2DM）、冠状动脉疾病（coronary artery disease，CAD）及卒中的风险显著增加[3-4]。

1. 肝脂肪组织

肝脂肪堆积，即脂肪肝，在人群中较为常见，主要通过诱导肝胰岛素抵抗影响心血管系统功能。肝胰岛素抵抗早期诱导肝产生极低密度脂蛋白（VLDL）并增加游离脂肪酸（FFA）入肝，同时使炎症标志物CRP和PAI-1等水平升高，以上这些代谢异常最终将直接或间接地促进AS的发生发展[24]。

质子磁共振波谱（1 HMRS）是评价肝内脂肪含量的金标准，T2DM患者1 HMRS测得肝内脂肪含量与整体胰岛素敏感性相关[25]。较早对Framingham Heart Study受试者数据分析表明，校正其他部位脂肪后，肝脂肪堆积仍与T2DM、高血压、MetS和血清脂质、脂联素水平相关[26]。2013年Graner等[27]研究表明，MetS患者肝TG高于正常人10倍，而且肝TG含量、BMI、腰围和VAT密切相关，深入研究发现，T2DM患者肝TG升高与心肌灌注减少和舒张功能障碍有关[28-29]。所以，肝脂肪堆积伴随肝胰岛素抵抗是CVD的危险因素。

2. 肌内脂肪组织

肌肉组织是葡萄糖代谢的主要场所，因此肌内脂质含量可反映整体胰岛素敏感性。2010年Kim等[30]研究发现，T2DM患者肌内脂肪含量明显增加（肌内低密度区增加，肌肉信号衰减），多元回归分析显示，肌内脂肪含量与颈动脉内膜中层厚度（carotid artery intima media thickness，cIMT）和IR独立相关。Muoio等[31]在转基因小鼠中研究线粒体能量学、脂质代谢平衡和肌肉胰岛素敏感性三者相互关系时发现，肌内异位脂肪堆积随甘油二酯和神经酰胺分子增加，扰乱肌肉胰岛素信号和胰岛素刺激的GLUT4葡萄糖转运蛋白转运，结果导致肌肉组织胰岛素抵抗和线粒体功能紊乱。由于骨骼肌在运动时肌内脂质氧化明显增加，因此可以通过运动减少骨骼肌脂质含量，最终改善胰岛素敏感性[32-33]。因此，肌肉脂肪堆积伴随肌肉胰岛素抵抗是CVD的危险因素。

3. 颈部脂肪组织

早期研究表明颈部脂肪增加与睡眠呼吸暂停综合征发展有关，并通过血流动力学和血液系统改变最终导致CVD发生。随后，Preis等对Framingham Heart Study受试者数据分析表明，校正VAT后，颈围与收缩压和舒张压（仅在男性中发现）、TG和空腹血糖（仅在女性中发现）、胰岛素、IR正相关，与HDL负相关。然而，在多因素校正模型中，并未发现颈围与CVD发病之间有显著关联[34]。另一项研究在HIV感染者和非HIV感染者中也观察到，颈围增加与HDL降低和血糖稳态受损显著相关，同时研究者还发现，校正心血管传统危险因素后，颈围与非HIV感染者cIMT显著相关[35]。因此，颈部脂肪组织堆积与CVD危险因素相关，然而其与CVD发病之间的关系还有待进一步研究。

（二）异位分布脂肪的局部作用

异位分布脂肪的局部作用主要通过脂毒性和分泌脂肪细胞因子直接和间接地对邻近器官产生

不利影响[36]。特别是围绕在心脏和血管周围的异位脂肪组织，除了代谢、产热和机械支持作用，还能分泌数量众多的脂肪因子，对心血管系统结构与功能产生重要影响[37]。

1. 心脏及周围脂肪组织

心脏及周围脂肪组织可以分为两类：①心外膜脂肪组织（epicardial adipose tissue，EAT）：主要位于脏层心包内，房室沟、室间沟、心房和心室表面以及围绕在冠状动脉周围；②心包外脂肪组织（pericardial adipose tissue，PCAT），主要位于壁层心包外表面和纵隔内表面之间。

2015 年 Iacobellis 教授在 Nat Rev Endocrinol 上发表综述总结了 EAT 对心血管系统的局部和系统作用[38]。EAT 与心肌解剖位置邻近且由冠状动脉分支供血，EAT 分泌的促炎和抗炎脂肪细胞因子在生理条件下保持相对平衡，当机体处于长期慢性低度炎症状态时，EAT 分泌的抗炎脂肪因子下调，促炎脂肪因子上调，主要通过旁分泌途径和"outside to inside"机制加重冠状动脉血管炎症，促进冠状动脉粥样硬化进展。而 AS 病变也影响周围 EAT 促炎和抗炎脂肪细胞因子表达，即 EAT 和 AS 病变存在相互作用。

组织学研究发现，肥胖个体 EAT 经典活化型（M1 型）巨噬细胞和 CD8＋T 细胞数量明显增加，代谢紊乱脂肪组织中 M1 型巨噬细胞围绕坏死的脂肪细胞和 CD4＋T 细胞，呈现"皇冠样"结构[39]。基因研究显示。EAT 较 SAT 炎症细胞因子，如 TNF、IL-6、MCP-1 表达明显增加；而具有抗炎特性的脂联素表达减少[40]。大规模人群研究也已经证实，无论是否暴露于传统心血管危险因素，普通人群 EAT 厚度或体积与致死性和非致死性冠状动脉事件相关[41]。

早期研究即证明了 PCAT 与 CVD 危险因素的关联[42]。2015 年 Atherosclerosis 上公布了 Rancho Bernarde Study（RBS）队列随访结果[43]进一步证实了 PCAT 与全因死亡率的关系，但研究发现 PCAT 与 CVD 发病率并不相关。这与之前 2013 年 JACC 上公布的 Framingham Heart Study 后代队列的随访结果[17]并不一致，FHS 未发现 PCAT 与 CVD 发病率和全因死亡率有关联。

但是应该注意到，RBS 和 FHS 研究对象年龄（平均年龄 67 岁 vs. 50 岁）和随访时间（中位随访时间 12.6 年 vs. 5.0 年）差异显著，因此，RBS 发现的死亡率也较高（14.6% vs. 2.3%）。然而，Mahabadi 等[41]发现 PCAT 与冠状动脉事件相关（HR＝1.54% CI：1.09～2.19）。这说明，PCAT 对心血管系统的影响可能主要集中在邻近冠状动脉局部，而非整个脉管系统。

心肌细胞在正常情况下仅含有少量脂滴，当心肌细胞发生脂肪变性时，脂滴明显增多。早期研究发现，伴或不伴糖耐量异常的肥胖患者心肌脂肪变性可能是 T2DM 和心力衰竭的早期表现[44]。随后 Graner 等[27]研究发现，心肌 TG 含量增加与脂质氧化、氧化应激和线粒体功能紊乱有关。2013 年 Nyman 等[42]利用心脏磁共振和质子磁共振波谱评价 MetS 患者左心室功能时发现，MetS 患者心肌脂肪、EAT 和 PCAT 体积明显增加，其中 EAT 和 PCAT 体积与左心室舒张功能负相关，而心肌 TG 含量与左心室舒张功能并非独立相关。Nyman 等认为 MetS 患者心肌内 TG 含量增加对心血管系统的影响十分复杂，值得进一步研究。

2. 血管外膜脂肪组织（perivascular adipose tissue，PVAT）

PVAT 特指围绕在心脏和冠状动脉之外脉管系统的脂肪组织。组织学研究表明，PVAT 与血管壁极为贴近，特别是容易发生 AS 的部位。PVAT 可能存在多种血管调节机制。PVAT 表达的细胞因子加重炎症反应，抑制胰岛素信号通路，促进免疫细胞向血管腔内迁移，损害内皮依赖性血管舒张反应并诱发血管并发症[45-46]。PVAT 也可以通过直接血管效应导致 IR，如通过降低肌肉毛细血管横截面积等使得肌肉血流量和糖摄取下降。因此，PVAT 可能导致肥胖相关的 AS 进展。

对 Framingham Heart Study 受试者的两项数据分析发现，主动脉周围脂肪组织与主动脉钙化相关[47]，胸主动脉周围脂肪组织与踝臂指数偏低和外周动脉疾病相关[48]。这些流行病学数据表明主动脉周围脂肪组织对血管有潜在的毒性作用。Rittig 等[49]发现，校正心血管传统危险因素后，

PVAT 与胰岛素敏感性和缺血后血流增加呈负相关。阻力血管周围的脂肪组织影响脂肪细胞因子分泌，后者通过调节血管扩张导致高血压病进展[50-51]。因此，PVAT 可能在血管顺应性下降发病机制中起重要作用，并能通过增加 IR 直接影响血管功能。

然而近期研究发现 PVAT 也有保护作用。2015 年本课题组发现，PVAT 分泌的脂联素可以通过诱导巨噬细胞自噬作用抑制斑块形成[52]。健康个体 PVAT 分泌脂联素对血管功能产生保护作用，然而多种 CVD 危险因素伴随的炎症和氧化应激可能削弱这种保护作用。因此，PVAT 可以看做是血管生理功能的调节器，保持 PVAT 分泌的抗炎和促炎脂肪因子平衡对于维持正常的血管功能十分重要。

3. 肾脏脂肪组织

肾脏脂肪分为肾旁脂肪和肾周围脂肪，这两个部分的脂肪组织堆积都可能与肾功能受损和高血压有关。肾窦脂肪组织包绕肾动静脉、神经和淋巴管。在肥胖动物模型中，肾窦脂肪组织堆积与血压和肾间质压力升高有关，可能与肾静脉和淋巴管受压有关[36]。对 T2DM 患者校正 BMI 后，肾小球滤过率（eGFR）和尿酸仍与肾旁和肾周脂肪相关[53]。Foster 等[54]对 Framingham Heart Study 受试者数据分析显示，校正 VAT 后，肾窦脂肪与高血压和慢性肾脏病相关。总之，肾周围脂肪组织堆积与肾结构和功能改变有关，而这些改变使 CVD 风险增加。

五、总结与展望

当今社会，肥胖发病率和患病率持续居高不下，与肥胖相关的 CVD 严重影响人类健康。过去十年对肥胖和 CVD 风险的关系及病理生理研究取得重大进展，研究重点也从肥胖程度转移到脂肪分布上。单独或联合应用 WC、HC、WHR 等指标对肥胖患者 CVD 风险的评价方便、可靠而且易于推广，借助影像技术对异位脂肪分布更加全面和精确的评价加深了人们对脂肪分布和 CVD 危险的认识。然而，目前针对异位脂肪分布和 CVD 危险因果关系的前瞻性研究还很缺乏，行之有效的预防和减少内脏脂肪组织堆积，改善异位脂肪分布和降低未来 CVD 事件风险的策略还有待深入研究。深入了解脂肪分布和 CVD 风险的关系及其机制，对于预防和早期干预肥胖，降低 CVD 风险有着重要的意义。

（周玉杰　杜俣　柴萌）

参考文献

[1] Ng M. Fleming T, Robinson M, et al. Global, Regional, and national prevalence of overweight and obesity in children and adults during 1980-2013: a systematic analysis for the Global Burden of Disease Study 2013. Lancet, 2014, 384 (9945): 766-781.

[2] Bays HE. Adiposopathy is "sick fat" a cardiovascular disease? J Am Coll Cardiol, 2011, 57 (25): 2461-2473.

[3] Depres JP, Lemineux I. Abdominal obesity and metabolic syndrome. Nature, 2006, 444 (7121): 881-887.

[4] Fox CS, Massaro JM, Hoffman U, et al. Abdominal visceral and subcutaneous adipose tissue compartments: association with metabolic risk factors in the Framingham Heart Study. Circulation, 2007, 116 (1): 39-48.

[5] Koster A, Murphy RA, Eiriksdottir G, et al. Fat distribution and mortality: the AGES-Reykjavik Study. Obesity (Silver Spring), 2015, 23 (4): 893-897.

[6] Peters A, Mcewen BS. Stress habituation, body shape and cardiovascular mortality. Neurosci Biobehav Rev, 2015, 56: 139-150.

[7] Anann SS, Tarnopolsky MA, Rashid S, et al. Adipocyte hypertrophy, fatty liver and metabolic risk factors in South Asians: the Molecular Study of Health and Risk in Ethnic Groups (mol-SHARE). PloS One, 2011, 6 (7): e22112.

[8] Kishida K, Funahashi T, Matsuzawa Y, et al. Visceral adiposity as a target for the management of the metabolic syndrome. Ann Med, 2012, 44 (3): 233-241.

[9] De Koning L, Merchant AT, Pogue J, et al. Waist circumference and waist-to-hip ratio as predictors of

cardiovascular events: meta-regression analysis of prospective studies. Rur Heart J, 2007, 28 (7): 850-856.

[10] Emerging Risk Factors Collaboration, Wormser D, Kaptoge S, et al. Separate and combined associations of body-mass index and abdominal adiposity with cardiovascular disease: collaborative analysis of 58 prospective studies. Lancet, 2011, 377 (9771): 1085-1095.

[11] Czernichow S, Kengne AP, Stamatakis E, et al. Body mass index, waist circumference and waist-hip ratio: which is the better discriminator of cardiovascular disease mortality risk?: evidence from an individual-participant mata-analysis of 82864 participants from nine cohort studies. Obes Rev, 2011, 12 (9): 680-687.

[12] Rosito GA, Massaro JM, Hoffmann U, et al. Pericardial fat, visceral abdominal fat, cardiovascular disease risk factors, and vascular calcification in a community-based sample: the Framingham Heart Study. Circulation, 2008, 117 (5): 605-613.

[13] Liu J, Fox CS, Hickson DA, et al. Impact of abdominal visceral and subcutaneous adipose tissue on cardiometabolic risk factors: the Jackson Heart Study. J Clin Endocrinol Metab, 2010, 95 (12): 5419-5426.

[14] Liu J, Fox CS, Hickson D, et al. Fatty liver, abdominal visceral fat, and cardiometabolic risk factors: the Jackson Heart Study. Arterioscler Thromb Vasc Biol, 2011, 31 (11): 2715-2722.

[15] Cameron AJ, Magliano DJ, Soberberg S. A systemic review of the impact of including both waist and hip circumference in risk models for cardiovascular disease, diabetes and mortality. Obes Rev, 2013, 14 (1): 86-94.

[16] Wu H, Qi Q, Yu Z, et al. Independent and opposite associations of trunk and leg fat depots with adipokines, inflammatory markers, and metabolic syndrome in middle-aged and older Chinese men and women. J Clin Endocrinol Metab, 2010, 95 (9): 4389-4398.

[17] Britton KA, Massaro JM, Murabito JM, et al. Body fat distribution, incident cardiovascular disease, cancer, and all-cause mortality. J Am Coll Cardiol, 2013, 62 (10): 921-925.

[18] Mclaughlin T, Lamendola C. Liu A, et al. Preferential fat deposition in subcutaneous versus visceral depots is associated with insulin sensitivity. J Clin Endocrinol Metab, 2011, 96 (11): E1756-E1760.

[19] Tran TT, Yamamoto Y, Gesta S, et al. Beneficial effects of subcutaneous fat transplantation on metabolism. Cell Metab, 2008, 7 (5): 410-420.

[20] Ibrahim MM. Subcutaneous and visceral adipose tissue: structural and functional differences. Obes Rev, 2010, 11 (1): 11-18.

[21] Perrini S, Laviola L, Cignarelli A, et al. Fat depot-related differences in gene expression, adiponectin secretion, and insulin action and signaling in human adipocytes differentiated in vitro from precursor stromal cells. Diabetologia, 2008, 51 (1): 155-164.

[22] Yim JE, Heshka S, Albu JB, et al. Femoral-gluteal subcutaneous and intermuscular adipose tissues have independent and opposing relationships with CND risk. J Appl Physiol (1985), 2008, 104 (3): 700-707.

[23] Manolopoulos KN, Karpe F, Frayn KN. Gluteofemoral body fat as a determinant of metabolic health. Int J Obes (Lond), 2010, 34 (6),: 949-959.

[24] Meshkani R, Adeli K. Hepatic insulin resistance, metabolic syndrome and cardiovascular disease. ClinBiochem, 2009, 42 (13-14): 1331-1346.

[25] Ryysy L, Hakkinen AM, Goto T, et al. Hepatic fat content and insulin action on free fatty acids and glucose metabolism rather than insulin absorption are associated with insulin requirements during insulin therapy in type 2 diabetic patients. Diabetes, 2000, 49 (5): 749-758.

[26] Speliotes EK, Massaro JM, Hoffmann U, et al. Fatty liver is associated with dyslipidemia and dysglycemia independent of visceral fat: the Framingham Heart Study. Hepatology, 2010, 51 (6): 1979-1987.

[27] Graner M, Siren R, Nyman K, et al. Cardiac steatosis associates with visceral obesity in nondiabetic obese men. J Clin Endocrinol Metab, 2013, 98 (3): 1189-1197.

[28] Rijzewijk LJ, Jonker JT, van der Meer RW, et al. Effects of hepatic triglyceride content on myocardial metabolism in type 2 diabetes. J Am Coll Cardiol,

2010，56（3）：225-233.

[29] Bonapace S，Perseghin G，Molon G，et al. Nonalcoholic fatty liver disease is associated with left ventricular diastolic dysfunction in patients with type 2 diabetes. Diabetes care，2012，35（2）：389-395.

[30] Kim SK，Park SW，Hang IJ，et al. High fat stores in ectopic compartments in men with newly diagnosed type 2 diabetes：an anthropometric determinant of carotid atherosclerosis and insulin resistance. Int J Obes（2005），2010，34（1）：105-110.

[31] Muoio DM，Neufer PD. Lipid-induced mitochondrial stress and insulin action in muscle. Cell Matab，2012，15（5）：595-605.

[32] Shaw CS，Clark J，Wagenmakers AJ. The effect of exercise and nutrition on intramuscular far metabolism and insulin sensitivity. Annu Rev Nutr，2010，30：13-34.

[33] Watt MJ，Heigenhauser GJ，Spriet LI. Intramuscular triacylglycerol utilization in human skeletal during exercise：is there a controversy? J Appl Physiol（1985），2002，93（4）：1189-1195.

[34] Preis SR，Massaro JM，Hoffmann U，et al. Neck circumference as a novel measure of cardiometabolic risk：the Framingham Heart study. J Clin Endocrinol Metab，2010，95（8）：3701-3710.

[35] Fitch KV，Stanley TL，Looby SE，et al. Relationship between neck circumference and cardiometabolic parameters in HIV-infected and non-HIV-infected adults. Diabetes Care，2011，34（4）：1026-1031.

[36] Montani JP，Carroll JF，Dwyer TM，et al. Ectopic fat storage in heart，blood vessels and kidneys in the pathogenesis of cardiovascular diseases. Int J Obes Relat Metab Disord，2004，28 Suppl 4：S58-S65.

[37] Lee YC，Chang HH，Chiang CL，et al. Role of perivascular adipose tissue-derived methyl palmitate in vascular tone regulation and pathogenesis of hypertension. Circulation，2011，124（10）：1160-1171.

[38] Iacobelli G. Local and systemic effects of the multifaceted epicardial adipose tissue depot. Nat Rev Endocrinol，2015，11（6）：363-371.

[39] Nakamura K，Fuster JJ，Walsh K. Adipokines：a link between obesity and cardiovascular disease. J Cardiol，2014，63（4）：250-259.

[40] Mazurek T，Zhang L，Zalewski A，et al. Human epicardial adipose tissue is a source of inflammatory mediators. Circulation，2003，108（20）：2460-2466.

[41] Mahabadi AA，Berg MH，Lehmann N，et al. Association of epicardial fat with cardiovascular risk factors and incident myocardial infarction in the general population：the Heinz Nixdorf Recall Study. J Am Coll Cardiol，2013，61（13）：1388-1395.

[42] Nyman K，Graner M，Pentikainen MO，et al. Cardiac steatosis and left ventricular function in men with metabolic syndrome. J Cardiovasc Magn Reson，2013，15：103.

[43] Larsen BA，Laughlin GA，Saad SD，et al. Pericardial fat is associated with all-cause mortality but not incident CVD：the Rancho Bernardo Study. Atherosclerosis，2015，239（2）：470-475.

[44] Mcgavock JM，Lingvay I，Zib I，et al. Cardiac steatosis in diabetes mellitus：a 1H-magnetic resonance spectroscopy study. Circulation，2007，116（10）：1170-1175.

[45] Henrichot E，Juge-Aubry CE，Pernin A，et al. Production of chemokines by perivascular adipose tissue：a role in the pathogenesis of atherosclerosis? Arterioscler Thromb Vasc Biol，2005，25（12）：2594-2599.

[46] Yudkin JS，Eringa E，Stehouwer CD. "Vasocrine" signaling from perivascular fat：a mechanism linking insulin resistance to vascular disease. Lancet，2005，365（9473）：1817-1820.

[47] Lehman SJ，Massaro JM，Schlett CL，et al. Periaortic fat，cardiovascular disease risk factors，and aortic calcification：the Framingham Heart Study. Atherosclerosis，2010，210（2）：656-661.

[48] Fox CS，Massaro JM，Schlett CL，et al. Periaortic fat deposition is associated with peripheral arterial disease：the Framingham heart study. Circ Cardiovasc Imaging，2010，3（5）：515-519.

[49] Rittig K，Staib K，Machann J，et al. Perivascular fat tissue at the brachial artery is linked to insulin resistance but not local endothelial dysfunction. Diabetologia，2008，51（11）：2093-9.

[50] Greenstein AS，Khavandi K，Withers SB，et al. Local inflammation and hypoxia abolish the protective anticontractile properties of fat in obese patients. Circulation，2009，119（12）：1661-1670.

[51] Eringa EC, Bakker W, van Hinsbergh VW. Paracrine regulation of vascular tone, inflammation and insulin sensitivity by perivascular adipose tissue. Vascul Pharmacol, 2012, 56 (5-6): 204-209.

[52] Li C, Wang Z, Wang C, et al. Pericascular adipose tissue-derived adiponectin inhibits collar-induced carotid atherosclerosis by promoting macrophage autophagy. PloS One, 2015, 10 (5): e0124031.

[53] Lamacchia O, Nicastro V, Camarchio D, et al. Para-and perirenal fat thickness is an independent predictor of chronic kidney disease, increased renal resistance index and hyperuricaemia in type-2 diabetic patients. Nephrol Dial Transplant, 2011, 26 (3): 893-898.

[54] Foster MC, Hwang SJ, Porter SA, et al. Fatty Kidney, hypertension, and chronic kidney disease: the Framingham Heart Study. Hypertension, 2011, 58 (5): 784-790.

第九章 遗传因素对血脂异常影响的中国人群研究

近 30 年来，中国人群的血脂异常总体患病率不断增高，其中血清胆固醇升高将导致 2010—2030 年期间我国心血管疾病事件增加约 920 万[1]。我国儿童青少年血脂异常患病率也有明显升高[2]，预示未来中国成人相关疾病负担将继续加重。然而国人对血脂异常的危害认识不足。本文主要围绕中国人群中对心血管疾病等影响较大且门诊常见的几种严重的遗传血脂异常类型进行探讨，以引起医生的关注。

一、中国人群遗传相关的血脂异常

血脂异常分类较多，但最简单实用的是临床分类：高胆固醇血症、高甘油三酯血症和混合高脂血症，此三种类型最为常见，占血脂异常患者 90% 以上；此外脂蛋白（a）[lipoproteins（a），Lp（a）] 水平升高，也是最近国际高度关注的冠心病独立危险因子。严重的、过早发生的原发性血脂异常具有家族遗传倾向，通常由基因缺陷所致。

（一）家族性高胆固醇血症

家族性高胆固醇血症（familial hypercholesterolemia，FH）是常染色体显性遗传疾病[3]，其主要临床特点是血浆 LDL-C 水平极度升高，皮肤和肌腱黄色瘤以及早发冠心病（CAD）[3]。临床将其分为纯合子 FH（HoFH）和杂合子 FH（HeFH），父母任何一方罹患 FH 均可遗传给子女后代，纯合 FH 患者由于从其父母各遗传获得一个异常的低密度脂蛋白受体（low density lipoprotein receptor，LDLR）基因，患者体内几乎无功能性的 LDLR，因而造成患者血浆总胆固醇（total cholesterol，TC）水平大幅增高，往往较早发生动脉粥样硬化（atherosclerosis，AS），青少年期即可出现 CAD 甚至心肌梗死而死亡，55 岁以前发生 CAD 患者中约 5%～10% 由 FH 引起。根据最新的指南，HeFH 患病率约为 1/200，HoFH 更为罕见，患病率仅为 1/（16～30）万[4]。但 FH 的早期诊断率及治疗率仅为 10%～15%[5]，作为早发 CAD 的高危人群，目前仍未引起人们足够重视，首都医科大学附属北京安贞医院的笔者所在团队系统综述了我国 2014 年 12 月之前发表的 FH 文献，发现总共报告 FH 的先证者例数仅为 295 例，排名前三的突变位点为 LDLR 基因的 C308Y、H562Y 和 A606T 突变[6]。近来，中国医学科学院阜外医院李建军团队对 1843 名急性心肌梗死患者以荷兰标准进行 FH 筛查，结果显示，确诊/可疑 FH 率达到 3.9%，其中在早发冠心病患者中该比例达到 7.1%[7]。依据 1/200 的 HeFH 发病率进行估算，全国大约有 360 万例 FH 患者。由此得知，我国对 FH 重视不足，因此中国 FH 的诊断及管理任重而道远。

（二）家族性高甘油三酯血症

家族性高甘油三酯血症（familial hypertriglyceride，FHTG）是一种常染色体显性遗传疾病，其患病率约为 2‰～3‰，血浆 TG 水平通常为 3.4～9.0 mmol/L。主要表现为 TG 水平大幅升高，有家族遗传倾向，其发病率为 1/100 万[8]。我国曾报道一个四代 FHTG 家系[9]，共 14 人中有 6 人发病，家族其他成年患者 TG 水平在 4.58～7.0 mmol/L 之间，且大部分均罹患早发 CAD。

笔者团队对 12 例 FHTG 患者进行分析，发现其 TG 水平处于 3.4～9.0 mmol/L 之间，其中 3 例有反复发作胰腺炎，1 例诊断脂肪肝，1 例伴有痛风，1 例确诊冠心病。基因检测发现脂蛋白脂酶（lipoprotein lipase，LPL）基因存在多个突变位点[10]。

（三）脂蛋白（a）水平升高

脂蛋白（a）[lipoprotein（a），Lp（a）] 是与 LDL 相似的特殊脂蛋白，核心部分为中性脂质和 ApoB-100 分子，其外围包绕着亲水性的 Apo（a），二者以二硫键共价连接[11]。血清 Lp（a）水平主要由遗传因素决定，个体差异较大，在人群中的分布因种族而异，但不受性别、年龄、饮食和环境因素影响。近年来，大量流行病学研究证实，Lp（a）升高在动脉粥样硬化（AS）形成过程中具有重要作用，是心血管疾病的独立危险因素[12]。研究发现，Lp（a）水平高低主要由位于第 6 号染色体长臂 2 区 6～7 带的 Apo（a）基因决定，可影响 40%～90% 的浓度水平，我国人群中 Lp（a）水平呈偏正态分布。我国江苏省王朝晖团队对 2237 例患者 Lp（a）检测结果进行临床分析发现，Lp（a）升高患者比率约为 20.5%，高于国外报道数据，且当 Lp（a）>300 mg/L 时，AS 发生风险可增加 6 倍[13]。

二、中国人群遗传相关的血脂异常的临床特点

（一）家族性高胆固醇血症

FH 患者的临床表现取决于 LDLR 缺陷的严重程度。纯合子 FH 患者几乎无功能性 LDLR，症状明显，而杂合子 FH 症状则较轻。FH 的临床特点是①高胆固醇血症：纯合患者 TC 水平较正常人高出 6～8 倍，杂合 FH 患者由于仅携带一条突变的 LDLR 等位基因，仅 50% 的 LDLR 异常，血浆胆固醇水平升高 2～3 倍，儿童期便可测出高胆固醇血症。②特征性黄色瘤：主要表现在肌腱与眼睑的扁平或结节性黄色瘤，好发于伸肌腱及跟腱。纯合子者儿童期出现，杂合子者则多在

30～60 岁出现，为游离和酯化胆固醇积聚于间质间隙和组织巨噬细胞内所致。③早发心血管疾病：纯合子 FH 常较早发生动脉粥样硬化，多在 10 余岁时就出现冠心病的临床症状和体征，如得不到有效的治疗很难活到 30 岁。杂合子一般在 40 岁左右发生冠心病。④阳性家族史：FH 的遗传方式主要为常染色体显性遗传，父母任何一方均可遗传给男女后代，杂合子 FH 患者双亲之一必定是该病患者，而纯合子的双亲必定都是 FH 患者[14]。

（二）家族性高甘油三酯血症

本病的临床特征是血 TG、VLDL 水平显著升高，血浆 TG 水平通常为 3.4～9.0 mmol/L，化验单常报告"乳糜血"；皮肤可见疹状黄色瘤，易发生反复发作的急性胰腺炎，严重者可出现胰腺坏死甚至急腹症，推测是由于乳糜微粒栓子阻塞胰腺微血管所致。此外，尚可出现短暂性大脑功能紊乱、腹痛和腹泻。越来越多的研究表明，高甘油三酯血症是冠心病的危险因素，可增加致动脉粥样硬化的小而密的 LDL 生成，降低 HDL-C 水平，并可引起高凝状态，促进血栓形成，从而促进动脉粥样硬化形成[8]。

（三）Lp（a）水平增高

Lp（a）水平增高被认为是动脉粥样硬化、冠心病、脑卒中的独立危险因素，我国一项 2237 例 Lp（a）临床检测调查发现，高 Lp（a）与肾功能不全、高血压、糖尿病肾病、食管恶性肿瘤、脑梗死、肺部感染、冠心病、胆囊结石伴胆囊炎、骨折、脑出血显著相关[13]。我国新近大规模研究表明，Lp（a）水平可增高首发急性心肌梗死风险 19%[15]。

三、中国人群遗传相关的血脂异常的临床诊断和基因诊断

（一）家族性高胆固醇血症

1. 国际上诊断标准

目前国际上主要采用 3 种诊断标准（主要根

据家族史、血浆 TC 和 LDL-C 水平、是否存在肌腱黄色瘤和早发冠心病）：①荷兰脂质临床网（DLCN）1999 年制定的临床诊断 FH 标准；②英国赛蒙患者注册标准；③美国早期诊断早期预防组织（MEDPED）的诊断标准。IAS 专家共识最新提出，将 FH 根据"重症 FH 诊断标准"分为重症和轻症[14]。

2. 我国目前的 FH 临床诊断标准

以往主要根据陈在嘉主编的《临床冠心病学》（人民军医出版社，1998）提出的临床诊断标准：成人血总胆固醇＞7.8 mmol/L 或 LDL-C＞4.9 mmol/L；16 岁以下儿童胆固醇＞6.7 mmol/L，患者或亲属有腱黄色瘤者诊断为 FH；其中血总胆固醇＞16 mmol/L，患者有腱黄色瘤者诊断为纯合子 FH，未达纯合子标准者诊断为杂合子 FH。

最近，赵冬教授团队针对江苏省营养调查研究中的 9000 多例人群进行筛选，提出了我国改良的荷兰诊断评分标准[16]：

家族史：一级亲属有早发冠心病（男性及女性＜60 岁，包括心肌梗死或心绞痛）或血管疾病（1 分）

个人早发冠心病史（男性＜55 岁，女性＜60 岁；2 分）或早发脑血管史（男性＜55 岁，女性＜60 岁；1 分）

LDL-C 水平：＞6.0 mmol/L（8 分）

　　　　　　5.0～5.9 mmol/L（5 分）

　　　　　　3.5～4.9 mmol/L（3 分）

　　　　　　2.5～3.4 mmol/L（1 分）

注：总分＞8 分确定，6～8 分很有可能，3～5 分可能，＜3 分为不可能。

（二）家族性高甘油三酯血症

目前，我国尚未见家族性高甘油三酯血症的诊断标准，本病是单一基因突变所致，通常是参与 TG 代谢的脂蛋白脂酶或 ApoC-Ⅱ、或 Apo A-Ⅴ基因突变导致，表现为重度高 TG 血症（TG＞10 mmol/L）[17]。家族性高 TG 血症基因诊断则根据患者基因组中脂蛋白脂酶或 ApoC-Ⅱ或 Apo A-Ⅴ基因是否存在突变。

（三）Lp（a）水平升高

血清 Lp（a）浓度主要与遗传有关，基本不受性别、年龄、体重和大多数降胆固醇药物的影响。目前常规的检测方法是采用质量浓度检测，通常以 300 mg/L 为切点，高于此切点者患冠心病的风险明显增高，提示 Lp（a）具有致动脉粥样硬化作用，但尚缺乏临床研究证据[18]。新近美国国家心肺血液研究所（NHLBI）推荐用"nmol/L"表达 Lp（a）颗粒浓度，替代 mg/dl 为单位的质量浓度，临床阈值＞75 nmol/L 即 CVD 风险升高[19]。

四、中国人群遗传相关血脂异常的治疗和预后

（一）家族性高胆固醇血症的治疗及预后

2016 年国际动脉粥样硬化学会（IAS）共识[20]提出，成人 FH 患者 LDL-C 降至 2.5 mmol/L 以下是理想目标，如存在 ASCVD 临床表现或晚期亚临床 AS，则理想治疗目标应为 LDL-C＜1.8 mmol/L。无论杂合还是纯合 FH，他汀类药物均为治疗首选。有证据表明[21]，患者使用最高耐受剂量的他汀（如阿托伐他汀和瑞舒伐他汀）联合依折麦布也很难使 FH 患者 LDL-C 达标。胆酸螯合剂和烟酸也可根据它们的有效性和耐受性补充治疗。多项 FH 共识及指南[22]均指出，在最大耐受剂量他汀联合依折麦布前提下 LDL-C 仍不达标可考虑联合应用 PCSK9 抑制剂（alirocumab 和 evolocumab）或米泊美生（mipomersen）、洛美他派（lomitapide）。总之，为改善纯合 FH 患者预后，建议一经诊断立即启动降脂治疗。此外，儿童期肝移植、定期血浆脂蛋白置换术是可以尝试的治疗方式。

（二）家族性高甘油三酯血症

家族性高甘油三酯血症的治疗首先应该采取治疗性生活方式改变，即：合理饮食、规律运动、戒烟限酒等，在此基础上联合药物治疗，降

低 TG 的药物主要有：贝特类、烟酸类和高纯度鱼油制剂，对于 TG 极度升高的患者，应注意保护胰腺[8]。

（三）Lp（a）水平增高

饮食中适当补充维生素可帮助抑制 Lp（a）在体内的氧化修饰，他汀对 Lp（a）的作用存在争议，最近一篇 meta 分析显示，他汀可升高 Lp（a）4.14 mg/dl，但当去除瑞舒伐他汀后分析，他汀对 Lp（a）并无作用[23]。除此以外，ω-3 脂肪酸、鱼油等降脂药物也可助于降低 Lp（a）。截至目前，具有明确降低 Lp（a）作用的药物是烟酸及阿昔莫司；研究证实[24]，烟酸可显著降低 Lp（a）水平，降幅约 26%，阿昔莫司可降低 Lp（a）水平 12.77%。此外，性激素、新霉素、阿司匹林及部分中药也显示了降低 Lp（a）作用。研究表明[21]，PCSK9 抑制剂可显著降低 Lp（a）水平，平均降幅可在 30% 左右，为高水平 Lp（a）的治疗提供了可选的治疗药物。Lp（a）是冠心病的独立危险因素，对冠状动脉介入术后冠状动脉再狭窄及再发心血管事件都有预测作用，因此降低 Lp（a）水平也是冠心病一级及二级预防的重要策略。

五、小结

我国对遗传性血脂异常的危害认识还远远不够，导致国内该病的诊断率和治疗率不足。中国作为世界上人口最多的国家，承受的遗传负担也可能比其他国家更为严重。因此，应尽快建立符合我国国情的遗传性血脂异常的共识或指南，从患者实际利益出发解决问题，早期发现新的患者，预防早发冠心病。

（王禄娅）

参考文献

[1] Moran A，Gu D，Zhao D，et al. Future cardiovascular disease in china：markov model and risk factor scenario protections from the coronary heart disease policy model—China. Circ Cardiovasc Qual Outcomes，2010，3（3）：243-252.

[2] 丁文清，董虹孛，米杰. 中国儿童青少年血脂异常流行现状 Meta 分析. 中华流行病学杂志，2015，36（1）：71-77.

[3] 江龙，王春梅，杨士伟，等.《国际家族性高胆固醇血症基金会患者管理的整合指南》解读. 中华心血管病杂志，2014，42（11）：969-970.

[4] Gidding SS，Ann Champagne M，de Ferranti SD，et al. The Agenda for Familial Hypercholesterolemia：A Scientific Statement From the American Heart Association. Circulation，2015，132（22）：2167-2192.

[5] Nordestgaard BG，Chapman MJ，Humphries SE，et al. Familial hypercholesterolaemia is underdiagnosed and undertreated in the general population：guidance for clinicians to prevent coronary heart disease. Eur Heart J. 2013；34（45）：3478-90a.

[6] Jiang L，Sun LY，Dai YF，et al. The distribution and characteristics of LDL receptor mutations in China：A systematic review. Sci. Rep，2015，5：17272；doi：10.1038/srep17272.

[7] Li S，Zhang Y，Zhu CG，et al. Identification of familial hypercholesterolemia in patients with myocardial infarction：A Chinese cohort study. J Clin Lipidol，2016，10（6）：1344-1352.

[8] 中华医学会心血管病学分会循证医学评论专家组，中国老年学学会心脑血管病专业委员会. 甘油三酯增高的血脂异常防治中国专家共识. 中国医学前沿杂志（电子版），2011，3（5）：115-120.

[9] 沃兴德，唐利华，李万里，等. 家族性高甘油三酯血症家族谱分析. 中国动脉硬化杂志，2002，10（5）：445-448.

[10] 潘晓冬，杜兰萍，孙立元，等. 高甘油三酯血症患者脂蛋白脂肪酶基因检测意义. 中华使用诊断与治疗杂志，2012，26（3）：227-233.

[11] 李威，杨向军. 脂蛋白 a 临床研究进展. 医学综述，2015，21（18）：3307-3309.

[12] Wang JJ，Zhang CN，Meng Y，et al. Elevated levels of oxidized lipoprotein（a）are associated with the presence and severity of acute coronary syndromes. Clin Chim Acta，2009，408（1-2）：79-82.

[13] 王朝晖，陈志，王芬，等. 2237 例脂蛋白（a）检测的临床分析. 检验医学与临床，2012，9（19）：2440-2441.

[14] 江龙，唐玲，陈盼盼，等. 美国心脏病协会《家族性高胆固醇血症议程》科学声明的解读. 中华心血

管病学杂志，2016，44（8）：726-727.

［15］ Yang Q，He YM，Cai DP，et al. Risk burdens of modifiable risk factors incorporating lipoprotein（a） and low serum albumin oncentrations for first incident acute myocardial infarction. Scientific Reports，2017，6：35463.

［16］ Shi Z，Yuan B，Zhao D，et al. Familial hypercholesterolemia in China：prevalence and evidence of underdetection and undertreatment in a community population. Int J Cardiol，2014，174（3）：834-836.

［17］ 中国成人血脂异常防治指南修订联合委员会. 中国成人血脂异常防治指南（2016 年修订版）. 中国循环杂志，2016，31（10）：937-953.

［18］ Ohirat，Schreiner PJ，Morris，JD，et al. Lipoprotein（a）and incident is chemic stroke，the atherosclerosis risk in commuties（ARIC）study. Stroke，2006，37（13）：1407-1412.

［19］ Marcovina SM，Koschinsky ML，Albers JJ，et al. Report of the National Heart，Lung，and Blood Institute Workshop on Lipoprotein（a）and Cardiovascular Disease：recent advances and future directions. Clin Chem，2003，49（11）：1785-1796.

［20］ Raul D Santos，Samuel S Gidding，Robert A Hegele，et al. Defining severe familial hypercholesterolaemia and the implications for clinical management：a consensus statement from the International Atherosclerosis Society Severe Familial Hypercholesterolemia Panel. Lancet Diabetes Endocrinol，2016，7（16）：30041-30049.

［21］ Cannon CP，Blazing MA，Braunwald E. Ezetimibe plus a statin after acute coronary syndromes. N Engl J Med，2015，373：1476-1477.

［22］ SahebkarA，Simental-Mendia LE，Watts GF，et al. Comparison of the effects of fibrates versus statins on plasma lipoprotein（a）concentrations：a systematic review and meta-analysis of head-to-head randomized controlled trials. BMC Med，2017，15（1）：22.

［23］ Anja Vogt，Ursula Kassner，Ulrike Hostalek，et al. Prolonged-release nicotinic acid for the management of dyslipidemia：an update including results from the NAUTILUS study Vasc Health Risk Manag，2007，3（4）：467-479.

［24］ Gaudet D，Watts GF，Robinson JG，et al. Effect of Alirocumab on Lipoprotein（a）Over ≥ 1.5 Years from the Phase 3 ODYSSEY Program. Am J Cardiol，2017，119（1）：40-46.

第十章 脂代谢相关基因突变与冠心病

冠心病是一种由遗传和环境因素共同作用的多基因遗传性疾病。脂代谢紊乱是冠心病的主要危险因素，相关基因突变可导致各类脂质合成和代谢障碍，对冠状动脉粥样硬化的发生、发展有重要影响。脂代谢相关基因突变与冠心病遗传易感性研究已成为心血管领域的热点问题。

一、低密度脂蛋白代谢相关基因

1. 低密度脂蛋白受体（low density lipoprotein receptor，LDLR）

LDLR 主要分布于肝，位于细胞表面被膜凹的浆膜部位，介导细胞摄取低密度脂蛋白（low density lipoprotein，LDL）以增加其降解。LDLR 是一种多结构域蛋白，在决定胆固醇代谢途径和调节血浆脂蛋白水平等方面发挥核心作用。LDLR 能识别并结合 LDL，进入肝细胞内部被网格蛋白有被小窝内化，网格蛋白解离出 LDLR，而 LDL 则通过溶酶体降解释放出胆固醇，LDLR 又回到肝细胞表面再结合 LDL，如此循环往复，从而有效清除血浆中的 LDL[1]。LDLR 基因定位于染色体 19p13.1～13.3，长约 43 kb，包括 17 个内含子和 18 个外显子，存在 5 个不同功能域。LDLR 基因突变影响 LDL 代谢途径的各个方面，如破坏 LDLR 蛋白合成以及细胞内转运、内化和再循环等功能，导致肝对血浆 LDL 清除障碍并在血管壁内过度蓄积，促进动脉粥样硬化发生，增加冠心病发病风险。家族性高胆固醇血症（familial hypercholesterolaemia，FH）是主要由 LDLR 基因突变导致的一种单基因遗传性疾病，目前已发现 1000 多种 LDLR 基因突变与之相关，临床上以血浆胆固醇升高、皮肤黄色瘤和早发冠心病为主要

特征，被认为是与冠心病最相关的疾病[2]。在欧美国家，55 岁以下冠心病患者中 5%～10% 为 FH。流行病学研究证实，大多数未经治疗的杂合子 FH 患者，男性在 60 岁之前可能罹患冠心病，而女性则在 55 岁之前[3]。此外，基因组相关性研究（GWAS）结果显示：在欧洲人群中，LDLR 单核苷酸多态性（single nucleotide polymorphism，SNP）rs1122608 增加冠心病发病风险[4]，而在亚洲人群中却未被证实[5]。新近，Ye 等[6] 进行的 meta 分析显示：LDLR 第 2 个外显子 rs2228671-T 等位基因的出现可显著降低冠心病发病风险，可看作心脏保护因子，但其出现频率同样存在种族差异，在欧洲人群中约为 12%，而在中国人群中低于 1%。因此，尽管 LDLR 基因突变与冠心病关系密切，但种族差异性是未来开展冠心病基因诊断和治疗时必须考虑的重要因素。

2. 载脂蛋白 B（apolipoprotein B，ApoB）

ApoB 是乳糜微粒（chylomicron，CM）、LDL 和极低密度脂蛋白（very low density lipoprotein，VLDL）的主要载脂蛋白，作为 LDLR 配体，包括 $ApoB_{48}$ 和 $ApoB_{100}$ 两种亚型。$ApoB_{48}$ 在小肠中产生，仅见于 CM，是 $ApoB_{100}$ 的 N 末端部分。$ApoB_{100}$ 是 LDL 和 VLDL 的主要载脂蛋白，主要功能是结合和转运脂质，介导血浆 LDL 清除与降解，在体内胆固醇代谢平衡中起重要作用。ApoB 基因定位于染色体 2q23～24，长约 43 kb，包括 28 个内含子和 29 个外显子。ApoB 基因突变可导致结构域空间构象变化，与 LDLR 亲和力下降，导致 LDL 清除障碍。ApoB 基因突变部位及种类不同，导致血浆 ApoB 及 LDL 水平变化不同，如 R3500Q/W 与高水平 ApoB 及 LDL 水平相关，R3480P 与低水平 ApoB 及 LDL 水平相关，而

R3531C 则无明显变化[7]。与低水平 ApoB（<75 mg/dl）相比，高水平 ApoB（>.95 mg/dl）女性人群发生冠心病及心肌梗死风险分别增加 1.8 倍和 2.6 倍，男性则分别增加 1.9 倍和 2.4 倍[8]。在预测冠心病发病风险方面，ApoB 也明显优于 LDL[9]。此外，关于 ApoB 基因多态性研究主要集中在 XbaI、EcoRI、Ins/Del 等位点，这些位点多态性通过影响 ApoB 及 LDL-C 水平，在冠心病发生发展中发挥作用，但具体机制仍在进一步研究中[10]。

3. 载脂蛋白 E（apolipoprotein E，ApoE）

ApoE 是一种富含精氨酸的碱性蛋白，是血浆中重要的载脂蛋白之一，主要存在于 CM 和 VLDL 中，是 LDLR、LDLR 相关蛋白和 VLDL 受体的配体。ApoE 主要由肝合成和代谢，在血浆脂蛋白代谢、组织修复、抑制血小板聚集和免疫调节等病理生理过程中均有重要作用。ApoE 基因位于 19 号染色体，包括 3 个内含子和 4 个外显子，其双 α 螺旋结构是结合和转运脂质的结构基础。ApoE 基因有三种等位基因 e2、e3 和 e4，形成 6 种基因型，包括 E2/2、E3/3、E4/4、E2/3、E3/4 和 E2/4。ApoE 三种等位基因分布不均匀，以 e3 分布频率最高（70%～80%），其次是 e4（10%～15%）和 e2（5%～10%）。ApoE 不同基因型对冠心病遗传易感性存在明显差异，可能与 ApoE 不同异构体与 LDLR 亲和力不同有关。e4 等位基因与高水平 LDL 及 ApoB 和低水平 ApoE 显著相关，而 e2 等位基因的作用恰恰相反，e3 等位基因的作用则居于两者之间[11]。Zhang 等[12]进行的 meta 分析纳入 14 项研究共 5746 例冠心病患者和 19 120 例正常对照者，结果显示：与 e3 等位基因相比，e4 等位基因明显增加冠心病发病风险（尤其是蒙古人群），而 e2 等位基因则显著减少冠心病发病风险（尤其是白种人群），e4 等位基因可视为冠心病独立危险因子。

4. 前蛋白转化酶枯草溶菌素 9（proprotein convertase subtilisin/kexin 9，PCSK9）

PCSK9 是来源于肝细胞的一种分泌性蛋白，基因定位于染色体 1p32.3，长约 22 kb，含 12 个外显子，编码 692 个氨基酸残基组成的前角蛋白转化酶，由信号肽、前结构域、催化结构域及羧基末端结构域顺序连接而成。目前已证实，PCSK9 基因为 FH 第三个易感基因（另外两个是 LDLR 基因和 ApoB 基因）[13]。PCSK9 存在两种形式基因突变：①功能获得型突变：比较少见，可增强 PCSK9 对 LDLR 降解，上调 LDL 水平，导致高胆固醇血症；②功能缺失型突变：比较常见，可削弱或灭活 PCSK9 上调 LDL 能力，导致低胆固醇血症，可使 LDL 降低 15%～28%，缺血性心脏病发生率降低 47%～88%[14]。目前已发现的 PCSK9 功能获得型突变主要有：E670G、D374Y、S127R、F216L、N157K、C-161T、I474V、R306S、D129G、H553R 和 R128S，尤其是 E670G 可作为血浆高 LDL 水平的独立预测因子，用于判断冠状动脉粥样硬化的严重程度。PCSK9 功能缺失型突变主要有：C679X、Y142X、G106R、N157K、R237W、R46L、Q554E、L253F、A443T 和 S462P[13]。在正常血脂代谢过程中，LDLR 与 LDL 结合形成复合物由网格细胞吞入肝细胞内，然后 LDLR 与 LDL 解离后重新回到肝细胞表面。PCSK9 与 LDL 竞争性结合肝细胞表面 LDLR，PCSK9 催化结构域与 LDLR 表皮生长因子结构域相互作用形成复合物，复合物形成后进入肝细胞到达溶酶体降解 LDLR，防止 LDLR 再循环到肝细胞表面。由于肝细胞表面 LDLR 减少，LDL 不能被肝清除，导致血液中 LDL 水平升高。Li 等[15]进行的前瞻性病例对照研究发现，血浆 PCSK9 水平与冠心病发病风险及病变程度呈正相关。因此，抑制 PCSK9 活性可使血液中 LDL 水平降低。PCSK9 单克隆抗体通过特异性地与 PCSK9 结合，阻断 PCSK9 与 LDLR 形成复合物，抑制 LDLR 内吞和降解作用，很大程度上降低 PCSK9 影响肝清除 LDL 能力，从而降低 LDL 水平。

FOURIER 研究是首个评价 PCSK9 抑制剂联合他汀治疗对高危患者心血管终点事件影响的大型试验[16]。FOURIER 研究共纳入 27 564 例心血管疾病患者，在接受了他汀类药物治疗基础上空腹 LDL≥70 mg/dl 或非 HDL≥100 mg/dl，随机分为 Evolocumab 组或安慰剂组。结果显示：Evolocumab 组 LDL 平均值从 92 mg/dl 降至 30 mg/dl，主要终点事件（心血管死亡、心肌梗死、脑卒中、因心绞痛入院或血运重建）发生率在安慰剂组及 Evolocumab 组分别为 11.3% 和 9.8%。与安慰剂组相比，Evolocumab 组主要次级终点事件（心血管死亡、心肌梗死和脑卒中）发生率减少了 25%，心肌梗死和脑卒中发生率分别降低了 27% 和 21%。此外，Evolocumab 具有良好的安全性和耐受性，主要不良反应发生率在两组间无明显差异。作为他汀药物的替代或补充治疗，PCSK9 抑制剂为降胆固醇治疗提供了更多选择，进一步完善了胆固醇理论与降脂策略。

二、高密度脂蛋白代谢相关基因

1. 载脂蛋白 A-Ⅰ（apolipoprotein A-Ⅰ，ApoA-Ⅰ）

ApoA-Ⅰ 存在于高密度脂蛋白（high density lipoprotein，HDL）中，主要生理功能是激活卵磷脂胆固醇乙酰转移酶，在促进血浆胆固醇脂化和 HDL 成熟过程中发挥重要作用。ApoA-Ⅰ 基因位于 11 号染色体长臂，长约 1863 bp，由 3 个内含子和 4 个外显子组成，其 5′端启动子（−75 bp）和第 1 内含子（+83 bp）核苷酸突变产生两个基质相关性丝氨酸蛋白酶抑制剂（matrix-associated serine protease inhibitor，MspI）多态性位点，可影响 ApoA-Ⅰ 和 HDL 水平。MspI 位点多态性是由启动子−75 bp 鸟嘌呤 G 被腺嘌呤 A 替换，此单点突变破坏一个 MspI 内切酶识别位点产生 M1 等位基因；第 1 内含子+83 bp 胞嘧啶 C 被胸腺嘧啶 T 替换，破坏另一个 MspI 识别位点而产生 M2 等位基因。Liao 等[17]研究发现，ApoA-Ⅰ 的 M1 等位基因与高水平 ApoA-Ⅰ 和 HDL 密切相关，其在冠心病患者中出现频率显著降低，可预测冠心病发病风险；而 M2 等位基因则与 ApoA-Ⅰ 和 HDL 水平无明显关系，对冠心病没有预测价值。

2. 载脂蛋白 A-Ⅳ（apolipoprotein A-Ⅳ，ApoA-Ⅳ）

ApoA-Ⅳ 基因位于 11 号染色体，长约 2690 bp，包括 2 个内含子和 3 个外显子，编码 377 个氨基酸，在胆固醇逆向转运中起重要作用，决定体内 HDL 及甘油三酯（Triglyceride，TG）水平。ApoA-Ⅳ 基因突变位点较多，主要集中在 A9G、MspI 位点、T347S 和 Q360H 等，其中 T347S 和 Q360H 在欧美人群中较多，而 A9G 则在中国人群中较多[18]。Wong 等[19]研究发现，ApoA-Ⅳ 具有抗动脉硬化作用，该基因存在 T347S 多态性。与 T 等位基因携带者相比，S 等位基因携带者 ApoA-Ⅳ 水平较低，冠心病发病风险明显升高。

3. 三磷酸腺苷结合盒转运体 A1（ATP binding cassette transporter A1，ABCA1）

三磷酸腺苷结合盒转运体目前已发现 6 个家族，分别为 A、B、C、D、E、F，共 48 个成员。A 家族有 12 个成员，ABCA1 是以 ATP 为能源促进细胞内游离胆固醇和磷脂流出，转运出的游离胆固醇和磷脂与 ApoA-Ⅰ 结合，形成 HDL。ABCA1 基因位于染色体 9q31，长约 150 kb，包括 49 个内含子和 50 个外显子。ABCA1 基因表达主要受肝 X 受体（liver x receptor，LXR）/视黄酸 X 受体（retinoid X receptor，RXR）的调控。ABCA1 基因突变可导致脂质转运体功能障碍，游离胆固醇和磷脂流出减少，不能与 ApoA-Ⅰ 有效结合，导致 HDL 合成障碍，引起巨噬细胞内大量胆固醇沉积并侵入血管壁，促进动脉粥样硬化及冠心病发生。与冠心病有关的 ABCA1 基因多态性包括两部分：① 编码区：R219K、I883M、C254T、C69T、V825I、R1587K 等；② 启动子区：C-565T、C-17G、G-191C、G-407C 等。上述基因多态性与血脂、动脉硬化及冠心病关系在不同研究中结论不同。在亚洲人群中，R219K 和 I883M 与高水平 HDL 密切相关，动脉硬化及冠心病发病率低，被认为是心血管保护因子[20-21]；C69T 增加动脉硬化风险，而 V825I 则与动脉硬化无明显关系[22]。Jensen 等[23]在前瞻性研究中发现：C-565T 和 G-191C 降低年轻女性冠心病发病风险，但对血脂水平无明显影响；而在美国人群中 C-17G、R219K 和 I883M 与冠心病无明显相关性。

4. 胆固醇酯转运蛋白（cholesteryl ester transfer protein，CETP）

CETP 是人体内唯一能介导血浆脂蛋白间

（总胆固醇和 TG）进行交换和转运的载脂蛋白，影响 HDL 和 LDL 颗粒大小的分布，其活性和水平直接影响血浆中各种脂蛋白浓度、脂质组成和功能，与冠心病发生、发展密切相关。人类 CETP 基因定位于染色体 16q21，长约 25 kb，包括 15 个内含子和 16 个外显子。CETP 基因第 1 个内含子 277 核苷酸处即 TagIB 位点 C277T（rs708272）含有两个等位基因：B1 和 B2，其与 HDL 及冠心病关系研究最多。多数研究支持 TagIB 位点 B2 等位基因与高水平 HDL 和低水平 TG、LDL 及 CETP 有关，携带者发生冠心病及心肌梗死风险明显降低，B2 等位基因也被视为心脏保护因子[24-25]。新近，Niu 等[26] 荟萃分析了近 40 000 例冠心病及健康对照人群，却得出不同结论，认为 B1 等位基因携带者 CETP 水平略低，该等位基因才具有心脏保护作用。关于 B1 和 B2 等位基因与血脂及冠心病关系仍有待进一步明确。此外，CETP 基因启动子区的一个位点 C-629A（rs1800775）与 TagIB 位点存在连锁不平衡性，也被证实与血脂水平及冠心病有关，但不同研究结论不同，具体作用尚不明确[24,27-28]。

5. 卵磷脂胆固醇乙酰转移酶（lecithin-cholesterol acyltransferase，LCAT）

LCAT 由 416 个氨基酸残基组成，属于糖蛋白，基因长约 1400 bp。LCAT 选择性底物是 HDL，在 HDL 颗粒表面活性很高并起催化作用，而对 LDL 和 VLDL 几乎不起作用。LCAT 由肝合成后释放入血，以游离或与脂蛋白结合的形式存在，可将 HDL 卵磷脂的 C2 位不饱和脂肪酸转移给游离胆固醇，生成溶血卵磷脂和胆固醇酯。LCAT 除在肝细胞合成外，在大脑、小肠、胰、脾、睾丸等组织细胞内也发现存在 LCAT 基因。理论上，HDL 水平升高可降低冠心病发病风险，但目前研究提示，尽管 LCAT 可影响 HDL 水平，但与冠心病关系尚不明确。Haase 等[29] 研究发现，LCAT 基因编码区 S208T 基因突变可降低 HDL 及 ApoA-Ⅰ水平，但与心肌梗死、缺血性心脏病和缺血性脑血管病无关。而 Sethi 等[30] 及 Dullaart 等[31] 证实，在缺血性心脏病及心肌梗死患者中，LCAT 活性下降，但在其他研究中却得出相反结论。因此，LCAT 基因突变是否增加冠心病发生风险仍需进一步证实。

三、甘油三酯代谢相关基因

1. 载脂蛋白 C-Ⅲ（apolipoprotein C-Ⅲ，ApoC-Ⅲ）

ApoC-Ⅲ是由 79 个氨基酸残基组成的糖蛋白，主要由肝分泌，小部分由小肠分泌，是富含 TG 脂蛋白（CM、VLDL 和 HDL）的主要成分，参与体内脂质代谢，通过抑制脂蛋白脂酶来提高血浆中 TG 水平，与代谢综合征和冠心病密切相关。ApoC-Ⅲ基因位于 11 号染色体，长约 3133 bp，包括 3 个内含子和 4 个外显子，与 ApoA-Ⅰ、ApoA-Ⅳ及 ApoA-Ⅴ基因紧密相连，共同组成一个基因簇。ApoC-Ⅲ基因多态性通过影响 ApoC-Ⅲ表达而改变血脂水平，与冠心病关系密切。ApoC-Ⅲ基因多态性位点主要包括 C3238G、C-482T 和 T-455C。目前研究最多的是 C3238G，即 SstI 多态性，是 ApoC-Ⅲ基因 3′端非翻译区多态性位点（rs5128）。C-482T 和 T-455C 是存在于 ApoC-Ⅲ基因 5′端启动子区的两个多态性位点，其他多态性位点还有 C1100T、T-2854G、R19X 等。Song 等[32] 进行的 meta 分析显示：C3238G 的 G 等位基因与高水平 ApoC-Ⅲ、TG 和 LDL 密切相关，而与 HDL 无明显关系。Lin 等[33] 进行的 meta 分析纳入 20 项研究共 15 591 例受试者，分析多个 ApoC-Ⅲ基因多态性与冠心病的关系。结果发现：C3238G 的 G 等位基因与亚洲人群冠心病及心肌梗死风险增加密切相关；T-455C 的 C 等位基因轻度增加冠心病及心肌梗死风险；而 C-482T 和 C1100T 则与冠心病无明显关系。最近，Crosby 等[34] 证实 ApoC-Ⅲ基因无义突变（R19X）有心脏保护作用，R19X 携带者 TG 和 ApoC-Ⅲ分别下降 39% 和 46%，冠心病风险下降 40%。这可能由于无义突变终止 ApoC-Ⅲ基因的翻译过程，下调 ApoC-Ⅲ表达，从而延缓动脉硬化进程。

2. 脂蛋白脂酶（lipoprotein lipase，LPL）

LPL 基因定位于染色体 8p22，长约 30 kb，包括 9 个内含子和 10 个外显子。LPL 是调节 TG 代谢的关键酶，可催化 CM 和 VLDL 中 TG 降解，在脂质代谢和转运过程中发挥重要作用。LPL 基因突变影响 LPL 催化活性，水解 TG 能力下降，血浆中 TG 水平升高，促进动脉硬化进程。LPL 基因突变种类达 100 多种，突变位点已由结构基因扩展到调节基因。Sagoo 等[35] 对 70 000 余例冠心病及健康对照人群进行 meta 分析，观察 7 种 LPL 基因突变 (T-93G、D9N、G188E、N291S、Pvu Ⅱ、Hind Ⅲ 和 S447X) 与血脂水平和冠心病的关系。结果发现：D9N 和 N291S 与高 TG 和低 HDL 水平有关，冠心病风险分别增加 33% 和 7%；Hind Ⅲ 和 S447X 与低 TG 和高 HDL 水平有关，冠心病风险分别减少 11% 和 16%；T-93G 和 Pvu Ⅱ 与血脂水平和冠心病无明显关系；G188E 样本量太小，未得出有效结论。

3. 载脂蛋白 A-Ⅴ (apolipoprotein A-Ⅴ, ApoA-Ⅴ)

ApoA-Ⅴ 是 2001 年发现的新型载脂蛋白，由 366 个氨基酸组成，基因定位于染色体 11q23，长约 2.5 kb，包括 2 个内含子和 4 个外显子。ApoA-Ⅴ 基因敲除小鼠血浆 TG 水平是正常小鼠 4 倍，提示 ApoA-Ⅴ 与 TG 代谢密切相关。目前已发现的 ApoA-Ⅴ 基因突变超过 10 余种，其中 T-1131C 和 C56G 与高 TG 水平和心肌梗死风险增加相关；G457A 与 TG 水平无关，但增加女性人群 HDL 水平；而 G553C、C944T 和 A962T 出现频率过低 (<1%)，无法判断其与血脂水平和冠心病的关系[36]。

四、其他脂代谢相关基因

1. 脂联素 (adiponectin)

脂联素是脂肪细胞分泌的一种内源性生物活性多肽，是调控脂质代谢和血糖稳态的重要因子，具有降血脂、胰岛素增敏、抗动脉硬化等多重作用。脂联素基因定位于染色体 3q27，长约 16 kb，包括 2 个内含子和 3 个外显子。在动脉硬化模型中，血浆脂联素水平与 TG 和 LDL 成负相关，与 HDL 成正相关。脂联素抗动脉硬化作用除了与调节脂质代谢有关，还与其影响血管内皮细胞的分泌功能密切相关。脂联素基因存在多种突变，影

响血浆脂联素水平，浓度较低者发生冠心病风险显著增加[37]。Esteghamati 等[38] 研究发现，携带 G276T 的 2 型糖尿病患者发生冠心病风险明显减小，而携带 T45G 与冠心病无显著关系。Tong 等[39] 研究显示：脂联素基因 rs266729 处的 G 次要等位基因是 2 型糖尿病患者发生冠心病的独立预测因子，其携带者血浆脂联素水平显著降低，冠状动脉硬化程度明显加重。

2. 对氧磷酶 (paraoxonase, PON)

PON 是催化水解磷酸酯键的芳香酯酶，可使 LDL 免受氧化，并清除氧化型 LDL 中的致炎性磷脂而发挥抗动脉硬化作用。PON 基因定位于染色体 7q21.3～22.1，包括 PON1、PON2 和 PON3 三种亚型，其中 PON2 最早发现，其次是 PON3 和 PON1。目前对 PON1 的研究最多，PON1 基因包括 8 个内含子和 9 个外显子，编码由 354 个氨基酸组成的 PON1 蛋白，主要在肾、肝和结肠组织中表达。PON1 两种常见的基因突变包括第 192 位谷氨酰胺被精氨酸替换 (Q192R) 和第 55 位亮氨酸被蛋氨酸替换 (L55M)，其中 Q192R 基因突变可导致 LDL 水平升高并增加早发心肌梗死的风险，192R 等位基因也被认为是早发心肌梗死的独立危险因子[40-41]。PON2 和 PON3 基因位置与 PON1 毗邻，编码 PON2 和 PON3 蛋白广泛表达于体内重要脏器 (心、脑、肾)。与 PON1 不同，PON2 和 PON3 基因突变与冠心病相关性研究结果大部分为阴性[42]。

3. 脂蛋白 (a) [lipoprotein (a), LP (a)]

LP (a) 是一种特殊独立的血浆脂蛋白，与纤溶酶原结构具有高度同源性，其核心部分为中性脂质和 $ApoB_{100}$，外围包绕着亲水性的载脂蛋白 (a)，两者以二硫键共价连接。研究显示，高水平 LP (a) 与冠心病相关，是冠心病发病的独立危险因素。关于 LP (a) 基因多态性的研究较少，主要集中在 LP (a) 体积基因多态性与冠心病关系上。Emanuele 等[43-44] 研究结果表明，在超重和脂代谢紊乱人群中，体积小的 LP (a) 基因型发生冠心病风险较高。目前关于 LP (a) 基因多态性的证据较少，与冠心病关系仍有待进一步证实。

五、结语

综上所述，等位基因频率及不同基因型对血脂水平和冠心病的发病风险均有影响。然而，冠心病作为多基因、多因素共同作用的疾病，遗传变异仅是影响因素之一。基因与基因以及基因与环境的相互作用如何影响冠心病仍需进一步明确。

（李为民　李俭强）

参考文献

[1] Goldstein JL，Brown MS. The LDL receptor. Arterioscler Thromb Vasc Biol，2009，29：431-438.

[2] Vogt A. The genetics of familial hypercholesterolemia and emerging therapies. Appl Clin Genet，2015，8：27-36.

[3] Nordestgaard BG，Chapman MJ，Humphries SE，et al. Familial hyper-cholesterolaemia is underdiagnosed and undertreated in the general population：guidance for clinicians to prevent coronary heart disease：consensus statement of the European Atherosclerosis Society. Eur Heart J，2013，34：3478-3490.

[4] Kathiresan S，Voight BF，Purcell S，et al. Genome-wide association of early-onset myocardial infarction with single nucleotide polymorphisms and copy number variants. Nat Genet，2009，41：334-341.

[5] Zhang L，Yuan F，Liu P，et al. Association between PCSK9 and LDLR gene polymorphisms with coronary heart disease：case-control study and meta-analysis. Clin Biochem，2013，46：727-732.

[6] Ye H，Zhao Q，Huang Y，et al. Meta-analysis of low density lipoprotein receptor （LDLR） rs2228671 polymorphism and coronary heart disease. Biomed Res Int，2014，2014：564940.

[7] Benn M. Apolipoprotein B levels，APOB alleles，and risk of ischemic cardiovascular disease in the general population，a review. Atherosclerosis，2009，206：17-30.

[8] Benn M，Nordestgaard BG，Jensen GB，et al. Improving prediction of ischemic cardiovascular disease in the general population using apolipoprotein B：the Copenhagen City Heart Study. Arterioscler Thromb Vasc Biol，2007，27：661-670.

[9] Cromwel WC，Barringer TA. Low-density lipoprotein and apolipoprotein B：clinical use in patients with coronary heart disease. Curr Cardiol Rep，2009，11：468-475.

[10] 许瑛杰，王绿娅. 脂质代谢相关基因变异在早发冠心病中作用的研究进展. 遗传，2008，30：671-676.

[11] Yousuf FA，Iqbal MP. Review：Apolipoprotein E （Apo E） gene polymorphism and coronary heart disease in Asian populations. Pak J Pharm Sci，2015，28：1439-1444.

[12] Zhang Y，Tang HQ，Peng WJ，et al. Meta-analysis for the Association of Apolipoprotein E e2/e3/e4 Polymorphism with Coronary Heart Disease. Chin Med J （Engl），2015，128：1391-1398.

[13] Tibolla G，Norata GD，Artali R，et al. Proprotein convertase subtilisin/kexin type 9 （PCSK9）：From structure-function relation to therapeutic inhibition. Nutr Metab Cardiovasc Dis，2011，21：835-843.

[14] Page MM，Stefanutti C，Sniderman A，et al. Recent advances in the understanding and care of familial hypercholesterolaemia：significance of the biology and therapeutic regulation of proprotein convertase subtilisin/kexin type 9. Clin Sci （Lond），2015，129：63-79.

[15] Li S，Zhang Y，Xu RX，et al. Proprotein convertase subtilisin-kexin type 9 as a biomarker for the severity of coronary artery disease. Ann Med，2015，8：1-8.

[16] Sabatine MS，Giugliano RP，Keech AC，et al. Evolocumab and Clinical Outcomes in Patients with Cardiovascular Disease. N Engl J Med，2017，376：1713-1722.

[17] Liao B，Cheng K，Dong S，et al. Effect of apolipoprotein A1 genetic polymorphisms on lipid profiles and the risk of coronary artery disease. Diagn Patho，2015，10：102.

[18] Bai H，Liu R，Liu Y，et al. Distribution and effect of apo A-IV genotype on plasma lipid and apolipoprotein levels in a Chinese population. Acta Cardiol，2008，63：315-322.

[19] Wong WM，Hawe E，Li LK，et al. Apolipoprotein AIV gene variant S347 is associated with increased risk of coronary heart disease and lower plasma apolipoprotein AIV levels. Circ Res，2003，92：969-975.

[20] Mokuno J，Hishida A，Morita E，et al. ATP-bind-

ing cassette transporter A1 (ABCA1) R219K (G1051A, rs2230806) polymorphism and serum high-density lipoprotein cholesterol levels in a large Japanese population: cross-sectional data from the Daiko Study. Endocr J, 2015, 62: 543-549.

[21] Yin YW, Li JC, Gao D, et al. Influence of ATP-binding cassette transporter 1 R219K and M883I polymorphisms on development of atherosclerosis: a meta-analysis of 58 studies. PLoS One, 2014, 9: e86480.

[22] Yin YW, Wang Q, Sun QQ, et al. ATP-binding cassette transporter 1 C69T and V825I polymorphisms in the development of atherosclerosis: a meta-analysis of 18, 320 subjects. Thromb Res, 2015, 135: 130-136.

[23] Jensen MK, Pai JK, Mukamal KJ, et al. Common genetic variation in the ATP-binding cassette transporter A1, plasma lipids, and risk of coronary heart disease. Atherosclerosis, 2007, 195: e172-e180.

[24] Lu Y, Tayebi N, Li H, et al. Association of CETP Taq1B and -629C>A polymorphisms with coronary artery disease and lipid levels in the multi-ethnic Singaporean population. Lipids Health Dis, 2013, 12: 85.

[25] Cao M, Zhou ZW, Fang BJ, et al. Meta-analysis of cholesteryl ester transfer protein TaqIB polymorphism and risk of myocardial infarction. Medicine (Baltimore), 2014, 93: e160.

[26] Niu W, Qi Y. Circulating cholesteryl ester transfer protein and coronary heart disease: mendelian randomization meta-analysis. Circ Cardiovasc Genet, 2015, 8: 114-121.

[27] Ghatreh Samani K, Noori M, Rohbani Nobar M, et al. I405V and -629C/A polymorphisms of the cholesteryl ester transfer protein gene in patients with coronary artery disease. Iran Biomed J, 2009, 13: 103-108.

[28] Tanrikulu S, Ademoglu E, Gurdol F, et al. Association of cholesteryl ester transfer protein-629C>A polymorphism with high-density lipoprotein cholesterol levels in coronary artery disease patients. Cell Biochem Funct, 2009, 27: 452-457.

[29] Haase CL, Tybjærg-Hansen A, Qayyum AA, et al. LCAT, HDL cholesterol and ischemic cardiovascular disease: a Mendelian randomization study of HDL

cholesterol in 54, 500 individuals. J Clin Endocrinol Metab, 2012 97: E248-E256.

[30] Sethi AA, Sampson M, Warnick R, et al. High pre-beta1 HDL concentrations and low lecithin: cholesterol acyltransferase activities are strong positive risk markers for ischemic heart disease and independent of HDL-cholesterol. Clin Chem, 2010, 56: 1128-1137.

[31] Dullaart RP, Tietge UJ, Kwakernaak AJ, et al. Alterations in plasma lecithin: cholesterol acyltransferase and myeloperoxidase in acute myocardial infarction: implications for cardiac outcome. Atherosclerosis, 2014, 234: 185-192.

[32] Song Y, Zhu L, Richa M, et al. Associations of the APOC3 rs5128 polymorphism with plasma APOC3 and lipid levels: a meta-analysis. Lipids Health Dis, 2015, 14: 32.

[33] Lin B, Huang Y, Zhang M, et al. Association between apolipoprotein C3 Sst I, T-455C, C-482T and C1100T polymorphisms and risk of coronary heart disease. BMJ Open, 2014, 4: e004156.

[34] Crosby J, Peloso GM, Auer PL, et al. Loss-of-function mutations in APOC3, triglycerides, and coronary disease. N Engl J Med, 2014, 371: 22-31.

[35] Sagoo GS, Tatt I, Salanti G, et al. Seven lipoprotein lipase gene polymorphisms, lipid fractions, and coronary disease: a HuGE association review and meta-analysis. Am J Epidemiol, 2008, 168: 1233-1246.

[36] Hubácek JA, Adámková V, Vrablik M, et al. Apolipoprotein A5 in health and disease. Physiol Res, 2009, 58 Suppl 2: S101-S109.

[37] Zhang H, Mo X, Hao Y, et al. Adiponectin levels and risk of coronary heart disease: a meta-analysis of prospective studies. Am J Med Sci, 2013, 345: 455-461.

[38] Esteghamati A, Mansournia N, Nakhjavani M, et al. Association of +45 (T/G) and +276 (G/T) polymorphisms in the adiponectin gene with coronary artery disease in a population of Iranian patients with type 2 diabetes. Mol Biol Rep, 2012, 39: 3791-3797.

[39] Tong G, Wang N, Leng J, et al. Common variants in adiponectin gene are associated with coronary artery disease and angiographical severity of coronary athero-

sclerosis in type 2 diabetes. Cardiovasc Diabetol, 2013, 12: 67.

[40] Gluba A, Pietrucha T, Banach M, et al. The role of polymorphisms within paraoxonases (192 Gln/Arg in PON1 and 311Ser/Cys in PON2) in the modulation of cardiovascular risk: a pilot study. Angiology, 2010, 61: 157-165.

[41] Rahman MF, Hashad IM, Abou-Aisha K, et al. Addressing the link between paraoxonase-1 gene variants and the incidence of early onset myocardial infarction. Arch Med Sci, 2015, 11: 513-520.

[42] Abello D, Sancho E, Camps J, et al. Exploring the role of paraoxonases in the pathogenesis of coronary artery disease: a systematic review. Int J Mol Sci, 2014, 15: 20997-21010.

[43] Emanuele E, Peros E, Minoretti P, et al. Apolipoprotein (a) size polymorphism is associated with coronary heart disease in polygenic hypercholesterolemia. Nutr Metab Cardiovasc Dis, 2004, 14: 193-199.

[44] Emanuele E, Peros E, Minoretti P, et al. Relationship between apolipoprotein (a) size polymorphism and coronary heart disease in overweight subjects. BMC Cardiovasc Disord, 2003, 3: 12.

第十一章　高脂血症的动物模型

引言

高脂血症是心血管疾病的重要危险因素之一，是临床上最为常见的疾病之一。高脂血症是指血液中脂类物质经化学检验高于正常值的现象，其本身并不直接造成机体的不适感，而是通过对血管和器官的长期慢性损害而引起一系列临床表现，如心肌梗死、卒中等。

血浆中的脂类物质有很多种，其中包括胆固醇、三酰甘油（甘油三酯）、脂肪酸和磷脂等，而目前认为与心血管疾病关系最密切的主要是胆固醇和甘油三酯。因此临床上所谓的高脂血症通常是指高胆固醇血症、高甘油三酯血症和胆固醇与甘油三酯都增高的混合性高脂血症。

由于脂类物质的非水溶性，血浆中脂质需要和一类亲脂性蛋白质（载脂蛋白 apolipoprotein，Apo）结合后以脂蛋白的形式存在于血浆中才能进行运输和代谢。脂类的比重较水低，当与载脂蛋白结合形成脂蛋白后，其比重也较其他血浆蛋白质低。因此在 20 世纪 50 年代，美国的生物化学家根据脂蛋白的密度，以超速离心技术将脂蛋白分离成为 4 种脂蛋白，即脂质含量最高、密度最低的乳糜微粒（chylomicron）；脂质含量较高密度很低的极低密度脂蛋白（VLDL）；脂质和蛋白质含量相近的低密度脂蛋白（LDL）和脂质含量较少、蛋白质较多的高密度脂蛋白（HDL）。脂蛋白也可以通过其他化学和物理学方法进行分类和分析，如电泳方法可将脂蛋白分为 α-脂蛋白、β-脂蛋白和 pre-β-脂蛋白，分别对应于 HDL、LDL 和 VLDL。而根据脂蛋白中不同的载脂蛋白（Apo），又可以通过生物学方法分为含 ApoA 脂蛋白，含 ApoB 脂蛋白，含

ApoC 脂蛋白等。但除了 LDL 为只含 ApoB 的脂蛋白，其他脂蛋白含有不止一种的 Apo，如 HDL 可以同时含有 ApoA-Ⅰ、ApoA-Ⅱ、ApoA-Ⅳ 和 ApoE 等，VLDL 可以含有 ApoB，ApoC-Ⅰ、ApoC-Ⅱ、ApoC-Ⅲ，ApoA-Ⅰ 等。

进一步研究发现，脂蛋白根据密度的分类同时可以区分不同功能：乳糜微粒是小肠细胞在脂餐后合成分泌到肠淋巴中进入血液、经脂蛋白脂酶分解其中的甘油三酯进行代谢的；VLDL 是肝细胞合成分泌到血液中经 LPL 分解甘油三酯进行代谢的；LDL 则是 VLDL 在 LPL 分解甘油三酯后没有被肝摄取而转化的，经肝和血管以及除脑之外的各种细胞的 LDL 受体摄取后进行代谢；HDL 则是由小肠和肝直接合成分泌后进入血液，从其他组织细胞中接受胆固醇再进入肝细胞，转化成胆汁酸进行代谢的。

因此直接检测血液中脂质所发现的高脂血症，实际上也是某种类型的高脂蛋白血症。如高甘油三酯血症可以是乳糜微粒增高或 VLDL-C 增高，甚或是乳糜微粒＋VLDL-C 增高；高胆固醇血症可以是单纯 LDL-C 增高，也可能是 HDL-C 增高。而 HDL 参与胆固醇从血管壁到肝、再到生成胆汁酸排出体外过程的胆固醇逆向转运，早在 20 世纪 70 年代就通过流行病学研究发现，HDL-C 降低，冠心病发病率反而增加。因此 HDL-C 又被称为"好"胆固醇，这种高胆固醇血症反而是有益的。由此可见，高脂血症并非都有害；而 HDL 胆固醇降低的低胆固醇血症反而有增加冠心病的风险。因此有专家认为，高脂血症应修改为异常脂质血症（dyslipidemia）才更加准确。但由于长期以来高脂血症的统称已经约定俗成，所以仍然在很多文献、教科书中沿用至今，包括在本书的讨论中。

第一节　高脂血症动物模型的类型

机体的脂质代谢由肝、小肠、脂肪组织、肌肉、内分泌系统、泌尿系统等多器官、多组织参与进行调控。因此，高脂血症是一种全身性疾病。通过一种细胞或一种组织的研究可以部分阐明某种高脂血症的机制，但是只有全身性的整体研究才能对高脂血症有比较深入的认识。尽管直接在人体开展的高脂血症研究也有很多，但是毕竟很多对机体有风险、有危害的研究是不可能在人体中进行的，因此各种高脂动物模型是进行高脂血症研究必不可少的工具。

自 1908 年俄国病理学家 Ignatowski 喂饲家兔 2％胆固醇的饲料造成第一个高胆固醇血症动物模型以来，很多种动物都被应用于高脂血症的研究，包括家兔、大鼠、小鼠、仓鼠、草原犬鼠、狗、猫、非人灵长类（来自欧亚的旧大陆猴：恒河猴、食蟹猴、狒狒、黑猩猩等；来自美洲的新大陆猴：松鼠猴、狨猴、蜘蛛猴等）等哺乳动物，也有鸡、鹌鹑、鸭、鸽子等鸟类，以及鱼类、线虫、果蝇等非哺乳动物。早期的研究通常是在饲料中添加高甘油三酯或胆固醇等脂类物质，通过增多脂质的摄入，造成高脂血症（线虫、果蝇等无血液的动物则是体液中脂质增多）；也有研究应用不同化学物质，抑制脂质分解的关键酶从而造成血脂升高；有研究通过发现天然发生的高脂血症动物个体，进行选择性繁育，从而建立可遗传的高脂血症动物模型。近年来则更多通过基因工程技术，导入或去除某些调控脂代谢的基因来诱发高脂血症，或结合高脂饲料和基因修饰技术诱发不同的高脂血症。

一般根据动物模型的制备方法，高脂血症动物模型可分为自发性模型、诱发性模型和基因修饰模型三大类。而根据临床分类习惯，实验动物的高脂血症模型可分为高胆固醇血症、高甘油三酯血症和混合型高脂血症以及低 HDL-C 血症动物模型四类。这四类动物模型可以通过改变环境因素和遗传因素以及结合环境因素和遗传因素来获得。考虑到本书主要作为临床工作者参考书，本章将主要介绍常用以及与人类比较近似的高脂血症动物模型。

第二节　环境因素改变诱发的高脂血症动物模型

通过环境因素诱导高脂血症动物模型中，上文指出的喂饲高脂饲料的方法，是诱导高脂血症动物模型的基本方法，在基因修饰动物模型出现之前，主要依靠这类模型进行基础研究。长期喂饲脂质含量高于普通饲料的高脂饲料，增加胆固醇和甘油三酯的摄入量，从而增加血浆富含胆固醇和富含甘油三酯脂蛋白，是这类模型的造模机制。但是不同模式动物对高脂饲料反应性不一样，像小鼠、大鼠这样血浆脂蛋白以 HDL 为主的动物，对饮食的脂质含量不敏感。抑制 LPL 活性的化学物质、橄榄油灌胃或脂肪乳静脉注射都有形成一过性高甘油三酯血症的作用。

一、饲料改变导致的高脂血症模型

高脂饲料的组成和制作工艺对诱导高脂血症模型起关键作用。现在主要使用两种类型的饲料：合成饲料和混合饲料。混合饲料由天然物质制备，无法完全适应动物所需全部营养成分和能量需求，涉及原料质量控制困难而难于进行产品质量控制，所以合成饲料逐渐成为国际上公认和通用的诱导高脂血症的饲料。合成饲料通过能量比添加各种营养成分，不同配方能够精确地提供动物能量需求，使得实验对照更加严格。美国 Research Diets

Inc. 公司公布的标准高能量西方膳食（western diet）的配方表如图11-1所示，由于其特殊的制作工艺，迄今为止，我们还没有使用国内公司复制的 Research Diets Inc. 的类似产品，得到同样理想的实验结果，特别是相应的低脂对照饲料的质量更加重要。

Product # D12079B		gm%	kcal%
Protein		20	17
Carbohydrate		50	43
Fat		21	41
	Total		100
	kcal/gm	4.7	
Ingredient		**gm**	**kcal**
Casein, 80 Mesh		195	780
DL-Methionine		3	12
Corn Starch		50	200
Maltodextrin 10		100	400
Sucrose		341	1364
Cellulose		50	0
Milk Fat, Anhydrous*		200	1800
Corn Oil		10	90
Mineral Mix S10001		35	0
Calcium Carbonate		4	0
Vitamin Mix V10001		10	40
Choline Bitartrate		2	0
Cholesterol, USP*		1.5	0
Ethoxyquin		0.04	0
Total		**1001.54**	**4686**

图 11-1 Research Diets Inc. 公司公布的标准高能量西方膳食（引自：http://www.researchdiets.com/opensource-diets/stock-diets/western-diets）

由于进食量以及能量消耗对膳食诱导的动物模型的血脂水平稳定性有重要的影响，所以严格控制进食量和能量消耗是造模和实验过程中首要关注的条件，不但饲养环境必须保持稳定和一致性，而且往往需要应用代谢笼测定动物的代谢指标作为实验的基本数据。

由于不同种属的模式动物的能量代谢，糖、脂代谢的特点差异性大，通过膳食诱导的高脂血症模型，研究报道之间矛盾性结果较多，可重复性差。

家兔是最早用于高脂血症模型的动物，基于食草性动物的代谢特点，外源性胆固醇吸收率较高，但胆固醇毒性耐受力差，所以添加胆固醇量不宜过高（0.5% w/w），添加脂肪一般不用动物性脂肪（国内较常用玉米油 5%～10% w/w）。小型猪心血管系统在生理和解剖方面与人类较为相似，尤其冠状动脉循环在解剖学和血流动力学方面与人类极为相似，对高脂饲料反应与人类也很相似，较其他动物更为敏感，因此是研究高脂血症的良好动物模型。但是大动物的使用成本高，动物实验操作难度大，在应用上也有其缺陷。

大鼠和小鼠几乎无法通过膳食诱导高甘油三酯血症，诱导高胆固醇血症时，由于大小鼠会同时诱发肝 LDL 受体表达上调，胆汁合成增加而增加胆固醇的排出，所以血浆胆固醇的增高不明显，而且主要是 HDL-C 组分增加。这也是野生型大小鼠通过膳食诱导不出动脉粥样硬化的原因。

但是我们实验室发现另外一种啮齿类动物，仓鼠（golden hamster），和大小鼠不一样，它对高脂饲料的反应性和人类相似，即胆固醇吸收快，甘油三酯水平升高显著。我们的实验中，给仓鼠喂饲高胆固醇（2% w/w）高脂肪饲料（15% w/w），4 周血浆胆固醇和甘油三酯都达到 1000 mg/dl；喂饲单纯高脂肪饲料（15% w/w），4 周血浆甘油三酯达到 600 mg/dl，而胆固醇轻度上升；喂饲高果糖（15% w/w）饲料时，能够引起胰岛素抵抗和轻度高甘油三酯血症。仓鼠体重 150 g 左右，是非常便于操作的实验动物。

鹌鹑在高脂饲料诱发后，在第 2～4 周其血脂即有明显升高，第 6～8 周出现明显的动脉硬化病变。但该类动物病变的局部解剖结构和胆固醇代谢情况与人类有较大区别，现已不常用。

二、化学物质诱发的高脂血症模型

Triton WR-1339 作为一种表面活性剂，很早就发现它能够抑制血浆中 LPL 的活性，因此给予一次性尾静脉注射（常用剂量为 800 mg/kg）后，血浆甘油三酯水平线性上升，通常 2 h 达到高峰。常用于小型啮齿类实验动物，并且更多的目的是抑制血浆的甘油三酯降解后，以观察肝分泌 VLDL 的功能。

泊洛沙姆 407（Poloxamer 407，P407），是一类聚氧乙烯和聚氧丙烯嵌段聚合的非离子表面活性剂，常作为胶凝剂、增稠剂以及助乳化剂应用在外用的乳液和霜剂制备中，也广泛用在牙膏、漱口制剂中。啮齿类动物实验的报道中常见 7.5% 的 P407，1500 mg/kg 腹腔注射，可以形成实验动物的高甘油三酯血症。

第三节　遗传因素改变诱发的高脂血症动物模型[1-20]

一、天然基因突变所致的高脂血症模型

1. 家兔模型

渡边遗传性高脂血症家兔［Watanabe heritable hyperlipidemic（WHHL）rabbits］是一个天然 LDL 受体缺陷的模型，由日本人 Yoshio Watanabe 于 1973 年偶然发现的一只高脂血症的雄兔发展而来。同年，诺贝尔奖获得者 Goldstein 和 Brown 发现了 LDL 受体途径，第一代他汀 compactin 也由日本东京的 Sankyo Company 研发。随后不论是 Goldstein 和 Brown LDL 受体途径代谢机制的阐明，还是他汀的药效学研究，都和 WHHL 兔这个模型的贡献密不可分。WHHL 兔的特征与人类家族性高胆固醇血症（familial hypercholesterolemia，FH）非常相似，而且有很类似人类的血管病变，例如冠状动脉粥样硬化，这在小鼠上是见不到的。但是国内没有途径获得该模型，而且该模型的繁殖也非常困难，进行动脉粥样硬化病理分析的技术要求很高，不是一个能够广泛应用的动物模型。

圣托马斯医院兔（St. Thomas' Hospital rabbit）是 1987 年首次报道的混合性高脂血症家兔模型，1993 年又在这个模型基础上繁殖成为圣托马斯混合高脂血症兔［St. Thomas' mixed hyperlipidemic（SMHL）rabbit］，家兔的品系是新西兰兔。模型的 LDL 受体正常，肝分泌含 ApoB 脂蛋白异常增多，导致 VLDL、IDL、LDL 增加，表型和人类家族混合性高脂血症（familial combined hyperlipidemia，FCH）和高 ApoB 脂蛋白血症相似。

2. 小鼠模型

联合脂肪酶缺乏（combined lipase deficiency，CLD）小鼠，也称联合性高脂血症小鼠，是脂酶成熟因子（lipase maturation factor1，LM，1）基因突变所造成的，呈常染色体隐性遗传，导致 LPL 和肝脂酶（hepatic lipase，HL）的糖基化障碍，不能形成具有催化活性的成熟酶，表现为严重高甘油三酯血症，纯合子小鼠在出生 4 天后全部死亡。LPL 和 HL 属于胰脂酶相同的基因家族，LPL 在心脏、肌肉和脂肪组织中合成，而 HL 主要在肝中合成。CLD 突变不影响 LPL 的合成、糖基化和二聚化，但 LPL 不能从内质网转运，其活化和分泌被阻断。cld/cld 小鼠具有非常低的 LPL 和 HL 活性（小于正常的 5%），但胰脂酶活性正常。该模型主要用于研究不同脂酶的合成、分泌、活化过程。目前在人类已发现 LMF 基因突变的患者，具有与 CLD 小鼠相同的表型。由于 cld/cld 小鼠存在的天然突变属于亚效等位基因，后来有科学家又制备了 LMF$^{-/-}$ 小鼠，表型也相同，出生后 4 天内死亡。

NJS 小鼠是由南京军区总医院在昆明小鼠基础上，采用高度近交与定向选育的手段育成的自发性高胆固醇血症动物，血清胆固醇水平升高 2 倍。ddY 小鼠被日本学者认为是一种餐后高甘油三酯血症模型，其餐后 LPL 活性不像 C57BL/6 品系小鼠升高，甘油三酯水平显著升高 5 倍并清除很慢。但是尚未见到这两种小鼠的高脂血症应用研究。

3. 大鼠模型

由胆固醇敏感的 JCL 大鼠和 SD 大鼠培育而来的 ExHC 大鼠（exogenous hypercholesterolemic rats），是一种天然对饮食诱导敏感的品系。饲喂 1% 的高胆固醇饲料第二天血浆胆固醇就会升高一倍，VLDL-C、LDL-C 显著升高，雌性比雄性严重，而肝胆固醇含量不高，甘油三酯几乎不升高。在培育 ExHC 大鼠过程中又发现了自发性高

胆固醇血症大鼠——SHC 大鼠（spontaneous hypercholesterolemic rat），同时还建立了自发性低胆固醇血症大鼠（spontaneous low cholesterolemic rat，SLC rat）。SHC 大鼠 10 周龄以前血清胆固醇持续升高，10 周龄之后 LDL 升高更加明显。与人类由肾病引起的高脂血症相似。ALR 和 NAR 大鼠是自发性高脂血症伴随动脉硬化症大鼠，可用于高脂血症和早期动脉粥样硬化的研究。另外出生 25 天左右的乳幼大鼠，由于甲状腺功能还不健全，在高脂肪母乳下，其血清总胆固醇约高于成年大鼠的 2～3 倍，可作为先天性高胆固醇血症动物模型。

4. 其他模型

LPL 基因缺陷猫的种群：这是一个和人类 LPL 基因缺陷的严重高甘油三酯血症表现一致的动物模型，于 1996 年在加拿大温哥华建立。该模型在 LPL 基因的第 8 外显子上发生突变，导致 412 位的精氨酸变为甘氨酸而失去功能。1997 年挪威和瑞典科学家发现许多严重高甘油三酯血症的水貂，发现为 LPL 基因缺陷，经过筛选建立了 LPL 基因缺陷水貂种群。这两种动物模型均表现出和人类严重高甘油三酯血症患者相似的、反复发作的急性胰腺炎。

二、基因工程高脂血症模型

和脂蛋白代谢相关的基因，包括酶、载脂蛋白、转运蛋白等，过表达或缺陷就会表现高脂血症。现在大多数动物模型，都是以清除障碍为特征的高脂血症模型，其中机制涉及脂蛋白摄取清除的脂蛋白受体以及配体、脂质水解的酶以及激活剂和抑制剂。例如：LDL 途径相关的载脂蛋白 ApoB-100、ApoE，LDL 受体和抑制剂 PCSK9，LDL 吸收相关的 NPC1L1；HDL 途径相关的载脂蛋白 ApoA-I、ApoA-II，受体 SRB1、SRA、ABCA1，脂质转运相关的 CETP、LCAT 等；甘油三酯途径相关的水解酶 LPL 及其辅助蛋白 GPI-HBP1；载脂蛋白 ApoC-III、ApoA-V、ApoA-IV、ApoC-II 等。

（一）体细胞非遗传性基因工程模型

1. 病毒载体介导的基因修饰

作为病毒介导动物模型的基因修饰，利用腺病毒、腺相关病毒（AAV）、慢病毒，都可以介导靶基因的过表达或 RNA 干扰的敲低，从而表现出脂代谢异常。利用这种手段制备疾病动物模型，相对于胚胎操作的转基因或基因敲除，技术上相对简单一些，但是包装病毒受到载体容量限制，表达效率和表达部位都有不确定性，RNA 干扰的基因敲低还受到小 RNA 效率和特异性的限制，因此制备的动物模型在应用方面有一定的局限性。高脂血症的这类动物模型报道的有 ApoB$_{100}$、PCSK9 过表达的模型和 ApoE、LDLR 敲低的模型。实际上用病毒介导作为基因治疗的手段，是这类报道的主流。Glybera（alipogenetiparvovec）作为欧洲第一个基因治疗产品，是通过 AAV 介导的 LPL 有益突变基因表达，用于治疗 LPL 基因缺陷患者，给基于基因治疗的新药研发开辟了一个令人鼓舞的先例。

2. 非病毒载体介导的基因修饰

非病毒载体介导基因修饰也是介导靶基因的过表达或敲低，这类模型的制备主要还是以介导小 RNA 或反义寡核苷酸的基因敲低为主。非病毒载体包括一些新型纳米材料的大分子聚合物、脂质体等。这类方法由于载体本身的效率问题还在探讨中，基因敲低的效率和持续时间也存在不确定性，因此不是传统意义上的基因修饰动物模型。

上述两种方式的动物模型制备，最近也结合胚胎操作、克隆技术，以及结合基因编辑技术，从而达到可遗传性，或者敲除的目的，有可能影响今后的基因修饰技术的发展。

（二）遗传性基因工程模型

1. 基因工程小鼠模型

（1）转基因小鼠模型

1）ApoB$_{100}$ 转基因小鼠：过表达人 ApoB$_{100}$，血浆总胆固醇水平升高 2 倍，明显存在 VLDL 和 LDL 组分，甘油三酯水平也稍有升高。该模型对动脉粥样硬化易感性增高，为了获得更加严重的动脉粥样硬化，常和 ApoE$^{-/-}$ 或 LDLR$^{-/-}$ 小鼠杂交，是与人类家族性高胆固醇血症相似的小鼠模型。

2）PCSK9 转基因小鼠：PCSK9 调控 LDL 受体的蛋白降解，从而抑制其重复利用，所以过表达 PCSK9 的转基因小鼠，LDL 受体表达下降，类似于 LDLR$^{-/-}$ 小鼠，表现和 LDL 受体敲除类似的表型。新药 PCSK9 抑制剂的开发已经进入临床试验阶段，他汀类药物专利保护期即将到期，制药企业对新的降脂药寄予厚望。

3）ApoC-Ⅲ 转基因小鼠：ApoC-Ⅲ 生理功能和乳糜微粒及 VLDL 的分泌相关，在脂蛋白中它又抑制 LPL 活性和肝脂蛋白受体摄取脂蛋白残体。因此过表达人类 ApoC-Ⅲ 转基因的小鼠，是已经报道的为数不多的高甘油三酯血症模型之一。ApoC-Ⅲ 转基因小鼠血浆甘油三酯水平随着 ApoC-Ⅲ 基因的表达量增加，有的在 300～500 mg/dl 左右，有的高达 1000 mg/dl 以上，胆固醇水平随甘油三酯水平小幅增高。小鼠的表型和相关的大动物模型不太一样，ApoC-Ⅲ 转基因家兔和转基因小型猪也都有高甘油三酯血症的表型，然而升高幅度不大，都是非转基因动物的 2～3 倍。ApoC-Ⅲ 转基因动物的血浆脂蛋白均为 VLDL 组分增多，HDL 降低。该模型氧化应激水平升高是较突出的特征，其对动脉粥样硬化易感性增高。

ApoC-Ⅱ 转基因小鼠：ApoC-Ⅱ 的作用是激活 LPL 活性，因此 ApoC-Ⅱ 转基因小鼠却有高甘油三酯血症的表型令人意外。过表达人 ApoC-Ⅱ 基因后，小鼠的禁食血浆甘油三酯水平升高 4 倍，餐后甘油三酯水平升高 7 倍。ApoC-Ⅰ 转基因小鼠也被报道有严重高甘油三酯血症。

（2）基因敲除小鼠模型

1）ApoE 基因敲除小鼠（ApoE$^{-/-}$）和 LDL 受体基因敲除小鼠（LDLR$^{-/-}$）：这两个小鼠模型在 1992 年和 1993 年先后被报道，可以说具有里程碑式的意义，开创了小鼠作为动脉硬化研究模型的先河。ApoE 作为配体，介导血浆 VLDL 和 LDL 通过 LDL 受体途径被肝等摄取而代谢。它们的缺陷导致高胆固醇血症，ApoE$^{-/-}$ 小鼠血浆胆固醇水平上升 3～5 倍，达到 300～500 mg/dl 左右，

LDLR$^{-/-}$ 小鼠血浆胆固醇水平只升高 2 倍。ApoE$^{-/-}$ 小鼠血浆脂蛋白 VLDL 和 LDL 组分显著升高，HDL 降低，出生 3 个月不需要喂饲高脂饲料就发生自发性动脉粥样硬化。而 LDLR$^{-/-}$ 小鼠主要是 LDL 组分升高，自发性动脉粥样硬化在出生半年后才发生。ApoE$^{-/-}$ 小鼠的 non-HDL 脂蛋白都含 ApoB$_{18}$，而 LDLR$^{-/-}$ 小鼠血浆中 ApoB$_{100}$ 则明显增多。ApoE$^{-/-}$ 小鼠和 LDLR$^{-/-}$ 小鼠同样作为动脉粥样硬化疾病模型，还是有不同特点的。除了自发性动脉粥样硬化，ApoE$^{-/-}$ 小鼠主动脉根部病变大小的最好预测指标是高密度脂蛋白浓度的倒数。相对于 ApoE 这样配体缺陷的模型，LDLR 敲除的受体缺陷模型其作用机制比较单纯。LDLR$^{-/-}$ 小鼠在高脂负荷后，血浆 VLDL-C 和 LDL-C 显著升高，主动脉根部病变的大小和 VLDL-C 胆固醇浓度之间有良好的相关性。因为 LDLR 缺陷自发性动脉粥样硬化发生较晚，可以通过喂饲高脂饲料而使得动脉粥样硬化发病发生的时间同步化，并可以通过调整饲料中胆固醇的含量，人为地调整血浆胆固醇水平，控制动脉粥样硬化病变的严重程度。另外，由于 ApoE 是分泌蛋白，在全身多种细胞都表达，包括巨噬细胞。因此在做骨髓移植实验时，就不能使用野生型小鼠作为骨髓来源的供体；而用 LDLR$^{-/-}$ 小鼠作为动脉粥样硬化模型就不存在这个问题。但是也有报道显示 LDLR$^{-/-}$ 小鼠喂饲高脂饲料时 ApoE 表达也下降，动脉粥样硬化的发生并不完全是 LDL-C 水平增高所致。而 ApoE 有抗炎、抗氧化、调节免疫细胞的多种功能，因此 ApoE$^{-/-}$ 小鼠相对于 LDLR$^{-/-}$ 小鼠，还有脂质以外因素对动脉粥样硬化的影响。

2）LPL 基因敲除小鼠（LPL$^{-/-}$）：LPL 是血浆甘油三酯降解的限速酶，该基因缺陷时新生小鼠出生 48 h 之内全部死亡，死因可能和低血糖及肺功能不全有关。通过人 LPL 有益突变体腺病毒对新生小鼠进行救治，可以得到成年严重高甘油三酯血症 LPL$^{-/-}$ 小鼠，血浆呈牛奶样，为严重的高乳糜微粒血症。在这个模型上观察到的自发性动脉粥样硬化，是高甘油三酯血症促进动脉粥样硬化的直接证据。这个模型还有急性胰腺炎易

感性增高和自发性胰腺炎的表型。ApoE 和 LPL 双敲小鼠模型是一个混合型高脂血症模型，自发性动脉粥样硬化较 ApoE 小鼠严重。

3）GPIHBP1 基因敲除小鼠（GPIHBP1$^{-/-}$）：内皮细胞分泌的一类糖基化蛋白中，GPIHBP1 锚定在内皮细胞上，不但和 LPL 的分泌密切相关，还为 LPL 降解乳糜微粒中的甘油三酯提供一个桥梁作用。GPIHBP1 基因敲除后，LPL 几乎不能发挥酶活性，小鼠表现类似 LPL$^{-/-}$ 小鼠的表型，有严重乳糜微粒血症。和 LPL$^{-/-}$ 不同的是，该基因敲除不具有致死性，血浆甘油三酯水平在 8 周龄前达不到 1000 mg/dl，以后会随年龄而增高。该模型也观察到 12 月龄后自发动脉粥样硬化，而且在冠状动脉也能发现病变。

4）ApoA-V 基因敲除小鼠：ApoA-V 参与甘油三酯的清除，作用机制还有争论。在人类流行病学调查中已经明确，ApoA-V 也是单基因突变导致家族性高甘油三酯血症的一个候选基因。而血浆 ApoA-V 的浓度相对其他载脂蛋白是比较低的，人类约 250 ng/ml，小鼠约 24 ng/ml。ApoA-V 敲除的小鼠血浆甘油三酯水平升高 4 倍左右。

5）ApoC-Ⅱ基因敲除小鼠：最近报道利用锌指酶的方法建立的 ApoC-Ⅱ基因第三外显子 9 个碱基缺失的基因突变小鼠，ApoC-Ⅱ的表达发生改变，小鼠表现出中等程度的高甘油三酯血症，HDL-C 降低，胆固醇也有轻度降低，但游离胆固醇比例升高。和人类的 ApoC-Ⅱ基因缺陷患者表现严重高甘油三酯血症差别较大。

6）Seipin 基因敲除小鼠：Seipin 是一个内质网跨膜蛋白，和脂肪细胞的脂滴形成有关，人类该基因缺陷导致严重的脂肪萎缩综合征，全身没有脂肪，伴随糖尿病和严重高甘油三酯血症。该基因全身敲除和脂肪特异性敲除小鼠，也都表现脂肪萎缩综合征和严重的脂肪肝，甘油三酯却只在禁食后重新进食时比野生型小鼠明显升高一倍。但是和 LDLR$^{-/-}$ 小鼠杂交的双敲小鼠，喂饲高脂饲料后，甘油三酯水平能够达到 4000 mg/dl 以上，是 LDLR$^{-/-}$ 小鼠的 6～7 倍。也比 LDLR$^{-/-}$ 背景下肥胖的 db/db 和 ob/ob 小鼠对甘油三酯的影响大。肥胖或脂肪萎缩的小鼠模型，是脂肪组织和脂代谢关系的研究对象，不过和临床相比，小鼠和人类的区别还是挺明显的。

7）LCAT 基因敲除小鼠、ApoA-Ⅰ敲除小鼠和 ABCA1 基因敲除小鼠：HDL 参与胆固醇的逆转运过程中，肝和小肠合成 ApoA-Ⅰ和磷脂，在 ABCA1 的作用下形成初期 preβ-HDL，外周组织的胆固醇在 ABCA1、ABCG1 的作用下外流，在 LCAT 的作用下胆固醇酯化形成胆固醇酯，并包装进 preβ-HDL 形成球形的 α-HDL。在 CETP 和 PLTP 的介导下，使 HDL 和 LDL 之间进行胆固醇酯和磷脂的交换，肝通过 SR-BI 和 LDL 受体分别摄入 HDL-C 和 LDL-C 进行代谢。因此这个过程中有重要功能的基因 LCAT、ApoA-Ⅰ、ABCA1 敲除小鼠都是主要表现为低 HDL-C 的模型，而且都会有胆固醇酯化的障碍。LCAT 基因敲除小鼠血浆胆固醇为野生型的 25%，HDL-C 为野生型的 7%，ApoA-Ⅰ为野生型的 12%，普通饲料下甘油三酯较野生型轻度升高，西方饮食下甘油三酯的差别反而消失。ApoA-Ⅰ敲除小鼠血浆各种脂质普遍下降，HDL-C 也下降 70% 以上。2000 年 ABCA1 敲除小鼠连续在 Nature 子刊、PNAS、AJP 被报道，胆固醇下降，HDL-C 几乎没有，而甘油三酯也轻度升高。可是小鼠这些模型和动脉粥样硬化的关系都出现矛盾的报道，因此也导致 HDL-C 在动脉粥样硬化病理过程中的角色，一直没有定论，脂代谢的一些基本过程，还存在知识空白。也许今后在其他物种的动物模型上，能够给出明确答案。

8）其他：如 ABCG5/8 双敲小鼠，ApoD、CD36、caveolin-1 敲除小鼠，ApoA-Ⅱ、SREBP1-c 转基因小鼠，也都有报道出现脂代谢异常的表型，有的还伴有糖代谢异常，这里不再一一赘述。

（三）基因工程大鼠

在锌指酶、TALEN、CRISPR/Cas9 的基因修饰技术近年来相继问世后，除小鼠以外的基因敲除动物就不断出现了，如 ApoE$^{-/-}$ 和 LDLR$^{-/-}$ 大鼠在好几个实验室都先后制备成功。ApoE$^{-/-}$ 大鼠不像 ApoE 敲除小鼠那样对动脉粥样硬化易感，且对高脂饲料诱导的动脉粥样硬化有一定的抗性。LDLR$^{-/-}$ 大鼠也需要在高脂饲料诱导下，到了一年以上才出现比较严重的动脉粥样硬化。这些分析都是基于和小鼠一样的主动脉流出道和主动脉全长的病变分析。ApoE$^{-/-}$大鼠的胆固醇水平喂饲普通饲料时在 270 mg/dl 左右，而喂饲高脂饲料 12 周可以达到 1350 mg/dl 左右，甘油三酯也会升高到 800 mg/dl 左右。而野生型大鼠喂饲同样高脂饲料时血浆胆固醇则只是从 70 mg/dl 升高到 150 mg/dl 左右。LDLR$^{-/-}$大鼠的血脂水平和对高脂饲料的反应性和 ApoE$^{-/-}$大鼠几乎一致。我们实验室用 TALEN 技术制备的 ApoE 敲除大鼠，喂饲西方饲料（20％脂肪＋8％胆固醇）8 周，血浆胆固醇从 180 mg/dl 升高到 600 mg/dl 左右，甘油三酯从 80 mg/dl 升高到 200 mg/dl 左右，HDL-C 从 15 mg/dl 升高到 30 mg/dl 左右。而喂饲 Paigen 饲料（15％脂肪＋1.5％胆固醇＋1％胆酸钠）8 周，胆固醇则可以升高到 2500 mg/dl 左右，甘油三酯升高到 300 mg/dl 左右，HDL-C 和西方饮食差不多。我们同时制备的 LDLR 敲除大鼠，表型和 ApoE$^{-/-}$相比，血脂水平整体稍低。

（四）基因工程仓鼠

2002 年，美国马里兰大学分子神经病毒学实验室主任 Robert G Rohwer 教授在 "National Prion Research Program" 项目中，为疯牛病研究而尝试制备转基因仓鼠失败。而我们实验室通过长期的研究，研制成功了国际上第一个转基因仓鼠——GFP 转基因仓鼠（Cell Research 2014），其意义在于突破了仓鼠胚胎操作的难点而使常规的基因修饰技术得以在仓鼠上应用。仓鼠的脂代谢模式和人类非常近似，包括和人类一样表达胆固醇转运蛋白（CETP）（大小鼠和猪都不表达），以及和人类相似的 ApoB 的编辑形式，对食物的反应性和人类也相似，因此我们认为它将是比小鼠和大鼠更好的心血管疾病研究的模式动物。在建立 Cas9 技术的基础上，我们陆续制备了 LDLR$^{-/-}$仓鼠、LCAT$^{-/-}$仓鼠、ABCA1$^{-/-}$仓鼠、ApoC-Ⅱ仓鼠、ApoC-Ⅲ$^{-/-}$仓鼠等，其中 LDLR$^{-/-}$仓鼠表现为 LDL-C 和 VLDL-C 增高的高胆固醇血症。与人类相似的是 LDLR 缺陷杂合子仓鼠也有明显的表型，与 LDLR 纯合子小鼠相似，在高脂饲料喂饲下，2 周血浆胆固醇升高到 1000 mg/dl 以上；而纯合子仓鼠则喂饲普通饲料时血浆胆固醇就达到 800 mg/dl；如果喂饲高脂饲料，会发生冠状动脉粥样硬化并伴有一定死亡率。LCAT$^{-/-}$仓鼠、ABCA1$^{-/-}$仓鼠都是 HDL 缺乏的模型，血浆中 ApoA-Ⅰ也检测不到。ABCA1$^{-/-}$仓鼠的多器官损害更明显，如自发性动脉粥样硬化、肝肾和皮下的炎症和肉芽肿。上面这三种模型都表现出高甘油三酯血症，特别是高脂饲料后更达到 1000 mg/dl 以上。仓鼠模型的甘油三酯水平容易升高，是和大鼠、小鼠很不同的一个特点。ApoC-Ⅱ$^{-/-}$仓鼠表型类似于 LPL$^{-/-}$小鼠，血浆甘油三酯水平极高，出生后由于自发性急性胰腺炎而在一周内死亡。这些新生仓鼠可以通过静脉注射正常血浆救治而存活到成年，但是仍然有严重的高甘油三酯血症。

（五）基因工程大动物模型

1. 基因工程家兔

（1）转基因家兔：由于天然突变的 WHHL 家兔在脂代谢和心血管疾病研究中，表现出很多小鼠不具有的优势，对家兔的基因修饰很早就开始尝试。基因编辑技术出现以前，主要通过转基因技术进行过表达，影响脂代谢的基因来研究病理机制，最近基因敲除家兔则开始逐渐增多。家兔也是小鼠以外在心血管疾病领域应用较多的动物模型，其中日本山梨大学的范江霖教授在这方面进行了大量的研究工作（如表 11-1）。

除了上表中罗列的转基因家兔，ApoA-Ⅱ、ApoC-Ⅲ、C 反应蛋白、LPL 转基因家兔也都由范江霖课题组报道。由于家兔和人类主要的一个区别在于其 HDL 中没有 ApoA-Ⅱ，因此 ApoA-Ⅱ转基因家兔脂代谢的改变，对于揭示 ApoA-Ⅱ的功能有很大作用。结果显示 ApoA-Ⅱ过表达后，家兔的 HDL-C 降低，HDL 中的 ApoA-Ⅰ减少，但是在高脂饲料喂饲下，非转基因家兔的 HDL-C 下降到转基因家兔的水平，而转基因家兔 HDL-C 不下降。该转基因家兔的甘油三酯水平升高60％，总胆固醇水平不变。喂饲高脂饲料的实验中，ApoA-Ⅱ转基因家兔的动脉粥样硬化病变明显减少。

表 11-1　脂代谢和动脉粥样硬化的转基因兔模型

转基因表达	主要发现	参考文献
人肝脂酶	LDL 和 HDL 代谢及抑制饲料诱导的动脉粥样硬化	Fan et al.
人 ApoB 100	LDL 升高，HDL 降低	Fan et al.
人 ApoB mRNA 编码蛋白	肝发育不良及肿瘤形成	Yamanaka et al.
15-脂氧酶	抗动脉粥样硬化	Shen et al.
人 LCAT	高 α 脂蛋白血症及抗动脉粥样硬化	Hoeg et al.
人 ApoA- I	抗动脉粥样硬化	Duverger et al.
人 ApoE- II	Ⅲ型高脂蛋白血症及自发性动脉粥样硬化	Huang et al.
人 ApoE- Ⅲ	血浆中 VLDL 降低及 LDL 累积	Fan et al.
人 Apo（a）	Lp（a）微粒形成	Fan et al. Rouy et al.

（引自 Fan J，Challah M，Watanabe T. Transgenic rabbit models for biomedical research：current status，basic methods and future perspectives. Pathol Int. 1999 Jul；49（7）：583-94.）

（2）基因敲除家兔：新近有研究者报道用锌指酶技术制备了 ApoC-Ⅲ$^{-/-}$、ApoE$^{-/-}$、CETP$^{-/-}$ 等多种基因缺陷家兔，其中 ApoE$^{-/-}$ 家兔和 WHHL 家兔（LDLR 缺陷）对比，显示了非常有意思的结果：和小鼠模型相反，ApoE$^{-/-}$ 家兔在普通饲料喂饲情况下，血浆胆固醇和甘油三酯水平只有轻度升高（分别为 200 mg/dl 和 80 mg/dl 左右），喂饲高脂饲料后才达到和 WHHL 家兔普通饲料的水平。而人类的 ApoE 基因突变只有中度的高脂血症，但 LDLR 缺陷的 FH 患者则表现为严重的高脂血症和心血管疾病。这些研究表明，小鼠作为脂代谢和动脉硬化研究方面的主要模型，实际上是不能很好模拟人类相应疾病的。其中 CETP 是一个在人类表达而在小鼠不表达的关键基因。当敲除 CETP 后，家兔表现出 HDL-C 显著升高，喂饲高脂饲料后总胆固醇降低，动脉粥样硬化病变程度显著减轻。

2. 基因工程小型猪

猪由于脂代谢和心血管系统与人类更加相似，研究者们也对转基因和基因敲除小型猪有很大的兴趣。尤其是在基因编辑技术成熟后，基因工程小型猪的制备更容易了。由于体型比家兔更大，

小型猪的实验操作不是很方便，使用成本也非常高，因此基因工程猪的应用在病理机制研究方面比较少，主要在器官移植、手术技术评估、影像学技术开发方面的应用较多。

（1）PCSK9 转基因小型猪：2013 年由丹麦和中国科学家通过克隆技术制备成功，过表达人功能增强型突变体 D374Y-PCSK9。这些小型猪在喂饲普通饲料下表现为轻度的高胆固醇血症（野生型 70 mg/dl 左右 vs. 转基因 200 mg/dl 左右）。而给予高脂膳食诱导，表现严重的高胆固醇血症，可以比野生型对照组高 5 倍以上。这种小型猪模型发生明显的冠状动脉粥样硬化病变，而这在小鼠模型上是观察不到的，而且大动物模型可以使用临床的影像学检测手段，因此在冠状动脉病变的研究上有重要意义。

（2）ApoC-Ⅲ转基因小型猪：是由我们实验室和吉林大学通过克隆技术制备的过表达人 ApoC-Ⅲ的小型猪，血浆 VLDL-C 组分显著增加。猪的甘油三酯基础水平很低，因此该模型甘油三酯水平虽然升高，也只有 80 mg/dl 左右。

（3）Lp-PLA2 转基因小型猪：是吉林大学制备的另一个转基因小型猪，主要发现的表型也是高甘油三酯血症，进食情况下和 ApoC-Ⅲ转基因小型猪的血浆甘油三酯水平相同。他们也发现，ApoC-Ⅲ转基因小型猪的 Lp-PLA2 血浆水平也显著升高。

（4）LDLR 敲除小型猪：2016 年日本医科大学也是利用克隆技术结合基因同源重组制备了 LDLR$^{-/-}$ 小型猪，表型为高胆固醇血症，普通饲料喂饲时血浆胆固醇达到 620 mg/dl，甘油三酯水平没有变化。喂饲高脂饲料 4 个月血浆胆固醇水平能升高到 900 mg/dl。

（5）LDLR-ApoE 双基因敲除小型猪：ApoE 敲除的小型猪一直没有报道，参考 ApoE 敲除家兔的结果，ApoE 敲除小型猪的表型可能也不如 LDLR 敲除明显。有报道用表达小干扰 RNA 的小型猪成纤维细胞克隆的 ApoE 敲低小型猪，ApoE 水平只下降了 40%，基本没有表型。2017 年中国农科院用 Cas9 的方法对体细胞 LDLR-ApoE 双基因敲除，还是通过克隆的办法制备了 LDLR-ApoE 双基因敲除小型猪。普通饲料喂养下，血浆胆固醇水平比野

生型升高了 60%（70 mg/dl vs. 120 mg/dl 左右），甘油三酯升高一倍（40 mg/dl vs. 80 mg/dl 左右），HDL-C 也稍有升高（35 mg/dl vs. 50 mg/dl 左右）。显然和 LDLR$^{-/-}$ 小型猪的报道表型差距较大。

（六）其他基因工程动物模型

斑马鱼基因组中有 70% 的人类疾病相关基因的直系同源基因，且繁殖发育快，表型观察容易，因此在各个领域都用来作为疾病模型。斑马鱼也可以喂饲高脂饲料诱导高脂血症，而基因敲除的模型，现在有 LDLR 缺陷和 ApoC-II 敲除的斑马鱼。前者通过 morpholinooligos 靶向阻碍 LDLR 的翻译的办法，后者用 TALEN 技术。两种模型分别具有高胆固醇血症和严重高甘油三酯血症。

第四节　高脂血症动物模型的应用

在高脂血症模型中，大动物（如猴、小型猪、犬等）其生理、病理过程最接近人体，但使用这些动物代价过高，时间太长，且动物来源有限。大鼠、小鼠、家兔、仓鼠应用比较广泛，技术方法成熟，价廉易养，遗传背景明确，实用性强。综合比较各种动物，仓鼠是这一类模型的最佳实验对象。

Triton WR-1339 诱导、橄榄油灌胃、脂肪乳静脉注射都已经不用作高脂模型，而是用来分析甘油三酯代谢情况。Triton WR-1339 由于是 LPL 的抑制剂，所以通过其抑制血浆甘油三酯的降解，血浆中甘油三酯的增加完全来自于肝分泌的 VLDL，所以是判断 VLDL 分泌速率的标准方法。橄榄油灌胃可以通过观察血浆甘油三酯的变化过程，判断脂质吸收和总清除速率的快慢，对甘油三酯的总的代谢能力有一个认识。脂肪乳静脉注射则完全用于判断甘油三酯的净清除率快慢。

自发性高脂血症动物模型性状稳定，可遗传，与人类高脂血症的形成机制有着不同程度的相似度，但是由于来源困难、成本相对较高、抗病能力差、不易饲养等原因，限制了广泛应用。

由于胆固醇和心血管疾病的密切关系，高胆固醇血症动物模型 ApoE$^{-/-}$ 和 LDLR$^{-/-}$ 小鼠成为现在做动脉粥样硬化最常用的工具鼠，是基因修饰动物模型中使用最多的模型。而由于 LDLR$^{-/-}$ 小鼠是比较单纯的 LDL-C 水平升高，实验时通过同时给予高脂膳食，动物的胆固醇水平一致性好，个体差异较 ApoE$^{-/-}$ 鼠小，动脉粥样硬化病变程度一致性也较好，因此在动脉粥样硬化机制研究中往往是首选；而在进行降脂和动脉硬化药物筛选和药效学研究时，由于很多药物会通过影响 LDL 受体的功能而起作用，因此这时就不能应用 LDL 受体敲除的小鼠，而是选用 ApoE 基因敲除的小鼠。

高甘油三酯血症的病理生理机制比高胆固醇血症复杂，富含甘油三酯脂蛋白比 LDL 的生物学效应弱，基因修饰模型要表现严重的高甘油三酯血症才有应用价值。由于临床对高甘油三酯血症不如高胆固醇血症重视，高甘油三酯血症模型出现也较晚，因此高甘油三酯血症和心血管疾病关系至今不是很清楚，至今也没有像他汀这样的特效药。可是中国却是一个高甘油三酯血症大国，据国家卫生和计划生育委员会公布的统计资料显示，我国高甘油三酯血症患者已经达到 1 亿多，大大超过高胆固醇血症患者，这一点和西方不同。因此将来代谢性心血管疾病的研究将会深入探讨甘油三酯对动脉粥样硬化等心血管疾病的影响机制，高甘油三酯血症的模式动物将发挥重要作用。

随着基因修饰技术的发展，家兔和小型猪已经报道了多种脂代谢模式动物，由于它们在脂代谢方面和人类更加接近，所以在机制研究和新药开发方面，比小鼠更有应用价值。图 11-2 总结了大多数的应用于脂代谢的动物模型的血浆脂质谱，和人类血浆脂质谱相对照，可以发现天然和人类脂蛋白组成类似的动物有仓鼠、犬、小型猪、非人灵长类。

所以这些动物脂代谢特点和模式接近人类，作为脂代谢研究的模式动物非常合适。小鼠虽然现在应用最广，然而由于小鼠的脂代谢和人类不

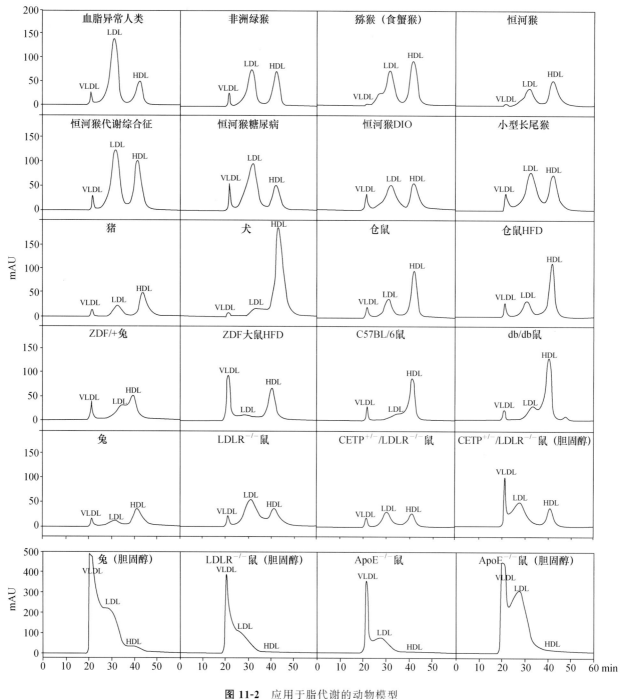

图 11-2 应用于脂代谢的动物模型

(引自 Yin W，et al. Plasma lipid profiling across species for the identification of optimal animal models of human dyslipidemia. J Lipid Res. 2012 Jan；53（1）：51-65. 图中为多种动物血浆脂蛋白快速液相色谱测定结果。)

同点过多，即使基因修饰小鼠在研究中局限性也很多。表 11-2 比较了多种实验动物的脂代谢特点和心血管疾病研究方面的应用。

由于高脂血症（hyperlipidemia）是心脑血管疾病的最重要致病因素，是动脉粥样硬化的最主要发病因素，对高脂血症的研究，一直在医学领域占有很大的分量。因此，利用动物模型研究高脂血症已长达 70 余年，有关高脂血症的动物模型从啮齿类小动物（大鼠、小鼠、金黄地鼠、豚鼠），到鸟类（鸡、鸽、鹌鹑），以及兔、犬、猪等大动物，甚至非人灵长类动物都得到广泛应用。

选择理想的高脂血症动物模型是研究脂代谢

表 11-2　常用实验动物的脂代谢特点和代谢性心血管疾病特点的比较

	小鼠和大鼠	家兔	猪	仓鼠	人
脂蛋白组成	HDL 为主	LDL 为主	LDL 为主	LDL 为主	LDL 为主
CETP 基因表达	无	有	无	有	有
Apo B_{100} 编辑	小肠/肝	肠	肠	肠	肠
Apo B_{48}	CM/VLDL	CM	CM	CM	CM
合成胆固醇	肝、肝外各 50%	肝较低	外周组织 80%	外周组织 70%	外周组织 90%
LDL 受体基因	和人类相似度低	和人类相似度较低	和人类同源性高	序列和结构与人类高度相似	—
LDL 的受体途径清除率	低	较高	类似人类	73%，速率 700 $\mu g/h$	高
肝 LDL 受体水平	高	低	低	低	低
对高脂食物	不敏感	不敏感	敏感	敏感	敏感
动脉粥样硬化	抵抗	易感	易感	易感	易感
糖尿病	天然不易感，膳食及化学药物诱导，及一些基因修饰的易感模型	STZ、Alloxan 诱导模型	没有模型	膳食诱导有类似人类 2 型糖尿病的表型。有 STZ 诱导 2 型糖尿病模型的报道	生活习惯相关，遗传相关
高胆固醇血症	膳食诱导困难，有基因修饰模型	膳食可以诱导，因是食草动物，毒性较大	膳食可诱导。基因修饰模型只 1 种报道	膳食可以诱导，无基因修饰模型	多因素，膳食是其中之一
高甘油三酯血症	ApoC-III 转基因、LPL 敲除、GPIHBP1 敲除小鼠	除 2 种转基因模型报道，没有模型应用于研究	膳食可以诱导。基因修饰模型有两种报道	膳食可以诱导，具有不同于小鼠、大鼠的特点。基因修饰模型正在构建	多因素，膳食是其中之一

紊乱的关键，用于建立高脂血症模型的动物，应该在血浆脂蛋白构成、肝胆固醇及脂蛋白代谢等方面，与人类代谢特征最大化地相近：第一，总胆固醇合成量中由肝合成的量越小越好；第二，增加饲料中胆固醇含量不会引起胆汁酸合成增加、不扩充胆固醇代谢池、不抑制低密度脂蛋白受体活性、不完全抑制肝胆固醇的合成。第三，高脂膳食可以诱导高甘油三酯血症。故 Kris Etherton 建议宜将仓鼠、豚鼠、悬猴、非洲绿猴、恒河猴、狒狒、猪等选作高脂模型的动物。

由于小鼠的基因修饰技术已经成熟，基于基因修饰动物模型在疾病研究中的优势，高脂血症方面的研究，特别是在高胆固醇血症的研究中，通过基因修饰小鼠的广泛应用，大大推进了代谢性心血管病的科学进展。然而，小鼠和人类在脂代谢方面存在巨大差距，例如血浆脂蛋白谱不同、对食物反应性不同、代谢酶表达不同、甘油三酯代谢不同、对降脂药反应不同等等。随着研究的深入和扩展，和人类脂代谢更接近的物种，代替小鼠作为高脂血症疾病模式动物的重要性越来越明显。而近期飞快发展起来的各种新型的基因修饰技术，例如慢病毒载体和腺相关病毒载体技术，锌指酶、TALEN、Cas9 等基因组编辑技术，以及新的胚胎干细胞技术，使得小鼠以外的动物模型的基因过程得以逐步实现，在高脂血症研究中的应用成为可能。

小型动物和大型动物在脂代谢研究方面各有优点，小动物价廉、易操作、遗传背景明确，大动物性状和生理与人接近。从各种角度综合分析，包括成本、繁殖速度、实验操作、和人类接近程度、基因修饰技术、伦理学等，小动物中小鼠、大鼠和仓鼠，大动物中家兔和小型猪，是比较适合高脂血症及其并发症研究的动物模型。

（王宇辉　刘国庆）

参考文献

［1］ Ioannis M. Stylianou，Robert C. Bauer，Muredach P. Reilly，Daniel J. Rader. Genetic Basis of Atherosclerosis：Insights From Mice and Humans. Circ Res，2012，110：337-355.

［2］ Godfrey S. Getz and Catherine A. Reardon. Animal Models of Atherosclerosis. Arterioscler Thromb Vasc Biol，2012，32：1104-1115.

［3］ 刘恩岐，范江霖. 转基因兔在动脉粥样硬化研究中的应用及进展. 中国动脉硬化杂志，2003，11（4）：371-375.

［4］ Zhang X，Qi R，Xian X，et al. Spontaneous atherosclerosis in aged lipoprotein lipase-deficient mice with severe hypertriglyceridemia on a normal chow diet. Circ Res，2008，102（2）：250-256.

［5］ Wei J，Ouyang H，Wang Y，et al. Characterization of a hypertriglyceridemic transgenic miniature pig model expressing human apolipoprotein C Ⅲ. FEBS J，2012，279（1）：91-99.

［6］ Ding Y，Wang Y，Zhu H，et al. Hypertriglyceridemia and delayed clearance of fat load in transgenic rabbits expressing human apolipoprotein C Ⅲ. Transgenic Res，2011，20（4）：867-875.

［7］ Yin W，Carballo-Jane E，McLaren DG，et al. Plasma lipid profiling across species for the identification of optimal animal models of human dyslipidemia. J Lipid Res，2012，53（1）：51-65.

［8］ Al-Mashhadi RH，Sørensen CB，Kragh PM，et al. Familial hypercholesterolemia and atherosclerosis in cloned minipigs created by DNA transposition of a human PCSK9 gain-of-function mutant. Sci Transl Med，2013，5（166）：166ra1.

［9］ Gao S，He L，Ding Y，et al. Mechanisms underlying different responses of plasma triglyceride to high-fat diets in hamsters and mice：roles of hepatic MTP and triglyceride secretion. Biochem Biophys Res Commun，2010，398（4）：619-626.

［10］ Fan J，Kitajima S，Watanabe T，et al. Rabbit models for the study of human atherosclerosis：from pathophysiological mechanisms to translational medicine. Pharmacol Ther，2015，146：104-119.

［11］ Fan J，Challah M，Watanabe T. Transgenic rabbit models for biomedical research：current status，basic methods and future perspectives. Pathol Int，1999，49（7）：583-594.

［12］ Schlegel A. Zebrafish Models for Dyslipidemia and Atherosclerosis Research. Front Endocrinol（Lausanne），2016，7：159.

［13］ Huang L，Hua Z，Xiao H，et al. CRISPR/Cas9-mediated ApoE$^{-/-}$ and LDLR$^{-/-}$ double gene knockout in pigs elevates serum LDL-C and TC levels. Oncotarget，2017，8（23）：37751-37760.

［14］ Ogita M，Miyauchi K，Onishi A，et al. Development of Accelerated Coronary Atherosclerosis Model Using Low Density Lipoprotein Receptor Knock-Out Swine with Balloon Injury. PLoS One，2016，11（9）：e0163055.

［15］ Pedrigi RM，Poulsen CB，Mehta VV，et al. Inducing Persistent Flow Disturbances Accelerates Atherogenesis and Promotes Thin Cap Fibroatheroma Development in D374Y-PCSK9 Hypercholesterolemic Minipigs. Circulation，2015，132（11）：1003-1012.

［16］ Bordignon V，El-Beirouthi N，Gasperin BG，et al. Production of cloned pigs with targeted attenuation of gene expression. PLoS One，2013，8（5）：e64613.

［17］ Getz GS，Reardon CA. Do the Apoe$^{-/-}$ and LDLR$^{-/-}$ Mice Yield the Same Insight on Atherogenesis？ArterioesclerThrombVasc Biol，2016，36（9）：1734-1741.

［18］ Rotllan N，Price N，Pati P，et al. microRNAs in lipoprotein metabolism and cardiometabolic disorders. Atherosclerosis，2016，246：352-360.

［19］ Getz GS，Reardon CA. Use of Mouse Models in Atherosclerosis Research. Methods Mol Biol，2015，1339：1-16.

［20］ Mäkinen PI，Ylä-Herttuala S. Therapeutic gene targeting approaches for the treatment of dyslipidemias and atherosclerosis. Curr Opin Lipidol，2013，24（2）：116-122.

第十二章　动脉粥样硬化的动物模型

动脉硬化（arteriosclerosis）泛指动脉变硬，是一种动脉的非炎症性、退行性和增生性病变，可引起动脉增厚、变硬、失去弹性、管腔狭窄。由于病理变化和形态特征不同，动脉硬化可分为动脉粥样硬化、动脉中层硬化和小动脉硬化 3 个类型。其中，动脉粥样硬化是最主要的一种动脉硬化疾病。

动脉粥样硬化（atherosclerosis，AS）是严重危害人类健康的一种疾病，与心肌梗死、脑卒中以及外周血管病变密切相关，在发达国家被称为"头号杀手"，是世界范围的主要死亡原因之一。近年来随着我国人民生活水平的改善，饮食结构发生了显著的变化，但伴随而来的是心血管疾病发病率逐年升高。《中国心血管病报告 2015》显示，包括动脉粥样硬化在内的心血管疾病占据我国居民死因构成的首位，已经成为我国居民头号杀手[1]。目前的研究显示，动脉粥样硬化是由多因素引起、以高度特异性的细胞分子反应为特征的慢性炎症过程。虽然关于动脉粥样硬化发病机制有血栓形成学说、脂质浸润学说、单克隆学说、损伤反应学说、剪切应力学说、同型半胱氨酸学说、精氨酸学说、内皮功能紊乱学说、氧化应激学说、内皮祖母细胞功能失常学说等[2-3]，但均不能完全解释动脉粥样硬化的发病机制。因此，建立稳定、可靠的动脉粥样硬化动物模型，对动脉粥样硬化病因、病理、预防和治疗的研究具有重要的理论和实践指导意义。

一、动脉粥样硬化动物模型概况

自上世纪初，Ignatowski 首先报道了以富含动物蛋白的饲料成功诱导了家兔主动脉内膜病变

制作了第一个动脉粥样硬化动物模型以来，各国学者先后建立了食物诱发性啮齿动物（大鼠、小鼠、仓鼠、豚鼠）、家兔、鸟类（鸽子、鸡、鹌鹑）、小型猪、羊、犬、猫，以及非人灵长类动物的动脉粥样硬化模型[4-5]。食物诱发模型主要是通过在动物饲料中添加胆固醇和脂肪的方法诱发动物动脉粥样硬化病症。因不同种属动物在生理代谢方面存在很大差异，食物诱发动脉粥样硬化模型在发病进程、病理改变等方面在不同物种之间也存在差别，各有特色。

除此之外，通过筛选和培育，一些与动脉粥样硬化相关的自发型动物品系已在动脉粥样硬化研究中得到应用，如 LDL 受体缺陷的渡边兔（Watan-abe heritable hyperlipidemic，HHL）、类似人类高三酰甘油（甘油三酯）血症和合并高脂血症的圣托马斯医院兔（St. Thomas' Hospital，STH）、自发动脉粥样硬化的 WC（White Carneau）鸽子、具有动脉粥样硬化抗性的 SR（Show Racer）鸽子以及自发高胆固醇血症的 IHLC（inherited hyper-LDL choles-terolemia）小型猪品系[6-10]。

随着技术手段的不断进步，人们通过采用内膜损伤法、药物诱导法和基因工程技术在多个物种中建立了动脉粥样硬化动物模型，不断促进人类对动脉粥样硬化发生发展、预防和治疗方面认识的提高，其中基因敲除小鼠（如载脂蛋白 E 基因敲除小鼠）已成为目前研究动脉粥样硬化的常规模型[11]。2017 年初，中科院广州生物医药与健康研究院赖良学研究员与生物技术公司合作研发培育出了世界首例基因编辑动脉粥样硬化症模型犬，这是继我国 2015 年取得犬基因打靶技术突破之后[12]，首次将其应用于人类遗传疾病模型犬的培育，将大大促进动脉粥样硬化相关研究。表 12-1 对

表 12-1	采用常用建模方法在不同动物种类中建立的 AS 模型			
	种类	实验诱发*	基因工程**	自发
鸟类	鹌鹑	●		
	鸡	●		
	鸽子	●		●
哺乳类	大鼠	●		●
	小鼠	●	●	●
	豚鼠	●		
	仓鼠	●		
	兔	●	●	●
	小型猪	●		●
	犬	●		
	非人灵长类	●		

*实验诱发，包括高脂饲料诱导、药物诱导、手术损伤诱导等方法单独使用或不同方法的联合使用；**基因工程，包括转基因、基因敲除等技术

应用目前常用建模方法在不同种属动物建立的动脉粥样硬化模型进行了总结。

然而，任何动物模型都有其优点也有局限性。鸡和鸽子虽能自发主动脉粥样硬化，但主要是形成脂纹期病变。家兔是食草动物，与人类的胆固醇代谢不完全一致，因此在饲料诱导下动脉粥样硬化病灶病变的局部解剖学情况与人类不同。犬动脉较粗，易经手术获得动物模型，但是高胆固醇喂养通常不发生动脉硬化。非人灵长类与人类同属灵长类动物，可以发展成与人类相似的动脉粥样硬化，是较为理想的动物。但是制作模型的周期长，费用高，饲养也有诸多不便[3,13-15]。由此可见，选择哪一类或哪一种动物制作动脉粥样硬化模型，还需要根据研究目的、饲养条件、经费支持等多方面综合评估后进行适当选择。表 12-2 对不同种属动物制作动脉粥样硬化模型的优、缺点进行了对比。

表 12-2	不同动物在制作动脉粥样硬化模型中的优势和不足		
	种类	优势	不足
鸟类	鹌鹑	能自发形成 AS 的易感动物；病变与人类早期脂肪斑块相似；个体小、饲养、采血、给药方便	非哺乳动物；血浆脂蛋白与人类不同；冠状动脉解剖结构与人类不同
	鸽子	培育有 AS 高敏感品系；AS 病变位置的分布、组织学特征和病变发展过程与人类相似；饲养成本低、便于操作；对食物中胆固醇敏感；世代时间较短；生命周期相对较长	非哺乳动物；缺乏 ApoE、$ApoB_{48}$ 和乳糜微粒形成；AS 与病毒感染有关；在产卵期间有显著的脂蛋白代谢机制变化
哺乳类	大鼠	遗传背景清晰；模型制作经济，价格低廉；饲养管理和实验操作简便；手术耐受性好	不易形成自发性 AS；食物喂饲较难产生 AS；血管微小，手术干预困难
	小鼠	遗传背景清晰；繁殖容易；世代周期短，子代数量多；有近交系；饲养和实验操作简便、成本低；基因工程小鼠制作技术成熟；有自发 AS 品系；AS 发生发展周期相对较短	不易发生 AS；高 HDL；无冠状动脉病变；无 CETP；血量有限，难以进行反复采血；血管微小，手术干预困难
	兔	对食物胆固醇敏感；表达 CETP；有自发 LDL 受体缺陷品系；有自发高甘油三酯品系；体形大小适中；饲养管理和实验操作简便；有基因工程品系	AS 病变发生位置、分布与人类有别；存在大量泡沫细胞；诱发 AS 需要很高的血浆胆固醇水平；肝脂肪酶缺陷；无自发性 AS；饲喂胆固醇时会发生胆固醇储积综合征
	猪	在生理和解剖层面与人类有一定的相似性；可自发 AS，尤其在腹主动脉；脂质的组成和代谢与人类相似；AS 与人类最为接近；有小型猪品系	胆固醇基线水平低；饲养管理和实验操作困难；饲养成本高；尚无基因工程品系
	犬	在生理和解剖层面与人类有一定的相似性；脂蛋白结构研究充分；2017 年我国已培育出基因工程模型犬	不易发生 AS；高 HDL；饲养和实验成本较高；对食物中胆固醇不敏感；存在一定的伦理风险
	非人灵长类	与人类亲缘关系密切；一些品种对食物胆固醇反应敏感；有些品种能自发早期 AS；脂蛋白和病变与人类相似；发生冠状动脉病变	AS 病变的发生位置多样；饲养周期长；实验费用昂贵；涉及濒危或保护动物；存在伦理风险

二、实验诱发动脉粥样硬化动物模型

1. 造模原理

根据动脉粥样硬化发病机制有关脂质浸润学说和损伤-反应-炎症学说的原理，在动物饲料中添加过量的胆固醇和脂肪长期喂养，主动脉和冠状动脉逐渐形成动脉粥样硬化斑块，出现高脂血症。如在饲料配方中增添胆酸钠可提高胆固醇的吸收量，在高脂饲料中加入抑制甲状腺功能的药物如甲硫氧嘧啶、甲巯咪唑或丙硫氧嘧啶，可进一步降低胆固醇的氧化和分解，加速病变的形成。此外，给予大剂量维生素 D 诱发高钙血症或通过球囊损伤等机械作用方式引起血管内膜损伤和炎症反应，随时间延长也可逐渐形成动脉粥样硬化模型。

2. 造模方法及模型特点

（1）大鼠：常用 SD（Spraguedawley）或 Wistar 大鼠，均为封闭群，雌雄不限。大鼠模型病理改变与人类早期病变相似，不易形成人类的后期病变，且易形成血栓。

1）高脂饲料＋丙硫氧嘧啶喂养：喂饲含 0.2％ 丙硫氧嘧啶的高胆固醇高脂（1％胆固醇和 5％猪油）饲料 6 个月后，大鼠血脂水平显著升高，出现典型的动脉粥样硬化形态学表现。主动脉壁明显增厚，平滑肌细胞增生，弹性纤维层结构不清，形成增生性纤维斑块。部分大鼠血管内膜增厚，突出的斑块内含有大量泡沫细胞，平滑肌减少，深部坏死，中膜明显萎缩[16]。

2）一次性腹腔注射维生素 D：向大鼠腹腔一次性注射维生素 D 6×10^5 U/kg 后，在第 18 天主动脉壁增生，内皮及内皮下层发生水肿变性，第 34 天后粥样斑块向管腔内突出。大鼠血钙显著升高[17]。

3）维生素 D_3 灌胃＋含丙硫氧嘧啶高脂饲料喂养：按照 7×10^5 U/kg 的总剂量分 3 天灌胃给予维生素 D_3，然后以含 0.61％丙硫氧嘧啶的高胆固醇高脂（1％胆固醇和 5％猪油）饲料喂饲 21 天，大鼠血清胆固醇和甘油三酯水平显著升高，主动脉出现典型的动脉粥样硬化病理变化，内膜

细胞增生并出现斑块状凸起，中膜明显钙化，平滑肌细胞增生，出现大量泡沫细胞[18]。

4）分次大剂量维生素 D_3 腹腔注射＋含甲巯咪唑高脂饲料喂养：按照 7×10^5 U/kg 的总剂量分 4 次，隔 2 天一次，腹腔注射给予维生素 D_3，然后以含 0.1％甲巯咪唑的高胆固醇高脂（1％胆固醇和 5％猪油）饲料喂饲 60 天，大鼠血清胆固醇、甘油三酯和 LDL-C 水平显著升高，HDL-C 显著降低。主动脉出现明显的粥样斑块改变，中膜严重钙化且不规则增厚，平滑肌排列紊乱，出现大量泡沫细胞[19]。

5）维生素 D_3 肌肉注射＋尼古丁灌胃＋含丙硫氧嘧啶高脂饲料喂养：实验前需禁食，实验第一天早肌肉注射给予 3×10^5 U/kg 维生素 D_3，灌胃给予花生油溶解的尼古丁（25 mg/kg），10 h 后以相同剂量重复给予尼古丁 1 次，同时给予含 0.2％丙硫氧嘧啶的高胆固醇高脂（3％胆固醇和 10％猪油）饲料连续喂饲 4 周。大鼠血浆总胆固醇水平显著升高，HDL-C 显著降低。主动脉可见明显的斑块形成，内膜增厚，管腔变窄，平滑肌增生，脂质斑块弥漫，泡沫细胞积聚，内膜和中膜可见大量的斑块和炎性细胞浸润[20]。

6）高脂饲料＋腹腔注射美曲膦酯（敌百虫）：含 0.2％丙硫氧嘧啶的高胆固醇高脂（3％胆固醇和 10％猪油）饲料喂饲 8 周，每天腹腔注射 10 mg/kg 敌百虫。大鼠表现为不同程度主动脉内皮肿胀，内皮细胞损伤局部脱落，脂质及炎性细胞浸润，泡沫细胞形成，平滑肌结构紊乱并向内层迁移，符合动脉粥样硬化血管病理变化的特征[21]。

7）高脂饲料＋维生素 D_3＋免疫损伤：含 0.2％丙硫氧嘧啶的高胆固醇高脂（3％胆固醇和 20％猪油）饲料喂饲同时，尾静脉注射 32 mg/kg 牛血清白蛋白进行免疫刺激，3 次/周，连续 3 周；腹腔注射 2.5 mg/kg 卵清白蛋白，每 3 天一次，连续 5 次，一周后一次性灌注 2.5×10^5 U/kg 维生素 D_3，饮水中添加 0.25 mg/ml 硫酸亚铁。大鼠外周血甘油三酯、HDL-C、LDL-C、C 反应蛋白（CRP）、心肌肌酸激酶（CK）、心肌肌酸激酶同工酶（CK-MB）显著升高，HE 染色可见主动脉斑块沉积[22-23]。

8）高脂饲料＋维生素 D_3 ＋内皮损伤：含 0.2% 丙硫氧嘧啶的高胆固醇高脂（2% 胆固醇和 3% 猪油）饲料中加维生素 D_3 粉剂（12.5×10⁴ U/kg）喂饲大鼠90天，并于实验开始时在右下肢肌肉注射维生素 D_3（3×10⁴ U/kg），每隔30天重复一次，于第7天行主动脉内膜球囊损伤术。动物胸主动脉管壁内皮细胞脱落，内膜增厚，斑块表面纤维帽薄，突出的斑块内含有坏死物质，平滑肌细胞减少，纤维组织增生伴片状或点状钙化，中膜明显萎缩，形成较为成熟的动脉粥样硬化斑块[24-25]。

（2）小鼠：小鼠遗传背景清晰、繁殖力强、饲养方便、操作简单、血脂水平与人类接近，在主动脉和冠状动脉均可形成斑块。其中 C57BL/6 小鼠是对动脉粥样硬化易感的品系。高胆固醇高脂饲料长期喂养可导致高脂血症，并逐渐形成动脉粥样硬化。但是小鼠体型较小，取血不便，难以进行动态观察，其使用受到一定限制。

1）单纯高脂饲料喂养：喂饲含 2% 胆固醇的饲料16周后，小鼠血清总胆固醇、游离胆固醇和甘油三酯水平显著升高，总胆固醇与人类高脂血症接近。主动脉窦瓣膜、冠状动脉等部位形成含有大量泡沫细胞的粥样硬化斑块[26]。

2）颈动脉狭窄＋高脂饲料喂养：行左侧颈动脉套管术，同时用含 2% 胆固醇和 8% 猪油的高胆固醇高脂饲料喂养12周。可见明显的动脉粥样硬化形成[27-28]。

3）肺炎衣原体感染＋高脂饲料喂养：有研究显示，肺炎衣原体所致炎症可能是血管内皮损伤致动脉粥样硬化的始动因素之一。通过鼻腔接种肺炎衣原体，用含 2% 胆固醇和 15% 猪油的高脂饲料喂养40周，可见模型小鼠主动脉粥样斑块形成[29-30]。

（3）仓鼠：胆固醇合成与代谢、受体与非受体转运途径与人类较为接近，对食物中脂质和调节血脂功效成分的反应接近人类，通过高胆固醇高脂饲料长期喂养（28天左右），会出现高脂血症，进而形成动脉粥样硬化。用于诱发仓鼠动脉粥样硬化模型常见高脂饲料配方：A. 78.8% 基础饲料、1% 胆固醇、10% 蛋黄粉、10% 猪油、0.2% 胆酸钠；B. 69.5% 基础饲料、2% 胆固醇、

10% 蛋黄粉、5% 猪油、13.5% 草粉；C. 78% 基础饲料、1.2% 胆固醇、10% 蛋黄粉、10% 猪油；D. 85% 基础饲料、0.2% 胆固醇、15% 猪油。因为仓鼠内源性胆固醇以肝外合成为主，与人类更为接近，因此仓鼠高血脂模型更适合于降血脂药物的临床前评价[3,31-33]。

（4）兔：兔子是高脂血症和动脉粥样硬化最常用的造模动物，对食物中的胆固醇非常敏感，短期内即可出现明显的病变。以高胆固醇高脂饲料喂饲，主动脉斑块发生率可高达 100%。但是兔模型表现为血源性泡沫细胞增多，病变分布与人类也存在差异。常用品系为新西兰白兔或日本大耳白兔。

1）高胆固醇喂养：每天喂饲胆固醇（150 mg/kg），4个月后主动脉可形成明显的粥样硬化斑块，如每天胆固醇剂量增加至 250 mg/kg，3个月即可出现主动脉粥样硬化斑块，如若增至每天 500 mg/kg，则2个月即可观察到动脉粥样硬化斑块[15]。

2）高脂饲料＋微球损伤：以高胆固醇高脂饲料（4% 胆固醇和 10% 猪油）喂养4周后，行内膜球囊损伤术，继续喂饲8周。术后2周外周血总胆固醇、甘油三酯、LDL-C 等指标显著升高，出现动脉粥样硬化斑块且钙化。本方法复制的动物模型造模时间缩短，动脉粥样硬化形成和发展符合损伤和脂质浸润学说，较好地模拟了临床上内皮损伤和血栓形成、脂质沉积等形成粥样硬化斑块狭窄的病理特征[34-36]。

通过高脂饲料喂养和内膜球囊损伤复合法建立动脉粥样硬化模型后，在斑块部位转染携带 p53 基因的重组腺病毒载体（AV），促使斑块向不稳定方向转化，然后给予鲁塞尔蝰蛇毒和组胺药物触发，可建立实验性斑块破裂和血栓形成模型[3]。

3）高脂饲料＋幽门螺杆菌感染：高胆固醇高脂饲料（1% 胆固醇和 5% 猪油）喂养6周，耳缘静脉注射给予幽门螺杆菌 Hp 标准菌株 SS1 0.5 ml（4×10⁸ CFU），连续3次，每隔24 h 1次，高脂饲料继续喂养2周。动物外周血总胆固醇、甘油三酯、LDL-C 水平显著升高，颈动脉中膜明显增厚，血管内膜增厚，动脉粥样硬化改变明显。此模型也进一步表明幽门螺杆菌感染与颈动脉粥样

硬化存在相关性[37]。

4）高脂饲料＋空气干燥：含2％胆固醇的高脂饲料喂养1周后行颈总动脉内膜空气干燥术，继续高脂饲料喂饲4～12周。动物颈动脉出现典型的粥样硬化病变。随粥样硬化程度的加深，血管内膜增厚、中膜变薄、平滑肌纤维被大量增生的胶原组织替代，血管硬度增大。与单纯高脂饲料诱导法相比，造模时间缩短。实验操作无动脉切口，无需结扎血管，保证了血流畅通，不产生血管盲端[38,39]。

5）高脂饲料＋颈总动脉套管：在右颈总动脉中段安置硅胶管套环，然后以2％高胆固醇饲料喂养9周，颈动脉远心端和近心端均有斑块形成，且近心端更为明显，并有大量泡沫细胞聚积。也有报道，左颈总动脉套管处理后，给予常规饲料喂饲8周后，也可形成明显的动脉粥样性血管病变[40-41]。

6）高脂饲料＋氧化应激：高脂饲料（2％胆固醇和6％花生油）喂饲1周，行双侧颈总动脉过氧化氢（3％）溶液灌注，高脂饲料继续喂养4～12周。4周左右血管轻度狭窄达60％，8～12周中重度狭窄达到80％，个别血管出现闭塞，病理检查显示动脉粥样硬化病理改变和纤维斑块。此方法简单，造模时间明显低于单纯高脂饲料喂饲，可有效建立颈动脉粥样硬化狭窄模型[42]。

7）单纯免疫诱发：经大鼠主动脉匀浆注射给予，按10 ml/kg分4次注射马血清，每次间隔17天，可引起兔子血胆固醇、β-脂蛋白和甘油三酯升高，兔脉内膜损伤率可达88％，冠状动脉也有粥样硬化病变，如同时给予高胆固醇高脂饲料喂养，病变将更为明显[15]。

8）高脂饲料＋免疫损伤：用含0.2％丙硫氧嘧啶的高胆固醇高脂饲料（2％胆固醇和5％猪油）喂养，同时每日加喂1 g胆固醇和1 g维生素D₃，连续9天，耳缘静脉注射牛血清白蛋白免疫刺激（25 mg/kg，3天一次，注射3次），同时用卵清白蛋白进行皮下免疫（2.5 mg/kg，2天一次，共5次）。饲养8周后可见典型的动脉粥样斑块[43]。

9）牙龈卟啉单胞菌感染：牙龈卟啉单胞菌感染（Porphyromonasgingivalis，P.g）在牙周病发

生和发展过程中起着重要作用，进入循环系统后可促进动脉硬化的发生和发展。人们已在动脉粥样硬化斑块组织中检测到P.g的存在。行髂动脉球囊损伤术后，通过静脉给予小剂量P.g培养物，可建立兔无症状菌血症动脉粥样硬化模型[44-45]。

10）儿茶酚胺诱发模型：经静脉滴注去甲肾上腺素（1 mg/24 h），滴注时间30 min。可先滴注15 min，休息15 min后再滴注15 min，也可每次滴注5 min休息5 min，反复6次。滴注持续2周，可引起主动脉病变且病变中出现坏死和钙化[15]。

11）半胱氨酸诱发模型：按每天20～25 mg/kg剂量皮下注射同型半胱氨酸，连续注射20～25天，成年兔和幼兔均表现出动脉粥样硬化典型病变：冠状动脉腔狭窄、动脉壁内膜肌细胞增生。如以含20％胆固醇饲料喂养，同时注射同型半胱氨酸硫代内酯，则可出现显著的动脉粥样硬化病变[46-47]。

（5）小型猪：目前报道的所有品种、品系的小型猪均可用于动脉粥样硬化研究，国外品种包括尤卡坦小型猪、哥廷根小型猪、约克夏猪等，国内品种包括贵州小型猪、巴马小型猪、五指山小型猪等[5]。

1）单纯高脂饲料喂养：随着年龄的增长，小型猪可自发动脉粥样硬化，而喂饲高胆固醇饲料可加速动脉粥样硬化的发生。然而有关小型猪动脉粥样硬化模型研究报道几乎没有完全相同的诱导饲料配方，胆固醇含量1.5％～6.0％均有应用。小型猪高胆固醇、高脂饲料诱发的动脉粥样硬化病变主要发生于大动脉和中动脉，斑块隆起明显且易在腹主动脉、髂动脉、脐动脉和冠状动脉发生，病变较轻，不易在颈总动脉、肠系膜动脉和肾动脉发生。粥样硬化斑块多发于动脉分叉部位，通常在血管的一侧比较严重[3,5,48-49]。

2）高脂饲料＋血管局部损伤：单纯高脂饲料诱发动脉粥样硬化需要较长时间，即使添加过量的胆固醇喂饲，如要达到美国心脏学会提出的病灶分级V级及以上，需要至少12个月左右的时间。因此，为了加速病变斑块的出现，人们在高脂饲料诱导的同时，通过机械损伤血管内皮细胞的方法，如内皮细胞球囊剥脱术，可重复多次进行血管内皮细胞剥脱，使血管内膜变厚，加速动

脉粥样硬化病变斑块的出现，而且可以在任何目标血管发生局部病变，适合局部病变研究。常见的损伤部位是冠状动脉和颈总动脉。但是手术操作会造成大量的血管内皮损伤和短暂的血流中断，易造成动物死亡。此类动物模型更适于研究动脉粥样硬化形成和目标动脉的力学特征，不适于评价特定的干预措施对不稳定斑块发展的影响。为此，人们在不断努力探讨新的改进方法，如血管内膜的导丝损伤法、颈总动脉结扎法，并已取得长足进展[5,50]。

3）高脂饲料＋糖尿病诱导：糖尿病与动脉粥样硬化的发展密切相关，糖尿病患者更易于形成动脉粥样硬化。因此在使用链脲佐菌素（Streptozotocin，STZ）诱导小型猪糖尿病后，持续喂饲高脂饲料，将加速动脉粥样硬化的形成。Gerrity等在约克夏猪注射 STZ 5 天后，连续喂饲 48 周高胆固醇高脂（1.5％胆固醇和 15％猪油）饲料，不仅表现在第 8 周就出现主动脉大范围苏丹染色阳性，也表现出以后各时期主动脉、冠状动脉和髂动脉损伤的严重程度。在糖尿病的基础上腹主动脉斑块能够更快地发展到复合病变，出现广泛的坏死、出血和钙化，更易形成动脉瘤。冠状动脉损伤在糖尿病动物中更为突出[5,51]。

三、基因工程动脉粥样硬化动物模型

脂质代谢异常与动脉粥样硬化易感性密切相关。目前已知与脂质代谢和转运相关的蛋白有载脂蛋白、脂蛋白受体和脂蛋白酶类等，通过现代基因工程技术（转基因和基因敲除技术）改变脂质代谢和转运相关蛋白的表达，可建立基因工程动脉粥样硬化动物模型。目前常见的基因工程动脉粥样硬化动物模型主要以小鼠模型和兔模型为主[3]。近来我国科研人员报道了以 CRISPR/Cas9 等现代基因编辑技术为基础，成功构建了人源化动脉粥样硬化疾病犬模型[12]，为生物医学研究提供了良好的大动物模型。

1. 基因工程小鼠模型
（1）载脂蛋白基因工程模型
载脂蛋白（apolipoprotein，Apo）是一类与血浆胆固醇、甘油三酯和磷脂结合的蛋白，是构成血浆脂蛋白的主要成分并稳定脂蛋白的结构，修饰并影响与脂蛋白代谢相关酶类的活性，包括 A-Ⅰ、B_{100}、C-Ⅱ、C-Ⅲ、E 和 Apo（a）等。Apo 种类很多，从 Apo A 至 Apo E，每一类还有不同亚类。

1）Apo E 基因敲除小鼠：也被称为"Apo E 基因缺陷小鼠（Apo E deficient mice，Apo $E^{-/-}$）"。由美国洛克菲勒大学和北卡罗来纳大学研究人员于 1992 年应用胚胎干细胞基因敲除技术培育而成，是世界上第一个自发性动脉粥样硬化的基因工程小鼠[11,52]。

Apo $E^{-/-}$ 小鼠为 C57BL/6 背景，血浆胆固醇较正常小鼠升高 5 倍，甘油三酯升高 68％，LDL-C 和 VLDL-C 升高明显，而 HDL-C 低于正常小鼠。以普通饲料喂养，3 月龄时也可自发形成脂质沉积，5 月龄时发展为成熟的动脉粥样硬化病变，8 月龄时可见严重的冠状动脉堵塞。由于该模型病变的形态、部位和发展过程与人类相似，已成为目前动脉粥样硬化研究中应用最为广泛的基因工程动物。

2）Apo E 转基因小鼠：apo E 基因有 3 个等位基因，分别是 E2、E3 和 E4，构成 6 个基因型，各种基因型与心、脑血管疾病等的发生和发展有不同程度的相关性。研究人员利用 CMV 启动子系统表达 Apo E2、Apo E3 和 Apo E4，制作转基因小鼠是研究 Apo E 基因与冠心病、高脂血症、脑栓塞等相关性和发病机制的重要模型[53]。

3）其他载脂蛋白转基因小鼠模型：除 Apo E 相关基因工程小鼠模型外，目前人们已获得 Apo B_{100}、Apo C、Lp（a）等多个载脂蛋白转基因小鼠模型[3]。

（2）脂蛋白受体基因工程模型
脂蛋白受体是一类位于细胞膜上的糖蛋白，能以高亲和性方式与其对应的脂蛋白配体相互作用，从而介导细胞对脂蛋白的摄取和代谢，进而调节细胞外脂蛋白的水平。其中以清道夫受体（SR）和低密度脂蛋白受体（LDLR）研究较多。

1）SR 基因工程小鼠模型：SR 是吞噬细胞表面的一组异质性分子，可结合带负电荷的大分子，特别是经过修饰的脂蛋白颗粒，与血浆脂质代谢密切相关。现已制作有 SR-AI 转基因小鼠、SR-

BI 转基因和基因敲除小鼠以及 SR-CD36 基因敲除小鼠[54-57]。

2）LDLR 基因敲除小鼠：LDL-C 是动脉粥样硬化的危险因素，LDL-C 过高或 LDLR 不足可导致血循环中 LDL-C 水平升高，促使动脉粥样硬化的产生和发展。LDLR 基因敲除小鼠（LDLR$^{-/-}$）体内 LDL-C 水平升高 7～9 倍，血浆胆固醇升高 2 倍，HDL-C 和甘油三酯水平正常。LDLR$^{-/-}$ 小鼠脂蛋白谱更接近人类，喂饲高胆固醇高脂饲料后会发生严重的高胆固醇血症继而出现明显的动脉硬化。通过调整饲料中胆固醇含量控制血浆胆固醇水平，可使病变更接近人类[58]。

（3）脂代谢相关蛋白、酶类基因工程模型

参与脂代谢的酶类主要包括脂蛋白脂酶（LPL）、卵磷脂胆固醇酰基转移酶（LCAT）、乙酰辅酶 A 胆固醇酰基转移酶（ACAT）、羟甲基戊二酰辅酶 A（HMG-CoA）还原酶、HMG-CoA 合成酶等。此外还有胆固醇转移蛋白（CETP）和糖基化磷脂酰肌醇锚定 HDL 结合蛋白 1（GPIHBP1）也参与了脂质代谢过程[3]。

1）LPL 基因敲除小鼠：LPL 缺陷的纯合体小鼠出生哺乳 18 h 后死亡，杂合体可存活。成年杂合体小鼠有中度高脂血症，15 个月时在主动脉弓处形成富含泡沫细胞的斑块[59-60]。

2）GPIHBP1 基因敲除小鼠：LPL 活性降低 60% 以上，出现严重的高甘油三酯血症。纯合的 GPIHBP1$^{-/-}$ 新生小鼠可存活。GPIHBP1 缺陷小鼠在正常饮食下也会出现进行性的动脉粥样硬化，一般 11～12 个月时主动脉弓和冠状动脉形成较小的斑块，16～22 个月时斑块增大，且富含脂质和巨噬细胞[61-62]。

3）CETP 转基因小鼠：在高脂饲料喂养下，转灵长类 CETP 基因的小鼠血浆 LDL-C、VLDL-C 和 Apo B 水平上升，动脉粥样硬化发展加速。转基因小鼠 CETP 活性显著升高而 HDL-C 水平明显下降，表明模型小鼠对动脉粥样硬化的易感性增加，提示 CETP 可能具有致动脉粥样硬化作用[3,63]。

2. 基因工程兔模型

（1）载脂蛋白转基因模型

目前可见报道的载脂蛋白转基因兔模型有转 Apo A-Ⅰ 基因、转 Apo B 基因、转 Lp（a）基因、转 Apo E2 基因、转 Apo E3 基因和转 Apo B mRNA 编码蛋白催化多肽 1（APOBEC-1）基因兔[3]。

1993 年 Perevozchokov 等[64]培育了转 Apo A-Ⅰ 基因兔，在喂饲含 0.4% 胆固醇饲料 14 周后，模型兔外周血胆固醇含量显著升高，实验后期主动脉表面脂质聚集减少而总胆固醇含量为对照兔的 46%。转人 Apo B$_{100}$ 基因兔血浆胆固醇和甘油三酯升高 2～3 倍，HDL-C 显著降低。用正常饲料喂养转人 ApoE2 基因兔，11 个月后可见主动脉弓和腹主动脉自发形成动脉粥样硬化病变。携带外源 APOBEC-1 的转基因兔[65]，肝合成的大多数 Apo B mRNA 被 APOBEC-1 编辑修饰，Apo B$_{100}$ 和 LDL 减少。

（2）脂代谢相关酶类转基因模型

将人 Apo E/C-Ⅰ 在肝表达的调控区和肝脂酶 cDNA 导入兔基因组制作的肝脂酶转基因兔[66]，因肝脂酶过度表达导致 HDL-C、VLDL-C 和 LDL-C 水平均显著下降，血总胆固醇和甘油三酯也显著下降，即使喂饲添加胆固醇饲料，血胆固醇水平升高幅度较小，高胆固醇血症趋势减弱。转脂蛋白脂酶基因兔 LPL 活性显著增加，血浆甘油三酯和 HDL-C 大幅下降，当喂饲高胆固醇饲料后明显抑制高胆固醇血症和主动脉粥样硬化病变的形成和发展。此外，人们还制作了卵磷脂-胆固醇酰基转移酶（LCAT）、人基质金属硫蛋白 12（MMP-12）和 15-脂氧化酶（15-LO）转基因兔，用于动脉粥样硬化形成和发展机制研究[67-69]。

（3）双基因转基因兔模型

Barbagallo 等将转 Apo E 基因兔和转肝脂酶基因兔进行杂交，获得了同时携带人 Apo E 和肝脂酶基因的双转基因兔[70]。通过将携带人 Lp（a）和 Apo B 基因的酵母人工染色体导入家兔获得了同时表达 Lp（a）和 Apo B 的双转基因兔[71]。为研究不同功能蛋白间的相互作用与动脉粥样硬化发生和发展的关系提供了有力的工具。

3. 基因工程犬模型

近年来，随着 TALEN 和 CRISPR/Cas9 等基因敲除技术的发展，牛、羊、猪、猴等大型哺乳动物都通过 CRISPR/CAS9 技术实现了基因敲除。

但是由于犬生殖生理较为特殊，基因敲除犬的培育难度大为增加，因而犬基因组的定点修饰一直未获得成功。我国学者在 2015 年利用 CRISPR/Cas9 技术成功培育两只肌肉生长抑制素（MSTN）基因敲除犬，在世界上首次建立了犬的基因打靶技术体系[12]。2016 年 12 月 29 日，世界首例基因编辑疾病模型犬——动脉粥样硬化疾病模型犬培育成功，正式命名为"苹果"（英文名"APPLE"），2017 年 1 月 19 日第二只疾病模型犬"葫芦"顺利出生。通过敲除 Apo E 基因，使犬血液中的脂类代谢发生紊乱，自发高脂血症，最终发展为动脉粥样硬化的疾病表型。

四、自发动脉粥样硬化动物模型

自发动脉粥样硬化动物模型，是指未经任何有意识的人工处理，在自然情况下即可发生动脉粥样硬化的动物模型。迄今已在小鼠、兔、小型猪等动物类群中发现自发动脉粥样硬化病变。

（1）近交系 NJS 小鼠

近交系 NJS 小鼠是我国学者孙敬方于 20 世纪 90 年代通过连续全同胞交配和在普通饲料喂养下，以 70 日龄血清胆固醇含量为选育指标定向选育而成的品系，经多项遗传监测证实已符合近交系动物的纯度要求，并具有独特的遗传特性[72]。近交 20 世代后，该品系血清胆固醇含量为 5.65 mmol/L±0.83 mmol/L，已超过小鼠的正常值范围，显示该品系小鼠已呈自发性高胆固醇血症状态。该品系 8~10 月龄动脉硬化在好发部位（如主动脉窦、升主动脉）的阳性检出率为 100%，主要是处于脂斑和脂纹期的病变。NJS 小鼠低、中切变率全血黏度显著高于 C57BL/6 小鼠，全血黏度与血清胆固醇水平呈正相关。该品系可作为自发性高胆固醇血症和动脉粥样硬化的模型动物[73-74]。

（2）自发动脉粥样硬化兔模型

目前自发动脉粥样硬化的模型兔主要有两个品系：日本的渡边兔（WHHL）和英国的圣托马斯医院兔（STHS）。

WHHL 兔是日本神户大学的渡边雄博士于 20 世纪 80 年代初从大耳白兔中筛选培育的世界上第一个自发内源性高脂血症动物模型[6]。WHHL 兔是单基因隐性突变造成 LDLR 缺陷，喂饲普通饲料就可形成高胆固醇血症和动脉粥样硬化病变。WHHL 兔的临床特征和病理改变与人家族性高胆固醇血症非常相似[75]。通过对 WHHL 兔的研究，既可以在 LDLR 缺陷的条件下探讨脂蛋白功能，也可在普通饲料喂养条件下探索高胆固醇血症与动脉粥样硬化的关系。

STHS 兔是伦敦圣托马斯医院的 La Ville 等从新西兰白兔中筛选培育的品系[7-8]。该品系脂代谢异常，肝合成 VLDL 功能亢进，喂饲常规饲料就可引起外周血 LDL-C、IDL-C 和 VLDL-C 水平升高。该品系兔脂质代谢特征和病理改变与高胆固醇诱发的高胆固醇血症不同，具有人类复合性高胆固醇血症的特征。

（3）自发动脉粥样硬化小型猪模型

Rapacz 等在 20 世纪 80 年代中期报道了一个自发高胆固醇血症的小型猪品系，该品系在无胆固醇的低脂饲料喂饲条件下表现自发性高胆固醇血症。因其高胆固醇血症来自于原发性 LDL 升高，故该品系被命名为遗传性低密度脂蛋白胆固醇升高品系（inherited hyper-LDL cholesterolemia，IHLC）。该品系猪存在三种载脂蛋白抗原决定簇突变：Lpb 5（Apo B）、Lpu1（Apo U，一种尚未明确的载脂蛋白）和 Lpr1（猪的 Apo R 与人类的 Apo D 同源）[10,76]。

与人类动脉粥样硬化相似，IHLC 猪的冠状动脉病变与主动脉病变相比血管更为狭窄并包含更多的晚期病变。这与高胆固醇高脂饲料诱发的猪动脉粥样硬化病变不同，后者主要的病变往往发生在腹主动脉和髂动脉。IHLC 猪与人类动脉粥样硬化病变不同之处是在 IHLC 猪的动脉病变中血栓形成不是晚期病变的显著特征，而且性别因素对病变没有影响。在人类高胆固醇血症患者已发现载脂蛋白 B 突变和 LDL 变轻的现象，在 IHLC 猪也观察到类似的病理变化，所以 IHLC 猪的高胆固醇血症与人类高胆固醇血症存在很多相似性[5]。

（牛屹东）

参考文献

[1] 陈伟伟，高润霖，刘力生，等.《中国心血管病报告2015》概要. 中国循环杂志，2016，31：624-632.

[2] 李建军. 炎症与动脉粥样硬化. 中国医学前沿杂志，2011，3：4-6.

[3] 王军，高传玉. 心血管疾病动物模型. 郑州：郑州大学出版社，2014.

[4] Ignatowski AI. Influence of animal food on the organism of rabbits. St Petersburg Izvest Imp Voyenno-Med Akad，1908，16：154-176.

[5] 陈华. 小型猪医学研究模型的建立与应用. 北京：人民卫生出版社，2015.

[6] Watanabe Y. Serial inbreeding of rabbits with hereditary hyperlipidemia（WHHL-rabbit）. Atherosclerosis，1980，36：261-268.

[7] La Ville，Turner PR，Pittilo RM，et al. Hereditary hyperlipidemia in the rabbit due to overproduction of lipoproteins. Ⅰ. Arteriosclerosis，1987，7：105-112.

[8] Seddon AM，Woolf N，La Ville，et al. Hereditary hyperlipidemia and atherosclerosis in the rabbit due to overproduction of lipoprotein. Ⅱ. Preliminary report of arterial pathology. Arteriosclerosis，1987，7：113-124.

[9] Anderson JL，Smith SC，RL Taylor Jr. The pigeon（Columba livia）model of spontaneous atherosclerosis. Poultry Science，2014，93：2691-2699.

[10] Rapacz J，Hasler-Rapacz J. Animal models：the pig. In：Lusis，A J And R S Sparkes（Ed）. Monographs in Human Genetics，Genetic Factors in Atherosclerosis：Approaches And Model Systems. New York：USA Illus，1989.

[11] Piedrahita JA，Zhang SH，Hagaman JR，et al. Generation of mice carrying a mutant apolipoprotein E gene inactivated by gene targeting in embryonic stem cells. Proceedings of the National Academy of Sciences，1992，89：4471-4475.

[12] Zou Q，Wang X，Liu Y，et al. Generation of gene-target dogs using CRISPR/Cas9 system. Journal of Molecular Cell Biology，2015，7：580-583.

[13] Getz GS，Reardon CA. Animal model of atherosclerosis. Arteriosclerosis，Thrombosis，and Vascular Biology，2012，32：1104-1115.

[14] Poledne R，Jurčíková-Novotná L. Experimental models of hyperlipoproteinemia and atherosclerosis. Physiological Research，2017，66：S69-S75.

[15] 郑振辉，周淑佩，彭双清. 实用医学实验动物学. 北京：北京大学医学出版社，2008.

[16] 杨宏辉，高传玉，徐予，等. 动脉粥样硬化SD大鼠模型的建立. 医药论坛杂志，2009，30：18-20.

[17] 吴开云，高摄渊，袁融，等. 维生素D诱发大鼠动脉粥样硬化的实验研究. 解剖学报，1996，27：133-135.

[18] 温进坤，韩梅，杜玮南，等. 一种快速建立大鼠动脉粥样硬化模型的实验方法. 中国老年学杂志，2001，21：50-52.

[19] 章义利，周秀云，应斌宇，等. 大鼠动脉粥样硬化模型的建立方法. 温州医学院学报，2007，37：331-333.

[20] 杨晓玲，赵迅霞，王菲，等. 实验大鼠动脉粥样硬化模型的建立. 宁夏医学院学报，2007，29：350-352.

[21] 赵绿英，李金兰，刘玉玲，等. 敌百虫联合高脂饲料喂养大鼠动脉粥样硬化模型的建立. 中南医学科学杂志，2012，40：147-151.

[22] Castellanos E，Sueishi K，Tanaka K，et al. Ultrastructural studies of rat arteriosclerosis induced by stimulation of the immune system with ovalbumin. Acta Pathologica Japonica，1991，41：113-121.

[23] 王园园，龙民慧，邹民吉，等. 大鼠动脉粥样硬化动物模型的建立和评价. 中国实验动物学报，2008，16：421-424.

[24] Fonseca FA，Paiva TB，Silva EG，et al. Dietary-magnesium improves endothelial dependent relaxation of balloon injured arteries in rats. Atherosclerosis，1998，139：237-242.

[25] 郭延松，吴宗贵，杨军珂，等. 三种大鼠动脉粥样硬化模型复制方法的比较. 中国动脉粥样硬化杂志，2003，11：465-469.

[26] 杨小毅，杨永宗，谭健苗，等. 一种纯系小鼠动脉粥样硬化病理模型的建立. 中国动脉粥样硬化杂志，1996，4：54-57.

[27] 杜纪兵，丛洪良，杨万松，等. 内置鞘管法建立小鼠颈动脉粥样硬化模型. 天津医科大学学报，2007，13：567-569.

[28] 郭玉军，杜纪兵，陈树涛，等. 阿托伐他汀钙及福辛普利在小鼠颈动脉粥样硬化形成中的干预作用. 中华高血压杂志，2010，18：1071-1075.

[29] Moazed TC，Campbell LA，Rosenfeld ME，et al.

Chlamydia pneumoniae infection accelerates the progression of atherosclerosis in apolipoproteinE-deficientmice. The Journal of Infectious Diseases，1999，180：238-241.

[30] 杨彤，黄红兰，李凡. 肺炎衣原体感染加速高脂血症 C57BL/6J 小鼠动脉粥样硬化的形成. 中国现代医学杂志，2010，20：3236-3240.

[31] Dietschy JM，Turley SD，Spady DK. Role of liver in the maintenance of cholesterol and low density lipoprotein homeostasis in different animal species，including humans. The Journal of Lipid Research，1993，34：1637-1659.

[32] Kris-Etherton PM，Dietschy JM. Design criteria for studies examining individual fatty acid effects on cardiovascular discasc risk factors：human and animal studies. The American Journal of Clinical Nutrition，1997，65：S1590-S1596.

[33] 李林鹏，孙浚雯，曹永兵，等. 金黄地鼠和大鼠高血脂模型的应用研究. 药学实践杂志，2007，25：369-371.

[34] 仲琳，张运，张梅，等. 兔动脉粥样硬化易损斑块模型的建立. 基础医学与临床，2005，25：370-373.

[35] 康卫华，王萍，王雪梅，等. 兔腹主动脉粥样硬化模型的建立. 临床医药实践杂志，2007，34：1062-1064.

[36] 冯斌，杨庭树，张华巍. 高脂饲料喂养与动脉内膜球囊损伤结合建立兔腹主动脉粥样硬化模型. 中国组织工程研究与临床康复，2009，13：2911-2914.

[37] 陶珍，曲乐丰，丁素菊，等. 幽门螺杆菌感染致兔颈动脉粥样硬化模型的建立. 第二军医大学学报，2010，31：37-41.

[38] 张磊，陈国荣，郑荣远，等. 高脂加空气干燥法建立兔颈动脉粥样硬化模型. 中国动脉硬化杂志，2001，9：155-158.

[39] 武晓玲，罗春霞，迟路湘. 采用高脂饲料加空气干燥建立颈动脉粥样硬化动物模型. 微循环学杂志，2006，16：62-63.

[40] 杨琼，唐志晗，武春艳，等. 异常剪切应力促兔颈总动脉粥样硬化模型的建立. 中南医学科学杂志，2011，39：258-261.

[41] 周淑媛，王迎寒，巩仔鹏，等. 颈总动脉套管法与颈外动脉结扎法建立局部低切应力动脉粥样硬化兔模型的比较. 中国实验方剂学杂志，2013，19：166-169.

[42] 贾宏宇，郝玉军，张硕，等. 家兔颈动脉粥样硬化狭窄简捷模型建立. 中国现代应用药学杂志，2009，26：1104-1107.

[43] 王园园，龙民慧，周磊磊，等. 兔动脉粥样硬化动物模型的建立和评价. 实验动物科学，2008，25：18-21.

[44] 张明珠，梁景平，李超伦，等. 牙龈卟啉单胞菌感染兔动脉粥样硬化模型的建立. 上海交通大学学报（医学版），2007，27：642-645.

[45] Li L，Messas E，Batista EL Jr，et al. Porphyromonas gingivalis infection accelerates the progression of atherosclerosis in a heterozygous apolipoproteinE-deficient murine model. Circulation，2002，105：861-867.

[46] 高奋，李静梅，肖传实. 高同型半胱氨酸血症兔模型动脉粥样硬化的形成. 中国动脉硬化杂志，2002，10：348-349.

[47] 李丽帆，彭义，吴芳，等. 兔高同型半胱氨酸血症模型建立及动脉粥样硬化形成的实验研究. 广西中医学院学报，2006，9：1-3.

[48] Reitman JS，Mahley RW，Fry DL. Yucatan miniature swine as model for diet-induced atherosclerosis. Atherosclerosis，1982，43：119-132.

[49] Thorpe PE，Hunter WJ，Zhan XX，et al. A noninjury，diet-induced swine model of atherosclerosis for cardiovascular interventional research. Angiology，1996，47：849-857.

[50] Mihaylov D，Luyn MJA，Rakhorst G. Development of an animal model of selective coronary atherosclerosis. Artery Disease，2000，11：145-149.

[51] Gerrity RG，NatarajanR，Nadler JL，et al. Diabetes-induced accelerated atherosclerosis in swine. Diabetes，2001，50：1654-1665.

[52] Plump AS，Smith JD，Hayek T，et al. Severe hypercholesterolemia and atherosclerosis in apolipoprotein E-deficient mice created by homologous recombination in ES cells. Cell，1992，71：343-353.

[53] Hker MH，lijmen BJ，Havekes LM. Transgenic mouse models to study the role of APOE in hyperlipidemia and atherosclerosis. Atherosclerosis，1998，137：1-11.

[54] WanLX，Sookja KC，Yang YZ，et al. Transgenic mice with overexpression of human scavenger receptor A on endothelial cells. Chinese Medical Journal，

2001，114：1078-1083.

［55］ 王宗保，万腊香，吴端生. 人 SR-AI 转基因小鼠模型的主要形态学特征、血液学指标和血脂水平研究. 中国实验动物学报，2001，9：201-204.

［56］ Brodeur MR，Luangrath V，Bourret G，et al. Physiological importance of SR-BI in the in vivo metabolism of human HDL and LDL in male and female mice. The Journal of Lipid Research，2005，46：687-696.

［57］ Bocharov AV，Baranova IN，Vishnyakova TG，et al. Targeting of scavenger receptor class B type I by synthetic amphipathic alphahelical-containing peptides blocks lipopolysaccharide （LPS） uptake and LPS-induced pro-inflammatory cytokine responses in THP-1 monocyte cells. The Journal of Biological Chemistry，2004，279：36072-36082.

［58］ Ishibashi S，Brown MS，Goldstein JL，et al. Hypercholesterolemia in low density lipoprotein receptor knockout mice and its reversal by adenovirus-mediated gene delivery. The Journal of Clinical Investigation，1993，92：883-893.

［59］ Weinstock PH，Levak-Frank S，Hudgins LC，et al. Lipoprotein lipase controls fatty acid entry into adipose tissue，but fat mass is preserved by endogenous synthesis in mice deficient in adipose tissue lipoproteinlipase. Proceedings of the National Academy of Sciences，1997，94：10261-10266.

［60］ Zhang X，Qi R，Liu G，et al. Spontaneous atherosclerosis in aged lipoprotein lipase-deficient mice with severe hypertriglyceridemia on a normal chow diet. Circulation Research，2008，102：250-256.

［61］ Weinstein MM，Yin L，Beigneux AP，et al. Abnormal patterns of lipoprotein lipase release into the plasma in GPIHBP1-deficient mice. The Journal of Biological Chemistry，2008，283：34511-34518.

［62］ Weinstein MM，Yin L，Tu Y，et al. Chylomicronemia elicits atherosclerosis in mice. Arteriosclerosis Thrombosis and Vascular Biology，2010，30：20-23.

［63］ Marotti KR，Castle CK，Boyle TP，et al. Severe atherosclerosis in transgenic mice expressing simian cholesteryl ester transfer protein. Nature，1993，364：73-75.

［64］ Perevozchokov AP，Vaisman BL，Sorokina V，et al. Study of the effect of the cDNA for the human A-I gene in transgenic rabbits：modeling the neurological syndrome of human Tangier disease. Molecular Biology （Mosk），1993，27：24-37.

［65］ Yamanaka S，Balestra ME，Ferrell LD，et al. Apolipoprotein B mRNA-editing protein induces hepatocellular carcinoma and dysplasia in transgenic animals. Proceedings of the National Academy of Sciences，1995，92：8483-8487.

［66］ Fan J，Wang J，Bensadoun A，et al. Overexpression of hepatic lipase in transgenic rabbits leads to a marked reduction of plasma high density lipoproteins and intermediate density lipoproteins. Proceedings of the National Academy of Sciences，1994，91：8724-8728.

［67］ Hoeg JM，Santamarina-Fojo S，Bèrard AM，et al. Overexpression of lecithin：cholesterol acyltransferase in transgenic rabbits prevents diet-induced atherosclerosis. Proceedings of the National Academy of Sciences，1996，93：11448-11453.

［68］ Fan J，Wang X，Wu L，et al. Macrophage-specific overexpression of human matrix metalloproteinase-12 in transgenic rabbits. Transgenic Research，2004，13：261-269.

［69］ Shen J，Kuhn H，Petho-Schramm A，et al. Transgenic rabbits with the integrated human 15-lipoxygenase gene driven by a lysozyme promoter：macrophage specific expression and variable positional specificity of the transgenic enzyme. FASEBJ，1995，9：1623-1631.

［70］ Barbagallo CM，Fan J，Blanche PJ，et al. Overexpression of human hepatic lipase and Apo E in transgenic rabbits attenuates response to dietary cholesterol and alters lipoprotein subclass distributions. Arteriosclerosis Thrombosis and Vascular Biology，1999，19：625-632.

［71］ Rouy D，Duverger N，Lin SD，et al. Apo lipoprotein （a） yeast artificial chromosome transgenic rabbits. Lipoprotein （a） assembly with human and rabbit apolipoprotein B. The Journal of Biological Chemistry，1998，273：1247-1251.

［72］ 孙敬方. 近交系 NJS 小鼠的育种及其特性研究. 遗传，1997，19：18-21.

［73］ 孙敬方，田小芸. 近交系 NJS 小鼠动脉粥样硬化发

病情况的观察. 中国动脉粥样硬化杂志，1996，4：198-201.

[74] 董政军，张世国，樊红，等. 近交系 NJS 小鼠全血黏度与血清胆固醇水平的关系. 前卫医学杂志，1997，14：98-99.

[75] Kita T，Brown MS，Watanabe Y，et al. Deficiency of low density lipoprotein receptors in liver and adre-nal gland of the WHHL rabbit，an animal model of familial hypercholesterolemia. Proceedings of the National Academy of Sciences，1981，78：2268-2272.

[76] Rapacz J，Hasler-Rapacz J. Taylor KM，et al. Lipo-protein mutations in pigs are associated with elevated plasma cholesterol and atherosclerosis. Science，1986，234：1573-1577.

血脂异常规范化防治——从指南到实践

第十三章　高脂血症的基因组学

当个体出现血液中总胆固醇、甘油三酯和高密度脂蛋白胆固醇浓度异常增高时，均应考虑到遗传性因素造成的血脂异常。目前，高脂血症多采用Fredrickson分类法，且获得世界卫生组织的认可，因此本章将据此分类进行介绍。

一、遗传性高脂血症

1. 高脂蛋白血症Ⅰ型[1-3]

血浆中乳糜微粒浓度显著增加，测定血脂主要为甘油三酯升高，胆固醇水平正常或轻度增加，临床上较为罕见，多见于儿童，隆起样腱黄瘤伴有腹部绞痛是其极具特征性的临床表现。主要并发症包括视网膜静脉阻塞、急性胰腺炎、脂肪肝、器官增大、视网膜脂血症。将患者血浆静置后，顶层呈奶油状，而下层澄清。Ⅰ型高脂血症根据其遗传缺陷不同，又分为3种亚型：Ⅰa型、Ⅰb型和Ⅰc型。

（1）高脂蛋白血症Ⅰa型（OMIM：238600）：主要由于脂蛋白脂酶（LPL）基因突变引起LPL缺乏所致，导致血浆中乳糜微粒和极低密度脂蛋白不能分解代谢而引起严重的高甘油三酯血症，可引起胰腺炎、肝脾肿大、皮肤脂肪沉积等相关症状，为常染色体隐性遗传疾病。LPL基因位于染色体8p22，长约35kb，由10个外显子和9个内含子组成，目前已经发现220多种LPL基因的突变，最常见的突变为Gly188Glu。

（2）高脂蛋白血症Ⅰb型（OMIM：207750）：由ApoC-Ⅱ基因突变所致，为常染色体隐性遗传疾病。ApoC-Ⅱ是LPL的激活剂，ApoC-Ⅱ缺乏，常导致高甘油三酯血症。

（3）高脂蛋白血症Ⅰc型（OMIM：118830）：极其罕见，由于LPL活性受到人血管生成素样蛋白3（angiopoietin-like protein 3，ANGPTL3）调节，其突变后造成LPL活性丧失，无法水解乳糜微粒，进而造成高甘油三酯血症。

2. 高脂蛋白血症Ⅱ型（家族性高β-脂蛋白血症）[1-2,4-5]

根据其遗传缺陷不同，分为Ⅱa型和Ⅱb型。

（1）高脂蛋白血症Ⅱa型（OMIM：143890）：主要表现为家族性高胆固醇血症（familial hypercholesterolemia，FH），血清LDL-C及TC显著升高、皮肤黄色瘤、角膜环和早发冠心病等，由LDLR、APOB、PCSK9和LDLRAP1基因突变所致。在普通人群中FH杂合子的患病率约为1/500，纯合子的患病率约为1/100万。其中，LDLR、APOB和PCSK9基因为常染色体显性遗传，LDLRAP1基因为常染色体隐性遗传。

LDLR基因位于染色体19p13上，包含18个外显子和17个内含子，该基因突变在所有FH患者中约占95%以上。APOB基因位于染色体2p23上，含有29个外显子及28个内含子，其突变在所有FH患者中约占5%左右。PCSK9基因位于人类染色体1p32，约22 kb，其中含有12个外显子，编码含692个氨基酸的糖蛋白，主要表达于肝，其次为小肠、肾和脑，可通过结合LDLR使其不能完成循环通路返回细胞表面，发挥着调节LDLR的作用。LDLRAP1基因位于染色体1p35上，其蛋白的磷酸酪氨酸结合区域可与LDLR的胞质尾部相结合，发挥内吞作用。当该基因发生突变时，可使LDLR发生内吞障碍，降低细胞对LDL的摄取，从而导致高胆固醇血症。

（2）高脂蛋白血症Ⅱb型（OMIM：144250）：多见于家族性混合型高脂血症（familial combined

hyperlipoproteinemia，FCH）。本病临床表现类似FH，主要由于肝产生的 ApoB 过多，造成富含ApoB100 的小而密的 LDL 颗粒增多。

3. 高脂蛋白血症Ⅲ型[1-2]（OMIM：107741）

为常染色体隐性遗传病，又称为异常 β 脂蛋白血症，是一种少见的常染色体隐性遗传病，发病大约占 1/10 000。本病主要由 ApoE 基因突变所致。ApoE 不能与 ApoE 受体结合，引起脂蛋白中间代谢产物 β-VLDL 不能进一步代谢而堆积于血浆中，由于 CM 和 VLDL 颗粒分解代谢不完全，本病患者的血脂改变主要表现为 TC 和 TG 同等升高。

4. 高脂蛋白血症Ⅳ型[1-2]（OMIM：144600）

又名家族性高甘油三酯血症，表现为 VLDL 分泌增多，清除缓慢。故血脂改变表现为 TG 增高，而 TC 正常或者轻度升高。

5. 高脂蛋白血症Ⅴ型[1-2]（OMIM：144650）

又称家族性重症高甘油三酯血症，可能与 LDLR 减少、ApoB 增加相关。各种组织产生过多游离脂肪酸，导致肝 VLDL 产量增加，降低 LPL。患者通常血清呈乳糜状，内含有大量 VLDL。血脂谱表现为 TG 显著升高。该型可继发于糖尿病、酒精中毒、肾病综合征等疾病。

二、尚未分类的高脂血症

如，血 α-脂蛋白过多症，多因素高胆固醇血症（polygenic hypercholesterolemia），极端罕见，故不赘述。

三、获得性高脂血症

也叫继发性脂蛋白异常血症，多继发于糖尿病、药物、甲状腺功能减退、肾衰竭、肾病综合征、饮酒太多及某些内分泌和代谢疾病等。

（惠汝太）

参考文献

[1] Chou R，Dana T，Blazina I，et al. Screening for Dyslipidemia in Younger Adults：A Systematic Review for the U. S. Preventive Services Task Force. Ann Intern Med，2016，165（8）：560-564.

[2] Livingston EH. Screening for Lipid Disorders in Children and Adolescents. JAMA，2016，316（6）：678.

[3] Yamamura T，Sudo H，Ishikawa K，et al. Familial type I hyperlipoproteinemia caused by apolipoprotein C-Ⅱ deficiency. Atherosclerosis，1979，34（1）：53-65.

[4] Tragante V，Asselbergs FW，Swerdlow DI，et al. Harnessing publicly available genetic data to prioritize lipid modifying therapeutic targets for prevention of coronary heart disease based on dysglycemic risk. Hum Genet，2016，135（5）：453-467.

[5] Zhang L，Song K，Zhu M，et al. Proprotein convertase subtilisin/kexin type 9（PCSK9）in lipid metabolism，atherosclerosis and ischemic stroke. Int J Neurosci，2016，126（8）：675-680.

第十四章 microRNAs 在胆固醇代谢中的调控作用研究进展

一、前言

心血管疾病是全世界范围内致死性疾病的首要病因。冠心病是心血管疾病的主要类型，动脉粥样硬化则是冠心病的主要发病基础，其中，血液循环中胆固醇水平在动脉粥样硬化发生发展中具有重要作用。血液中低密度脂蛋白胆固醇 (low-density lipoprotein cholesterol，LDL-C) 水平升高，将促使泡沫细胞形成和动脉粥样硬化斑块发展。升高的 LDL-C 沉积于血管壁后，与活性氧 (reactive oxygen species，ROS) 发生反应，转化为氧化型 LDL (oxidized LDL，oxLDL-C)。随后 oxLDL-C 被血管壁内巨噬细胞快速清除，这些吞噬了脂质的巨噬细胞即泡沫细胞，是动脉粥样硬化斑块形成与发展的主要病理机制。血液中高密度脂蛋白胆固醇 (high-density lipoprotein cholesterol，HDL-C) 水平升高，则可降低心血管疾病的风险。HDL 作为载体以胆固醇逆转运 (reverse cholesterol transport，RCT) 方式，在两个主要转运蛋白——ATP 结合盒转运蛋白 A1 (ATP-binding cassette，subfamily A，member 1，ABCA1) 和 ATP 结合盒转运蛋白 G1 (ABCG1) 的协助下，将泡沫细胞和其他组织中的胆固醇转运至肝，使其再利用或被分解代谢，从而防止细胞及血液循环中游离胆固醇过多积聚。

降低血液循环中的 LDL-C 水平，是目前预防和治疗心血管疾病最直接有效的方法。虽然他汀类药物通过降低循环 LDL-C 水平，有效抑制了动脉粥样斑块进展，但心血管疾病的发生率仍处于较高水平。特别是对他汀类药物具有抵抗性或不耐受的冠心病患者，可选择的降脂药物非常有限。因此，目前有大量研究正在致力于寻找降低胆固醇水平的新方法、新靶点，以期降低心血管疾病的发生。其中引人注目的一个靶点就是调控胆固醇代谢的非编码 RNAs——microRNAs (miRNAs)。已有研究发现，miRNAs 在胆固醇代谢及动脉粥样硬化进程中具有重要调控作用，因此，本章将主要围绕具有调控胆固醇作用的 miRNAs 进行阐述。

二、miRNAs 概述

miRNAs 是一类在进化上高度保守的非编码小分子单链 RNA (~22 nt)，通过碱基配对方式结合到靶 mRNA 3′端的非翻译区 (3′-untranslated region，3′-UTR)，诱导靶 mRNA 降解 (完全互补结合，哺乳动物为此方式) 或抑制 mRNA 翻译 (不完全互补结合)[1]，从而在转录后水平抑制靶基因的表达。迄今发现的 miRNAs 约有 2500 个[2]，大约 60% 以上的蛋白编码基因受到 miRNAs 的直接调控[3]。单个 miRNAs 可靶向调节上百个靶 mRNA 表达[4-5]，还可调控同一个或相关信号通路中的多个靶 mRNA，特别是循环中的 miRNAs 还能够以凋亡小体[6]、微颗粒[7]、外泌体[8]、HDL 颗粒[9] 和 Ago2 复合物[10] 形式介导细胞间信号的交流传递。因此 miRNAs 在人体病理生理过程中发挥着重要的网络式调控作用。

三、不同 miRNA 种类与特征

（一）miR-33a/b

胆固醇代谢主要受两个经典转录因子——胆固醇调节元件结合蛋白（sterol-regulatory element binding proteins，SREBPs）[11] 和肝 X 受体（liver X receptor，LXRs）[12] 的调节。SREBPs 和 LXRs 介导的通路以互相协作和互补的方式，维持细胞内和全身胆固醇水平的动态平衡。细胞内胆固醇水平偏低时，SREBPs 被激活，升高胆固醇含量，而胆固醇水平偏高时，LXRs 被激活，降低胆固醇含量。miR-33a 和 miR33b 分别位于 SREBP-2 和 SREBP-1 基因内含子区[13-15]，SREBP-2 和 SREBP-1 表达增多时，miR-33a 和 miR-33b 也随之表达增多。现已发现的 miR-33 靶基因中，调节胆固醇代谢的基因主要有 ABCA1、ABCG1 和 NPC1（niemann-pick type c 1，NPC1）等。

ABCA1 负责细胞内胆固醇的流出至载脂蛋白 A-Ⅰ（ApoA-Ⅰ），生成 HDL，促进 RCT。多个研究发现[16-19]，ABCA1 是 miR-33a 和 miR-33b 的直接靶基因，抑制 miR-33 表达可以逆转动脉粥样硬化[20]。一课题组分别在人 HepG2 细胞、人 IMR-90 成纤维细胞和小鼠巨噬细胞系过表达 miR-33a 或 miR-33b 后，发现均可以引起 ABCA1 蛋白表达下调；而通过反义寡核苷酸技术使 miR-33a 或 miR-33b 沉默后，ABCA1 表达增多，胆固醇流出增多[17]。他们进一步给高脂饮食小鼠尾静脉注射 miR-33a 反义寡核苷酸，拮抗小鼠体内 miR-33a（小鼠体内不表达 miR-33b），发现血浆 HDL-C 水平明显增高。Rayner 等人[18] 给美国绿猴皮下注射 miR-33 的反义寡核苷酸，发现其肝表达 ABCA1 增多，血浆中 HDL-C 水平也持续增高。这些研究结果提示，miR-33 可能通过促进胆固醇的逆转运，在调节胆固醇代谢中发挥关键作用。

ABCG1 和 NPC1 也是参与胆固醇运输的重要蛋白，ABCG1 协助细胞内游离的胆固醇流出细胞外，形成 HDL-C；NPC1 负责胆固醇在细胞内的转运。有研究证实[19]，ABCG1 和 NPC1 均是 miR-33 的靶基因，但此现象存在种属差异，只有啮齿类动物 ABCG1 的 3'-UTR 含有 miR-33 作用的靶序列；而对于 NPC1，在人类 miR-33 对 NPC1 的抑制作用强于啮齿类动物，这是因为人类 NPC1 的 3'-UTR 存在两个 miR-33 的结合位点，啮齿类 NPC1 3'-UTR 仅有一个 miR-33 的作用位点。这些结果提示在不同种属间，胆固醇代谢的调控机制可能存在差异。

HDL 与心血管疾病的发生呈负相关，miR-33 可通过降低 ABCA1 和 ABCG1 蛋白水平，抑制 HDL 生成，故拮抗 miR-33 的作用，有可能降低动脉粥样硬化的发生。Rayner 等[20] 给予出现动脉粥样硬化斑块的 LDLR−/− 小鼠 miR-33 的反义寡核苷酸治疗后，发现其斑块脂核减小，纤维帽增厚，呈稳定斑块表型。这一研究提示，抗 miR-33 治疗可以使 HDL 的生成增多，促进胆固醇逆转运，从而逆转动脉粥样硬化。

此外，还有研究发现 miR-33a 和 miR33b 可靶向抑制脂肪酸氧化相关基因的表达，包括 CROT（carnitine O-octanyl transferase）、CPT1a（carnitine palmitoyltransferase 1A）、HADHB（hydroxyacyl-CoA dehydrogenase-3-ketoacyl-CoA）[21-22]。miR-33 还可通过靶向抑制胆固醇 7α 羟化酶（cholesterol 7α-hydroxylase，CYP7A1）、ABCB11、ATP8B1（ATPase，aminophospholipid transporter，class Ⅰ，type 8B，member 1）[23-24]，参与调控胆固醇逆转运的最后一个环节——胆汁酸的合成与分泌。

（二）miR-122

miR-122 是第一个被发现的具有调节脂代谢作用的 miRNA，它在肝中含量最丰富，占肝 miRNA 总量的 70% 左右[25]，通过反义寡核苷酸使小鼠和高级灵长类动物肝内 miR-122 沉默后，血浆胆固醇水平持续降低[26-30]。其中，小鼠体内总胆固醇水平降低了 25%～35%，主要表现为 LDL-C 降低[26-27]；高级灵长类动物——美国绿猴肝内 miR-122 被沉默后，血浆总胆固醇水平降低，且主要表现为 LDL-C 的减少[28-29]；给黑猩猩体内每周注射 miR-122 反义寡核苷酸，持续注射 12 周，血浆总胆固醇水平降低 30%，同美国绿猴一样，也主要是 LDL-C 的降低[30]。

遗憾的是，目前尚未发现 miR-122 直接作用的、参与胆固醇代谢的靶基因。虽然利用反义寡核苷酸技术将 miR-122 沉默后的芯片结果提示，约有 400 个基因表达上调，且这些基因中约 70% 基因的 mRNA 3′-UTR 具有与 miR-122 配对结合的"种子区"[26-28]，但这些基因参与的信号通路中，并未发现与胆固醇代谢相关的通路。但是，Iliopoulos D 等[31] 发现了调控 miR-122 的 miRNA——miR-370，通过调节 miR-122 的表达，间接影响脂质代谢。在人肝细胞系 HepG2 细胞内过表达 miR-370，miR-122 表达上调，随之上调的还有脂代谢相关基因 SREBP1c。相反，抑制 HEPG2 细胞内 miR-370 后，miR-122 的水平也随之下调。上述研究提示，miR-370 与 miR-122 在调节胆固醇代谢方面可能具有协同作用，它们通过直接或间接作用于影响胆固醇代谢相关基因的表达，调节血浆胆固醇水平。总之，上述研究结果提示，miR-122 可能是治疗心血管疾病的潜在干预靶点。

（三）miR-144

miR-144 是调控细胞内胆固醇稳态的重要 miRNA[32-33]。Ramirez 课题组通过 LXR 激动剂刺激人或小鼠来源的巨噬细胞后，发现 miR-144 表达上调，经过生物信息学分析发现，miR-144 的靶基因中有一些恰巧参与胆固醇代谢，其中就包含 ABCA1。他们分别在细胞水平和整体水平证实，ABCA1 是 miR-144 的靶基因，miR-144 表达上调可以抑制 ABCA1 的表达，进而抑制巨噬细胞及肝细胞内胆固醇的流出。这一结果提示，miRNA 是胆固醇代谢的调控环路的重要参与者，当细胞内胆固醇增多时，LXRs 激活，促使 ABCA1 表达增多，促进细胞内胆固醇的流出，作为一种反馈调节，miR-144 表达上调，抑制 ABCA1 表达，进而减少胆固醇流出，最终使细胞内胆固醇达到稳态。

（四）其他胆固醇代谢相关 miRNAs

miR-106b、miR-758、miR-10b 可以通过抑制靶基因 ABCA1 的表达，抑制胆固醇的流出。Kim 等人[34] 在小鼠神经细胞系或肝细胞系过表达 miR-106b，发现细胞内 ABCA1 的表达明显减少，胆固

醇流出受损。Ramirez 等[35] 发现，当人或小鼠来源的巨噬细胞及肝细胞内胆固醇增多时，miR-758 表达下调，同时 ABCA1 表达增多，流向 ApoA-Ⅰ 的胆固醇增多，HDL 水平升高。Wang 等[36] 则指出，miR-10b 可同时抑制人源及鼠源巨噬细胞内 ABCA1 和 ABCG1 的表达，进而抑制胆固醇的流出。Goedeke L 等还发现[37]，miR-148a 可同时靶向抑制 LDL 受体和 ABCA1 表达，调控循环中胆固醇水平。他们采用反义寡核苷酸抑制小鼠体内 miR-148a，发现肝内 LDL 受体表达增多，血浆 LDL-C 水平降低，同时 HDL-C 增多，进而明显降低了 LDL-C/HDL-C 比值这一心血管疾病危险因素。

（五）脂蛋白相关的循环 miRNAs

除了前面提到的组织或细胞内发挥作用的 miRNAs，研究还发现了许多脂蛋白相关的循环 miRNAs，提示 miRNAs 在心血管疾病中作用方式的多样性和调控的复杂性。首先，循环中不同脂蛋白 miRNAs 表达谱有所不同。Vickers 等[38] 比较了人血浆中 HDL、LDL 和外泌体内的 miRNAs 表达谱发现，LDL 内 miRNAs 表达谱与外泌体内的相似，而 HDL 内 miRNAs 更加特异和丰富。其次，在疾病状态下，HDL 内 miRNAs 表达谱也会发生变化。在健康人中，miR-135a*、miR-188-5p 和 miR-877 是 HDL 颗粒中含量最高的，而在高胆固醇血症患者中，以 miR-223、miR-105 和 miR-106a 的含量为多，其中 miR-223 丰度最高（1000 拷贝/μg HDL）[38-39]，研究还发现 HDL 中含有其他已知在血管病理生理过程及炎症中作用明确的 miRNAs，如 miR-92a、miR-126、miR-146a、miR-155 和 miR-378[40]。最值得注意的是，miRNAs 在 HDL 运输下可以在细胞间传递生物学信号。比如，HDL 来源的 miR-223 可以进入肝细胞和内皮细胞，从而影响其在这些细胞内的靶基因的表达[41]。当然，对于介导 miRNAs 进入 HDL 及 HDL 来源的 miRNAs 进入动脉粥样硬化相关受体细胞的机制，均有待阐明。

四、结语

胆固醇代谢的正常进行，维持着体内胆固醇

的稳态。胆固醇水平降低，机体细胞生理功能受损，胆固醇水平升高，机体发生动脉粥样硬化的风险增加。目前降低胆固醇的治疗靶点主要有HMG-CoA（3-hydroxy-3-methylglutaryl coenzyme A reductase，HMG-CoA，抑制胆固醇的合成）、NPC1L1（抑制胆固醇的吸收）、CYP7A1（加速胆固醇转化为胆汁酸）等。miRNAs作为一类新发现的、调控胆固醇代谢的重要分子，为有效降低胆固醇治疗开拓了新的领域。能否通过干预miRNAs表达，降低血浆LDL-C，升高血浆HDL-C，最终逆转或阻止动脉粥样硬化的发生、发展，需要进一步的临床试验去验证。

（李素芳）

参考文献

[1] Okamura K, Ishizuka A, Siomi H, et al. Distinct roles for Argonaute proteins in small RNA-directed RNA cleavage pathways. Genes Dev, 2004, 18 (14): 1655-1666.

[2] Kozomara A, Griffiths-Jones S. miRBase: integrating microRNA annotation and deep-sequencing data. Nucleic Acids Res, 2011, 39: D152-157.

[3] Friedman RC, Farh KK, Burge CB, et al. Most mammalian mRNAs are conserved targets of microRNAs. Genome Res, 2009, 19: 92-105.

[4] Krek A, Grün D, Poy MN, et al. Combinatorial microRNA target predictions. Nat Genet, 2005, 37 (5): 495-500.

[5] Grimson A, Farh KK, Johnston WK, et al. MicroRNA targeting specificity in mammals: determinants beyond seed pairing. Mol Cell, 2007, 27 (1): 91-105.

[6] Zernecke A, Bidzhekov K, Noels H, et al. Delivery of microRNA-126 by apoptotic bodies induces CXCL12-dependent vascular protection. Sci Signal, 2009, 2 (100): ra81.

[7] Li S, Ren J, Xu N, et al. MicroRNA-19b functions as potential anti-thrombotic protector in patients with unstable angina by targeting tissue factor. J Mol Cell Cardiol, 2014, 75: 49-57.

[8] Valadi H, Ekström K, Bossios A, et al. Exosome-mediated transfer of mRNAs and microRNAs is a novel mechanism of genetic exchange between cells. Nat Cell Biol, 2007, 9 (6): 654-659.

[9] Vickers KC, Palmisano BT, Shoucri BM, et al. MicroRNAs are transported in plasma and delivered to recipient cells by high-density lipoproteins. Nat Cell Biol, 2011, 13 (4): 423-433.

[10] Arroyo JD, Chevillet JR, Kroh EM, et al. Argonaute2 complexes carry a population of circulating microRNAs independent of vesicles in human plasma. Proc Natl Acad Sci U S A, 2011, 108 (12): 5003-5008.

[11] Brown MS, Goldstein JL. The SREBP pathway: regulation of cholesterol metabolism by proteolysis of a membrane-bound transcription factor. Cell, 1997, 89 (3): 331-340.

[12] Venkateswaran A, Laffitte BA, Joseph SB, et al. Control of cellular cholesterol efflux by the nuclear oxysterol receptor LXR alpha. Proc Natl Acad Sci U S A, 2000, 97 (22): 12097-12102.

[13] Marquart TJ, Allen RM, Ory DS, et al. miR-33 links SREBP-2 induction to repression of sterol transporters. Proc Natl Acad Sci U S A, 2010, 107 (27): 12228-12232.

[14] Najafi-Shoushtari SH, Kristo F, Li Y, et al. MicroRNA-33 and the SREBP host genes cooperate to control cholesterol homeostasis. Science, 2010, 328 (5985): 1566-1569.

[15] Rayner KJ, Suarez Y, Davalos A, et al. MiR-33 contributes to the regulation of cholesterol homeostasis. Science, 2010, 328 (5985): 1570-1573.

[16] Marquart TJ, Allen RM, Ory DS, et al. miR-33 links SREBP-2 induction to repression of sterol transporters. Proc Natl Acad Sci U S A, 2010, 107 (27): 12228-12232.

[17] Najafi-Shoushtari SH, Kristo F, Li Y, et al. MicroRNA-33 and the SREBP host genes cooperate to control cholesterol homeostasis. Science, 2010, 328 (5985): 1566-1569.

[18] Rayner KJ, Esau CC, Hussain FN, et al. Inhibition of miR-33a/b in non-human primates raises plasma HDL and lowers VLDL triglycerides. Nature, 2011, 478 (7369): 404-407.

[19] Rayner KJ, Suarez Y, Davalos A, et al. MiR-33 contributes to the regulation of cholesterol homeosta-

sis. Science，2010，328（5985）：1570-1573.

[20] Rayner KJ，Sheedy FJ，Esau CC，et al. Antagonism of miR-33 in mice promotes reverse cholesterol transport and regression of atherosclerosis. J Clin Invest，2011，121（7）：2921-2931.

[21] Dávalos A，Goedeke L，Smibert P，et al. miR-33a/b contribute to the regulation of fatty acid metabolism and insulin signaling. Proc Natl Acad Sci U S A，2011，108（22）：9232-9237.

[22] Horie T，Ono K，Horiguchi M，et al. MicroRNA-33 encoded by an intron of sterol regulatory element-binding protein 2（Srebp2）regulates HDL in vivo. Proc Natl Acad Sci U S A，2010，107（40）：17321-17326.

[23] Allen RM，Marquart TJ，Albert CJ，et al. miR-33 controls the expression of biliary transporters，and mediates statin-and diet-induced hepatotoxicity. EMBO Mol Med，2012，4（9）：882-895.

[24] Li T，Francl JM，Boehme S，et al. Regulation of cholesterol and bile acid homeostasis by the cholesterol 7α-hydroxylase/steroid response element-binding protein 2/microRNA-33a axis in mice. Hepatology，2013，58（3）：1111-1121.

[25] Lagos-Quintana M，Rauhut R，Yalcin A，et al. Identification of tissue-specific microRNAs from mouse. Curr Biol，2002，12（9）：735-739.

[26] Esau C，Davis S，Murray SF，et al. miR-122 regulation of lipid metabolism revealed by in vivo antisense targeting. Cell Metab，2006，3（2）：87-98.

[27] Krutzfeldt J，Rajewsky N，Braich R，et al. Silencing of microRNAs in vivo with "antagomirs". Nature，2005，438（7068）：685-689.

[28] Elmen J，Lindow M，Schutz S，et al. LNA-mediated microRNA silencing in non-human primates. Nature，2008，452（7189）：896-899.

[29] Lanford RE，Hildebrandt-Eriksen ES，Petri A，et al. Therapeutic silencing of microRNA-122 in primates with chronic hepatitis C virus infection. Science，2010，327（5962）：198-201.

[30] Branch AD，Rice CM. Antisense gets a grip on miR-122 in chimpanzees. Sci Transl Med，2010，2（13）：13ps1.

[31] Iliopoulos D，Drosatos K，Hiyama Y，et al. MicroRNA-370 controls the expression of microRNA-122 and Cpt1alpha and affects lipid metabolism. J Lipid Res，2010，51（6）：1513-1523.

[32] de AguiarVallim T，Tarling E，Kim T，et al. MicroRNA-144 regulates hepatic ATP binding cassette transporter A1 and plasma high-density lipoprotein after activation of the nuclear receptor farnesoid X receptor. Circ Res，2013，112（12）：1602-1612.

[33] Ramirez CM，Rotllan N，Vlassov AV，et al. Control of cholesterol metabolism and plasma high-density lipoprotein levels by microRNA-144. Circ Res，2013，112（12）：1592-1601.

[34] Kim J，Yoon H，Ramirez CM，et al. MiR-106b impairs cholesterol efflux and increases Aβ levels by repressing ABCA1 expression. Exp Neurol，2012，235（2）：476-483.

[35] Ramirez CM，Davalos A，Goedeke L，et al. MicroRNA-758 regulates cholesterol efflux through posttranscriptional repression of ATP-binding cassette transporter A1. Arterioscler Thromb Vasc Biol，2011，31（11）：2707-2714.

[36] Wang D，Xia M，Yan X，et al. Gut microbiota metabolism of anthocyanin promotes reverse cholesterol transport in mice via repressing miRNA-10b. Circ Res，2012，111（8）：967-981.

[37] Goedeke L，Rotllan N，Canfrán-Duque A，et al. MicroRNA-148a regulates LDL receptor and ABCA1 expression to control circulating lipoprotein levels. Nat Med，2015，21（11）：1280-1289.

[38] Vickers KC，Palmisano BT，Shoucri BM，et al. MicroRNAs are transported in plasma and delivered to recipient cells by high-density lipoproteins. Nat Cell Biol，2011，13（4）：423-433.

[39] Wagner J，Riwanto M，Besler C，et al. Characterization of levels and cellular transfer of circulating lipoprotein-bound microRNAs. Arterioscler ThrombVasc Biol，2013，33（6）：1392-1400.

[40] Wagner J，Riwanto M，Besler C，et al. Characterization of levels and cellular transfer of circulating lipoprotein-bound microRNAs. Arterioscler ThrombVasc Biol，2013，33（6）：1392-1400.

[41] Tabet F，Vickers KC，Cuesta Torres LF，et al. HDL-transferred microRNA-223 regulates ICAM-1 expression in endothelial cells. Nat Commun，2014，5：3292.

第二部分

血脂异常及动脉粥样硬化的检测与评估

第十五章 脂质、脂蛋白和载脂蛋白的检测与临床意义

无论是美国的国家胆固醇教育计划（NCEP）[1-2]，还是我国的《中国成人血脂异常防治指南》（2016年修订版）（以下简称"指南"）[3]，都是以胆固醇或低密度脂蛋白胆固醇（LDL-C）等血脂指标为中心内容的心血管疾病危险因素综合干预与防治建议或指南。因此，临床脂质、脂蛋白和载脂蛋白（Apo）的检测如总胆固醇（TC）、三酰甘油/甘油三酯（TG）、LDL-C、高密度脂蛋白胆固醇（HDL-C）等，是心血管疾病预防工作的重要环节，其他诸如ApoAⅠ、ApoB、脂蛋白（a）[Lp（a）]等指标的临床应用价值也已受到越来越多的临床医生及检验专家的肯定与重视，鼓励有条件的实验室根据需要开展[3-4]。

第一节 脂质的检测

一、TC的测定

血浆胆固醇包括胆固醇酯（CE）和游离胆固醇（FC），分别约占70%与30%。两者合称为TC，换句话说，TC是指血液中各脂蛋白所含胆固醇之总和。影响TC水平的主要因素有：①年龄与性别：TC水平常随年龄增加而上升，但到70岁后不再上升甚或有所下降，中青年女性低于男性，女性绝经后TC水平较同年龄男性高；②饮食习惯：长期高胆固醇、高饱和脂肪酸摄入可造成TC升高；③遗传因素：与脂蛋白代谢相关酶或受体基因发生突变，是引起TC显著升高的主要原因。

TC测定方法有酶法、化学法、色谱法等多种，其中酶法最为简便，易自动化，目前几乎所有TC常规测定均采用酶法，而其他原理的方法或已很少应用，或仅用于某些特殊情况。建议酶法如胆固醇氧化酶-过氧化物酶-4-氨基安替比林和酚法（CHOD-PAP法）作为临床实验室测定血清TC的常规方法[4-8]。

二、TG的测定

临床上所测定的TG是血浆中各脂蛋白所含TG的总和。TG水平也受遗传和环境因素的双重影响，与种族、年龄、性别以及生活习惯（如饮食、运动等）有关。与TC不同，TG水平在个体内与个体间变异大，同一个体的TG水平受饮食和不同时间等因素的影响，所以同一个体在多次测定时，TG值可能有较大差异。人群中血清TG水平呈明显的正偏态分布。

血清中的TG含量测定，从方法学上大致可分为化学法和酶法两类，后者是目前普遍采用的TG常规测定方法。建议甘油磷酸氧化酶-过氧化物酶-4-氨基安替比林和酚法（GPO-PAP法）作为临床实验室测定血清TG的常规方法[4-8]。

三、磷脂的测定

磷脂（PL）并非单一的化合物，而是含有磷酸基和多种脂质的一类物质的总称。血清中磷脂包括：①卵磷脂（60%）和溶血卵磷脂（2%～10%）；②磷脂酰乙醇胺等（2%）；③鞘磷脂（20%）。PL在肝合成最活跃，主要由胆汁和肠分泌，自粪便中排出。PL是脂肪代谢的中间产物，在血液中并非独立存在，而是与其他脂质一起参与脂蛋白的形成和代谢。另外，PL也是构成和维持细胞膜成分和功能的重要物质。

血清PL定量方法包括测定无机磷化学法和酶法两大类。化学测定法包括①抽提分离；②灰化；③显色、比色三个阶段。酶法可分别利用磷脂酶A、B、C、D等4种酶作用［多用磷脂酶D（PLD）］，加水分解，测定其产物，对PL进行定量。目前建议酶法如胆碱氧化酶（COD）-过氧化物酶-4-氨基安替比林和酚法（COD-PAP法）作为临床实验室测定血清PL的常规方法。此法快速准确，标本用量小，适合在自动生化分析仪上进行批量测定[4,8]。

四、游离脂肪酸的测定

临床上将C10以上的脂肪酸称为游离脂肪酸（FFA）或非酯化脂肪酸（NEFA）。正常血清中油酸（C18：1）占54%，软脂酸（C16：1）占34%，硬脂酸（C18：1）占6%，是其主要的FFA。另外还有月桂酸（C12：0）、肉豆蔻酸（C14：0）和花生四烯酸（C20：1）等含量很少的脂肪酸。与其他脂质比较，FFA在血中浓度很低，其含量水平极易受脂代谢、糖代谢和内分泌功能等因素影响，血中FFA半寿期为1～2 min，极短。血清中的FFA是与清蛋白结合进行运输的，属于 种极简单的脂蛋白。

测定血清FFA法有滴定法、比色法、原子分光光度法、高效液相层析法和酶法等。前四种方法为非酶法测定，其中前三种方法准确性差，高效液相层析法仪器太昂贵，不便于批量操作。现一般多以酶法测定（主要用脂肪酶测定），可分别测定产物乙酰CoA、AMP或辅酶A（CoA），进行定量。酶法测定结果准确、可靠、快速，易于批量检测。FFA测定必须注意各种影响因素，以早晨空腹安静状态下采血为宜，在4℃分离血清尽快测定。因为血中有各种脂肪酶存在，极易也极快速使血中TG和磷脂的酯型脂肪酸分解成非酯化的脂肪酸，使血中FFA值上升。肝素可使FFA升高，故不可在肝素治疗时（后）采血，也不可用肝素抗凝血作FFA测定[4,8]。

第二节 脂蛋白的检测

一、HDL-C 的测定

由于HDL所含成分较多，临床上目前尚无方法全面地检测HDL的量和功能，因为HDL中胆固醇含量比较稳定，故目前多通过检测其所含胆固醇的量（测定HDL-C），间接了解血浆中HDL的多少，作为HDL定量依据。

血清HDL-C测定方法已出现了许多种，大致可分为超速离心法、电泳法、色谱法、沉淀法、匀相法等，后者是目前普遍采用的HDL-C常规测定方法。建议用双试剂的直接匀相测定法（homogeneous method）作为临床实验室测定血清HDL-C的常规方法。可供选择的方法主要有：清除法（clearance method）包括反应促进剂-过氧化物酶清除法（SPD法）和过氧化氢酶清除法（CAT法），PEG修饰酶法（PEGME法），选择性抑制法（PPD法）。免疫分离法（IS法）包括PEG/抗体包裹法（IRC法）和抗体免疫分离法（AB法）[4-8]。

二、LDL-C 的测定

LDL中的胆固醇占LDL比重的50%左右，

故 LDL-C 浓度基本能反映血液 LDL 总量。上述影响 TC 的因素均可同样影响 LDL-C 水平。血清 LDL-C 测定方法也有多种，可分为超速离心法、电泳法、色谱法、Friedewald 公式计算法、沉淀法、匀相法等。迄今为止国际上用得最多的 LDL-C 常规检测方法可能是 Friedewald 公式计算法，计算公式如下：

$$LDL\text{-}C = TC - HDL\text{-}C - TG/5 \ (mg/dl)$$
$$LDL\text{-}C = TC - HDL\text{-}C - TG/2.2 \ (mmol/L)$$

该公式计算结果的使用是有条件的：当血清中存在乳糜微粒（CM）；血清 TG 水平＞4.52 mmol/L（400 mg/dl）时；血清中存在异常 β 脂蛋白时（Ⅲ型高脂蛋白血症）不应采用公式计算。

目前建议用匀相测定法作为临床实验室测定血清 LDL-C 的常规方法。可供选择的方法主要有：表面活性剂清除法（SUR 法）、过氧化氢酶清除法（CAT 法）、可溶性反应法（SOL 法）、保护性试剂法（PRO 法）和杯芳烃法（CAL 法）[4-8]。

第三节　载脂蛋白的检测

一、ApoA-Ⅰ、ApoB 的测定

ApoA-Ⅰ是 HDL 的主要载脂蛋白（约占其蛋白质成分的 65%～75%），其他脂蛋白中 ApoA-Ⅰ极少。ApoA-Ⅰ主要由肝和小肠合成，是组织液中浓度最高的载脂蛋白，在血浆中半寿期为 45 d。正常情况下，每一个 LDL、IDL、VLDL 和 Lp（a）颗粒中均含有一分子 ApoB，其中 LDL 颗粒占绝大多数，大约 90% 的 ApoB 分布在 LDL 中。ApoB 有 ApoB$_{48}$ 和 ApoB$_{100}$ 两种，前者主要存于 CM 中，后者主要存在 LDL 中。除特殊说明外，临床常规测定的 apoB 通常指的是 ApoB$_{100}$。

Apo A-Ⅰ、Apo B 检测基本上都基于免疫化学原理。早期的 Apo A-Ⅰ、Apo B 测定多采用电泳免疫法（EIA）、径向免疫扩散法（RID）和放射免疫法（RIA）等，这些方法的操作都比较复杂，难以自动化，前两者还消耗大量抗血清，现已很少使用。后来发展的方法包括酶联免疫吸附法（ELISA）、免疫透射比浊法（ITA）和免疫散射比浊法（INA）等，这些方法的特点是抗血清用量小，可实现自动化，尤其是 ITA 法和 INA 法，适合于大量样本的分析，是目前 Apo A-Ⅰ、Apo B 常规检测的主要方法[4-8]。

二、Lp（a）的测定

血清 Lp（a）浓度主要与遗传有关，基本不受性别、年龄、体重、适度体育锻炼和大多数降胆固醇药物的影响。Lp（a）测定比较复杂，主要原因是 Apo（a）分子有很大的不均一性。

目前尚无公认的血清 Lp（a）测定的参考方法。早期检测血浆 Lp（a）多采用电泳法，由于方法灵敏度差，主要用于定性检测。Lp（a）定量方法很多，临床实验室主要用 ELISA 法和免疫浊度法。目前建议免疫浊度法作为临床实验室测定血清 Lp（a）的常规方法。试剂所用抗体应为多克隆抗体或混合数株识别 Apo（a）上不同抗原位点的单克隆抗体。首选 ITA 法，其次为 INA 法。此外，设法测定血浆 Lp（a）中 CH［Lp（a）-C］的方法，可避免或减少因为 Apo（a）多态性不同所造成的 Lp（a）定量的不准确性。测定方法有超速离心法、麦胚血凝素法和琼脂糖凝胶电泳法，后两种方法在临床应用较广。虽然世界卫生组织（WHO）-国际临床化学联合会（IFCC）以 nmol/L 作为血清 Lp（a）的质量单位，但目前商品试剂盒仍以 Lp（a）mg/L 表示[4-8]。

第四节　血脂测定项目的合理选择与临床应用

近些年以来国内外主张以显著增高冠心病危险的水平作为血脂水平异常划分标准，同时也根据危险水平进行干预及制定治疗目标。中国成人血脂异常防治指南修订联合委员会近期发表《中国成人血脂异常防治指南（2016 年修订版）》，建议采用其中的血脂分层切点（表 15-1)[3]。

表 15-1　我国 ASCVD 一级预防人群血脂水平分层标准

分层	血脂项目 mmol/L（mg/dl）				
	TC	LDL-C	HDL-C	非 HDL-C	TG
理想范围		<2.6（100）		<3.4（130）	
合适范围	<5.2（200）	2.6～3.4（100～130）		<4.1（160）	<1.7（150）
边缘升高	≥5.2（200）且<6.2（240）	≥3.4（130）且<4.1（160）		≥4.1（160）且<4.9（190）	≥1.7（150）且<2.3（200）
升高	≥6.2（240）	≥4.1（160）		≥4.9（190）	≥2.3（200）
降低			<1.0（40）		

由于国内临床实验室生化检验项目繁多，且习惯将许多项目的检验结果集中于同一张检验报告单上，将上表的划分标准全部列入不太实际。建议有条件的单位，最好能将血脂测定结果单独列出，采用上述标准进行报告。目前已有单位进行检验报告单的改革[9-10]，利用实验室信息系统将血脂指标如 LDL-C 水平分层报告。如果暂时有困难，则可采用表 15-2 的建议，在报告单中列出合适范围。

表 15-2　对检验报告单上血脂"参考区间"的建议

项目	法定单位参考区间	原用单位参考区间	单位换算（原用单位→法定单位）
TC	3.11～5.18（或 6.22）mmol/L	120～200（或 240）mg/dl	mg/dl（×0.0259→mmol/L）
TG	0.56～1.70 mmol/L	50～150 mg/dl	mg/dl（×0.0113→mmol/L）
HDL-C	1.04～1.55 mmol/L	40～60 mg/dl	mg/dl（×0.0259→mmol/L）
LDL-C	2.07～3.37 mmol/L	80～130 mg/dl	mg/dl（×0.0259→mmol/L）
ApoA-Ⅰ	1.2～1.6 g/L	120～160 mg/dl	mg/dl（×0.01→g/L）
ApoB	0.8～1.2 g/L	80～120 mg/dl	mg/dl（×0.01→g/L）
Lp（a）	0～300 mg/L	0～30 mg/dl	mg/dl（×10→mg/L）

* 注：不用"参考值"，可用"期望值""临界范围"

目前国内外均要求临床常规血脂测定中应至少测定 TC、TG、HDL-C 及 LDL-C 这四项，有条件的实验室可测定 ApoA-Ⅰ、ApoB 及 Lp（a）。近年来，随着可供临床使用的商品化 PL、FFA、脂蛋白相关磷脂酶（Lp-PLA2)[8,11]、残粒样脂蛋白胆固醇（RLP-C）亦称残粒样颗粒胆固醇（RLP-C）测定试剂盒的使用[8,11]，临床可供选择的血脂项目也越来越多。值得一提的是，血浆静置实验是粗略判定血中脂蛋白是否异常增加的简易方法，可作为高脂血症的一种初筛实验。

高胆固醇血症和 AS 的发生有密切关系，是 AS 的重要危险因素之一[3-4,12]，人群中约 10% 的缺血性心血管疾病发病可归因于血清 TC 升高。TC 升高可见于各种高脂蛋白血症、梗阻性黄疸、肾病综合征、甲状腺功能减退、慢性肾衰竭、糖尿病等。此外，吸烟、饮酒、紧张、血液浓缩等也都可使 TC 升高。妊娠末 3 个月时，可能明显升高，产后恢复原有水平。TC 降低可见于各种脂蛋白缺陷状态、肝硬化、恶性肿瘤、营养不良、巨细胞性贫血等。此外，女性月经期也可降低。

TG 升高可见于家族性高 TG 血症、家族性混合性高脂血症、冠心病、AS、糖尿病、肾病综合征、甲状腺功能减退、胆道阻塞、糖原累积症、妊娠、口服避孕药、酗酒、急性胰腺炎。前瞻性研究分析显示高 TG 也是冠心病的独立危险因素[3,13]。虽然继发性或遗传性因素可升高 TG 水平，但临床中大部分血清 TG 升高见于代谢综合征[14-15]。TG 降低可见于慢性阻塞性肺疾病、脑梗死、甲状腺功能亢进、甲状旁腺功能亢进、营养不良、吸收不良综合征、先天性 α-β 脂蛋白血症等。还可见于过度饥饿、运动等。

HDL-C 水平和 AS 的发生成负相关。许多因素影响 HDL-C 的水平，包括家族史、年龄、性别、遗传、吸烟、运动、饮食习惯、肥胖和某些药物。流行病学研究表明 HDL-C 与冠心病的发生成负相关，血清 HDL-C 每增加 0.4 mmol/L（15 mg/dl），则冠心病危险性降低 2%～3%。若 HDL-C>1.55 mmol/L（60 mg/dl）被认为是冠心病的保护性因素[3-4,16]。HDL-C 降低还可见于急性感染、糖尿病、慢性肾衰竭、肾病综合征等。HDL-C 水平过高（如超过 2.6 mmol/L），也属于病理状态，常被定义为高 HDL 血症，可分为原发性和继发性两类。原发性高 HDL 血症的病因可能有 CETP 缺陷、肝脂酶（HL）活性降低或其他不明原因。继发性高 HDL 血症病因可能有运动失调、饮酒过量、慢性中毒性疾病、长时间的需氧代谢、原发性胆汁性肝硬化、治疗高脂血症的药物引起及其他不明原因。总之，CETP 及 HL 活性降低是引起高 HDL 血症的主要原因。

LDL-C 是 AS、冠心病的主要危险因素之一，也是血脂异常防治的首要靶标[1-8]。LDL-C 水平随年龄增加而升高。高脂、高热量饮食、运动少

和精神紧张等也可使其升高。LDL-C 升高还可见于家族性高胆固醇血症、家族性 ApoB 缺陷症、混合性高脂血症、糖尿病、甲状腺功能减退、肾病综合征、梗阻性黄疸、慢性肾衰竭、库欣综合征、妊娠、多发性肌瘤、某些药物的使用等。LDL-C 降低可见于家族性无 β 或低 β-脂蛋白血症、营养不良、甲状腺功能亢进、消化吸收不良、肝硬化、慢性消耗性疾病、恶性肿瘤、ApoB 合成减少等。

成人 ApoA-Ⅰ 水平约为 1.20～1.60 g/L。ApoA-Ⅰ 降低主要见于 Ⅰ/Ⅱa 型高脂血症、冠心病、脑血管疾病、感染、血液透析、慢性肾炎、吸烟、糖尿病、药物治疗、胆汁淤积、慢性肝炎、肝硬化等。研究显示，ApoA-Ⅰ 降低是冠心病的危险因素[4,8,17]。一般情况下，血清 ApoA-Ⅰ 可以代表 HDL 水平，与 HDL-C 呈明显正相关。但 HDL 是一系列颗粒大小与组成不均一的脂蛋白，病理状态下 HDL 亚类与组成往往发生变化，则 ApoA-Ⅰ 的含量不一定与 HDL-C 成比例，同时测定 ApoA-Ⅰ 与 HDL-C 对病理状态的分析更有帮助。家族性高 TG 血症患者 HDL-C 往往偏低，但 ApoA-Ⅰ 不一定低，不增加冠心病危险；但家族性混合型高脂血症患者 ApoA-Ⅰ 与 HDL-C 会轻度下降，冠心病危险性高。此外，ApoA-Ⅰ 缺乏症（如 Tangier 病）、家族性低 α 脂蛋白血症、鱼眼病等患者血清中 ApoA-Ⅰ 与 HDL-C 极低。ApoA-Ⅰ 升高主要见于妊娠、雌激素疗法、锻炼、饮酒。

成人 ApoB 水平约为 0.80～1.20 g/L。ApoB 升高主要见于冠心病、Ⅱa/Ⅱb 型高脂血症、脑血管病、糖尿病、妊娠、胆汁淤积、脂肪肝、吸烟、血液透析、肾病综合征、慢性肾炎等。多数临床研究指出，ApoB 是各项血脂指标中较好的 AS 标志物。一般情况下，血清 ApoB 主要代表 LDL 水平，它与 LDL-C 成显著正相关。但当高 TG 血症时（VLDL 极高），sLDL 增高，与大而轻 LDL 相比，则 ApoB 含量较多而 CH 较少，故可出现 LDL-C 虽然不高，但血清 ApoB 增高的所谓"高 ApoB 脂蛋白血症"，它反映 sLDL 增多。所以 ApoB 与 LDL-C 同时测定有利于临床判断。ApoB 降低主要见于 Ⅰ 型高脂血症、雌激素疗法、

肝病、肝硬化、锻炼、药物疗法及感染等[4,8,17]。

Lp（a）是 AS 的独立危险因素。Lp（a）升高见于急性时相反应如急性心肌梗死、外科手术、急性风湿性关节炎、妊娠等。在排除各种应激性升高的情况下，Lp（a）被认为是 AS 性心脑血管疾病及周围动脉硬化的一项独立的危险因素[4-9,18-19]。高Lp（a）伴 LDL-C 增加的冠心病患者心肌梗死发生危险性显著高于 LDL-C 正常者。冠状动脉旁路移植术或冠状动脉介入治疗后，高 Lp（a）易引起血管再狭窄。此外，Lp（a）增高还可见于终末期肾病、肾病综合征、1 型糖尿病、糖尿病肾病、妊娠和服用生长激素等，此外接受血透析、腹腔透析、肾移植等时 Lp（a）都有可能升高。

成人血清 PL 水平约为 1.3~3.2 mmol/L（酶法，各实验室应建立自己的参考范围）。正常人CH/PL 比值平均为 0.94，两者多呈平行变动，高胆固醇血症时也常有高磷脂血症，但 PL 的增高可能落后于 CH；TG 增高时 PL 也会增高。血清 PL 增高常见于胆汁淤滞（可能与富含 PL 成分的 Lp-X 增高有关）、原发性胆汁淤积性肝硬化、高脂血症、LCAT 缺乏症、甲状腺功能减退、特发性高血压、肝硬化、脂肪肝、糖尿病肾损害、肾病综合征等。急性感染性发热、特发性低色素性贫血、甲状腺功能亢进、营养障碍、PL 合成低下等时血清 PL 会下降。另外，PL 及其主要成分的检测，对未成熟儿（胎儿）继发性呼吸窘迫综合征的诊断有重要意义[4,8]。

成人血清 FFA 水平约为 0.1~0.9 mmol/L（酶法，各实验室应建立自己的参考范围）。儿童及肥胖成人稍高。正常人血清 FFA 含量低，因为血中 FFA 水平容易受各种因素（如饥饿、运动及情绪激动等）的影响而变动，所以不能凭一次检测结果做出诊断，要对 FFA 的水平做连续的动态观测。FFA 增高主要见于：①糖尿病（未治疗）、甲状腺功能亢进；②肢端肥大症、库欣病、肥胖等；③重症肝疾病、褐色细胞瘤、急性胰腺炎等；④注射肾上腺素或去甲肾上腺素及生长激素，任何疾病影响血中激素水平者均对 FFA 有影响；⑤一些药物如咖啡因、磺胺丁脲、乙醇、肝素、烟碱、避孕药等。FFA 降低主要见于：①甲状腺功能减

退，垂体功能减低；②胰岛瘤，艾迪生病等；③使用乙酰水杨酸（阿司匹林）、氯贝丁酯（安妥明）、尼克酸及普萘洛尔（心得安）等药物[4,8]。

此外，非高密度脂蛋白胆固醇（非 HDL-C）也日益受到临床重视[2-4,20-22]，其指除 HDL 以外其他脂蛋白中含有胆固醇的总和（非 HDL-C＝TC−HDL-C）。通常情况下，由于血浆中 IDL、Lp（a）等脂蛋白中 CH 含量较少，故非 HDL-C 主要包括 LDL-C 和 VLDL-C（即非 HDL-C＝LDL-C＋VLDL-C），其中 LDL-C 占 70% 以上。非 HDL-C 可作为冠心病及其高危人群防治时降脂治疗的第二目标，适用于 TG 水平轻中度升高，特别是VLDL-C 增高、HDL-C 偏低而 LDL-C 不高或已达治疗目标的个体。

（王昌敏　夏良裕　鄢盛恺）

参考文献

[1] Expert Panel on Detection、Evaluation and Treatment of High Blood Cholesterol in Adults. Executive summary of the third report of the National Cholesterol Education Program（NCEP）expert panel on detection，evaluation，and treatment of high blood cholesterol in adults（adult treatment panel Ⅲ）. JAMA，2001，285：2486-2497.

[2] Grundy SM，Cleeman JI，Merz CN，et al. Implications of recent clinical trials for the National Cholesterol Education Program Adult Treatment Panel Ⅲ guidelines. Circulation，2004，110（2）：227-239.

[3] 中国成人血脂异常防治指南制订联合委员会. 中国成人血脂异常防治指南（2016 年修订版）. 中国循环杂志，2016，31（10）：15-35.

[4] 郑铁生，鄢盛恺主编. 临床生物化学检验（第 3 版）. 北京：中国医药科技出版社，2016，179-195.

[5] 鄢盛恺. 关于临床血脂测定的建议. 中华检验医学杂志，2003，26：182-184.

[6] 鄢盛恺，陈文祥. 临床血脂测定的方法学与标准化. 中华心血管病杂志，2004，32：1050-1053.

[7] 鄢盛恺. 临床血脂测定与应用. 临床荟萃，2006，21：685-689.

[8] 鄢盛恺，叶平. 检验与临床诊断：心脑血管病分册. 北京：人民军医出版社，2008：395-466.

［9］鄢盛恺. 应进一步加强血脂检验与临床的联系. 临床检验杂志，2008，26（4）：243-245.

［10］鄢盛恺，柯元南，李珅珅. 等. 相关科室血脂异常患者对检验报告单有用性评价及调脂治疗相关知识调查. 北京大学学报（医学版），2010，42（6）：675-680.

［11］中国老年学学会心脑血管病专业委员会，中国医师协会检验医师分会心脑血管病专家委员会. 脂蛋白相关磷脂酶 A2 临床应用专家建议. 中华心血管病杂志，2015，43（10）：843-847.

［12］Menotti A，Blackburn H，Kromhout D，et al. Changes in population cholesterol levels and coronary heart disease deaths in seven countries. Eur Heart J，1997，18：566-571

［13］Brown DF，Kinch SH，Doyle JT. Serum triglycerides in health and in ischemic heart disease. N Eng J Med，1965，273：947-952.

［14］鄢盛恺. 应更加关注三酰甘油的临床检测与应用. 现代检验医学杂志，2011，26：1-4.

［15］中国胆固醇教育计划委员会. 高甘油三酯血症及其心血管风险管理专家共识. 中华心血管病杂志，2017，45（2）：108-115.

［16］Gotto AM Jr，Brinton EA. Assessing low levels of high-density lipoprotein cholesterol as a risk factor in coronary heart disease：a working group report and update. J Am Coll Cardiol，2004，43：717-724.

［17］Walldius G，Jungner I，Holme I，et al. High apolipoprotein B，low apolipoprotein A-I，and improvement in the prediction of fatal myocardial infarction（AMORIS study）：a prospective study. Lancet，2001，358：2026-2033.

［18］Cantin B，Gagnon F，Moorjani S，et al. Is lipoprotein（a）an independent risk factor for ischemic heart disease in men？The Quebec cardiovascular study. J Am Coll Cardiol，1998，31：519-525.

［19］Luc G，Bard JM，Arveiler D，et al. Lipoprotein（a）as a predictor of coronary heart disease：The PRIME study. Athrosclerosis，2002，163：377-384.

［20］Cui Y，Blumenthal RS，Flaws JA，et al. Non-high-density lipoprotein cholesterol level as a predictor of cardiovascular disease mortality. Arch Intern Med，2001，161：1413-1419.

［21］Expert Dyslipidemia Panel，Grundy SM. An International Atherosclerosis Society Position Paper：Global recommendations for the management of dyslipidemia. J Clin Lipidol，2013，7：561-565.

［22］Jacobson TA，Ito MK，Maki KC，et al. National Lipid Association Recommendations for Patient-Centered Management of Dyslipidemia：Part 1—Full Report. J Clin Lipidol，2015，9：129-169.

第十六章　空腹与非空腹血脂检测的临床应用

众所周知，患者就医时检测空腹血脂已是一种约定俗成的方式[1-5]。但近年来，丹麦临床生化学会（DSCB）、英国国家临床专家协会（NICE）相继推荐使用非空腹血液标本进行血脂检测，但同时也认为空腹血脂仍有其使用价值[6]。欧洲动脉硬化学会（EAS）和欧洲临床化学和检验联盟（EFCC）发表共识声明，明确推荐将非空腹血液标本作为常规检测血脂的方式[7]。而美国心脏病学会和美国心脏协会（ACC/AHA）的导则[8]及《中国成人血脂异常防治指南》（2016年修订版）则依然推荐采用空腹血液标本进行血脂检测[5]。这些不同国家指南/导则中的不同观点使得临床常规血脂检测是选择用空腹血液标本还是非空腹血液标本成为目前国内外血脂检测与临床应用领域引人瞩目的热点之一[6-14]。

第一节　血脂检测的影响因素

血脂检测是血脂异常防治的重要组成部分，检测结果准确是有效开展血脂异常防治工作的基本要求。血脂检测结果的准确性受多种因素影响，这些影响包括分析前因素和分析相关因素。分析相关因素指检测所用的方法、仪器试剂、测定操作等。分析前因素主要包括：生物学因素如性别、年龄和种族；行为因素如饮食、吸烟、紧张、饮酒、饮咖啡和锻炼等；临床因素如疾病（内分泌或代谢性疾病、肾脏疾病、肝胆疾病及其他）继发、药物（抗高血压药、免疫抑制剂及雌激素等）诱导；标本采集与处理如禁食状态、血液浓缩稀释、抗凝剂、样本类型（毛细血管血或静脉血）、标本贮存方式等[1-5]。空腹或者非空腹血液标本的采集对血脂检测的影响属于分析前影响因素。

《中国成人血脂异常防治指南》（2016年修订版）建议采取以下措施减小可控分析前因素对血脂水平的影响[5]：①采集标本前受试者处于稳定代谢状态，至少2周内保持一般饮食习惯和稳定体重；②采集标本前受试者24 h内不进行剧烈体力活动；③采集标本前受试者禁食约12 h；④用静脉血作为血脂测定标本，抽血前受试者坐位休息至少5 min，除特殊情况外，受试者取坐位接受抽血；⑤静脉穿刺时止血带使用不超过1 min；⑥血液标本保持密封，避免震荡；⑦用血清作血脂分析样品，血液标本在1～2 h内离心，分离血清（含促凝剂采血管可在更短时间内离心）；⑧及时分析血清样品，尽量避免样品存放，若必须储存，需保持样品密封，短期（3天内）可存于4℃，长期需存于−70℃以下。

第二节　空腹血液标本检测血脂

通常情况下，饮食中的脂肪以甘油三酯（TG）的形式存在，被机体吸收后以乳糜微粒（CM）形式循环于血中，餐后大约8～12 h后从血中消除，血中TG恢复至原有水平。因此，血脂检测要在禁食8~12 h后抽血，这就是所谓采集空腹血液标本进行血脂检测[3-4]。比如说，早上8点抽血，前一天晚上8点以后就不再进食（包括零食），可少量饮水。由于检测空腹血脂的历史由来已久，加之以往各项大型研究结果认为空腹血脂与心血管疾病（CVD）之间高度的相关性，临床医生与患者普遍接受采用空腹血液标本检测血脂的方式。空腹血脂检测已在临床上应用多年，之所以要求采集空腹标本，除了上述解释之外，下述几点考虑也是主要原因。

1. 通过标准化的空腹采血减少影响饮食摄入对血脂检测结果的影响

饮食摄入会使血脂的结构发生改变，食物中的脂肪和碳水化合物会直接使TG水平升高，进食所产生的脂类物质可使血脂结果产生20%~40%的变异[3,6]。采用空腹血液标本可以减少因饮食摄入引起的血脂结果变异，尤其是严重高脂血症患者，更推荐选择空腹血液标本。

2. 低密度脂蛋白胆固醇（LDL-C）计算法要求采集空腹血液标本

以往通常采用Friedewald公式法计算LDL-C，其基于空腹血液标本中极低密度脂蛋白（VLDL）中TG和TC的比例关系，利用总胆固醇（TC）、高密度脂蛋白胆固醇（HDL-C）及TG测定值计算而得[3-5]。但非空腹TG水平一旦高于4.5 mmol/L，则无法使用Friedewald公式。即使没有达到4.5 mmol/L，升高的TG也会使Friedewald公式法计算LDL-C的结果偏低。因此，非空腹血液标本可能不完全适用于Friedewald公式，而空腹血液标本检测血脂结果（如TC、TG、HDL-C和LDL-C）适合于更多的动脉粥样硬化性心血管疾病（ASCVD）风险评估模式[14-15]。

3. 诸多血脂异常防治指南/共识中的血脂检测都是使用空腹血液标本进行

自1988年以来，依据不断发表的流行病学研究和临床试验的成果，美国胆固醇教育计划（NCEP）成人治疗专家委员会先后发布了3个关于成人高胆固醇血症检出、评估及治疗的报告，即ATP I、ATP II和ATP III[16-17]。这些指南均将特定的LDL-C界值作为治疗的目标，极大地推动了临床规范化调脂实践的开展[5,16-17]。需要指出的是，这些被广泛接受应用的指南都推荐使用空腹血液标本进行血脂检测。

在很多临床试验和治疗目标研究中都使用空腹血液标本进行血脂检测。冠心病二级预防中，空腹血脂结果可提供患者服用他汀类药物依从性以及改变生活方式依从性的可靠信息。当患者TG水平在10~20 mmol/L时，需要采用空腹血液标本进行血脂检测，尤其排除进食或饮酒等因素后。患者若仍有严重的高脂血症，除了基础他汀类治疗外还可能需要采用贝特类药物进行降TG治疗。经过治疗后，空腹TG控制在1.7 mmol/L以下，则再次发生心血管疾病的风险较低[6]。另外，空腹TG≥1.7 mmol/L及（或）HDL-C＜0.9 mmol/L（男）或＜1.0 mmol/L（女）是代谢综合征（MS）诊断指标中血脂代谢紊乱的诊断标准，建议通过改善生活方式减少患者代谢危险饮食[4,18]。此外，空腹TG水平也可用于诊断遗传性血脂异常和高脂血症性胰腺炎的疗效评估[4,19]。

由上可见，无论是在疾病诊断、ASCVD风险评估、疗效判断与治疗监测等方面作用，还是考虑减少饮食摄入对血脂检测结果的影响方面，目前临床常规血脂检测大多选用的还是空腹血液标本。

第三节　非空腹血液标本检测血脂

虽然临床一直在使用空腹血脂结果评估AS-CVD的风险、监测血脂控制水平及用药疗效，然而实际上人体大部分时间都处于非空腹或餐后状态（进食后8 h内），空腹血脂水平不一定能准确反映体内血脂水平与ASVCD的关系。因此，近年来关于非空腹血脂检测的临床应用成为研究和讨论的热点。

一、非空腹血液标本检测血脂的方式

目前国内外对于非空腹血液标本检测血脂尚无统一的方式。一种方式是受试者在进食一定的高脂餐后取某几个固定时间点血液标本进行血脂检测，即所谓的"脂肪耐受试验"[9,13]。该方法可动态观察一次性高脂餐后各项血脂指标的动态变化，也能反映机体对高脂负荷的最大清除能力。研究显示，我国冠心病、高血压患者和健康对照者在一次性高脂餐后 TG 升高反应的大小和时间存在显著差异，高血压病和冠心病患者非空腹 TG 水平显著升高，峰值延迟，高血压患者餐后 4 h 的 TG 水平明显低于冠心病患者。这不仅说明高血压与冠心病患者存在脂肪耐受现象，而且提示餐后 4 h 的 TG 水平可作为反映非空腹 TG 变化的替代指标。但是，国内外高脂餐尚无统一的方案或配方，尚未像糖耐量试验那样实现检测的标准化。

另一种方式不需要配制统一的高脂餐饮食，而是按照受试者日常习惯的饮食方式，在一次进餐后的 8～12 h 内的随机时间点采集血液标本进行血脂检测。这种方式多用于大规模的临床研究，多根据每一受试者的就医时间与方便性[9-11]。丹麦的两项大规模社区人群研究即采用此方法采集非空腹标本检测血脂，评估非空腹 TG 水平与缺血性心脑血管疾病的关系。美国学者将距离上次进餐时间超过 8 h（空腹状态）与在 8 h 内（非空腹）的 TG 水平对女性心血管疾病的关系进行比较，在随访 11.4 年后发现，排除年龄、血压、吸烟、激素治疗的影响后，空腹 TG 水平与心血管事件的相关性明显减弱，而非空腹 TG 水平仍保持与心血管事件的高度相关，其中餐后 2～4 h 的 TG 水平与心血管事件的相关性最强[20]。采用这种非空腹采集方式可按照患者就诊时间随时采血，比高脂餐后定时采集的方式简单方便，可操作性强。

二、饮食摄入对血脂的影响

多项研究证明，对于普通人群，正常饮食摄入后，血脂和脂蛋白只有细小变化（包括计算的 LDL-C 结果），其中 TG 水平是变化最显著的，而 TC、LDL-C 或 HDL-C、载脂蛋白（Apo）A-Ⅰ、ApoB 和 Lp（a）水平一般改变没有那么明显。这些大规模的人群研究包含了社区人群和住院患者，年龄范围从儿童到老年[7,9-14]。研究表明，常规饮食对于 TC、HDL-C 几乎没有影响，LDL-C 平均降低 0.2 mmol/L 左右，TG 平均升高 0.3 mmol/L 左右。从临床应用考虑，相比于分析变异和其他生理变异[1-5]，常规饮食对血脂结果的影响并无明显意义。另外，CVD 风险评估不仅仅基于血脂和脂蛋白，往往要结合多个风险因素进行预测[5,16]，因此，由于正常饮食所引起的血脂变化对于 10 年风险评估或判断患者是否需要降脂治疗的影响微不足道。虽然饮食摄入对 TG 的影响最大，但美国心血管疾病预防指南中并没有使用 TG 来计算 10 年 CVD 风险，而是建议使用 non-HDL-C[16-17]，此项目并不受常规饮食的影响。他汀类药物临床试验已证实当 TC 与 LDL-C 下降大于 1 mmol/L 时才有临床价值[16-17]，因此常规饮食引起的 TG 升高 0.3 mmol/L 的改变不一定会对临床产生影响。然而，大型人群研究代表的是该人群的平均结果，并不适用于判断每一个个体是否会由于选择非空腹血脂检测而得出错误的 ASCVD 风险分级。

虽然大型的人群研究得出非空腹血脂测定结果与空腹差异不大，但是尚欠缺非空腹标本对各个项目检测性能相关影响的数据，不同检测方法学之间的差异尤其值得注意[14]。例如 HDL-C 和 LDL-C 直接测定法一般都需要试剂选择性检测相关脂蛋白颗粒[1-4]。进食后血液中 CM 和 VLDL 颗粒增多，导致脂蛋白比例发生改变。这种比例变化是否会影响试剂的选择性仍有待进一步的研究进行证实。从临床实际工作考虑，非空腹血液标本会给 HDL-C 和 LDL-C 检测带来一定变异性，其对检测结果准确性的影响很难在每个个体上评估。另外，血液中的游离甘油（FG）对 TG 测定结果的影响一直是临床十分关注的问题[1-4]。常规方法检测 TG 通常是将 TG 水解后检测甘油含量，若血液中存在游离甘油（FG）将干扰 TG 结果的准确性。当前，有些临床实验室采用了去除游离甘油的检测方法，有些则并未去除游离甘油。体内释放的内源性甘油含量的差异随着 TG 水平的升高而增大，非空腹标本中游离甘油的含量变化对于 TG 检测的影响也需要进一步的研究予以明确。基于以上原因，特别是考虑我国目前临床血脂检测的实际情况，为避免因标本问题引起新的混乱，《中国成人血脂异常防治指南》（2016 年修订版）依然推荐采用空腹血液标本进行血脂检测。

三、非空腹血脂检测的临床意义

目前大部分研究结果都肯定了非空腹血脂检测的临床应用价值，甚至有些结果还认为非空腹血脂对于 CVD 风险评估的作用优于空腹血脂[7,9-12]。在十几年前，高甘油三酯血症并没有被认定作为 CVD 危险因素，与早已被明确认定为 CVD 独立危险因素的 TC、LDL-C、HDL-C 相比，TG 在这方面的应用价值存在一定争议[4-5,19]。但随着对非空腹血脂研究的深入，TG 开始逐渐成为 CVD 风险评估相关研究关注点。哥本哈根城市心脏研究证实[21]，非空腹 TG 浓度升高是心肌梗死、缺血性心脏病、缺血性卒中和全因死亡的独立危险因素，支持"餐后阶段是致动脉粥样硬化的关键时期"这一假说。但餐后升高的 TG 水平仅间接反映了循环中富含 TG 的脂蛋白及其代谢

产物残粒脂蛋白（TRL）的数量，真正具有致动脉粥样硬化作用的成分实际是餐后血浆中增多的残粒脂蛋白胆固醇（RLP-C）[4,13]。

日本学者[22]对 10 659 名社区人群随访 22 年后发现，在调整年龄、性别和其他已知 CVD 风险因素后，空腹 TG 第 75 百分位与第 25 百分位人群对于缺血性心脏疾病的多因素风险比为 1.71；非空腹 TG 风险比为 1.60。男性空腹与非空腹的正相关性并没有改变，但女性的非空腹 TG 表现出的 CVD 预测能力更强。在调整 HDL-C 后，相关性虽有所减弱，但仍有统计学差异。因此认为非空腹和空腹 TG 能用于男性缺血性心脏病的风险评估，非空腹血脂用于预测女性发生 CVD 风险具有更高的价值。这对于饮食习惯与欧洲或北美洲差别较大、血脂异常发病率较低的亚洲人而言，有较大的借鉴意义。

与 TG 水平相比，LDL-C 水平在餐后阶段的变化更小。美国全国健康和营养调查进行了对 4299 例空腹和非空腹胆固醇水平参与者的匹配[23]，结果显示：非空腹测定的 LDL-C 水平升高和空腹测定 LDL-C 水平升高均与全因死亡和心血管死亡风险增加相关，二者在预测死亡率方面结果相似。非空腹 LDL-C 水平更能反映人的日常血脂状态，因此具有更大的临床意义。在非空腹情况下测量的血脂不但不会丢失任何预后预测价值，还将大大方便医生和患者，所以，是否禁食并不影响 LDL-C 水平升高对全因死亡风险的预测。

第四节　空腹和非空腹血脂检测的合理选择与应用

基于近些年关于非空腹血脂的研究，美国 ACC/AHA 成人胆固醇治疗指南提出了空腹状态下检测血脂是优先推荐而并非强制性推荐的观点，认为非空腹血脂可用于评估 ASCVD 风险，但在判断他汀类药物疗效时还应选用空腹血脂[8,13]。丹麦 DSCB 和英国 NICE 推荐临床血脂检测使用非空腹血液标本[6]；2016 年欧洲共识声明[7]推荐非空腹血脂测定作为常规检测血脂的方式，具体建议包括以下 4 点：

1. 常规血浆脂质水平评估不要求空腹；

2. 当非空腹血浆 TG 浓度＞5.0 mmol/L（440 mg/dl）时，建议空腹重测血脂；

3. 实验室的血脂报告中应根据理想水平切点对异常结果予以标记；

4. 当出现血脂水平极度升高甚至危及生命时应立即将患者转诊到血脂相关门诊或相关专业医生处。

该共识推荐大多数患者及以下情况可检测非

空腹血脂：任何患者首次检测血脂、评估心血管疾病风险、因急性冠脉综合征收治的患者、儿童、患者本人要求、糖尿病患者（空腹可能掩盖糖尿病患者的高甘油三酯血症）、进行稳定的药物治疗的患者。在以下一些情况可要求进行空腹血脂测定：非空腹 TG＞5.0 mmol/L、在血脂相关门诊确认为高甘油三酯血症的成人患者、恢复期的高脂性急性胰腺炎患者、开始服用可能导致高甘油三酯血症的患者、当同时检查的其他项目要求空腹时（例如空腹血糖、治疗药物监测）。

应用非空腹血脂作为常规血脂检测的方法，可方便患者在非固定时间及环境下采血检测血脂，减轻就诊压力，也可使医生不必过多关注患者是否遵从空腹检测血脂的医嘱。在应用非空腹血脂检测时，除了考虑不同检测方法对血脂检测结果的影响外，非常重要的一点是要建立合适的判断范围，而且在血脂报告中应明确标识该样本是空腹还是非空腹标本，且需要有对应的空腹或非空腹状态下的参考界值，否则容易引起误导。表 16-1 为欧洲 EAS 和 EFCC 联合共识列出的非空腹血脂切点[7]。由于缺乏中国人非空腹血脂临床研究的数据，我国目前尚无非空腹血脂异常的划分标准。

表 16-1　2016 年欧洲共识推荐的空腹和非空腹血脂切点

	非空腹			空腹		
	mmol/L	mg/dl	g/L	mmol/L	mg/dl	g/L
TG	≥2.0	≥175	≥1.75	≥1.7	≥150	≥1.50
TC	≥5.0	≥190	≥1.90	≥5.0	≥190	≥1.90
LDL-C	≥3.0	≥115	≥1.15	≥3.0	≥115	≥1.15
RLP-C[a]	≥0.9	≥35	≥0.35	≥0.8	≥30	≥0.30
nonHDL-C[b]	≥3.9	≥150	≥1.50	≥3.8	≥145	≥1.45
Lp（a）[c]		≥50	≥0.5	[c]	≥50	≥0.50
ApoB		≥100	≥1.00		≥100	≥1.00
HDL-C	≤1.0	≤40	≤0.40	≤1.0	≤40	≤0.40
ApoA1		≤125	≤1.25		≤125	≤1.25

[a] RLP-C：残粒脂蛋白胆固醇，通过计算而得：非空腹为 TC 减去 LDL-C、HDL-C 而得（实际为 VLDL、IDL 及 CM 残粒胆固醇，空腹为 VLDL、IDL 残粒胆固醇）

[b] 计算公式：nonHDL-C＝TC－HDL-C

[c] 目前对于 Lp（a）测定单位 mmol/L 与 mg/dl（g/L）尚没有共识

综上所述，临床医生应根据临床实践中遇到的实际问题决定是选用空腹或非空腹血液标本进行血脂检测。与空腹血脂检测相比，非空腹血脂检测更能真实地反映人体内脂质代谢情况，同样具有预测 ASCVD 风险的价值[24]，而且患者不需要为了空腹采血特地跑一次医院，也不用禁食 8～12 h，这对于儿童或无法长时间空腹的患者尤为方便，能给患者、检验部门和临床医生都带来很多便利，因此更为便利、经济。但是，将非空腹血脂检测应用到实际工作时，需要考虑除了非空腹血液标本可能对血脂检测产生干扰，同一标本还可能干扰其他检测方法外，还需要以研究证据为基础建立其临床诊断值，判断异常非空腹血脂结果，这些都是目前急需解决的问题。

（夏良裕　王昌敏　鄢盛恺）

参考文献

[1] 鄢盛恺. 关于临床血脂测定的建议. 中华检验医学杂志，2003，26：182-184.

[2] 鄢盛恺，陈文祥. 临床血脂测定的方法学与标准化. 中华心血管病杂志，2004，32：1050-1053.

[3] 郑铁生，鄢盛恺. 临床生物化学检验（第 3 版）. 北京：中国医药科技出版社，2016：179-195.

[4] 鄢盛恺，叶平. 检验与临床诊断：心脑血管病分册. 北京：人民军医出版社，2008：395-466.

[5] 中国成人血脂异常防治指南修订联合委员会. 中国成

人血脂异常防治指南（2016 年修订版）. 中华心血管病杂志, 2016, 44 (10): 833-853.

[6] Rifai N, Young IS, Nordestgaard BG, et al. Nonfasting sample for the determination of routine lipid profile: Is it an idea whose time has come? Clin Chem, 2016, 62 (3): 428-435.

[7] Nordestgaard BG, Langsted A, Mora S, et al. Fasting Is not routinely required for determination of a lipid profile: Clinical and laboratory implications including flagging at desirable concentration cut-points-A joint consensus statement from the European Atherosclerosis Society and European Federation of Clinical Chemistry and Laboratory Medicine. Clin Chem, 2016, 62 (7): 930-946.

[8] Stone NJ, Robinson JG, Lichtenstein AH, et al. 2013 ACC/AHA guidcline on the treatment of blood cholesterol to reduce atherosclerotic cardiovascular risk in adults: a report of the American College of Cardiology/American Heart Association Task Force on Practice Guidelines. Circulation, 2014, 129 (25 Suppl 2): S1-45.

[9] Nordestgaard BG, Benn M, Schnohr P, et al. Nonfasting triglycerides and risk of myocardial infarction, ischemic heart disease, and death in men and women. JAMA, 2007, 298 (3): 299-308.

[10] Langsted A, Freiberg JJ, Nordestgaard BG. Fasting and nonfasting lipid levels: influence of normal food intake on lipids, lipoproteins, apolipoproteins, and cardiovascular risk prediction. Circulation, 2008, 118 (20): 2047-2056.

[11] Freiberg JJ, Tybjaerg-Hansen A, Jensen JS, et al. Nonfasting triglycerides and risk of ischemic stroke in the general population. JAMA, 2008, 300 (18): 2142-2152.

[12] Driver SL, Martin SS, Gluckman TJ, et al. Fasting or nonfasting lipid measurements: It depends on the question. J Am Coll Cardiol, 2016, 67 (10): 1227-1234.

[13] 田丰, 王亚婷, 刘玲. 非空腹血脂指标的临床应用. 中华心血管病杂志, 2017, 45 (2): 104-107.

[14] 朱晶, 邵文琦, 吴炯, 等. 非空腹血脂检测应用的前景. 中华检验医学杂志, 2016, 39 (9): 720-725.

[15] Meeusen JW, Snozek CL, Baumann NA, et al. Reliability of calculated low-density lipoprotein cholesterol. Am J Cardiol, 2015, 116 (4): 538-540.

[16] Executive summary of the third report of the National Cholesterol Education Program (NCEP) expert panel on detection, evaluation, and treatment of high blood cholesterol in adults (adult treatment panel Ⅲ). JAMA, 2001, 285: 2486-2497.

[17] Grundy SM, Cleeman JI, Merz CN, et al. Implications of recent clinical trials for the National Cholesterol Education Program Adult Treatment Panel Ⅲ guidelines. Circulation, 2004, 110 (2): 227-239.

[18] 中华医学会糖尿病学分会代谢综合征研究协作组. 中华医学会糖尿病学分会关于代谢综合征的建议. 中国糖尿病杂志, 2004, 12 (3): 156-161.

[19] 中国胆固醇教育计划委员会. 高甘油三酯血症及其心血管风险管理专家共识. 中华心血管病杂志, 2017, 45 (2): 108-115.

[20] Bansal S, Buring JE, Rifai N, et al. Fasting compared with nonfasting triglycerides and risk of cardiovascular events in women. JAMA, 2007, 298 (3): 309-316.

[21] Langsted, A, Freiberg JJ, Tybjaerg-Hansen A, et al. Nonfasting cholesterol and triglycerides and association with risk of myocardial infarction and total mortality: the Copenhagen City Heart Study with 31 years of follow-up. J Intern Med, 2011, 270 (1): 65-75.

[22] Iso H, Imano H, Yamagishi K, et al. Fasting and non-fasting triglycerides and risk of ischemic cardiovascular disease in Japanese men and women: The Circulatory Risk in Communities Study (CIRCS). Atherosclerosis, 2014, 237 (1): 361-368.

[23] Doran B Guo Y, Xu J, et al. Prognostic value of fasting versus nonfasting low-density lipoprotein cholesterol levels on long-term mortality: insight from the National Health and Nutrition Examination Survey Ⅲ (NHANES-Ⅲ). Circulation, 2014, 130 (7): 546-553.

[24] Mora S. Nonfasting for routine lipid testing: From evidence to action. JAMA Intern Med, 2016, 176 (7): 1005-1006.

第十七章　影响血脂检测的因素

高脂血症是冠心病、心肌梗死、脑卒中等心脑血管事件独立的危险因素，同时也是高血压、糖尿病的危险因素，因此准确测定血脂水平具有十分重要的临床意义。血脂测定的影响因素较多，根据中华医学会检验分会"关于血脂测定的建议"，临床实验室在对患者进行血脂测定时，要注意控制、减少来自血脂测定分析前的影响因素，结果分析中也要考虑其影响所致的变异。

本章从血脂检测的影响因素，以及如何控制分析前影响因素两方面来进行阐述[1-4]。

一、血脂测定的影响因素

（一）总胆固醇（TC）

人体 TC 除来自于食物以外，90％的内源性 TC 在肝内由乙酰辅酶 A 合成，且受食物中 TC 多少的制约。个体内 TC 平均变异系数（CV）为 8％。总 TC 浓度提供一个基值，它提示是否应该进一步进行脂蛋白代谢的实验室检查。

1. 分析前影响因素

血清 TC 水平受年龄、家族、民族、性别、遗传、饮食、工作性质、劳动方式、精神因素、饮酒、吸烟和职业的影响。

（1）性别和年龄：血清（浆）TC 水平，男性较女性高，两性的 TC 水平都随年龄增加而上升，但 70 岁后下降。中青年女性低于男性。女性在绝经后 TC 可升高，这与妇女绝经后雌激素减少有关。美国妇女绝经后，血浆 TC 可增高大约 0.52 mmol/L（20 mg/dl）。

（2）妊娠：女性妊娠中、后期可见生理性升高，产后恢复原有水平。

（3）体重：血浆 TC 增高可因体重增加所致，并且证明肥胖是血浆 TC 升高的 个重要因素。一般认为体重增加，可使人体血浆 TC 升高 0.65 mmol/L（25 mg/dl）。

（4）运动：体力劳动较脑力劳动为低。血浆 TC 高的人可通过体力劳动使其下降。

（5）种族：白种人较黄种人高，正常水平较高的人群往往有家族倾向。

（6）饮食：临界 TC 升高的一个主要原因是较高的饱和脂肪酸的饮食摄入，一般认为，饱和脂肪酸摄入量占总热卡的 14％，可使血浆 TC 增高大约 0.52 mmol/L（20 mg/dl），其中多数为 LDL-C。但是 TC 含量不像 TG 易受短期食物中脂肪含量的影响而上升，一般来讲，短期食用高胆固醇食物对血中 TC 水平影响不大，但长期高 TC、高饱和脂肪酸和高热量饮食习惯可使血浆 TC 上升。素食者低于非素食者。

（7）药物：服用某些药物可使血清胆固醇水平升高，如：服用环孢素、糖皮质激素、苯妥英钠、阿司匹林、某些口服避孕药、β受体阻滞剂等。

（8）血液的采集：静脉压迫 3 min 可以使胆固醇值升高 10％。在受试者站立体位测得的值相对于卧位也出现了相似的增加。在进行血浆检测时推荐使用肝素或 EDTA 作为抗凝剂。

（9）"生物钟"：TC 日变化规律是晨起最低，起床活动后增高，下午最高，夜间入睡时又减低。TC 个体的日变动差为 0.52 mmol/L。目前认为，人体 TC 水平在不同季节还存在一定的波动，春季时人体 TC 水平可轻微上升，秋季则会轻度下降。

（10）饮酒：大量饮酒时 TC 水平增高，可比正常人高 40％。

2. 检测方法学影响

目前,临床实验室常规采用的 TC 检测方法为酶终点法,该方法检测 TC 可能受到下列因素干扰:

(1) 血红素>2 g/L 和胆红素>700 μmol/L (42 mg/dl) 时,会干扰全酶终点法测定。

(2) 抗坏血酸和 α-甲基多巴或 Metamizol 等类还原剂会引起胆固醇值假性降低,因为它们能和过氧化氢反应,阻断显色反应(即阻断 Trinder 反应过程)。

3. 样本稳定性

(1) 检测:样本在采集后 2~4 h 内进行检测,结果比较稳定。

(2) 保存:血浆或血清样本在 4℃时可保存 4 天;冷冻(低于−20℃)保存,可保存 6 个月。

(二)甘油三酯(TG)

血浆 TG 来源有两方面:一方面为外源性 TG (食物在小肠被水解吸收为甘油三酯);另一方面为内源性 TG (在肝等组织中合成的甘油三酯),主要途径包括:①食入过多的糖类等高热量的食物代谢转化为脂肪并储存;②外源性 TG 过多,过剩的甘油和脂肪酸在脂肪组织中再酯化为 TG。

1. 分析前影响因素

(1) 年龄:儿童 TG 低于成人;成人(尤其 30 岁后)TG 水平随年龄增加而升高,60 岁后下降。

(2) 性别:成年男性 TG 水平高于女性;女性更年期后 TG 水平高于同年龄的男性。

(3) 种族:通常白人 TG 高于黄种人。

(4) 营养因素:许多营养因素均可引起血浆甘油三酯水平升高,大量摄入单糖亦可引起血浆甘油三酯水平升高,这可能与伴发的胰岛素抵抗有关;也可能是由于单糖可改变 VLDL 的结构,从而影响其清除速度。因我国人群的饮食脂肪量较西方国家为低,所以血清 TG 水平较欧美为低,与日本较接近。饭后血浆 TG 升高,并以 CM 的形式存在,可使血浆混浊,甚至呈乳糜样,称为饮食性脂血。因此,TG 测定标本必须在空腹 12~16 h 后静脉采集。进食高脂肪后,外源性 TG 可明显上升,一般在餐后 2~4 h 达高峰,8 h 后基本恢复至空腹水平,有的甚至在 2~3 天后仍有影响;进高糖和高热量饮食,因其可转化为 TG,也可使 TG 升高,故在检查时要排除饮食的干扰,一定要空腹采集标本。较久不进食者也可因体脂被动员而使内源性 TG 上升。

(5) 体位:卧位转为立位时 TG 水平平均升高 6%。

(6) "生物钟":个体 TG 水平日变动差为 0.33 mmol/L。

(7) 妊娠:妊娠各期血清 TG 可升高,且随着孕期,血清 TG 值呈正比例增加。

(8) 饮酒:大量饮酒可以使 TG 水平高于正常人 40%。

(9) 体重:肥胖者常见 TG 水平升高,与遗传、饮食有关。

(10) 样本:样本采集时,静脉压迫时间过长会导致 TG 检测值升高;将带有血凝块的血清保存时间太长也会引起检测值升高;样本溶血对 TG 测定存在双向干扰。

(11) 药物:某些药物会导致某些个体的异常脂蛋白血症。如果怀疑有这些影响,应考虑暂时停止使用相关药物并且要监测它对脂类的作用。常见影响药物有 β 受体阻滞剂、利尿药及口服避孕药等可对异常脂蛋白血症形成影响。

1) β 受体阻滞剂:应用该类药物后可导致 TG 升高和 HDL-C 下降。高血压患者应用该类药物后血压得到控制或达到正常,但总的死亡率并无改变,药物所致血脂的改变是其重要原因之一。

2) 利尿药:不少文献已报告利尿剂可影响血脂水平,主要表现为 TG 和 LDL-C 水平升高,HDL-C 基本无改变。

3) 对血浆甘油三酯有明显影响的另一类药物是类固醇激素,最常用的是雌激素,不管是用于激素替代治疗还是制成口服避孕药,均使血浆甘油三酯水平升高,特别是对已有高甘油三酯血症的患者,其作用更为明显,糖皮质激素也可增加血浆甘油三酯浓度。多数女性口服避孕药均由不同类型和剂量的雌激素和孕激素组成。雌激素既能增加 VLDL 的合成,又能增加 VLDL 的降解,但前者作用明显大于后者，故大多数服药妇女表现为 TG 和 VLDL 水平升高，且其升高幅度与避孕药中雌激素（不是孕激素）的储量呈正相关。流行病学调查发现，年龄小于 25 岁使用口服避孕药的妇女比同年龄组未服用者血浆 TG 水平高 48%。原已患家族性高 TG 血症的妇女使用本药时可使 TG 水平进一步升高而形成严重的高 TG 血症、高乳糜微粒血症和致命的胰腺炎。因此，对使用雌激素治疗或服用含雌激素的避孕药时，应事先进行血脂、特别是 TG 水平的测定，必要时进行定期复查。对已存有高 TG 血症的患者应慎用或禁用。

4）免疫抑制剂：皮质类固醇会引起胰岛素耐受和损害葡萄糖耐受性，这会导致高 TG 血症和 HDL-C 的减少。部分机制是由于类固醇诱导的 VLDL 合成引起的。

（12）生活方式：习惯于静坐的人血浆甘油三酯浓度比坚持体育锻炼者要高。无论是长期或短期体育锻炼均可降低血浆甘油三酯水平。锻炼尚可增高脂蛋白脂酶活性，升高 HDL 水平特别是 HDL$_2$ 的水平，并降低肝脂酶活性。长期坚持锻炼，还可使外源性甘油三酯从血浆中清除增加。

（13）吸烟：吸烟可增加血浆甘油三酯水平。流行病学研究证实，与正常平均值相比较，吸烟可使血浆甘油三酯水平升高 9.1%。然而戒烟后多数人有暂时性体重增加，这可能与脂肪组织中脂蛋白脂酶活性短暂上升有关，此时应注意控制体重，以防体重增加而造成甘油三酯浓度的升高。

2. 检测方法学影响

目前临床实验室通常采用酶法测定 TG。当抗坏血酸 > 30 mg/L、胆红素 > 342 μmol/L 时，对 TG 检测产生负干扰，会引起甘油三酯假性降低，因这两种物质与酶法测定 TG 的中间产物过氧化氢发生反应，阻断显色反应。

3. 样本稳定性

（1）检测：样本在采集后 2～4 h 内进行检测，结果比较稳定。

（2）保存：血清于 4～8℃可保存 3 天。血清置于密闭瓶内 4～8℃可贮存一周，如加入抗生素和叠氮钠混合物保存，可存放 1～2 周，−20℃可稳定数月。高脂血症血清混浊时可用生理盐水稀释后测定。

（三）高密度脂蛋白胆固醇（HDL-C）

调控血清（浆）HDL-C 水平的因素主要为相关的酶和载脂蛋白：①卵磷脂胆固醇酰基转移酶（LCAT）；②肝脂酶（HTGL/HL）；③脂蛋白脂酶（LPL）；④胆固醇酯转移蛋白（CETP）；⑤LDL 受体相关蛋白（LRP）；⑥载脂蛋白 A-Ⅰ（Apo A-Ⅰ），载脂蛋白 A-Ⅱ（Apo A-Ⅱ）和载脂蛋白 C-Ⅱ（Apo C-Ⅱ）。

1. 分析前的影响因素

（1）年龄：儿童时期男女 HDL-C 水平相同；青春期男性 HDL-C 水平下降，18～19 岁时降到最低。

（2）性别：冠心病发病率有性别差异，妇女在绝经期前冠心病的发病率明显低于同年龄组男性，绝经期后这种差别趋于消失。这是由于在雌激素的作用下，妇女比同年龄组男性有较高 HDL-C 的结果。随着雌激素水平的不断降低，男女 HDL-C 水平趋向一致，冠心病发病率的差异也就不复存在。

（3）饮食：高脂饮食可刺激肠道 ApoA-Ⅰ的合成，引起血浆 HDL-C 水平升高，尤其是饱和脂肪酸的摄入增加，可使 HDL-C 和 LDL-C 水平均升高，多不饱和脂肪酸（如油酸）并不降低 HDL-C 水平，却能使血浆 LDL-C 水平降低，故有益于减少 CHD 的危险。高糖及素食时 HDL-C 水平减低，纯素食者 HDL-C 水平比非素食者低 12%。蛋白质膳食对 HDL-C 水平无影响。

（4）肥胖：肥胖者，常有 HDL-C 降低，同时伴 TG 升高。体重每增加 1 kg/m²，血浆 HDL-C 水平即可减少 0.02 mmol/L（0.8 mg/dl）。

（5）饮酒与吸烟：多数资料表明，吸烟者比不吸烟者的血浆 HDL-C 浓度低 0.08～0.13 mmol/L（3～5 mg/dl），即吸烟使 HDL-C 减低。适度饮酒使 HDL-C 和 ApoA-Ⅰ升高，与血浆 HDL-C 水平呈正相关，但取决于正常肝合成功能，长期饮酒损害肝功能，反而引起 HDL-C 水平下降。而少量长期饮酒因其血浆 HDL-C 和 ApoA-Ⅰ 水平相对较高，所以患 CHD 的危险性低于不饮酒者。

（6）种族：黑人 HDL-C 水平高于白人；中国人 HDL-C 水平高于美国人，日本人、欧洲人接近。

（7）运动：长期足量运动使 HDL-C 升高。

（8）劳动：体力劳动使 HDL-C 升高。

（9）药物：普罗布考（丙丁酚）、β 受体阻滞剂（普萘洛尔）、噻嗪类利尿药等，使 HDL-C 降低。

（10）外源性雌激素：文献报道，接受雌激素替代疗法的妇女患 CHD 的危险性明显降低，这部分与雌激素能改善血脂代谢紊乱有关。雌激素可刺激体内 ApoA-Ⅰ 合成，使其合成增加 25%，分解代谢无变化。孕激素可部分抵消雌激素升高血浆 HDL-C 水平的作用。然而，长期单用雌激素却有可能增加子宫内膜癌和乳腺癌的危险性，因此绝经后雌/孕激素干预试验需权衡最佳的雌/孕激素配方，以发挥最大保护作用。

2. 检测方法学影响

中华医学会检验分会血脂专业委员会推荐匀相测定法作为临床实验室测定 HDL-C 的常规方法。匀相测定法精密度较好，常见干扰物对测定结果无显著干扰。

3. 样本稳定性

（1）检测：样本在采集后 2～4 h 内进行检测，结果比较稳定。

（2）保存：在储存过程中，由于脂蛋白间的相互作用，血清和血浆中的 HDL-C 会发生改变。血清标本在 4℃ 条件下至少可以稳定 5 天。−20℃ 可稳定数周，长期保存样本应放在 −70℃ 储存。在这些条件下 HDL-C 值仅发生轻微的改变。

（四）低密度脂蛋白胆固醇（LDL-C）

血浆中 LDL-C 来源有 2 个途径：一是由 VLDL 异化代谢转变；二是由肝合成、直接分泌入血。LDL-C 是在血液中由 VLDL 经过中间密度胆固醇（IDL）转化而来的。

1. 分析前的影响因素

（1）年龄与性别：随年龄的增加 LDL-C 增加，青年和中年男性 LDL-C 水平高于同年龄女性，女性更年期后 LDL-C 水平高于同年龄男性。

（2）种族：美国人 LDL-C 水平高于中国人。

（3）遗传：LDL-C 水平调节的主要因素为细胞表面存在的 LDL 受体（即 ApoB、ApoE 受体）功能。当 LDL 受体功能明显缺陷时 LDL-C 水平升高，见于遗传性家族性高胆固醇血症（TC 升高，LDL-C 升高，HDL-C 减低，TG 正常或轻度升高）。

（4）妊娠：在早孕期 LDL-C 水平下降，到中孕期开始增加，晚孕期明显增加。产后可恢复至原水平。

（5）饮食：高饱和脂肪酸饮食者和长期高胆固醇饮食者 LDL-C 升高。研究显示，纯素食者比非素食者 LDL-C 降低 37%。

（6）体重：肥胖时 LDL-C 升高。

（7）某些药物：如雄激素、β 受体阻滞剂、环孢素、糖皮质激素都可使 LDL-C 升高。而使用雌激素和甲状腺素可使 LDL-C 下降。

2. 检测方法学影响

中华医学会检验分会血脂专业委员会推荐匀相测定法作为临床实验室测定 LDL-C 的常规方法。匀相测定法精密度较好，常见干扰物对测定结果无显著干扰。

3. 样本稳定性

（1）检测：样本在采集后 2～4 h 内进行检测，结果比较稳定。

（2）保存：血清于 4～8℃ 可保存 3 天。−70℃ 可稳定 30 天。长期冷冻会导致假性低值的出现。

（五）小而密低密度脂蛋白（sdLDL）

sdLDL 是 LDL-C 的亚组分之一，是 LDL-C 组分中，颗粒直径 <25.5 nm，密度较大，小颗粒为主的部分，sdLDL 与动脉粥样硬化的关系更为密切，较 LDL-C 更有致病意义。

1. 分析前的影响因素

（1）年龄：随年龄的增加 sdLDL 升高。

（2）生理：女性绝经后 sdLDL 水平高于绝经前。

（3）药物：苯氧乙酸类和烟酸在显著降低 TG 水平的同时可以增大 LDL 颗粒，进而影响 sdLDL

的检测结果。

2. 样本稳定性

（1）检测：样本在采集后 2～4 h 内进行检测，结果比较稳定。

（2）保存：血清于 4～8℃ 可保存 3 天。−70℃ 可稳定 30 天。长期冷冻会导致假性低值的出现。

（六）载脂蛋白（Apo）

组成脂蛋白中的蛋白部分称为载脂蛋白（Apo）。Apo 是决定脂蛋白性质的主要蛋白成分。各种 Apo 主要在肝合成，小肠也可合成少量。

1. 分析前的影响因素

（1）Apo A-Ⅰ随年龄波动较小，女性稍高于男性，但差异不明显；80 岁以后，男、女 Apo A-Ⅰ均下降。Apo A-Ⅰ是 HDL-C 中的主要载脂蛋白，影响其血浆水平的因素同 HDL-C。中国人的 Apo A-Ⅰ水平与美国人接近，和黑人水平相似。

（2）血浆中 ApoB 水平均随年龄增高而上升，至 70 岁以后，ApoB 不再上升或开始下降；50 岁以前男性高于女性，50 岁以后女性高于男性。中国人的 Apo B 水平低于欧美人。

2. 样本稳定性

血清可以在 4℃ 条件下保存至少 3 天。在 −20℃ 条件下，使用抗生素和抗氧化剂可以使 ApoB 保持稳定至少 6 个月。最好在 −80℃ 冷冻保存血清样本。

（七）脂蛋白（a）［Lp（a）］

Lp（a）是与其他脂蛋白都无相关性的一种独立的脂蛋白。Lp（a）水平高低主要由遗传因素决定，基本不受性别、年龄、饮食、营养、药物和环境影响，与高血压、吸烟、饮酒无关。

1. 分析前的影响因素

（1）遗传因素：一般认为，同一个体的 Lp（a）相当恒定，但个体间差异很大。Lp（a）水平高低主要由遗传因素决定，基本不受性别、年龄、饮食、药物、营养和环境影响。

（2）新生儿 Lp（a）为成人水平的 1/10，6 个月后达成人水平。

（3）妊娠：妊娠期妇女可出现生理性变动，

闭经后有上升趋势。

（4）种族：白种人和东方人群中的血浆 Lp（a）浓度呈高度偏态分布，大多数人处于较低水平，而黑人的 Lp（a）水平呈正态分布。黑种人 Lp（a）水平明显高于白种人和黄种人，但黑种人冠心病发病率并不高。

2. 检测方法学影响

（1）使用全自动分析仪测定 Lp（a）的值时，TG、TC、LDL-C 试剂对 Lp（a）的结果有明显的正干扰。

（2）免疫透射比浊法这类方法可上机大批量分析，精密度较好；但缺点是颗粒大小不同的 Lp（a）会产生不一致的光散射与光吸收，且受样本中基质的影响较明显。

3. 样本稳定性

（1）检测：样本在采集后 2～4 h 内进行检测，结果比较稳定。

（2）保存：血清于 4～8℃ 可保存 3 天。−70℃ 可长期保存。

二、血脂测定分析前影响因素的控制

1. 生物学变异

由于血脂在个体内变动较大，如血脂检测异常，在进一步处理前，应在两个月内进行再次或多次测定，但至少要相隔一周，取平均值。

2. 运动

运动可以调节脂质代谢酶，进而影响血脂测定的变化。因此，在血脂测定前 24 h 内不应进行剧烈体育运动。

3. 饮食方面

饮食是影响血脂检测的主要因素之一。在采血 3～4 天前应保持良好的饮食习惯，饮食清淡合理，避免高脂肪、高胆固醇、高糖食物，避免饮酒、喝浓茶、喝咖啡等，但也不能过分控制饮食。采血前 12 h 开始禁食，于清晨空腹采血，以保证测定结果能够反映出真实的血脂水平。

4. 药物因素

受检者在检查前应尽可能避免服用影响血脂水平的药物。

5. 采血方法

采血时的体位对血脂检测结果有一定的影响。采血前，除卧床患者外，患者应保持舒适的坐姿5～10 min。此外，静脉压迫会影响 TG 水平，因此止血带的使用不可超过 1 min，穿刺成功后应立即松开止血带。

6. 抗凝剂选择

目前我国采用血清做血脂分析，在留取血清样本时，将样本置入不含抗凝剂的真空采血管中。如果需要用血浆测定时，用于临床化学检测的抗凝剂均适用于血脂检测，常用的为肝素、EDTA、构橼酸盐等。当使用 EDTA-2Na 作为抗凝剂时，EDTA 的浓度对血脂检测中 TC、TG 的测定值有一定的影响，可使 TC、TG 较血清中的测定值低 3%，且随着 EDTA 浓度的增高血浆中 TC、TG 值会继续下降。因此，血脂测定尽量用血清，如必须用血浆测定时，需严格控制抗凝剂用量，分离血浆后应立即置于 2～8℃保存，以防组分改变。

综上所述，血脂检测的影响因素较多，在分析前、中、后的整个过程中，每一环节都应严格控制，尽量避免这些影响因素，才能得到准确的检测结果，从而为临床提供可靠的诊断依据。

（贾 玫）

参考文献

[1] 朱汉民译. 临床试验诊断学：实验结果的应用和评估. 上海：上海科学技术出版社，2004：141-149.

[2] 府伟灵，徐克前. 临床生物化学检验. 北京：人民卫生出版社，2012：68-73.

[3] 李红荣. 血脂检测的影响因素分析及对策. 中国保健营养，2013，(9)：5502-5503.

[4] 胡俊萍. 血脂检测方法评价及影响因素研究. 国际检验医学杂志，2011，32 (5)：58.

第十八章　冠状动脉粥样硬化狭窄性病变的功能学评价

冠状动脉粥样硬化性病变是冠心病的主要病理基础，多年以来，冠状动脉造影（coronary angiography，CAG）一直被认为是评价冠状动脉粥样硬化狭窄性病变的"金标准"。但是大多数情况下，冠状动脉造影并不能客观准确地评价狭窄病变与心肌缺血之间的关系，单纯用冠状动脉造影指导这些病变的血运重建存在很大的争议。因此，对可能引起缺血的冠状动脉粥样狭窄性病变应进行必要的功能学评价，并指导进一步治疗，有助于改善患者的临床预后[1]。

目前，常用的冠状动脉狭窄病变的无创评估方法（如平板运动试验、运动心肌核素显像、负荷超声心动图等）普遍敏感性较低，并且对血运重建指导意义有限。经过长期的基础与临床研究，冠状动脉血流储备分数（fractional flow reserve，FFR）成为判断冠状动脉狭窄是否引起缺血的功能学评价"金标准"，同时大规模研究证实基于FFR指导的血运重建策略，可以改善患者预后。

FFR作为冠状动脉狭窄的功能学评价已经广泛应用于临床，本章即对FFR的原理、方法及临床意义进行系统阐述。

一、FFR 的原理

冠状动脉循环可以视作两部分模型，第一部分主要是心外膜冠状动脉（>400 μm），即传输血管，血流经心外膜冠状动脉传导时并不产生明显的阻力，因此血管内压力由近至远保持恒定，心外膜冠状动脉远段部分压力应该等于冠状动脉开口部位的主动脉压。第二部分主要指小于400 μm动脉，或心肌内微循环血管（图18-1）。心肌血流主要由心肌内微循环血管所调控，即心肌血流量与灌注压呈正比，而与心肌内微循环阻力呈反比。临床上采用血管扩张剂诱发心肌微循环最大程度充血，可使心肌微循环阻力小到忽略不计且恒定，此时，心肌血流量仅受灌注压的影响，由此认为

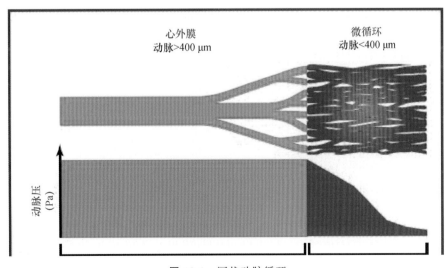

图 18-1　冠状动脉循环

狭窄使最大充血状态下灌注压的降低程度可反映狭窄使心肌血流量减少的程度。基于这一理论，FFR 定义为狭窄冠状动脉支配区域最大心肌血流与理论上同一冠状动脉无狭窄时心肌所能获得最大血流量的比值（见图 18-2）。

FFR 是两个血流的比值，而这两个血流比值可以在心肌最大充血状态下由狭窄远端冠状动脉内平均压（Pd）与冠状动脉口部主动脉平均压（Pa）的比值获得。其推算公式如下：

（1）FFR 是心外膜存在狭窄时心肌最大血量（Qmax S）与无狭窄时心肌最大血流量（Qmax N）的比值：

$$FFR=\frac{Q\max S}{Q\max N}$$

（2）血流（Q）等于跨冠状动脉系统压力阶差（△P）与阻力（R）的比值：

$$Q=\Delta P/R$$

因此：

$$FFR=\frac{Q\max S}{Q\max N}=\frac{[(Pd-Pv)/R\max S]}{[(Pa-Pv)/R\max N]}$$

（3）充血状态下，阻力小到忽略，因此公式推导为：

$$FFR=\frac{(Pd-Pv)}{(Pa-Pv)}$$

（4）而且，大多数情况下 Pv 可以忽略，因此：

$$FFR=\frac{Q\max S}{Q\max N}=\frac{Pd}{Pa}$$

可见，FFR 的本质反映的是冠状动脉血流的比值，经过理论推导与充血处理，最后以狭窄远端与主动脉的压力比值形式表达出来，从而使得 FFR 测量具有很强的可操作性。在实际应用中 FFR 还具有如下临床优势：①不受心率、血压和心肌收缩力等血流动力学参数变化的影响；②测量重复性好；③既可以对三支存在病变血管是否引起心肌缺血进行分别测量，也可以对某一支血管的多处狭窄进行序列测量。

二、FFR 测量的方法

随着 FFR 的广泛应用，对 FFR 具体操作的方法学逐渐达成共识，近年来多部 FFR 操作的专家意见和标准[2-3]相继出台，我国也在 2016 年对 FFR 临床应用发表了专家共识[4]。具体 FFR 测量要点总结如下：

（1）导管的选择：推荐使用 4～7 F 的造影或指引导管，应用指引导管压力感受器测量 Pa。需要注意造影导管内径小，主动脉压力波形易受干

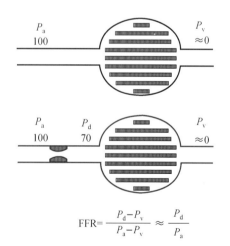
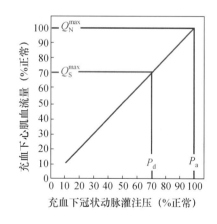

图 18-2 FFR 测定的原理

Pa：心肌最大充血状态下冠状动脉口部主动脉平均压，Pd：心肌最大充血状态下狭窄远端冠状动脉内平均压，Pv：中心静脉压，Q maxN：正常冠状动脉时心肌最大血流量，Q maxS：存在冠状动脉狭窄时心肌最大血流量。FFR 的概念：如果心外膜冠状动脉无狭窄（蓝线），最大充血状态下心肌灌注压为 Pa＝100 mmHg；冠状动脉狭窄（红线）在充血状态下产生的压力阶差为 30 mmHg，则心肌最大灌注压为 Pd＝70 mmHg。由于在最大充血状态下灌注压与心肌血流量呈线性关系，因此这支狭窄冠状动脉灌注区域的 FFR 为 70%

扰；且检查完毕需要介入治疗时，造影导管难以完成介入手术，因此应尽量采取 6 F 以上的介入指引导管。此外，应尽量避免使用带侧孔的指引导管，以免影响压力测量的准确性。

（2）压力测量导丝：目前有多种品牌压力测量导丝，共性在于距导丝头端 3 cm 处有压力感受器，将感受器部位置于冠状动脉狭窄远端，可以测量 Pd。

（3）血管扩张剂（诱发心肌最大充血状态）：最常用腺苷和三磷酸腺苷（ATP），两者等效，其他还可以选择硝普钠、多巴酚丁胺和尼可地尔等，但这些药物国内应用经验有限。给药途径有外周静脉和冠状动脉内两种，目前认为静脉给药稳定性强，为临床常用。

在 FFR 测量过程中，要注意精细操作及临床经验积累，以减少操作相关误差，保障结果的准确性。必要时需要重复操作步骤，重新测定。

三、FFR 缺血界值的设定

正常冠状动脉血管，远端压力和近端压力相等，即 FFR=1.0，血管存在狭窄病变时，狭窄病变远端压力小于近端压力。在 Pijls 等研究[5]中，根据无创冠状动脉激发试验（如常规的运动心电图试验，同位素或负荷超声心动图）结果，FFR 缺血界值界定为<0.75，其敏感性为 88%，特异性为 100%，阳性预测值为 100%，阴性预测值为 88%，准确性为 93%。早期一些小规模研究[6]，采取 FFR<0.75 作为缺血界值指导血运重建，也提示临床获益。DEFER 研究[7]是 FFR 指导临床血运重建的重要研究，其采取的缺血界值同样为<0.75。该研究入选了 325 例计划择期冠状动脉介入治疗（percutaneous coronary intervention，PCI）处理单支临界病变（狭窄程度 50%～70%）的患者，FFR<0.75 的患者（参照组，n=144）接受 PCI；FFR≥0.75 的患者被随机分配到药物治疗组（延迟 PCI 组，n=91）或 PCI 组（立即施行 PCI 组，n=90）。随访发现，对 FFR<0.75 的病变进行 PCI，可明显改善患者的长期预后；而 FFR≥0.75 的病变，延迟 PCI 组和立即 PCI 组的无事件

生存率没有差别（80% vs. 73%，P=0.52），心源性死亡和急性心肌梗死的复合终点发生率两组间也没有差别（3.3% vs. 7.9%，P=0.21），由这些病变导致的心源性死亡和急性心肌梗死年发生率<1%，且并不因行 PCI 而减少。DEFER 研究提示，对 FFR≥0.75 的病变延迟干预是安全、合理的。

随着临床研究的深入，FAME 研究[8] 和 FAME Ⅱ研究[9]均将 0.80 作为 FFR 缺血干预的界值，即 FFR<0.80 具有干预指征。FAME 研究入选了 1005 例多支冠状动脉病变的患者（定义为≥2 支冠状动脉狭窄≥50%且术者认为有 PCI 指征），按照 1:1 的比例被随机分配到 FFR 指导的PCI 组（n=509）或冠状动脉造影指导的 PCI 组（n=496），1 年随访结果发现 FFR 指导的 PCI 降低临床不良事件发生率（13.2% vs. 18.3%，P=0.02）；2 年随访结果[10]发现，FFR 指导的 PCI 患者的死亡或心肌梗死总体发生率仍比较占优（8.4% vs. 12.9%，P=0.02）。FAME Ⅱ研究入选了 888 例单支或多支冠状动脉病变的患者，至少有一支血管 FFR≤0.80，随机分为 FFR 指导PCI 治疗组（n=447）和药物治疗组（n=441），结果发现 FFR 指导 PCI 治疗组较药物治疗组显著降低主要心脏不良事件发生率（8.1% vs. 19.5%，P<0.001），并且降低 8 天至 2 年的死亡或心肌梗死发生率（4.6% vs. 8.0%，P=0.04）；将 332 例病变 FFR>0.80 的未接受 PCI 治疗患者纳入注册研究，2 年主要心脏不良事件发生率9%，与介入治疗组区别不大（P=0.72）。提示FFR≤0.80 介入治疗改善临床预后，FFR>0.80时药物治疗能够同样取得良好效果。基于上述研究结果，目前临床将"0.80"界定为 FFR 判断心肌缺血的标准，并用于指导血运重建治疗。

FFR 界值的确定，能够将缺血病变与非缺血病变分开。FFR≥0.80 可以排除狭窄病变引起心肌缺血的准确度达 95%，适宜药物治疗；FFR<0.75 提示狭窄病变诱发缺血准确度 100%，需要血运重建治疗。FFR 0.75～0.80 之间为"灰区"，对测量"灰区"内患者，必须将可能影响结果的任何不确定因素降至最低，必要时加大血管扩张剂剂量再次测量，减少技术层面的测量误差；对

于确实属于"灰区"内患者，术者可综合患者的临床情况及血管供血的重要性，决定是否进行血运重建。

四、FFR 的临床应用

冠状动脉造影血管直径狭窄程度与心肌缺血的功能学判断常常并不匹配，一些研究[11-12]发现，很多患者冠状动脉造影血管中重度狭窄，而 FFR 并无缺血意义。这种"不匹配"受多种因素影响，包括冠状动脉造影二维成像的局限性、冠状动脉供血区域大小、侧支循环和心肌存活性的影响等等[13]。为了避免冠状动脉造影对缺血判断的误读，目前中国 PCI 指南建议[14]对没有缺血证据的稳定性冠心病患者，推荐对直径狭窄 50%～90% 的病变应用 FFR 明确缺血功能学意义，并用于指导血运重建治疗。对于 FFR 在急性冠脉综合征患者中的应用，随着大量研究和临床的应用进展，目前认为可以用于如下情况[4]：急性冠脉综合征（acute coronary syndrome，ACS）非罪犯血管病变、急性 ST 段抬高型心肌梗死（ST-segment elevation myocardial infarction，STEMI）发病 6 d 后的罪犯血管、非 ST 段抬高型急性冠脉综合征（non-ST-segment elevation ACS，NSTE-ACS）罪犯血管不明确的病变。对以上这些情况，在血流动力学稳定的情况下，可以使用 FFR 进行冠状动脉功能学评价并指导临床治疗决策。

（一）稳定性冠心病

稳定性冠心病患者往往存在冠状动脉血管固定狭窄，并且常常表现为一支血管多处狭窄或者多支血管存在狭窄性病变。这种情况下，应用 FFR 的意义在于①对单支单处病变患者，可以明确冠状动脉狭窄是否具有缺血意义，从而区分出患者需要最佳药物治疗或 PCI 治疗；②对于单支多处病变的患者，一旦 FFR＜0.80，可以采取连续回撤（PULL-BACK）技术，找出压力阶差最大的部位进行先期干预，这样可以减少支架个数及不良事件的发生；③对于多支血管病变的患者，应用 FFR 可以找出缺血相关的罪犯血管，并且有

可能对冠状动脉完成功能性血运重建。因此，对于稳定性冠心病患者，FFR 不仅是评估冠状动脉狭窄功能学意义的"金标准"，而且对这些患者的介入治疗具有重要的指导意义。现有研究证据[7-9]也提示，对于稳定性冠心病患者，FFR 指导的 PCI 治疗可以改善患者的临床预后。因此目前指南[15]推荐：对于缺乏缺血证据的稳定性冠心病患者，应使用 FFR 确定缺血相关病变（推荐类别Ⅰ，证据等级 A）；对于多支血管病变的患者，推荐使用 FFR 指导 PCI 治疗（推荐类别Ⅱa，证据等级 B）。

在稳定性冠心病患者介入治疗过程中，还有一些特殊病变需要 FFR 进行功能学评价，并根据结果指导手术方案。①左主干病变：左主干病变解剖位置重要，对其治疗策略的选择需要非常慎重。由于冠状动脉造影和血管内超声（IVUS）等对左主干缺血意义的判断存在很大的异质性，应用 FFR 技术可以相对安全、准确地甄选出需要干预的患者；在进一步 PCI 过程中 FFR 联合 IVUS 可以提供更多信息，对治疗策略具有一定的指导意义。②分叉病变：FFR 不仅可以用于介入术前主支、分支的功能学评估，指导介入治疗策略选择；还可以对介入术后（尤其是单支架置入术）分支缺血意义进行评估，从而减少冠状动脉造影的误判，简化手术流程。总之，对于稳定性冠心病患者，应用 FFR 指导 PCI 治疗避免了不必要的介入操作、减少了花费，更为重要的是改善了患者临床的预后。

（二）急性冠脉综合征

1. ST 段抬高型心肌梗死

STEMI 患者梗死相关动脉因斑块破裂和血栓形成、血管收缩、急性炎症状态、微血管功能以及心肌的功能等影响，微循环对血管扩张剂的反应并不稳定，梗死相关血管（未经干预、前向血流 TIMI3 级）的 FFR 测定结果可能存在很大变异。因此，不推荐在 STEMI 急性期使用 FFR 评估梗死相关动脉，但是对发病≥6 天的患者，FFR 评估梗死相关血管临界病变的价值仍是可靠的[4]。同时，FFR 可以用于直接 PCI 过程中，对非梗死相关动脉进行功能学评价。DANAMI-3-PRI-

MULTI 研究[16]，入选了 627 例接受 PCI 治疗的多支血管病变 STEMI 患者，分为 FFR 指导的住院期间分期（中位数 2 d）完全血运重建组与单纯罪犯血管干预组，结果发现 FFR 指导的完全血运重建显著降低随访期间（平均随访 27 个月）主要心脏不良事件发生率（13% vs. 22%，P＝0.004）。最近发表的 Compare-Acute 研究[17]，入选了 885 例多支血管病变的 STEMI 患者，将 FFR 指导的完全血运重建组（主要在直接 PCI 过程中一次完成）与单纯罪犯血管干预组相比较，1 年随访发现主要心脏不良事件发生率显著降低（7.8% vs. 20.5%，P＜0.001）。在这两个临床研究中，主要终点的降低均主要来自于血运重建率的下降。因此，对多支血管病变的 STEMI 患者，可以使用 FFR 对非罪犯血管进行缺血评估，并尽量完成冠状动脉功能学完全血运重建，具有改善临床预后的重要价值。

2. 非 ST 段抬高型急性冠脉综合征

对于临床证据（心电图、超声心动图或冠状动脉造影）不能明确罪犯血管的 NSTE-ACS，FFR 有辅助判定罪犯血管的作用；对于非罪犯血管缺血意义的判断，FFR 的价值与在稳定性冠心病中相似；对于明确的罪犯血管，不建议测量靶血管 FFR，因为此时 FFR 结果的可靠性和 0.80 界值对预后的意义，目前仍有争议[18]。

总之，FFR 测量操作简单、安全、快捷，能够准确评价冠状动脉粥样狭窄病变的功能学意义，对判断患者预后及指导治疗策略有重要意义。目前证据表明，无论稳定性冠心病还是 ACS 患者，应用 FFR 指导的 PCI 治疗，能够实现功能学完全性血运重建，从而可能减少不良事件，带来更多的临床获益。

（马玉良）

参考文献

[1] Lisa M，Gabor G，Joe X，et al. Can Functional Testing for Ischemia and Viability Guide Revascularization? J Am Coll Cardiol Img，2017，10：354-364.

[2] Pascal Vranckx，Donald E，Eugene P，et al. Coronary Pressure-Derived Fractional Flow Reserve Measurements Recommendations for Standardization，Recording，and Reporting as a Core Laboratory Technique. Proposals for Integration in Clinical Trials. Circ Cardiovasc Interv，2012，5：312-317.

[3] Gabor G，Nils P，Allen Jeremias et al. Standardization of Fractional Flow Reserve Measurements. J Am Coll Cardiol，2016，68：742-753.

[4] 冠状动脉血流储备分数临床应用专家共识专家组. 冠状动脉血流储备分数临床应用专家共识. 中华心血管病杂志，2016，44（4）：292-297.

[5] Pijls NH，De Bruyne B，Peels K，et al. Measurement of fractional flow reserve to assess the functional severity of coronary-artery stenoses. N Engl J Med，1996，334：1703-1708.

[6] Pim A. L，Jan-Willem E. M，Nico H. J. In PCR-EAPCI textbook on percutaneous interventionalcardiovascular medicine. Toulouse：Europa Digital & Publishing，2012：505-528.

[7] Pijls NH，van Schaardenburgh P，Manoharan G，et al. Percutaneous coronary intervention of functionally nonsignificant stenosis：5-year follow-up of the DEFER Study. J Am Coll Cardiol，2007，49：2105-2111.

[8] Tonino PA，De Bruyne B，Pijls NH，et al. Fractional flow reserve versus angiography for guiding percutaneous coronary intervention. N Engl J Med，2009，360：213-224.

[9] De Bruyne B，Pijls NH，Kalesan B，et al. Fractional flow reserve-guided PCI versus medical therapy in stable coronary disease. N Engl J Med，2012，367：991-1001.

[10] Pijls NH，Fearon WF，Tonino PA，et al. Fractional flow reserve versus angiography for guiding percutaneous coronary intervention in patients with multivessel coronary artery disease：2-year follow-up of the FAME (Fractional Flow Reserve Versus Angiography for Multivessel Evaluation) study. J Am Coll Cardiol，2010，56：177-184.

[11] Park SJ，Kang SJ，Ahn JM，et al. Visual-functional mismatch between coronary angiography and fractional flow reserve. J Am Coll Cardiol Intv，2012，5：1029-1036.

[12] Tonino PA，Fearon WF，De Bruyne B，et al. Angiographic versus functional severity of coronary ar-

tery stenoses in the fame study: Fractional Flow Reserve Versus Angiography in Multivessel Evaluation. J Am Coll Cardiol, 2010, 55: 2816-2821.

[13] Allen Jeremias, Ajay J. Kirtane, Gregg W. Stone. A Test in Context Fractional Flow Reserve: Accuracy, Prognostic Implications, and Limitations. J Am Coll Cardiol, 2017, 69: 2748-2758.

[14] 中华医学会心血管病学分会, 中华心血管病杂志编辑委员会. 中国经皮冠状动脉介入治疗指南 (2016). 中华心血管病杂志, 2016, 44 (5): 382-400.

[15] Windecker S, Kolh P, Alfonso F, et al. 2014 ESC/EACTS Guidelines on myocardial revascularization. Eur Heart J, 2014, 35 (37): 2541-2619.

[16] Engstrom T, Kelbak H, Helqvist S, et al. Complete revascularisation versus treatment of the culprit lesion only in patients with ST-segment elevation myocardial infarction and multivessel disease (DANAMI-3-PRIMULTI): an open-label, randomised controlled trial. Lancet, 2015, 386: 665-671.

[17] Pieter C, Mohamed Abdel-Wahab, Franz-Josef Neumann, et al. Fractional Flow Reserve-Guided Multivessel Angioplasty in Myocardial Infarction. N Engl J Med, 2017, 376: 1234-1244.

[18] William F, Bernard De Bruyne, Nico H. J. Fractional Flow Reserve in Acute Coronary Syndromes. J Am Coll Cardiol, 2016, 68: 1192-1194.

第十九章 冠状动脉腔内影像学评价与选择

近年来，冠状动脉斑块研究从病理学、分子学和细胞学转向为影像学。冠状动脉造影（coronary angiography，CAG）是诊断冠状动脉病变、判定狭窄程度和介入适应证的金标准。然而，由于斑块常为偏心性或不规则性，CAG 仅显示被造影剂充填的管腔轮廓，故在某些常规投照角度下易遗漏或低估病变。同时，如果斑块是正性重构，即使斑块负荷较重，但血管会发生代偿性扩张，CAG 不仅对病变严重程度低估，且对斑块稳定性的评价极其有限[1]。腔内影像学发展日新月异，血管内影像学技术的血管内超声（intravascular ultrasound，IVUS）和光学相干断层成像（optical coherence tomography，OCT）技术，作为研究冠状动脉的第三只"眼睛"，可形象比喻为钻入冠状动脉内侦查，可以对冠状动脉管腔细微结构进行精确评价。同时，不仅可评价管腔狭窄程度，且可对斑块负荷程度、易损性等其他精细化结构进行评价，对探究冠心病发病机制，优化指导冠心病经皮冠状动脉介入治疗（PCI）具有重要的临床意义[2]。

一、IVUS 和 OCT 基本概念

IVUS 与 OCT 尽管都属于冠状动脉腔内影像学检查，但二者对组织穿透能力和分辨率不同，对病变的评估各有所长，互相不能取代。需强调无论是 IVUS 或 OCT，均只对冠状动脉病变的物理学及影像学指标进行评价，对病变程度是否会导致心肌缺血等病理生理功能改变几乎无法评价，需通过冠状动脉血流储备分数（fractional flow reserve，FFR）检查来评价[3]。

1. IVUS

为医学超声的一个分支，可利用超声原理探测血管内、血管壁及其周围组织的结构，是指导疾病诊断和治疗的有创性断层显像技术。同时，是识别冠状动脉易损斑块的经典有创检查，可从脂质负荷、血栓形成、斑块负荷、血管正性重构及点状钙化等方面进行评价，可识别 CAG 低估的病变[4]。

2. OCT

可通过测量近红外线反向散射光波的延迟时间和光波强度获得实时断层影像，具有分辨率高的优势，可识别斑块大体形态特征、斑块类型、脂质核大小、新生血管、巨噬细胞浸润和血栓程度。因此，是临床识别易损斑块的理想方法，尤其可识别薄纤维帽斑块，对临床给予降脂强化治疗、预防斑块进展及 MACE 的发生具有重要意义[5]。

3. IVUS 和 OCT 基本功能

IVUS 和 OCT 为血管内影像技术，功能包括：①识别斑块性质（纤维斑块、钙化斑块等）及血栓病变、夹层、斑块破裂等，研究冠心病发病机制；②评价管腔狭窄程度、斑块负荷和斑块易损性；③观察支架贴壁、内膜撕裂和斑块组织脱垂，优化冠状动脉支架治疗；④评价支架内皮修复、内膜增生、血栓形成。

4. IVUS 与 OCT 成像特点见表 19-1。

表 19-1 IVUS 与 OCT 成像特点比较		
	IVUS	**OCT**
分辨率	（轴向）$100\sim150\ \mu m$	$10\sim15\ \mu m$
	（侧向）$150\sim300\ \mu m$	$25\sim30\ \mu m$
透射深度	$4\sim8$ mm	$1\sim1.5$ mm
扫描范围	$10\sim15$ mm	7 mm
回撤速度	1（mm/s）	25（mm/s）
血流阻断	不需要	不需要

二、IVUS 或 OCT 选择

PCI 置入支架术前，需了解冠状动脉病变的特征；PCI 置入支架术中，探查冠状动脉应达到的即刻效果，以指导术中策略和器械选择；PCI 支架置入术后，需随访观察冠状动脉情况。以下将分别从 PCI 置入支架术前冠状动脉管腔和管壁的病变评价、术中即刻效果评价和术后支架随访三个方面进行比较。

1. 支架置入术前

（1）揭示血管壁结构、斑块形态和性质：主要通过 IVUS 和 OCT 所见的冠状动脉三层结构——外膜、中膜、内膜（图 19-1 识别）。纤维斑

块和脂质斑块（软斑块），优先选择 OCT；钙化斑块选择 IVUS 或 OCT（图 19-2）。

（2）识别易损斑块：易损斑块的主要特征包括细胞外脂质体积大；纤维帽薄且不均匀，胶原含量和平滑肌细胞少；局部有大量慢性炎症细胞（如巨噬细胞、T 淋巴细胞和肥大细胞等）浸润，并伴有血管新生；斑块表面可有不同程度的糜烂、脱落、裂缝和溃疡；严重时斑块在纤维帽最薄和泡沫细胞最多的"肩部"破裂[6-7]。识别不稳定斑块，优先选择 OCT（图 19-3）。评价破裂斑块、斑块伴血栓形成，优先选择 OCT（图 19-4）。识别巨噬细胞（包括浸润的巨噬细胞）只能选择OCT，可见明亮的、高衰减、下方有阴影的影像（图 19-5）。识别新生血管、微通道，只能选择OCT（图 19-6）。

（3）识别冠状动脉血栓：急性冠脉综合征（ACS）患者识别冠状动脉内血栓，优先选择OCT（图 19-7）。OCT 检测血栓无论从血栓成分、形态或位置上，均表现出与病理学较高的一致性。白血栓可见低衰减，红血栓可见高衰减，混合血栓也易识别[8]，故识别血栓斑块 OCT 更具优势，可优先选择（图 19-8）。

（4）识别夹层：可优先选择 OCT（图 19-9）。

总之，PCI 治疗前识别病变特征时，OCT 优于 IVUS：可准确识别血管壁结构；判定斑块性

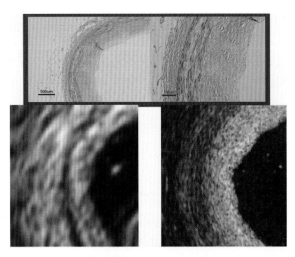

图 19-1 IVUS（左）和 OCT（右）所见的冠状动脉 3 层结构

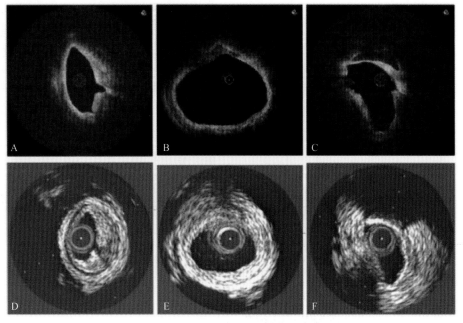

图 19-2 OCT（上列图）IVUS（下列图）对纤维斑块（**A、D**）、脂质斑块（**B、E**）和钙化斑块（**C、F**）的识别

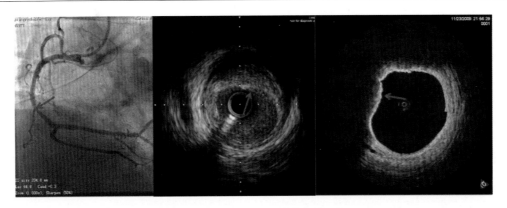

图 19-3　冠状动脉造影（左）、IVUS（中）和 OCT（右）对不稳定斑块的识别

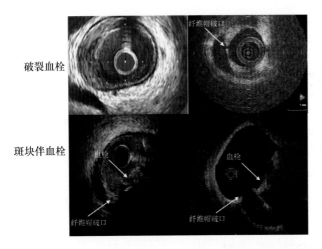

图 19-4　IVUS（左列）和 OCT（右列）对斑块破裂的识别

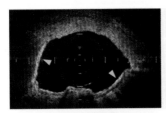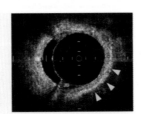

表面的巨噬细胞　　　　下层的巨噬细胞

图 19-5　OCT 对巨噬细胞的识别

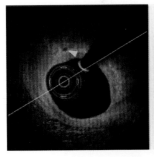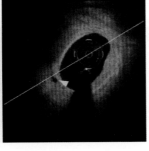

图 19-6　OCT 对新生血管或微通道的识别

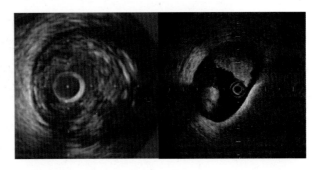

图 19-7　IVUS（左）和 OCT（右）对血栓的识别

质——纤维性斑块、钙化斑块、脂质斑块、混合斑块等；识别易损斑块，血栓性病变，斑块破裂、夹层，以及其他病变特征（如胆固醇结晶、糖蛋白等）。

2. 支架置入术中

评价支架贴壁情况（支架贴壁良好和支架贴壁不良），优先选择 OCT（图 19-10）。识别支架内组织脱垂，优先选择 OCT（图 19-11）。发现支架内白血栓，优先选择 OCT（图 19-12）。总之，对于支架置入术后即刻效果评价，OCT 优于 IVUS：可评价支架贴壁不良，组织脱垂，内膜撕裂，支架边缘夹层，支架内血栓，以及支架膨胀不全[9]。

3. 支架置入术后评价及随访

识别支架内皮覆盖及微通道，选择 OCT（图 19-13）。评价支架内再狭窄，支架内斑块，发现支架内血栓和支架晚期贴壁不良，优先选择 OCT（图 19-14）。识别支架内膜异质性，亦优先选择 OCT（图 19-15）。

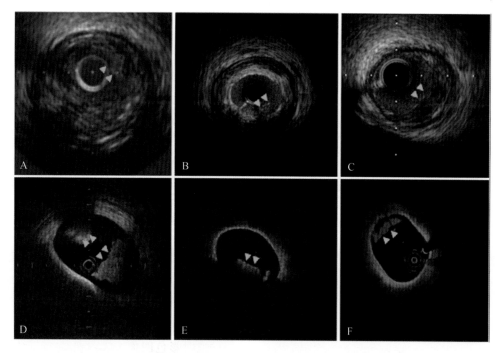

图 19-8　IVUS（上列）和 OCT（下列）对不同类型血栓的识别。A 和 D. 混合血栓；B 和 E. 红血栓；C 和 F. 白血栓

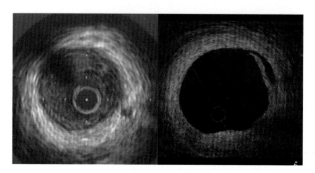

图 19-9　IVUS（左）和 OCT（右）对夹层的识别比较

　　总之，对于支架置入术后随访，OCT 优于 IVUS：可准确识别支架内膜覆盖程度，内膜组织特性，晚期贴壁不良，支架内斑块和血栓。

　　4. 优先选择 IVUS 的情况

　　识别支架置入术后正性重构，IVUS 优于 OCT（图 19-16）。

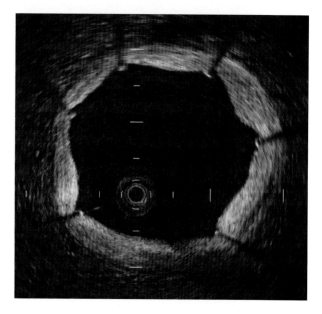

图 19-11　OCT 显示支架内组织脱垂

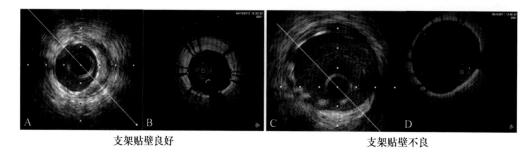

支架贴壁良好　　　　　　　　支架贴壁不良

图 19-10　IVUS（A 和 C）和 OCT（B 和 D）对支架贴壁情况的评估

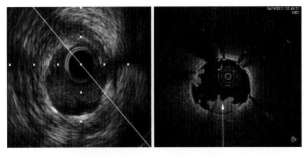

图 19-12　IVUS（左）和 OCT（右）对支架内血栓的评估（箭头所指为白血栓）

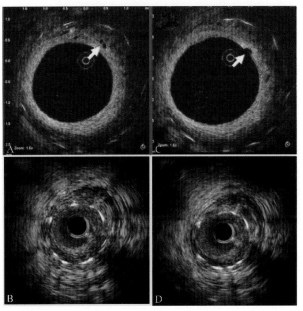

图 19-13　OCT（A、C）和 IVUS（B、D）对支架内皮和内膜覆盖的评估

5. IVUS 或 OCT 选择小结

优先选择 OCT 的情况包括：识别粥样斑块精细特征；识别支架内血栓；支架置入术后即刻效果评价；支架置入术后随访。

优先选择 IVUS 的情况包括：评价斑块负荷程度（直径＞3 mm 的冠状动脉）；识别支架置入术后正性重构；评价左主干病变、开口病变、分叉病变；指导 CTO 开通；判断导丝是否在血管真腔。

三、冠状动脉血管镜（coronary angioscopy，CAS）

除 IVUS 及 OCT 外，作为另一种腔内影像技术，冠状动脉血管镜（CAS）是一种通过微创手段进入冠状动脉血管内以获得血管内膜和血流情况的实时彩色图像。CAS 能获得立体的彩色图像诊断，明确冠状动脉的病变性质及程度，了解冠状动脉斑块表现型和斑块形态。根据斑块情况对患者进行危险分层，动态观察血管病变和斑块进展或退化的演变过程。CAS 检查提高了介入手术或治疗的精确度，有利于提高医疗效果和手术治愈成功率。Saratani 等使用 CAS 观察接受 PCI 的急性心肌梗死患者斑块颜色，研究斑块颜色与患者长期临床预后的关系。按斑块颜色的等级分成 3组：暗的黄斑块、黄斑块和亮的黄斑块；平均随访

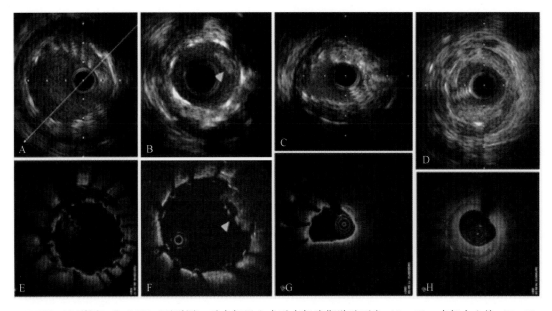

图 19-14　IVUS（上列图）和 OCT（下列图）对支架置入术后支架晚期贴壁不良（A、E）、支架内血栓（B、F）、支架内斑块（C、G）、支架内再狭窄（D、H）的评估

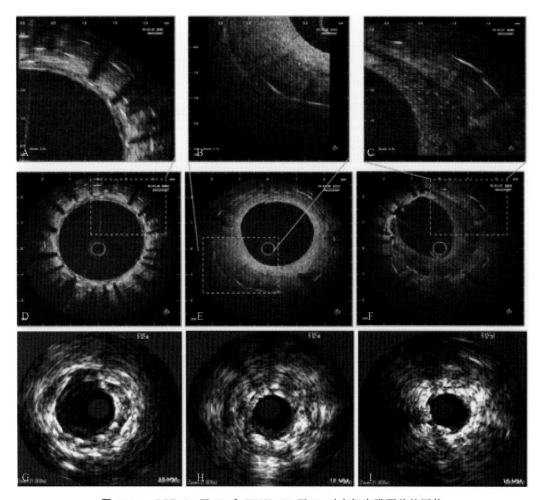

图 19-15　OCT（**A 至 F**）和 IVUS（**G 至 I**）对支架内膜覆盖的评估

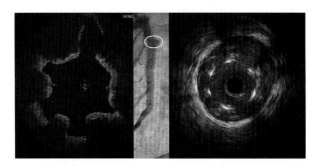

图 19-16　识别正性重构 IVUS（**右**）优于 OCT（**左**），中间图为冠状动脉造影图像

4.9 年时，与黄斑块相比，暗的黄斑块主要不良心血管事件发生率显著降低。在校正了年龄、多支冠状动脉病变、左心室射血分数和体重指数后，暗的黄斑块仍然是独立预测预后良好的因素。

慢血流和无复流是 PCI 术后一种常见的合并症，一旦发生预后较差。关于慢血流和无复流发生的机制和临床应采取的预防措施是目前研究较

多的一个课题。Matsuo 等[11]用 CAS 和 IVUS 对 98 例接受 PCI 且安装了远端保护滤网患者进行了系统观察。结果发现，斑块破裂碎片是造成急性冠脉综合征患者远端血栓的常见原因，也是 PCI 术后发生慢血流和无复流的主要原因。急性冠脉综合征患者斑块破裂碎片发生率高，发生斑块破裂碎片者的特征是斑块破裂、大斑块负荷和亮的黄斑块。与金属裸支架相比，西罗莫司（雷帕霉素）药物洗脱支架（SES）可以降低大、小靶血管血运重建和再狭窄发生，减少近期支架内血栓的发生率。可是，使用 SES 有发生晚期支架内血栓的可能，虽然发生率非常低，但后果严重，可引起心肌梗死和猝死的并发症。CAS 可以通过在支架置入前对靶血管病变进行连续观察并于支架置入后对支架贴壁情况、内膜覆盖情况进行系统检查，为支架置入后发生晚期血栓提供详细的预测信息。但是 CAS 只能提供血管表面内膜情况，

不能显示内膜下病变，同时对于比较严重的狭窄，血管镜不能通过而且需要阻断血流，限制了这项技术的发展，目前 CAS 尚未大规模应用于临床。

综上所述，冠状动脉腔内影像学可准确评估冠状动脉粥样硬化斑块及指导 PCI 治疗，并在支架随访中发挥越来越重要的作用。在中国专家共识指导下的 IVUS 及 OCT 规范化应用，将有助于建立中国冠心病患者冠状动脉腔内影像学临床研究数据库和循证医学证据，进而精准指导我国冠心病诊疗过程。

（于　波）

参考文献

[1] Peelukhana SV，Effat M，Kolli KK，et al. Lesion flow coefficient: a combined anatomical and functional parameter for detection of coronary artery disease—a clinical study. J Invasive Cardiol，2015，27（1）: 54-64.

[2] Escaned J，Gonzalo N. Lessons learned from advanced intracoronary imaging in patients with acute myocardial infarction. J Cardiovasc Med（Hagerstown），2011，12（12）: 868-877.

[3] Fröhlich GM，Redwood S，Rakhit R，et al. Long-term survival in patients undergoing percutaneous interventions with or without intracoronary pressure wire guidance or intracoronary ultrasonographic imaging: a large cohort study. JAMA Intern Med，2014，174（8）: 1360-1366.

[4] Jang JS，Song YJ，Kang W，et al. Intravascular ultrasound-guided implantation of drug-eluting stents to improve outcome: a meta-analysis. JACC Cardiovasc Interv，2014，7（3）: 233-243.

[5] Alfonso F，Sandoval J，Cárdenas A，et al. Optical coherence tomography: from research to clinical application. Minerva Med，2012，103（6）: 441-464.

[6] Cheng JM，Garcia-Garcia HM，de Boer SP，et al. In vivo detection of high-risk coronary plaques by radiofrequency intravascular ultrasound and cardiovascular outcome: results of the ATHEROREMO-IVUS study. Eur Heart J，2014，35（10）: 639-647.

[7] Cheng JM，Garcia-Garcia HM，de Boer SP，et al. In vivo detection of high-risk coronary plaques by radiofrequency intravascular ultrasound and cardiovascular outcome: results of the ATHEROREMO-IVUS study. Eur Heart J，2014，35（10）: 639-647.

[8] Tearney GJ，Regar E，Akasaka T，et al. International Working Group for Intravascular Optical Coherence Tomography（IWG-IVOCT）. Consensus standards for acquisition，measurement，and reporting of intravascular optical coherence tomography studies: a report from the International Working Group for Intravascular Optical Coherence Tomography Standardization and Validation. J Am Coll Cardiol，2012，59（12）: 1058-1072.

[9] Jia H，Abtahian F，Aguirre AD，et al. In vivo diagnosis of plaque erosion and calcified nodule in patients with acute coronary syndrome by intravascular optical coherence tomography. J Am Coll Cardiol，2013，62（19）: 1748-1758.

[10] Hebsgaard L，Nielsen TM，Tu S，et al. Co-registration of optical coherence tomography and X-ray angiography in percutaneous coronary intervention. the Does Optical Coherence Tomography Optimize Revascularization（DOCTOR）fusion study. Int J Cardiol，2015，182: 272-278.

[11] Saratani K，Iwanaga Y，Hayashi T，et al. Impact of plaque color by angioscopic evaluation on long-term clinical outcomes in patients with acute myocardial infarction undergoing percutaneous coronary intervention. Atherosclerosis，2010，211（1）: 170-175.

[12] Matsuo K，Ueda Y，Tsujimoto M，et al. Ruptured plaque and large plaque burden are risks of distal embolisation during percutaneous coronary intervention: evaluation by angioscopy and virtual histology intravascular ultrasound imaging. Euro Intervention，2013，9（2）: 235-242.

第二十章 冠状动脉粥样硬化斑块的病理影像学

随着药物优化治疗和冠状动脉介入治疗的发展，冠心病（coronary artery disease，CAD）的死亡率有所下降。但它仍是全球疾病死亡的主要原因，而急性冠脉综合征（acute coronary syndrome，ACS）是冠心病致死的主要类型。目前冠心病检查的金标准是冠状动脉造影，但冠状动脉造影存在一定局限性，无法确定冠状动脉粥样硬化斑块的特征性信息。随着冠状动脉腔内影像学技术的发展和临床应用，使冠心病影像学检查重点已从原来单一评估冠状动脉狭窄程度发展到评估、分析动脉粥样硬化斑块的形态学和病理学特点，早期发现和确定不稳定斑块，识别高危患者，对冠心病尤其是 ACS 的防治发挥着重要的意义。

一、冠状动脉粥样硬化斑块的病理学基础

动脉粥样硬化是指动脉内膜的脂质、血液成分的沉积，平滑肌细胞和胶原纤维增生，伴有坏死及钙化等不同程度病变的一类慢性进行性病理过程。正常冠状动脉血管壁由内膜、中膜和外膜三层结构组成，冠状动脉发生粥样硬化的特征是典型的三层结构消失。在动脉粥样硬化发生发展中，纤维斑块的病理特征是内膜病理性增厚超过 $600\,\mu m$；脂质斑块由脂纹内脂质沉积，中膜平滑肌细胞潜入内膜，部分增生形成纤维帽，部分吞噬脂质形成平滑肌源性泡沫细胞演变而来；而钙化斑块多见于老年患者，钙盐沉积于坏死灶及纤维帽内，动脉壁因而变硬、变脆。所有具有破裂倾向、易于发生血栓，形成（或）迅速进展为罪

犯病变的危险斑块统称为易损斑块[1]。病理学上诊断易损斑块的主要标准包括：①活动性炎症（单核、巨噬或 T 细胞浸润）；②薄纤维帽伴大脂质核心；③内皮剥脱伴表面血小板聚集；④斑块（帽）裂隙；⑤严重狭窄＞90%。次要标准有浅表钙化结节、新生血管/滋养血管、斑块内出血、内皮功能障碍、正性重构。ACS 的病理过程最终为冠状动脉内血栓形成。尸检研究结果显示，斑块破裂、斑块侵蚀和钙化结节是 ACS 的病理学基础，其中斑块破裂最常见，其次是斑块侵蚀，而由钙化结节引发的急性事件最少[1-2]。病理学上，斑块破裂定义为富含大的坏死核斑块表面由于薄纤维帽破裂继发血栓形成，同时伴有大量炎症细胞浸润[3]；斑块侵蚀定义为斑块纤维帽完整，但斑块表面内皮细胞功能缺失或功能不全导致血栓形成，内皮下富蛋白多糖、平滑肌细胞成分暴露，通常无斑块结构的破坏或撕裂[4]；钙化结节定义为钙化斑块突出到管腔伴纤维帽的破裂，伴表面血栓形成[5]。

二、冠状动脉粥样硬化斑块的腔内影像学表现及临床意义

冠状动脉造影（coronary angiography，CAG）一直被认为是评价冠状动脉病变的影像学"金标准"。然而，由于 CAG 分辨率低同时仅能显示血管外膜情况，存在一定局限性。高分辨率的血管内成像技术可以弥补其不足。近年来，包括血管内超声（intravascular ultrasound，IVUS）、光学相干断层成像（optical coherence tomography，OCT）、冠状动脉血管镜（coronary angioscopy，

CAS）、近红外线（near-infrared spectroscopy，NIRS）等在内的高分辨血管内影像技术逐渐成熟使得对冠心病尤其是 ACS 患者的血管内微细结构评价更加全面和深入。

1. 血管内超声（intravascular ultrasound，IVUS）

IVUS 是较早应用于冠状动脉病变检测的影像手段之一，是一种有创血管内断层成像技术，使用超声反射波的振幅不同生成图像，可以显示血管腔内径和形态，其频率为 20～45 MHz，探测深度为 5～10 mm，轴向空间分辨率为 100～200 μm[6]。利用 IVUS 分析软件，能较为准确地测量血管外径面积、血管腔内直径、斑块面积和斑块负荷，定量分析钙化程度，得出斑块体积参数。软斑块在 IVUS 图像上表现为低回声信号，其回声低于血管外膜；纤维斑块表现为中等回声，其回声接近血管外膜，但无超声阴影；钙化斑块则表现为高回声信号，其回声信号高于血管外膜，但是因超声波不能穿透钙化病变，在病变外围形成特征性的回声信号缺失，造成局部血管壁显示不清楚；混合斑块因同时含有多种成分，回声较为复杂。前瞻性研究应用 IVUS 技术显示高的斑块负荷与小的残余管腔面积是不良心血管事件的独立预测因子[7-8]。动脉粥样硬化发展过程中，管腔面积随斑块面积的变化而变化，机体、血管代偿机制使外弹力膜（EEM）面积发生改变，即为血管重构[9]。IVUS 因其具有良好的穿透性，可以观察到血管壁的外弹力膜，进而评估血管壁的重构情况。重构指数则定义为狭窄段外弹力膜横截面面积/参考血管外弹力膜横截面面积，当重构指数＞1.05 时为正性重构，重构指数＜1.05 为负性重构。研究显示，正性重构与 ACS 和血管造影结果显示的复杂病变相关，与斑块的稳定性呈负相关，具体机制并不明确[10]。所以，利用 IVUS 提供的冠状动脉重构信息也有助于评估斑块的稳定性。不足之处在于，尽管 IVUS 有利于显示深部结构，但是由于其空间分辨率较低[6]，IVUS 并不能观察到厚度较薄的纤维帽，比如薄纤维帽粥样硬化斑块（TCFA，纤维帽厚度＜65 μm），对斑块破裂的鉴别只有 37％ 的敏感性，也不能很好地评估支架内膜增生情况。

2. 光学相干断层成像（optical coherence tomography，OCT）

OCT 作为近十年新兴的血管内成像技术，使用近红外光通过测量光反射或动脉壁散射的回波产生的时间延迟和强度生成横断面图像，分辨率高达 10～20 μm，是 IVUS 的 10 倍，是目前分辨率最高的腔内影像学手段[11]。目前新一代的频域 OCT 由于无需阻断血流、回撤扫描速度更快，操作更简单，在临床上得到广泛应用。OCT 高分辨的特点使其能清楚观察血管内微结构，识别动脉粥样硬化斑块的种类、性质、形态学特点，识别易损斑块，判断斑块稳定性和预后，因此成为目前最为准确评价冠状动脉粥样硬化病变的影像学方法之一[11]。在 OCT 图像中，动脉粥样硬化斑块的定义是血管壁出现占位性改变（增厚改变）或者血管壁三层结构的缺失；纤维斑块表现为均匀的强信号而低衰减区域；钙化斑块表现为边缘锐利的低信号或信号不均匀的区域；脂质斑块表现为边缘轮廓模糊的低回声区域，其表面有高信号的纤维帽；薄纤维帽粥样硬化斑块（thin-capped fibroatheroma，TCFA）：在 OCT 图像中表现为具有薄纤维帽（厚度不超过 65 μm）的富含脂质斑块（脂质池超过 2 个象限）[12]。TCFA 与斑块不稳定性有关，具有潜在发生斑块破裂及引起急性临床事件的风险。研究表明，60％～70％ 的冠状动脉事件与 TCFA 相关[1,13]；Tian 等对 255 例患者的 643 个冠状动脉斑块进行 OCT 图像分析，发现 TCFA 与冠状动脉的直径狭窄率有关系，在重度狭窄（直径狭窄率＞70％）病变中 TCFA 的发生率最高，并且 TCFA 的纤维帽厚度最薄，斑块负荷最重，是远期临床不良事件的一个重要危险因素[14]。

造成 ACS 最常见的三种病理学机制是斑块破裂、斑块侵蚀和钙化结节。传统影像学（冠状动脉造影和 IVUS）由于其分辨率低，对上述病变的识别率较低或者无法识别，OCT 被认为是目前在体评价这三种病理机制的最佳影像学手段。最近一项 OCT 研究对 ACS 的罪犯斑块进行了系统的分类和定义，发现 OCT 定义下的斑块破裂、斑块侵蚀和钙化结节分别占 ACS 罪犯病变的 43.7%、31.0% 和 7.9%[15]。斑块破裂是冠脉血栓形成的最主要原因。斑块破裂在 OCT 上表现为斑块纤维帽连续性的中断和斑块内的空腔形成[16]。与病理学结果相比较，OCT 对斑块破裂的诊断没有要求斑块表面必须由血栓覆盖，原因是患者在行 OCT 检查前可能行抗血栓或溶栓治疗，因此成像时血栓可能减少或完全消失。OCT 对斑块侵蚀的定义和分类主要基于纤维帽的完整性以及血栓的存在与否，结合斑块侵蚀的病理学特征和 OCT 成像优势，可将斑块侵蚀分为明确的斑块侵蚀和可能的斑块侵蚀：①明确的斑块侵蚀——斑块侵蚀定义为纤维帽完整未见斑块破裂，伴有血栓形成，血栓下斑块结构可识别；②可能的斑块侵蚀——斑块侵蚀定义为纤维帽完整，罪犯病变无血栓形成，管腔表面不规则或病变处伴血栓形成，血栓处斑块结构不可识别，血栓近端或远端无浅表脂质、钙化[15]。尽管 OCT 具有很高的分辨率，但仍不能识别单个内皮细胞，因此 OCT 对斑块侵蚀的定义应区别于病理学定义。钙化结节在 OCT 图像上表现为发生纤维帽破裂的钙化斑块，这些钙化斑块主要特征为结节样钙化突出到管腔内，病变近段或远段可见严重钙化[12,15]。5%~10% 的冠状动脉事件与凸出的钙化结节有关[1]。但是，钙化结节和继发冠状动脉内血栓形成的相关性仍存在争议，尚需更多的临床研究结果。除此之外，OCT 对于判断斑块稳定性的一些其他指标也具有很强的精确度，比如巨噬细胞、微血管和胆固醇结晶等。OCT 的局限性在于组织穿透能力差，不能穿透脂质池较大的斑块，不能对斑块的全貌进行评价。

3. 冠状动脉血管镜（coronary angioscopy, CAS)

CAS 是利用光学成像纤维镜直接在血管腔内观察血管壁的形态和颜色等来判定斑块形状、血栓、溃疡、撕裂等情况[17]。CAS 能获得立体的彩色图像诊断，明确动脉损伤部位及程度，明确冠状动脉病变性质及程度，了解冠状动脉斑块表现型和斑块形态。应用冠状动脉血管镜观察到的冠状动脉内斑块分为 2 种[17]：白色斑块与黄色斑块：前者多为厚纤维帽脂质斑块，为稳定型斑块；后者为薄纤维帽脂质斑块，为不稳定斑块，具有大的脂质核心和薄的纤维帽。不稳定斑块有以下特点：黄色斑块颜色鲜艳、闪光；表面隆出而不规则；因黏附点状或小片状白色的血栓，表面呈现粗糙或棉花样外观；因管壁内出血，可见红色污点。多个研究表明黄色斑块强度增加，斑块破裂风险随之升高[17-18]。在 1 年随访的稳定型心绞痛患者中，冠状动脉血管内斑块为黄色的患者中，有 68% 的患者发生了 ACS，而冠状动脉血管内无黄色斑块的患者中仅有 4% 发生 ACS[19]。此外，在高危患者中 CAS 识别出黄色斑块已成为预测 PCI 术后临床预后的独立危险因素[20-21]。目前 CAS 仍需阻断血管血流，操作过程有可能引起斑块破裂、血栓形成及心律失常等并发症。此外，血管镜导管较粗（3 F~5 F），不利于检测小血管或狭窄较重的血管；斑块表面颜色的判断受主观因素影响较大，表面钙化也表现为淡黄色斑块；仅能观测斑块表面，对斑块内部结构提供的信息有限。这些都限制了 CAS 在冠状动脉疾病诊治中的应用。尽管血管镜尚未大规模应用于临床，但它在冠状动脉粥样硬化斑块和血栓的检测中仍为一种重要的研究手段。

4. 近红外光谱（near-infrared spectroscopy, NIRS)

NIRS 是最新一代可进行化学成分定性的光学影像学技术，基于近红外光的吸收和播散特性，可检测组织中的化学成分[22-23]。近年来开始应用于临床在体检测粥样硬化斑块脂质成分，经尸检与病理学证实，NIRS 可有效分析病变组织的化学成分，检测脂质的位置和密度，具有较高的敏感性和特异性[24-25]。在人类动脉粥样硬化斑块中，NIRS 识别脂核的敏感性和特异性分别为 90% 和 93%，对不稳定斑块特点如纤维帽和炎症的识别敏感性和特异性分别为 77% 和 93%。将离体的光谱学检查转变成在体的冠状动脉光谱图像，应用上还存在一些问题，缺乏结构的清晰性限制了所有光谱学检查在不稳定斑块识别上的独立应用。但是，通过与其他影像学技术如 IVUS、OCT 或 CAS 的联合应用，可能提供更有效、更准确识别不稳定斑块的方法[26]。

三、总结

随着冠状动脉腔内影像学技术的不断提高和临床应用，冠状动脉腔内影像学为我们认识动脉粥样硬化的发生和发展提供了新的病理生理信息，为我们寻找预防和治疗冠心病新靶点提供帮助。每种腔内影像学检测技术都存在自身的优势和不足，联合两种或多种影像学技术也许能够优势互补，为更精确地评估动脉粥样硬化斑块的结构和特征，更精确诊断和精准治疗 ACS 提供更有效的手段。

（贾海波）

参考文献

[1] Virmani R，Burke AP，Farb A，et al. Pathology of the vulnerable plaque. J Am Coll Cardiol，2006，47 (8 Suppl)：C13-8.

[2] Falk E，Nakano M，Bentzon JF，et al. Update on acute coronary syndromes：the pathologists' view. Eur Heart J，2013，34 (10)：719-728.

[3] Schaar JA，Muller JE，Falk E，et al. Terminology for high-risk and vulnerable coronary artery plaques. Report of a meeting on the vulnerable plaque，June 17 and 18，2003，Santorini，Greece. Eur Heart J，2004，25 (12)：1077-1082.

[4] Farb A，Burke AP，Tang AL，et al. Coronary plaque erosion without rupture into a lipid core. A frequent cause of coronary thrombosis in sudden coronary death. Circulation，1996，93 (7)：1354-1363.

[5] Virmani R，Kolodgie FD，Burke AP，et al. Lessons from sudden coronary death：a comprehensive morphological classification scheme for atherosclerotic lesions. Arterioscler Thromb Vasc Biol，2000，20 (5)：1262-1275.

[6] Nissen SE，Yock P. Intravascular ultrasound：novel pathophysiological insights and current clinical applications. Circulation，2001，103 (4)：604-616.

[7] Calvert PA，Obaid DR，O'Sullivan M，et al. Association between IVUS findings and adverse outcomes in patients with coronary artery disease：the VIVA (VH-IVUS in Vulnerable Atherosclerosis) Study. JACC Cardiovasc Imaging，2011，4 (8)：894-901.

[8] Cheng JM，Garcia-Garcia HM，de Boer SP，et al. In vivo detection of high-risk coronary plaques by radio-frequency intravascular ultrasound and cardiovascular outcome：results of the ATHEROREMO-IVUS study. Eur Heart J，2014，35 (10)：639-647.

[9] Schoenhagen P，Ziada KM，Vince DG，et al. Arterial remodeling and coronary artery disease：the concept of "dilated" versus "obstructive" coronary atherosclerosis. J Am Coll Cardiol，2001，38 (2)：297-306.

[10] Nakamura M，Nishikawa H，Mukai S，et al. Impact of coronary artery remodeling on clinical presentation of coronary artery disease：an intravascular ultrasound study. J Am Coll Cardiol，2001，37 (1)：63-69.

[11] Alfonso F，Sandoval J，Cardenas A，et al. Optical coherence tomography：from research to clinical application. Minerva Med，2012，103 (6)：441-464.

[12] Tearney GJ，Regar E，Akasaka T，et al. Consensus standards for acquisition，measurement，and reporting of intravascular optical coherence tomography studies：a report from the International Working Group for Intravascular Optical Coherence Tomography Standardization and Validation. J Am Coll Cardiol，2012，59 (12)：1058-1072.

[13] Jang IK，Tearney GJ，MacNeill B，et al. In vivo characterization of coronary atherosclerotic plaque by use of optical coherence tomography. Circulation，2005，111 (12)：1551-1555.

[14] Tian J，Dauerman H，Toma C，et al. Prevalence and characteristics of TCFA and degree of coronary artery stenosis：an OCT，IVUS，and angiographic study. J Am Coll Cardiol，2014，64 (7)：672-680.

[15] Jia H，Abtahian F，Aguirre AD，et al. In vivo diagnosis of plaque erosion and calcified nodule in patients with acute coronary syndrome by intravascular optical coherence tomography. J Am Coll Cardiol，2013，62 (19)：1748-1758.

[16] Prati F，Guagliumi G，Mintz GS，et al. Expert review document part 2：methodology，terminology and clinical applications of optical coherence tomography for the assessment of interventional procedures. Eur Heart J，2012，33 (20)：2513-2520.

[17] Mizuno K，Miyamoto A，Satomura K，et al. Angioscopic coronary macromorphology in patients with acute coronary disorders. Lancet，1991，337（8745）：809-812.

[18] Ueda Y，Asakura M，Hirayama A，et al. Intracoronary morphology of culprit lesions after reperfusion in acute myocardial infarction：serial angioscopic observations. J Am Coll Cardiol，1996，27（3）：606-610.

[19] Uchida Y，Nakamura F，Tomaru T，et al. Prediction of acute coronary syndromes by percutaneous coronary angioscopy in patients with stable angina. Am Heart J，1995，130（2）：195-203.

[20] Feld S，Ganim M，Carell ES，et al. Comparison of angioscopy，intravascular ultrasound imaging and quantitative coronary angiography in predicting clinical outcome after coronary intervention in high risk patients. J Am Coll Cardiol，1996，28（1）：97-105.

[21] Asakura M，Ueda Y，Yamaguchi O，et al. Extensive development of vulnerable plaques as a pan-coronary process in patients with myocardial infarction：an angioscopic study. J Am Coll Cardiol，2001，37（5）：1284-1288.

[22] Caplan JD，Waxman S，Nesto RW，et al. Near-infrared spectroscopy for the detection of vulnerable coronary artery plaques. J Am Coll Cardiol，2006，47（8 Suppl）：C92-96.

[23] Jaguszewski M，Klingenberg R，Landmesser U. Intracoronary Near-Infrared Spectroscopy（NIRS）Imaging for Detection of Lipid Content of Coronary Plaques：Current Experience and Future Perspectives. Curr Cardiovasc Imaging Rep，2013，6：426-430.

[24] Gardner CM，Tan H，Hull EL，et al. Detection of lipid core coronary plaques in autopsy specimens with a novel catheter-based near-infrared spectroscopy system. JACC Cardiovasc Imaging，2008，1（5）：638-648.

[25] Waxman S. Near-infrared spectroscopy for plaque characterization. J Interv Cardiol，2008，21（6）：452-458.

[26] Roleder T，Kovacic JC，Ali Z，et al. Combined NIRS and IVUS imaging detects vulnerable plaque using a single catheter system：a head-to-head comparison with OCT. Euro Intervention，2014，10（3）：303-311.

第三部分

血脂异常的分类及危险分层

第二十一章　血脂异常的分类及常见病因

血脂异常通常指血浆中胆固醇和（或）三酰甘油（甘油三酯）水平升高，俗称高脂血症。实际上血脂异常也泛指包括低 HDL-C 血症在内的各种血脂异常。分类较为繁杂，归纳起来有 3 种，最实用的是临床分类[1-4]。

一、病因分类：继发性或原发性高脂血症

继发性高脂血症是指由于不良生活方式或其他疾病所引起的血脂异常。可引起血脂升高的不良生活方式或其他疾病主要有：高能量、高脂和高糖饮食，过度饮酒，肥胖，糖尿病，肾病综合征，甲状腺功能减退症，肾衰竭，肝脏疾病，系统性红斑狼疮，糖原贮积症，骨髓瘤，脂肪萎缩症，急性卟啉病，多囊卵巢综合征等。此外。某些药物如利尿剂、非心脏选择性 β 受体阻滞剂、糖皮质激素等也可能引起继发性血脂升高。

在排除了继发性高脂血症后即可诊断为原发性高脂血症。大部分原发性高脂血症是由于单一基因或多个基因突变所致，由于基因突变所致的高脂血症多具有家族聚集性，有明显的遗传倾向，特别是单一基因突变者，故临床上通常称为家族性高脂血症。

例如编码 LDL 受体基因的功能缺失型突变，或编码与 LDL 受体结合的 ApoB 基因突变，或分解 LDL 受体的 PCSK9（前蛋白转化酶枯草溶菌素 9）基因的功能获得型突变，或调整 LDL 受体到细胞膜血浆面的 LDL 受体调整蛋白（LDLR-adaptor protein）基因突变均可引起家族性高胆固醇血症。80％以上家族性高胆固醇血症患者是单一基因突变所致，其中，LDL 受体基因的功能缺失型突变是家族性高胆固醇血症的主要病因。纯合子型家族性高胆固醇血症发病率约 1/30 万～1/16 万，杂合子型家族性高胆固醇血症发病率约 1/200。

又例如家族性高甘油三酯血症是单一基因突变所致，通常是参与甘油三酯代谢的脂蛋白脂肪酶，或载脂蛋白 C-Ⅱ，或载脂蛋白 A-V 基因突变导致的重度高甘油三酯血症（TG＞10 mmol/L），其发病率 1/100 万。轻中度的高甘油三酯血症（TG 为 2～10 mmol/L）通常具有多个基因突变特性[5-6]。特别要指出的是，许多高脂血症患者是继发和原发病因的混合。

二、血脂异常的临床分类

从实用角度出发，血脂异常可进行简易的临床分类（表 21-1）。

分型	TC	TG	HDL-C	相当于 WHO 表型
高胆固醇血症	增高			Ⅱa
高甘油三酯血症		增高		Ⅳ、Ⅰ
混合型高脂血症	增高	增高		Ⅱb、Ⅲ、Ⅳ、Ⅴ
低高密度脂蛋白血症			降低	

表 21-1　血脂异常的临床分类

三、高脂蛋白血症的表型分型法

世界卫生组织（WHO）制定了高脂蛋白血症分型，共分为 6 型如 Ⅰ、Ⅱa、Ⅱb、Ⅲ、Ⅳ 和 Ⅴ 型。这种分型方法对指导临床上诊断和治疗高脂血症有很大的帮助，但也存在不足之处，其最明

显的缺点是过于繁杂，难以于临床推广。1976 年 WHO 建议将高脂蛋白血症分为六型：

1. Ⅰ型高脂蛋白血症

主要是血浆中乳糜微粒浓度增加所致。将血浆置于 4℃ 冰箱中过夜，见血浆外观顶层呈"奶油样"，下层澄清。测定血脂主要为甘油三酯升高，胆固醇水平正常或轻度增加，此型在临床上较为罕见。

2. Ⅱ型高脂蛋白血症

又分为Ⅱa 型和Ⅱb 型：①Ⅱa 型高脂蛋白血症：血浆中 LDL 水平单纯性增加。血浆外观澄清或轻微混浊。测定血脂只有单纯性胆固醇水平升高，而甘油三酯水平则正常，此型临床常见。②Ⅱb 型高脂蛋白血症：血浆中 VLDL 和 LDL 水平增加。血浆外观澄清或轻微混浊。测定血脂见胆固醇和甘油三酯均增加。此型临床相当常见。

3. Ⅲ型高脂蛋白血症

又称为异常 β-脂蛋白血症，主要是血浆中乳糜微粒残粒和 VLDL 残粒水平增加，其血浆外观混浊，常可见一模糊的"奶油样"顶层。血浆中胆固醇和甘油三酯浓度均明显增加，且两者升高的程度大致相当。此型在临床上很少见。

4. Ⅳ型高脂蛋白血症

血浆 VLDL 增加，血浆外观可以澄清也可以混浊，主要视血浆甘油三酯升高的程度而定，一般无"奶油样"顶层，血浆甘油三酯明显升高，胆固醇水平可正常或偏高。

5. Ⅴ型高脂蛋白血症

血浆中乳糜微粒和 VLDL 水平均升高，血浆外观有"奶油样"顶层，下层混浊，血浆甘油三酯和胆固醇均升高，以甘油三酯升高为主。

（陆国平）

参考文献

[1] 赵水平. 高脂血症的临床表现及分型. 中国临床医生，2003，31（12）：23-2.

[2] Gotto AM，Amarenco P，Assmann G，et al. Dyslipidemia and coronary heart disease. The ILIB Lipid handbook for clinical practice. 3rd ed. New York：International Lipid Information Bureau，2003.

[3] Expert Dyslipidemia Panel，Grundy SM. An International Atherosclerosis Society Position Paper：Global recommendations for the management of dyslipidemia. J Clin Lipidol，2013，7（6）：561-565.

[4] Jacobson TA，Ito MK，Maki KC，et al. National lipid association recommendations for patient-centered management of dyslipidemia：part 1—full report. J Clin Lipidol，2015，9（2）：129-169.

[5] Osman Najam，Kausik K. Ray. Familial Hypercholesterolemia：a Review of the Natural History，Diagnosis，and Management. Cardiol Ther，2015，4（1）：25-38.

[6] Robert A Hegele，Henry N Ginsberg，M John Chapman. The polygenic nature of hypertriglyceridaemia：implications for definition，diagnosis，and management. Lancet Diabetes Endocrinol，2014，2（8）：655-666.

第二十二章　血脂异常的临床表现

血脂异常的患病人群庞大，但是绝大多数患者并无任何症状和异常体征，而常常是在进行血液生化检验时被发现。一般而言，临床实践中血脂异常更多指高胆固醇血症和高甘油三酯血症，其临床表现主要概括为两大方面：①脂质在器官局部（如皮肤、脾、角膜）沉积，或造成栓塞，如视网膜动脉栓塞；②全身性疾病，包括由此造成远期罹患动脉粥样硬化性心血管疾病（arteriosclerotic cardiovascular disease，ASCVD）的风险，以及并发急性胰腺炎，前者见于高胆固醇血症，后者见于高甘油三酯血症。至于脂蛋白缺乏的血脂异常类型，主要指遗传因素造成的脂蛋白缺乏，如：脂蛋白缺乏症、遗传性胆固醇合成缺陷性疾病，通常年幼发病伴有发育异常，具有显著特征性临床表现，但是十分罕见，本章在此不作介绍。

一、黄色瘤（xanthoma）[1-2]

黄色瘤主要是由于皮肤真皮内聚集了吞噬脂质的巨噬细胞（泡沫细胞），进而在皮肤形成局限性的异常隆凸，其颜色可为黄色、橘黄色或棕红色，多呈结节、斑块或丘疹形状，质地柔软（图22-1至图22-3）。根据黄色瘤的形态和发生部位，一般可分为如下类型：

1. 腱黄色瘤（tendon xanthoma）

发生在肌腱部位，常见于跟腱、手或足背伸侧肌腱、膝部股直肌和肩三角肌腱等处，为圆或卵圆形质硬皮下结节，与其上皮肤粘连，边界清楚。活检研究提示跟腱黄色瘤的主要成分是脂质（占干重33%）和胶原（占干重24%）。对其脂质成分结构分析发现，其中55%为游离胆固醇，

28%为酯化胆固醇，13%为磷脂[3]。这种黄色瘤常是家族性高胆固醇血症（Ⅱ型高脂蛋白血症）的较为特征性的表现，其形成和厚度与血液中脂质的浓度正相关，可并发肌腱断裂[4]。

2. 掌皱纹黄色瘤（palmar crease xanthoma）

发生在手掌部的线条状扁平黄色瘤，呈橘黄色轻度凸起，分布于手掌及手指间皱褶处。此种黄色瘤对诊断家族性异常β-脂蛋白血症（Ⅲ型高脂蛋白血症）具有一定的价值。

3. 结节性黄色瘤（tuberous xanthoma）

发展缓慢，好发于身体的伸侧，如肘、膝、指节伸处以及髋、踝、臀等部位，为圆形结节，其大小不一，边界清楚。早期质地较柔软，后期由于损害纤维化，质地变硬。此种黄色瘤主要见于家族性异常β-脂蛋白血症或家族性高胆固醇血症（familial hypercholesterolemia，FH）。

4. 结节疹性黄色瘤（tuberoeruptive xanthoma）

好发于肘部四肢伸侧和臀部，皮损常在短期内成批出现，呈结节状有融合趋势，疹状黄色瘤常包绕着结节状黄色瘤。瘤的皮肤呈橘黄色，常伴有炎性基底。主要见于家族性异常β-脂蛋白血症。

5. 发疹性黄色瘤（eruptive xanthoma）

为多数针头到火柴头大小的柔软丘疹，初呈橘黄色，周围有红晕，后转为黄棕色，突然成批发出于躯干上部、臀部和肢体伸面，并可累及口唇和口腔黏膜。皮疹可迅速自行消退不留痕迹。患者多伴有高脂蛋白血症Ⅰ、Ⅴ型，偶见于Ⅲ型或继发性高脂蛋白血症。

6. 扁平黄色瘤（plane xanthoma）

最常见于睑周，亦称为睑黄色瘤（xanthelasma），是较为多见的一种黄色瘤，表现为眼睑周围

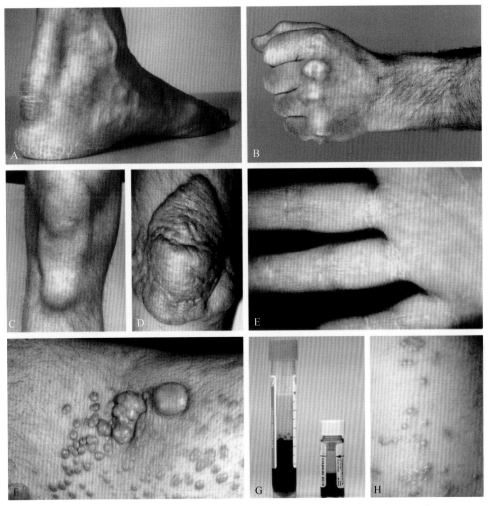

图 22-1 **A.** 跟腱黄色瘤（杂合子 FH）；**B.** 手掌伸侧肌腱黄色瘤（杂合子 FH）；**C.** 肘窝处扁平黄色瘤（杂合子 FH）；**D.** 髌腱黄色瘤（杂合子 FH）；**E.** 掌皱纹黄色瘤（Ⅲ 型高脂蛋白血症）；**F.** 肘窝和周围皮肤结节疹性黄色瘤（纯合子 FH）；**G.** 乳糜血（急性腹痛伴有严重高甘油三酯血症）；**H.** 前臂伸面发疹性黄色瘤（严重高甘油三酯血症）[5]

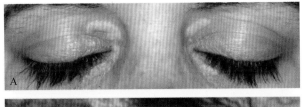

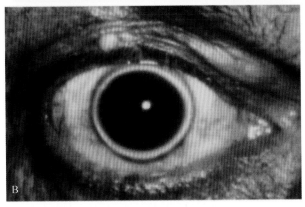

图 22-2 睑黄色瘤（**A**）和脂性角膜弓（**B**）[6]

处发生橘黄色略高出皮面的扁平丘疹状或片状瘤，边界清楚，质地柔软。泛发型波及面、颈、躯干和肢体，为扁平淡黄色或棕黄色丘疹，数毫米至数厘米大小，边界清楚，表面平滑。此种黄色瘤常见各种高脂血症，但也可见于血脂正常者。

上述不同形态的黄色瘤可以在同一患者中同时出现，通过有效的调脂治疗，多数可以消退[7]。研究中观察到，同样是 FH 患者，具有黄色瘤者伴发心血管疾病的风险更高，预示其与动脉粥样硬化具有共同的病因[8]。

二、角膜弓

角膜弓并非高脂血症独有的体征。随着年龄

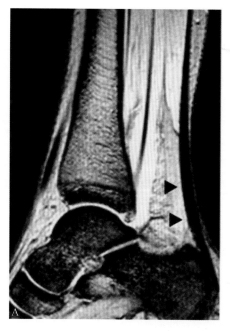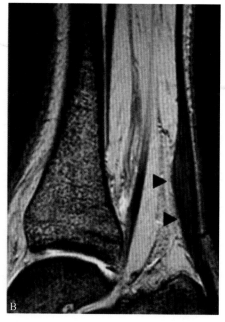

图 22-3 跟腱的磁共振（MRI）扫描。**A.** 正常的青年男性跟腱；**B.** 家族性高胆固醇血症青年男性患者，跟腱显著增厚并呈凸起状[9]

的增长愈发常见，61～75 岁的人群发生率高达 75%，80 岁以上的人群普遍存在，因此被称为"老年环"[10]。角膜弓并不影响视力，组织学研究证实为角膜局部脂质沉积形成，其发生及形成的宽度、周长范围与血浆脂质水平相关，以胆固醇水平升高为著[11]。一般角膜弓宽 1.0～1.5 mm，指的是角膜上临近角膜缘的灰色或黄色浑浊区，与角膜缘之间存有一个宽约 0.3～1.0 mm 的透明带，称为 Vogt 透明区，这是鉴别角膜弓和其他角膜浑浊疾病的特点。角膜弓通常双侧发生，常最先形成下方的弓状浑浊，继而出现上方的弓状浑浊，最终上下方融合成环。在裂隙灯下，角膜弓病变侵及 Bowman 膜、角膜基质和后弹力层，其脂质源于角膜血管，主要成分是低密度脂蛋白、磷脂和甘油三酯[12-13]。高脂血症患者中，角膜弓的发生率高于黄色瘤，研究提示 30～35 岁出现角膜弓，或者 50 岁之前出现环形融合的角膜弓，提示为 FH 的患者。无论如何，目前尚缺乏确凿的研究证据提示角膜弓为预测心血管疾病的独立危险因素[14-15]。

三、视网膜病变

严重血脂异常是威胁视力健康的重要病因之

一[16]。其中，视网膜动静脉栓塞可造成患者突发视力障碍，甚至永久失明。

高胆固醇血症患者，随着全身动脉粥样硬化斑块发生及进展，特别是颈动脉，斑块破损后释出的胆固醇结晶即可能造成视网膜动脉栓塞（retinal artery occlusion，RAO）。眼底镜检查可见视网膜血管上明亮的黄色胆固醇斑，亦称为 Hollenhorst 斑[17]。具有 Hollenhorst 斑的患者可能无症状，或者出现黑矇、偏盲、视野缺损、短暂或永久性视力丧失，其也是卒中与失明的预兆（图 22-4）[18]。实际上，全身相应的微小动脉均可能发生胆固醇结晶栓塞，但是唯有视网膜动脉使得我们可以直接"窥视"其胆固醇结晶栓子。

视网膜静脉栓塞（retinal vein occlusion，RVO）形成的机制较为复杂，其中严重高甘油三酯血症继发血液流变性改变，是发病的重要因素之一[19]。其中，视网膜中央静脉栓塞（central retinal vein occlusion，CRVO）的视网膜特点是静脉扩张迂曲，沿静脉分布区域的视网膜有出血、水肿和渗出，对视力损毁较为严重，可能遗留不可逆的后遗症（图 22-5）。

另一个与高甘油三酯血症相关的视网膜病变是视网膜脂血症（lipemia retinalis）。由于血液中

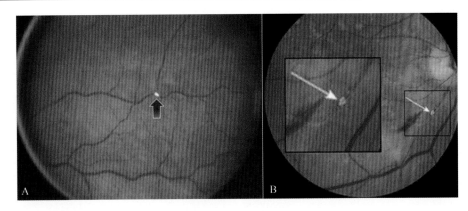

图 22-4 **A.** 患者发作性视物模糊，确诊 FH，视网膜动脉分叉处可见亮斑（蓝色箭头），即 Hollenhorst 斑。**B.** 患者无视力症状，罹患严重颈动脉狭窄，胆固醇结晶栓子远端血管闭塞[20]

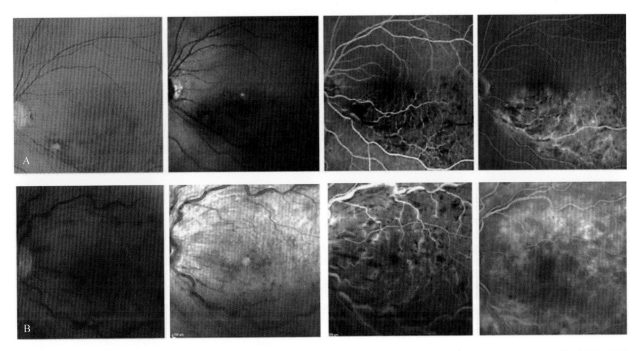

图 22-5 **A.** 上横列为视网膜分支静脉栓塞（branch retinal vein occlusion，BRVO），累及局部视网膜。**B.** 下横列为视网膜中央静脉栓塞（central retinal vein occlusion，CRVO），呈典型静脉迂曲、黄斑水肿和弥漫性出血的病变特征[21]

甘油三酯的浓度过高，浸润视网膜血管，使其在眼底镜检查下呈均匀的"鲑鱼肉色"，无法区分动静脉血管，背景视网膜色黯淡且呈"油腻状"（图 22-6）。随着甘油三酯浓度增高，视网膜血管甚至可呈"乳白色"。视网膜脂血症一般见于血浆甘油三酯浓度＞2500 mg/dl（28.2 mmol/L）时，随着甘油三酯浓度水平波动在一日之间就可发生改变。甘油三酯浓度经纠正下降后，这种特征性的视网膜改变亦随之消失。此外，视网膜脂血症并不见于单纯高胆固醇血症患者。由于视网膜脂血症并不影响视力，许多患者往往由于常规检查或合并

RVO 等眼部疾患而被发现[22-23]。

四、蓝指/趾综合征

蓝指/趾综合征（blue toe syndrome）由于肢体末梢微小血管（直径 100～200μm）闭塞造成。其最常见的栓子仍是动脉粥样硬化斑块释出的胆固醇结晶，但不同上文所述的 RAO，栓子多源于腹部及其以下的大血管。临床表现为突发性、持续性一指/趾或多指/趾静息痛、触痛，指/趾端局部皮肤形成边界清楚的蓝黑色斑点，伴有麻木、

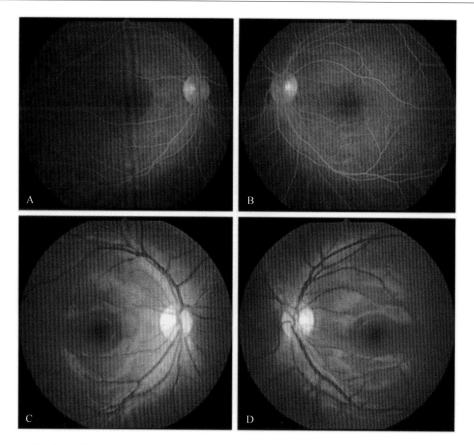

图 22-6　A 和 B. 双眼底视网膜色均呈"油腻状"背景，视网膜血管无法区分动静脉，血管呈"鲑鱼肉色"。患者无视力障碍，由于酮症酸中毒就医，空腹血糖 261 mg/dl（14.5 mmol/L），总胆固醇 1068 mg/dl（28.1 mmol/L），甘油三酯 11 929 mg/dl（134.7 mmol/L）。C 和 D. 视网膜脂血症与甘油三酯水平直接相关。经强化治疗后一周，复查空腹血糖 68 mg/dl（3.8 mmol/L），总胆固醇 321 mg/dl（8.3 mmol/L），甘油三酯 114 mg/dl（1.3 mmol/L）[24]

厥冷，最终可能造成肢端缺血坏死、溃疡，甚至坏疽。常发生于动脉导管介入操作损及粥样硬化斑块，或长期抗凝、急性溶栓治疗、体外循环术后等，也有自发的报道（图 22-7）。除了皮肤表现外，蓝指/趾综合征最致命的威胁在于合并其他系统栓塞损伤，尤其肾、胃肠道、神经系统，进而出现一系列相关的症状与体征。辅助检查常可以见到的异常包括嗜酸性粒细胞增多、贫血、低补体血症、红细胞沉降率和 C-反应蛋白水平升高，肾功能异常时尿检有助于提示肾脏受累[25-26]。局部皮肤和肌肉活检对于确定诊断最具价值。

五、肝脾肿大

　　肝脾肿大（hepatosplenomegaly）与长期甘油三酯水平增高关系十分密切。其由于脂蛋白积留于血浆之中，肝脾巨噬细胞大量吞噬所致。遗传

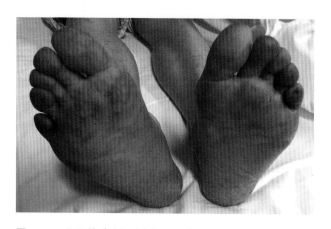

图 22-7　蓝趾综合征，图中双足均有多发的蓝黑色斑点，边界清楚，伴有明显触痛，左侧末趾已有局部组织坏死。患者罹患严重冠心病，合并心房颤动并持续口服抗凝药，于冠状动脉介入治疗术后突发下肢末端剧痛

因素相关的高甘油三酯血症，如脂蛋白脂酶缺乏（Ⅰ型高脂蛋白血症）、胆固醇酯贮积病（cholesteryl ester storage disease，CESD）等均可伴有肝脾肿大，轻症者转氨酶升高，重症者可进展为肝纤维化、肝衰竭[27-28]。

六、全身性疾病

血脂异常最广泛的临床危害在于增加 ASCVD 风险。迄今，无论是流行病学、临床实践、遗传学、干预试验、病理学研究均明确证实了脂蛋白致动脉粥样硬化。通过降低胆固醇浓度将减少致动脉粥样硬化脂蛋白在动脉内膜沉积，延缓和阻止动脉粥样硬化发生和进展[29]。无论如何，甘油三酯与动脉粥样硬化的关系尚存在争议。但是，高甘油三酯血症将诱发急性胰腺炎。研究提示甘油三酯水平＞1000 mg/dl（11.3 mmol/L）和＞2000 mg/dl（22.6 mmol/L）之时，急性胰腺炎的风险分别为 5% 和 10%～20%。本类患者更易进展为急性重症胰腺炎，其并发症累及全身多脏器。甘油三酯水平＜500 mg/dl（5.65 mmol/L）则将大大降低急性胰腺炎风险。然而，目前仍不清楚所有严重高甘油三酯血症患者中，何者更易诱发急性胰腺炎，其可能致病机制包括胰酶激活，水解甘油三酯形成大量游离脂肪酸，造成毛细血管损害和炎症，亦与高甘油三酯血症时血黏稠度增高、胰腺缺血相关[30]。

（李忠佑）

参考文献

[1] Polano MK，Baes H，Hulsmans HA，et al. Xanthomata in primary hyperlipoproteinemia. A classification based on the lipoprotein pattern of the blood. Arch Dermatol，1969，100（4）：387-400.

[2] Altman J，Winkelmann RK. Diffuse normolipemic plane xanthoma. Generalized xanthelasma. Arch Dermatol，1962，85：633-640.

[3] Tall AR，Small DM，Lees RS. Interaction of collagen with the lipids of tendon xanthomata. J Clin Invest，1978，62：836-846.

[4] Murano S，Shinomiya M，Shirai K，et al. Characteristic features of long-living patients with familial hyper-

cholesterolemia in Japan. J Am Geriatr Soc，1993，41：253-257.

[5] Durrington P. Dyslipidaemia. Lancet，2003，362（9385）：717-731.

[6] Primary Panel，Genest J，Hegele RA，et al. Canadian Cardiovascular Society position statement on familial hypercholesterolemia. Can J Cardiol，2014，30（12）：1471-1481.

[7] Cuchel M，Bruckert E，Ginsberg HN，et al；European Atherosclerosis Society Consensus Panel on Familial Hypercholesterolaemia. Homozygous familial hypercholesterolaemia：new insights and guidance for clinicians to improve detection and clinical management. A position paper from the Consensus Panel on Familial Hypercholesterolaemia of the European Atherosclerosis Society. Eur Heart J，2014，35（32）：2146-2157.

[8] Oosterveer DM，Versmissen J，Yazdanpanah M，et al. Differences in characteristics and risk of cardiovascular disease in familial hypercholesterolemia patients with and without tendon xanthomas：a systematic review and meta-analysis. Atherosclerosis，2009，207（2）：311-317.

[9] Tsouli SG，Kiortsis DN，Argyropoulou MI，et al. Pathogenesis，detection and treatment of Achilles tendon xanthomas. Eur J Clin Invest，2005，35（4）：236-244.

[10] Friedlaender MH，Smolin G. Corneal degenerations. Ann Ophthalmol，1979，11（10）：1485-1495.

[11] Chua BE，Mitchell P，Wang JJ，et al. Corneal arcus and hyperlipidemia：findings from an older population. Am J Ophthalmol，2004，137（2）：363-365.

[12] Friedlaender MH，Smolin G. Corneal degenerations. Ann Ophthalmol，1979，11（10）：1485-1495.

[13] Andrews JS. The lipids of arcus senilis. Arch Ophthalmol，1962，68：264-246.

[14] Winder AF，Jolleys JC，Day LB，et al. Corneal arcus，case finding and definition of individual clinical risk in heterozygous familial hypercholesterolaemia. Clin Genet，1998，54（6）：497-502.

[15] Christoffersen M，Frikke-Schmidt R，Schnohr P，et al. Xanthelasmata，arcus corneae，and ischaemic vascular disease and death in general population：prospective cohort study. BMJ，2011，343：d5497.

[16] Stojakovic T，Scharnagl H，März W，et al. Low density lipoprotein triglycerides and lipoprotein（a） are risk factors for retinal vascular occlusion. Clin Chim Acta，2007，382（1-2）：77-81.

[17] HollenhorstRW. Significance of bright plaques in the retinal arterioles. Trans Am Ophthalmol Soc，1961，59：252-273.

[18] Bunt TJ. The clinical significance of the asymptomatic Hollenhorst plaque. J Vasc Surg. 1986，4（6）：559-562.

[19] Dodson PM，Galton DJ，Hamilton AM，et al. Retinal vein occlusion and the prevalence of lipoprotein abnormalities. Br J Ophthalmol，1982，66（3）：161-164.

[20] Younge BR. Anterior Ischemic Optic Neuropathy. Medscape Reference. http：//emedicine. medscape. com/article/1216891-overview Accessed March 14，2012.

[21] Coscas G，Loewenstein A，Augustin A，et al. Management of retinal vein occlusion—consensus document. Ophthalmologica，2011，226（1）：4-28.

[22] Nagra PK，Ho AC，Dugan JD. Lipemia retinalis associated with branch retinal vein occlusion. Am J Ophthalmol，2003，135（4）：539-542.

[23] Rymarz E，Matysik-Woźniak A，Baltaziak L，et al. Lipemia retinalis-an unusual cause of visual acuity deterioration. Med Sci Monit，2012，18（8）：CS72-75.

[24] Park YH，Lee YC. Images in clinical medicine. Lipemia retinalis associated with secondary hyperlipidemia. N Engl J Med，2007，357（10）：e11.

[25] Quinones A，Saric M. The cholesterol emboli syndrome in atherosclerosis. Curr Atheroscler Rep，2013，15（4）：315.

[26] Hirschmann JV，Raugi GJ. Blue（or purple）toe syndrome. J Am Acad Dermatol，2009，60（1）：1-20.

[27] Sjouke B，van der Stappen JW，Groener JE，et al. Hypercholesterolaemia and hepatosplenomegaly：two manifestations of cholesteryl ester storage disease. Neth J Med，2015，73（3）：129-132.

[28] Schneider JG，Schaefer S，Lettgen B，et al. Siblings with hepatosplenomegaly and lipoprotein lipase deficiency. Lancet，2002，360（9340）：1150.

[29] Havel RJ，Rapaport E. Management of primary hyperlipidemia. N Engl J Med，1995，332（22）：1491-1498.

[30] Scherer J，Singh VP，Pitchumoni CS，et al. Issues in hypertriglyceridemic pancreatitis：an update. J Clin Gastroenterol，2014，48（3）：195-203.

第二十三章　亚太地区血脂异常的流行现状

血脂异常是造成动脉粥样硬化进而导致心血管疾病的主要危险因子之一。血清中的血脂成分，包括总胆固醇（TC）、低密度脂蛋白胆固醇（LDL-C）、甘油三酯（TG）、高密度脂蛋白胆固醇（HDL-C）的数值会随着年龄、性别而有变动。从亚太的华人数据显示，血脂异常的流行率在各地区有所差异，甚至达两倍以上，凸显生活环境的影响。然而在检视各国资料之前也须注意调查对象年龄层、数据取得年份、血脂检测方法、用药比例以及血脂异常认定标准的不同所造成的影响。除此之外，来自印度尼西亚和马来西亚的报告呈现出显著的种族差异；来自中国和泰国的报告呈现显著的地域差异。另一方面，血脂异常的认知率、治疗率和达标率仍然有很大的进步空间。本文建议每个国家必须持续进行血脂异常的流行病学调查，并制定符合自身国家条件的治疗指南，以求进一步降低血脂异常与心血管疾病的发病率。

一、概述

在经济高速发展的推动下，常见疾病的流行病学在最近的数十年间已然发生极大转变。亚太地区的许多国家已从传染病为主要死因渐进到非传染性疾病为主要死因[1-2]。由于经济成长，都市化的进展，饮食习惯变化，高吸烟率和运动量减少，导致心血管风险因子诸如血脂异常、糖尿病、肥胖和高血压的发病率增加。因此，心血管疾病已逐渐成为亚太地区健康照护的一大负担[3-4]。血脂异常是造成动脉粥样硬化的主要危险因素之一，影响身体重要部位的动脉，从而导致脑、心或下肢缺血。随机试验和大型观察性研究[5-7]的证据都显示：血清总胆固醇（total cholesterol，TC），

低密度脂蛋白胆固醇（low-density lipoprotein cholesterol，LDL-C）和甘油三酯（triglyceride，TG）的升高以及高密度脂蛋白胆固醇（high-density lipoprotein cholesterol，HDL-C）的降低都与心血管疾病的风险相关；因此，早期筛检和有效改善血脂异常可以大幅降低心血管疾病的风险[8]。亚太地区血脂异常的流行率在各个报导之间差异显著，不同的血脂指标也呈现不同的结果（表23-1、表23-2）。根据世界卫生组织（WHO）在2008年的估计，血脂异常在东南亚和西太平洋地区的流行率［定义为血中 TC＞5 mmol/L（190 mg/dl）］分别为30.3％与36.7％，均较欧洲（53.7％）与美洲（47.7％）为低[9]，但某些特定亚太国家的血脂异常流行率却不亚于西方国家。因此针对不同国家，进一步探讨其血脂异常流行率有其必要性。

本章整理亚太地区主要国家的血脂异常流行率并检视其异同。为了了解年龄和性别对血脂的影响，文中先以作者居住地中国台湾的资料为例进行分析；此后进一步说明环境对血脂的影响，同时比较中国各个地区人群血脂异常的资料；然后再介绍亚太地区各国的状况。

二、比较各地数据时须注意的陷阱

在检视各篇报导之后难免会针对数值加以比较；然而在开始比较前，提醒读者注意下列事项：①血脂异常的组成是否相同？一般而言，只要有下列四项中的一项，即 TC 过高，LDL-C 过高，TG 过高，或 HDL-C 过低就算有血脂异常。但并非所有研究报告都调查了上述四项血脂指标，致使不同族群或国家之间的流行率难以比较。②检验的方法是否相同？例如：LDL-C 可直接测量或应用

Friedewald 公式求得，而相同个体经此二种方法所得的结果也有差异[10-11]。③不同族群中使用降血脂药物治疗的比例不尽相同。④血脂异常的数值定义不尽相同，例如 HDL-C，有些研究依性别而数值不同，有些研究则无性别差异。⑤调查时的年份和调查对象的年龄层不尽相同（表 23-1、表 23-2）。

三、年龄、性别和居住地对血脂的影响——中国人群之研究

根据 2002 年中国台湾地区高血压、高血糖、高血脂流行率调查（简称三高调查）显示，TC、LDL-C 和 TG 在 50 岁之前，随着年纪增加而上升，而且在年轻时男性高于女性，但此性别差距随着接近 50 岁而减小，甚至过了 50 岁此三项血脂数值女性渐渐高于男性，之后此三项血脂数值在两性皆不再上升。而 TG 则随年纪增加而有显著下降。HDL-C 则是各年龄层均显示女性高于男性。以上年龄和性别的趋势大致上在亚太各国都可看到[12]。2007 年三高调查的追踪报告显示，血脂异常的流行率与 2002 年差异不大，高 TC（TC≥240 mg/dl）、高 LDL-C（LDL-C≥160 mg/dl）、低 HDL-C（HDL-C＜40 mg/dl）、高 TG（TG≥200 mg/dl）之流行率分别为 11.2%（男性 11.3%，女性 11.1%）、7.8%（男性 8.6%，女性 7.2%）、10.1%（男性 15.7%，女性 5.3%）、15.3%（男

性 19.5%，女性 11.6%）。

在中国台湾，高危患者血脂异常的控制率仍然不足；在一个针对稳定性冠状动脉疾病（CAD）和脑血管病患者的调查中，只有 54% 的患者达到 LDL-C＜100 mg/dl 的水平[13]。降脂药物的处方率在高风险患者中也不足，仅有 60% 的急性冠脉综合征（ACS）患者与 38% 的缺血性卒中患者使用降脂药物[14-15]。最近发布的《2017 年台湾高风险患者血脂异常临床治疗指引》，明确地揭示了 LDL-C 的治疗目标[16]，希望通过明确的治疗指导，进一步提升血脂异常的控制率。

在中国其他省市和地区，城市的血脂异常流行率在过去十年急剧增加[17]，在一个针对北京地区 5761 位 18～79 岁成年人的调查中，血脂指标异常的定义为 TC≥240 mg/dl、LDL-C≥160 mg/dl、HDL-C＜40 mg/dl 和 TG≥200 mg/dl；上述四项指标有任一个异常即算是血脂异常。另外，血脂异常的认知率定义为血脂异常者中有血脂异常诊断的比率；治疗率则是诊断为血脂异常者之中，在过去两周内有接受药物治疗者；控制率的定义为接受治疗者之中，达到 TC＜240 mg/dl、LDL-C＜160 mg/dl、HDL-C＞40 mg/dl 或 TG＜200 mg/dl 者。依照此定义，高 TC、高 LDL-C、低 HDL-C 和高 TG 的流行率分别为 12.2%、17.9%、12.0% 和 15.1%[18]。若单独观察高 TC 的话，在男性的流行率为乡村略高

表 23-1　中国不同地区血脂指标异常之流行率

血脂指标	血脂指标异常的定义	华人地区	流行率（调查年份）	备注	参考文献
总胆固醇（TC）	≥6.22 mmol/L 或 240 mg/dl	台湾	11.2%（男性 11.3%，女性 11.1%）（2007）	≥20 岁	[12]
		北京	12.2%（2008）	18～79 岁	[18]
低密度脂蛋白胆固醇（LDL-C）	≥4.14 mmol/L 或 160 mg/dl	台湾	7.8%（男性 8.6%，女性 7.2%）（2007）	≥20 岁	[12]
		北京	17.9%（2008）	18～79 岁	[18]
高密度脂蛋白胆固醇（HDL-C）	＜1.03 mmol/L 或 40 mg/dl	台湾	10.1%（男性 15.7%，女性 5.3%）（2007）	≥20 岁	[12]
		北京	12.0%（2008）	18～79 岁	[18]
甘油三酯（TG）	≥2.26 mmol/L 或 200 mg/dl	台湾	15.3%（男性 19.5%，女性 11.6%）（2007）	≥20 岁	[12]
		北京	15.1%（2008）	18～79 岁	[18]

于城市，女性则为城市高于乡村。血脂异常的认知率、治疗率、控制率在男性分别为 20.7%、46.7%、29.6%；在女性则分别为 23.6%、45.6%、45.4%。一个总样本量为 387 825 名患者的 meta 分析显示中国 30 岁以上成人血脂异常（定义同前）的流行率为东部地区高于其他地区[19]。血脂异常与男性、年龄、血脂异常家族史、大学以上学历、吸烟、超重和肥胖、粗腰围、高血压和糖尿病有关[18-19]。

表 23-1 为北京及台湾数据的比较。其中，北京居民 LDL-C 增高的发生率达台湾居民的两倍以上。

四、其他亚太地区国家的资料

1. 日本

日本在 2015 年国民健康营养调查（The National Health and Nutrition Survey in Japan）中报告了高 TC（≥240 mg/dl）、高 LDL-C（≥160 mg/dl）、低 HDL-C（男性<40 mg/dl，女性<50 mg/dl）、高 TG（≥200 mg/dl）之流行率在男性分别为 11.0%、9.0%、12.0%、25.1%；在女性则分别为 19.9%、12.5%、13.2%、13.0%。日本国民的 TC、LDL-C 和 TG 在性别与年龄上的趋势与中国台湾的报告类似；有所不同的是 TG，无论各年龄层皆是男性高于女性[20]。

2. 韩国

30 岁以上的韩国成年人在 2010—2012 年期间高胆固醇血症（TC≥240 mg/dl）的流行率在男性为 12.6%，女性为 14.9%。其中，50 岁男性和 60 岁以上女性的流行率最高（分别为 16.9% 和 32.2%）。这项调查中，男性高 TC 认知率（定义为血液检测 TC≥240 mg/dl 的患者中，有高胆固醇血症诊断者的比率）为 45.2%，女性为 49.1%；男性治疗率（定义为血液检测为 TC≥240 mg/dl 的对象中，目前服用降胆固醇药物的比率）为 35.8%，女性为 38.4%；控制高胆固醇血症的达标率（定义为接受降胆固醇治疗的对象中，TC 降低至 < 200 mg/dl 的比率）在男性是 28.7%，女性为 30.9%[21]。

3. 菲律宾

根据菲律宾国家营养与健康调查（National Nutrition and Health Survey，NNHeS，2013），20 岁以上成年人高 TC（≥200 mg/dl）、高 LDL-C（≥130 mg/dl）、低 HDL-C（<40 mg/dl）、高 TG（≥150 mg/dl）的流行率分别为 46.9%、47.2%、71.3%、38.6%。整体看来，至少具备一种血脂指标异常的流行率高达 72%[22]。

4. 泰国

在 2009 年泰国的国家卫生调查（National Health Examination Survey，NHES）中，血脂指标异常的定义根据《美国国家胆固醇教育计划成人治疗组第 3 次报告》（NCEP-ATP Ⅲ）[23]，其中显示了 20 岁以上成人出现低 HDL-C（男性<40 mg/dl，女性<50 mg/dl）和高 TG（≥150 mg/dl）的流行率分别为 47.1% 和 38.6%[23]。而高 LDL-C 则是依据 ATP Ⅲ 之风险等级来分类（表 23-2），在此定义下，高 LDL-C 的流行率为 29.6%[24]。

5. 新加坡

新加坡的调查显示，18～69 岁成人出现高 TC（≥240 mg/dl）流行率从 1998 年的 25.4% 下降到 2010 年的 17.4%；另外，高 LDL-C（≥160 mg/dl）流行率则是从 26.5% 下降到 15.2%[25]。

6. 马来西亚、印度尼西亚

马来西亚是一个多民族国家，其中以马来人最多（人口占比 63.1%）[26]。马来西亚世代研究 [The Malaysian Cohort（TMC），2006—2012] 显示高胆固醇血症（TC≥240 mg/dl）的流行率是 44.9%[27]。不同种族之间也存在差异，马来人、华人、印度人、其他种族人群的高胆固醇血症流行率分别为 51.0%、40.8%、41.6%、34.4%[27]。

根据世界卫生组织（WHO）在 2008 年的统计，印度尼西亚 25 岁以上成人的血脂异常（定义为 TC≥160 mg/dl）的流行率约为 36%（男性为 33.1%，女性为 38.2%）[9]。一个包括小规模人口（n=1013）的研究显示，印度尼西亚各种族的血脂异常（定义为 TC>240 mg/dl）流行率为 9.0%～25%[28]。

7. 澳大利亚和新西兰

在澳大利亚国家卫生调查（National Health

表 23-2 其他亚太地区血脂指标异常流行率

血脂指标	血脂指标异常的定义	国家	流行率（调查年份）	备注	参考文献
总胆固醇（TC）	≥6.22 mmol/L 或 240 mg/dl	日本	男性 11.0%，女性 19.9%（2015）	≥20 岁	[20]
		韩国	男性 12.6%，女性 14.9%（2010—2012）	≥30 岁	[21]
		马来西亚	44.9%（2006—2012）	35～70 岁	[27]
		印度尼西亚	9.0%～25%（2011）	≥18 岁	[28]
	≥5.5 mmol/L 或 210 mg/dl	澳大利亚	32.8%（2011—2012）	≥18 岁	[29]
	≥200 mg/dl	菲律宾	46.9%（2013）	≥20 岁	[22]
	≥5 mmol/L 或 190 mg/dl	印度尼西亚	35.8%（男性 33.1%，女性 38.2%）（2008）	世界卫生组织（WHO）调查报告；≥25 岁	[9]
低密度脂蛋白胆固醇（LDL-C）	≥4.14 mmol/L 或 160 mg/dl	韩国	NA		[21]
		印度尼西亚	14%～34%（2011）	≥18 岁	[28]
	≥3.5 mmol/L 或 135 mg/dl	澳大利亚	NA	≥18 岁	[29]
	≥130 mg/dl	日本	男性 31.7%，女性 39.9%（2015）	≥20 岁	[20]
		菲律宾	47.2%（2013）	≥20 岁	[22]
	根据 ATP Ⅲ 分级标准如下： 1. LDL-C≥100 mg/dl 并且有冠心病或 10 年冠心病风险 >20%者 2. LDL-C≥130 mg/dl 且拥有 2 个以上冠心病危险因素或 10 年冠心病风险为 10%～20%者 3. LDL-C≥160 mg/dl 且拥有 0～1 个冠心病危险因素者	泰国	29.6%（2009）	≥20 岁	[23-24]
高密度脂蛋白胆固醇（HDL-C）	<1.03 mmol/L 或 40 mg/dl（男性） <1.30 mmol/L 或 50 mg/dl（女性）	日本	男性 12.0%，女性 13.2%（2015）	≥20 岁	[20]
		泰国	47.1%（2009）	≥20 岁	[24]
		澳大利亚	NA		[29]
	<1.03 mmol/L 或 40 mg/dl	韩国	NA		[21]
		菲律宾	71.3%（2013）	≥20 岁	[22]
	<0.91 mmol/L 或 35 mg/dl	印度尼西亚	23%～66%（2011）	≥18 岁	[28]
甘油三酯（TG）	≥2.26 mmol/L 或 200 mg/dl	日本	男性 25.1%，女性 13.0%（2015）	≥20 岁	[20]
		韩国	无有效数据		[21]
	≥2.0 mmol/L 或 177 mg/dl	澳大利亚	13.9%（男性 19.0%，女性 9.0%）	≥18 岁	[29]
		菲律宾	38.6%（2013）	≥20 岁	[22]
	≥150 mg/dl	泰国	38.6%（2009）	≥20 岁	[24]

Measures Survey，NHMS，2011—2012）报告中，63.2%的18岁以上成人至少有一种血脂异常的特征［即服用降胆固醇药物，TC≥5.5 mmol/L（210 mg/dl），男性 HDL-C<1.0 mmol/L（40 mg/dl），女性 HDL-C<1.3 mmol/L（50 mg/dl），LDL-C≥3.5 mmol/L（135 mg/dl），或 TG≥2.0 mmol/L（177 mg/dl）][29]。澳大利亚成人出现高 TC 的流行率为 32.8%，男性和女性之间并无显著差异；此外，成人出现高 TG 的流行率为 13.9%，男性（19.0%）较女性（9.0%）高[29]。

从 2015—2016 新西兰健康调查（New Zealand Health Survey，NZHS）的结果来看，15 岁以上人群出现高 TC（定义为被诊断为高 TC 且目前正在服用降胆固醇药物）的流行率为 11.5%[30]。根据此定义，高 TC 的流行率随着年龄的增长而增加；此外，生活在社会经济最贫困地区的居民出现高胆固醇血症的比例也较高[30]。

五、总结

亚太地区血脂异常的流行率因每篇报导认定血脂异常的定义、调查的年龄层、年份以及用药比例等因素皆不尽相同，在比较各地时须注意此差异。同一国家之中的不同地区或不同种族的流行情况也有所差异。整体而言，亚太地区居民血脂异常的认知率、治疗率和控制的达标率仍然需要大幅改善。因此每个国家都有必要持续进行流行病学调查，探讨各项血脂指标异常的流行率，并制定符合自己国家条件的血脂异常治疗指南，以降低心血管疾病发生的风险。

（林肇锋　张雅惠　简世杰　林岳鸿　叶宏一）

参考文献

[1] Gersh BJ，Sliwa K，Mayosi BM，et al. Novel therapeutic concepts：the epidemic of cardiovascular disease in the developing world：global implications. Eur Heart J，2010，31（6）：642-648.

[2] Danaei G，Singh GM，Paciorek CJ，et al. The global cardiovascular risk transition：associations of four metabolic risk factors with macroeconomic variables in 1980 and 2008. Circulation，2013，127（14）：1493-1502.

[3] Ueshima H，Sekikawa A，Miura K，et al. Cardiovascular Disease and Risk Factors in Asia：A Selected Review. Circulation，2008，118（25）：2702-2709.

[4] Asia Pacific Cohort Studies Collaboration. A comparison of the associations between risk factors and cardiovascular disease in Asia and Australasia. Eur J Cardiovasc Prev Rehabil，2005，12（5）：484-491.

[5] Baigent C，Keech A，Kearney PM，Cholesterol Treatment Trialists'（CTT）Collaborators. Efficacy and safety of cholesterol-lowering treatment：prospective meta-analysis of data from 90，056 participants in 14 randomised trials of statins. Lancet，2005，366：1267-1278.

[6] Asia Pacific Cohort studies Collaboration. A comparison of lipid variables as predictors of cardiovascular disease in the Asia Pacific region. Ann Epidemiol，2005，15：405-413.

[7] Prospective Studies Collaboration；Lewington S，Whitlock G，Clarke R，et al. Blood cholesterol and vascular mortality by age，sex，and blood pressure：a meta-analysis of individual data from 61 prospective studies with 55 000 vascular deaths. Lancet，2007，370：1829-1839.

[8] Stevens W，Peneva D，Li JZ，et al. Estimating the future burden of cardiovascular disease and the value of lipid and blood pressure control therapies in China. BMC Health Serv Res，2016，16：175.

[9] Global Health Observatory data repository. Available at：http：//apps. who. int/gho/data/view. main. 2570?lang=en.

[10] Martin SS，Blaha MJ，Elshazly MB，et al. Friedewald-Estimated Versus Directly Measured Low-Density Lipoprotein Cholesterol and Treatment Implications. J Am Coll Cardiol，2013，62：732-739.

[11] 赖和贤，刘文俊，陈庆余. 以 Friedewald formula 推估低密度脂蛋白胆固醇浓度在台湾的准确度研究. 家医研究，2004，2：10-19.

[12] 台湾地区高血压、高血糖、高血脂盛行率调查简介. https：//www. hpa. gov. tw/Pages/Detail. aspx? nodeid=234&pid=1279.

[13] Ho LT，Yin WH，Chuang SY，et al.，Taiwanese Secondary Prevention for patients with Athe Ros

CLErotic disease（T-SPARCLE）Registry Investigators. Determinants for achieving the LDL-C target of lipid control for secondary prevention of cardiovascular events in Taiwan. PLoS One, 2015, 10: e0116513.

[14] Shyu KG, Wu CJ, Mar GY, et al. Clinical characteristics, management and in-hospital outcomes of patients with acute coronary syndrome: observations from the Taiwan ACS Full Spectrum Registry. Acta Cardiol Sin, 2011, 27: 135-144.

[15] Hsieh FI, Lien LM, Chen ST, et al., Taiwan Stroke Registry Investigators. Get with the guidelines-stroke performance indicators: surveillance of stroke care in the Taiwan Stroke Registry: get with the guidelines-stroke in Taiwan. Circulation, 2010, 122: 1116-1123.

[16] Li YH, Ueng KC, Jeng JS, et al. 2017 Taiwan lipid guidelines for high risk patients. J Formos Med Assoc, 2017, 116: 217-248.

[17] Joint Committee for Developing Chinese guidelines on Prevention and Treatment of Dyslipidemia in Adults: Chinese guidelines on prevention and treatment of dyslipidemia in adults. Zhonghua Xin Xue Guan Bing ZaZhi, 2007, 35 (5): 390-419.

[18] Cai L, Zhang L, Liu A, et al. Prevalence, Awareness, Treatment, and Control of Dyslipidemia among Adults in Beigin, China. J Atheroscler Thromb, 2012, 19: 159-168.

[19] Huang Y, Gao L, Xie X, et al. Epidemiology of dyslipidemia in Chinese adults: meta-analysis of prevalence, awareness, treatment, and control. Popul Health Metr, 2014, 12: 28.

[20] National Health and Nutrition Survey in Japan, 2015. Ministry of Health, Labour, and Welfare. Available at: http://www. mhlw. go. jp/toukei/itiran/gaiyo/k-eisei. html.

[21] Committee for the Korean Guidelines for the Management of Dyslipidemia. 2015 Korean Guidelines for the Management of Dyslipidemia: Executive Summary (English Translation). Korean Circ J, 2016, 46 (3): 275-306.

[22] Sy RG, Morales DD, Dans AL, et al. Prevalence of atherosclerosis-related risk factors and diseases in the Philippines. J Epidemiol, 2012, 22 (5): 440-447.

[23] National Cholesterol Education Program (NCEP) Expert Panel on Detection and Evaluation, and Treatment of High Blood Cholesterol in Adults (Adult Treatment Panel Ⅲ). "Third report of the national cholesterol education program (NCEP) expert panel on detection, evaluation, and treatment of high blood cholesterol in adults (adult treatment panel Ⅲ) final report". Circulation, 2002, 106 (25): 3143-3421, 2002.

[24] Aekplakorn W, Taneepanichskul S, Kessomboon P, et al. Prevalence of Dyslipidemia and Management in the Thai Population, National Health Examination Survey IV, 2009. J Lipids, 2014, 2014: 249584.

[25] National Health Survey 2010/Ministry of Health. Available at: https://www. moh. gov. sg/content/moh_web/home/Publications/Reports/2011/national_health_survey2010. html.

[26] Department of Statistics Malaysia. Population Distribution and Basic Demographic Characteristics 2010. Available at: www. statistics. gov. my.

[27] Jamal R, Zakaria SZS, Kamaruddin MA, et al and the Malaysian Cohort Study Group Cohort Profile. The Malaysian Cohort (TMC) project: a prospective study of non-communicable diseases in a multi-ethnic population. Int J Epidemiol, 2015, 44 (2): 423-431.

[28] Hatma RD. Lipid Profiles Among Diverse Ethnic Groups in Indonesia. Acta Med Indones, 2011, 43 (1): 4-11.

[29] Australian Health Survey: Biomedical Results for Chronic Diseases, 2011-2012. Available at: http://www. abs. gov. au/ausstats/abs @. nsf/Latestproducts/DB595DB607116672CA257BBB0012186Dopendocument #.

[30] Ministry of Health. Annual Update of Key Results 2015/16: New Zealand Health Survey. Wellington: Ministry of Health. Available at: health. govt. nz.

第二十四章　血脂异常的筛查和危险分层

心血管疾病总体风险评估是指根据心血管疾病多种危险因素的水平高低和组合判断或预测一个人或一群人未来（5年、10年或余生）发生心血管疾病急性事件（急性心肌梗死、冠心病猝死和其他冠心病死亡及急性脑卒中）的概率。AS-CVD的总体风险评估特指对以动脉粥样硬化为主要病理基础的缺血性心血管疾病（急性心肌梗死、冠心病猝死和其他冠心病死亡、急性缺血性脑卒中）未来发生风险的判断或预测。

国内外大量研究已充分证实LDL-C或TC水平对个体或群体的ASCVD的发病风险具有独立的预测作用。但每个个体发生ASCVD的风险高低并不仅取决于胆固醇水平的高低，还取决于同时存在的其他ASCVD危险因素的数目和水平。同样LDL-C较低水平的人如果其他危险因素的数量和水平不同，AS-CVD的总体发病风险可存在明显差异。更重要的是，ASCVD的总体风险并不是胆固醇水平和其他危险因素独立作用的简单叠加，而是胆固醇水平与多个危险因素复杂交互作用的共同结果，这导致同样的胆固醇水平可因其他危险因素的存在而具有更大的独立危害。因此，降胆固醇治疗的起始水平和治疗的目标水平需要依据个体的血清胆固醇水平和其他危险因素所共同构成的ASCVD总体风险来确定。全面评价ASCVD的总体风险是预防和治疗血脂异常的必要前提，同时，评价ASCVD的总体风险不仅有助于确定血脂异常患者降脂治疗的决策，也有助于临床医生针对多重危险因素制订个体化的综合治疗决策，从而最大限度地降低患者ASCVD的总体风险。目前，国内外发布的血脂异常防治的相关指南的核心内容均包括ASCVD发病总体风险的评估方法和危险分层的标准。血脂异常的治疗建议也依据ASCVD发病总体风险的危险分层而提出。

不同血脂水平个体ASCVD总体风险的量化评估需要以长期（一般为10年）的队列人群研究所获得的基线和随访数据为基础，建立用于个体未来10年ASCVD发病风险预测的数学模型，并在此基础上计算LDL-C或TC水平与多个危险因素水平多重组合情况下的平均发病风险。

在国际上已发布的一些血脂异常防治指南中，心血管疾病发病风险的评估方案多基于美国弗莱明翰心脏研究建立的预测模型或欧洲SCORE研究建立的预测模型，这是因为许多国家缺少对本国人群心血管疾病长期发病风险的队列研究数据。我国是少数拥有对血脂和其他危险因素对ASCVD长期风险的影响进行队列人群研究的国家，可以依据国人的危险因素和ASCVD关联的特点、国人心血管疾病主要危险因素的平均水平和人群ASCVD的平均发病风险建立适合国人的ASCVD发病预测模型。我国学者在2007年发布的《中国成人血脂异常防治指南》[2]中就提出用"缺血性心血管疾病"（冠心病和缺血性脑卒中）危险，来反映血脂异常及其他心血管疾病主要危险因素的综合致病危险，更恰当地显示了血清胆固醇升高对我国人群心血管健康的潜在危害。

根据2016年发布的新版《中国成人血脂异常防治指南》[1]，在进行危险评估时，已诊断ASCVD者直接列为极高危人群；符合如下条件之一者直接列为高危人群：①LDL-C≥4.9 mmol/L（190 mg/dl）或TC≥7.2 mmol/L。②1.8 mmol/L（70 mg/dl）≤LDL-C<4.9 mmol/L（190 mg/dl）（或）3.1 mmol/L≤TC<7.2 mmol/L且年龄在40岁及以上的糖尿病患者。符合上述条件的极高危和高危人群不需要按危险因素个数进行ASCVD危险分层。

不具有以上情况的个体，在考虑是否需要调脂治疗时，应按照图24-1的流程进行未来10年间

ASCVD 总体发病危险的评估。本次指南修订的危险分层按照 LDL-C 或 TC 水平、有无高血压及其他 ASCVD 危险因素个数分成 21 种组合，并按照不同组合的 ASCVD 10 年发病平均危险按＜5%、5%～9.9% 和≥10% 分别定义为低危、中危和高危。本次修订延续了 2007 年《中国成人血脂异常防治指南》[1] 危险分层方案，将高血压作为危险分层的重要参数（图 24-1）。本版指南提供了更加定量的 ASCVD 发病危险分层彩图作为危险分层的参考。

为了进一步关注升高的危险因素水平对年龄低于 55 岁的人群长期风险的影响，新版指南建议对 ASCVD 10 年发病风险为中危且年龄小于 55 岁人群进行 ASCVD 终生（余生）风险的评估，以识别中青年中 ASCVD 终生（余生）风险为高危的个体，有利于对 ASCVD 进行早期干预。对于 ASCVD 10 年发病风险为中危的人群，如果具有以下任意 2 个及以上危险因素者，其 ASCVD 终生（余生）风险为高危。这些危险因素包括：①收缩压（SBP）≥160 mmHg 或舒张压（DBP）≥100 mmHg。②非-HDL-C≥5.2 mmol/L（200 mg/dl）。③HDL-C＜1.0 mmol/L（40 mg/dl）。④体重指数（BMI）≥28 kg/m²。⑤吸烟。

ASCVD总体发病危险评估流程图

符合下列任意条件者，可直接列为高危或极高危人群：
极高危：ASCVD患者；
高危：①LDL-C ≥ 4.9mmol/L或TC≥7.2mmol/L
②糖尿病患者1.8mmol/L≤LDL-C＜4.9mmol/L（或）3.1mmol/L ≤ TC＜7.2mmol/L且年龄≥40岁

不符合者，评估10年ASCVD发病危险

危险因素*个数		血清胆固醇水平分层（mmol/L）		
		3.1≤TC＜4.1（或）1.8≤LDL-C＜2.6	4.1≤TC＜5.2（或）2.6≤LDL-C＜3.4	5.2≤TC＜7.2（或）3.4≤LDL-C＜4.9
无高血压	0～1个	低危（＜5%）	低危（＜5%）	低危（＜5%）
	2个	低危（＜5%）	低危（＜5%）	中危（5%～9.9%）
	3个	低危（＜5%）	中危（5%～9.9%）	中危（5%～9.9%）
有高血压	0个	低危（＜5%）	低危（＜5%）	低危（＜5%）
	1个	低危（＜5%）	中危（5%～9.9%）	中危（5%～9.9%）
	2个	中危（5%～9.9%）	高危（≥10%）	高危（≥10%）
	3个	高危（≥10%）	高危（≥10%）	高危（≥10%）

ASCVD10年发病危险为中危且年龄小于55岁者，评估余生危险

具有以下任意2项及以上危险因素者，定义为高危：
• 收缩压 ≥160 mmHg或舒张压 ≥100 mmHg
• HDL-C＜1.0mmol/L（40mg/dl）
• 非-HDL-C ≥5.2mmol/L（200mg/dl）
• BMI ≥28kg/m²
• 吸烟

图 24-1 ASCVD 危险评估流程图 *：包括吸烟、低 HDL-C 及男性≥45 岁或女性≥55 岁。慢性肾病患者的危险评估及治疗请参见特殊人群血脂异常的治疗。ASCVD：动脉粥样硬化性心血管疾病；TC：总胆固醇；LDL-C：低密度脂蛋白胆固醇；HDL-C：高密度脂蛋白胆固醇；非-HDL-C：非高密度脂蛋白胆固醇；BMI：体重指数。1 mmHg＝0.133 kPa

（赵　冬）

参考文献

[1] 中国成人血脂异常防治指南制订联合委员会. 中国成人血脂异常防治指南. 中华心血管病杂志，2007，35（5）：390-413.

[2] 中国成人血脂异常防治指南修订联合委员会. 中国成人血脂异常防治指南（2016 年修订版）. 中国循环杂志，2016，31（10）：937-953.

第二十五章　继发性血脂异常

第一节　药物源性血脂异常

继发性血脂异常病因的识别和治疗在血脂异常诊治中至关重要。病因纠正后，可能纠正血脂异常、减少调脂药物用量或无需联合使用调脂药。因此对拟使用调脂药的患者，需首先评估有无继发性血脂异常。

继发性血脂异常的原因之一是药物源性血脂异常，某类药或某个药物可能对血脂水平产生有利或有害的影响，影响血脂的常用药物见表25-1。血脂异常虽然是ASCVD的重要危险因素，但药物引起的血脂异常是否引起心血管疾病风险尚未可知。因此对药物源性血脂异常患者，应个体化分析某类或某个药物治疗的风险-获益，权衡利弊。

表 25-1　可能引起血脂异常的药物

药物类别	药物
心血管疾病用药	β受体阻滞剂
	利尿剂
	α受体阻滞剂
	抗心律失常药
类固醇激素	雌激素和孕激素
	合成类固醇
免疫抑制剂	糖皮质激素
	环孢素和他克莫司
抗精神病药物和神经系统治疗用药	抗精神病药物
	抗癫痫药物
其他	蛋白酶抑制剂
	维甲类化合物
	降糖药
	减肥药

通常情况下，如果治疗期间发生药物源性血脂异常的不良反应，可考虑换用作用相似的其他药物。如果无相似的其他药物，且必须继续这种药物治疗，则需监测血脂水平，必要时加用调脂药。

一、心血管疾病用药

心血管疾病患者更可能合并存在血脂异常，因此药物源性血脂异常对心血管疾病患者尤为重要。不同种类心血管疾病药物可能对血脂影响不同，最多证据支持利尿剂和β受体阻滞剂对血脂水平的不良影响。α受体阻滞剂对改善血脂有益，而钙通道阻滞剂、血管紧张素转化酶抑制剂和血管紧张素受体拮抗剂似乎对血脂没有重要影响。其他心血管疾病药物对血脂影响的研究较少，但也发现抗心律失常药物可能影响血脂水平。

（一）β受体阻滞剂

早期的β受体阻滞剂由于其对血脂和血糖的不利影响，长期使用的获益和风险存在争议[1]。然而，随着β受体阻滞剂的发展，不同β受体阻滞剂因其药理学特点不同，如是否具有β受体选择性、内源性拟交感活性、α_1受体阻滞作用、血管收缩或血管舒张作用（见表25-2），对心排血量、外周血管阻力和代谢的影响有所不同，所以β受体阻滞剂对血脂的影响不具有类效应。

表 25-2 β 受体阻滞剂的药理学特性

	β 受体选择性	内源性拟交感活性	α_1 受体阻滞	血管扩张性质
阿替洛尔	β_1 受体选择性	—	—	—
倍他洛尔	β_1 受体选择性	—	—	—
比索洛尔	β_1 受体选择性	—	—	—
美托洛尔	β_1 受体选择性	—	—	—
纳多洛尔	非选择性	—	—	血管收缩
普萘洛尔	非选择性	—	—	血管收缩
噻吗洛尔	非选择性	—	—	血管收缩
醋丁洛尔	非选择性	+	—	血管收缩
喷布洛尔	非选择性	—	—	血管收缩
吲哚洛尔	非选择性	+	—	血管收缩
卡维地洛	非选择性	—	+	血管扩张
拉贝洛尔	非选择性	—	+	血管扩张
奈必洛尔	β_1 受体选择性	—	—	血管扩张

不具血管扩张作用的选择性和非选择性 β 受体阻滞剂影响血脂的确切机制尚不清楚。通常认为可能主要与其影响血流动力学，减少心排血量、增加或不影响周围血管阻力有关[2]。其中非选择性 β 受体阻滞剂（如普萘洛尔、纳多洛尔、噻吗洛尔）通过外周 β 受体引起周围血管收缩，选择性 β_1 受体阻滞剂（如阿替洛尔、美托洛尔、比索洛尔）不引起周围血管收缩。也可能与体重增加、抑制脂类分解、降低脂蛋白脂酶活性、内皮功能紊乱等机制有关[3]。

大多数研究发现不具血管扩张作用的选择性和非选择性 β 受体阻滞剂对血脂水平的影响是中性或负性的。对血脂水平负性影响主要表现在血浆 TG 水平升高 10%～40%、血浆 HDL-C 水平降低约 5%～20%[4]，也有引起急性胰腺炎的案例报告。

内源性拟交感活性的非选择性 β 受体阻滞剂对脂质的影响一直是有争议的。meta 分析显示具有内源性拟交感活性的 β 受体阻滞剂，血浆 TG 水平的升高和 HDL 胆固醇水平降低幅度更小。大多数 β 受体阻滞剂对总胆固醇和低密度脂蛋白胆固醇水平几乎没有影响[5]，但也有研究显示具有内源性拟交感活性的 β 受体阻滞剂（塞利洛尔、醋丁洛尔和奈必洛尔）可能降低血浆 LDL-C

水平。

更新型的 β 受体阻滞剂具有血管舒张作用，如卡维地洛、奈必洛尔和拉贝洛尔，对心排血量几乎没有影响，但可增加外周血流量、胰岛素敏感性和内源性一氧化氮生成[6]。卡维地洛，为非选择性阻断 β 受体，兼具选择性阻断 α_1 受体的 β 受体阻滞剂。对血脂无显著影响，仅略降低血浆 TG 水平[7]。但与选择性 β 受体阻滞剂美托洛尔和阿替洛尔相比，血浆 TG、TC 水平更低，HDL-C 水平更高[7]。奈比洛尔，兼具血管舒张作用和 β_1 受体选择性阻滞，不具有 α_1 受体阻滞作用。Bortel 等发现服用奈必洛尔半年后，血浆 TC、LDL-C 水平降低，血浆 HDL-C、TG 无显著变化[8]。也有小型研究发现其可降低血浆 TG 水平[9]，尚缺乏关于奈必洛尔对血脂影响的大规模研究。

（二）利尿剂

利尿剂引起血脂异常的机制尚不明确。研究显示噻嗪类利尿剂、袢利尿剂和保钾利尿剂对血脂水平影响不同，其中以噻嗪类利尿剂影响最大。

噻嗪类利尿剂以剂量依赖的方式影响血浆 TC、LDL-C 和 TG 水平，对 HDL-C 水平无显著影响[10]。每日服用氢氯噻嗪 6.25～12.5 mg/d 对脂质代谢无影响或影响甚微。每日用量增至 25 mg 以上，血浆 TC 和 TG 水平升高。大剂量（50 mg/d 或更多）噻嗪类利尿药可分别增加血浆 TC、LDL-C 和 TG 水平 4%、10% 和 5%～15%[11]。氯噻酮比其他噻嗪类利尿剂更增加血浆 LDL-C 水平。然而，长期使用噻嗪类利尿剂是否对血脂不利尚有争议，Lakshman 等发现噻嗪类利尿剂对血脂的影响往往发生在开始治疗后的最初 6～12 个月，之后血脂水平恢复到初始水平[12]。噻嗪类利尿剂吲达帕胺对血脂影响的研究结果不一。有研究显示每日吲哒帕胺 2.5 mg 或 1.5 mg 并不改变 TC、TG 或 HDL-C 水平[13]，但也有 meta 分析显示吲哒帕胺增加血浆 LDL-C 水平。吲哒帕胺与氢氯噻嗪对照研究中，吲哒帕胺 2.5 mg/d 和氢氯噻嗪 12.5 mg/d 对血脂参数的作用相似[14]或吲哒帕胺 2.5 mg/d 比氢氯噻嗪 25 mg/d 使血浆 TG 水平增高的程度更大。

其他类型利尿剂（如袢利尿剂和保钾利尿剂）对血脂影响的研究少，结果也不尽一致。有研究发现袢利尿剂与噻嗪类利尿剂同样增加血浆 LDL-C、TG 水平，也有些研究发现袢利尿剂比噻嗪类利尿剂对血脂影响更小，且对血脂影响的持续时间短，比如仅在呋塞米的作用时间（6～8 h）内。保钾利尿剂仅暂时升高血浆 TG 和降低 HDL-C 水平[15]。

（三）α 受体阻滞剂

选择性 α_1 受体阻滞剂，包括哌唑嗪、多沙唑嗪和特拉唑嗪等，主要用于治疗高血压，还用于治疗良性前列腺增生症。研究显示这类药物对血脂影响有益，可使血浆 TC 水平降低 3%～5%，TG 水平降低 3%～4%，并使 HDL-C 轻度升高[4]。也有研究发现比较少应用的降压药莫西尼定和米诺地尔使 LDL-C 水平降低更多，不影响血浆 TG 或 HDL-C 水平[16]。

（四）抗心律失常药

抗心律失常药对血脂影响的研究较少。以往较早的前瞻性研究中发现 Ia 类抗心律失常药物如奎尼丁、普鲁卡因胺和丙吡胺可能降低血浆 TC、TG 水平[17]。Ⅲ 类抗心律失常药物胺碘酮除可能导致甲状腺功能亢进或甲状腺功能减退外，研究还发现长期使用胺碘酮可能因甲状腺激素缺乏和 LDL 受体数量减少，发生剂量依赖性血浆 TC、LDL-C 水平增高[18]。

二、类固醇激素

（一）雌激素和孕激素

雌激素对脂质代谢有重要调节作用，绝经前妇女受到雌激素保护心血管事件发生率低。

口服雌激素治疗降低血浆 TC 水平 2%～10%、LDL-C 水平 7%～20%，并使 HDL-C 水平增加 5%～20%，对血脂的有利影响呈剂量相关性[11]，但也可能通过增加 VLDL 合成、减少脂蛋白脂酶和肝脂酶、胰岛素抵抗等途径增加血浆 TG 水平[19]。选择性雌激素受体调节剂，包括雷洛昔芬和他莫昔芬，同样可能增高血浆 TG 水平[20]。美国心脏协会建议在服药期间发生高甘油三酯血症的妇女应考虑使用更低雌激素含量的避孕药或采取其他形式的避孕方法[20]。由于经皮应用雌激素可降低肝首过效应并降低对肝蛋白质合成的影响，因此经皮雌激素对血清 TG 水平几乎没有影响[20]。

孕激素可能对血脂产生不利影响，削弱雌激素的心脏保护作用[21]。目前研究显示口服避孕药对血脂的影响主要取决于雌激素、孕激素含量和孕激素的雄激素特性。具有更多雄激素作用的第二代口服孕激素避孕药，如左炔诺孕酮，增加血浆 TG 和 LDL-C 水平，降低血浆 HDL-C 水平[11]。相比之下，具有较高特异性的第三代孕激素（如去氧孕烯、孕二烯酮）较第二代口服避孕药对血脂的不良影响有所改善，可降低血浆 LDL-C 水平，升高 HDL-C 水平，但显著增加血浆 TG 水平[11]。尚无证据表明激素所致血浆 TG 水平增高与 ASCVD 风险相关。

单纯雌激素或雌激素联合孕激素的激素治疗也用于治疗绝经后妇女潮热和其他绝经期症状。但目前关于激素替代疗法与绝经后妇女的保护性心血管作用相关的证据矛盾。因此不建议激素替代治疗预防冠心病。

（二）合成雄激素类固醇

健美和举重运动员使用合成雄激素类固醇可使血浆 LDL-C 水平升高约 20%，HDL-C 水平降低 20%～70%[22]。Achar 等发现服用合成雄激素类固醇发生血脂异常，停药后 5 个月内血脂水平可恢复到基线[23]。然而大多数合成雄激素类固醇与血脂或心血管事件关系的证据是基于小型观察性研究或单一病例报告，尚缺乏随机对照研究。

（三）达那唑

达那唑是用于治疗子宫内膜异位症、纤维囊性乳腺疾病以及预防遗传性血管性水肿的合成类固醇，可使血浆 LDL-C 水平升高 10%～40%，HDL-C 水平降低达 50%。一般在停止治疗后血脂水平可恢复到基线水平，然而，如果达那唑治疗需持续 1 年以上或属于心血管疾病高危人群，则需权衡用药利弊。因为尚不明确其对血脂的不利影响是否可增加 ASCVD 风险[24]。

三、免疫抑制剂

（一）糖皮质激素

糖皮质激素是治疗支气管哮喘、自身免疫病、肾脏疾病等的关键治疗药物。然而这些药物可能引起血脂异常、高血压、肥胖和胰岛素抵抗等代谢紊乱[10,25]。

糖皮质激素引起血脂异常的机制尚不明确。可能通过多种间接途径改变脂蛋白代谢，如肝 VLDL 合成增加、通过抑制促肾上腺皮质激素（adreno-corticotropic hormone，ACTH）下调 LDL 受体、诱导脂肪分解、减少脂肪酸 β-氧化等[26]。

虽然内源性高皮质醇血症最常见的血脂异常是血浆 TG、TC、LDL-C 水平升高和 HDL-C 水平降低[26-27]，但糖皮质激素致血脂异常的研究数据较少，且结果存在矛盾[26]。这些结果的不一致性可能与接受糖皮质激素治疗患者的年龄、性别、合并疾病、糖皮质激素剂量和所用伴随药物治疗的异质性有关。糖皮质激素对血脂的影响可能是单纯血浆 TG 水平增高、TG 和 TC 水平均增高、HDL-C 水平降低或对血脂无影响[28]。

某些慢性疾病人群使用皮质类固醇是不可避免的。在接受长期糖皮质激素治疗的人群中，需权衡糖皮质类固醇相关的风险和益处，并应坚持有助于预防 ASCVD 的生活方式。

（二）环孢素和他克莫司

环孢素和他克莫司是用于实体器官移植受者的免疫抑制剂。环孢素与血浆 TC 和 LDL-C 水平升高、HDL 水平降低有关，环孢素对血脂水平的影响呈剂量依赖性。环孢素引起高脂血症的机制尚不清楚。

与环孢素相比，他克莫司对血浆 TC、LDL-C 和 TG 水平的影响更小[29]。由于器官移植患者可能出现移植后肥胖、糖尿病等复杂情况，心血管事件风险增加，如果移植后发生高脂血症，多项研究结果支持可将环孢素更换为他克莫司[30]。如需要使用他汀类药物降脂治疗，由于环孢素主要抑制 CYP3A4，所以环孢素与主要通过 CYP3A4 代谢的他汀类药物合用时，需警惕肌病、肌炎和横纹肌溶解，可选择不经 CYP3A4 代谢的他汀类药物，以降低药物相互作用的风险。

四、抗精神病药物和神经系统治疗用药

（一）抗精神病药物

研究显示有些抗精神病药物可能引起血脂异常，主要为血浆 TG 水平增高[31]。第一代抗精神病药物，氯丙嗪治疗一年后，可使血浆 TG 水平升高 22%。吩噻嗪、三氟化吩噻嗪和氟哌啶醇也有类似作用。第二代抗精神病药物氯氮平可增加血浆 TG 水平 35.38%～48.13%。比较其他第二代抗精神病药物对血脂影响的小型研究发现似乎氯氮平和奥氮平对高脂血症的风险影响最大，其次是喹硫平。利培酮、齐拉西酮和阿立哌唑致药物相关的高脂血症的风险相对较低[32]。虽然尚需大型研究结果证实，但接受抗精神病药物治疗的患者需关注其治疗前和治疗中的血脂水平。必要时启动降脂治疗，或者如果可能换用对血脂影响小的抗精神病药物。

（二）抗癫痫药物

已知一些抗癫痫药物，如卡马西平、苯妥英、苯巴比妥和扑米酮，经细胞色素 P450 酶系统代谢，可能解释与抗癫痫治疗相关的血脂异常。卡马西平和丙戊酸是最常用的抗癫痫药物。通常抗癫痫药物可能增加血浆 LDL-C 水平，对血浆 TG 水平没有显著影响，对血浆 HDL-C 浓度影响结果不一致[33-34]。

五、其他

（一）蛋白酶抑制剂

蛋白酶抑制剂是治疗人类免疫缺陷病毒

（HIV）抗逆转录病毒方案的组成部分，蛋白酶抑制剂引起高脂血症的可能机制包括 VLDL 生成增加、脂蛋白脂酶和肝脂酶减少、胰岛素抵抗和载脂蛋白 C-Ⅲ 基因的异常表达。

蛋白酶抑制剂可使血浆 TG 和 TC 水平增加，对 HDL-C 几乎没有影响，对 LDL-C 水平的影响结果不一致[35]。有研究发现蛋白酶抑制剂治疗 4 周可能使患者血浆 TG 水平超过 1000 mg/dl，甚至有发生急性胰腺炎的报告。因此，艾滋病病毒感染者使用蛋白酶抑制剂治疗时需考虑其血脂异常的不良反应，建议在治疗性生活方式改善基础上，适时启动降脂治疗。

由于蛋白酶抑制剂通过 CYP450 酶系统代谢，艾滋病病毒药物协会和美国传染病学会（IDSA）/成人艾滋病临床试验小组的指导意见组建议选择不经过 CYP450 酶系统代谢的他汀类药物，以避免潜在的药物相互作用。当甘油三酯浓度大于 500 mg/dl 时，建议使用吉非贝齐或非诺贝特，在更高风险患者中，也可更换为无蛋白酶抑制剂的治疗方案[36]。

（二）维甲类化合物（retinoids）

维生素 A 及其天然、合成的类似物质统称为维甲类化合物（retinoids）。维甲类化合物包括维甲酸、异维甲酸、阿维甲酸、拜沙罗因和阿利维 A 酸、贝沙罗汀等药物。主要用于治疗皮肤增生性疾病如痤疮、牛皮癣，皮肤癌如皮肤 T 细胞淋巴瘤和卡波西肉瘤，及全身 T 细胞淋巴瘤、急性早幼粒细胞白血病和自身免疫病等。

维甲类化合物引起血脂异常的机制尚未阐明。可能与 RAR 受体激活、VLDL 颗粒清除减少、影响脂蛋白脂酶介导的脂肪分解有关[37]。

维甲类化合物可使血浆 TG 水平增加 30%～44%，美国和欧洲的研究显示使用阿维甲酸和异维甲酸的患者中超过 30% 的患者血浆 TG 水平超过基线的两倍以上，极少数血浆 TG 升高至 1000 mg/dl 以上并引起急性胰腺炎。维甲类化合物还可能使血浆 TC 水平增加达 31%。

维甲类化合物对血脂的影响程度存在个体差异[38]。通常情况下，短期服用维甲类化合物，停用后血脂水平可恢复到基线。短期使用（如 6 个月以内）维甲类化合物不引起动脉粥样硬化风险增加。但长期使用（＞6 个月）需考虑急性胰腺炎和致动脉粥样硬化风险。尤其具有 ASCVD 危险因素或已存在 ASCVD 的患者，需在服用维甲类化合物前和治疗中密切监测脂质水平。必要时启动调脂治疗。

（三）降糖药

噻唑烷二酮（TZDs）类降糖药，如吡格列酮和罗格列酮，刺激过氧化物酶体增殖物激活的受体，对血脂影响不同。吡格列酮和罗格列酮均可增加血浆 LDL-C，但吡格列酮降低了致动脉粥样硬化的 sd-LDL，而罗格列酮对 LDL 颗粒大小具有较小影响或无作用[39]。两者均可增加血浆 HDL-C 水平，吡格列酮 HDL-C 水平增高更多。另外，罗格列酮增加血浆 TG 水平，而吡格列酮降低 TG 水平[40]。

其他降糖药对血脂参数的影响是中性或获益的。二甲双胍降低血浆 TG、TC 和 LDL-C 水平而不影响 HDL-C 水平[41]。磺脲类、阿卡波糖、格列奈类（瑞格列奈和那格列奈）降低血浆 TG 水平，不影响血浆 LDL-C 或 HDL-C 水平[42]。更新型口服降糖药西他列汀和维达列汀［二肽基肽酶-4（DPP-4）抑制剂］、皮下注射的更新降糖药包括艾塞那肽［胰高血糖素样肽-1（GLP-1）的受体激动剂］和普兰林肽（人胰淀素类似物）对血脂无显著影响[43]。

（四）减肥药

胃肠道脂肪酶抑制剂奥利司他不仅降低体重，也可能降低血浆 LDL-C 水平[44]。奥利司他与安慰剂相比，血浆 TG 和 HDL-C 水平降低或没有显著变化[45]。而另外一种上市的减肥药西布曲明，降低血浆 TG 水平，增加血浆 HDL-C 水平，但对血浆 LDL-C 水平无显著影响[46]。利莫那班，尽管同样增加血浆 HDL-C 水平，降低 TG 水平，但已经因为安全性原因而撤市[47]。

总之，血脂异常是许多药物的常见不良反应之一，其严重性多与药物种类、剂量和使用持续时间等因素有关。药物使用中需关注药物源性血脂异常，但目前尚不知晓这种异常是否会引起心血管疾病的发生和发展。因此药物使用中需要权衡利弊，必要时启动调脂干预，尤其在心血管疾

病高危患者中，更应密切监测。

（陈江天）

第二节　肾脏病与血脂异常

肾脏病常见合并血脂代谢异常，尤其是肾病综合征（nephrotic syndrome, NS），血脂异常是疾病的临床特征性表现之一。此外，随着肾功能的衰退，慢性肾脏病（chronic kidney disease, CKD）患者也多合并血脂谱的改变，进行调脂治疗干预是改善患者临床心血管事件预后的关键举措[48]。

一、肾病综合征

NS患者最常见的血脂谱异常为总胆固醇、低密度脂蛋白胆固醇、甘油三酯和脂蛋白（a）[lipoprotein, Lp（a）]的血浆水平显著升高，而高密度脂蛋白胆固醇水平通常为正常或降低，同时，具有心血管保护作用的HDL2组分显著下降[49]。既往的队列研究中显示，将近90%的肾病综合征患者的总胆固醇水平>200 mg/dl（5.2 mmol/L），其中包括25%患者其浓度>400 mg/dl（10.3 mmol/L）。半数以上的患者LDL-C水平超过160 mg/dl（4.1 mmol/L）[50]。由非糖尿病肾病引起的肾病综合征（平均尿蛋白为7.2 g/24 h）成年患者，其平均总胆固醇浓度为302 mg/dl（7.8 mmol/L），LDL-C浓度为208 mg/dl（5.4 mmol/L），甘油三酯浓度为251 mg/dl（2.83 mmol/L），均显著高于对照的同龄健康人[51]。

患者的高脂血症至少部分是由血浆胶体渗透压降低所致，胶体渗透压水平越低，高脂血症越严重，两者密切相关[52]。胶体渗透压低可直接刺激肝Apo B基因转录，因此载脂蛋白B（apolipoprotein B, ApoB）合成增加，这被认为是导致NS患者高胆固醇血症的主要原因。反之，采用白蛋白或右旋糖酐升高血浆胶体渗透压可以在体外试验中逆转上述改变，改善胶体渗透压也观察到

可以使肾病综合征患者的血脂水平迅速降低。无论如何，目前我们并未得知低胶体渗透压刺激肝细胞生成脂蛋白的原因。新近，研究人员已经注意到NS患者血清中前蛋白转化酶枯草溶菌素9（proprotein convertase subtilisin/kexin type 9, PCSK9）以及肝组织中IDOL蛋白的显著升高抑制LDL受体的合成，进一步导致血清中LDL清除障碍以及LDL血清浓度上升。这也是未来干预NS高胆固醇血症药物的潜在靶点[53]。

除此，代谢受损则是NS患者高甘油三酯血症的关键成因。正常情况下，体内脂蛋白脂酶先将极低密度脂蛋白（very low density lipoprotein, VLDL）转化为中间密度脂蛋白（intermediate density lipoprotein, IDL），然后再转化为LDL。NS患者脱脂级联反应的速度却减慢，而其血浆胆固醇酯转运蛋白浓度升高。这可能与白蛋白作为脂质代谢调节因子相关，NS患者尿中大量丢失白蛋白继而造成血脂代谢异常[54]。研究提示血管生成素样蛋白4（angiopoietin-like 4, ANGPTL4）是蛋白尿和高甘油三酯血症之间的关联分子。发生蛋白尿时，游离脂肪酸与白蛋白的比值升高，随之造成循环ANGPTL4的水平升高，进而抑制脂蛋白脂酶功能[55]。

二、慢性肾脏病

CKD患者及透析患者最常见的血脂异常是高甘油三酯血症，但其总胆固醇浓度可以偏高、正常或偏低，其中部分原因或许是营养不良。中国大规模流行病学横断面调查[56]结果显示，慢性肾脏病[eGFR<60 ml/（min·1·73 m²）]人群平均甘油三酯浓度为160 mg/dl（1.8 mmol/L），HDL-C浓度为54 mg/dl（1.4 mmol/L），LDL-C

浓度为 124 mg/dl（3.2 mmol/L）。CKD 患者非常多见 HDL-C 水平降低，更低的 GFR 与降低的血清 HDL-C 水平独立相关[57]。另外，CKD 患者 Lp（a）和餐后乳糜微粒残体水平较高，可能因此造成 CKD 患者有暴露于动脉粥样硬化的风险[58-59]。

大多数 CKD 患者血脂异常的发病机制主要涉及脂质从循环中清除障碍。甘油三酯清除率降低由以下两方面原因所致：首先是循环性甘油三酯的组成情况发生变化（载脂蛋白 C-Ⅲ 的含量增加），随后两种与甘油三酯清除相关的脂肪酶，即脂蛋白脂酶和肝甘油三酯脂酶的活性下降也可能产生了一定影响[60]。但是，具体酶活性下降的原因并未明确，继发性甲状旁腺功能亢进症可能牵涉其中。CKD 患者发生高甘油三酯血症的另一可能机制为脂蛋白脂酶的循环性抑制因子，如前 β-高密度脂蛋白发生潴留[61]。此外，血清 HDL-C 浓度较低，被认为与卵磷脂胆固醇酰基转移酶下调相关，从而使得组成 HDL 的胆固醇酯化反应减少。Lp（a）和餐后乳糜微粒残体的血清浓度升高与肝清除能力下降有关，但是机制也同样尚不清楚。CKD 患者进展为终末期肾脏病后，其血脂谱随着营养情况与肾替代治疗的选择不同而变化（表 25-3）。

三、肾脏病因素造成的血脂异常与心血管事件

由于肾脏因素造成的血脂紊乱机制复杂，目前对于其与心血管事件的因果关系仍存在争议[62]。对于 CKD 或终末期肾病患者的观察结果并不一致，某些研究显示较高的血清胆固醇水平与死亡风险之间存在关联，尤其是在没有营养不良和炎症征象的患者中；而另一些研究则提示高死亡率与低血清胆固醇值相关[63-65]；还有研究在 CKD 患者中未发现血脂水平与死亡率之间存在因果关联[66-67]。无论如何，目前普遍认为低血清胆固醇水平时，反映了 CKD 患者营养不良和慢性炎症，直接造成死亡率的增高。

表 25-3　各类肾脏病患者的脂质谱[62]

	CKD 1～5 期	肾病综合征	血液透析	腹膜透析
总胆固醇	↗	↑↑	↔↓	↑
LDL-C	↗	↑↑	↔↓	↑
HDL-C	↓	↓	↓	↓
非 HDL-C	↗	↑↑	↔↓	↑
甘油三酯	↗	↑↑	↑	↑
Lp（a）	↗	↑↑	↑	↑↑
ApoA-Ⅰ	↘	↗	↓	↓
ApoA-Ⅳ	↗		↘	↑
ApoB	↗	↑↑	↔↓	↑

注释：相较于正常人群：↔正常，↑增高，↑↑显著增高，↓降低，↗随着 GFR 水平增高，↘随着 GFR 水平降低。缩略词：ApoA-Ⅰ，载脂蛋白 A-Ⅰ；ApoA-Ⅳ，载脂蛋白 A-Ⅳ；CKD，慢性肾脏病；GFR，肾小球滤过率；HDL-C，高密度脂蛋白胆固醇；Lp（a），脂蛋白（a）；LDL-C，低密度脂蛋白胆固醇

（卢长林）

第三节　血脂异常与结缔组织病

血脂异常在结缔组织病患者中非常普遍，甘油三酯（TG）增高和高密度脂蛋胆固醇（HDL-C）降低是系统性红斑狼疮、类风湿关节炎等结缔组织病最特征性的血脂异常现象。结缔组织病患者处于长期慢性自身免疫炎症状态，炎性因子水平异常升高可引起体内脂质代谢紊乱、胰岛素抵抗、抗载脂蛋白抗体、脂蛋白过氧化、肾脏受损，从而出现血脂异常，且通常和疾病活动度密切相关。控制病情有利于纠正血脂异常，但糖皮质激素、改善病情抗风湿病药物（DMARDs）、生物制剂等药物对于血脂的改善情况存在差异，且上述药物自身也会造成血脂异常或增加心血管事件风险。临床实践中，他汀类药物可改善此类患者的血脂异常，同时具有免疫调节和抗炎效应。然而，结缔组织病患者的具体血脂控制目标和用药方案，仍缺乏具有循证医学证据的结论。

一、结缔组织病对血脂代谢的影响

结缔组织病（connective tissue disease，CTD）包括类风湿关节炎、系统性红斑狼疮、干燥综合征、炎性肌病、系统性硬化、血管炎等疾病，属于多因素引发的自身免疫性疾病。CTD 患者血脂异常较为常见，各种疾病的血脂异常表现、相关机制及严重程度或预后不一致，本节主要介绍和总结类风湿关节炎、系统性红斑狼疮等常见结缔组织病血脂代谢紊乱的情况。

1. 类风湿关节炎（rheumatoid arthritis，RA）

RA 是一种以侵蚀性关节炎为主要表现的全身性自身免疫病，约 53.5% 的 RA 患者合并血脂异常，在病程不同时期均可出现，主要表现为 HDL-C 降低[68]。研究显示[69]RA 患者在发病 10 年以前 HDL-C 下降 9%，而 TC、TG 水平分别升高 4%、17%。未治疗的早期 RA 及疾病活动期的患者，HDL-C 水平明显下降[70]。关于 TC、LDL-C 的变化报道各异，可表现为无差异、下降或升高，但不会明显升高，这和 RA 患者年龄、性别、吸烟与否、病程、病情以及用药差异有关。其他一些指标，如 LDL-C/HDL-C 比值、致动脉粥样硬化系数（atherogenic index，AI）及脂蛋白 a［Lp（a）］水平在 RA 中均较正常人群明显升高[71]。

2. 系统性红斑狼疮（systemic lupus erythematosus，SLE）

SLE 是一种好发于育龄女性的自身免疫性疾病，表现为多种自身抗体及免疫复合物介导的慢性炎症性组织损伤。感染、狼疮肾炎、狼疮脑病、心血管疾病（CVD）是 SLE 的常见死因，其中 CVD 占 11.5%，以传统心血管危险因素不能完全解释[72]。糖皮质激素作为 SLE 常用治疗药物，可导致血脂异常，但在未接受治疗的 SLE 即可出现 TG 升高、HDL-C 降低[73]。儿童 SLE 中有 46.2% 出现血脂紊乱[74]；Urowitz 等随访 SLE 患者 3 年后发现高 TC 患病率由 36.3% 上升至 60.1%[75]。由此可见 SLE 本身即可引起血脂紊乱，具有早发倾向，随着病程发展逐渐加重。

3. 其他结缔组织病

其他结缔组织病，例如干燥综合征（sjögren syndrome，SS）、系统性硬化（systemic sclerosis，SSc）、多发性肌炎/皮肌炎（polymyositis/dermatomyositis，PM/DM）、血管炎（vasculitis）等疾病血脂异常的研究和临床总结较少，但现有报道结果均类似 SLE 或 RA，主要表现为 HDL-C 下降和 TG 升高[76-77]。

4. 血脂异常对结缔组织病的影响

LDL-C 参与动脉粥样硬化慢性炎症反应的发生和发展，在 CTD 病情活动时，血脂异常更常见，程度更加严重。活动期 RA 患者血清 TG、LDL-C 水平高于对照组，和 CRP、ESR 成正相关，而 HDL-C 低于对照组，和炎性指标呈负相关[70]。因此，LDL-C 可能参与了 CTD 的炎症反应。现有研究报道血脂异常改善有利于 CTD 病情缓解，他汀类药物治疗改善了 RA 患者生活水平，而且降低了心血管疾病的病死率及致残率；也可改善 SSc 患者的雷诺现象[78-79]。

二、结缔组织病患者血脂异常的机制

结缔组织病患者血脂紊乱的确切机制尚不明确，目前发现可能的机制如下：

1. 脂质代谢紊乱

自身免疫性疾病患者长期处于慢性炎症状态。炎症因子如肿瘤坏死因子-α（TNF-α）、白介素（IL）-1、IL-6、IL-8、干扰素-γ（IFN-γ）等通过损伤肝细胞，抑制 HDL-C、TC 的生成。脂蛋白脂酶（lipoprotein lipase，LPL）主要由脏器实质细胞合成和分泌，可水解乳糜微粒（CM）和极低密度脂蛋白（VLDL）中的 TG，是清除血浆脂蛋白的限速酶。另外，和健康人群相比，CTD 患者体内 LPL 活性下降[80]，可能原因有：①抗 LPL 抗体：可下调 LPL 活性，包括 IgM 和 IgG 两种亚型，见于 SLE、RA、SSc、SS。IgG 型抗体不仅可造成 CTD 体内 TG 升高，而且和皮肤病变、肺纤维化、心脏病变相关[81]。②炎症因子：TNF-α、IL-6 可降低 LPL 活性，TNF-α、IFN-γ 可下调 LPL mRNA 表达，减少 LPL 生成，从而引起血脂代谢紊乱，且疾病活动度越高，血脂紊乱越明显[82-83]。综上，体内自身抗体或炎性因子水平异常升高是导致脂质代谢异常的重要免疫因素之一。

2. 胰岛素抵抗

胰岛素抵抗（insulin resistance，IR）是指组织（骨骼肌、脂肪、肝脏组织）对内源性或外源性胰岛素的敏感性及反应性降低，该反应是促使糖尿病、高脂血症等多种代谢性疾病发生发展的危险因素。IR 可导致脂代谢异常，研究表明 SLE 等 CTD 患者对胰岛素的敏感性降低，且和使用糖皮质激素无相关性[84]。RA 等自身免疫性疾病患者体内 TNF-α、IL-6，IFN-γ 等炎症因子升高，如 TNF-α 可促进胰岛素受体底物-1 丝氨酸残基磷酸化，抑制胰岛素信号 PI3K/AKT 传导通路，诱导机体产生 IR[85]；IL-6 可通过 JAK-STAT 通路抑制胰岛素信号传导[86]，而 IFN-γ 可通过激活 JAK-STAT 1 降低脂肪细胞的胰岛素敏感性[87]，均参与 IR 的发生。

3. 抗载脂蛋白抗体

载脂蛋白 A-Ⅰ（Apo A-Ⅰ）介导 HDL-C 逆转录，有抗炎及抗氧化作用。CTD 存在 Apo A-Ⅰ 的自身抗体，可影响 HDL-C 的生成及功能，且该抗体水平和疾病活动性呈正相关[88]。Borba 等发现 SLE 中的抗心磷脂抗体（anti-cardiolipin antibody，aCL）和抗 Apo A-Ⅰ 抗体之间存在交叉反应，且 aCL 和血清 HDL-C、Apo A-Ⅰ 水平负相关，提示 aCL 可能参与了 SLE 血脂紊乱过程[89]。

4. 脂蛋白过氧化

RA 及 SLE 体内存在致炎高密度脂蛋白（proinflammatory HDL-C，piHDL-C）[90]。一些防止 HDL-C 氧化的酶类在慢性炎症刺激下可发生失活，导致 HDL-C 蓄积过多氧化脂质和氧化蛋白，发生过氧化，生成 piHDL-C，发挥促炎症作用，而正常功能的 HDL-C 水平下降，阻碍 TC 逆转运，导致 TC、TG 增多[91]。

5. 肾脏受损

CTD（尤其是 SLE、SS、血管炎等）常合并肾脏受损。CTD 慢性炎性反应可破坏肾小球滤过膜屏障，造成 HDL-C、载脂蛋白、脂解酶流失，直接影响 HDL-C 或 TG 水平[92]。Chong 等[93]发现狼疮性肾炎患者表现为更严重的 TC、TG 代

谢紊乱，表现为更高水平的 TC、TG、LDL-C。

三、结缔组织病治疗用药对血脂代谢的影响

CTD 血脂异常主要由慢性炎症反应及高炎症因子环境所致，抗炎治疗有利于改善血脂异常，但不同药物对血脂的影响存在差异，且部分药物本身即可诱发血脂异常。现将 CTD 主要用药对血脂的影响介绍如下：

1. 糖皮质激素

长期使用糖皮质激素可引起 TG、TC 升高，是 CTD 患者发生血脂异常和心血管事件的危险因素。由于需长期使用糖皮质激素的患者病情严重而顽固，很难判断到底血脂异常是疾病本身还是药物所致，Dessein 等[94]发现糖皮质激素和 RA 的血脂异常并不相关，而和 IR 相关，认为糖皮质激素可通过调节糖代谢间接作用于心血管。实际上，糖皮质激素可通过抗炎作用提高 HDL-C，降低 CTD 心血管疾病风险。每日小于 10 mg 的泼尼松龙可能对 CTD 是合适的，此时心血管风险减少，且对血脂和血压等影响较小[95]。

2. DMARDs 对血脂的影响

DMARDs 中的甲氨蝶呤（MTX）对血脂的改善似乎是有效的，但不同文献之间存在差异。Prak 等[96]发现对 MTX 治疗有效的 RA 患者中，HDL-C 及 Apo A 分别上升了 21%、23%，AI 改善 9%；但 Dessein 等[97]结果与之不一致。羟氯喹具有免疫调节和血脂调节双重作用，降低 TC、LDL-C，提高 HDL-C，还可减少糖皮质激素相关的血脂异常[98]。朱丽花等[99]报道 SLE 经糖皮质激素＋环磷酰胺＋羟氯喹联合治疗后，HDL-C 升高，TC、TG、LDL-C 下降，尚未发现药物治疗后血脂异常加重。COBRA 试验[100]发现 RA 患者单独应用柳氮磺吡啶后 TC、HDL-C 升高，AI 改善。钙调磷酸酶抑制剂（环孢素、他克莫司）也可导致血脂异常，但是其对于 CTD 治疗前后的血脂影响尚无报道。

3. 生物制剂对血脂的影响

TNF-α 拮抗剂（Anti TNF-α）包括英夫利昔单抗、阿达木单抗、依那西普等，均可影响血脂代谢

水平，治疗后患者主要表现为 TC、HDL-C、LDL-C 升高，可伴随 TG 升高，这种改变和病情及炎症水平相关。其中，Tam 报道英夫利昔单抗可改善 IR，从而改善 TG 和 HDL-C 异常[101]。依那西普对血脂的影响则不如英夫利昔单抗显著[102]。IL-6 受体拮抗剂（妥珠单抗）可使 RA 患者 HDL-C 升高[103]。但 OPTION 研究提示 4 mg/kg 及 8 mg/kg 妥珠单抗治疗后 AI 分别上升 8% 及 17%[104]。

四、结缔组织病患者血脂异常的治疗

目前关于 CTD 患者血脂异常治疗建议尚无统一的共识，2010 年《欧洲类风湿关节炎及其他形式的炎症性关节炎患者心血管风险管理的推荐意见》[105]中提出应用他汀类药物可改善血脂异常，但血脂控制目标、最佳药物策略尚不得而知。CTD 患者血脂异常主要为高 TG 和低 HDL-C，常规使用他汀类药物理由并不充分。但他汀类药物在降低血脂的同时，具有免疫调节及抗炎的类效

应，可降低 RA 患者细胞黏附分子水平，抑制 T 淋巴细胞的迁移分化，改善 RA 病情并降低心血管疾病风险。他汀类药物同时还可改善 SSc 患者的雷诺现象，后者与心血管疾病发生密切相关[78-79]。Noel 报道他汀类药物可诱发 PM/DM，而 IMACS 研究在评估他汀类药物对肌炎患者血脂水平的影响时发现，93% 的患者应用了他汀类药物，但主要是基于并存的心血管疾病[106]。

整体而言，CTD 患者因炎症因子水平异常，可由多种机制导致血脂异常，心血管事件发生风险较普通人群增高。抗炎治疗可改善 CTD 患者血脂异常，但是不同药物对血脂异常改善存在差异，对于动脉粥样硬化的影响也尚未完全清晰。关于 CTD 血脂控制靶目标及药物选择，现阶段建议参照血脂异常防治指南，但应根据患者实际临床情况灵活掌握。寄望于未来开展更多相关的前瞻性观察与对照研究，为临床处理此类患者提供合理的诊疗依据。

（何　菁　陈家丽）

第四节　饮酒对血脂代谢的影响

一、概述

酒是中国传统的饮品，自古以来饮酒是一种习俗，更有俗语"无酒不成席"。在现代随着人们生活水平的提高，饮酒更是普及，并且在社会交往中，饮酒成为了很多人相互沟通的手段。加上适量饮酒有益于健康这一理念的宣传下，中国酒类的产量和人均消费量正在稳步上升，且其增长速度高于世界其他国家。数据显示，中国酒类消费尤其是烈性酒消费强劲增长，约占世界烈性酒总消费量的 23%，是世界最大的烈性酒消费市场。我国饮酒人数超过总人口的 50%，其中成年男性饮酒比例高于 70%[107]。因此，乙醇对人体健康的影响备受关注。长期大量饮酒会对人体健康造成多种危害，主要表现为肝损害、神经损害、血脂代谢异常、心脑血管疾病等等。本节主要针对

饮酒对血脂的影响进行概述。血脂异常是不良心血管事件的独立危险因素，血清总胆固醇（TC）、低密度脂蛋白胆固醇（LDL-C）水平升高对缺血性心血管事件发病有独立预测作用。饮酒对人体血脂代谢有显著影响，而且影响程度及表现形式与饮酒量和饮酒时间长短有关。

不同国家和地区制定的适量饮酒标准不同，乙醇量换算公式为：g＝饮酒量（ml）×酒精含量（%）×0.8（乙醇比重），2015 年美国膳食指南中明确指出，适量饮酒指女性平均每日饮酒不超过 1 个单位饮酒量，男性不超过 2 个单位；并且在一天之内，女性不超过 3 个单位饮酒量，男性不超过 4 个单位饮酒量（1 个单位饮酒量是指含有约 18 ml 酒精的酒，大致相当于 355 ml 啤酒，或 45 ml 40°白酒，或 150 ml 葡萄酒），并且应于进餐时饮用以降低酒精的吸收。澳大利亚酒精使用指南中规定，男性平均每日饮酒不超过 4 个单位饮酒量，

并且在 1 天内饮酒量不能超过 6 个单位；女性平均每日饮酒量不超过 2 个单位，并且在 1 天内饮酒量不能超过 4 个单位，即每天酒精饮用量不超过 40 g，并建议不论男性、女性，每周有 1～2 天不饮酒。《中国膳食指南》（2016）[108]建议饮酒尽可能饮用低度酒，并适当限量，建议成年男性一天饮用酒的酒精量不超过 25 g，成年女性一天饮用酒的酒精量不超过 15 g（见表 25-4 饮酒量对照表）。孕妇、乳母和儿童青少年应忌酒。由于各个国家单位饮酒量的不同，目前无统一的适量饮酒标准。

表 25-4　饮酒量对照表

酒（分类）	男（日饮酒量）	女（日饮酒量）
60～70°白酒（高度酒）	<45～52 ml	<27～31 ml
50～60°白酒（高度酒）	<52～63 ml	<31～38 ml
40～50°白酒（中度酒）	<63～78 ml	<38～47 ml
30～40°白酒（低度酒）	<70～104 ml	<47～63 ml
10～20°黄酒或葡萄酒	<156～313 ml	<94～188 ml
10°啤酒	<625～781 ml	<375～469 ml

在各项研究中，对饮酒习惯及其程度的判断标准也不一致。目前多数研究规定每月饮酒＞2 次，持续半年以上为有饮酒习惯，而少量饮酒系指饮用乙醇量＜10 g/d，过量则为≥30 g/d，两者之间为适量。此外，饮酒对血脂代谢的影响还与一些环境和遗传因素有关，如饮食习惯、吸烟、性别、种族、遗传基因型等，这些因素的不同都可能影响到饮酒对血脂代谢的作用而产生不同的血脂代谢紊乱表现。而且包括中国人在内的东方人约有一半存在酒精敏感，即人体内乙醇脱氢酶基因（ADH2）和乙醛脱氢酶基因（ALDH2）存在多态性从而引起酒精代谢能力存在差异[109]。酒精敏感者饮酒后容易出现脸红或全身发红、头晕、头痛、心跳加快等表现，这些表现可能是由于相应的乙醇脱氢酶活性较高、乙醛脱氢酶活性较低，饮酒后体内乙醇被迅速转化为乙醛并积聚于血液中所致[110]。

二、过量饮酒对血脂代谢的影响

绝大多数研究显示，长期大量饮酒引起 TG 水平升高。乙醇在体内的代谢，主要是在胃肠被吸收后，通过门脉系统进入肝，肝细胞的细胞质内含有乳酸脱氢酶，可将乙醇代谢为乙醛，然后通过乙醛脱氢酶代谢为乙酸，氧化的乙酸从肝血流被释放出，氧化为乙酰辅酶 A，进入三羧酸循环。最后氧化为二氧化碳和水，因此乙醇还可提供更多的热量。目前认识，过量饮酒升高血清 TG 的主要机制可能是①乙醇刺激脂肪组织释放游离脂肪酸（FFA）。使肝滑面内质网增生，增高微粒体酶活性，使肝合成 TG 的前体极低密度脂蛋白胆固醇（VLDL-C）增加，并使 VLDL-C 及乳糜微粒从血清中清除减慢，导致血清中的 TG 升高。②乙醇可抑制 FFA 的氧化，使 FFA 氧化代谢减少，更多的 FFA 进入 TG 合成代谢途径，使 TG 的合成明显增加。

过量饮酒对 TC、LDL-C、HDL-C 的影响目前研究报道并不一致。对于 HDL-C，多数研究显示长期大量饮酒导致 HDL-C 下降，也有研究提示 HDL-C 水平随着饮酒量的增加而增加，但存在着饱和效应。有研究显示，过量饮酒者的 TC 明显升高。也有研究报告，TC 多正常或轻度升高。对于 LDL-C，有研究表明长期大量饮酒可导致 LDL-C 上升，但也有研究提示饮酒对 LDL-C 无明显影响，乙醇摄入后可出现短暂的 LDL-C 降低；亦有研究显示过量饮酒者 LDL-C 降低。另外还有研究显示，大量饮酒可使 ApoB 明显增高，ApoA-Ⅰ明显降低。

长期大量饮酒可导致酒精性肝病。初期通常表现为脂肪肝，进而可发展成酒精性肝炎、肝纤维化和肝硬化，严重酗酒时可诱发广泛肝细胞坏死甚至肝衰竭。饮酒量、饮酒年限、乙醇（酒精）饮料品种、饮酒方式、性别、种族等都是影响酒精性肝损伤进展或加重的因素等。有研究认为，男性日均饮酒量 40～80 g，女性日均饮酒量 20～40 g，10～12 年大部分都会发展为酒精性肝病。北欧研究表明，男性每周饮酒超过 14～27 次，女性每周饮酒超过 7～13 次，会使酒精性肝病的危险性增加，女性对乙醇（酒精）易感，发展为酒精性肝病更快。日均乙醇（酒精）摄入量、饮酒年限和酒精性脂肪肝的患病率呈明显的正相关。

过量饮酒导致脂代谢紊乱和酒精性脂肪肝的机制研究最新的理论主要为①乙醇作用于多种信号传导通路，对脂代谢过程产生影响，抑制肝脂肪酸氧化和转运，增加脂肪酸合成，引起脂代谢紊乱并导致脂质在肝中积聚、变性，形成脂肪肝。②脂素-1（1ipin-1）在脂质代谢过程中具有促进三酰甘油（甘油三酯）合成和脂肪酸氧化的双向调节作用[111]。

有研究表明，过量饮酒对血脂代谢的影响还与过量饮酒导致急性酒精中毒相关[112]。饮酒能够改变中枢神经系统组织细胞膜的脂质成分，从而对大脑皮质及其他部位组织产生急性抑制作用和损害。乙醇还影响到磷脂类的合成，胆固醇和磷脂是生物膜的主要成分，高胆固醇含量增加脂质黏滞性，低胆固醇含量则减少脂质黏滞性。人体中膜胆固醇与血浆胆固醇处于平衡状态，当血浆胆固醇低下时可致 5-羟色胺降低，5-羟色胺抑制伤害性的冲动行为控制能力。大量饮酒使血清胆固醇水平降低，故 5-羟色胺功能下降，导致一系列思维及行为释放。但因饮酒时进食大量脂类，需排除饮食因素对血脂的影响。

三、适量饮酒对血脂代谢的影响

许多研究表明，适量饮酒可以增加血清 HDL-C 水平，无论男性还是女性，总的酒精摄入量与 HDL-C 的水平升高密切相关。来自 2011 年的一项 meta 分析[113]，该研究纳入了 63 篇文章，对饮酒和血脂相关指标的相关性进行了详细的随机效应分析，结果发现酒精摄入与 HDL-C 水平之间呈现剂量-反应关系，且饮酒量与 HDL-C 水平之间存在饱和效应，即在一定剂量范围内乙醇摄入与 HDL-C 水平呈正相关，但超过一定剂量后继续加大饮酒量并不能使 HDL-C 水平继续显著增加，甚至可能会抑制 HDL-C 的合成。有关饮酒与 HDL-C 之间的关联，有研究表明，男性的酒精摄入量<80 g/d 时，HDL-C 水平随酒精摄入量的增加而增加。对于适量饮酒升高血清 HDL-C 的确切机制尚不明确，可能与乙醇促进肝合成 HDL-C 以及降低脂蛋白脂酶的活性有关，也可能与通过增

加载脂蛋白 A-Ⅰ 和 A-Ⅱ 的运输率而升高 HDL-C 水平有关[114]。

关于适量饮酒对三酰甘油（TG）、总胆固醇（TC）、低密度脂蛋白胆固醇（LDL-C）影响的研究报道不一致。有研究结果提示，适量饮酒可降低 TC 和 TG 水平，也有研究表明 TC 和 TG 水平无明显变化，还有研究结果提示 TG 水平升高，同样地，对于 LDL-C 影响的研究报道也尚无定论。

四、少量饮酒对血脂代谢的影响

关于少量饮酒对血脂的影响，国内外研究较少，有研究表明，少量饮酒可能对血脂代谢并无益处[115]。

五、乙醇敏感性对血脂的影响

关于乙醇敏感性是否对血脂水平有影响的研究较少，日本 Nakamura Y[116] 等的研究发现，在 ALDH2 基因缺陷的饮酒者中，TG 水平较高，但同时发现 HDL-C 水平较低，但未发现饮酒对冠状动脉疾病的保护作用。一项日本在 225 名患糖尿病的饮酒者中开展的，关于饮酒是否脸红对动脉粥样硬化及相关危害的影响研究，结果表明，在饮酒后脸红的饮酒者中，重度饮酒者 HDL-C 水平高于不饮酒者，饮酒后不脸红者中未发现饮酒与 HDL-C 水平的相关性[117]。因此，乙醇敏感对血脂的影响，目前研究结果尚不一致，且研究范围较局限。

六、饮酒种类对血脂的影响

关于饮酒的种类，多数国外研究显示[118]，葡萄酒特别是红葡萄酒能使 HDL-C 水平更高，烈性酒对人体危害性大。这提示葡萄酒可能对血脂代谢有更好的影响，对心血管疾病有更多的保护作用。还有研究显示，红葡萄酒不但具有升高 HDL-C 浓度的作用，而且还有抗氧化作用，能够降低 LDL-C 的氧化，红葡萄酒更多的有益作用可能与其含有的多酚类物质有关。

七、饮酒对特殊人群血脂的影响

一项研究显示[119]，饮酒伴吸烟者与饮酒不伴吸烟者血清 TC 水平比较，吸烟加饮酒者血清 TC 水平要明显低。饮酒者，无论是否吸烟，与不饮酒者比较，饮酒者的 HDL-C 升高而 LDL-C 降低。Wakabayashi 等[120]对饮酒与高血压和非高血压人群的 TG/HDL-C 关系进行了研究，发现饮酒与 TG/HDL-C 比值呈反 "J" 型关系，即少量饮酒者 TG/HDL-C 比值低于适量饮酒者及大量饮酒者，且 TG/HDL-C 比值随着酒精量增加而升高，但都低于不饮酒者。但该方面研究较少，无法得出确切结论。

故适量饮酒可能调节血脂代谢，但应认识到长期过量饮酒可引起血脂代谢紊乱，还可以导致肝损伤、胰腺损伤、高血压、神经病变，尤其是已经因饮酒造成各种健康状况不良的人不再适合饮用任何含乙醇的饮料。对正在服用某种可能与乙醇相互作用药物者也应禁止任何乙醇饮料的摄入。并且乙醇中毒、成瘾等给家庭和社会带来许多不良后果，对于调节血脂代谢方面，带来获益的饮酒量及频率尚不明确，所以目前并不将饮酒作为一项预防及治疗血脂代谢的措施。

（罗晓萌　郭彩霞）

第五节　胆汁淤积性肝病与血脂代谢异常

胆汁淤积性肝病是各种原因引起的胆汁形成、分泌和（或）胆汁排泄异常引起的肝脏病变[121]，根据病因可分为肝细胞性胆汁淤积、胆管性胆汁淤积及混合性胆汁淤积，胆汁淤积持续超过 6 个月称为慢性胆汁淤积。肝细胞性胆汁淤积主要包括病毒性肝炎、酒精性肝病、药物性肝损伤、妊娠期肝内胆汁淤积等，胆管性胆汁淤积主要包括原发性胆汁性胆管炎（primary biliary cholangitis，PBC，以前称为原发性胆汁性肝硬化 primary biliary cirrhosis，PBC），原发性硬化性胆管炎（primary sclerosing cholangitis：PSC）等。

高胆固醇血症在 PBC 及其他胆汁淤积性肝病中较为常见，而且具有独特的表现，具体机制目前尚不明确，但是研究发现胆汁淤积性疾病患者发生高脂血症的机制与其他疾病患者不同，可能涉及一些不常见的脂蛋白颗粒（如脂蛋白 X）聚集，并且高密度脂蛋白（high density lipoprotein，HDL）胆固醇水平通常也会升高。PBC 是一种病因未明、与自身免疫有关的慢性进行性胆汁淤积性肝病，好发于中老年女性，表现为谷氨酰转肽酶（GGT）和碱性磷酸酶（ALP）升高，可以出现抗线粒体抗体（antimitochondrial antibodies，AMA）等自身抗体阳性，病理特点是肝内小胆管进行性非化脓性损坏，最终可以进展到肝纤维化、肝硬化甚至肝衰竭[122]，目前关于 PBC 中血脂异常的研究较多，本节将对以 PBC 为代表的胆汁淤积性肝病中血脂异常情况进行介绍。

一、发病率和血脂异常种类

有研究表明，尽管在 PBC 和其他形式胆汁淤积性肝病中胆固醇合成降低，但高血清总胆固醇和低密度脂蛋白胆固醇（low density lipoprotein，LDL）浓度升高是其常见特征[123]。在 PBC 中，血清总胆固醇浓度变化很大，范围从 2.9 mmol/L 到 46.1 mmol/L（112～1779 mg/dl），少数患者甚至高达 83 mmol/L（3204 mg/dl）。50% 的 PBC 患者血浆总胆固醇水平高于正常，范围为 218～300 mg/dl（5.7～7.9 mmol/L）。其中无症状 PBC 患者的平均血浆胆固醇浓度为 285 mg/dl（7.4 mmol/L），有症状 PBC 患者为 377 mg/dl（9.8 mmol/L）。之后的一些研究证实了这些结果，分别有 76% 的无症状患者及 96% 的有症状患者其血浆总胆固醇水平高于 200 mg/dl（5.2 mmol/L）[124]。

一些研究发现，早期 PBC 患者的 VLDL 和 LDL 升高，并且 HDL 水平也明显升高[125]。在之后的病程中，LDL 水平进一步升高，但 HDL 水平却明显下降。有临床研究发现 LDL 及总胆固醇水平随着 PBC 组织学分期增加均会升高；HDL 及 HDL 相关的载脂蛋白 A-Ⅰ水平在各个阶段也升高，但在已经出现肝硬化的患者中会降低。甘油三酯的水平正常或轻度升高。有研究发现 PBC 患者中部分过量的 LDL 和异常升高的脂蛋白颗粒（脂蛋白 X），可见于晚期胆汁淤积性肝病及严重高胆红素血症患者；这种脂蛋白在游离胆固醇及磷脂中含量丰富，被认为可通过阻止 LDL 氧化来减少 LDL 胆固醇的促动脉粥样硬化作用[126]。已有人证实 PBC 患者的 LDL 氧化时间延长，当这些患者接受肝移植后 LDL 氧化恢复正常。脂蛋白 a 是另外一种与 LDL 相关的脂蛋白，有研究发现 PBC 及其他慢性肝病患者的脂蛋白 a 水平均明显降低。

二、发病机制

血脂紊乱是 PBC 等胆汁淤积性肝病的一个重要特点，但是目前其具体机制并不十分明确。肝负责将体内过量的胆固醇直接分泌到胆汁中，并转化为胆汁盐来降低体内过多胆固醇的浓度。因此，胆汁淤积性肝病患者血清胆固醇水平通常升高，甚至在一定程度上可以高达正常 5～10 倍的水平。梗阻性黄疸中的高胆固醇血症被认为是由血浆卵磷脂胆固醇酰基转移酶（LCAT）活性降低，胆固醇和卵磷脂从破裂的胆管直接渗入血液中结合引起的，并且肝胆固醇合成增加。随着时间的推移，肝细胞的进一步破坏最终导致胆固醇合成减少，胆汁流动减少，导致血清胆固醇水平逐渐下降。在疾病早期和中期阶段，血清中极低密度脂蛋白（VLDL）和低密度脂蛋白（LDL）轻度升高，高密度脂蛋白（HDL）显著增加。相比之下，具有晚期组织学病变的个体表现出血清 LDL 的显著升高和 HDL 水平的降低。

与 PBC 等胆汁淤积性肝病中高胆固醇血症非常有关的一种成分为脂蛋白 X（Lp-X），Lp-X 在 1969 年由 Seidel 发现，是一种不包含载脂蛋白 B 的球体蛋白。Lp-X 可能出现在卵磷脂胆固

醇酰基转移酶（LCAT）缺乏症、移植物抗宿主病、怀孕的患者中，更常见的是胆汁淤积性肝病患者。人们发现在高达 45% 的胆汁淤积性疾病患者中 Lp-X 明显升高。胆汁淤积性肝病中 Lp-X 积累的机制可能是胆汁脂蛋白回流到全身循环中。LCAT 缺陷也导致 Lp-X 的积累。LCAT 主要由肝表达和分泌，并在血浆中起作用，以催化游离胆固醇的脂肪酸酯化形成胆固醇酯，这是 HDL 成熟以及含 ApoB 的脂蛋白相互转化的过程[127-128]。

同时，大量的 Lp-X 可能还会影响血脂检测的结果，使 LDL 及脂蛋白 a 的测量结果偏高。高血清 LDL 胆固醇浓度与动脉粥样硬化有关，然而在胆汁淤积性肝病中，使用标准医院实验室方法测定的 LDL 升高通常和异常的 Lp-X 升高有一定关系[129]，这与含有载脂蛋白 B-100 的脂蛋白是不同的。Lp-X 和 LDL 具有相同的密度，因此通过标准脂蛋白超速离心不能区分。另一方面，Lp-X 的物理尺寸在 VLDL 以上的范围内。目前用于测量 LDL 胆固醇的常规临床实验室方法受 Lp-X 存在的影响，可能会导致 LDL 胆固醇水平的虚假升高。

三、临床表现与动脉粥样硬化的风险

临床上，当患者出现显著血脂尤其是胆固醇异常时，可能发生动脉粥样硬化性心脏病，还可以表现为黄色瘤、睑黄瘤。黄色瘤与血浆总胆固醇水平相关，而睑黄瘤与其无关。黄色瘤可出现在肘部、手掌、脚掌、臀部、膝盖、背部和胸部。主要见于血浆胆固醇水平高于 600 mg/dl（15.6 mmol/L）且持续 3 个月以上的患者。目前，这种程度的高胆固醇血症在 PBC 患者中并不常见。

高胆固醇血症是心血管疾病的主要危险因素，并且该风险与血清胆固醇水平并行增加，降低胆固醇水平的他汀类药物可以显著降低心血管事件的发病率和死亡率，并且在具有高胆固醇血症的个体中提倡使用这些药物。PBC 等胆汁淤积性肝病患者中经常出现高胆固醇血症，但这类患者是否和普通患者一样存在发生高胆固醇血症并发症

的风险？现有数据显示，在有高胆固醇血症的 PBC 患者中，动脉粥样硬化的风险并不升高[130]。高胆固醇血症可以增加普通人群的动脉粥样硬化的发生率，但并不增加 PBC 等胆汁淤积性肝病患者中动脉粥样硬化的发病率。目前有很多研究显示，虽然 PBC 患者中胆固醇水平升高，但是其心血管疾病风险并未因此而增加[131]。然而，早期 PBC 患者因为接受熊去氧胆酸（ursodeoxycholic acid，UDCA）治疗可获得正常的期望寿命，则当其发生与 PBC 无关的脂代谢异常时心血管疾病的风险可能增加。如果有任何怀疑，应检测 PBC 患者的空腹血脂，并且评估共存的动脉粥样硬化危险因素。

现有数据表明，高胆固醇血症合并 PBC 等胆汁淤积性肝病患者的动脉粥样硬化风险很低。早期已有临床研究发现 PBC 患者与对照组相比在心脏相关死亡率方面无差异。Longo 等对 400 例 PBC 患者进行了 6 年多的随访，发现高脂血症并未增加心血管事件风险，这些患者发生冠心病、脑梗死等动脉粥样硬化风险与正常人相比并无统计学差异[132]。其他的一些研究也得出了类似的结果。第 3 项报告纳入了 930 例 PBC 患者，结果发现，与 9202 例对照者相比，PBC 患者的心肌梗死、脑卒中或短暂性脑缺血发作的风险未增加[133]。

PBC 患者的血脂谱与其他脂代谢异常患者不同，表现为 HDL 水平升高、Lp-X 积聚及脂蛋白（a）水平低。因此，有人提出其导致动脉粥样硬化的可能性也不同。分析其原因，可能与以下几种因素相关：①Lp-X：在 PBC 等胆汁淤积性疾病中 Lp-X 明显升高。LDL 增加可以增加心血管事件风险，而 Lp-X 具有抗动脉粥样硬化和降低冠心病发病风险的作用。大量的 Lp-X 可能还会使 LDL 及脂蛋白 a 的测量结果偏高。脂蛋白的磁共振光谱测量显示，较多的 Lp-X 存在于 PBC 患者中[134]。这一现象解释了为什么在 PBC 背景下实际由 Lp-X 引起的高 LDL 不增加动脉粥样硬化事件的风险。②载脂蛋白：Lp-X 的形成通常与载脂蛋白 B-100 浓度降低以及总胆固醇升高相关[135]。载脂蛋白 B-100 的通常目标水平低于 90 mg/dl，

对应低于 3.0 mmol/L（116 mg/dl）的真实 LDL-C 浓度[136]。载脂蛋白 B-100 与总胆固醇的比例通常约为 1∶2，但在严重的 Lp-X 升高情况下可能为 1∶10。由于升高的载脂蛋白 B-100 浓度是动脉粥样硬化的危险因素[137]，为此在进行 PBC 和其他胆汁淤积状况下的降脂治疗时应测定 Apo B-100 浓度。即使 LDL 水平高，在 Apo B-100 低于 90 mg/dl 的情况下也不需要应用降胆固醇药物，因为这表明非致动脉粥样硬化的 Lp-X 含量可能较高，成功进行胆汁淤积治疗后，Lp-X 浓度降低后血脂紊乱可以缓解[138]。③脂蛋白的功能片段：有研究发现 PBC 与正常对照人群相比，尽管 LDL 明显升高，脂蛋白 a 并未增加，而且在 PBC 的早期阶段，高水平的 HDL-C 2 片段也被发现，这对动脉粥样硬化有一定保护作用。④胆红素：研究发现胆红素是一个独立的冠心病保护因素，高胆红素血症与冠心病发病负相关，胆红素水平越高，发生冠心病的风险就越小。而 PBC 等胆汁淤积性肝病患者的胆红素升高，尤其是直接胆红素水平明显升高。有研究认为胆红素降低冠心病风险的机制可能是胆红素本身存在抗氧化作用，可以防止 LDL 胆固醇的氧化修饰；胆红素的升高常伴随细胞微粒体血红蛋白加氧酶升高，后者有一定抗动脉粥样硬化的作用[139]。⑤脂联素：研究发现脂联素对动脉粥样硬化有一定保护作用，在 PBC 等胆汁淤积性肝病患者中，脂联素水平明显升高，并且与 PBC 患者肝硬化病理分级正相关[140]。

四、治疗

由于高胆固醇血症并不能增加 PBC 等胆汁淤积性肝病患者的动脉粥样硬化的风险，其机制和普通的高胆固醇血症形成机制有所不同，为此一些学者推荐对无症状患者进行降脂治疗，而另外一些专家则不推荐。

针对 PBC 等胆汁淤积性肝病患者存在的高胆固醇血症，有研究发现使用他汀类药物可能有效。有早期研究[141]发现辛伐他汀可以使 PBC 患者胆固醇水平明显下降，而且要快于单独使用熊去氧

胆酸 UDCA；辛伐他汀还可调节 PBC 患者的相关免疫指标，但对于胆汁淤积同样无明显改善。Cash 等[142]在 2013 年的一项临床研究中发现，与安慰剂相比，阿托伐他汀可以抗氧化应激、降低胆固醇并改善血管内皮功能，在 PBC 患者中应用安全有效。有学者在 PSC 合并高胆固醇血症的患者中在应用血浆置换降低胆固醇浓度后，长期应用瑞舒伐他汀和 UDCA，显示可以有效控制胆固醇水平[143]。

尽管很多研究认为 PBC 等胆汁淤积性肝病患者的血脂异常并不增加其心血管疾病风险，但仍有部分研究发现使用他汀类药物干预 PBC 患者的高胆固醇血症，可降低 PBC 患者循环系统方面疾病的病死率，而且这种干预安全有效[144]。

近年来，有研究发现非诺贝特等药物可以用来治疗对熊去氧胆酸无效的 PBC 患者，结果发现相关免疫指标及抗线粒体抗体滴度均有所改善，提示这类药物可能对于 PBC 患者也有一定疗效。最近，Liberopoulos 等发现对于单用 UDCA 反应不佳的 PBC 患者，UDCA 联用非诺贝特可以有效改善血脂及胆汁淤积情况[145]。还有研究发现一种过氧化物酶体增殖因子活化受体及孕烷受体的双通道药物苯扎贝特，具有一定的抗胆固醇效果，对于单用 UDCA 反应不佳的 PBC 患者能有效改善胆汁淤积的相关指标[146]。

但也有学者认为部分他汀类药物可以经过胆汁排泄，因此对于胆汁淤积性肝病可能导致药物积累的毒性水平。有研究认为在 Lp-X 相关的高胆固醇血症中，他汀类药物治疗不能有效降低胆固醇水平，因为 Lp-X 不经历 LDL 受体介导的肝清除[147]。Zidan 等认为在胆汁淤积的情况下，与 Lp-X 相关的血清胆固醇浓度升高，并不是由于肝细胞的胆固醇过多产生，而是胆固醇和胆汁盐回流循环，因此他汀类药物的使用将无效[148]。因此，在肝胆汁淤积状态时需要谨慎使用他汀类药物。在严重的胆汁淤积症中，对于提示高心血管疾病风险的血脂代谢紊乱，需要通过心内科血脂异常方面专家的咨询指导进行准确的评估。

PBC 等胆汁淤积性肝病的患者存在明显的血脂代谢异常，以高胆固醇血症为主要表现，但目前的研究发现这种血脂紊乱并不增加患者心脑血管疾病的风险。为此我们在考虑血脂的致动脉粥样硬化作用时，对于特定的疾病，要考虑相关危险及保护因素，全面评估治疗的风险和获益[149]。

（张媛媛）

参考文献

[1] McGill JB. Reexamining misconceptions about β-blockers in patients with diabetes. Clin Diabetes, 2009, 27: 36-46.

[2] Messerli FH, Grossman E. Beta-blockers in hypertension: is carvedilol different? Am J Cardiol, 2004, 93: 7B-12B.

[3] Ripley TL, Saseen JJ. β-blockers: a review of their pharmacological and physiological diversity in hypertension. Ann Pharmacother, 2014, 48: 723-733.

[4] Bell DSH, Bakris GL, McGill JB. Comparison of carvedilol and metoprolol on serum lipid concentration in diabetic hypertensive patients. Diabetes Obes Metab, 2009, 11: 234-238.

[5] Ripley TL, Saseen JJ. β-blockers: a review of their pharmacological and physiological diversity in hypertension. Ann Pharmacother, 2014, 48: 723-733.

[6] Agabiti RE, Rizzoni D. Metabolic profile of nebivolol, a beta-adrenoceptor antagonist with unique characteristics. Drugs, 2007, 67: 1097-1107.

[7] Ozbilen S, Eren MA, Turan MN, et al. The impact of carvedilol and metoprolol on serum lipid concentrations and symptoms in patients with hyperthyroidism. Endocr Res, 2012, 37: 117-123.

[8] Bortel LM. Efficacy, tolerability and safety of nebivolol in patients with hypertension and diabetes: aost-marketing surveillance study. Eur Rev Med Pharmacol Sci, 2010, 14: 749-758.

[9] Schmidt AC, Graf C, Brixius K, et al. Blood pressure-lowering effect of nebivolol in hypertensive patients with type 2 diabetes mellitus: the YESTONO study. Clin Drug Investig, 2007, 27: 841-849.

[10] Whayne TF, Mukherjee D. Medications not intended for treatment of dyslipidemias and with a variable effect on lipids. Curr Pharm Des, 2014, 20: 6325-6338.

［11］ Mantel AK，Kloosterman JM，Maitlandvan AH，et al. Drug-Induced lipid changes：a review of the unintended effects of some commonly used drugs on serum lipid levels. Drug Saf，2001，24：443-456.

［12］ Eriksson JW，Jansson PA，Carlberg B，et al. Hydrochlorothiazide，but not Candesartan，aggravates insulin resistance and causes visceral and hepatic fat accumulation：the mechanisms for the diabetes preventing effect of Candesartan（MEDICA）Study. Hypertension，2008，52：1030-1037.

［13］ Weidmann P. Metabolic profile of indapamide sustained-release in patients with hypertension：data from three randomised double blind studies. Drug Saf，2001，24：1155-1165.

［14］ Krum H，Skiba M，Gilbert RE. Comparative metabolic effects of hydrochlorothiazide and indapamide in hypertensive diabetic patients receiving ACE inhibitor therapy. Diabet Med，2003，20：708-712.

［15］ Jeunemaitre X，Charru A，Chatellier G，et al. Long-term metabolic effects of spironolactone and thiazides combined with potassium-sparing agents for treatment of essential hypertension. Am J Cardiol，1988，62：1072-1077.

［16］ Lumb PJ，McMahon Z，Chik G，et al. Effect of moxonidine on lipid subfractions in patients with hypertension. Int J ClinPract，2004，58：465-468.

［17］ Boden WE，Moss AJ，Oakes D. Hypolipidemic effect of type Ia antiarrhythmic agents in postinfarction patients. Circulation，1992，85：2039-2044.

［18］ Al-Sarraf A，Li M，Frohlich J. Statin resistant dyslipidemia in a patient treated with amiodarone. BMJ Case Rep，2011，2011：bcr0820114620.

［19］ Barton M. Cholesterol and atherosclerosis：modulation by oestrogen. Current Opinion in Lipidology，2013，24：214-220.

［20］ Miller M，Stone NJ，Ballantyne C，et al. Triglycerides and cardiovascular disease：a scientific statement from the American Heart Association. Circulation，2011，123：2292-2333.

［21］ Sitruk WR，Nath A. Metabolic effects of contraceptive steroids. Reviews in Endocrine & Metabolic Disorders，2011，12：63-75.

［22］ Hartgens F，Rietjens G，Keizer HA，et al. Effects of androgenic-anabolic steroids on apolipoproteins and lipoprotein（a）. Br J Sports Med，2004，38：253-259.

［23］ Achar S，Rostamian A，Narayan SM. Cardiac and Metabolic Effects of Anabolic-Androgenic Steroid Abuse on Lipids，Blood Pressure，Left Ventricular Dimensions，and Rhythm. Am J Cardiol，2010，106：893-901.

［24］ Szegedi R，Széplaki G，Varga L，et al. Long-term danazol prophylaxis does not lead to increased carotid intima-media thickness in hereditary angioedema patients. Atherosclerosis，2008，198：184-191.

［25］ Walker BR. Glucocorticoids and cardiovascular disease. Eur J Endocrinol，2007，157：545-559.

［26］ Arnaldi G，Scandali VM，Trementino L，et al. Pathophysiology of dyslipidemia in Cushing's syndrome. Neuroendocrinology，2010，92：86-90.

［27］ Greenman Y. Management of dyslipidemia in Cushing's syndrome. Neuroendocrinology，2010，92（Suppl 1）：91-95.

［28］ Kuroki Y，Kaji H，Kawano S，et al. Prospective short-term effects of glucocorticoid treatment on glucose and lipid metabolism in Japanese. Intern Med，2010，49：897-902.

［29］ Artz MA，Boots JM，Ligtenberg G，et al. Improved cardiovascular risk profile and renal function in renal transplant patients after randomized conversion from cyclosporine to tacrolimus. J Am Soc Nephrol，2003，14：1880-1888.

［30］ Fazal MA，Idrees MK，Akhtar SF. Dyslipidaemia among renal transplant recipients：cyclosporine versus tacrolimus. J Pak Med Assoc，2014，64：496-499.

［31］ Chaggar PS，Shaw SM，Williams SG. Effect of antipsychotic medications on glucose and lipid levels. J Clin Pharmacol，2011，51：631-638.

［32］ Koro CE，Meyer JM. Atypical antipsychotic therapy and hyperlipidemia：a review. EssentPsychopharmacol，2005，6：148-157.

［33］ El-Farahaty RM，El-Mitwalli A，Azzam H，et al. Atherosclerotic effects of long-term old and new antiepileptic drugs monotherapy：a cross-sectional comparative study. J Child Neurol，2015，30：451-457.

［34］ Manimekalai K，Visakan B，Salwe KJ，et al. Evaluation of effect of antiepileptic drugs on serum lipid profile among young adults with epilepsy in a tertiary care hospital in Pondicherry. J Clin Diagn Res, 2014, 8: HC05-HC09.

[35] Estrada V, Portilla J. Dyslipidemia related to antiretroviral therapy. AIDS Rev, 2011, 13: 49-56.

[36] Dubé MP, Stein JH, Aberg JA, et al. Guidelines for the evaluation and management of dyslipidemia in human immunodeficiency virus (HIV)-infected adults receiving antiretroviral therapy: recommendations of the HIV Medical Association of the Infectious Disease Society of America and the Adult AIDS Clinical Trials Group. Clin Infect Dis, 2003, 37: 613-627.

[37] Stoll D, Binnert C, Mooser V, et al. Short-term administration of isotretinoin elevates plasma triglyceride concentrations without affecting insulin sensitivity in healthy humans. Metab Clin Exp, 2004, 53: 4-10.

[38] Vahlquist A. Retinoid-Induced hyperli-pidaemia and the risk of atherosclerosis In: VahlquistA, DuvicM: Retinoids and Carotenoids in Dermatology. London: Informa Healthcare, 2007: 249-259.

[39] Berneis K, Rizzo M, Stettler C, et al. Comparative effects of rosiglitazone and pioglitazone on fasting and postprandial low-density lipoprotein size and subclasses in patients with Type 2 diabetes. Expert Opin-Pharmacother, 2008, 9: 343-349.

[40] Home PD, Pocock SJ, Beck NH, et al. Rosiglitazone evaluated for cardiovascular outcomes in oral agent combination therapy for type 2 diabetes (RECORD): a multicentre, randomised, open-label trial. Lancet, 2009, 373: 2125-2135.

[41] Wulffele MG, Kooy A, Zeeuw D, et al. The effect of metformin on blood pressure, plasma cholesterol and triglycerides in type 2 diabetes mellitus: a systematic review. J Intern Med, 2004, 256: 1-14.

[42] Bolen S, Feldman L, Vassy J, et al. Systematic review: comparative effectiveness and safety of oral medications for type 2 diabetes mellitus. Ann Intern Med, 2007, 147: 386-399.

[43] Nathan DM, Buse JB, Davidson MB, et al. Medical management of hyperglycemia in type 2 diabetes: a consensus algorithm for the initiation and adjustment of therapy: a consensus statement of the American Diabetes Association and the European Association for the Study of Diabetes. Diabetes Care, 2009, 32: 193-203.

[44] Rucker D, Padwal R, Li SK, et al. Long term pharmacotherapy for obesity and overweight: updated meta-analysis. BMJ, 2007, 335: 1194-1199.

[45] Torgerson JS, Hauptman J, Boldrin MN, et al. XENical in the prevention of diabetes in obese subjects (XENDOS) study: a randomized study of orlistat as an adjunct to lifestyle changes for the prevention of type 2 diabetes in obese patients. Diabetes Care, 2004, 27: 155-161.

[46] Rucker D, Padwal R, Li SK, et al. Long term pharmacotherapy for obesity and overweight: updated meta-analysis. BMJ, 2007, 335: 1194-1199.

[47] Despres JP, Ross R, Boka G, et al. Effect of rimonabant on the high-triglyceride/low-HDL-cholesterol dyslipidemia, intraabdominal adiposity, and liver fat: the ADAGIO-Lipids trial. Arterioscler Thromb Vasc Biol, 2009, 29: 416-423.

[48] Tonelli M, Wanner C; Kidney Disease: Improving Global Outcomes Lipid Guideline Development Work Group Members. Lipid management in chronic kidney disease: synopsis of the Kidney Disease: Improving Global Outcomes 2013 clinical practice guideline. Ann Intern Med, 2014, 160 (3): 182.

[49] Vaziri ND. Disorders of lipid metabolism in nephrotic syndrome: mechanisms and consequences. Kidney Int, 2016, 90 (1): 41-52.

[50] Radhakrishnan J, Appel AS, Valeri A, et al. The nephrotic syndrome, lipids, and risk factors for cardiovascular disease. Am J Kidney Dis, 1993, 22: 135-142.

[51] Kronenberg F, Lingenhel A, Lhotta K, et al. Lipoprotein (a) -and low-density lipoprotein-derived cholesterol in nephrotic syndrome: Impact on lipid-lowering therapy? Kidney Int, 2004, 66: 348-354.

[52] Joven J, Villabona C, Vilella E, et al. Abnormalities of lipoprotein metabolism in patients with the nephrotic syndrome. N Engl J Med, 1990, 323: 579-584.

[53] Morris AW. Nephrotic syndrome: PCSK9: a target for hypercholesterolaemia in nephrotic syndrome. Nat Rev Nephrol, 2016, 12 (9): 510.

[54] Shearer GC, Stevenson FT, Atkinson DN, et al. Hypoalbuminemia and proteinuria contribute separately to reduced lipoprotein catabolism in the nephrotic syndrome. Kidney Int, 2001, 59: 179-189.

［55］Clement LC，Macé C，Avila-Casado C，et al. Circulating angiopoietin-like 4 links proteinuria with hypertriglyceridemia in nephrotic syndrome. Nat Med，2014，20：37-46.

［56］Zhang L1，Wang F，Wang L，et al. Prevalence of chronic kidney disease in China：a cross-sectional survey. Lancet，2012，379（9818）：815-222.

［57］Lo JC，Go AS，Chandra M，et al. GFR, body mass index, and low high-density lipoprotein concentration in adults with and without CKD. Am J Kidney Dis，2007，50：552-528.

［58］Kuboyama M，Ageta M，Ishihara T，et al. Serum lipoprotein（a）concentration and Apo（a）isoform under the condition of renal dysfunction. J Atheroscler Thromb，2003，10：283-289.

［59］Wilson DE，Chan IF，Cheung AK，et al. Retinyl ester retention in chronic renal failure. Further evidence for a defect in chylomicron remnant metabolism. Atherosclerosis，1985，57：189-197.

［60］Attman PO，Samuelsson O，Alaupovic P. Lipoprotein metabolism and renal failure. Am J Kidney Dis，1993，21：573-592.

［61］Cheung AK，Parker CJ，Ren K，et al. Increased lipase inhibition in uremia: identification of pre-beta-HDL as a major inhibitor in normal and uremic plasma. Kidney Int，1996，49：1360-1371.

［62］Kwan BCH，Kronenberg F，Beddhu S，et al. Lipoprotein Metabolism and lipid management in chronic kidney disease. J Am Soc Nephrol，2007，18：1246-1261.

［63］Liu Y，Coresh J，Eustace JA，et al. Association between cholesterol level and mortality in dialysis patients: role of inflammation and malnutrition. JAMA，2004，291：451-459.

［64］Kilpatrick RD，McAllister CJ，Kovesdy CP，et al. Association between serum lipids and survival in hemodialysis patients and impact of race. J Am Soc Nephrol，2007，18：293-303.

［65］Contreras G，Hu B，Astor BC，et al. African-American Study of Kidney Disease, and Hypertension Study. J Am Soc Nephrol，2010，21：2131-2142.

［66］Shlipak MG，Fried LF，Cushman M，et al. Cardiovascular mortality risk in chronic kidney disease: comparison of traditional and novel risk factors. JAMA，2005，293：1737-1745.

［67］Chawla V，Greene T，Beck GJ，et al. Hyperlipidemia and long-term outcomes in nondiabetic chronic kidney disease. Clin J Am Soc Nephrol，2010，5：1582-1587.

［68］Uzma Erum，Tasnim Ahsan，Danish Khowaja. Lipid abnormalities in patients with Rheumatoid Arthritis. Pak J Med Sci，2017，33（1）：227-230.

［69］van Halm VP，Nielen MMJ，Nurmohamed MT，et al. Lipids and inflammation: serial measurements of the lipid profile of blood donors who later developed rheumatoid arthritis. Ann Rhuem Dis，2007，66：184-188.

［70］Choy E，Sattar N. Interpreting lipid levels in the context of high-grade inflammatory states with a focus on rheumatoid arthritis: a challenge to conventional cardiovascular risk actions. Ann Rheum Dis，2009，68：460-469.

［71］汪汉，蔡琳. 类风湿关节炎血脂特征及其管理. 心血管病学进展，2013，34（4）：503-508.

［72］Benvenuti F，Gatto M，Larosa M，et al. Cardiovascular risk factors, burden of disease and preventive strategies in patients with systemic lupus erythematosus: a literature review. Expert Opin Drug Saf，2015，14（9）：1373-1385.

［73］刘文祺，惠燕. SLE患者96例血脂检测及临床意义分析. 中华皮肤科杂志，2010，43（4）：239-241.

［74］Ortiz TT，Terreri MT，Caetano M，et al. Dyslipidemia in pediatric systemic lupus erythematosus: the relationship with disease activity and plasma homocyteine and cysteine concentrations. Ann Nutr Metab，2013，63（1）：77-82.

［75］Urowitz MB，Gladman D，Ibanez D，et al. Accumulation of coronary artery disease risk factors over three years: data from an international inception cohort. Arthritis Rheum，2008，59：176-180.

［76］许珂，魏华，赵文鹏，等. 原发性干燥综合征与脂代谢紊乱关系初探. 中华风湿病学杂志，2009，13（1）：33-35.

［77］汪汉，刘英杰，蔡琳. 自身免疫性疾病的血脂相关性剩余风险. 心血管病学进展，2013，34（2）：225-228.

［78］de Vera MA，Choi H，Abrahamowicz M，et al. Statin discontinuation and risk of acute myocardial infarction in patients with rheumatoid arthritis: a population-based cohort study. Ann Rheum Dis, 2011, 70: 1020-1024.

[79] Kuwana M, Kaburaki J, Okazaki Y, et al. Increase in circulating endothelial precursors by atorvastatin in patients with systemic sclerosis. Arthritis rheum, 2006, 54: 1946-1951.

[80] Borba EF, Bonfa E, Vinagre CG, Chylomicron metabolism is markedly altered in systemic lupus erythematosus. Arthritis Rhuem, 2000, 43 (5): 1033-1040.

[81] Rodrigues CE, Bonfa E, Carvalho JF. Review on anti-lipoprotein lipase antibodies. Clinica Chimica Acta, 2010, 411 (21): 1603-1605.

[82] Popko K, Gorska E, Stelmaszczyk-emmel A, et al. Proinflammatory cytokines IL-6 and TNF-αand the development of inflammation in obese subjects. Eur J Med Res, 2010, 15 (2): 120-122.

[83] Harris SM, Harvey EJ, Hughes TR, et al. the interferon-γ-mediated inhibition of lipoprotein lipase gene transcription in macrophages involves casein kinase 2-and phosphoinositide-3-kinase mediated regulation of transcription factors Sp1 and Sp3. Cell Signal, 2008, 20 (12): 2296-2301.

[84] Parker B, Bruce IN. SLE and metabolic syndrome. Lupus, 2013, 22: 1259-1266.

[85] Yang P, Zhao Y, Zhao L, et al. Paradoxical effect of rapamycin on inflammatory stress-induced insulin resistence in vitro and in vivo. Sci Rep, 2015, 5: 149-159.

[86] Thomas SS, Zhang L, Mitch WE. Molecular mechanisms of insulin resistance in chronic kidney disease. Kidney Int, 2015, 88 (6): 1233-1239.

[87] Mcgillicuddy FC, Chiquoine EH, Hinkle CC, et al. Interferon gamma attenuates insulin signaling, lipid storage, and differentiation in human adipocytes via activation of the JAK/STAT pathway. J Biol Chem, 2009, 284 (46): 31936-31944.

[88] Skaggs BJ, Hahn BH, Mcmahon M. The role of the immune system in atherosclerosis: molecules, mechanisms and implications foe management of cardiovascular risk and disease in patients with rheumatic diseases. Nat Rev Rheumatol, 2012, 8 (4): 214-223.

[89] Borba EF, Carvalho JF, Bonfa E. Mechanisms of dyslipoproteinemias in systemic lupus erythematosus.

Clin Dec Immunol, 2006, 13 (2): 203-208.

[90] Hahn BH, Grossman J, Ansell BJ, et al. Altered lipoprotein metabolism in chronic inflammatory high-density lipoprotein and accelerated atherosclerosis in systemic lupus erythematosus and rheumatoid arthritis. Arthritis Res Ther, 2008, 10 (4): 213.

[91] Parra S, Castro A, Masana L. The pleiotropic role of HDL in autoimmune disease. Clin Invest Arterioscl, 2015, 27 (2): 97-106.

[92] 黄莉, 顾美华, 王鸣军. 系统性红斑狼疮血脂结果分析和临床意义. 中国血液流变学杂志, 2010, 20 (1): 102-104.

[93] Chong Y B, Yap D Y, Tang C S, et al. Dyslipidaemia in patients with lupus nephritis. Nephrology, 2011, 16: 511-517.

[94] Dessein PH, Joffe BI, Stanwix AE, et al. Glucocorticiods and insulin sensitivity in rheumatoid arthritis. J Rhuemtol, 2004, 31: 867-874.

[95] Ruyssen-Witrand A, Fautrel B, Sarauxc A, et al. Cardiovascular risk induced by low-dose corticosteroids in rheumatoid arthritis: a systemic literature review. Joint Bone Spine, 2011, 78: 23-30.

[96] Park YB, Choi HK, Kim MY, et al. Effects of anti-rheumatic therapy on serum levels in patients with rheumatoid arthritis: a prospective study. Am J Med, 2002, 113: 188-193.

[97] Dessein PH, Joffe BI, Stanwix AE, et al. Effects of disease modifying agents and dietary intervention on insulin resistance and dyslipidemia in inflammatory arthritis: a pilot study. Arthritis Res, 2002, 4: R12.

[98] Munro R, Morrison E, McDonald AG, et al. Effect of disease modifying agents on the lipid profiles of patients with rheumatoid arthritis. Ann Rheum Dis, 1997, 56: 374-377.

[99] 朱丽花, 周毅, 王亮, 等. 系统性红斑狼疮患者血清脂质水平异常的临床研究. 广东医学, 2010, 31 (5): 617-619.

[100] Boers M, Murmohamed MT, Doelman CJA, et al. Influence of glucocorticoids and disease activity on total and high density lipoprotein cholesterol in patients with rheumatoid arthritis. Ann Rheum Dis, 2003, 62: 842-845.

[101] Tam LS, Tomlinson B, Chu TT, et al. Impact of TNF inhibition on insulin resistance and lipids levels

in patients with rheumatoid arthritis. Clin Rhuematol，2007，26：1495-1498.

[102] Garceŝ SP，Parreira Santos MJ，Vinagre FM，et al. Anti-tumor necrosis factor agents and lipid profile：a class effect? Ann Rheum Dis，2008；67：895-896.

[103] Maini RN，Taylor PC，Szechinski J，et al. Double-blind randomized controlled clinical trial of the interlukin-6 receptor antagonist，tocilizumab，in European patients with rheumatoid arthritis who had an incomplete response to methotrexate. Arthritis Rheum，2006，54：2817-2829.

[104] Smolen JS，Beaulieu A，Rubbert-Roth A，et al. Effect of interleukin-6 receptor inhibition with tocilizumab in patients with rheumatoid arthritis（OPTION study）：a double-blind，placebo-controlled，randomized trial. Lancet，2008，371：987-997.

[105] Peters MJ，Symmons DP，McCarey D，et al. EULAR evidence-based recommendations for cardiovascular risk management in patients with rheumatoid arthritis and other forms of inflammatory arthritis. Ann Rheum Dis，2010，69：325-331.

[106] Chaeles-Schoeman C，Amjadi SS，Paulus HE. Treatment of dyslipidemia in idiopathic inflammatory myositis：results of the International Myositis Assessment and Clinical Studies Group survey. Clin Rheumatol，2012，31：1163-1168.

[107] Yi-lang Tang，Xiao-jun Xiang，Xu-yi Wang，et al. Alcohol and alcohol-related harm in China：policy changes needed. Bulletin of the World Health Organization，2013，91（4）：270.

[108] 唐蓉. 浅谈中国居民膳食指南（2016）. 科研，2016（6）：00299-00299.

[109] De Oliveira E S E，Foster D，McGee H M，et al. Alcohol consumption raises HDL cholesterol levels by increasing the transport rate of apolipoproteins A-Ⅰ and A-Ⅱ. Circulation，2000，102（19）：2347-2352.

[110] Morozova T V，Mackay T F C，Anholt R R H. Genetics and genomics of alcohol sensitivity. Molecular Genetics and Genomics，2014，289（3）：253.

[111] 李园园，周俊英. 脂素-1 在酒精性脂肪肝发病机制中的作用. 中华肝脏病杂志，2016，24（3）：237-240.

[112] Opie L H. Cholesterol confusion in primary prevention of coronary artery disease. Cardiovascular Drugs and Therapy，1993，7（5）：779-784.

[113] Brien S E，Ronksley P E，Turner B J，et al. Effect of alcohol consumption on biologicalmarkers associated with risk of coronary heart disease：systematic review and meta-analysis of interventional studies. BMJ，2011，342：636.

[114] De Oliveira E S E，Foster D，McGee H M，et al. Alcohol consumption raises HDL cholesterol levels by increasing the transport rate of apolipoproteins A-Ⅰ and A-Ⅱ. Circulation，2000，102（19）：2347-2352.

[115] 张明华，叶平. 饮酒与血脂代谢异常研究进展. 心血管病学进展，2010，31（3）：370-373.

[116] Nakamura Y，Amamoto K，Tamaki S，et al. Genetic variation in aldehyde dehydrogenase 2 and the effect of alcohol consumption on cholesterol levels. Atherosclerosis，2002，164（1）：171-177.

[117] Wakabayashi I，Masuda H. Influence of drinking alcohol on atherosclerotic risk in alcohol flushers and non-flushers of Oriental patients with type 2 diabetes mellitus. Alcohol Alcohol，2006，41（6）：672-677.

[118] Saremi A，Arora R. The cardiovascular implications of alcohol and red wine. American Journal of Therapeutics，2008，15（3）：265.

[119] Wakabayashi I. Associations of alcohol drinking and cigarette smoking with serum lipid levels in healthy middle-aged men. Alcohol and Alcoholism，2008，43（3）：274-280.

[120] Wakabayashi I. Alcohol Intake and Triglycerides/High-Density Lipoprotein Cholesterol Ratio in Men with Hypertension. American Journal of Hypertension，2013，26（7）：888.

[121] Heathcote E J. Diagnosis and management of cholestatic liver disease. Clinical Gastroenterology & Hepatology，2007，5（7）：776.

[122] Purohit T，Cappell M S. Primary biliary cirrhosis：Pathophysiology，clinical presentation and therapy. World Journal of Hepatology，2015，7（7）：926-941.

[123] Sinakos E，Abbas G，Jorgensen R A，et al. Serum lipids in primary sclerosing cholangitis. Digestive & Liver Disease Official Journal of the Italian Society of

Gastroenterology & the Italian Association for the Study of the Liver, 2012, 44 (1): 44-48.

[124] Wong M L, Raghavan R P, Hedger N A, et al. The use of plasmapheresis in managing primary biliary cirrhosis presenting with profound hypercholesterolaemia. The British Journal of Diabetes and Vascular Diseases, 2012, 12: 156-158.

[125] Su T C, Hwang J J, Kao J H. Hypercholesterolemia in primary biliary cirrhosis. New England Journal of Medicine, 2007, 357 (15): 1561.

[126] Ooi Y, Mietus-Snyder M, Torres C, et al. Lipoprotein-X accumulation: a mimic of familial hypercholesterolemia. Consultant, 2013, 53 (5): 304-308.

[127] Bellan L, Mikelberg F, Frohlich J. Lecithin: cholesterolacyltransferase deficiency. Canadian Journal of Ophthalmology Journal CanadienDophtalmologie, 1988, 23 (6): 285.

[128] Maarten W. Brenner & Rector's the kidney. New York: Elsevier/Saunders, 2012.

[129] Chow A, Rifici V A, Schneider S H. Lipoprotein-X in a patient with lymphoplasmacyticsclerosing cholangitis: an unusual cause of secondary hypercholesterolemia. AACE Clinical Case Reports, 2016, 2: e20-e24.

[130] Xiong Y S. Non-elevated cardiovascular risk in patients with primary biliary cirrhosis and hypercholesterolemia. Academic Journal of Second Military Medical University, 2010, 30 (8): 904-906.

[131] Cash W J, Mccance D R, Young I S, et al. Primary biliary cirrhosis is associated with oxidative stress and endothelial dysfunction but not increased cardiovascular risk. Hepatology Research, 2010, 40 (11): 1098-1106.

[132] Longo M, Crosignani A, Battezzati P M, et al. Hyperlipidaemic state and cardiovascular risk in primary biliary cirrhosis. Gut, 2002, 51 (2): 265.

[133] Solaymani-Dodaran M, Aithal G P, Card T, et al. Risk of cardiovascular and cerebrovascular events in primary biliary cirrhosis: a population-based cohort study. American Journal of Gastroenterology, 2008, 103 (11): 2784.

[134] Foley K F, Silveira M G, Hornseth J M, et al. A patient with primary biliary cirrhosis and elevated

LDL cholesterol. Clinical Chemistry, 2009, 55 (1): 187.

[135] Ooi Y K, Mietus-Snyder M, Torres C, et al. Lipoprotein-X-accumulation: a mimic of familial hypercholesterolemia. Consult Pediatricians, 2013, 12: 63-65.

[136] Varvel S A, Dayspring T D, Edmonds Y, et al. Discordance between apolipoprotein B and low-density lipoprotein particle number is associated with insulin resistance in clinical practice. Journal of Clinical Lipidology, 2015, 9 (2): 247-255.

[137] AACC Lipoproteins and Vascular Diseases Division Working Group on Best Practices, Cole T G, Contois J H, et al. Association of apolipoprotein B and nuclear magnetic resonance spectroscopy-derived LDL particle number with outcomes in 25 clinical studies: assessment by the AACC Lipoprotein and Vascular Diseases Division Working Group on Best Practices. Clinical Chemistry, 2013, 59 (5): 752.

[138] Jankowski K, Wyzgał A, Wierzbicka A, et al. Rapid normalization of severe hypercholesterolemia mediated by lipoprotein X after liver transplantation in a patient with cholestasis-a case report. Acta Biochimica Polonica, 2015, 62 (3): 621.

[139] Dudnik L B, Azyzova O A, Solovyova N P, et al. Primary biliary cirrhosis and coronary atherosclerosis: Protective antioxidant effect of bilirubin. Bulletin of Experimental Biology and Medicine, 2008, 145 (1): 18-22.

[140] Goldstein B J, Scalia R G, Ma X L. Protective vascular and myocardial effects of adiponectin. Nature Clinical Practice Cardiovascular Medicine, 2009, 6 (1): 27.

[141] Stanca C M, Bach N, Allina J, et al. Atorvastatin does not improve liver biochemistries or Mayo Risk Score in primary biliary cirrhosis. Digestive Diseases and Sciences, 2008, 53 (7): 1988-1993.

[142] Cash W J, O'Neill S, O'Donnell M E, et al. Randomized controlled trial assessing the effect of simvastatin in primary biliary cirrhosis. Liver International Official Journal of the International Association for the Study of the Liver, 2013, 33 (8): 1166-1174.

[143] Brandt E J, Regnier S M, Leung E K, et al. Man-

agement of lipoprotein X and its complications in a patient with primary sclerosing cholangitis. Clinical Lipidology，2015，10（4）：305.

[144] Rajab M A，Kaplan M M. Statins in Primary Biliary Cirrhosis：Are They Safe? Digestive Diseases and Sciences，2010，55（7）：2086-2088.

[145] Liberopoulos E N，Florentin M，Elisaf M S，et al. Fenofibrate in Primary Biliary Cirrhosis：A Pilot Study. Open Cardiovasc Med J，2010，4（1）：120-126.

[146] Honda A，Ikegami T，Nakamuta M，et al. Anticholestatic effects of bezafibrate in patients with primary biliary cirrhosis treated with ursodeoxycholic

acid. Hepatology，2013，57（5）：1931-1941.

[147] Foley K F，Silveira M G，Hornseth J M，et al. A patient with primary biliary cirrhosis and elevated LDL cholesterol. Clinical Chemistry，2009，55（1）：187.

[148] HanaaZidan M D，Lo S，Wiebe D，et al. Severe hypercholesterolemia mediated by lipoprotein X in a pediatric patient with chronic graft-versus-host disease of the liver. Pediatric Blood & Cancer，2008，50（6）：1280.

[149] Olliver I A F. Liver international：official journal of the International Association for the Study of the Liver. Boston：Blackwell Publishers，2003.

第四部分

血脂异常的治疗

第二十六章　降胆固醇治疗的历史进程

循环血液中胆固醇增高是动脉粥样硬化性心血管疾病（ASCVD）最为重要的危险因素之一。对于心血管事件危险水平增高的患者进行降胆固醇治疗，是防控 ASCVD 的核心策略。从发现胆固醇、到阐明胆固醇与 ASCVD 的关系、再到论证降胆固醇治疗对于防治 ASCVD 的重要作用，人类经历了漫长而曲折的历程，为当代胆固醇管理理念的确立奠定了坚实基础。

一、启蒙时期　摸索前行

从胆固醇的发现到其与 ASCVD 关系的明确，经历了从病理、动物实验、流行病学到大规模临床干预试验的数百年漫长科学历程。

早在 1758 年，法国医学化学家从胆石中分离出胆固醇，但该研究未公开发表。直至 1816 年另一位法国化学家首次正式将其命名为"胆固醇"（cholesterol）。1831 年法国生物化学家 Louis Rene Lecanu 在血液中发现胆固醇。1857 年科学家提出胆固醇累积可能导致动脉粥样硬化的观点。1889 年，Lehzen 和 Knauss 对纯合子型家族性高胆固醇血症病例尸体解剖发现大动脉及冠状动脉有大量黄瘤样物质弥漫性沉积。1913 年，前苏联病理学家 Anitschkow 通过建立家兔高胆固醇血症和动脉粥样硬化模型，正式提出"胆固醇学说"。1954 年，Malinow 等人通过损害大鼠的胆固醇代谢功能再辅以高胆固醇饮食，成功建立了鼠动脉粥样硬化模型，揭示了胆固醇和动脉粥样硬化的密切关系。

此后数十年间，先后完成了一系列流行病学研究与基础研究，进一步论证了胆固醇与动脉粥样硬化性心血管疾病（ASCVD）之间的密切关联，并对胆固醇在动脉粥样硬化病变发生发展过程中的关键作用有了初步认识。

二、饮食干预　峰回路转

1946—1966 年，国外学者以冠心病患者为对象，先后进行多项小规模饮食干预试验，未能证实低胆固醇饮食可以降低冠心病事件风险。基于这些研究结果，*New England Journal of Medicine* 曾于 1977 年发表专家述评，认为饮食干预无法有效预防心血管事件，可能需要通过其他途径的治疗或运动才能实现获益[1]。与此同时，1961 年著名的流行病学研究 Framingham 心脏研究明确证实，高胆固醇血症是 ASCVD 的重要危险因素，也由此揭开了我们与高胆固醇血症抗争的序幕[2]。此后 1985—1993 年间，先后完成数项更大规模的饮食干预试验（包括 DART 研究、GISSI 研究等），以更有力的证据证明饮食干预有助于降低心血管事件风险。上述研究为"胆固醇假说"提供了更多证据。

三、药物干预　荆棘丛生

一般推测，既然血液胆固醇水平升高可以增加冠心病的发病风险及其致死、致残率，那么通过药物降低胆固醇水平将使此类患者显著获益，然而此后降脂治疗却一路坎坷。1961—1985 年间，先后完成了以雌激素、右旋甲状腺素、氯贝丁酯、吉非贝齐等药物为干预手段的降脂治疗试验，均未取得预期结果。这些早期研究显示，降脂药物干预可以降低胆固醇水平，使冠心病事件发生率明显下降，冠心病死亡率有降低趋势，但非心血管疾病死亡率却有所增加，总死亡率无下降甚至稍有增加。降脂治疗进入迷茫时期。很多学者开始质疑胆固醇学说的合理性与降脂治疗的必要性。直到 20 世纪 80 年代他汀类药物于临床应用以后，这一僵局才被打破。结合此后完成的一系列降胆固醇治疗试验，可以得知前述研究未取得预期结果的原因主要有两方面因素，一是胆固醇降幅太小（仅 10% 左右），二是药物相关性不良反应过多，抵消了降脂治疗的潜在获益。

四、他汀引领　百花齐放

1994 年，伴随第一项他汀降脂试验——斯堪的纳维亚辛伐他汀存活试验（4S 研究）的结束，重新坚定了我们与胆固醇抗争的信心。在此后长达 20 余年的时期内，他汀类药物在降胆固醇治疗策略中一枝独秀。近年来，随着降胆固醇新药的问世，逐渐形成了以他汀为主、胆固醇吸收抑制剂与 PCSK9 抑制剂为辅的新格局。

1. ASCVD 二级预防

4S 研究首次证实伴高胆固醇血症的急性冠脉综合征（acute coronary syndrome，ACS）患者可从他汀治疗中获益，对血脂管理产生了划时代的影响。该研究入选 4444 例伴高胆固醇血症的心绞痛与心肌梗死患者，随机分入辛伐他汀 20～40 mg/d 或安慰剂组，其血清总胆固醇（total cholesterol，TC）水平为 5.5～8.0 mmol/L。中位随访时间 5.4 年。随访结束时显示，与安慰剂组相比，辛伐他汀治疗组患者发生全因死亡的风险降低 30%（$P=0.0003$），冠心病死亡风险降低 42%，主要不良冠状动脉事件发生率降低 34%（$P<0.00001$）[3]。

1996 年发表的 CARE 研究入选 4159 例冠心病患者，随机分入普伐他汀 40 mg/d 或安慰剂组，基线 TC 水平 5.4 mmol/L，基线低密度脂蛋白胆固醇（low density lipoprotein cholesterol，LDL-C）为 3.6 mmol/L，中位随访时间 5 年。结果发现普伐他汀组非致死性心肌梗死或死亡累积发生率较安慰剂组下降 24%（$P=0.003$），证实 ACS 伴胆固醇正常的患者同样能从他汀治疗中获益[4]。

2002 年公布的 LIPS 试验是一项多中心、随机、双盲、安慰剂对照研究。研究共纳入 1677 例首次 PCI 术后患者，随机分入 80 mg/d 氟伐他汀或安慰剂组，基线 LDL-C 为 3.4 mmol/L，中位随访 3.9 年。研究结束时，普伐他汀组 LDL-C 水平下降 27%，安慰剂组 LDL-C 升高 11%，普伐他汀组患者主要不良心血管事件风险较安慰剂组下降 22%（$P=0.01$），从而首次证实 PCI 患者可从他汀治疗中获益[5]。

2004 年发表的 PROVE-IT 研究证实，ACS 患者强化降 LDL-C 较常规治疗进一步降低主要心血管事件风险。该研究旨在评估与中等剂量他汀相比，ACS 患者服用大剂量他汀是否能够降低心血管事件的复发率。该试验入选 4162 例既往 10 天内因 ACS 住院且病情稳定的患者，将全部受试者随机分为两组，每日分别给予 80 mg 阿托伐他汀与 40 mg 普伐他汀，平均随访 4.9 年。结果显示，阿托伐他汀组患者全因死亡率或主要终点事件（心肌梗死、不稳定型心绞痛、需再次住院行 PCI 或冠状动脉旁路移植术、卒中）的发生率比普伐他汀组减少 16%（$P=0.005$），其他心血管事件的发生率亦减少 19%（$P=0.009$）[6]。

2005 年公布的 TNT 研究入选 10 001 例确诊冠心病的患者，其 LDL-C 水平低于 3.4 mmol/L，随机接受 10 mg/d 或 80 mg/d 阿托伐他汀，中位随访 4.9 年。在治疗期间，强化治疗组、对照组受试者 LDL-C 分别下降至平均值 2.0 mmol/L、2.6 mmol/L。研究显示强化治疗组较常规治疗组心血管事件相对危险降低 22%（$P<0.001$）。该研究证实，稳定性冠心病患者强效降 LDL-C 较常规治疗进一步降低主要心血管事件发生率[7]。

2015 年公布的 IMPROVE-IT 研究入选 18 144 例发病 10 天内且病情稳定的 ACS 患者，随机分入辛伐他汀 40 mg/d 或依折麦布 10 mg/d＋辛伐他汀 40 mg/d 组，中位随访 6 年。结果提示联合用药组较单用辛伐他汀组心脑血管事件发生率降低 6.4%（$P=0.016$），提示在他汀基础上联合应用依折麦布，进一步降低 ACS 患者 LDL-C 水平并带来更多心血管获益。IMPROVE-IT 研究再次证实降胆固醇是硬道理，无论应用他汀还是胆固醇吸收抑制剂，只要能够显著且安全地降低胆固醇水平，就能够使患者获益[8]。

2017年公布的FOURIER研究是一项双盲随机对照试验，旨在评估与单用他汀治疗相比，PCSK9抑制剂evolocumab联合他汀类药物治疗是否能够降低心血管事件。研究纳入27 564例ASCVD患者，全部均接受有效剂量的他汀（≥20 mg阿托伐他汀或同等强度的其他他汀）。受试者随机分为两组，一组予以evolocumab皮下注射每两周140 mg或每月420 mg，另一组予以安慰剂治疗，平均随访2.2年。研究发现evolocumab组较安慰剂组主要临床终点事件发生率降低15%（P<0.001）。该研究证实，在优化他汀治疗基础上联合应用PCSK9抑制剂，可进一步降低ASCVD患者LDL-C水平并带来更多获益[9]。

上述一系列降胆固醇研究有力证实，对于确诊冠心病的患者，积极降低TC水平可以显著减少不良心血管事件的发生，并且在一定范围内，将TC水平降得低一些更好。应用他汀类药物可以明显降低冠心病患者TC和LDL-C水平，并且显著降低冠心病发病率、心血管死亡率乃至全因死亡率，由此奠定了他汀在冠心病二级预防中的基石地位。

2. ASCVD一级预防

1995年发表的WOSCOPS研究为双盲、随机、安慰剂对照的一级预防试验。研究者将6595例高胆固醇血症、无心肌梗死病史男性患者，随机分入普伐他汀40 mg/d或安慰剂组，基线LDL-C：4.9 mmol/L，中位随访4.9年。研究发现普伐他汀组胆固醇及LDL-C水平分别降低20%、26%，安慰剂组无变化。与安慰剂组相比，普伐他汀组非致死性心肌梗死或冠心病死亡的相对风险降低31%（P<0.000 01），提示无心血管疾病的单纯高胆固醇血症患者应用他汀治疗可以降低临床心血管事件风险[10]。

ASCOT-LLA研究是又一项具有里程碑意义的他汀治疗试验，证实合并≥3个危险因素但无心血管疾病的高血压患者可从他汀治疗中获益。研究纳入10 305例高血压患者，符合无冠心病、合并≥3个危险因素且基线TC≤6.5 mmol/L（按

当时指南为血脂正常）条件，随机分入阿托伐他汀10 mg/d治疗组或安慰剂组，其主要终点为由致死性冠心病与非致死性心肌梗死组成的复合终点。该研究原计划随访5年，但平均随访至3.3年时，由于阿托伐他汀治疗组患者获益显著，研究提前结束。阿托伐他汀10 mg/d治疗使受试者主要终点发生率降低了36%（P=0.0005），次要终点中的致死性和非致死性脑卒中相对危险降低了27%，所有心血管事件和血管重建术发生率降低了21%，所有冠心病事件发生率降低了29%，并且均具有统计学显著性差异[11]。

CARDS研究是第一个针对2型糖尿病的一级预防试验，入选2838例至少存在一个心血管疾病危险因素但无心血管疾病的2型糖尿病患者，随机分入阿托伐他汀10 mg/d治疗组或安慰剂组，其主要终点为由致死性冠心病与非致死性心肌梗死组成的复合终点。因阿托伐他汀治疗组获益显著，本研究在随访3.9年（中位数）后提前2年结束。研究结束时，阿托伐他汀治疗组主要心血管事件风险降低37%（P=0.001），脑卒中风险降低48%（P=0.016），所有原因死亡风险降低27%（P=0.059）。研究证实，无心血管合并症的2型糖尿病患者应用他汀治疗可以降低心血管疾病风险水平[12]。

JUPITER研究是一个随机、双盲、安慰剂对照的多中心研究，纳入17 802例受试者，入选标准为男性≥50岁或女性≥60岁的健康人群，无心血管疾病史，LDL-C<3.37 mg/dl，且hsCRP>2 mg/dl。受试者随机分入瑞舒伐他汀20 mg/d组（n=8901）和安慰剂组（n=8901），中位随访1.9年。主要终点为首发主要心血管事件（非致死性心肌梗死、非致死性卒中、因不稳定型心绞痛住院、动脉血运重建手术、心血管死亡）的发生率。研究结束时，与安慰剂相比，瑞舒伐他汀20 mg/d可降低主要心血管事件发生率达44%[13]。该研究证实，血脂正常但CRP升高的患者应用他汀治疗可以降低全因死亡率与心血管事件风险。该结果为他汀类药物用于高危人群心血管疾病一级预防增添了循证医学新证据。

HOPE-3研究再次论证了他汀类药物在AS-

CVD 一级预防中的重要地位。该研究受试者纳入标准为：①女性＞60 岁或男性＞55 岁；②存在至少一项下述危险因素：腰臀比≥0.90（男）或 0.85（女），吸烟，HDL-C＜1.0 mmol/L（男）或＜1.3 mmol/L（女），空腹血糖受损或糖耐量受损或仅需饮食控制的糖尿病，早期肾功能异常，早发冠心病家族史；排除确诊 ASCVD 的受试者。研究共纳入 12 705 例参与者，且 29％来自中国。受试者被随机分配到以下各组：瑞舒伐他汀（10 mg）＋坎地沙坦/氢氯噻嗪（16 mg/12.5 mg）、瑞舒伐他汀（10 mg）＋安慰剂、安慰剂＋坎地沙坦/氢氯噻嗪（16 mg/12.5 mg）、安慰剂＋安慰剂。中位随访 5.6 年。第一主要复合终点为心血管相关死亡、非致死性心肌梗死或非致死性卒中。第二主要复合终点在第一主要复合终点基础上增加了心力衰竭、心搏骤停或血运重建。研究结束时，与安慰剂组相比，接受瑞舒伐他汀治疗的参与者两个主要复合终点的发生率分别降低 24％、25％[14]。本研究提示对于无心血管疾病但具有中度心血管疾病风险的人群同样能从他汀治疗中获益。

上述一级预防研究证实，对于无心血管疾病、但具有部分心血管疾病危险因素的人群应用他汀降低胆固醇水平可以显著获益，进一步扩大了他汀治疗的适宜人群。

3. 尘埃落定 不言而喻

基于现有研究证据，可以确定以下人群可从降胆固醇治疗中获益：①确诊 ASCVD 的患者；②LDL-C≥4.9 mmol/L 的患者；③伴有其他危险因素的高血压患者；④伴有其他危险因素的糖尿病患者；⑤LDL-C 正常但 CRP 升高者；⑥1～3 期慢性肾脏疾病患者；⑦心血管疾病中危人群。

五、抽丝剥茧 去伪存真

综观 200 余年来人们对胆固醇由浅入深的认识历程，可以得出以下结论：①胆固醇与 ASCVD 之间存在密切关系，降低胆固醇水平可以显著降低 ASCVD 致死致残的风险。胆固醇学说已升华为胆固醇理论甚至胆固醇法则，其合理性不容置疑。②降胆固醇的获益主要取决于胆固醇降低的

幅度，与所用药物无直接关系。无论应用非药物手段或药物手段，无论是他汀还是非他汀类降胆固醇药物，只要能够安全地将胆固醇大幅度降低，就能带来显著的临床获益。③降胆固醇获益与基线胆固醇水平无关。④早期干预更早获益，持续干预持续获益，强化干预更多获益。⑤他汀类药物是降胆固醇与心血管疾病防治的基石，胆固醇吸收抑制剂与 PCSK9 抑制剂是他汀类药物的重要补充。

（张倩辉 郭艺芳）

参考文献

[1] Mann GV. Diet-Heart：end of an era. N Engl J Med，1977，297（12）：644-650.

[2] Castelli WP，Garrison RJ，Wilson PW，et al. Incidence of coronary heart disease and lipoprotein cholesterol levels. The Framinghan Study. JAMA，1986，256（20）：2835-2838.

[3] Scandinavian Simvastatin Survival Study Group. Randomised trial of cholesterol lowering in 4444 patients with coronary heart disease：the Scandinavian Simvastatin Survival Study（4S）. Lancet，1994，344（8934）：1383-1389.

[4] Sacks FM，Pfeffer MA，Moye LA，et al. The effect of pravastatin on coronary events after myocardial infarction in patients with average cholesterol levels. Cholesterol and Recurrent Events Trial investigators. N Engl J Med，1996，335（14）：1001-1009.

[5] Serruys PW，de Feyter P，Macaya C，et al. Fluvastatin for prevention of cardiac events following successful first percutaneous coronary intervention：a randomized controlled trial. JAMA，2002，287（24）：3215-3222.

[6] Cannon CP，Braunwald E，McCabe CH，et al. Intensive versus moderate lipid lowering with statins after acute coronary syndromes. N Engl J Med，2004，350（15）：1495-1504.

[7] LaRosa JC，Grundy SM，Waters DD，et al. Intensive lipid lowering with atorvastatin in patients with stable coronary disease. N Engl J Med，2005，352（14）：1425-1435.

[8] Cannon CP，Blazing MA，Giugliano RP，et al. Ezetimibe added to statin therapy after acute coronary

syndromes. N Engl J Med, 2015, 372 (25): 2387-2397.

[9] Sabatine MS, Giugliano RP, Keech AC, et al. Evolocumab and Clinical Outcomes in Patients with Cardiovascular Disease. N Engl J Med, 2017, 376 (18): 1713-1722.

[10] Shepherd J, Cobbe SM, Ford I, et al. Prevention of coronary heart disease with pravastatin in men with hypercholesterolemia. West of Scotland Coronary Prevention Study Group. N Engl J Med, 1995, 333 (20): 1301-1307.

[11] Sever PS, Dahlof B, Poulter NR, et al. Prevention of coronary and stroke events with atorvastatin in hypertensive patients who have average or lower-than-average cholesterol concentrations, in the Anglo-Scandinavian Cardiac Outcomes Trial—Lipid Lowering Arm (ASCOT-LLA): a multicentre randomised controlled trial. Lancet, 2003, 361 (9364): 1149-1158.

[12] Colhoun HM, Betteridge DJ, Durrington PN, et al. Primary prevention of cardiovascular disease with atorvastatin in type 2 diabetes in the Collaborative atorvastatin Diabetes Study (CARDS): multicentre randomised placebo-controlled trial. Lancet, 2004, 364 (9435): 685-696.

[13] Ridker PM, Danielson E, Fonseca FA, et al. Rosuvastatin to prevent vascular events in men and women with elevated C-reactive protein. N Engl J Med, 2008, 359 (21): 2195-2207.

[14] Yusuf S, Bosch J, Dagenais G, et al. Cholesterol Lowering in Intermediate-Risk Persons without Cardiovascular Disease. N Engl J Med, 2016, 374 (21): 2021-2031.

第二十七章 调脂治疗防治心血管疾病的临床试验

一、他汀前时代的降脂治疗（20世纪60—90年代）

（一）一级预防

早期的病例报道及临床流行病学观察已反复证实胆固醇是冠心病的重要危险因素。20世纪60—90年代，针对胆固醇这一危险因素进行了一系列的干预研究。最早始于1973年的奥斯陆一级预防试验表明，减少饮食中饱和脂肪酸与胆固醇摄入可以显著降低冠心病发病率和心血管事件发生率[1]，有力论证了降低胆固醇水平对预防冠心病具有重要意义。但早期的采用不同手段降低胆固醇的研究结果存在差异，而且这些早期研究还显示虽然降低胆固醇水平减少冠心病事件发生率、使冠心病死亡率有降低趋势，但非心血管疾病死亡率却有所增加，总死亡率无下降甚至稍有增加。

早期降低胆固醇的一级预防研究包括 Upjohn 研究、LRC-CPPT 研究（lipid research clinical trial）、CPIT 研究（committee of principal investigators trial）以及 HHS 研究（helsinki heart study），主要观察饮食干预、胆固醇吸收抑制剂对有高脂血症但尚无心血管事件人群的胆固醇水平影响及心血管保护作用（表 27-1）。

表 27-1 早期一级预防降脂治疗结果				
研究	Upjohn 研究[2]	LRC-CPPT[3]	CPIT[4]	HHS[5]
对象	高胆固醇患者	无症状原发性高脂血症（Ⅱ型）	高胆固醇血症志愿者	无症状血脂异常患者
病例数（例）	2278	3806	15 745（男）	4080（男）
观察时间（年）	3	7.4	5.3	5
干预手段	降脂宁/安慰剂	考来烯胺/安慰剂	氯贝丁酯/安慰剂	吉非罗齐/安慰剂
基线 TC（mg/dl）	301	280.4	249	270
TC 下降幅度（%）	−14	−13.4	−9	−10
基线 TG（mg/dl）	150	156.3	没有基线记录	178
TG 变化（%）	+33	下降	明显下降	−35
基线 LDL-C（mg/dl）	—	205.3	—	189.6
LDL-C 下降（%）	—	22.3	—	−11
基线 HDL-C（mg/dl）	—	44.4	—	47.3
HDL-C 变化（%）	—	+2.7	—	+11
终点事件（%）	全因死亡、死于冠心病	明确死于冠心病或非致死性心肌梗死	全因死亡，缺血性心肌病	致死性和非致死性心肌梗死，因心脏病死亡
CVD	−23	−19	−20	−34
CVD 死亡	下降	−24	没有统计学意义	—
全因死亡	下降	−7（略有下降）	+29	—

Upjohn 研究评价了以安慰剂为对照的多中心随机试验中高脂血症患者服用降脂宁（colestipol）至少治疗 3 年的降脂幅度及安全性。该试验共纳入 2278 例患者，治疗 1 个月后降脂宁组血清胆固醇降低（32 mg/dl）比安慰剂组（1 mg/dl）明显，有统计学意义。降脂宁组男性冠心病死亡率比安慰剂组降低（$P<0.02$），将两组中入选时存在冠心病的患者进行比较，降脂宁组男性总死亡率较安慰剂组降低明显（$P<0.01$）。而女性在两组间死亡风险无明显差异。

LRC-CPPT 研究旨在观察胆酸螯合剂考来烯胺对无症状原发性家族性高胆固醇血症的中年男性患者心血管风险的影响。研究共纳入 3906 例受试者，在给予低胆固醇饮食的基础上，观察组给予考来烯胺，对照组给予安慰剂，平均随访 7.4 年。研究结果显示：考来烯胺组血浆 TC 与 LDL-C 分别降低 13.4%、20.3%，较基线水平下降幅度较安慰剂对照组高 8.5%、12.6%，且与对照相比，考来烯胺使心血管死亡和非致死性心肌梗死（心梗）事件发生率分别降低 24%、19%。

CPIT 研究是多中心随机双盲试验，15 745 例中年男性中，胆固醇水平位于上 1/3 位数的人群随机分为氯贝丁酯（5331 例）和安慰剂（5296 例）治疗组，另外胆固醇水平位于下 1/3 的人群作为自然对照（5118 例）。平均随访 5.3 年。在高胆固醇水平患者中，氯贝丁酯组较安慰剂组降低总胆固醇 9%，比预期（15%）少。缺血性心脏病发生率下降 20%（$P<0.05$），这一下降主要来源于非致死性心梗（25%，$P<0.05$）。然而，氯贝丁酯组总死亡风险较安慰剂组有明显升高（29%，$P<0.05$）。

HHS 研究共纳入 4081 例中年无症状高脂血症男性患者。该试验随机分为吉非罗齐（gemfibrozil）组和安慰剂对照组，平均随访超过 5 年。吉非罗齐组 TC 较基线平均降低 10%，非高密度脂蛋白胆固醇（non high density lipoprotein cholesterol，non-HDL-C）降低 14%，LDL-C 降低 11%，三酰甘油（甘油三酯）（triglycerid，TG）降低 35%；并平均升高 HDL-C 11%。吉非罗齐组较安慰剂组冠心病发生率降低 34%。

早期各项降低胆固醇作为一级预防的临床研究均表明降低胆固醇能降低冠心病事件发生率，但是对全因死亡率的影响各项研究存在差异，尤其是 CPIT 研究发现氯贝丁酯降低胆固醇治疗使全因死亡率增加 29%（4.9% *vs.* 3.8%），这也首次引起人们思考降胆固醇治疗的安全性问题。

针对各项降低胆固醇作为一级预防的临床研究 meta 分析（表 27-2、表 27-3）结果与各单项临床研究结果一致，表明降低 TC 能降低缺血性心血管事件。但是 meta 分析结果显示降胆固醇治疗使全因死亡率增加 16%，这更加增加了人们对降脂治疗的质疑。

表 27-2　他汀前期一级预防的 meta 分析[6]

死因	比值比（95%置信区间）
充血性心力衰竭	0.72（0.55~0.94）
其他心脏疾病	1.59（1.26~2.0）
肿瘤	1.33（0.93~1.89）
外伤	1.75（1.07~2.85）
其他	1.69（1.11~2.57）
全因死亡	1.16（0.98~1.38）

表 27-3　通过降低胆固醇浓度对冠心病的一级预防的 meta 分析[6]

死亡原因	比值比（95%置信区间）		差异性*	
	饮食干预	药物干预	Z	P
总死亡	0.95（0.82~1.09）	1.16（0.98~1.38）	1.82	0.069
冠心病	0.71（0.55~0.90）	0.72（0.55~0.94）	0.11	0.9
所有非冠心病	1.07（0.92~1.25）	1.59（1.26~2.00）	2.76	0.006
肿瘤	1.31（0.92~1.86）	1.33（0.93~1.89）	0.07	0.9
外伤	1.20（0.75~1.93）	1.75（1.07~2.85）	1.07	0.29
其他非冠心病	1.06（0.86~1.31）	1.69（1.11~2.57）	1.93	0.054

注：* 饮食干预和药物干预比值比之间的差异性

（二）二级预防

在他汀前时代，降脂治疗作为心梗后、冠心

病患者二级预防的临床研究包括 CDP 研究（coronary drug project），SIHDT 研究（stockholm ischaemic heart disease trial），VA-HIT 研究（the veterans affairs cooperative studies program high-density lipoprotein cholesterol intervention trial）以及 POSCH 研究（the program on the surgical control of hyperlipidemia），所采用的降脂干预手段包括胆酸螯合剂（考来烯胺、降脂宁）、烟酸、贝特类（氯贝丁酯、吉非罗齐）、部分回肠旁路术。各项研究结果表明降低胆固醇能使冠心病/心

梗患者心血管（再发）事件及心血管死亡的风险降低（表 27-4）。但是，与一级预防的各项研究结果类似的是降胆固醇治疗并未降低冠心病/心梗患者的全因死亡率（表 27-4）。此外，针对一级、二级预防研究结果的分析表明降胆固醇治疗所带来的获益与胆固醇基线水平及降低幅度有关，胆固醇必须至少较基线水平下降 8%～9% 才能减低全因死亡风险[7]，而早期研究中采用的降脂药物降低胆固醇的作用有限。因此，迫切需要寻找、开发具有更强的降胆固醇作用的药物。

表 27-4　早期二级预防降脂治疗结果汇总

研究	CDP[8]	SIHDT[9]	VA-HIT[10]	POSCH[11]
研究对象	心梗后患者	幸存的心梗后患者	冠心病患者	心梗后患者
病例数（例）	8341	555	2531（男）	838
观察时间（年）	7	5	5.1	9.7
干预手段	氯贝丁酯或烟酸	联合氯贝丁酯和烟酸	吉非罗齐	部分回肠旁路术
基线 TC（mg/dl）	250	246	175	251.6
TC 变化（%）	−6.5 或 −9.9	−13	−4	−23.3
基线 TG（mg/dl）	183	212	161	206.4
TG 变化（%）	−22.3 或 −26.1	−19	−31	+11.6
基线 LDL-C（mg/dl）	—	160	111	178.8
LDL-C 变化（%）	—	—	不变	−37.7
基线 HDL-C（%）	—	48	32	39.7
HDL-C 变化（%）	—	—	+6	+4.3
终点事件（%）	全因死亡，死于冠心病或明确的非致死性心梗	全因死亡，死于缺血性心肌疾病	非致死性心梗或死于冠心病	全因死亡，死于特定病因患者；反复心梗
CVD	下降/下降	−33	−23	—
CVD 死亡	下降/下降	−36	−22	−28
全因死亡	5 年基本相同，5 年后上升（氯贝丁酯组）/下降（烟酸组）	−26	无明显变化	−21.7（但无统计学意义）

（彭道泉　易玉红　刘爱英）

二、他汀时代的降脂治疗

大量流行病学、遗传学、病理及干预性研究证实血脂异常与冠状动脉粥样硬化之间存在因果关系，调脂治疗可以降低冠心病发病风险。一系列小型研究表明，通过饮食疗法或药物降低总胆固醇或低密度脂蛋白胆固醇水平可以带来血管造影层面上的获益。早期的临床试验主要围绕胆酸螯合剂、贝特类、烟酸展开，这些药物降低 LDL-C 的作用较弱，降低冠心病发病风险的作用有限。

20 世纪 80 年代中期，羟甲基戊二酰辅酶 A 还

原酶抑制剂他汀类药物的出现使得更进一步降低 LDL-C 成为可能。到 20 世纪 90 年代末，几个大型前瞻性随机试验证实，他汀类药物在降低心血管风险方面具有显著效果。这些研究针对不同危险分层的人群，主要包括高风险人群的一级预防、二级预防的强化降脂治疗，急性冠脉综合征强化降脂治疗。同时通过事后分析以及针对老年人、糖尿病患者的亚组分析观察他汀对特殊人群的作用。

（一）他汀类药物作为一级预防的临床研究

由于冠心病危险因素间的相互作用在临床上

的重要性日趋显著，必须针对危险因素进行全面管理并提出相应的临床推荐意见。心血管综合风险评估可以通过公式计算获得，该计算公式不仅包含总胆固醇，还涵盖了 HDL-C、吸烟、年龄、高血压以及性别。除极少数例外，绝大多数成年糖尿病患者被认为是心血管疾病高风险人群。人们可以根据 Framingham Heart Study 风险评分的分数高低，预测目标人群未来 10 年心血管死亡或致死性心肌梗死的风险大小，并决定其降脂治疗的强度。大量临床试验证据表明心血管高危人群降低 LDL-C 可显著降低心血管疾病风险（表 27-5）。

表 27-5 他汀治疗的一级预防试验[12-18]

研究	WOSCOP	ASCOT-LLA	ALL-HAT LLT	CARDS	JUPITER
对象	高脂血症无心梗患者	TC≤6.5 mmol/L 且具有高冠心病风险的高血压患者	中度高血压并高胆固醇血症患者	无冠心病的糖尿病患者	血脂正常的非心血管疾病人群
病例数（例）	6596	10 305	10 355	2838	17 802
观察时间（年）	4.9	3.3	4.8	3.9	1.9
干预手段（干预/对照）	普伐他汀/安慰剂	阿托伐他汀/安慰剂	普伐他汀/常规治疗	阿托伐他汀/安慰剂	瑞舒伐他汀/安慰剂
基线 TC（mg/dl）	272	213	224	207	186
TC 下降幅度（%）	−20	−24	−10	−26	—
基线 LDL-C（mg/dl）	192	132	146	116	108
LDL-C 变化（%）	−26	−35	−17	−40	−50
基线 HDL-C（mg/dl）	44	50	48	54	49
HDL-C 变化（%）	+5	0	+1	+1	+4
基线 TG（mg/dl）	164	152	152	150	118
TG 变化（%）	−12	−17	−1	−19	−17
观察终点（一级,%）	非致死性心梗、致死性冠心病	非致死性心梗、致死性冠心病	全因死亡	心源性死亡、非致死性心梗、不稳定型心绞痛、血运重建、致死性和非致死性卒中	心梗、卒中、不稳定型心绞痛再住院、冠状动脉血运重建或冠心病死亡
一级终点变化	−31	−35	无意义	−37	−44
CVD 死亡	−32	−10	无意义	−32	—
全因死亡	−22	−13	无意义	−27	−20

1. 高脂血症患者的一级预防

WOSCOPS 研究选取了 6596 例既往无心肌梗死病史、年龄 45～64 岁的男性高脂血症患者作为研究对象，旨在探讨普伐他汀（40 mg/d）是否能降低该部分人群非致死性心肌梗死和冠心病

死亡的发生率。其中，研究对象的胆固醇基线为 272 mg/dl（7.0 mmol/L±0.6 mmol/L），研究的总随访时间为 4.9 年。结果提示，普伐他汀治疗组的 TC 水平下降 20%，LDL-C 水平下降 26%，而安慰剂组并无类似改变。此外，普伐他汀治疗组的

冠状动脉事件较安慰剂组亦显著减少，相对危险率降低31%（$P<0.001$），其中非致死性心肌梗死和确切的冠心病死亡率分别下降31%和28%，总死亡率较安慰剂组下降22%，而非心源性死亡事件并无增多。

WOSCOP研究提示他汀治疗可以显著改善高胆固醇血症患者的血脂谱从而减少其冠脉事件的发生，故推荐他汀用于该部分人群降低心血管事件风险。

2. 高血压患者的一级预防

ALL-HAT研究是一项以降压、降脂治疗为干预手段，探索其是否可以预防心脏病发作的大型临床试验。该研究选取了10 355例中度高血压合并高胆固醇血症患者（所有研究对象年龄在55岁以上且至少存在1个冠心病危险因素），观察普伐他汀与常规治疗组比较是否可以降低总死亡率。同之前的大型他汀试验结果相反，ALL-HAT研究并没有显示他汀治疗所带来的良好收益。该研究的开放性设计导致他汀治疗组的依从性下降，而常规治疗组也有较大比例的患者转为使用他汀降脂（至随访的第6年，该比例已经超过了25%）。事实是，至试验截止时，他汀治疗组和常规治疗组之间的总胆固醇水平绝对差异只有9.6%，这大约是之前的他汀研究所达到的降脂效果的一半水平。

ASCOT降脂队列选取了10 305例总胆固醇水平不超过250 mg/dl（6.5 mmol/L）且具有高冠心病风险的高血压患者作为研究对象，评估10 mg/d的阿托伐他汀相比安慰剂的临床效果。该试验在随机分配之前排除了既往有心梗病史、正罹患心绞痛、近3个月内有脑血管病的患者，但必须有其他血管疾病证据或冠心病等危险因素（如左心室肥厚或其他的心电图异常、外周动脉疾病、既往脑血管病史、糖尿病）或其他冠心病危险因素。ASCOT研究原本计划随访5年，鉴于在随访的第3.3年阿托伐他汀治疗组的主要终点事件远少于安慰剂组（阿托伐他汀治疗组：安慰剂组＝100：154），故试验提前终止。在研究开始的第一年，他汀治疗获益明显，冠心病发病的相对风险降低了36%（$P=0.0005$），各预设亚组也有同样的获益。在阿托伐他汀治疗组，脑卒中的相对风险降

低了27%（$P=0.024$），总心血管事件的相对风险降低了21%（$P=0.0005$）。两组间总死亡率和不良事件无明显差异。

3. 糖尿病患者的一级预防

鉴于糖尿病患者为冠心病高风险人群，美国指南建议其积极降脂治疗。然而只有极少数试验评估了该人群降脂治疗对于临床事件的影响，并且获益证据主要来源于亚组分析。CARDS研究选取没有冠心病的糖尿病患者为研究对象，此外，入选标准还包括存在至少1个其他冠心病危险因素，即吸烟未戒、高血压、视网膜病、微量或大量蛋白尿，LDL-C水平不高于160 mg/dl（4.14 mmol/L），甘油三酯水平低于600 mg/dl（6.78 mmol/L）。试验总共纳入了2838例患者（年龄40～70岁），试验组给予固定剂量（10 mg/d）的阿托伐他汀，对照组给予安慰剂治疗。主要观察指标为首次出现主要终点事件（包括主要的冠状动脉事件、血运重建、卒中、不稳定型心绞痛或心搏骤停心肺复苏后）的时间跨度。该研究提示他汀治疗组获益显著，故提前结束。结果表明，他汀治疗组相比安慰剂组，其主要终点事件（包括心源性死亡、非致死性心肌梗死、不稳定型心绞痛、血运重建、致死性和非致死性卒中）发生率下降37%。基于上述试验及结果，建议糖尿病人群使用他汀类药物预防心血管疾病。

4. 血脂正常且无心血管疾病人群的一级预防

JUPITER研究基于他汀降低胆固醇和高敏C反应蛋白（hs-CRP）的特点，探讨其对于血脂正常及无心血管疾病人群是否有临床获益。研究将17 802例LDL-C水平低于130 mg/dl（3.4 mmol/L），且hs-CRP水平高于2 mg/L的健康患者随机分为两组，一组给予瑞舒伐他汀干预（20 mg/d），另一组予以安慰剂治疗，其中，中位随访时间为1.9年，主要复合终点事件包括心肌梗死、卒中、动脉血运重建、因不稳定型心绞痛住院以及冠心病死亡。结果提示，瑞舒伐他汀治疗组的LDL-C水平降低50%，hs-CRP水平降低37%，其主要复合终点事件发生率较安慰剂组显著降低（HR＝0.56，$P<0.00001$），并且心肌梗死、卒中、血运重建、不稳定型心绞痛等单个事件的发生率亦明

显减少，而肌病、肿瘤等非心源性事件无显著增多。JUPITER 研究提示对于血脂正常的健康人群，如合并高水平的 hs-CRP，他汀治疗可以带来显著的心血管事件临床获益。

（彭道泉　杨　阳　郑　倩）

（二）他汀类药物在冠心病二级预防中的作用研究

1. 他汀治疗作为冠心病二级预防有效性的循证学依据

在过去 20 多年，设计了一系列大规模、随机、双盲的临床研究观察他汀类药物对冠心病患者的心血管事件、心血管死亡和全因死亡的影响。以 4S 研究、CARE 研究、HPS 研究、LIPID 研究为代表的早期大规模的随机对照临床试验结果为他汀降脂治疗进行冠心病患者二级预防提供了坚实的循证医学证据。

（1）4S 研究[19]：4S（scandinavian simvastatin survival study）研究采用安慰剂对照的随机化双盲设计，共入选 4444 例冠心病患者，其血清 TC 水平为 5.5～8.0 mmol/L。研究者将其随机分为两组，在饮食控制基础上分别应用辛伐他汀（20～40 mg/d）或安慰剂治疗，中位数随访时间为 5.4 年，本研究的主要终点为总死亡率。研究结果：辛伐他汀使总 TC 与 LDL-C 水平分别降低 25%、35%。4S 研究首次论证了降低 LDL-C 水平可减少不良心血管事件的发生，并降低全因死亡率。在提高生存率的同时，服用辛伐他汀并未增加非冠心病或非心脏病死亡事件（如肿瘤、非正常死亡），使该药的安全性也得到了进一步的证明。

（2）CARE 研究[20]：CARE 研究（cholesterol and recurrent event trial）纳入标准为 21～75 岁的心肌梗死患者，基线 TC＜6.20 mmol/L，LDL-C 3.0～4.5 mmol/L，4159 例入选者随机分为普伐他汀（40 mg/d）和安慰剂治疗组，平均随访 5 年。主要研究终点为致死性冠状动脉事件或者非致死性心肌梗死。CARE 研究结果表明，对于胆固醇对于平均水平的冠心病患者，他汀类药物降低胆固醇也能降低心血管事件发生率。

（3）LIPID 研究[21]：LIPID 研究（long-term intervention with pravastatin in ischemic disease）将 9014 例 31～75 岁的患者随机分为普伐他汀（40 mg/d）和安慰剂治疗组，普伐他汀组 4512 例，安慰剂组 4502 例，平均随访 6.1 年。入选患者有急性心肌梗死或因不稳定型心绞痛而住院者，初始 TC 水平为 155～271 mg/dl。治疗组和对照组均采用了低胆固醇饮食，主要研究终点为冠心病死亡。该研究表明，对已确定的冠心病者，不管血脂水平如何，普伐他汀不仅可以减少急性心梗和不稳定型心绞痛患者的冠心病事件发生率，而且可减少冠心病死亡率和总体死亡率。

（4）HPS 研究[22]：HPS 研究（heart protection study）纳入 20 536 例（年龄 40～80 岁）糖尿病或非糖尿病伴有阻塞性血管疾病患者，随机分配入辛伐他汀 40 mg/d 治疗组和安慰剂组。该研究的平均随访时间 5 年，辛伐他汀组 10 269 例，安慰剂组 10 267 例。主要一级终点为冠状动脉事件。该研究证实对于冠心病或高危人群（包括没有心血管疾病的糖尿病患者）且胆固醇水平各异的人群中，降低 TC 治疗可减少心脑血管终点事件的发生。值得注意的是，所有血管事件发生率的降低不受治疗前 TC 或 TG 水平高低的影响，无论基线 LDL-C 水平＜310 mmol/L 或 216 mmol/L，或基线 TC 水平＜510 mmol/L，辛伐他汀组主要血管事件的发生率均降低。

（5）LIPS 研究：氟伐他汀干预性预防试验（LIPS）研究选取 1677 例接受 PCI 治疗的冠心病患者，在首次成功进行 PCI 后，被随机分组接受氟伐他汀 80 mg/d 或安慰剂治疗，至少随访 3 年，观察主要不良心血管事件包括：心源性死亡、非致死性心梗和重复 PCI。研究结果表明无论血脂水平或其他危险因素如何，在 PCI 后给予他汀类药物治疗能够减少患者临床心血管事件的发生。

上述 5 项经典他汀二级预防研究结果见表 27-6。

2. 他汀在特殊人群中的心血管保护作用（表 27-7）

（1）MIRACL 研究：急性冠脉综合征患者阿托伐他汀对急性冠脉综合征患者早期复发性缺血事

表 27-6　他汀作为冠心病二级预防临床研究

研究	4S	CARE	LIPID	HPS	LIPS
对象	既往发生心梗或心绞痛患者	心梗患者，心梗后 3～20 个月，LVEF＞25％	既往急性心梗或不稳定型心绞痛	具有 CHD 死亡高危风险（心梗或其他冠心病；非冠状动脉的阻塞性血管疾病；糖尿病或治疗中的高血压）	PCI 术后患者
病例数（例）	4444	4159	9014	20 536	1677
观察时间（年）	5.4	5	平均随访 6.1	5	3.9
干预手段	辛伐他汀 20～40 mg/d 或安慰剂	普伐他汀 40 mg/d 和安慰剂治疗组	普伐他汀 40 mg/d 和安慰剂治疗	辛伐他汀 40 mg/d 治疗组和安慰剂组	氟伐他汀 80 mg/d 治疗组和安慰剂
基线 TC（mg/dl）	260	209	218	5.7 mmol/L	200
TC 变化	−25％	−20％	−18％	−1.1 mmol/L	—
基线 TG（mg/dl）	136	156	142	2.3 mmol/L	160
TG 变化	−10％	−14％	−11％	−0.3 mmol/L	—
基线 LDL-C（mg/dl）	180	139	150	3.2 mmol/L	132
LDL-C 变化	−35％	−32％	−25％	−1.0 mmol/L	−27％
终点事件（一级，％）	全因死亡率	致死性 CHD 或确定的非致死性心梗	冠心病死亡	主要冠脉事件	心脏死亡，非致死心梗，血运重建
一级终点变化	−30	−24	−24	−27	−22
CVD	−34	—	−29％	—	—
CVD 死亡	−42	−20	−24	−24	−47
全因死亡	−30	—	−22	—	−31

件的作用（MIRACL）研究[23]观察在出现不稳定型心绞痛或非 Q 波急性心肌梗死后 24～96 h 内服用阿托伐他汀（80 mg/d）治疗，是否可减少早期复发性缺血事件。该研究纳入 3086 例年龄 18 岁以上的不稳定型心绞痛或非 Q 波急性心肌梗死患者，平均随访 16 周。主要观察指标：一级（或主要）终点事件的定义为死亡、非致死性急性心梗、复苏后心脏停搏或复发的症状性心肌缺血（伴客观证据）及需急诊再入院治疗。

MIRACL 研究的结果表明，在不稳定型心绞痛或非 Q 波急性心梗的急性期开始阿托伐他汀 80 mg/d 的治疗，可以降低早期复发缺血事件以及需入院治疗的主要复发症状性缺血的危险。

（2）PROSPER 研究：老年人群以患者为中心结局研究缺血性卒中患者偏好和有效性（PROSPER）研究[24]是一项双盲、安慰剂对照、随机化研究，纳入 5804 例老年男性和女性患者，入选年龄范围为 70～82 岁，入选标准为：TC 水

平为 4～9 mmol/L；50％是心血管疾病高危人群，50％患有心血管疾病；具有良好的认知功能。给予普伐他汀每天 40 mg（$n=2891$）或安慰剂（$n=2913$）干预，平均随访时间为 3.2 年，主要研究终点：冠心病死亡、非致死性心梗、致死性和非致死性卒中。研究结果：试验组在 3 个月时，LDL-C 下降 34％，TC 下降 23％，HDL-C 上升 5％，三酰甘油（甘油三酯）下降 13％。在 3.2 年的随访期间，普伐他汀治疗显著降低主要研究终点的相对危险达 15％，减少冠状动脉事件达 19％；降低冠心病死亡率 24％；在这个伴随其他多种疾病且同时应用其他药物的老年人群中，普伐他汀 40 mg/d 治疗耐受性良好；在 3.2 年的随访期间，虽未发现普伐他汀治疗对卒中的作用，但降低短暂性脑缺血发作（TIA）发生率 25％，提示其对脑血管病的潜在影响。

PROSPER 研究结果提示：对＞70 岁的老年人，40 mg/d 普伐他汀应用具有良好的耐受性，

可能降低缺血性脑卒中事件的发生率。

（3）SPARCL 研究：缺血性卒中/TIA 患者强化降胆固醇治疗预防卒中研究（SPARCL）评估了大剂量他汀治疗对非心源性卒中或 TIA 患者非致死性和致死性卒中风险的影响。该研究入组标准包括：①年龄≥18 岁。②随机化前 6 个月内发生非心源性缺血性卒中或出血性卒中。③无任何已知的冠心病（CHD）。④LDL-C 在 2.6～4.9 mmol/L。该研究共纳入 4371 例患者，接受阿托伐他汀 80 mg/d 或安慰剂双盲治疗，平均随访 4.9 年。

SPARCL 试验[25]的研究结果提示大剂量他汀可以降低缺血性卒中风险，总体卒中风险降低，但同时观察到他汀治疗非致死性出血性卒中风险增加。SPARCL 长程检查和随访并未发现长期接受阿托伐他汀治疗可减少心房颤动的发生。

（4）CORONA 研究：瑞舒伐他汀治疗心力衰竭的多国研究（CORONA）[26]是一项多中心、随机、双盲安慰剂对照研究，旨在评价缺血性心脏病致心力衰竭患者接受他汀治疗的获益。研究入选标准为：年龄≥60 岁、由缺血性病因引起的收缩性心力衰竭、NYHA 分级为 Ⅱ～Ⅳ级、左心室射血分数≤40%（NYHA Ⅱ级者≤35%）。研究共纳入 5011 例患者，随机分配接受 10 mg/d 瑞舒伐他汀或安慰剂治疗。主要复合终点为心血管死亡、非致死性心肌梗死或非致死性卒中。CORONA 研究结果表明：心力衰竭患者接受他汀治疗是安全的，并不增加不良事件的发生率。虽然他汀治疗可降低缺血性心脏病心力衰竭患者的非致死性心、脑血管事件的再发率，但并不改善心血管结局和预后。

（5）AURORA 研究和 SHARP 研究：慢性肾脏病（CKD）患者①接受规律血液透析患者：瑞舒伐他汀对常规血液透析患者生存和心血管事件评估研究（AURORA）旨在观察他汀治疗对终末期肾脏病患者心血管事件的影响。AURORA 是一项国际、多中心、随机、双盲、前瞻性的研究[27]，纳入了 2776 例 50～80 岁终末期肾病、进行规律血液透析治疗（至少 3 个月）患者，随机分为瑞舒伐他汀 10 mg/d 组（1391 例）和安慰剂组（1385 例）。平均随访时间为 3.2 年。主要复合终点是心血管性死亡、非致死性心肌梗死或非致死性卒中。研究结果表明在慢性肾功能不全需要血液透析的患者中给予瑞舒伐他汀治疗降低 LDL-C 明显，但对心血管死亡及非致死性心梗和卒中无显著影响。②心肾保护研究（study of heart and renal protection，SHARP）[28]旨在观察辛伐他汀 20 mg/d＋依折麦布 10 mg/d 的复方制剂降低 LDL-C 对慢性肾脏病患者（包括透析和非透析患者）主要心血管事件发生风险的影响以及安全性。SHARP 是一项随机、双盲研究，入选标准为：慢性肾脏病患者，年龄≥40 岁，男性血肌酐≥1.7 mg/dl，女性血肌酐≥1.5 mg/dl，包括透析和非透析的患者。经过 6 周洗脱期后，所有入选患者随机接受复方制剂（辛伐他汀 20 mg/d＋依折麦布 10 mg/d）或安慰剂治疗。所有入选者常规随访，并在入选 2、6、12 个月进行血液检查，之后每 6 个月检查 1 次，至少随访 4 年，观察的终点事件为：动脉粥样硬化性事件，包括非致死性 MI 或冠状动脉事件死亡，非出血性卒中，血运重建。研究结果提示使用 20 mg/d 辛伐他汀＋10 mg/d 依折麦布可减少各种慢性肾脏病患者的动脉粥样硬化事件。

以上 6 项他汀在特殊人群中的研究结果见表 27-7。

（6）meta 分析结果（CCTMeta 分析）：14 项他汀研究的 meta 分析（$n=90\,056$），其中治疗组 45 054 例，对照组 45 002 例，该分析已充分表明：用他汀类药物降低 LDL-C，心血管事件明显减少。LDL-C 每降低 1 mmol/L（40 mg/dl），可减少 23% 的主要冠状动脉事件，但仍有 77% 的心血管疾病风险未解决。即使采用大剂量的他汀治疗使 LDL-C 水平降低至 70 mg/dl（1.8 mmol/L），仍留有相当的心血管事件危险。

表 27-7　他汀在特殊人群中的临床研究

研究	MIRACL	SPARCL	PROSPER	CORONA	AURORA	SHARP
对象	不稳定型心绞痛或非 Q 波急性心梗患者	入组前 6 个月缺血性卒中/短暂性脑缺血发作，伴或不伴慢性肾脏病患者	70～82 岁有血管疾病史或有血管病危险的老年人群	老年中重度收缩性心力衰竭患者	终末期肾病、进行规律血透析治疗患者	慢性肾脏病患者，经 6 周洗脱期
病例数（例）	3086	4371	5804	5011	2776	9270
观察时间	16 周	平均 4.9 年	3.2 年	5 年	3.2 年	至少 4 年
干预手段	阿托伐他汀 80 mg/d 与安慰剂	阿托伐他汀 80 mg/d 与安慰剂	普伐他汀 40 mg/d 或安慰剂	瑞舒伐他汀 10 mg/d 与安慰剂	瑞舒伐他汀 10 mg/d 与安慰剂	辛伐他汀 20 mg/d＋依折麦布 10 mg/d 与安慰剂
基线 TC（mg/dl）	—	211	219	—	176	189
TC 变化	−34％	—	—	—	−26.1％	−39 mg/dl
基线 TG（mg/dl）	184	144	136	178	157	206
TG 变化	−25％	—	−12％	−20.5％	−17.1％	−45 mg/dl
基线 LDL-C（mg/dl）	124	132	146	137	100	108
LDL-C 变化	−52％	−53％	−34％	−43.8％	−41％	−39 mg/dl
终点事件（一级，％）	死亡、非致死性急性 MI、复苏后心脏停搏或复发的症状性心肌缺血急需再入院治疗	首次发生致死性或非致死性卒中的时间	冠心病死亡、非致死性 MI、致死性和非致死性卒中	心血管死亡以及非致死性 MI/卒中的复合终点	主要心血管事件（心血管死亡、非致死性 MI/卒中）	动脉粥样硬化性事件，包括非致死性 MI 或冠状动脉事件死亡，非出血性卒中，血运重建
一级终点变化	−16	−16	−15	无显著差别	无显著差异	−17
CVD	NA	−26	−19	无显著差异	无显著差异	NA
CVD 死亡	NA	—	−24	无显著差异	无显著差异	无显著差异
全因死亡	NA	无显著差异	NA	无显著差异	无显著差异	NA

NA：不适用或无数据

（彭道泉　苏　欣）

（三）大剂量 *vs.* 常规剂量他汀比较

由于大量研究证实他汀降低心血管事件与其减低 LDL-C 幅度密切相关，因此随后的研究试图通过增加他汀剂量来比较其与常规剂量他汀在降低心血管事件上的获益差异。根据降低 LDL-C 的效价比，可将他汀治疗研究按大剂量与常规剂量的剂量比分为 8：1、4：1 及（2～4）：1 他汀剂量比。其中 8：1 剂量比较的研究包括 PROVE-IT 研究（阿托伐他汀 80 mg：普伐他汀 40 mg）、TNT 研究（阿托伐他汀 80 mg：阿托伐他汀 10 mg）和 IDEAL 研究（阿托伐他汀 80 mg：辛伐他汀 20 mg）。4：1 剂量的研究包括 A-Z 研究（辛伐他汀 80 mg：辛伐他汀 20 mg）、SEARCH 研究（辛伐他汀 80 mg：辛伐他汀 20 mg）。（2～4）：1 剂量的研究为我国的 ACS 强化他汀研究（CHILLAS 研究，阿托伐他汀 20～40：阿托伐他汀 10 mg）。以上强化他汀剂量研究的结果只有 IMPROVE 和 TNT 研究证实大剂量他汀较常规剂量有显著获益，其余研究均未显示强化他汀较常规他汀在减少心血管事件方面存在显著差异。

（1）8：1 剂量比较研究：①TNT 研究。2004 年公布的 TNT（treating to new targets）研究旨在

明确：当 LDL-C 降至目标水平以下，大剂量阿托伐他汀（80 mg/d）强化降脂与常规剂量（10 mg/d）相比能否给稳定性冠心病患者带来额外获益[29]。该研究纳入了 14 个国家的 10 001 例稳定性冠心病患者，约 60% 有心梗病史，且所有受试者均接受过 PCI 或冠状动脉旁路移植术（CABG）。受试者在分组前均服用 10 mg 阿托伐他汀将 LDL-C 水平降至 130 mg/dl（3.4 mmol/L）以下，再随机分为强化治疗组（80 mg/d）和常规治疗组（10 mg/d），平均随访 4.9 年，观察一级终点——主要心血管事件（major cardiovascular event，MCE）的发生。治疗期间强化治疗组 LDL-C 控制得更低（77 mg/dl），而小剂量组中位数 LDL-C 在 101 mg/dl（2.6 mmol/L）左右。研究结果显示强化降脂能减少 22% MCE，说明 LDL-C 降至 100 mg/dl 以下强化降脂仍可获益。而安全性方面，强化他汀治疗所致肝功能异常显著高于 10 mg/d 组，但治疗相关肌痛没有显著性差异。研究期间 5 名受试者出现横纹肌溶解（80 mg/d 组 2 例、10 mg/d 组 3 例）。②PROVE-IT 研究。2004 年结束的 PROVE-IT（pravastatin or atorvastatin evaluation and infection therapy）研究入选 10 天内住院的 ACS 患者，对比强化他汀治疗（阿托伐他汀 80 mg/d）较普通剂量普伐他汀 40 mg/d 是否能带来更多获益[30]。研究结果显示，强化治疗组主要终点事件（总死亡、心肌梗死、需要住院的不稳定型心绞痛、再次血运重建和卒中）发生率下降 16%，还能减少心血管事件复发率和早期复合终点事件（30 天内发生死亡、心梗和复发 ACS 再入院）发生率[31]。因此，该结果支持 ACS 患者尽早开始长期的他汀强化治疗，LDL-C 水平降得越低越好。但是，他汀所能带来的获益取决于患者 LDL-C 基线水平。如果患者 LDL-C 基线水平＞66 mg/dl（1.7 mmol/L），他汀强化治疗能带来明显的益处。若患者基础 LDL-C 水平越低，强化他汀治疗带来的获益越少。③IDEAL 研究：IDEAL（incremental decrease in endpoints through aggressive lipid lowering）研究入选 9689 例既往有心梗病史的患者，目的是比较强化阿托伐他汀治疗 80 mg/d 和常规剂量辛伐他汀 20 mg/d 疗效的差异[32]。在治疗 24 周时若 TC 水平＞4.9 mmol/L，辛伐他汀剂量增加至 40 mg/d；若 LDL-C＜1.0 mmol/L，阿托伐他汀剂量减少至 40 mg/d。平均随访 5 年后，强化治疗组 LDL-C 水平下降至 2.1 mmol/L，常规治疗组 LDL-C 为 2.6 mmol/L，两组降幅差异为 16.4%。主要冠状动脉事件发生率下降 11% 但并无显著性差异（HR＝0.89，P＝0.07），强化组非致死性心梗发生率下降 17%。而对于二级终点事件（MCE、卒中、血运重建、因不稳定型心绞痛和心力衰竭再入院、外周血管疾病）强化他汀治疗能带来更多获益。药物安全性方面，两组并无明显差别，但 65 岁以上强化治疗亚组严重不良反应的发生率更高[33]。

（2）4：1 剂量比较研究：①A-Z 研究。A-Z 研究旨在比较 24 h 内发生胸痛的 ACS 患者早期强化干预（辛伐他汀 40 mg/d 4 个月，随后 80 mg/d）和延迟一般干预（安慰剂 4 个月，随后辛伐他汀 20 mg/d）的效果[34]。主要终点事件包括心血管病死亡、非致死性心肌梗死、ACS 再入院、卒中。由于延迟干预组患者很难入组，终点事件数仅达到预期的 2/3，停药率为 33%，故研究提前终止。在研究最初 4 个月两组主要终点事件发生率相当，结束时强化组主要终点事件发生率下降，但两组间无统计学意义。此外，A-Z 研究也说明强化他汀治疗不能减少 ACS 患者心房颤动发生率，这与 PROVE-IT 研究的分析结果是一致的。②SEARCH 研究。SEARCH（study of the effectiveness of additional reductions in cholesterol and homocysteine）研究纳入 12 064 例有心肌梗死病史的患者，分组前予以 20 mg/d 辛伐他汀使得基线 LDL-C 水平为 2.5 mmol/L。受试者随机接受辛伐他汀 80 mg/d 或 20 mg/d 治疗。主要终点事件是主要不良心血管事件（MACE）：冠心病死亡、心肌梗死、卒中或冠状动脉血运重建。结果显示强化治疗组较常规剂量进一步降低 LDL-C，但由于受试者依从性差，两组的终点事件发生率无显著性差异[35-36]。

（3）（2～4）：1 剂量比较研究：基于以上 5 项研究均没有纳入中国患者，CHILLAS（China intensive lipid lowering with statins in acute coronary syndrome）研究是第一个针对中国人群的强化降脂研究，比较强化和标准剂量他汀治疗的疗效和安全性[37]。该研究将 LDL-C 基线水平较低的

（≤2.7 mmol/L）ACS 患者随机分配成两组，一组接受强化他汀治疗（阿托伐他汀 20～40 mg/d 或相当剂量其他他汀），另一组接受中等强度他汀治疗（阿托伐他汀 10 mg/d 或相当剂量其他他汀）。主要终点事件是心脏性猝死、非致死性急性心梗、PCI/CABG 血运重建、不稳定型心绞痛、需要急救的严重心力衰竭、卒中。随访期间，强

化他汀组降低 LDL-C 的疗效显著优于标准剂量组，但是 2 年后两组的主要终点事件并没有显著差异。该研究结果提示：中国 ACS 患者的胆固醇基线水平较低，尽管他汀剂量加倍使 LDL-C 水平下降 6.4％，但并没有带来更多获益。

上述 6 项不同他汀剂量强化的研究结果见表 27-8。

表 27-8　强化他汀治疗的结果

研究	TNT[29]	PROVE-IT[30]	IDEAL[32]	A-Z[34]	SEARCH[36]	CHILLAS[37]
对象	稳定性冠心病患者	10 天内住院的 ACS 患者	既往有心梗病史的患者	24 h 内发生胸痛的 ACS 患者	心梗患者	ACS 患者（中国人）
病例数（例）	10 001	4162	8888	4497	12 064	1355
观察时间（年）	4.9	2.1	4.8	2	6.7	2
干预手段（干预/对照）	阿托伐他汀 80 mg/d，阿托伐他汀 10 mg/d	阿托伐他汀 80 mg/d，普伐他汀 40 mg/d	阿托伐他汀 40～80 mg/d，辛伐他汀 20～40 mg/d	辛伐他汀 40 mg/d（4 个月）+ 80 mg/d，安慰剂 + 辛伐他汀 20 mg/d	辛伐他汀 80 mg/d，辛伐他汀 20 mg/d	阿托伐他汀 20～40 mg/d，阿托伐他汀 10 mg/d
基线 TC（mg/dl）	240	180	196	184	162	182
TC 变化（％）	−8.3	—	−12.2	−10.3	−10.2	
基线 TG（mg/dl）	190	158	149	149	168	160
TG 变化（％）	−15.8	—	−16.1	−8.1	−3.2	
基线 LDL-C（mg/dl）	98	106	102	80.5	97.6	103
LDL-C 降幅相差（％）	−24.5	−31.1	−25.7	−15.8	−15.6	−6.4
观察终点（一级，％）	主要心血管事件（CHD 死亡、非致死性心梗、心搏骤停复苏、卒中）	总死亡、心肌梗死、需要住院的不稳定型心绞痛、再次血运重建和卒中	主要冠状动脉事件（冠心病死亡、非致死性急性心梗和心搏骤停复苏）	心血管病死亡、非致死性心肌梗死，ACS 再入院，卒中	冠心病死亡、心梗、卒中或冠状动脉血运重建	心脏性猝死、非致死性急性心梗、PCI/CABG 血运重建、不稳定型心绞痛、需要急救的严重心衰、卒中
一级终点变化	−22	−16	−11％（NS）	NS	NS	NS
CVD 死亡	−2.2	NS	NS	NS	—	NS
全因死亡	−4.9	NS	NS	NS	NS	NS

NS：无统计学差异

（4）系统性回顾和 meta 分析：①CTT meta 分析。CTT（cholesterol treatment trialists）meta 分析纳入了他汀/安慰剂对比的 22 项高/低剂量他汀对比的 5 项研究。结果发现，他汀治疗每降低 1 mmol/L 的 LDL-C，可减少 22％的主要心血管事件发生率和 10％的全因死亡率，并且 LDL-C 水平越低带来的心血管获益越多，但两组间癌症

发病率和癌症死亡率差异不明显[38]。男女性心血管患病风险没有明显差异，癌症发生率和其他他汀相关不良反应也没有明显差别[39]。这些发现均为心血管疾病患者强化他汀治疗的安全性提供了证据支持。

综合分析 TNT、IDEAL、SPARCL 研究发现，是否予以他汀或者选择他汀剂量对主动脉瓣

狭窄发生率没有明显影响[40]。SPARCLE 研究发现，高剂量他汀治疗较安慰剂而言会增加 2 型糖尿病的患病风险，而分析 TNT、IDEAL 研究发现，高剂量他汀治疗相较低剂量他汀治疗并没有明显增加 2 型糖尿病的发病率[41]。但是 5 年随访发现，高剂量他汀治疗显著增加了糖尿病前状态（PD，空腹血糖 100～126 mg/dl）患者新发糖尿病的风险，但是对于非 PD 患者则没有明显影响[42]。

（5）小结：他汀作为 HMG-CoA 还原酶的抑制剂，减少胆固醇合成，是目前研究证据最充分的调脂药物。但他汀剂量每增加 1 倍，LDL-C 只降低 6%。大量设计严谨的临床随机对照研究结果说明，强化他汀治疗和常规剂量他汀治疗带来的终点事件差异取决于 LDL-C 的降幅差别。当两组间 LDL-C 降幅接近 20% 时，如 TNT 研究（24.5%）和 PROVE-IT 研究（31%），终点事件的组间差异方可有统计学意义。与他汀剂量增加相伴而来的是副作用的增加。对于 LDL-C 基线水平显著升高的患者，强化他汀治疗能带来明显获益，但是中国人群基础 LDL-C 基线水平较低，临床研究中关于终点事件的对比未看到明显统计学差异，再加上不容忽视的安全问题和成本问题，在中国人群中常规使用强化剂量他汀仍值得商榷。更多的研究结果提示坚持他汀长期治疗的重要性。

（彭道泉　罗梦蝶）

（四）他汀延长研究

（1）4S 延长研究：20 世纪 90 年代为期 5 年的 4S（scandinavian simvastatin survival study）研究旨在评估轻到中度高胆固醇血症的冠心病患者长期使用他汀能否减少心血管事件及改善生存[43-44]。该研究纳入了 4444 例冠心病心绞痛及既往有过心肌梗死病史的患者，试验组接受辛伐他汀 20 mg/d 或 40 mg/d（若治疗 12～24 周后 TC>5.2 mmol/L，加量至 40 mg）治疗，中位数随访时间 5.4 年。结果显示：对于基础总胆固醇水平为 5.5～8.0 mmol/L（212～309 mg/dl）的

受试者，与安慰剂组相比，辛伐他汀组总胆固醇水平下降 25%，LDL-C 下降 35%，HDL-C 升高 8%；一级终点全因死亡率下降 30%，冠状动脉疾病死亡率下降 42%；二级终点是主要心血管事件（致死或非致死性心梗、猝死）发生率下降 34%，但并不增加非心血管疾病死亡的风险。4S 研究首次证明他汀能减少不良心血管事件发生率、提高生存率。4S 研究确立了他汀在冠心病及其他动脉粥样硬化性疾病二级预防中的地位。但是，针对早期研究提示降脂药物可能增加非心血管疾病（尤其肿瘤性疾病）的死亡率，为进一步评价他汀长期治疗的安全性，4S 研究对受试者又延长了 5 年的随访，并观察先后 10 年间的特殊病因（肿瘤性疾病）死亡率和肿瘤发生率[45-46]。延长试验结果显示，辛伐他汀降低胆固醇并不会引起肿瘤发生率及死亡率升高，而在延长的 5 年内辛伐他汀降低全因死亡率、心血管事件死亡率的获益仍持续存在。

（2）HPS 延长研究：HPS（heart protection study）研究纳入 20 536 例心血管事件高风险者，给予辛伐他汀 40 mg/d 或安慰剂治疗，随访 5.3 年后辛伐他汀组 LDL-C 降低 1.0 mmol/L。该试验 1 年时，两组即表现出显著差异[47]。他汀治疗组冠心病事件、卒中发生率及血管再通率显著低于安慰剂组，且差异逐年增加。HPS 研究终止时，辛伐他汀组主要血管事件发生率降低 23%。同样，为评估他汀长期治疗的安全性及获益，HPS 研究延长随访了 6 年。但初期治疗结束后，研究者鼓励所有受试者使用他汀治疗，延长随访结束时 LDL-C 水平并无差异，主要心血管事件发生率及心血管死亡率的差异并没有进一步加大。在为期 11 年的总观察期间内，他汀并没有增加肿瘤的发病率、死亡率及非心血管死亡率，因此，他汀的长期治疗效果持久并安全[48]。

（3）WOSCOPS 延长研究：WOSCOPS（west of scotland coronary prevention study）研究纳入 6595 例高胆固醇血症（空腹血浆总胆固醇>252 mg/L）但既往没有心梗病史的男性受试者（45～64 岁），分别给予普伐他汀 40 mg/d 或安慰剂[49]。1995 年该研究随访 5 年的结果显示普伐他汀治疗组血浆

胆固醇水平较治疗前降低 26％，冠心病发生率降低 31％，心血管死亡率降低 32％。此外普伐他汀带来心血管获益的同时并没有增加肿瘤的发生率，非心血管事件发生率相似。前期试验终止后，受试者可能不再使用或继续使用他汀。2014 年 WOSCOPS 研究随访 20 年的结果公布：经 5 年他汀降胆固醇治疗后，CVD 死亡率降低 27％、全因死亡率降低 13％，CABG 或 PCI 血运重建率降低 19％，因心衰的住院率减少了 31％，医疗花费减少了 21％。这说明普伐他汀治疗可改善高脂血症男性患者的长期预后及生存率，提示在 CVD 一级预防中，他汀不仅带来长期获益，且不增加非心血管死亡风险及肿瘤发病率，减少了患者医疗开支。

上述 3 项他汀延长治疗的研究结果见表 27-9。

表 27-9　他汀延长治疗的作用

研究	4S 延长研究[43]	HPS 延长研究[47]	WOSCOPS 延长研究[49]
时间（年）	1988—1989	1994—1997	1989—1991
对象	既往心梗，稳定型心绞痛	CAD, 糖尿病，外周动脉闭塞性疾病	高脂血症但无心梗，男性
病例数（例）	4444	20 536	6595
初步观察时间（年）	5.3	5.3	4.9
延长观察时间（年）	5	6	15
干预手段（干预/对照）	辛伐他汀 20～40 mg/d 安慰剂	辛伐他汀 40 mg/d 安慰剂	普伐他汀 40 mg/d 安慰剂
基线 TC（mg/dl）	261	228	272
TC 变化（％）	−25	−28.8	−20
基线 TG（mg/dl）	133	—	162～164
TG 变化（％）	−8.1	—	−12
基线 LDL-C（mg/dl）	188	131	192
LDL-C 变化（％）	35	32.4	−26
观察终点（一级,％）	全因死亡率	非致死性心梗、因冠心病死亡、卒中、冠状动脉及非冠状动脉血运重建	非致死性心梗，因心脏病死亡
一级终点	−30	−23	−31
CVD 死亡率	−36	−17	−32
全因死亡率	−30	−12	−22
总延长随访时间（年）	10	11	20
总 CVD 死亡率（％）	−17	无额外获益	−27
总全因死亡率（％）	−15	无额外获益	−13
总肿瘤发病率	无差异	无差异	无差异

（彭道泉　王帅　王天乐）

（五）以非他汀类药物降低 TG、升高 HDL-C 为目标的干预研究

他汀主要通过降低 LDL-C 水平发挥抗动脉粥样硬化的作用，目前已成为临床治疗血脂异常、防治 ASCVD 的一线用药。然而，单用他汀类药物不可能解决血脂代谢异常的所有问题。首先，残余心血管事件风险依然存在，特别是对于高 TG，低 HDL-C 水平的糖尿病、代谢综合征患者。

其次，部分不耐受他汀患者服药后出现严重的肌病、肝损害等不良反应，需要使用其他类型的调脂药物。目前已有大量流行病学研究发现，除 LDL-C 外，低 HDL-C 水平也是冠心病风险的独立危险因素，而 TG 水平虽在冠心病危险的独立效应中还存在争议，但也与致动脉粥样硬化的载脂蛋白有着密切的关系。因此，以非他汀类药物降低 TG，升高 HDL-C 为目标的干预研究仍值得关注。

贝特类药物作为降低高甘油三酯血症的一线

用药，在显著降低富含甘油三酯脂蛋白（TRLs）的同时兼有升高 HDL-C 水平的作用，适用于纠正 2 型糖尿病患者的血脂异常。临床应用贝特类药物可将空腹甘油三酯水平降低 30%～50%，减少高甘油三酯血症餐后血脂的程度及持续时间，减低 TC 和 LDL-C 可达 15% 或以上，同时升高 HDL-C 水平达 10%～15%。由此也成为继他汀类药物后，临床医生在治疗混合型高脂血症时的选择之一。

20 世纪 60 年代，对氯贝丁酯进行的临床研究发现，贝特类药物可以降低冠心病风险，但同时增加了非心血管疾病的不良反应，因此限制了该药在冠心病防治中的应用。而 1987 年针对吉非贝齐的赫尔辛基心脏研究（the helsinki heart study）结果再次燃起了人们对于贝特类药物的希望[50]。该项研究纳入无冠心病的男性高胆固醇血症（非-HDL-C 水平 > 200 mg/dl）患者 4081 例，吉非罗奇治疗组的一级终点事件（死亡、致死性心梗）发生率显著降低 34%。此外，总死亡率和非心血管疾病的死亡率并无差异。另外一项吉非罗奇的多中心、随机的 VA-HIT 研究，也证实贝特类药物有效降低患者 TG 水平，一定程度上降低心血管事件风险。而新一代贝特类药物（非诺贝特、苯扎贝特等），不但在安全性方面有所改善，而且有着更强的降低 TC 及 LDL-C 水平的作用。为进一步评估该类药物，阐明其在代谢综合征、糖尿病和血脂异常患者中的应用地位，研究者们又进行了一系列的临床研究，包括非诺贝特的 FIELD 研究及与他汀联合的 ACCORD 研究等。此外，烟酸作为降低 TG 和升高 HDL-C 的传统药物，其与他汀类药物联合治疗的效果也在 AIM-HIGH 和 HPS2-THRIVE 研究中进行了评估。

（1）他汀联合贝特研究：2005 年针对糖尿病患者应用非诺贝特干预降低心血管事件的 FIELD（fenofibrate intervention and event lowering in diabetes）研究[51]。该研究入选了 9795 例 2 型糖尿病患者，年龄 50～75 岁，基线时 78% 患者无心血管疾病病史或证据，且同时满足以下条件：TC 水平为 116～251 mg/dl（3～6.5 mmol/L），TG > 88.6 mg/dl（1 mmol/L），TC/HDL-C ≥ 4，没有

使用非诺贝特（微粒化制剂，200 mg）或安慰剂的禁忌证。试验将上述研究对象随机分配至非诺贝特组（200 mg/d）或安慰剂组，随访 5 年。最后结果显示：与安慰剂组相比，非诺贝特治疗组在冠心病死亡和非致死性心梗一级终点事件发生率方面虽有所下降（HR = 0.89），但两者无显著差异（P = 0.16）。而非诺贝特治疗组的总心血管事件（次级终点）减少 11%，其中冠状动脉血运重建率下降 21%。进一步分析基线时无心血管疾病患者（n = 7664），其一级终点和次级终点分别有 25%（P = 0.014）和 11%（P = 0.004）的显著下降。此外，在视网膜病、外周血管疾病、周围神经病变和糖尿病肾病等三级终点事件发生率上，非诺贝特组也有显著下降，且非诺贝特单用和联合用药安全性均良好。总之，该研究表明非诺贝特虽不能显著降低冠心病死亡和非致死性心梗的一级终点事件发生率，但的确减少了总的心血管事件发生。而安慰剂组与非诺贝特组在使用他汀类药物的比例上存在的差异（32% vs. 16%）可能是造成一级终点事件差异性消失的原因。那么，是否他汀联合贝特类药物会带来更多临床获益呢？ACCORD 血脂研究给出了解答。

ACCORD（action to control cardiovascular risk in diabetes）研究是由美国国立卫生研究院（NIH）资助的一项大型前瞻性、多中心、随机对照试验[52]。该研究共纳入 10 251 例 2 型糖尿病患者（平均年龄 62.2 岁），比较了三种策略对 2 型糖尿病患者心血管事件的影响，即①强化血糖控制，②增加 HDL-C 水平、降低 TG 水平（严格控制 LDL-C 水平及标准控制血糖），③强化血压管理（标准控制血糖）。该试验在进行的过程中由于中期分析显示强化血糖治疗组的全因死亡率高于标准治疗组，2008 年 2 月该组所有的参加者均转入到血糖标准治疗组，继续随访 11 年。ACCORD 血脂试验是针对血糖达标的 2 型糖尿病患者，旨在明确他汀联合非诺贝特在降低大血管和微血管病变终点事件发生率方面是否优于单用他汀，旨在指导 2 型糖尿病合并混合性血脂异常的临床用药。

ACCORD 研究结果显示：他汀联合非诺贝特

组比单用他汀组在 TG 水平上降低 22%，HDL-C 水平升高 8.4%，TC 也有下降，但两组 LDL-C 水平无显著差异。两组间主要终点事件以及次要终点事件均无差别。然而，该研究发现对于 TG≥204 mg/dl 伴 HDL-C≤34 mg/dl 的血脂异常患者，心血管风险增加 70%（绝对风险为 17.3% *vs.* 10.1%），且该亚组患者发生心血管事件的绝对风险与既往有心血管疾病病史者（18.1%）相近；对于 LDL-C 水平控制良好（治疗后的 LDL-C 均值为 80 mg/dl）的患者，其发生心血管事件的风险仍增加。在应用他汀治疗后 LDL-C 水平达标的 2 型糖尿病患者中，对于 TG 和 HDL-C 接近正常的患者，虽然非诺贝特与他汀联用并不能带来额外的心血管获益，但对于合并 TG≥204 mg/dl 同时 HDL-C≤34 mg/dl 的 2 型糖尿病患者，非诺贝特与辛伐他汀联合治疗可以减少 31% 复合终点事件（心血管死亡、非致死性心梗和非致死性卒中），绝对风险降低 4.95%。这提示高 TG 和低 HDL-C 的患者心血管疾病风险增加，接受他汀治疗的高 TG 和低 HDL-C 患者，联合非诺贝特治疗减少心血管事件，该研究结果与上述提到的非诺贝特重要临床试验（HHS、BIP 和 FIELD 试验）的结果相一致。并且，与单药治疗相比，联合用药不增加肌炎或横纹肌溶解症的发病率且未发现新的安全性方面问题，而且两者合用的耐受性好。

（2）他汀联合烟酸研究：烟酸作为一种古老的药物，已在调脂领域应用了半个多世纪，它既能有效降低 TG 及升高 HDL-C，也能降低 TC、LDL-C，还能降低 Lp（a）。然而，1966—1974 年 CDP 研究显示烟酸治疗并没有临床获益，而心律失常、胃肠道问题和生化水平异常等不良反应较多，使得随后几年，其在调脂领域应用中并不那么广泛。随着联合针对 HDL-C 和 LDL-C 为靶目标的治疗越来越受到关注，而烟酸能广泛影响脂蛋白谱，尤其是对于 HDL-C 的升高效果明显，且比起其他升高 HDL-C 的药物，价格更为便宜。与此同时，一些关于烟酸联合治疗动脉粥样硬化的影像试验，包括 CLAS、FATS、HARP、ARBITER 等，又的确证实其存在临床获益，且改良的烟酸制剂副作用已经减弱，这再次重燃了人们对

烟酸治疗的兴趣，尤其是他汀联合烟酸的治疗。而 AIM-HIGH（atherothrombosis intervention in metabolic syndrome with low HDL/high triglycerides：impact on global health outcomes）研究和 HPS2-THRIVE（heart protection study 2-treatment of HDL to reduce the incidence of vascular events）研究探讨了他汀联合烟酸治疗的效果及安全性。

AIM-HIGH 研究[53]：AIM-HIGH 研究共纳入 3414 例有血脂代谢紊乱和动脉粥样硬化性心血管疾病（ASCVD）的患者。患者血脂入选标准为：男性 HDL-C<40 mg/dl（1.03 mmol/L），女性 HDL-C<50 mg/dl（1.29 mmol/L），TG 在 150～400 mg/dl（1.69～4.52 mmol/L），入组时如果未接受他汀治疗，LDL-C<180 mg/dl（<4.65 mmol/L）。该研究对象被随机分为烟酸缓释剂治疗组（1500～2000 mg/d）及安慰剂组。所有研究对象均接受辛伐他汀 40～80 mg/d 的治疗（如果需要，可加依折麦布 10 mg/d）以便维持 LDL-C 水平在 40～80 mg/dl（1.03～2.07 mmol/L）。该研究的一级终点事件为首发冠心病死亡、非致死性心梗、缺血性卒中、急性冠脉综合征、症状相关的冠状动脉及脑血管血运重建。结果显示在随访第 2 年时，烟酸治疗组 HDL-C 水平显著增加（35 mg/dl *vs.* 42 mg/dl），TG 水平降低（164 mg/dl *vs.* 122 mg/dl），LDL-C 水平降低（74 mg/dl *vs.* 62 mg/dl），但是令人失望困惑的是主要终点事件发生率两组并无显著差异（HR=1.02，*P*=0.79）。

HPS2-THRIVE 研究：对于结果阴性的 AIM-HIGH 研究，其他研究者认为其证据并不充分，数据可能受复杂的 LDL-C 控制策略及其他混杂因素影响。而在另一项实施质量极佳的 HPS2-THRIVE 研究[54]中，受试者在入组前均接受辛伐他汀 40 mg/d 治疗，必要时加用依折麦布（10 mg/d）以使受试者的总胆固醇达标（135 mg/dl），平均 LDL 水平达到理想水平（63 mg/dl），HDL 为 44 mg/dl，甘油三酯为 125 mg/dl，并且确定所有受试者都能耐受全剂量烟酸。随后 25 673 例心血管疾病高危患者（80% 有冠状动脉疾病史，1/3 有脑血管疾病史，1/3 患有糖尿病）被随机分为：2 g/d 缓释型烟酸＋40 mg 拉罗皮兰（以缓解面部潮红）、安慰剂治疗

组。其主要的临床终点事件为非致死性心梗、冠心病死亡、卒中、动脉血运重建。结果显示烟酸＋拉罗皮兰治疗组患者的 LDL 比对照组低 10 mg/dl，HDL 升高 6 mg/dl，甘油三酯降低 33 mg/dl。然而，遗憾的是该试验仍无法"复活"这个古老的药物，因为结果显示在平均随访 3.9 年期间，两组的主要及次要终点事件发生率均无显著性差异。唯一有统计学意义的差异是，他汀联合烟酸能减少 10％动脉血运重建的风险。HPS2-THRIVE 的阴性研究结果再次让烟酸的研究者陷入困惑当中。不仅如此，在安全性方面，烟酸组患者的糖尿病并发症发生率比安慰剂组高 55％，而且这些糖尿病并发症多数导致了持续数天的住院。新发糖尿病绝对发生率比安慰剂组高出 1.3％，相对发生率增加了 32％。此外，胃肠道、肌肉骨骼系统、皮肤不良反应发生率也有所增高，甚至还出现预计之外的感染和出血等严重不良反应。烟酸-拉罗皮兰复方制剂也因此被迫撤出市场。虽然有学者认为这两大试验的研究对象，可能和临床遇到的情况不吻合，难以说明问题，但是在没有临床研究证实疗效之前，对于烟酸的应用仍有待商榷，个别患者使用可能仍需要结合临床医生的个人经验。

（3）他汀联合 CETP 抑制剂研究：ILLUMI-NATE 研究。由于 HDL-C 被视为体内的好胆固醇，与冠心病发病呈显著负相关，因此对升高 HDL-C 的研究一直没有停息。继烟酸后又开发出更有效的升高 HDL-C 药物，即胆固醇酯转移蛋白（CETP）抑制剂。CETP 是一种促进胆固醇酯（CE）和 TG 在 HDL 颗粒及含载脂蛋白 B 的脂蛋白之间相互转移的酶，对 HDL 的代谢起着重要作用，最早发现它是在 20 世纪 70 年代。后来，人口及遗传学研究发现，CETP 基因缺陷可使 HDL-C 水平显著增加，LDL-C 水平相对降低，与冠心病风险减少有关。因此，CETP 抑制剂一度成为继他汀类药物后被寄予厚望的药物，然而，随后进行的临床试验结果却并不理想。

ILLUMINATE 研究：托彻普（torcetrapib）是第 1 个进入临床试验阶段的 CETP 抑制剂。IL-LUMINATE 研究[55]采用随机双盲法，共纳入 15 067 例心血管疾病高危患者，评估托彻普在他汀治疗的基础上，对冠心病引起的死亡、非致死性心梗、卒中的发生或不稳定型心绞痛再住院率的影响。研究将患者随机分为两组：托彻普＋阿托伐他汀、单用阿托伐他汀。随访 12 个月时结果分析显示，托彻普治疗组 HDL-C 较用药前增加 72.1％，LDL-C 减少 24.9％。但联合用药组的一级终点事件（冠心病死亡、非致死性心梗、卒中或不稳定型心绞痛住院）的发生率较对照组升高 25％，全因死亡率升高 58％。数据及安全监督委员会提前终止了 ILLUMINATE 研究。与此同时，针对托彻普进行的其他血管影像研究，如 RADI-ANCE 研究、ILLUSTRATE 研究，同样也显示托彻普治疗不能有效减少颈动脉内膜、中膜厚度及斑块形成。研究者们认为这些临床研究的失败主要是由托彻普脱靶效应造成的，而且根据相关临床试验数据，该脱靶效应与 CETP 活性受抑制无关，而与托彻普药物本身促进肾上腺皮质释放皮质醇及醛固酮有关。其他研发的 CETP 抑制剂缺少这些毒性的证据，因此能够继续开展评估其疗效和安全性的临床研究。

DAL-OUTCOME 研究[56]：DAL-OUTCOME 研究观察中效 CETP 抑制剂——达塞曲匹（dalce-trapib）的临床终点疗效。该研究共纳入了 15 871 例近期发生急性冠脉综合征的患者，除接受最优的循证临床处理以外，研究对象被随机分配为两组，分别为接受达塞曲匹（每日 600 mg）治疗组和接受安慰剂组。结果显示，达塞曲匹组 HDL-C 水平提高了 31％～40％，安慰剂组 HDL-C 水平相对于基线提高了 4％～11％。而 LDL-C 水平仅受到轻微影响。受试患者随访均值为 31 个月。预先设定的中期分析纳入了 1135 例主要终点事件（总数的 71％），在独立数据及安全监察委员会的指导下剔除无效数据。与安慰剂组相比，达塞曲匹组和安慰剂组累积事件发生率基本相同，且该药对死亡率或试验主要终点中任一部分都没有影响。DAL-OUT-COME 研究也未能证明通过选择性升高 HDL-C 水平能够降低心血管事件复发的风险，并于中期分析（31 个月）时以无效结果为由终止了试验。

有关降低 TG 和升高 HDL-C 的临床终点研究结果见表 27-10。

表 27-10　以降低 TG、升高 HDL-C 为目标的研究结果

研究	FIELD[51]	ACCORD[52]	AIM-HIGH[53]	HPS2-THRIVE[54]	ILLUMINATE[55]	DAL-OUTCOME[56]
对象	2 型糖尿病患者	2 型糖尿病患者	血脂异常和 ASCVD 的患者	高危心血管风险的患者（有心梗病史、脑血管疾病、外周动脉疾病、糖尿病合并症状动脉病变）	高危心血管风险的患者	近期发生急性冠脉综合征的患者
病例数（例）	9795	5518	3414	25 673	15 067	15 871
观察时间（年）	5	5	3	4	1	3
干预手段（干预/对照）	非诺贝特/安慰剂（两组患者均接受辛伐他汀治疗）	非诺贝特/安慰剂（两组患者均接受辛伐他汀治疗）	缓释型烟酸+安慰剂（两组患者均接受辛伐他汀治疗）	缓释型烟酸+拉罗皮兰/安慰剂（两组均接受他汀+依折麦布治疗）	托彻普-阿托伐他汀/安慰剂	达塞曲匹/安慰剂（两组均接受他汀治疗）
基线 TC (mg/dl)	194.6	175.2	143	128	157	—
TC 下降幅度（%）	-6.9（-11.4, 4 个月）	—	—	—	+7	—
基线 TG (mg/dl)	150.6	162	161	151	127.5	133
TG 变化（%）	-21.9（-28.6, 4 个月）	-25.6	-30.8	-26	-9	—
基线 LDL-C (mg/dl)	118.7	100.6	71	63	80	76
LDL-C 下降幅度（%）	-5.8（-12.0, 4 个月）	-18	-13.6	-14	-24.9	极轻微
观察终点（一级）	明确死于冠心病或非致死性心梗	明确死于冠心病或非致死性心梗	首发冠心病死亡、非致死性心梗、缺血性卒中、急性冠脉综合征、症状相关的冠脉及脑血管血运重建	非致死性心梗、冠心病死亡、卒中、动脉血运重建	冠心病死亡、非致死性心梗、卒中、或因不稳定型心绞痛住院	死于冠心病或非致死性心梗、或缺血性卒中
一级终点变化	-11, NS	-8, NS	+2, NS	-4, NS	+25, $P=0.001$	+4, NS
CVD 死亡	NS	NS	两组均降低, NS	—	+21, NS	-6, NS
全因死亡	NS	-9, NS	NS	+9, NS	+58, $P=0.006$	-1, NS

NS: 无统计学差异

ACCELERATE 研究：在针对 evacetrapib 的早期研究中，研究者们发现其对 HDL-C 和 LDL-C 的改善作用明显强于前两种 CETP 抑制剂，并且没有脱靶效应，也不会在脂肪组织蓄积。2 期临床试验研究了 398 个血脂异常的患者［低 HDL-C 和（或）高 LDL-C］，单用 evacetrapib 后，HDL-C 水平可呈剂量依赖性地增加 54%～129%，LDL-C 水平可降低 14%～30%，TG 水平降低达 20%。而且，更令人振奋的是早期研究还发现 evacetrapib 不仅可增加大的 HDL 颗粒，还可增加乏脂 HDL 颗粒，增加包括 ABCA1 介导或非 AB-CA1 介导的胆固醇流出。这些早期的研究为 evacetrapib 的使用带来了希望，也促使了进一步评估该药疗效及安全性的多中心、随机对照双盲的 3 期临床试验——ACCELERATE 临床研究的开展。该研究共招募 12 092 例高危心血管疾病风险的患者，在他汀治疗至少 30 天的基础上，进一步将受试者分为 evacetrapib 治疗组（130 mg/d）和安慰剂组，预计随访 3 年。主要终点是心血管死亡、心梗、卒中、血运重建或不稳定型心绞痛入院的复合终点。尽管 evacetrapib 治疗组较对照组升高 HDL-C 130%，降低 LDL-C 37%，但是，最终结果仍显示该药物并未减少冠心病等心血管事件风险，无显著临床获益，于 2015 年 10 月 12 日宣布提前终止 ACCELERATE 研究。

REVEAL 研究：尽管已有 3 项 CETP 抑制剂的研究因无效而提前结束，但有关 anacetrapib 的 REVEAL 研究仍在进行当中。该研究入选了 30 000 例 50 岁以上的阻塞性动脉疾病患者，在使用阿托伐他汀使 LDL-C 降至目标值的基础上，随机将受试者分为 anacetrapib 治疗组（100 mg/d）和安慰剂组，预计随访 4 年，2017 年结束。主要终点事件包括冠状动脉性死亡、心肌梗死或冠状动脉血运重建。anacetrapib 的指导委员会向 FDA 请求将 REVEAL 研究的主要终点改为缺血性卒中，而非一个复合终点，但 FDA 似乎仍愿意维持最初的计划。

除上述 4 种 CETP 抑制剂外，还有一种 CETP 抑制剂——TA-8995 在开发中，该 CETP 抑制剂似乎比 evacetrapib 和 anacetrapib 更加有效，而且目

前针对 TA-8995 疗效及安全性的临床研究——TULIP 2 期已获得成功。TULIP 2 期研究是随机、双盲、安慰剂、平行对照的临床研究，一共纳入 364 例有血脂异常的患者（年龄 18～75 岁），分为：① 1 mg/d、2.5 mg/d、5 mg/d、10 mg/d TA-8995 治疗组。② 10 mg/d TA-8995 ＋ 他汀（20 mg/d 阿托伐他汀或 10 mg/d 瑞舒伐他汀）治疗组。③单用他汀的治疗组（20 mg/d 阿托伐他汀或 10 mg/d 瑞舒伐他汀）。④安慰剂组。12 周时结果显示，不同剂量 TA-8995 治疗组的 LDL-C 水平分别减少 27.4%、32.7%、45.3%、45.3%，而 HDL-C 水平分别增加了 75.8%、124.3%、157.1%、179.0%。10 mg/d TA-8995 联合阿托伐他汀/瑞舒伐他汀组的 LDL-C 水平分别减少了 68.2%、63.3%；HDL-C 水平分别增加了 152.1%、157.5%。而且与安慰剂组相比，TA-8995 能增强 HDL-C 介导的胆固醇流出能力。从 TA-8995 显著改善血脂的作用来说，其对心血管事件的作用仍备受期待。TULIP 3 期试验结果能否如预期一样成功，仍需拭目以待。

然而不管 TA-8995 的结果如何，纵观以 HDL-C 水平为干预靶点的临床研究，总体结果并不理想。这提示 HDL-C 水平可能不是一个理想的干预指标，它代表的是体内静态的 HDL 所携带的胆固醇水平，不能代表 HDL 的功能及体内动态代谢状态。因此改善 HDL 颗粒功能比升高 HDL-C 水平更为重要。目前能够提高 HDL 颗粒胆固醇逆转运功能的制剂主要包括重组卵磷脂-胆固醇酰基转移酶，HDL 模拟肽（口服或注射），上调 ApoA-Ⅰ的 RVX-208 等。而在所有这些制剂中，HDL 模拟肽的输注是短期内快速增加 ApoA-Ⅰ和前 β-HDL 颗粒数量并提高胆固醇流出功能最为贴近生理的治疗方法。目前 HDL 输注制剂主要包括单独的、部分去脂化的 HDL 蛋白组分（通过血浆分离置换法将 HDL 去脂化并进行自体再输注）以及天然的 ApoA-Ⅰ或基因变异来源的 ApoA-Ⅰ Milano 磷脂复合物。现今已有各种 HDL 输注制剂陆续进入临床研究当中，包括 CSL-111、CSL-112、CER-001、ETC-216、APP-018 等。一项研究评估了 57 例健康的志愿者单次输注不同水平的

CSL-112（5～135 mg/kg）的疗效。结果显示，HDL-C、前 β-HDL，以及巨噬细胞胆固醇流出功能与 CSL-112 给予剂量呈正比增加，其中最高剂量输注 CSL-112 者前 β-HDL 增加了 3600%，同时总胆固醇排出增加 270%，而 ApoB、非-HDL-C，以及非-HDL 甘油三酯的含量水平没有变化。另一项 CSL-112 安慰剂对照研究，共纳入 36 例健康对象，评估了不同剂量方案的 CSL-112 单次和多次输注的疗效。结果显示，与单次输注相比，多次输注更大程度地增加了胆固醇流出。此外，评估 CER-001 安全性及疗效的 CHI-SQUARE 研究和 MODE 研究的 2 期试验也已经完成。CHI-SQUARE 研究，共纳入 504 例患者，采用双盲、随机、安慰剂对照的方法，通过血管内超声（IVUS），检测静脉输注（每周 6 次）3 种不同剂量（3 mg/kg、6 mg/kg、12 mg/kg）的 CER-001 后冠状动脉粥样硬化斑块消退的情况变化。然而，并非预期所料，该结果显示 CER-001 无益于动脉粥样硬化。MODE 研究则主要针对家族性高胆固醇血症患者，共纳入 23 例患者，通过磁共振（MRI）评估经静脉输注（每周 2 次，共 12 次）8 mg/kg CER-001 后对颈动脉斑块变化的百分比影响。结果显示，CER-001 输注可使 ApoA-I 显著增加 [从（114.8±20.7）mg/dl 增加到（129.3±23.0）mg/dl]，而颈动脉管壁面积显著降低（从 17.23 mm² 降低到 16.75 mm²，$P=0.008$）。上述关于 HDL 输注的临床研究规模并不大，评估 HDL 输注的大型 3 期临床试验仍有待关注，特别是规范化他汀治疗基础上对于心血管事件的影响。

（彭道泉　胡　蝶）

三、他汀后时代：非他汀类药物降低 LDL-C

（一）联合非他汀类药物降低 LDL-C

鉴于 LDL-C 升高是动脉粥样硬化的重要病因，针对性降低 LDL-C 是动脉粥样硬化防治的关键。目前降脂治疗主要有他汀类、胆固醇吸收抑制剂（如依折麦布）、PCSK9 抑制剂、胆酸多价螯合物（阴离子交换树脂类）、贝特类、烟酸和 ω-3 脂肪酸复合物。这些药物具有不同的降低 LDL-C 的作用。迄今为止，他汀在降低 LDL-C 及改善临床预后方面拥有最充分证据，因此应用最广泛。但对于已使用或不能耐受强化他汀治疗的心血管事件高危患者，若 LDL-C 无法达到预期目标，可以考虑联合非他汀类药物进一步降 LDL-C。

大规模临床试验显示，他汀联合贝特类（AC-CORD 研究[57]）与烟酸（AIM-HIGH 研究[58]）虽然能显著降低 TG、升高 HDL-C 水平、中等程度降低 LDL-C 水平，但未能显著减少主要心血管终点事件与全因死亡率。因此胆酸多价螯合物（阴离子交换树脂类）、贝特类、烟酸和 ω-3 脂肪酸复合物这四种药物，无论单独使用还是联合他汀，并不常规推荐用于心血管疾病的预防，目前对于联合非他汀类药物降低 LDL-C 还没有统一意见，不同指南存在差异，但随着一些新的研究证据的出现，他汀联合非他汀类药物如依折麦布或 PCSK9 单克隆抗体将成为今后降低 LDL-C 治疗的一种趋势。

（二）依折麦布

胆固醇吸收抑制剂——依折麦布通过作用于胆固醇转运蛋白，从而抑制胆固醇经肠道吸收。依折麦布几乎不需要经过细胞色素 P450 酶代谢，并且与他汀降脂作用的环节不同，因此两者的联合应用具有更大的降脂潜力。当依折麦布与他汀联合治疗（依折麦布＋瑞舒伐他汀），LDL-C 降幅最大可以达到 70%，而单用依折麦布只能降低 20% 左右。

2010 年发布的 SHARP（study of heart and renal protection）旨在研究辛伐他汀联合依折麦布降低 LDL-C 对慢性肾病（CKD）患者主要心血管事件风险的影响及应用的安全性。其研究结果显示：联合应用辛伐他汀（20 mg/d）＋依折麦布（10 mg/d）可显著降低 CKD 患者心血管不良事件的发生率[59]。2014 年 AHA 公布的多中心、双盲、随机研究 IMPROVE-IT（improved reduction of outcomes：vytorin efficacy international trial）

研究比较了依折麦布＋辛伐他汀和单用辛伐他汀治疗在 ACS 高危患者中的临床获益和安全性[60-61]。结果证实：即使 LDL-C 降至 70 mg/dl 以

下，依折麦布＋他汀仍能进一步减少高危患者严重心血管事件的发生，并强调了 LDL 假说——降低 LDL-C 能够预防心血管事件（见表 27-11）。

表 27-11　他汀联合依折麦布的研究结果		
研究	SHARP[59]	IMPROVE-IT[62]
公布时间	2010 年	2014 年
对象	慢性肾功能不全患者（无已知心梗或冠状动脉血运重建）	10 天内因 ACS 住院患者
病例数（例）	9270（2023 接受透析）	18 144
观察时间（年）	4.9	7
干预手段（干预，对照）	辛伐他汀 20 mg/d＋依折麦布 10 mg/d，辛伐他汀＋安慰剂	辛伐他汀 40 mg/d＋依折麦布 10 mg/d，辛伐他汀 40 mg/d＋安慰剂
基线 TC（mg/dl）	189	—
TC 变化	—	—
基线 TG（mg/dl）	204	120
TG 变化（%）	—	＋14
基线 LDL-C（mg/dl）	107	93.8
LDL-C 变化（%）	−27.5	−24
观察终点（一级）	主要血管动脉粥样硬化事件（冠脉疾病所致死亡、非致死性心梗、缺血性脑卒中、任何血管血运重建）	CVD 死亡、主要冠状动脉事件、非致死性卒中
一级终点变化	−17%	−6.4%
CVD 死亡	无显著性差异	无差异
全因死亡	无差异	无差异

（三）PCSK9 抑制剂

2003 年前蛋白转化酶枯草溶菌素 9（PCSK9）基因突变被首次发现与家族性高胆固醇血症有关。PCSK9 由肝合成分泌，能够降解肝细胞表面 LDL 受体，导致 LDL-C 水平升高。PCSK9 基因突变的一系列家系研究（ARIC 研究）表明，PCSK9 无功能突变的杂合子（非裔美国人）LDL-C 降低 28%，15 年内心血管事件风险下降 88%。针对这些研究结果，PCSK9 成为了高胆固醇血症治疗和心血管疾病预防的潜力靶点，外源性干预抑制其活性可能会有效降低 LDL-C 水平。现有方法主要包括反义核苷酸（ASO）、siRNA、模拟肽和单克隆抗体等技术抑制 PCSK9 作用。其中 PCSK9 的单克隆抗体是研发最快的，该物质通过阻断 PC-SK9 减少 LDL 受体降解，促进 LDL-C 代谢，从而降低 LDL-C 水平。

率先进入 3 期临床试验的 PCSK9 抑制剂有：alirocumab（赛诺菲）、evolocumab（安进 AMG145）和 bococizumab（辉瑞）。2015 年 7 月 21 日 repatha（安进 evolocumab）获得欧盟批准，成为全球首个上市的 PCSK9 抑制剂。2015 年 7 月 24 日，praluent（赛诺菲 alirocumab）成为了首个获美国 FDA 批准的 PCSK9 抑制剂药物；而 repatha 在 8 月 27 日也相继获批在美国上市。这两种注射剂均可以显著降低 LDL-C，其中 alirocumab 降脂幅度 39%～62%，evolocumab 降脂幅度 47%～56%。

alirocumab 的 3 期临床试验项目 ODYSSEY 包括 14 个临床试验，纳入了 2.3 万以上家族性高胆固醇血症或不能耐受他汀类的高风险患者。alirocumab 与依折麦布或他汀类联合用药，可以进一步显著降低 LDL-C 水平。ODYSSEY Long Term 研究结果显示，alirocumab 降低 50% 以上主要心血管不良事件（MACE）[58]。安进公司也开

展了 evolocumab（AMG145）临床研究的 PRO-FICIO 项目，包含 22 个 3 期临床试验，纳入 3 万多名受试者。PROFICIO 主要包括：RUTHER-FORD-1/2（HeFH）、DESCARTES-2（单用）、LAPLACE-2（联合他汀）、MENDEL-2（与依折麦布对比）、GAUSS-2（他汀不耐受人群）、TES-LA（HoFH）等，也取得了很好的降脂效果及临床获益。近期 OSLER（open label study of long term evaluation of evolocumab against LDL-C ran-domized trial）开放性研究纳入了既往参与 2 期与 3 期 evolocumab 临床试验的 4465 例患者，观察长期使用 evolocumab 的降脂效果及安全性。evolocumab 降 LDL-C 疗效显著，并且主要终点事件较对照组减少 53%，而不良反应发生率无异常。OSLER 研究结果进一步证实了 evolocumab 降胆固醇效果及安全性，继 ODYSSEY Long Term 研究之后，再次证实 PCSK9 抑制剂大幅度降低 LDL-C 能带来显著临床获益（见表 27-12）。

表 27-12　PCSK9 抑制剂的临床研究

研究	ODYSSEY Long Term[58]	OSLER-1/2[63]
对象	心血管高风险患者（包括杂合子 FH）	选自既往 7 项 3 期临床试验
病例数（例）	2341	4465
观察时间	78 周	11.1 个月
干预手段	alirocumab 150 mg 皮下注射，每周两次/安慰剂组	evolocumab 420 mg 皮下注射每月 1 次或 140 mg 每两周 1 次/安慰剂组
基线 TC（mg/dl）	202	202/205
TC 下降幅度（%）	−37.5	−35.1
基线 TG（mg/dl）	132/135	120
TG 变化（%）	−17.3	−12.6
LDL-C 基线水平（mg/dl）	122	120
LDL-C 下降差异（%）	−56	−58.4
LDL-C 下降最大幅度（%）	24 周时约 61.9	12 周时约 61
不良事件	无差异	无差异
注射部位反应	升高	升高
神经系统异常反应	升高（无显著差异）	升高
观察终点（一级,%）	主要不良心血管不良事件（MACE）：冠心病死亡、非致死性心肌梗死、致死或非致死性缺血性卒中及不稳定型心绞痛需住院	死亡、心肌梗死、不稳定型心绞痛、冠状动脉血运重建、卒中、短暂性脑缺血发作和慢性心力衰竭住院
一级终点变化	−48	−53
CVD 死亡	无差异	无差异
全因死亡	无差异	无差异

除此之外，辉瑞公司的 bococizumab 仍在后期临床试验（SPIRE 项目）中[64]。而礼来公司的 LY3015014 于 2016 年公布了最新研究进展[65]，其 2 期临床试验从北美、欧洲和日本招募了 527 例原发性高胆固醇血症患者，受试者随机接受不同剂量 LY3015014 的皮下注射。用药 16 周后，最高剂量组（300 mg/4 周）LDL-C 水平降幅最大达 50.5%（安慰剂组 −7.6%），且联用他汀者 LDL-C 降低更显著。虽然目前 PCSK9 抑制剂是研究热点，拥有美好的应用前景，但是其长期使用的有效性和安全性仍需要时间检验。PCSK9 抑制剂目前只有注射剂型，其全球推广使用还需要考虑到药品价格、患者的依从性以及注射针剂的不良反应。

目前调脂治疗仍基于 LDL-C 理论，因此首要目标是将 LDL-C 降至目标水平或更低。近十年他汀类药物仍将会是首选药物。在改用不同类型他汀后、强化剂量下，若血脂仍未控制，可考虑联用其他降脂药物。近几年，随着血脂代谢异常及动脉粥样硬化的研究进展，新药的研发及应用将改变未来心血管疾病的治疗策略，以取得更佳的疗效。

（彭道泉　伍　莎）

参考文献

[1] Holme I, Hjermann I, Helgeland A, et al. The Oslo Study: diet and antismoking advice. Addtional results frome a 5-year primary preventive trial in middle-aged men. Prev Med, 1985, 14 (3): 279-292.

[2] Dorr AE, Gunderson K, Schneider JC Jr, et al. Colestipol hydrochloride in hypercholesterolemic patients — effect on serum cholesterol and mortality. J Chron Dis, 1978, 31: 5-14.

[3] Lipid Research Clinics Program. The Lipid Research Clinics Coronary Primary Prevention Trial results. I. Reduction in incidence of coronary heart disease. JAMA, 1984, 251: 351-64. (No authors listed).

[4] Committee of Principal Investigators. A cooperative trial in the primary prevention of ischaemic heart disease using clofibrate. Br Heart J, 1978, 40: 1069-118 (No authors listed).

[5] Manninen V, Elo MO, Frick MH, et al. Lipid alterations and decline in the incidence of coronary heart disease in the Helsinki Heart Study. JAMA, 1988, 260: 641-51.

[6] Davey Smith G1, Pekkanen J. Should there be a moratorium on the use of cholesterol lowering drugs? BMJ, 1992, 304 (6824): 431-4.

[7] Holme I. An analysis of randomized trials evaluating the effect of cholesterol reduction on total mortality and coronary heart disease incidence. Circulation, 1990, 82: 1916-24.

[8] Coronary Drug Project Research Group. Clofibrate and niacin in coronary heart disease. JAMA, 1975, 231: 360-81.

[9] Carlson LA, Rosenhamer G. Reduction of mortality in the Stockholm Ischaemic Heart Disease Secondary Prevention Study by combined treatment with clofibrate and nicotinic acid. Acta Med Scand, 1988, 223: 405-418.

[10] Bubins HB, Bobins SJ, Collins D, et al. Gemfibrozil for the secondary prevention of coronary heart disease in men with low levels of high-density lipoprotein cholesterol. N Engl J Med, 1999, 341: 410-448.

[11] Buchwald H, Varco RL, Matts JP, et al. Effect of partial ileal bypass surgery on mortality and morbidity from coronary heart disease in patients with hypercholesterolemia: report of the Program on the Surgical Control of the Hyperlipidemias (POSCH). N Engl J Med, 1990, 323: 946-955.

[12] Shepherd J, Cobbe SM, Ford I, et al. Prevention of coronary heart disease with pravastatin in men with hypercholesterolemia. West of Scotland Coronary Prevention Study Group. N Engl J Med, 1995, 333: 1301.

[13] Major outcomes in moderately hypercholesterolemic, hypertensive patients randomized to pravastatin vs usual care: The Antihypertensive and Lipid-Lowering Treatment to Prevent Heart Attack Trial (ALLHAT-LLT). JAMA, 2002, 288: 2998.

[14] Sever PS, Dahlof B, Poulter NR, et al. Prevention of coronary and stroke events with atorvastatin in hypertensive patients who have average or lower-than-average cholesterol concentrations, in the Anglo-Scandinavian Cardiac Outcomes Trial-Lipid Lowering Arm (ASCOT-LLA): A multicentre randomised controlled trial. Lancet, 2003, 361: 1149.

[15] Colhoun HM, Betteridge DJ, Durrington PN, et al. Primary prevention of cardiovascular disease with atorvastatin in type 2 diabetes in the Collaborative Atorvastatin Diabetes Study (CARDS): multicentre-randomised placebo-controlled trial. Lancet, 2004, 364: 685.

[16] Ridker PM, Danielson E, Fonseca FA, et al. Rosuvastatin to Prevent Vascular Events in Men and Women with Elevated C-Reactive Protein. N Engl J Med, 2008, 359: 2195-207.

[17] MRC/BHF Heart Protection Study of cholesterol lowering with simvastatin in 20, 536 high-risk indi-

viduals：A randomised placebo-controlled trial. Lancet，2002，360：7.

[18] Downs JR，Clearfield M，Weis S，et al. Primary prevention of acute coronary events with lovastatin in men and women with average cholesterol levels：Results of AFCAPS/TexCAPS. Air Force/Texas Coronary Atherosclerosis Prevention Study. JAMA，1998，279：1615.

[19] Scandinavian Simvastatin Survival Study Group Randomised trial of cholesterol lowering in 4444 patients with coronary heart disease：the Scandinavian Simvastatin Survival Study（4S）. Lancet，1994，344（8934）：1383-1389.

[20] Sacks FM，Pfeffer MA，Moye LA，et al. The effect of pravastatin on coronary events after myocardial infarction in patients with average cholesterol levels. Cholesterol and Recurrent Events Trial investigators. N Engl J Med，1996，335（14）：1001-1009.

[21] The Long-Term Intervention with Pravastatin in Ischaemic Disease（LIPID）Study Group. Prevention of cardiovascular events and death with pravastatin in patients with coronary heart disease and a broad range of initial cholesterol levels. N Engl J Med，1998，339（19）：1349-1357.

[22] Collins R，Armitage J，Parish S，et al；Heart Protection Study Collaborative Group. MRC/BHF Heart Protection Study of cholesterol-lowering with simvastatin in 5963 people with diabetes：a randomised placebo-controlled trial. Lancet，2003，361（9374）：2005-2016.

[23] Shepherd J1，Blauw GJ，MurphyMB，et al. Pravastatin in elderly individuals at risk of vascular disease（PROSPER）：a randomised controlled trial. Lancet，2002，360（9346）：1623-1630.

[24] Myocardial Ischemia Reduction with Aggressive Cholesterol Lowering（MIRACL）Study Investigators. Effects of atorvastatin on early recurrent ischemic events in acute coronary syndromes：the MIRACL study：a randomized controlled trial. JAMA，2001，285（13）：1711-1718.

[25] Stroke Prevention by Aggressive Reduction in Cholesterol Levels（SPARCL）Investigators. High-dose atorvastatin after stroke or transient ischemic attack. N Engl J Med，2006，355（6）：549-559.

[26] Kjekshus J1，Apetrei E，Barrios V，et al；CORONA Group. Rosuvastatin in older patients with systolic heart failure. N Engl J Med，2007，357（22）：2248-2261.

[27] Fellström BC，Jardine AG，Schmieder RE，AURORA Study Group. Rosuvastatin and cardiovascular events in patients undergoing hemodialysis. N Engl J Med，2009，360（14）：1395-1407.

[28] Baigent C，Landray MJ，Reith C，SHARP Investigators. The effects of lowering LDL cholesterol with simvastatin plus ezetimibe in patients with chronic kidney disease（Study of Heart and Renal Protection）：a randomised placebo-controlled trial. Lancet，2011，377（9784）：2181-2192.

[29] LaRosa JC，Grundy SM，Waters DD，et al. Intensive lipid lowering with atorvastatin in patients with stable coronary disease. N Engl J Med，2005，352：1425-1435.

[30] Cannon CP，Braunwald E，McCabe CH，et al. Intensive versus moderate lipid lowering with statins after acute coronary syndromes. N Engl J Med，2004，350：1495-1504.

[31] Murphy SA，Cannon CP，Wiviott SD，et al. Reduction in recurrent cardiovascular events with intensive lipid-lowering statin therapy compared with moderate lipid-lowering statin therapy after acute coronary syndromes from the PROVE IT-TIMI 22（Pravastatin or Atorvastatin Evaluation and Infection Therapy-Thrombolysis In Myocardial Infarction 22）trial. J Am Coll Cardiol，2009，54：2358-2362.

[32] Tikkanen MJ，Szarek M，Fayyad R，et al. Total cardiovascular disease burden：comparing intensive with moderate statin therapy insights from the IDEAL（Incremental Decrease in End Points Through Aggressive Lipid Lowering）trial. J Am Coll Cardiol，2009，54：2353-2357.

[33] Tikkanen MJ，Holme I，Cater NB，et al. Comparison of efficacy and safety of atorvastatin（80 mg）to simvastatin（20 to 40 mg）in patients aged ＜65 versus ＞or＝65 years with coronary heart disease（from the Incremental DEcrease through Aggressive Lipid Lowering［IDEAL］study）. Am J Cardiol，2009，103：577-582.

[34] de Lemos JA，Blazing MA，Wiviott SD，et al. Early

intensive vs a delayed conservative simvastatin strategy in patients with acute coronary syndromes: phase Z of the A to Z trial. JAMA, 2004, 292: 1307-1316.

[35] Bowman L, Armitage J, Bulbulia R, et al. Study of the effectiveness of additional reductions in cholesterol and homocysteine (SEARCH): characteristics of a randomized trial among 12064 myocardial infarction survivors. Am Heart J, 2007, 154: 815-23, 23 el-6.

[36] Armitage J, Bowman L, Wallendszus K, et al. Intensive lowering of LDL cholesterol with 80 mg versus 20 mg simvastatin daily in 12, 064 survivors of myocardial infarction: a double-blind randomised trial. Lancet, 2010, 376: 1658-1669.

[37] Zhao SP, Yu BL, Peng DQ, et al. The effect of moderate-dose versus double-dose statins on patients with acute coronary syndrome in China: Results of the CHILLAS trial. Atherosclerosis, 2014, 233: 707-712.

[38] Baigent C, Blackwell L, Emberson J, et al. Efficacy and safety of more intensive lowering of LDL cholesterol: a meta-analysis of data from 170 000 participants in 26 randomised trials. Lancet, 2010, 376: 1670-1681.

[39] Fulcher J, O'Connell R, Voysey M, et al. Efficacy and safety of LDL-lowering therapy among men and women: meta-analysis of individual data from 174 000 participants in 27 randomised trials. Lancet, 2015, 385: 1397-1405.

[40] Arsenault BJ, Boekholdt SM, Mora S, et al. Impact of high-dose atorvastatin therapy and clinical risk factors on incident aortic valve stenosis in patients with cardiovascular disease (from TNT, IDEAL, and SPARCL). Am J Cardiol, 2014, 113: 1378-1382.

[41] Waters DD, Ho JE, DeMicco DA, et al. Predictors of new-onset diabetes in patients treated with atorvastatin: results from 3 large randomized clinical trials. J Am Coll Cardiol, 2011, 57: 1535-1545.

[42] Kohli P, Waters DD, Nemr R, et al. Risk of new-onset diabetes and cardiovascular risk reduction from high-dose statin therapy in pre-diabetics and non-pre-diabetics: an analysis from TNT and IDEAL. J Am Coll Cardiol, 2015, 65: 402-404.

[43] Randomised trial of cholesterol lowering in 4444 patients with coronary heart disease: the Scandinavian Simvastatin Survival Study (4S). Lancet, 1994,
344: 1383-1389.

[44] J Kjekshus, K Berg, T Pedersen, et al. Design and baseline results of the Scandinavian Simvastatin Survival Study of patients with stable angina and/or previous myocardial infarction. Am J Cardiol, 1993, 71: 393-400.

[45] Pedersen TR, Wilhelmsen L, Faergeman O, et al. Follow-up study of patients randomized in the Scandinavian simvastatin survival study (4S) of cholesterol lowering. Am J Cardiol, 2000, 86: 257-262.

[46] Strandberg TE, Pyorala K, Cook TJ, et al. Mortality and incidence of cancer during 10-year follow-up of the Scandinavian Simvastatin Survival Study (4S). Lancet, 2004, 364: 771-777.

[47] Heart Protection Study Collaborative Group. MRC/ BHF Heart Protection Study of cholesterol lowering with simvastatin in 20, 536 high-risk individuals: a randomised placebo-controlled trial. Lancet, 2002, 360: 7-22.

[48] Bulbulia R, Bowman L, Wallendszus K, et al. Effects on 11-year mortality and morbidity of lowering LDL cholesterol with simvastatin for about 5 years in 20, 536 high-risk individuals: a randomised controlled trial. Lancet, 2011, 378: 2013-2020.

[49] Shepherd J, Cobbe SM, Ford I, et al. Prevention of coronary heart disease with pravastatin in men with hypercholesterolemia. West of Scotland Coronary Prevention Study Group. N Engl J Med, 1995, 333: 1301-1307.

[50] Frick MH, Elo O, Haapa K, et al. Helsinki Heart Study: primary-prevention trial with gemfibrozil in middle-aged men with dyslipidemia. Safety of treatment, changes in risk factors, and incidence of coronary heart disease. N Engl J Med, 1987, 317: 1237-1245.

[51] Keech A, Simes RJ, Barter P, et al. Effects of long-term fenofibrate therapy on cardiovascular events in 9795 people with type 2 diabetes mellitus (the FIELD study): randomised controlled trial. Lancet, 2005, 366: 1849-1861.

[52] Group AS, Ginsberg HN, Elam MB, et al. Effects of combination lipid therapy in type 2 diabetes mellitus. N Engl J Med, 2010, 362: 1563-1574.

[53] Investigators A-H, Boden WE, Probstfield JL, et

al. Niacin in patients with low HDL cholesterol levels receiving intensive statin therapy. N Engl J Med, 2011, 365: 2255-2267.

[54] Group HTC, Landray MJ, Haynes R, et al. Effects of extended-release niacin with laropiprant in high-risk patients. N Engl J Med, 2014, 371: 203-212.

[55] Barter PJ, Caulfield M, Eriksson M, et al. Effects of torcetrapib in patients at high risk for coronary events. N Engl J Med, 2007, 357: 2109-2122.

[56] Schwartz GG, Olsson AG, Abt M, et al. Effects of dalcetrapib in patients with a recent acute coronary syndrome. N Engl J Med, 2012, 367: 2089-2099.

[57] Chew EY, Ambrosius WT. Update of the ACCORD Eye Study. N Engl J Med, 2011, 364: 188-189.

[58] Robinson JG, Farnier M, Krempf M, et al. Efficacy and safety of alirocumab in reducing lipids and cardiovascular events. N Engl J Med, 2015, 372: 1489-1499.

[59] Baigent C, Landray MJ, Reith C, et al. The effects of lowering LDL cholesterol with simvastatin plus ezetimibe in patients with chronic kidney disease (Study of Heart and Renal Protection): a randomised placebo-controlled trial. Lancet, 2011, 377: 2181-2192.

[60] Cannon CP, Giugliano RP, Blazing MA, et al. Rationale and design of IMPROVE-IT (IMProved Reduction of Outcomes: Vytorin Efficacy International Trial): comparison of ezetimbe/simvastatin versus simv-

astatin monotherapy on cardiovascular outcomes in patients with acute coronary syndromes. Am Heart J, 2008, 156: 826-832.

[61] Blazing MA, Giugliano RP, Cannon CP, et al. Evaluating cardiovascular event reduction with ezetimibe as an adjunct to simvastatin in 18, 144 patients after acute coronary syndromes: final baseline characteristics of the IMPROVE-IT study population. Am Heart J, 2014, 168: 205-212.

[62] Cannon CP, Blazing MA, Giugliano RP, et al. Ezetimibe Added to Statin Therapy after Acute Coronary Syndromes. N Engl J Med, 2015, 372: 2387-2397.

[63] Sabatine MS, Giugliano RP, Wiviott SD, et al. Efficacy and safety of evolocumab in reducing lipids and cardiovascular events. N Engl J Med, 2015, 372: 1500-1509.

[64] Ballantyne CM, Neutel J, Cropp A, et al. Results of bococizumab, a monoclonal antibody against proprotein convertase subtilisin/kexin type 9, from a randomized, placebo-controlled, dose-ranging study in statin-treated subjects with hypercholesterolemia. Am J Cardiol, 2015, 115: 1212-1221.

[65] Kastelein JJ, Nissen SE, Rader DJ, et al. Safety and efficacy of LY3015014, a monoclonal antibody to proprotein convertase subtilisin/kexin type 9 (PCSK9): a randomized, placebo-controlled Phase 2 study. Eur Heart J, 2016, 37 (17): 1360-1369.

第二十八章　全球血脂异常相关指南纵览

血脂异常的管理系心血管疾病尤其是动脉粥样硬化性心血管疾病（ASCVD）的防治重点。近十余年来，血脂领域相关指南频繁发布，自经典的《美国国家胆固醇教育计划成人治疗组第1次～第3次指南》（NCEP ATP Ⅰ～Ⅲ）到2014年美国国家脂质协会（NLA）《血脂管理建议》[1-4]及最新的《中国成人血脂异常防治指南（2016年修订版）》[5]等，有关血脂管理的热点问题在各指南中均有体现，包括血脂管理中目标人群的危险分层问题，血脂指标的首要靶标问题——低密度脂蛋白胆固醇（LDL-C）和非高密度脂蛋白胆固醇（non-HDL-C），首要靶标在不同危险分层的人群中的目标值问题以及实现上述目标值所需要的干预手段及措施（包括非药物以及药物干预）等，充分阐明了胆固醇管理的临床意义。而药物干预方面以循证医学证据最为充分的他汀类药物的临床应用最为重要。

一、产生背景及指南种类

事实上，无论是在欧美发达国家还是在包括中国在内的发展中国家，ASCVD都是最重要的公共卫生问题，在医疗保健花费预算中占最大比例。各种血脂异常管理指南委员会的任务是将循证证据整合入临床实践，以"推荐"的形式实现"指南指导临床实践决策"。在此背景下产生了一系列血脂相关指南，包括NCEP ATP Ⅰ～Ⅲ，2011年ESC和EAS首次联手发布的《欧洲血脂管理指南》、2013年美国心脏协会（AHA）和美国心脏病学会（ACC）联合更新了《2013 ACC/AHA降低成人动脉粥样硬化性心血管风险胆固醇治疗指南》（以下简称2013年美国胆固醇管理指南）[6]、2014年英国的《NICE指南》，2014年美

国脂质学会（NLA）发布的《血脂管理建议》，2016年ESC/欧洲动脉粥样硬化学会（EAS）《欧洲血脂管理指南》和《中国成人血脂异常防治指南（2016年修订版）》等。纵观上述主要指南，不难发现在指南制定时所纳入的研究循证证据级别有所差别，如2013年ACC/AHA发布的美国胆固醇管理指南，其制定的主要依据就是大规模的随机对照研究（RCT），而排除了大量重要的非随机研究数据。因此，在血脂异常治疗的重点和方法上，与既往血脂管理指南相比，理念上发生了巨大改变。如强调在获益人群几乎无差别化地推荐高强度他汀类药物的应用。

二、干预人群及干预靶点与靶标

众所周知，1988年和1993年美国国家胆固醇教育计划（NCEP）ATP Ⅰ制定和ATP Ⅱ更新之时，血脂管理的循证证据，尤其是他汀类药物降胆固醇治疗的循证证据尚不充分。此时，人们已经认识到高胆固醇血症对心血管疾病预后的危害，因此，ATP Ⅰ和ATP Ⅱ均推荐将LDL-C作为首要干预目标。此时指南的制定和更新多基于流行病学证据或非他汀类药物的证据。2011年ESC/EAS首次联手发布的《欧洲血脂管理指南》（以下简称"欧洲指南"）以及2014年NLA发布的《以患者为中心的血脂异常防治管理建议》（以下简称2014年NLA《血脂管理建议》）和2016年《中国成人血脂异常防治指南（2016年修订版）》则均强调了在血脂异常管理目标人群中的心血管风险的危险分层，并按照发生动脉粥样硬化危险程度分为了极高危、高危、中危、低危共四个等级。在不同指南中，有关上述四种级别的危险分

层在定义上有所差别。其中，有代表性的欧洲指南中提出了SCORE评分量表。而2013年美国胆固醇管理指南为了对患者的心血管疾病风险进行量化评估，专家组同时制定了成人心血管疾病风险评估工具，专家组以大量涉及不同种族、不同地域的团队研究数据为基础，其中包括Framingham心脏研究（FHS）、社区动脉粥样硬化风险研究（ARIC）、青年冠状动脉风险发展研究（CARDIA）及心血管健康研究（CHS），制定了新型心血管风险评分系统。风险评估方程可预测心血管疾病及卒中的发生风险，从而指导血脂异常的临床防治。而《中国成人血脂异常防治指南（2016年修订版）》则依据中国人群自己的数据制定了心血管疾病的10年和余生风险评估，体现出中国专家科学研究和自主创新的能力。

与NCEP ATP Ⅲ和《中国成人血脂异常防治指南（2016年修订版）》不同，欧洲指南对极高危人群界定更为广泛，LDL-C治疗目标值更趋严格。在NCEP ATP Ⅲ中，极高危人群包括合并危险因素的冠心病患者和急性冠脉综合征（ACS）患者，推荐的降脂目标值是LDL-C<1.8 mmol/L（70 mg/dl）或降低幅度≥40%。2007年《中国成人血脂异常防治指南》中仅有ACS和缺血性心血管病合并糖尿病两类人群属于极高危，推荐的LDL-C目标是<2.0 mmol/L（80 mg/dl）或降低幅度≥40%。《中国成人血脂异常防治指南（2016年修订版）》更新为：凡是ASCVD患者均为极高危。下列情况为高危：①LDL-C≥4.9 mmol/L或TC≥7.2 mmol/L。②糖尿病患者1.8 mmol/L≤LDL-C<4.9 mmol/L或3.1 mmol/L≤TC<7.2 mmol/L且年龄≥40岁。而在欧洲指南中，极高危人群定义为已确诊的CVD、2型糖尿病（T2DM）、1型糖尿病（T1DM）合并靶器官损害、中重度慢性肾脏病（CKD）或SCORE评分>10%的人群，极高危患者LDL-C的目标值为<1.8 mmol/L（70 mg/dl）或降低幅度≥50%。对于单个危险因素显著升高的高危患者（5%≤SCORE<10%），欧洲指南中要求LDL-C<2.6 mmol/L（100 mg/dl）；对于中危患者（1%≤SCORE评分<5%），则要求LDL-C<3.0 mmol/L（115 mg/dl）。

这与NCEP ATP Ⅲ建议的LDL-C<3.4 mmol/L（130 mg/dl）相比更为积极。而引起广泛争议的2013年美国胆固醇管理指南中提出了取消目标值的建议，理由在于目前无任何来自随机对照试验的证据支持临床上将血脂降至上述目标值，因此，2013年美国胆固醇管理指南中不再将LDL-C和非-HDL-C目标值纳入冠心病的一级预防和二级预防中，但该指南强调了针对确诊ASCVD者，不论基线LDL-C水平如何，对于<75岁的患者均应启动高强度他汀的治疗并根据他汀降低LDL-C的幅度将他汀分为高强度、中等强度以及低强度他汀，其中高强度他汀的定义即为日剂量可降低LDL-C≥50%。

有趣的是，2014年NLA《血脂管理建议》中指出，ASCVD的主要危险因素包括：①年龄（男性≥45岁，女性≥55岁）。②早发冠心病家族史（男性一级亲属<55岁，女性一级亲属<65岁）。③吸烟。④高血压。⑤低HDL-C（男性≤40 mg/dl，女性≤50 mg/dl）。⑥非-HDL-C和LDL-C升高。⑦糖尿病。高危、极高危人群包括：①ASCVD。②LDL-C≥190 mg/dl。③1型或2型糖尿病。④CKD≥3期慢性肾脏病。该血脂管理建议综合了上述指南的有关是否保留LDL-C目标值的不同意见，最终明确表示建议保留LDL-C目标值，而且根据不同危险分层所确定的LDL-C目标值与欧洲指南相同。

值得指出的是，上述各个指南均强调了针对血脂异常的非药物干预的重要性，即治疗性生活方式改善（TLC）是血脂异常管理的基础。药物干预方面，他汀类药物是基石。与NCEP ATP Ⅲ以及中国指南相比，欧洲指南继续肯定了他汀类药物在抗动脉粥样硬化中的基石地位，对于高危和极高危人群启动药物治疗的推荐更为积极。在NCEP ATP Ⅲ和《中国成人血脂异常防治指南（2016年修订版）》中，高危（冠心病、卒中、糖尿病、ACS）患者LDL-C>2.6 mmol/L（100 mg/dl）启动药物治疗，LDL-C<2.6 mmol/L（100 mg/dl）可考虑药物治疗；在欧洲指南中，极高危患者LDL-C>1.8 mmol/L（70 mg/dl）时，推荐立即启动药物治疗，即使LDL-C<1.8 mmol/L（70 mg/dl）

也可考虑药物治疗；对 ACS、MI（包括急性心肌梗死和陈旧心肌梗死）患者，无论 LDL-C 水平如何均应立即启动他汀治疗。欧洲指南中首次提出 CKD 患者是心血管疾病极高危人群。降低 LDL-C 可降低 CKD 患者的 CVD 风险，因此应当被推荐（推荐类别Ⅱa，证据等级 B）；他汀被推荐用于适度延缓肾功能减退，从而预防发展到需透析治疗的终末期肾病（推荐类别Ⅱa，证据等级 C）；鉴于他汀对病理性蛋白尿（>300 mg/d）的益处，对 2~4 期 CKD 患者应考虑使用他汀（推荐类别Ⅱa，证据等级 B）；对中重度 CKD 患者，他汀单独使用或与其他药物联合治疗应使 LDL-C<1.8 mmol/L（70 mg/dl，推荐类别Ⅱa，证据等级 C）。优先选择经肝排泄的他汀类药物。

2013 年美国胆固醇管理指南紧紧围绕对降低事件意义最大的胆固醇管理进行证据回顾，指出"谁"应该接受他汀治疗？选择哪类降胆固醇治疗的药物？采用"何种强度"的他汀治疗可以带来确切的降低 ASCVD 的获益？同时，该指南以基于 RCT 研究证据为依据，提出四类他汀获益人群：①存在临床证据的 ASCVD 患者。②原发性 LDL-C 升高≥190 mg/dl（4.9 mmol/L）的患者。③无 ASCVD 临床证据，年龄为 40~75 岁，LDL-C 为 70~189 mg/dl（1.8~4.9 mmol/L），且 10 年 ASCVD 风险≥7.5% 的患者。患有 ASCVD 的患者如果没有禁忌证或无他汀类药物相关不良事件者，均应接受高强度的他汀类药物治疗，包括瑞舒伐他汀（推荐剂量 20~40 mg/d）或阿托伐他汀（推荐剂量 80 mg/d），使 LDL-C 水平降低至少 50%；对于出现剂量相关不良反应的患者，可改为中等强度的他汀类药物治疗；LDL-C 水平≥190 mg/dl 的患者应接受高强度的他汀类药物治疗，使 LDL-C 水平降低至少 50%。无临床 ASCVD，且年龄 40~75 岁的糖尿病患者应接受至少中等强度的他汀类药物治疗，使 LDL-C 水平降低 30%~40%，如果患者经评估 10 年内 ASCVD 发病风险>7.5%，则应接受高强度他汀类药物治疗。无临床 ASCVD 或糖尿病，但 LDL-C 水平在 70~189 mg/dl 且经评估 10 年内 ASCVD 发病风险>7.5%，处于 40~75 岁之间的患者应接受中等或高强度的他汀类药物治疗。

同时，2013 年 ACC/AHA 发布的美国胆固醇管理指南强调了"以患者为中心"，该指南指出，在药物治疗前应该和患者讨论治疗目标和可减少的 ASCVD 风险及潜在的不良反应、药物相互作用和患者意愿。推荐一线抗致动脉粥样硬化胆固醇药物：中等强度和高强度他汀。如果有他汀治疗禁忌时，使用替代药物，如：胆酸螯合剂、胆固醇吸收抑制剂、贝特类、烟酸。合理的用药方法建议从中等剂量开始，必要时滴定剂量使疗效达标。如果 TG≥500 mg/dl：一线治疗使用降低 TG 药物，包括贝特类、ω-3 脂肪酸和烟酸。TG<500 mg/dl 且≥150 mg/dl、无胰腺炎史，可将他汀作为一线治疗药物。药物治疗应使非-HDL-C 和 LDL-C 低于目标值。如果患者基线胆固醇水平非常高，降脂难以达到目标值，则可将非-HDL-C 和 LDL-C 水平下降至少 50% 作为替代目标。当 LDL-C<40 mg/dl，如果能够耐受，应继续他汀治疗。如果不能达到目标值时，他汀联合二线降脂药物可以考虑，特别在高危和极高危人群中。在联合治疗前，一般应达到他汀最大耐受剂量。他汀不耐受，可以考虑减量或换用其他的他汀，或者采用替代疗法如隔天使用他汀。如果患者经上述治疗后仍不能耐受他汀，可考虑更换降脂药物种类或联合治疗。

三、指南后时代的争论与血脂进展

在指南后时代，有关血脂管理当中"指南与实践"之间的争议具体体现在以下几大方面：①2013 年美国胆固醇管理指南所基于的 RCT 证据入选患者多是欧美国家的白人和黑人，亚裔人群相对较少，而新指南更新的一级预防风险评估模式也主要是针对白人和黑人。因此，该指南声明，仅适用于美国的白人与黑人，不适用于美国定居的亚裔人群。所以，该指南的观点是否可以照搬到中国值得商榷和进一步研究。②2013 年美国胆固醇管理指南取消 LDL-C 的目标值，而代之以不同强度他汀应用于不同人群，如确诊 ASCVD 的 75 岁以下患者不论基线 LDL-C 水平如何，均推荐使用高强度他汀。该指南取消 LDL-C 目标值的主要依据是现有的随机对照研究没有提供"LDL-C 降到何种阈值以下，心血管终点事件不再减少"。然而，在 2014 年 NLA《血脂管理建议》中则建议保留 LDL-C 的目标值，认为对于存在心血管事件高风险或残余风险的极高危患者如果没有设定 LDL-C 目标值，那么临床医生可能会放弃联合用药方案以及个体化治疗方案。另外，在一级预防方面，2013 年美国胆固醇管理指南指出"10 年心血管风险＞7.5％而无 ASCVD 或糖尿病的 40～75 岁人群均有他汀指征"，这将意味着更多的患者会被处方他汀，对于终生心血管疾病风险较高的年轻人群可能有潜在益处，但同时会使得更多的符合上述条件的老年人群亦接受他汀治疗。

综上所述，我们可以从不同国家和（或）地区的血脂指南的演变中感受到人们对血脂异常这项 ASCVD 重要危险因素在防治领域的重视。同时，我们还可以从血脂指南演变中体会到血脂管理模式更趋严格，以进一步降低 ASCVD 发生发展的决心。毋庸讳言，不同国别的血脂指南之间在内容上亦存在差异和争议，但共同点仍清晰可见。结合我国国情，积极开展我国人群血脂防控模式研究，制定出具有我国特色的血脂管理指南仍需我们携手奋斗。

（李建军　吴娜琼）

参考文献

[1] Stone, N. J., Robinson, J. G., Lichtenstein, A. H.，et al. 2013 ACC/AHA guideline on the treatment of blood cholesterol to reduceatherosclerotic cardiovascular risk in adults：a report of the American College of Cardiology/American Heart Association Task Force on Practice Guidelines. *Circulation*，2014，129（25 Suppl 2），S1-S45.

[2] Ray, K. K, Kastelein, J. J, Boekholdt, S. M. The ACC/AHA 2013 guideline on the treatment of blood cholesterol to reduce atherosclerotic cardiovascular disease risk in adults：the good the bad and the uncertain：a comparison with ESC/EAS guidelines for the management of dyslipidaemias 2011. Eur Heart J，2014，35（15）：960-968.

[3] Rabar, S., Harker, M., O'Flynn, N., et al. Lipid modification and cardiovascular risk assessment for the primary and secondary prevention of cardiovascular disease：summary of updated NICE guidance. BMJ，2014，349：g4356.

[4] Anthony, D; George, P; Eaton, C. B. Cardiac risk factors：new cholesterol and blood pressure management Guidelines. FP Essent，2014，421：28-43.

[5] 中国成人血脂异常防治指南修订联合委员会. 中国成人血脂异常防治指南（2016 年修订版）. 中国循环杂志，2016，31（10）：37-940.

[6] NJ Stone，JG Robinson，AH Lichtenstein, et al. 2013 ACC/AHA Guideline on the Treatment of Blood Cholesterol to Reduce Atherosclerotic Cardiovascular Risk in Adults. Future Cardiology，2014，10（2）：149-152.

第二十九章　治疗性生活方式改变

高血压、吸烟、血脂异常、糖尿病、超重、体力活动不足、不合理的膳食以及代谢综合征等都是心血管疾病的主要危险因素[1]。2015 年《中国居民营养与慢性病状况报告》指出，中国目前成人血脂异常总体患病率高达 40.40%，而血脂异常与动脉粥样硬化性心血管疾病（arteriosclerotic cardiovascular disease，ASCVD）的风险密切相关。研究表明，低密度脂蛋白胆固醇（low density lipoprotein cholesterol，LDL-C）每下降 1.0 mmol/L 可以明显降低心血管事件的发生率约 20%[2]。因此，纠正血脂异常对于 ASCVD 的防治具有重要意义。血脂异常与不良生活方式有密切的关系，治疗性生活方式改变（therapeutic life-style change，TLC）能降低致动脉粥样硬化胆固醇水平并减少 ASCVD 的风险。研究发现，健康的饮食习惯可以降低心血管病高危患者的主要心血管事件发生率[3]。因此，对生活方式的干预应当作为血脂异常的治疗基础，无论是否使用调脂药物，都必须坚持改善不良生活方式。

一、TLC 的主要内容

TLC 是血脂异常的治疗基础。它的首要目标是降低致动脉粥样胆固醇——LDL-C 以及非高密度脂蛋白胆固醇（non-high-density lipoprotein cholesterol，non-HDL-C）。次要目标是降低其他心血管风险因子（高血压、肥胖、高血糖以及吸烟等）[4]。治疗性生活方式改变主要包括饮食结构的调整，控制体重，体力锻炼，戒烟和限制饮酒等几方面（表 29-1）。

表 29-1　生活方式改变的基本要素（2016 年《中国成人血脂异常防治指南》）

要素	建议
减少使 LDL-C 增加的营养素	
饱和脂肪酸	<总热量的 7%
膳食胆固醇	<300 mg/d
增加能降低 LDL-C 的膳食成分	
植物固醇	2~3 g/d
可溶性纤维素	10~25 g/d
总热量	调节到能够保持理想的体重或能预防体重增加
体力活动	包括足够的中等强度锻炼，每天至少消耗 200 kcal 的热量

LDL-C，低密度脂蛋白胆固醇

（一）饮食结构的调整

1. 脂类

饮食中的脂类主要由胆固醇以及脂肪酸组成。饮食中的胆固醇具有轻度的升高血清总胆固醇（total cholesterol，TC）、低密度以及高密度脂蛋白胆固醇（high density lipoprotein cholesterol，HDL-C）的作用（每日每额外摄入 100 mg 胆固醇，14 日后可使 TC、LDL-C 及 HDL-C 分别上升约 2.17 mg/dl、1.93 mg/dl、0.31 mg/dl）[5]。虽然胆固醇水平与 ASCVD 风险正相关，但胆固醇的摄入与 ASCVD 风险关系的研究目前尚存在争议。2016 年《中国成人血脂异常防治指南》与 2016 年欧洲心脏病学会和动脉粥样硬化学会发布的《血脂异常管理指南》均推荐成人每日胆固醇摄入量小于 300 mg，而 2015 年美国国家脂质协会发布的《血脂异常治疗指南》中推荐胆固醇摄入量小于 200 mg/d[4,6-7]，所以根据胆固醇与动脉粥样硬化这一明确相关的研究结果，还是建议胆固醇的摄入量相对少一点。食物中饱和脂肪酸可以明显升高血清 LDL-C 水平，伴随 HDL-C 的增加[8]。反式脂肪酸（所有含有反式双键的不饱和脂肪酸的总称，主要来源于部分氢化的植物油）升高 LDL-C 的作用与饱和脂肪酸类似，同时导致 HDL-C 的下降[3]。这两种脂肪酸均对血脂产生不利影响。一般人群每日摄入饱和脂肪酸所提供的能量应小于总能量的 10%，高胆固醇血症者摄入饱和脂肪酸所提供的能量应小于总能量的 7%。摄入反式脂肪酸所提供的能量应小于总能量的 1%[6-7]。在提供相同能量的情况下，若使用不饱和脂肪酸或碳水化合物替代饱和脂肪酸，可以降低血清 LDL-C 水平，这一作用以多不饱和脂肪酸最甚，单不饱和脂肪酸次之，碳水化合物最弱[4]。因此，脂肪摄入应优先选择富含 n-3 多不饱和脂肪酸的食物（如深海鱼、鱼油、植物油）[6]。每周应至少食用两次鱼类以补充不饱和脂肪酸的摄入[4]。

2. 糖类

升糖指数高的糖类如精制小麦面粉等，会增加血清三酰甘油（triglyceride，TG）和极低密度脂蛋白胆固醇（very low density lipoprotein cholesterol，VLDL-C）浓度，这一作用与升糖指数呈正比。糖类对 LDL-C 水平几乎没有影响，但是会降低血清 HDL-C 浓度。2016 年《中国成人血脂异常防治指南》与 2016 年欧洲心脏病学会和动脉粥样硬化学会发布的《血脂异常管理指南》均推荐每日摄入的碳水化合物占总能量的 45%～55%[6-7]。应选择富含纤维素和低升糖指数的糖类替代饱和脂肪酸，如蔬菜、豆类、水果、坚果、全谷物，其中添加糖的摄入不应超过总能量的 10%（对于肥胖和高三酰甘油血症者要求比例更低），并且每日应摄入 25～40 g 膳食纤维，其中 7～13 g 为水溶性膳食纤维[6]。

3. 功能食物

植物甾醇主要存在于蔬菜油、坚果、种子以及谷类作物中，在肠道中与胆固醇呈竞争性吸收，每日摄入 2 g 植物甾醇可以使血清 TC 及 LDL-C

降低 5%～10%，而对 HDL-C 及 TG 水平没有影响，但是需要长期监测其安全性[9]。黏性纤维如果胶、树胶等，主要存在于燕麦、大麦以及豆类植物中。它可以减少胆固醇在小肠中的吸收。每日摄入 5～10 g 黏性纤维可以使 TC 及 LDL-C 下降 5.5～11.0 mg/dl[10]，若患者能够耐受，可加量。2016 年《中国成人血脂异常防治指南》建议水溶性/黏性纤维摄入量为 10～25 g/d。值得注意的是，黏性纤维会减少类胡萝卜素的吸收，进食蔬菜与水果可以抵消这一不良作用。每日低剂量摄入 n-3 多不饱和脂肪酸（250～550 mg）可以明显降低心血管疾病病死率[11]。对于高三酰甘油血症患者，每日以药物的形式摄入 n-3 多不饱和脂肪酸 2～3 g 可以使 TG 下降 30%[7]，注意需要在医师指导下服用。

4. 可以降低 ASCVD 风险的饮食结构举例

可以减少 ASCVD 风险的饮食结构具有一些共同的特点，如强调蔬菜与水果的摄入，限制摄入饱和脂肪酸。DASH（dietary approaches to stop hypertension）饮食结构：强调对于蔬菜、水果、低脂奶及乳制品的摄入，适量摄入全谷物、家禽、海产品及坚果，少量摄入盐、红肉、加工肉及甜食。临床研究表明，DASH 饮食可以使冠心病风险降低 24%，使卒中风险降低 18%[12]。地中海饮食结构：强调摄入蔬菜、水果、坚果、全麦、初榨橄榄油，适量摄入鱼和禽类，少量摄入乳制品、红肉、加工肉以及甜食，可以随餐适量饮酒。大量临床研究证实上述饮食结构可以降低心血管疾病死亡率。一项大型 meta 分析研究发现，地中海饮食可以减少 8% 的全因死亡率以及 10% 的心血管事件[13]。

（二）控制体重

肥胖会导致 LDL-C、VLDL-C 水平升高以及 HDL-C 下降。减轻体重可以改善胰岛素抵抗。体重下降 5%～10% 可以降低血清 TG 水平约 20%[14]。每减轻 10 kg 体重可以使 LDL-C 下降 8 mg/dl[15]。应通过生活方式的改变如减少每日食物总热量（减少 300～500 kcal/d），改善饮食结构，增加体力锻炼，使超重和肥胖者体重减少 5%～10%，并长期维持，从而有利于血脂的控制并改善其他 ASCVD 风险因子[4]。

（三）体力锻炼

缺乏体力锻炼与 ASCVD 风险增加有关。运动不仅可以改善脂质代谢，还具有降血压、减轻胰岛素抵抗等作用，从而保护心血管系统。每周 200～300 min 中到高强度的运动（大于每周 2000 kcal）可以降低 LDL-C 4%～7%[16-17]。餐前适量运动可明显抑制餐后 TG 的升高[18]。每周 1500～2200 kcal 的有氧运动可以使 HDL-C 上升 3.1～6 mg/dl[19]。2016 年《中国成人血脂异常防治指南》建议每周 5～7 天，每次 30 min 中等强度的有氧运动。对于 ASCVD 患者应先进行运动负荷试验充分评估其安全性后，再进行体力锻炼[6]。

（四）戒烟

戒烟可以降低 ASCVD 风险，并明显改善 HDL-C[20]。应当完全戒烟并避免吸入二手烟。建议戒烟门诊医生使用 5A 法帮助患者戒烟，即：询问（Ask）——了解患者是否吸烟，建议（Advise）——强化吸烟者的戒烟意识，评估（Assess）——明确吸烟者戒烟的意愿，辅导（Assist）——帮助吸烟者戒烟，安排（Arrange）——吸烟者开始戒烟后，应安排长期随访，随访时间至少 6 个月。

（五）限制饮酒

酒精的摄入与 TG 水平呈 J 型曲线关系，大量摄入酒精会明显升高 TG 水平[7]。对于有饮酒习惯的患者，适量饮酒（男性每天 20～30 g 乙醇，女性每天 10～20 g 乙醇）是可以接受的，不会升高血清 TG 浓度。而对于高三酰甘油血症患者，应尽量减少饮酒甚至完全戒酒。对于 TG 水平极高（≥500 mg/dl）的患者应完全戒酒[7]。

二、生活方式的评估

为了更好地对患者的生活方式进行干预，首诊时，医生通过询问和检查了解患者的饮食结构

（是否进食过多升高 LDL-C 的食物）、BMI 指数（是否肥胖）、体力锻炼总量（是否缺乏运动）、吸烟和饮酒等情况，对患者的生活方式予以评估，给予相应生活方式改变的建议。同时可使用高脂血症患者膳食评估表（表 29-2），对患者的饮食结构进行更深入的评估，以便于指导下一步的干预[21]。

表 29-2　高脂血症患者膳食评估表（2007 年《中国成人血脂异常防治指南》）

项目	评分
1. 您近一周吃肉是否＜75 g/d　0＝否　1＝是	□
2. 您吃肉的种类　0＝瘦肉　1＝肥瘦肉　2＝肥肉　3＝内脏	□
3. 您近一周吃鸡蛋的数量　1＝0～3 个/周　2＝4～7 个/周　3＝7 个以上/周	□
4. 您近一周吃煎炸食物（油饼、油条、炸糕等）的数量　0＝未吃　1＝1～4 次/周　2＝5～7 次/周　3＝7 次以上/周	□
5. 您近一周吃奶油糕点的次数　0＝未吃　1＝1～4 次/周　2＝5～7 次/周	□
评分总和	□

注：按实际情况在□里填数"0"或"1"，总分＜3 为合格；总分 3～5 为轻度膳食不良；总分＞6 为严重膳食不良

三、TLC 的实施方案与血脂检测

低中危 ASCVD 风险者，在启动降脂药物治疗前，需要先进行至少 3 个月的 TLC（有条件者可以咨询营养师调整饮食方案以及咨询运动专家制定合适的运动方案）3 个月后检测血脂水平，若已达标，则继续 TLC 治疗，并每 4～12 个月复查。若未达标，则应强化生活方式干预，并在食物中添加植物甾醇（2 g/d）以及黏性纤维（5～10 g/d），3 个月后若血脂达标，则继续强化 TLC 治疗，每 4～12 个月复查，若血脂仍不达标，则考虑启动药物治疗。而高危与极高危 ASCVD 风险者，TLC 和药物治疗可同时进行[7]。

四、提高患者对 TLC 的依从性

TLC 不仅可以改善血脂，也可以降低

ASCVD 风险。然而若不能坚持，TLC 带来的益处将不复存在。在日常生活中，如何提高患者的依从性对于医生及患者都是一个挑战。通过一些措施如建议患者之间建立治疗联盟，让患者充分了解生活方式改变对降脂和预防心血管疾病的影响，帮助患者建立自信并消除抵抗情绪，协调相关专家（专业营养师和运动专家）制定个体化的患者治疗方案，对患者进行敦促指导，定期对患者进行随访等，能有助于提高患者的依从性，从而达到降脂的最大效果。同时医生应具备评估缺血性心血管危险、评估膳食是否合理、制定和解释治疗计划的能力。

五、总结

TLC 是血脂异常的治疗基础，从低危至极高危的 ASCVD 风险者均应启用 TLC。长期坚持 TLC 可以有效改善血脂并大大缩减治疗成本。

（董　玢　董吁钢）

参考文献

[1] 陈伟伟，高润霖，刘力生，等.《中国心血管病报告 2015》概要. 中国循环杂志，2016，31：521-528.

[2] Cholesterol Treatment Trialists' (CTT) Collaboration, Fulcher J, O'Connell R, et al. Efficacy and safety of LDL-lowering therapy among men and women：meta-analysis of individual data from 174 000 participants in 27 randomised trials. Lancet, 2015, 385：1397-405.

[3] Estruch R, Ros E, Salas-Salvadó J, et al. Primary prevention of cardiovascular disease with a Mediterranean diet. N Engl J Med, 2013, 368：1279-1290.

[4] Jacobson TA, Maki KC, Orringer CE, et al. National Lipid Association Recommendations for Patient-Centered Management of Dyslipidemia：Part 2. J Clin Lipidol, 2015, 9：S1-122.

[5] Weggemans RM, Zock PL, Katan MB. Dietary cholesterol from eggs increases the ratio of total cholesterol to high-density lipoprotein cholesterol in humans：a meta-analysis. Am J Clin Nutr, 2001, 73：885-891.

[6] 诸骏仁，高润霖，赵水平，等. 中国成人血脂异常防治指南（2016 年修订版）. 中国循环杂志，2016，10：937-953.

[7] Catapano AL, Graham I, De Backer G, et al. 2016 ESC/EAS Guidelines for the Management of Dyslipidaemias. Eur Heart J, 2016, 37：2999-3058.

[8] Mensink RP, Zock PL, Kester AD, et al. Effects of dietary fatty acids and carbohydrates on the ratio of serum total to HDL cholesterol and on serum lipids and apolipoproteins：a meta-analysis of 60 controlled trials. Am J Clin Nutr, 2003, 77：1146-1155.

[9] Katan MB, Grundy SM, Jones P, et al. Efficacy and safety of plant stanols and sterols in the management of blood cholesterol levels. Mayo Clin Proc, 2003, 78：965-978.

[10] Brown L, Rosner B, Willett WW, et al. Cholesterol-lowering effects of dietary fiber：a meta-analysis. Am J Clin Nutr, 1999, 69：30-42.

[11] Mozaffarian D, Rimm EB. Fish intake, contaminants, and human health：evaluating the risks and the benefits. JAMA, 2006, 296：1885-1899.

[12] Fung TT, Chiuve SE, McCullough ML, et al. Adherence to a DASH-style diet and risk of coronary heart disease and stroke in women. Arch Intern Med, 2008, 168：713-720.

[13] Sofi F, Macchi C, Abbate R, et al. Mediterranean diet and health status：an updated meta-analysis and a proposal for a literature-based adherence score. Public Health Nutr, 2014, 17：2769-2782.

[14] Miller M, Stone NJ, Ballantyne C, et al. Triglycerides and cardiovascular disease：a scientific statement from the American Heart Association. Circulation, 2011, 123：2292-2333.

[15] Dattilo AM, Kris-Etherton PM. Effects of weight reduction on blood lipids and lipoproteins：a meta-analysis. Am J Clin Nutr, 1992, 56：320-328.

[16] Durstine JL, Grandjean PW, Davis PG, et al. Blood lipid and lipoprotein adaptations to exercise：a quantitative analysis. Sports Med, 2001, 31：1033-1062.

[17] Leon A, Sanchez O. Response of blood lipids to exercise training alone or combined with dietary intervention. Med Sci Sports Exerc, 2001, 33：S502-S515.

[18] Freese EC, Gist NH, Cureton KJ. Effect of prior exercise on postprandial lipemia：an updated quantita-

tive review. J Appl Physiol，2014，116：67-75.

[19] Kraus WE，Houmard JA，Duscha BD，et al. Effects of the amount and intensity of exercise on plasma lipoproteins. N Engl J Med，2002，347：1483-1492.

[20] Maeda K，Noguchi Y，Fukui T. The effects of ces-

sation from cigarette smoking on the lipid and lipoprotein profiles：a meta-analysis. Prev Med，2003，37：283-290.

[21] 中国成人血脂异常防治指南制订联合委员会. 中国成人血脂异常防治指南. 中华心血管病杂志，2007，5：390-419.

第三十章　限制食物来源胆固醇的争议与共识

《中国居民膳食指南》前言中有一段经典的三字经："民以食，为之天；食以养，为之先。饮和食，学匪浅；最权威，看指南。昔内经，称经典；论食饮，有妙言。五谷者，宜为养；若失豆，则不良。五畜者，适为宜；如过量，害匪浅"。美国政府也每隔五年都会发布新版本的《美国居民膳食指南》，它是指导老百姓如何饮食的"参考书"，是每个家庭，甚至是营养学家们的必备之书。膳食指南的目的就是要指导公民如何健康饮食和均衡营养，提升全民健康水平，同时也指导食品公司在产品包装上提供必要的营养信息或建议[1]。

长期以来，胆固醇一直被认为是引起心脑血管疾病的重要原因[2]，"每天吃蛋黄不要超过一个"的说法便是由于担心过量食用蛋黄容易引起高胆固醇血症，继而导致心脑血管疾病的发生。从1977年以来，《美国居民膳食指南》中的六项核心要点之一就是控制每日胆固醇摄入量少于300 mg。2016年1月7日美国卫生与公众服务部、农业部联合发布了《2015—2020年美国居民膳食指南》[3]。与2010年版相比，新指南不再限制膳食胆固醇摄入，引发了广泛的讨论。

一、胆固醇参与人体多种生理功能

胆固醇又称胆甾醇，是一种环戊烷多氢菲的衍生物。早在18世纪人们已从胆石中发现了胆固醇，1816年化学家本歇尔将这种具有脂类性质的物质命名为胆固醇。胆固醇广泛存在于动物体内，几乎所有的组织都含有胆固醇，只是量的多少不同，以脑及神经组织中最为丰富，在脾、肾、皮肤、肝和胆汁中含量也高。胆固醇溶解性与脂肪

类似，不溶于水，易溶于乙醚、氯仿等溶剂。

胆固醇是动物组织细胞所不可缺少的重要物质，它不仅参与形成细胞膜，还是合成胆汁酸、维生素D以及甾体激素的原料。胆固醇经代谢还能转化为胆汁酸、类固醇激素、7-脱氢胆固醇，而7-脱氢胆固醇经紫外线照射就会转变为维生素D_3，所以胆固醇并非是对人体有害的物质。

胆固醇绝大部分在肝中合成，参与调节体内许多生理活动：进行人体细胞修复、参与细胞膜和神经纤维的组成、合成维生素D以维持骨骼健康、促进脂肪的消化、有助于血管壁的修复和保持完整调节。胆固醇是与身体功能密切相关的多种激素（例如糖皮质激素、醛固酮、雌激素及雄激素等）的前体物质。因此，胆固醇对于人类来说是非常重要的。

二、饮食中胆固醇对于血液胆固醇浓度的影响

胆固醇在血液里存在于脂蛋白中，其存在形式包括高密度脂蛋白胆固醇、低密度脂蛋白胆固醇、极低密度脂蛋白胆固醇几种。在血中存在的胆固醇绝大多数都是和脂肪酸结合的胆固醇酯，仅有10%不到的胆固醇是以游离态存在的。血液中胆固醇含量每分升在140～199 mg之间，是比较正常的胆固醇水平。

血液中胆固醇升高是导致动脉粥样硬化、冠心病等疾病发生的主要病因之一[2,4]。控制血液中胆固醇水平可有效预防动脉粥样硬化，因而很多人因为怕胆固醇高而放弃含有人体所必需的多种营养素的蛋黄等食物。事实上，饮食中的胆固醇

与血液中的胆固醇是不能画等号的。越来越多的医学研究结果表明，对血中胆固醇水平调控的复杂程度远远超过人们的想象，增加饮食胆固醇对于血液中胆固醇含量并不构成重要影响。

很多人误以为高胆固醇是"吃出来"的，但实际上对于胆固醇的产生，食物摄入只是其中的一种途径，人体内大部分的胆固醇是自身合成的。胆固醇有两个主要来源，一个是身体内自己生产的，另一个则从食物中来。正常人每天膳食中约含胆固醇300～500 mg，主要来自动物内脏、奶油、蛋黄及肉类。植物性食品不含胆固醇，而含植物固醇如β谷固醇、麦角固醇等，它们不易为人体吸收，摄入过多还可抑制胆固醇的吸收。如一个体重70 kg的成年人，体内大约有胆固醇140 g，每日大约更新1 g，其中约多数在体内代谢产生，经膳食摄入的胆固醇仅占体内合成胆固醇的1/7～1/3。每人每日从食物中摄取胆固醇200 mg即可满足身体需要。胆固醇的吸收率只有30%，随着食物胆固醇含量的增加，吸收率还要下降，200 mg大约相当于1个鸡蛋中的胆固醇含量或3～4个鸡蛋的胆固醇吸收量。

三、饮食中胆固醇的危害

一直以来，限制膳食胆固醇的摄入被认为是预防心脑血管疾病的重要措施。那么，为什么《2015—2020年美国居民膳食指南》放松了对胆固醇的限制？虽然高胆固醇食物（如动物内脏、蛋黄、动物脑、动物油脂、蟹黄、蟹膏等）一直被认为是增加心脑血管疾病风险的因素之一，但近年来的科学研究并没有发现这两者之间明确的因果关系。最新研究表明，在健康人群中，胆固醇的摄入量与血浆胆固醇水平或临床心血管事件并无明显相关性。近年来6项与膳食脂肪、胆固醇水平和心脏病等要素相关的临床试验，均没有发现低脂饮食能够减少心脏病导致的死亡或者其他任何原因的死亡[1-2]。甚至在一个临床试验中将膳食饱和脂肪控制到10%的一组受验者因心脏病或其他原因导致的死亡率反而增高。而最新的研究显示，用糖类代替饱和脂肪不仅不会降低心血

管风险，还不可避免地减少了对健康有益的不饱和脂肪的摄入。

由于一直缺少明确的研究证据证明限制膳食胆固醇摄入的好处，以及人体产生的胆固醇往往比饮食中蕴含的多得多这一事实，新的美国居民膳食指南不再视胆固醇为"过度摄入需要注意的营养成分"。但该指南没有否认血中胆固醇和心脑血管疾病的关系，这项改动并非说明胆固醇完全无害，只是认为其危害性不足以对之加以限制，胆固醇仍然是心脑血管健康的潜在威胁之一。多项大型试验表明降低胆固醇水平明确有益于降低心脑血管疾病的风险，能够降低胆固醇水平的他汀类药物已令成千上万患者受益[2]。

膳食胆固醇的吸收及其对血脂的影响，因每个人的遗传和代谢状态而存在较大的个体差异。部分人胆固醇摄入量高时还反而抑制自身胆固醇的合成，胆固醇摄入量不会直接反映在血胆固醇水平。迄今为止，仍然无法制定人体的胆固醇可耐受最高摄入限量。新的美国居民膳食指南既没有将总脂肪列为营养不良因素，也未建议限制其摄入量。该指南指出减少总脂肪摄入量（用糖类替代）不能降低心血管疾病风险。

就胆固醇而言，高胆固醇血症与冠心病发病密切相关的证据确凿，而饮食中胆固醇的摄入会对循环中胆固醇水平产生很大的影响。有专家指出，"虽然新指南制定者认为过量胆固醇摄入是有害的，但是由于缺乏研究证据支持300 mg/d这一上限，所以取消这一建议。由此看来，不能将此举误解为"过多摄入胆固醇无害""如果您不喜欢吃降脂药，那就不要过多吃高胆固醇食物"。但饮食中胆固醇需要控制到哪个程度，也就是具体每天限量多少才不会产生额外的健康风险，现在尚无统一的结论[1-2]。

也有专家指出，虽然血中胆固醇的含量并非是单纯通过饮食摄入，膳食中的胆固醇不是血中胆固醇升高的主要原因，血中的胆固醇高还取决于运动量等，但对于本身胆固醇高又缺乏运动的人来说，膳食中胆固醇的影响也是不可小觑的。由于每个个体的吸收、代谢情况不尽相同，有的人不能代谢过多的胆固醇，使胆固醇沉积在血管

中，久而久之，形成动脉粥样硬化斑块，心脑血管疾病患病风险增加。此外，高胆固醇食品中，含有的其他不利于健康的成分也多，如高饱和脂肪、高反式脂肪、高精制糖等，所以对富含高胆固醇的食品还是应该有摄入量的限制。

四、食物中的饱和脂肪酸

高胆固醇血症是动脉粥样硬化的主要原因之一。但血管里的胆固醇主要来源并不是食物，而是肝。肝合成胆固醇的主要原料是饱和脂肪酸，而不是肠道吸收食物中的胆固醇。多数食物中的脂肪酸，尤其是饱和脂肪酸，比食物中的胆固醇对血胆固醇水平影响更大。一般来说，动物性脂肪如牛油、奶油和猪油比植物性脂肪含饱和脂肪酸多。

虽然新的美国居民膳食指南取消了对于胆固醇的限制，但并不代表可以肆意地摄入高胆固醇食物，因为高胆固醇食物往往也是高脂肪食物，预防心脑血管疾病需要限制饱和脂肪，重要的是要限制动物性食品的摄入[3-4]。随着经济发展，我国居民食用动物性食物消耗量也逐年增加，肥肉、动物内脏和荤油是高脂肪食物，摄入过多引起肥胖，增加心脑血管疾病发生风险。《中国居民膳食指南》建议成年人每日摄入量：鱼虾类 50～100 g（1～2 两），畜禽肉类 50～75 g（1～1.5 两），1 个鸡蛋，植物油 30 g。

来自美国塔夫茨大学傅莱曼营养科学与政策学院的 Mozaffarian 博士指出，对总脂肪的限制制约了膳食的合理调整，加剧了不良低脂食物、精加工食物和添加糖的摄入，限制了餐馆和食品加工厂对富含健康脂肪产品的供应。因此，应尽快告知公众，限制总脂肪不会带来明显的健康获益，而增加健康脂肪的摄入益处颇多[1]。

虽然新的美国居民膳食指南认为摄入胆固醇与心脏病之间没有证据表明有"可预见的相关性"，不再限定胆固醇摄入量，但仍然建议少摄入饱和脂肪酸。早些年的报告建议饱和脂肪酸的摄入量限制在总胆固醇摄入量的 10% 以内。美国膳食指南咨询委员会、美国心脏协会、美国心脏病学院一致认为，减少饱和脂肪的摄入可以降低人群中的心血管疾病风险，将饮食中饱和脂肪的摄入量从供热量的 14% 降至 5%～6%，可显著降低低密度脂蛋白胆固醇水平，并降低冠心病的发病率。此次新指南将营养建议的重点放在优化膳食脂肪的类型而不是减少总摄入量。甚至在肥胖的预防中也不建议限制总脂肪摄入量，而应将重点放在健康膳食上，包括摄入更多的蔬菜、水果、全谷食物、海产品、豆类和奶制品，并减少肉类、含糖食物或饮料以及细粮的摄入。

五、红肉和加工肉制品

红肉指的是在烹饪前呈红色的肉，如猪肉、牛肉、羊肉、兔肉等哺乳动物的肉都是红肉。红肉的颜色源于哺乳动物肉中含有的肌红蛋白。而鸟类（鸡、鸭、鹅等）、鱼、爬行动物、两栖动物、甲壳类动物（虾、蟹等）或贝类（牡蛎、蛤蜊等）等非哺乳动物的肉都不是红肉，可以算作白肉。

红肉的特点是肌肉纤维粗硬，脂肪含量较高，尤其是饱和脂肪酸含量高于白肉。其中猪肉的脂肪含量最高，羊肉次之，牛肉最低。即使是瘦肉中，依然有相当的脂肪含量，例如瘦猪肉的脂肪含量为 6.2%，瘦羊肉为 3.9%，瘦牛肉为 2.3%。事实上，饱和与不饱和脂肪酸含量是相对的，几乎所有天然食品都同时含有两者。世界卫生组织建议饱和脂肪酸提供的能量占总能量的比例不得超过 10%，故适量摄入红肉是允许的。但目前我国居民肉类摄入仍以猪肉为主，猪肉脂肪含量较高，饱和脂肪酸较多，不利于心脑血管疾病、超重、肥胖等疾病的预防，因而应降低猪肉摄入比例，提倡吃瘦肉，尤其是瘦牛肉。

然而未加工的红肉与心脏病及 2 型糖尿病之间不存在关联性。红肉中富含矿物质尤其是铁、锌，并且容易被人体所吸收、利用，还有丰富的蛋白质、维生素（B_1、B_2、A、D）、微量元素、优质蛋白、健康脂肪等人体和大脑健康必不可少的营养[5]。但是加工肉食的确不利于健康，如高温油炸等过度烹饪，其危害与肉本身无关。新的美国居民膳食指南建议减少红肉和加工肉制品的摄入，同时在脚注中指出：瘦肉是健康饮食的一部分。北美肉食研究所对报告提出了批评，指出瘦肉的益处应该突出宣传，而不是仅仅在脚注中出现。

六、"餐桌上的定时炸弹"——反式脂肪酸

反式脂肪酸（trans fatty acids，TFA）又名反式脂肪，主要来源是部分氢化处理的植物油。部分氢化油具有耐高温、不易变质、存放久等优点，在人造奶油、焙烤食品、油炸食品、代可可脂、植物奶油、人造黄油等食品中使用比较普遍。饮食中反式脂肪酸的摄入量与缺血性心脑血管疾病的发生有着密切的关系。过多摄入反式脂肪酸可使血胆固醇增高，从而增加心脑血管疾病发生的风险[6]。

中国卫生部（现国家卫生和计划生育委员会）于2011年10月12日发布了编号为GB28050—2011的国家标准，限制反式脂肪酸的使用。2015年6月16日，美国食品和药物管理局宣布，将在3年内完全禁止在食品中使用人造反式脂肪，以助降低心脑血管疾病的发病率。日常生活中应当严格限制反式脂肪酸摄入，最好做到不食用。

七、如何面对食物中的胆固醇

新的美国居民膳食指南对于每天摄入的胆固醇上限，或者是每天可以吃多少个鸡蛋，专家组没有给出建议。而这一结论也困惑了老百姓，面对胆固醇我们到底该怎样吃呢？新指南只是建议不用去刻意限制胆固醇，并没有鼓励过多摄入含有胆固醇的食物。从国家层面上推出的膳食指南属于卫生政策层面，它首要的目的是要逐步纠正目前最突出的膳食问题。膳食指南里的一些建议不如临床指南要求那么严苛，对所谓"最理想吃法"有一定的变通或者妥协。

《2015—2020年美国居民膳食指南》仅仅是针对公众的健康饮食建议，不是疾病的诊疗指南。对于广大的心脑血管疾病患者，特别高胆固醇血症患者，降低胆固醇以预防心脑血管疾病，仍旧是重要的预防手段。美国心脏病协会目前依然建议低脂饮食：总脂肪应占每日饮食总热量摄入的25%或35%，饱和脂肪更应该低于7%[2]。

目前食物来源胆固醇对心脑血管疾病的影响尚无定论。或许在研究结果更加明朗化之前，公众尽可能遵循"地中海饮食"是一个可选择的方案。"地中海饮食"富含各种瓜果蔬菜，以及健康脂肪如橄榄油、鱼类、五谷杂粮、坚果和豆类。现也用"地中海饮食"代指有利于健康的，简单、清淡以及富含营养的饮食。目前研究表明选择"地中海饮食"的心脏病高危人群发病较其他饮食方式的人群少[7]。

（全小庆　张存泰）

参考文献

[1] DeSalvo KB. Public Health 3.0：Applying the 2015—2020 dietary guidelines for Americans. Public Health Rep，2016，131：518-521.

[2] Van Horn L，Carson JA，Appel LJ，et al. Recommended dietary pattern to achieve adherence to the American Heart Association/American College of Cardiology（AHA/ACC）Guidelines：a scientific statement from the American Heart Association. Circulation，2016，134：505-529.

[3] ODPHP. Dietary guidelines for Americans 2015-2020. https：//health. gov/dietaryguidelines/2015/guidelines/.

[4] Clayton ZS，Fusco E，Kern M. Egg consumption and heart health：A review. Nutrition，2017，37：79-85.

[5] Noriega KE，Lindshield BL. Is the inclusion of animal source foods in fortified blended foods justified? Nutrients，2014，6：3516-3535.

[6] Hendry VL，Almiron-Roig E，Monsivais P，et al. Impact of regulatory interventions to reduce intake of artificial trans-fatty acids：a systematic review. Am J Public Health，2015，105：32-42.

[7] Cubillos L，Estrada Del Campo Y，Harbi K，et al. Feasibility and acceptability of a clinic-based mediterranean-style diet intervention to reduce cardiovascular risk for hispanic Americans with Type 2 diabetes. Diabetes Educ，2017，43：286-296.

第三十一章　摄入反式脂肪酸与心血管疾病风险

心血管疾病已成为全球流行的主要慢性疾病，饮食和生活方式不当为已知的危险因素之一。鉴别有心血管保护或心血管疾病风险的食物，以及理解其作用分子机制的重要性日益增加。大量流行病学证据表明反式脂肪酸（trans fatty acids，TFA）摄入与动脉粥样硬化等多种心血管疾病相关，但其机制尚未完全明确，本文将讨论 TFA 对心血管疾病的影响。

一、TFA 的来源

脂肪酸是一类羧酸化合物，由碳氢组成的烃类基团连接羧基所构成。脂肪酸分子可以是饱和的，即所有碳原子以单键相互连接，在室温下是固态。当链中碳原子以双键连接时，为不饱和脂肪酸。当一个双键形成时，这个链存在两种形式：顺式和反式。顺式键形成的不饱和脂肪酸于室温下是液态，如植物油；反式键形成的不饱和脂肪酸，即 TFA，在室温下是固态。人工合成和天然来源的 TFA 的结构不同。生物来源的是 18 碳-多不饱和脂肪酸，主要是油酸（11-trans 18：1）和共轭亚油酸（11-trans 18：2）。化学氢化法主要是凝油脂酸（9-trans 18：1）。我们通常摄入人工合成的 TFA 远多于天然来源的。在一些奶油中，人造 TFA 的浓度高达 40%，而天然来源的只有 6%。

人类使用的 TFA 主要来自经过部分氢化的植物油。"氢化"是 20 世纪初发明的食品工业技术，食用油的氢化处理是由德国化学家威廉·诺曼发明并于 1902 年取得专利。1909 年美国宝洁公司取得此专利的美国使用权，并于 1911 年开始推广。氢化植物油与普通植物油相比更加稳定，呈固体

状态，可以使食品外观更加好看，口感松软；与动物油相比价格更低廉，上架时间更长，而且在 20 世纪早期，人们认为植物油比动物油更健康，用便宜而且"健康"的氢化植物油代替动物油脂在当时被认为是一种进步。

自然界也存在 TFA，当不饱和脂肪酸被反刍动物（如牛）消化时，脂肪酸在动物胃中被细菌部分氢化。牛奶、乳制品、牛肉和羊肉的脂肪中都能发现 TFA，占 2%～9%。鸡和猪也通过饲料吸收 TFA，TFA 因此进入猪肉和家禽产品中。日常生活中，含有 TFA 的食品很多，诸如蛋糕、糕点、饼干、面包、印度抛饼、沙拉酱、炸薯条、炸薯片、爆米花、巧克力、冰淇淋、蛋黄派、奶茶等，凡是松软香甜、口味独特的含油（植物奶油、人造黄油等）食品，都含有 TFA。

二、TFA 与心血管风险

近年来许多研究表明 TFA 通过不同途径增加了心血管疾病风险，如影响血压、血脂代谢和内皮功能等。食物中的 TFA 与冠心病和心肌梗死有明显的相关性[1]。冠心病患者脂肪组织中 TFA 水平增高。1993 年里程碑式的美国护士健康研究（Nurses' Health Study）在调整了年龄和总体能量摄入后，TFA 摄入最高四分位数人群比最低四分位数人群的冠心病风险高 1.5 倍（$P < 0.001$），表明增加的 TFA 摄入与增加的心血管疾病风险相关。波士顿健康研究（Boston Health Study）也得到类似的结果。Mozaffarian 等进行的一项 meta 分析表明 2% 的完全从 TFA 来源的能量增加（相当于 2000 cal 标准饮食中的 4 g）与心血管疾病风

险增加 23% 相关。这项结果表明 TFA 明显增加了不良心血管事件的发生。

挪威郡县研究（Norwegian Counties Study）是一项包括人群饮食脂肪摄入数量、来源详细信息的大型队列研究。调查了不同来源的 TFA 与心血管疾病的相关性，包括蔬菜油（hydrogenated vegetable oils，PHVO）来源、脱氢鱼油（partially hydrogenated fish oils，PHFO）来源和反刍动物来源脂肪（ruminant fat，rTFA）与心血管死亡、冠心病、脑血管病和猝死风险的相关性。在 1974—1988 年间，共纳入 71 464 人，随访至 2007 年，采用 Cox 回归分析评估风险比（hazard ratios，HR）和 95% 置信区间（CI）。TFA 来源的能量与其他来源如糖类或不饱和脂肪酸进行多变量分析。随访结束时，3870 例死于心血管疾病，2383 例死于冠心病，732 例死于脑血管疾病，243 例猝死。结果发现，PHVO 来源的 TFA 冠心病的 HR 1.23（95% CI 1.00，1.50），脑血管病的 HR 0.65（95% CI 0.45，0.94）；PHFO 来源的 TFA 冠心病的 HR 1.14（95% CI 1.03，1.26），脑血管病 HR 1.32（95% CI 1.19，6.25）。男性 rTFA 摄入无明显猝死风险。这项研究表明，无论何种来源的 TFA 摄入，均增加了心血管疾病的风险。PHVO 来源的 TFA 是否可以减少脑血管病风险还需进一步调查[2]。

Miranda 等调查了 2 个独立的队列，评估美国老人（来自于心血管健康研究，Cardiovascular Health study，年龄 72 岁 ± 5 岁，1989—1995 年）和年轻的葡萄牙人（Porto，年龄 19 岁 ± 2 岁，2008—2010 年）总 TFA 摄入，以及 TFA 18:1 亚型、TFA 18:2 亚型是否独立地与心率变异性相关。结果表明 TFA 18:2 亚型摄入对老年人和年轻人的心率变异性均有不利的影响，增加了心律失常的风险。而 TFA 18:1 亚型则对老年人的心率变异性有好的影响，其潜在的机制还需进一步研究[3]。

Tokede 等采用前瞻性巢式病例对照设计，从医师健康研究（Physicians' Health Study）中分别选取 788 例男性心力衰竭患者和对照组进行前瞻性队列分析，评估血浆和膳食 TFA 与心力衰竭、冠心病的关系。研究发现，血浆 TFA 18:2 水平与心力衰竭风险呈负相关，这可能与 TFA 18:2 的抗炎作用有关，而血浆 TFA 16:1 和 18:1 与心力衰竭的风险无相关性。另外，膳食 TFA 摄入与心力衰竭或冠心病的发生也无相关性[4]。

我国上海生命科学院调查了中国 3107 例北京和上海城市与乡村的男性及女性（50～70 岁）TFA 生物标志物和 2 型糖尿病、心血管疾病风险的关系。结果发现：总 TFA 及其两种异构体 18:1 和 18:2 占红细胞总体脂肪酸的 0.37%。女性 TFA 浓度更高，城市居民高于农村居民。在调整了体重指数、社会人口因素、生活方式、饮食因素后，红细胞 TFA 18:1 亚型显示与更低的 2 型糖尿病风险（OR 0.68；95% CI 0.48，0.97；$P=0.002$）相关，并降低了 20%～50% 向心性肥胖、血脂异常、高血糖、胰岛素抵抗和慢性炎症的风险。与之对照的是，TFA 18:2 则与高三酰甘油（$P<0.001$）和 LDL-C（$P=0.003$）呈正相关，但不与糖尿病和其他心血管代谢风险因素相关。结论是中国中老年人群红细胞 TFA 水平总体较低，trans-18:1 可作为饮食中 TFA 摄入的生物标志物，其与更低的 2 型糖尿病风险相关，而更高的 trans-18:2 水平则与血脂异常相关[5]。

TFA 与心血管风险至少部分归因于对脂蛋白包括低密度脂蛋白（low-density lipoprotein，LDL-C）、高密度脂蛋白（high density lipoprotein，HDL-C）和炎症机制的影响。一项 meta 分析纳入 60 例临床研究，包括 1672 例自愿者，调查了不同食物中脂肪和碳水化合物对血脂的影响（图 31-1）。这项研究报告了当 1% 的碳水化合物来源的能量被 TFA 替代时，总胆固醇/HDL-C 比值（0.022，$P<0.05$，图 31-1A）和 LDL-C 水平改变（0.04 mmol/L，$P=0.002$，图 31-1B）均明显增加。当 1% 的碳水化合物被饱和脂肪酸替代时，导致了 LDL-C 略增加（0.032 mmol/L），但总胆固醇/HCDL-C 比值无改变。当 1% 的碳水化合物来源的能量被单不饱和脂肪酸、多不饱和脂肪酸替代时，则与减少的总胆固醇/HDL-C 比值和 LDL-C 水平改变相关。重要的是，图 31-1 显示与其他脂肪如饱和脂肪均可增加 HDL-C 水平相比，TFA 不能改变 HDL-C

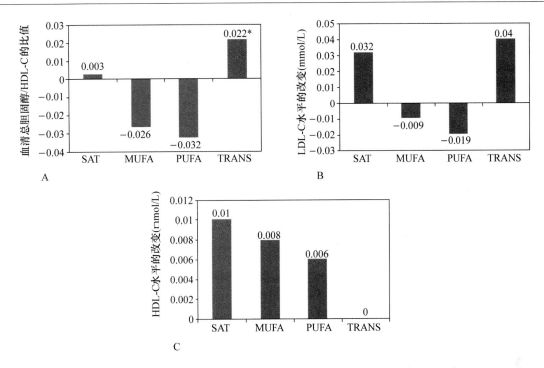

图 31-1　TFA 与其他类型脂肪（包括脂肪）比较，HDL-C 的水平无改变

当 1% 的碳水化合物被饱和脂肪酸（SAT）、单不饱和脂肪酸（MUFA）、多不饱和脂肪酸（PUFA）或反式脂肪酸（TRANS）替代时，血清总胆固醇/HDL-C 比值（**A**）、低密度脂蛋白水平改变（**B**）和高密度脂蛋白水平改变（**C**），$P < 0.05$；Am J Clin Nutr.（2003，77：1146-1155），美国营养学会

水平（图 31-1C）[6]。

另一些研究显示 TFA 降低了 HDL-C 的水平。Hu 和同事的研究结果显示：2% 的能量来源采用 TFA 替代糖类来源几乎使冠心病的相对危险度（relative risk，RR）增加了 2 倍。与之相比较的是，5% 的能量来源采用饱和脂肪酸代替碳水化合物时，只增加了 1.47 倍的 RR；因此，与饱和脂肪酸比较，TFA 15 倍增加了冠心病的风险。另一项研究也表明，按每克对每克的换算，TFA 比饱和脂肪有更高的心血管疾病风险。这些结果具有讽刺的意义：因为当初将 TFA 用于食品是为了减少饱和脂肪酸导致的心血管疾病风险。这些结果促使我们思考在将来应该如何建立和完善监测所有新型脂肪安全性的机制，以用于进入市场前的检测。

三、机制的探讨

TFA 可能通过一些潜在的机制影响心脏：包括血浆胆固醇、炎症标志物如 C 反应蛋白和白细胞介素。TFA 对脂蛋白代谢有不利的影响，可能是通过增加胆固醇转移蛋白活性，导致更高的 LDL-C、极低密度脂蛋白、三酰甘油和脂蛋白水平，还有 LDL-C 的颗粒减小，HDL-C 的水平降低。

目前心血管疾病经常被描述为炎症性疾病。食物中 TFA 有直接促炎的作用，研究表明其机制可能与减少一氧化氮产生、增加过氧化物产生有关，通过 ROS-依赖的 NF-κB 激活的途径促进白细胞黏附到内皮细胞[8]。实际上，一些研究显示炎症指标如 C 反应蛋白是比脂质或单独的脂质蛋白水平更好地预测将来心血管疾病的指标。TFA 可能是通过调节单核细胞和巨噬细胞活性而增加了 C 反应蛋白、白介素-6 和肿瘤坏死因子的水平。大量摄入 TFA 的个体，可溶性的细胞间黏附分子-1 和血管黏附分子在血中的浓度增高，以及一氧化氮介导的内皮功能失调加重[9]。这些炎症因子介导了糖尿病、动脉粥样硬化、斑块破裂和最终的心脏性猝死。其他可能的副作用包括抑制其他脂肪酸进入细胞膜，干扰和抑制必需脂肪酸的合成，增加血小板的聚集，降低出生时体重，增加成年后体重，降低睾酮的浓度，尚无研究结果表明饮食中需要人工合成的 TFA，或 TFA 添加的可能获益。

四、控制 TFA 摄入以减少心血管风险

食品中的 TFA 增加了冠心病的风险。2003年 7 月 9 日，美国食品药品管理局（the US Food and Drug Administration，FDA）要求食品制造商在食品营养成分表的辅料列出 TFA 的成分。2006 年美国加利福尼亚州和主要的大城市如纽约、费城通过了禁止和限制使用含 TFA 的油和脂肪的法律，其他 23 个州相关方也在考虑中。2008年 7 月，美国部分地区如纽约等禁止餐厅使用含有 TFA 的食用油，且每份食物中 TFA 的含量必须低于 0.5 g。2015 年 6 月 16 日，FDA 宣布将在3 年内禁止在食品中使用人造反式脂肪酸。这些行动主要是因为食物中的 TFA 增加了心血管疾病的风险，尤其是增高总胆固醇、LDL-C，同时降低了 HDL-C。增加的流行病学和生物学证据表明过量的 TFA 摄入是心血管事件明确的危险因素。TFA 来源 2% 的能量增加与心血管疾病风险增加23% 相关。虽然丹麦的成功经验表明去除食物中人造 TFA 的可能性，但因为其在天然食品牛奶和肉制品中也有，为保持饮食平衡，不可能完全禁止 TFA。因此，美国心脏协会（American Heart Association，AHA）推荐 TFA 不能超过能量来源的 1%，美国饮食协会、医学研究所、美国饮食指南，以及国家胆固醇教育计划均推荐尽可能限制工业来源的 TFA（表 31-1）。

然而，食品中少量 TFA 可能导致许多美国人食用了推荐的允许最大量，这归因于美国 FDA 的标签条例允许将含 TFA 0.5 g 的食品标记为 0 g TFA。许多食品中含的 TFA 接近 0.5 g，导致消费者一天的摄入总量可能接近或超过 2 g。

2006 年美国纽约市首次通过法令限制了餐馆使用 TFA[10]。一项研究调查了 2007—2009 年的6969 名在快餐店就餐者。总体上，购买食物中平均 TFA 减少了 2.4 g。美国一项研究比较了非西班牙裔的白人 2009 年和 2000 年血浆中 TFA 的水平。与 2000 年相比，2009 年血浆 TFA 的水平明

表 31-1	美国饮食协会、医学研究所、美国饮食指南以及国家胆固醇教育计划的推荐
美国饮食协会提出应尽量减少食物中人工来源的反式脂肪酸含量，反式脂肪酸替换的策略不应导致更高的反式脂肪酸和饱和脂肪酸含量
美国心脏协会（AHA）"近期的一项荟萃分析发现反式脂肪酸摄入增加 2% 会增加 23% 的冠心病发病率。"作为设定的目标，AHA 推荐每天能量来源：7% 饱和脂肪酸，1% 的反式脂肪酸，300 mg 的胆固醇
医学研究所提出反式脂肪酸摄入和总胆固醇、LDL-C 水平呈正相关，导致冠心病风险增加，建议反式脂肪酸摄入的水平为零
美国饮食指南提出将反式脂肪酸的摄入尽可能降低
国家胆固醇教育计划（ATP Ⅲ）提出摄入反式脂肪酸应控制到很低的水平。鼓励采用液体蔬菜油、软黄油和无反式脂肪酸的黄油代替固体人造黄油和雪白奶油

显下降，可能导致心血管疾病减少[11]。Restrepo等调查了美国国家健康与营养调查研究中 20 岁以上的成年人在 1999—2000 年和 2009—2010 年血浆 TFA、血压、血脂等心血管危险因素指标变化情况，研究发现，与 1999—2000 年相比，2009—2010 年血浆 TFA 水平下降 52.5%，LDL-C 水平下降 8.4%，HDL-C 水平升高 8.1%，收缩压和舒张压分别下降 2.7% 和 4.4%[12]。

限制人造 TFA 已经成功地在丹麦、瑞典、冰岛、澳大利亚、瑞士、美国的西雅图和纽约实施[13]。自愿减少摄入 TFA 的计划正在英国和荷兰进行。2007—2008 年 TFA 的摄入量只有 2005年的 1/3，对心血管疾病的影响正在减少中。

丹麦政府通过法律限制 TFA 在食物中的应用后，丹麦的心血管疾病发生率下降了约 60%。虽然预防和治疗心血管疾病的措施也在丹麦成功的过程中起着重要的作用，然而限制 TFA 的重要性不应被忽略。Mozaffarian 及其同事评估了人工合成来源的 TFA 摄入从 2.1% 减少到 1.1% 或 0.1% 能产生显著的效果（图 31-2），美国每年可分别预防 72 000 例或 228 000 例的心血管死亡。

五、TFA 的替代

在过去 10 年中，虽然公布了一些替代 TFA的产品，然而其中大部分仍受到质疑。最常用的

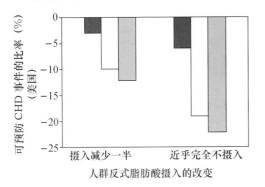

图 31-2　美国减少人造 TFA 对冠心病事件（非致死性心肌梗死或冠心病导致的死亡）的影响

CHD，冠心病

现代技术是酯化，一种使反式脂肪酸沉积到三酰甘油分子的程序。然而如果酯化前 TFA 已经形成，此程序不能真正减少 TFA。一些 TFA 的替代品为人工合成，另一些则采用谷物和豆油作为食物中的能量来源；一些食物供应商采用更吸引人的方法，使用植物来源加工产生低十八碳-9，12-二烯酸（亚油酸）、中等的油酸或高含量的油酸。例如，乐事薯片采用葵花籽油制作薯片。然而这些植物油的供应还面临挑战，因为这些农作物的产油量低。Sundram 和同事们描述了一种混合脂肪以尽量减少 TFA，同时增加 HDL-C/LDL-C 比值。因为只采用了天然油，因此生产过程中只有极少量的反式脂肪产生。这项研究提醒我们饱和脂肪不应被用于替代 TFA，因为高饱和脂肪的饮食亦会对血脂产生不利的影响。许多大型食品公司正在尝试在食物中采用上述的混合脂肪。

六、中国对反式脂肪酸的限制

我国国家卫生和计划生育委员会（原卫生部）的数据显示，中国人的 TFA 日均摄入量是 0.6 g。2010 年国家食品安全风险评估专家委员开展"我国居民 TFA 摄入水平及其风险评估"项目，为期 2 年。评估结果显示，中国人通过膳食摄入的

TFA 所提供的能量占膳食总能量的百分比仅为 0.16%，在北京、广州这样的大城市的居民，其摄入也仅为 0.34%，远低于 WHO 建议的 1% 的限值，也显著低于西方发达国家居民的摄入量。另外，我国国家卫生和计划生育委员会（原卫生部）2007 年 12 月颁布的《食品营养标签管理规范》规定，食品中 TFA 含量 ≤ 0.3 g/100 g 时，可标示为 0。

2016 年我国国家卫生和计划生育委员会（原卫生部）发布的最新版《中国居民膳食指南》中，建议每日反式脂肪酸摄入量不超过 2 g。由于膳食模式不同，我国居民膳食中 TFA 的摄入量远低于某些欧美国家，其所提供能量的比例未超过总能量的 2%，尚不足以危害人体，但也应尽可能少吃富含氢化油脂的食物。我国国家卫生和计划生育委员会（原卫生部）于 2011 年 10 月 12 日发布了编号为 GB28050—2011 的国家标准"食品安全国家标准预包装食品营养标签通则"，其中 4.4 条款规定，"食品配料含有或生产过程中使用了氢化和（或）部分氢化油脂时，在营养成分表中还应标示出反式脂肪（酸）的含量"。另外在 D.4.2 条款规定，"每天摄入反式脂肪酸不应超过 2.2 g，过多摄入有害健康。过多摄入反式脂肪酸可使血液胆固醇增高，从而增加心血管疾病发生的危险"。国家标准于 2013 年 1 月 1 日起正式施行。

七、总结

TFA 非营养必需。流行病学证据表明其为心血管疾病的重要危险因素。一项 meta 分析表明 2% 的能量增加来源于 TFA，与心血管疾病风险增加 23% 相关。反式脂肪酸也对血脂和脂蛋白产生明显不利的影响，增加心血管疾病的风险远高于饱和脂肪。一些探讨 TFA 作用机制的研究正在进行，包括增加甾醇转移蛋白活性和增高炎性指标。这些研究表明应尽可能限制食物中 TFA 的应用。然而，目前完全限制牛奶和肉制品中的反式脂肪酸尚不现实。食品制造商正在寻找 TFA 的替代者，包括新的成分和加工程序。TFA 曾作为饱和脂肪的替代品而广泛应用，然而现在我们知道

TFA 比饱和脂肪的心血管风险更大，但是限制 TFA，回到高饱和脂肪也不提倡。因此，推荐尽可能限制人造 TFA 在饮食中的应用，同时需要加强对消费者的健康教育。

（雷　寒　黄　玮）

参考文献

[1] Ganguly R，Pierce GN. Trans fat involvement in cardiovascular disease. Molecular Nutrition & Food Research，2012，56（7）：1090-1096.

[2] Laake I，Pedersen JI，Selmer R，et al. A prospective study of intake of trans-fatty acids from ruminant fat，partially hydrogenated vegetable oils，and marine oils and mortality from CVD. The British Journal of Nutrition，2012，108（4）：743-754.

[3] Soares-Miranda L，Stein PK，Imamura F，et al. Trans-fatty acid consumption and heart rate variability in 2 separate cohorts of older and younger adults. Circulation Arrhythmia and Electrophysiology，2012，5（4）：728-738.

[4] Tokede OA，Petrone AB，Hanson NQ，et al. Plasma phospholipid trans fatty acids and risk of heart failure. The American Journal of Clinical Nutrition，2013，97（4）：698-705.

[5] Yu DX，Sun Q，Ye XW，et al. Erythrocyte trans-fatty acids，type 2 diabetes and cardiovascular risk factors in middle-aged and older Chinese individuals. Diabetologia，2012，55（11）：2954-2962.

[6] Remig V，Franklin B，Margolis S，et al. Trans fats in America：a review of their use，consumption，health implications，and regulation. Journal of the American Dietetic Association，2010，110（4）：585-592.

[7] Brouwer IA，Wanders AJ，Katan MB. Trans fatty acids and cardiovascular health：research completed?. European Journal of Clinical Nutrition，2013，67（5）：541-547.

[8] Bryk D，Zapolska-Downar D，Malecki M，et al. Trans fatty acids induce a proinflammatory response in endothelial cells through ROS-dependent nuclear factor-kappaB activation. Journal of Physiology and Pharmacology：an Official Journal of the Polish Physiological Society，2011，62（2）：229-238.

[9] Iwata NG，Pham M，Rizzo NO，et al. Trans fatty acids induce vascular inflammation and reduce vascular nitric oxide production in endothelial cells. PloS one，2011，6（12）：e29600.

[10] Angell SY，Cobb LK，Curtis CJ，et al. Change in trans fatty acid content of fast-food purchases associated with New York City's restaurant regulation：a pre-post study. Annals of Internal Medicine，2012，157（2）：81-86.

[11] Vesper HW，Kuiper HC，Mirel LB，et al. Levels of plasma trans-fatty acids in non-Hispanic white adults in the United States in 2000 and 2009. Jama，2012，307（6）：562-563.

[12] Restrepo BJ. Further Decline of Trans Fatty Acids Levels Among US Adults Between 1999-2000 and 2009-2010. American Journal of Public Health，2017，107（1）：156-158.

[13] Lichtenstein AH. New York City trans fat ban：improving the default option when purchasing foods prepared outside of the home. Annals of Internal Medicine，2012，157（2）：144-145.

第三十二章　血脂异常的药物治疗

临床上供选用的调脂药物可分为五类：①他汀类。②贝特类。③烟酸类。④树脂类。⑤胆固醇吸收抑制剂。⑥其他。

一、他汀类药物治疗

他汀类（statins）药物也称 3 羟基-3 甲基-戊二酰辅酶 A（3-hydroxy-3-methylglutaryl-coenzyme A，HMG-CoA）还原酶抑制剂，能够抑制胆固醇合成的限速酶，减少胆固醇的合成，继而上调细胞表面 LDL 受体，加速血浆 LDL 的分解代谢，此外还可抑制 VLDL 的合成。因此他汀类药物能显著降低血 TC、LDL-C 和 Apo B 水平，也能降低血 TG 水平和轻度升高血 HDL-C 水平。另外，他汀类药物还可能具有独立的抗炎、保护血管内皮功能等作用。近二十多年来的临床研究显示他汀类药物是当前防治高胆固醇血症和动脉粥样硬化性心血管疾病（ASCVD）非常重要的药物。

1. 循证医学证据

他汀类药物的出现在人类动脉粥样硬化性心血管疾病防治史上有里程碑式的意义。4S 试验[1]首次证实他汀类药物可降低冠心病患者的死亡率，此后的 CARE[2]、LIPID[3]、LIPS[4] 等研究进一步证实了他汀类药物在冠心病二级预防中的重要作用。HPS[5]亚组分析拉开了强化他汀治疗的序幕，强化他汀治疗的临床试验主要有 PROVEIT[6]、A-Z[7]、TNT[8]、MIRACL[9] 和 IDEAL[10] 等研究。一项 meta 分析显示对冠心病患者强化他汀治疗与常规剂量他汀类药物相比，可进一步降低约15%的心血管事件[11]。强化他汀治疗获益的可能机制之一与逆转斑块有关，ASTEROID 研究[12]证实强化他汀类药物治疗可逆转冠状动脉粥样硬化斑块。他汀类药物逆转斑块从理论上讲是有意义的，但临床意义有待进一步证实。WOSCOPS[13]、AFCAPS/TexCAPS[14]、CARDS[15]、JUPITER[16]、HPS[5] 等研究将他汀类药物的应用从 ASCVD 患者扩展到一级预防和更广泛的人群。目前他汀类药物在心血管疾病高危人群一级预防中的作用得到肯定，但在心血管疾病中、低危人群中的应用有待于进一步研究。多项研究针对特殊人群进行了探索：SPARCL[17]、PROSPER[18]、CARDS[14]、ALLHAT-LLT[19] 和 ASCOT-LLA[20] 研究分别显示出他汀类药物在脑卒中、老年人、糖尿病及高血压患者中的临床获益。总体而言，应用他汀类药物将血清 LDL-C 水平每下降 1 mmol/L，全因死亡率降低 10%，同时非心血管原因引起的死亡未见增加[11]。目前关于 PCI 围术期他汀类药物应用的研究结果并不一致，虽然 ARMYDA 系列研究显示 PCI 围术期大剂量他汀可减少围手术期心肌梗死等不良事件发生，但来自中国和韩国 26 个研究中心完成的 ALPACS 研究未显示 PCI 术前大剂量他汀可减少患者 PCI 围术期的主要不良心血管事件（包括死亡、心肌梗死和靶血管的血运重建）发生[21]。

2. 降脂疗效

他汀类药物适用于高胆固醇血症、混合性高脂血症和冠心病患者。

目前国内临床上使用的他汀类药物有洛伐他汀（lovastatin）、辛伐他汀（simvastatin）、普伐他汀（pravastatin）、氟伐他汀（fluvastatin）、阿托伐他汀（atorvastatin）、瑞舒伐他汀（rosuvastatin）和匹伐他汀（pitavastatin）。因其剂量和种类不同，降低血清 LDL-C 的幅度不同，来自美国

FDA 和中国注册资料显示这些他汀类药物的临床疗效（见表 32-1[22]、表 32-2[23]）。目前资料显示中国人群和国外人群应用他汀类药物降低血清 LDL-C 的幅度总体是相似的。当他汀类药物的剂量增加一倍时，降低血清 LDL-C 的幅度约增加 6%。他汀类药物除降低血清 LDL-C 外，还可降低血清 TG 水平 7%～30%，升高血清 HDL-C 水平 5%～15%[24]。为进一步降低血清 LDL-C 水平或者同时降低血清 LDL-C 和 TG 水平，可以选择联合用药。联合调脂方案一般以他汀类药物为基础，为进一步降低血清 LDL-C 水平，可联合胆固醇吸收抑制剂或胆酸螯合剂，为同时降低血清 TG 水平，可联合贝特类药物（吉非贝齐除外）、n-3 脂肪酸或烟酸，联合用药需小量起始，逐渐增量，并在严密监测下使用。

表 32-1　他汀类药物降低 LDL-C 的疗效

阿托伐他汀（mg）	氟伐他汀（mg）	匹伐他汀（mg）	洛伐他汀（mg）	普伐他汀（mg）	瑞舒伐他汀（mg）	依折麦布/辛伐他汀（mg）	辛伐他汀（mg）	降低 LDL-C 幅度（%）
—	40	1	20	20	—	—	10 mg	30%
10	80	2	40 或 80	40	—	—	20 mg	38%
20	—	4	80	80	5	10/10	40 mg	41%
40	—	—	—	—	10	10/20	80 mg	47%
80	—	—	—	—	20	10/40		55%

注：数据来自美国 FDA[22]。辛伐他汀 80 mg 仅限于已经长期使用（≥1 年）并耐受该剂量，且没有发生肌病的患者

表 32-2　中国人群他汀类药物与降低 LDL-C 的量效关系

剂量（mg/d）	LDL-C 降低幅度							
	1	2	4	5	10	20	40	80
氟伐他汀	—	—	—	—	—	NA	26%	35%
普伐他汀	—	—	—	NA	NA	NA	NA	—
洛伐他汀	—	—	—	—	—	NA	NA	NA
辛伐他汀	—	—	—	—	NA	NA	NA	NA
阿托伐他汀	—	—	—	—	39%	43%	50%	60%
瑞舒伐他汀	—	—	—	NA	46%	NA	—	—
匹伐他汀	33%	40%	46%	—	—	—	—	—

注：数据来自他汀类药物中国注册临床试验数据或药品说明书。NA：无适用数据

3. 不良反应及注意事项

大多数人对他汀类药物的耐受性良好，常见的不良反应如下：

（1）对肝的影响[25-26]：他汀类药物相关的转氨酶升高的发生率为 0.5%～3%，呈剂量依赖性。约 70% 的患者在不改变原他汀类药物治疗的情况下，转氨酶可自行恢复正常。但对于血清谷丙转氨酶（ALT）和（或）谷草转氨酶（AST）升高 >3×ULN（正常上限）及合并总胆红素升高的患者，需考虑肝损害的可能性，应给予高度重视，必要时可减量或停药。目前尚未发现他汀类药物可增加肝衰竭的发生。失代偿性肝硬化及急性肝衰竭是他汀类药物应用的禁忌证。非酒精性脂肪肝病、慢性肝疾病及代偿性肝硬化患者可以应用他汀类药物。

（2）对肌肉的影响：他汀类药物相关肌肉不良反应包括肌痛、肌炎和横纹肌溶解。肌痛是指存在肌肉疼痛、无力和痉挛等症状，不伴血清肌酸激酶（CK）升高。肌炎是指有肌肉症状，伴血清 CK 升高[27]。横纹肌溶解是指有肌肉症状，血

清 CK 升高超过正常上限的 10 倍，伴有急性肾损伤和（或）肌红蛋白尿，这是他汀类药物最严重的不良反应。肌痛最常见，在临床对照试验中的发生率为 1%～5%，在观察性研究中的发生率可达 11%～29%[28]。肌炎的发生率约 1/10 000，横纹肌溶解的发生率约 1/100 000[29]。研究显示亚洲人群横纹肌溶解的发生率和高加索人相似[30]。肌肉相关不良反应常发生于应用他汀类药物治疗后 4～6 周内，但也可发生于应用他汀类药物数年后，多为对称性并累及四肢近端肌群[29]。

他汀类药物导致肌肉损害的机制不清，主要危险因素包括：①年龄大于 75 岁，女性，低体重指数。②并存疾病：急性感染、甲状腺功能减退、肾或肝功能受损等。③多种药物合用：肝细胞色素 P450（CYP）是体内最重要的药酶代谢体系，包括 CYP3A4、CYP2C9 等亚型。目前临床上包括大部分他汀类药物在内的约 50% 的常用药物经 CYP3A4 代谢[31]，多种药物合用时可能造成药物间相互竞争或抑制，导致药物不良反应增加或者影响药物疗效，因此他汀类药物和其他药物相互作用导致的药物不良反应是不容忽视的临床问题，见表 32-3[32]。④大剂量他汀类药物应用。⑤特殊病史：CK 升高史、既往存在或不明原因的肌肉/关节/肌腱疼痛史，炎症或遗传性神经肌肉疾病史。⑥遗传因素：如细胞色素 P450 同工酶或药物转运蛋白编码基因多态性。⑦其他：高强度运动、过量饮酒、药物滥用（如可卡因）、围术期和严重创伤等。

表 32-3 　其他药物对他汀类药物血药浓度的影响		
可能增加他汀类药物血药浓度的药物		**可能降低他汀类药物血药浓度的药物**
CYP3A4 辛伐他汀 洛伐他汀 阿托伐他汀	非二氢吡啶钙拮抗剂（地尔硫䓬、维拉帕米）、胺碘酮、大环内酯类抗生素（红霉素、克拉霉素、阿奇霉素）、唑类抗真菌药（酮康唑、伊曲康唑、氟康唑）、免疫抑制剂（如环孢素 A）、三环抗抑郁药、奈法唑酮、万拉法辛、氟西汀、舍曲林、他克莫司、咪达唑仑、皮质类固醇激素、他莫西芬、蛋白酶抑制剂、西柚汁	苯妥英、苯巴比妥、巴比妥类、利福平、地塞米松、环磷酰胺、卡马西平、曲格列酮、金丝桃
CYP2C9 瑞舒伐他汀 匹伐他汀 氟伐他汀	酮康唑、氟康唑、磺胺苯吡唑	利福平、苯巴比妥、苯妥英、曲格列酮

在服用他汀类药物治疗前要检测血清 CK 水平。对于无肌肉症状仅有血清 CK 升高的患者，先除外引起血清 CK 升高的其他原因如甲状腺功能异常、运动等；有肌肉症状，但血清 CK 正常，不需停药或减量，继续观察；有肌肉症状，血清 CK 轻度升高（<10×ULN），可在严密监测下继续服用他汀类药物，应每周随访患者，询问临床表现的变化，并监测血清 CK 水平，若肌肉症状加重和（或）血清 CK 进行性升高，考虑停用他汀类药物；有肌肉症状，血清 CK 水平≥10×ULN 或发生横纹肌溶解时应立即停用他汀类药物。待症状消失且血清 CK 恢复正常后可小剂量换用另一种他汀类药物或隔日服用，若血清 LDL-C 水平下降不理想，可考虑联合应用他汀类药物和其他调脂药物（如加用依折麦布或胆酸螯合剂）[29]。

（3）新发糖尿病[33]：长期服用他汀类药物有增加新发糖尿病的风险，发生率 10%～12%。目前确切机制尚不明确，与他汀类药物剂量有一定关系。新发糖尿病的风险更多见于糖尿病的高危人群。建议患者用他汀类药物前评估糖尿病的危险因素：如空腹血糖升高、三酰甘油升高、肥胖、糖尿病家族史等。在使用他汀类药物期间强调饮食和规律锻炼等健康生活方式的重要性以减少新发糖尿病的风险，并注意监测血糖变化。他汀类药物对心血管疾病的总体益处远大于新增糖尿病风险，无论是糖尿病高危人群还是糖尿病患者，有他汀类药物适应证的患者都应继续他汀类药物治疗。

（4）对认知功能的影响[34]：接受他汀治疗前不推荐常规检查认知功能。由于引起认知功能异常的原因复杂，临床诊断标准界定不明确，他汀类药物对认知功能的影响一直存在争议，至今没有确切证据支持他汀类药物是否可导致认知功能损害。在治疗过程中若患者出现认知功能异常，首先除外其他引起认知功能障碍的病因，再评价是否需要停用他汀类药物。

（5）对肾的影响：meta 分析结果显示他汀类药物对肾功能无不良影响[35]。尽管有应用大剂量他汀类药物引起蛋白尿增加的报道，但 meta 分析结果未显示他汀类药物对新发蛋白尿有显著影响[36]。慢性肾脏病不是使用他汀类药物的禁忌证，若 eGFR≥60 ml/(min·1.73 m²) 不需要更改他汀类药物治疗方案，若 eGFR<60 ml/(min·1.73 m²) 需调整他汀类药物的剂量[37]。

（6）其他：包括头痛、失眠、抑郁以及消化不良、腹泻、腹痛、恶心等消化道症状。

4. 他汀类药物临床应用的具体建议

①在服用他汀类药物治疗前，要检测血清 ALT、AST、总胆红素和 CK 水平，并于治疗后 4～8 周复查。②他汀类药物的服用方法一般为每天晚上服用一次，但是对混合型高脂血症也可以晨起服用[38]。③应用他汀类药物取得预期疗效后，不主张停用他汀类药物，因为可能存在以血管内皮功能损害为主要表现的"撤药综合征"[39-42]。④如果应用他汀类药物后发生不良反应，可换用另一种他汀类药物、减少他汀类药物剂量、隔日服用[43]或换用非他汀类降脂药。

二、贝特类药物治疗

贝特类药物是 20 世纪中叶第一个用于临床和被研究的降脂药物，属于苯氧芳酸类调脂药物。它通过激活过氧化物酶体增殖物激活受体 α（PPARα）降低血三酰甘油（TG）水平和升高高密度脂蛋白胆固醇（HDL-C）水平。其确切的机制仍不清楚，可能与其刺激脂蛋白酯酶（LPL）、ApoA-Ⅰ 和 ApoA-Ⅱ 基因的表达，以及抑制 ApoC-Ⅲ 基因的表达、增强 LPL 的脂解活性有关。

早期单用贝特类药物的临床研究，包括提示贝特类有心血管保护作用的 Newcastle 研究[44]和

Scottish 研究[45]、增加死亡率的 WHO 研究[46]以及有限获益的 CDP 研究[47]，引发了持续至今的贝特类药物是否可以改善临床预后的争议。HHS 研究[48]提示吉非贝齐可降低血脂异常的中年男性冠心病风险 34%（$P = 0.02$）。VA-HIT 研究[49]获得了类似的结果，发现吉非贝齐使合并低高密度脂蛋白胆固醇血症的冠心病患者的心血管风险降低 22%（$P = 0.006$），并指出这些心血管保护作用独立于 LDL-C 水平。但上述两个研究均未发现贝特类药物具有降低总死亡率的作用。FIELD 研究[50]入选 9795 例糖尿病患者，结果显示非诺贝特减少心血管疾病风险 11%（$P = 0.04$），但对冠心病事件这一主要终点无明显影响（$P = 0.16$）。ACCORD 试验[51]中的血脂研究又进一步探索了贝特类药物联合他汀类药物的临床疗效。该研究入选 5518 例 2 型糖尿病患者，随机分入辛伐他汀（20 mg/d）联合非诺贝特，或联合安慰剂，结果显示在他汀类药物治疗的基础上加用贝特类药物不能获得进一步的心血管保护作用。对上述研究进一步的亚组分析发现高三酰甘油血症和低高密度脂蛋白胆固醇血症的患者能从贝特类药物治疗中获得更大的心血管保护作用。有项 meta 分析提示贝特类药物能使心血管事件风险降低 10%～11%[52]，以降低非致死性心肌梗死和冠脉再血管化率为主，对心血管死亡、致死性心肌梗死或卒中无明显影响。

贝特类药物平均可使血 TG 水平降低 20%～50%，HDL-C 水平升高 10%～20%，同时也能降低 TC（6%～15%）和 LDL-C 水平（5%～20%）[48,50,53-54]。微粒化非诺贝特在中国的注册研究数据显示，中国糖尿病患者服用微粒化非诺贝特（200 mg，1 次/d）4～8 周可使血 TC 和 TG 水平分别降低 15%～22% 和 37%～42%，HDL-C 水平上升 10%～13%。贝特类药主要用于高 TG 血症或以 TG 升高为主的混合型高脂血症。当 TG≥5.65 mmol/L（500 mg/dl）时，首选贝特类药物降低 TG 水平，以降低发生胰腺炎的风险，当血 TG 水平<5.65 mmol/L（500 mg/dl）时，则首选生活方式的调整和（或）他汀类药物治疗。

非诺贝特是目前临床上最常用的贝特类药物，吉非贝齐次之，其他应用较少或已基本退出临床

的贝特类药物包括苯扎贝特和氯贝丁酯。非诺贝特片剂每次 0.1 g，每日 3 次；微粒化非诺贝特每次 0.2 g，每日 1 次；吉非贝齐每次 0.6 g，每日 2 次；苯扎贝特每次 0.2 g，每日 3 次。贝特类药物一般耐受性良好，常见不良反应与他汀类药物类似，包括肝、肌肉和肾毒性等。据报道胃肠道功能紊乱和皮疹的发生率分别为 5% 和 2%[55]，血 CK 和 ALT 水平升高的发生率均<1%，也有报道可引起血肌酐和同型半胱氨酸水平的升高，胆石症以及血栓栓塞的发生等[56]。贝特类药物与他汀类药物联合治疗使用时不良反应发生率增高，应加强安全性监测。推荐非诺贝特和他汀类药物合用，禁止吉非贝齐和他汀类药物同时应用。

三、烟酸类药物治疗

烟酸别名维生素 B_3，属人体必需维生素。大剂量时具有降低血清总胆固醇（TC）、低密度脂蛋白胆固醇（LDL-C）和三酰甘油（TG）水平，升高高密度脂蛋白胆固醇（HDL-C）水平的作用。其调脂机制不清，可能部分与其作用于脂肪组织中激素敏感的酯酶，减少游离脂肪酸进入肝和肝分泌 VLDL 有关，另外烟酸可通过上调肝 ApoA-I 的合成，增加血中 HDL-C 水平。

烟酸作为调脂药物在临床应用已 60 年左右，先后完成了一系列临床研究，但烟酸对心血管事件及总死亡率的影响至今仍有争议。虽然 CLAS I[57]、CLAS II[58]、FATS[59]、HATS[60]、ARBITER 2[61]、ARBITER 3[62]、ARBITER 6-HALTS[63] 等研究分别采用定量冠状动脉造影、血管超声、核磁共振等影像学手段研究发现，烟酸（单用，或合用非他汀类药物）具有逆转和延缓颈动脉斑块和冠状动脉斑块进展的作用。Phan 等[64] 的 meta 分析也支持上述结果。CLAS I[57] 和 CLAS II[58] 等研究还显示烟酸可明显减少冠状动脉内新发动脉粥样硬化损害的风险，烟酸治疗组和安慰剂组出现新发动脉粥样硬化损害患者的比例在 CLAS I 研究中分别为 10% 和 22%（P=0.03），而 CLAS II 中分别为 14% 和 40%（P=0.001）。但是上述关注替代终点的影像学研究存在样本量较小、随访时间短

等局限，同时无法提供烟酸对心血管终点事件的影响。冠心病药物治疗方案（CDP）[65] 是迄今唯一单用烟酸治疗的随机对照研究，研究对象为 30～64 岁的陈旧性心肌梗死患者，主要终点为总死亡率。该研究发现和安慰剂组（n=2789）相比，服用普通剂型烟酸（n=1119，3 g/d）5 年虽然使血清 TC 浓度降低 9.9%（−26.2 mg/dl），非致死性 MI 发生风险降低 27%（P=0.002），但对主要终点总死亡率（25.4% vs. 24.0%）无影响。Canner 等[66] 在 CDP 研究结束停药后又继续随访患者，9 年后发现曾服用烟酸的患者总死亡率较安慰剂组降低 11%（52.0% vs. 58.2%；P=0.0004），所以他们认为烟酸可能能改善心血管病患者的长期生存，该作用可能得益于其早期降低非致死性 MI 风险。Lavigne 等[67] 对包含 9959 例患者的 11 个有关烟酸的临床研究 meta 分析发现，烟酸无论是单用还是和其他降脂药物合用均可改善心血管预后，减少 34% 心血管事件，25% 冠脉事件。

AIM-HIGH[68] 和 HPS 2-THRIVE[69] 是近年完成的有关烟酸的大型随机对照前瞻临床研究，这两个研究的结果对烟酸的心血管保护作用提出质疑。入选 3414 例 ASCVD 患者的 AIM-HIGH 研究发现对于在基础状态下已经用他汀类药物将血清 LDL-C 水平降至 74 mg/dl 左右的患者，加用烟酸治疗 36 个月虽然使血清 LDL-C 水平进一步下降了 13.6%，同时血清 HDL-C 和 TG 水平也相应改善，但未获得进一步的心血管益处。2014 年发表的 HPS-2 THRIVE[69] 研究结果和 AIM-HIGH 相似。HPS 2-THRIVE 研究[69] 入选了 25 673 例已接受他汀类药物治疗、血清 LDL-C 水平为 63 mg/dl 左右的心血管病高危患者，尽管加用烟酸/laropiprant（前列腺素 D_2 受体抑制剂）使血清 LDL-C 水平进一步下降 10 mg/dl，血清 HDL-C 水平升高 6 mg/dl，但心血管事件的风险和对照组相似，同时包括糖尿病、胃肠道反应、肌痛和皮疹，以及感染和出血等不良反应在烟酸/laropiprant 治疗组增加，所以研究被提前终止。EMA（欧洲药物管理局）也因此撤回了烟酸/laropiprant 的上市许可。这两个试验都是在血清 LDL-C 水平已达到理想水平上加用烟酸，提示在

他汀类药物充分治疗的基础上加用烟酸不能获得更大的心血管保护作用。AIM-HIGH 和 HPS 2-THRIVE 研究为 ASCVD 的防治提供了新的证据，但能否据此全盘否定烟酸仍有争议。

已上市的烟酸有普通和缓释两种剂型，目前以缓释剂型最常用。烟酸缓释片常用量为 1～2 g/d，每日 1 次。建议从小剂量（0.375～0.5 g/d）开始，睡前服用；4 周后逐渐加量至最大剂量 2 g/d。烟酸缓释片 2 g/d，分别可降低血清 TC 5%～20%，LDL-C 5%～25%，TG 20%～50%，升高血清 HDL-C 15%～35%。烟酸是目前唯一能减低血清 Lp（a）浓度的药物，上述剂量的烟酸可使血清 Lp（a）浓度降低 30%。在调脂领域烟酸属于"广谱"调脂药物。对使用他汀类药物血脂控制理想的患者，一般不建议加用烟酸，但对于他汀类药物不耐受，以及最大剂量他汀类药物仍无法有效降低血清 LDL-C 水平的患者（例如家族性高胆固醇血症）、严重的高三酰甘油血症、混合型血脂异常等，可考虑使用或加用烟酸。

颜面潮红是烟酸最常见的不良反应，烟酸与前列腺素 D$_2$ 受体抑制剂 laropiprant 联合使用可降低该不良反应的发生率，但 HPS 2-THRIVE[69] 中观察到的感染、出血等不良反应使人们需要进一步的证据，权衡加用 laropiprant 的得与失。其他的不良反应包括肝损害、高尿酸血症、高血糖、棘皮症和消化道不适等。烟酸的禁忌证为已证实对本药过敏、慢性活动性肝病、活动性消化性溃疡和严重痛风。

四、胆酸螯合剂

胆酸螯合剂为碱性阴离子交换树脂，在肠道内能与胆酸不可逆性结合，阻碍胆酸的肠肝循环，促进胆酸随粪便排出，还可阻断胆汁酸中胆固醇的重吸收。通过反馈机制刺激肝细胞膜表面的 LDL 受体，加速血液中 LDL 清除，从而降低血清 LDL-C 水平。

Brensike 等研究发现胆酸螯合剂可以明显降低血清 LDL-C、TC 水平，延缓冠状动脉粥样硬化的进展（胆酸螯合剂组 32% *vs.* 安慰剂组

49%），使冠心病发病率降低 19%，冠心病死亡下降 2%[70-71]。在他汀类药物基础上，联合应用胆酸螯合剂，随访 6 周，联合治疗组可使血清 TC 降低 28%，LDL-C 降低 40%，明显大于单药的降脂效果，同时发现两药联合可延缓动脉粥样硬化的发生和发展进程，可减少冠脉事件的发生[72-73]。但因胆酸螯合剂降脂作用远不如"他汀类药物"，故临床上很少单独使用。

常用的胆酸螯合剂有考来烯胺（每次 5 g，每日 3 次），考来替泊（每次 5 g，每日 3 次）次之，考来维仑（每次 1.875 g，每日 2 次）在美国已经批准上市，国内尚未批准。胆酸螯合剂可降低血清 LDL-C 15%～30%，TC 15%～20%，升高血清 HDL-C 水平 3%～5%[70-71]，因胆酸螯合剂无降低血清 TG 水平的作用，主要适用于单纯高胆固醇血症患者。

胆酸螯合剂常见不良反应有胃肠道不适、便秘、影响某些药物的吸收。此类药物的绝对禁忌证为异常 β 脂蛋白血症和 TG＞4.52 mmol/L（400 mg/dl）。

五、胆固醇吸收抑制剂

依折麦布（ezetimibe）是目前唯一被批准用于临床的选择性胆固醇吸收抑制剂。该药口服后被迅速吸收，特异性结合于小肠黏膜刷状缘上的尼曼-匹克 C1 型类似蛋白 1（Niemann-Pick C1-Like1，NPC1L1）转运蛋白，有效地抑制肠道内胆固醇的吸收。主要用于降低血清总胆固醇（total cholesterol，TC）和低密度脂蛋白胆固醇（low density lipoprotein-cholesterol，LDL-C）水平。可单独应用，亦可与他汀类、贝特类和烟酸等药物合用。

基于依折麦布独特的降低胆固醇作用，研究者进而关注其对动脉粥样硬化病变及心血管终点事件的影响。这类证据主要来自依折麦布和他汀类药物的联合治疗研究。目前尚缺乏与安慰剂对照的依折麦布单药治疗的抗动脉粥样硬化有效性研究。

依折麦布是否可降低心血管事件的风险早期

一直备受争议，很大程度源于依折麦布和辛伐他汀在高胆固醇血症患者中促进动脉硬化消退的研究（ENHANCE），该研究比较了辛伐他汀 80 mg 和在其基础上加用依折麦布 10 mg 强化降脂两组对于颈动脉内-中膜厚度（carotid intima-media thickness，cIMT）值的影响[74]。研究共入选 720 名家族性高胆固醇血症患者，随访 2 年结果显示，尽管联合治疗组较单药组血浆 LDL-C 的水平进一步下降（55.6% vs. 39%，$P<0.01$），但两组间 cIMT 变化值无统计学差异，提示在他汀治疗基础上加用依折麦布未能延缓动脉粥样硬化进展。其原因可能与所纳入受试者的基线 cIMT 较低有关。与之相反，依折麦布/辛伐他汀对颈动脉内-中膜厚度及动脉硬度的研究（VYCTOR）[75]和抑制原发性糖尿病患者动脉粥样硬化研究（SANDS）[76]结果则显示，对于 cIMT 基线水平较高的高危冠心病患者或糖尿病患者，无论单独使用他汀类药物或是与依折麦布合用，降低 LDL-C 确实能够降低 cIMT 值。上述研究结果差异使得人们质疑采用 cIMT 作为动脉粥样硬化斑块及临床心血管事件替代指标的可靠性，依折麦布能否带来真正的获益仍需以临床转归为终点的进一步研究证实。

依折麦布/辛伐他汀疗效国际试验（IM-PROVE-IT）首次直接证实了在他汀类药物的基础上加用非他汀类药物（依折麦布）治疗能够进一步取得临床获益[77]。研究入选 18 144 例急性冠脉综合征（acute coronary syndrome，ACS）高危患者，随机分入辛伐他汀 40 mg 或依折麦布 10 mg/辛伐他汀 40 mg 组，平均随访 6 年。主要研究终点包括心血管死亡、非致死性心肌梗死、因不稳定心绞痛再次住院、冠脉血运重建术或卒中。结果显示，与辛伐他汀单药治疗相比，联合依折麦布可使患者的血清 LDL-C 水平从 69.5 mg/dl 降至 53 mg/dl（1.8 mmol/L 至 1.4 mmol/L），从而使主要终点事件风险进一步显著降低 6.4%（$P=0.016$），其中心肌梗死、缺血性卒中和心血管死亡/心肌梗死/卒中的联合终点事件的相对危险分别降低 13%（$P=0.002$）、21%（$P=0.008$）和 10%（$P=0.003$）。IMPROVE-IT 研究的安全性结果同样值得关注，各项安全性指标，如肝和肌肉不良反应，以及癌症发病风险等在两组间无差异，依折麦布的安全性得到确认。

此外，依折麦布和辛伐他汀联合治疗还可有效降低难以耐受大剂量他汀的慢性肾脏病（chronic kidney disease，CKD）患者的动脉粥样硬化事件风险。心肾保护研究（SHARP）入选了 9270 例 CKD 患者，33% 接受腹膜透析或血液透析，随机接受依折麦布 10 mg/辛伐他汀 20 mg、辛伐他汀 20 mg 或安慰剂治疗，随访 4.9 年。主要研究终点为心肌梗死、冠心病死亡、缺血性卒中及血运重建组成的复合终点。结果显示与安慰剂相比，依折麦布/辛伐他汀治疗组总体心血管事件风险降低 17%，且两组间不良反应发生率无显著差异。该研究提示依折麦布和辛伐他汀联合治疗对改善 CKD 患者的心血管疾病预后具有重要意义，并且该治疗方案的安全性和耐受性良好[78]。

依折麦布的推荐剂量为 10 mg/d，可在一天之内任何时间服用，可空腹或与食物同服。适应证包括：①不能耐受他汀类药物治疗；②存在他汀类药物禁忌证；③高胆固醇血症患者（包括家族性高胆固醇血症和急性冠脉综合征患者）经常规剂量他汀类药物治疗后 LDL-C 水平无法达到推荐目标；④与他汀类药物联合治疗用于慢性肾脏病患者预防心血管事件。

依折麦布单药治疗具有中度降低 LDL-C 的作用，还可同时改善血清三酰甘油（triglyceride，TG）和高密度脂蛋白胆固醇（high density lipo-protein-cholesterol，HDL-C）水平。一项入选 2722 例患者的 meta 分析比较了依折麦布单药治疗与安慰剂相比的疗效与安全性，结果显示，依折麦布 10 mg 分别可降低血清 LDL-C 水平 18.6%，TC 13.5%，TG 8.0%，同时升高 HDL-C 3.0%（P 值均小于 0.000 01），且不良反应的发生率与安慰剂相似[79]。

依折麦布的安全性和耐受性良好。年龄和性别对药代动力学均无显著影响，亦未见有临床意义的药物间药代动力学的相互作用。轻度肝功能损害或轻至重度肾功能不全的患者无需调整剂量。禁用于妊娠和哺乳期。最常见的不良反应为肝转氨酶轻中度升高和肌痛。

六、其他调脂药药物治疗

1. 普罗布考

普罗布考早在 20 世纪 70 年代在美国上市，主要通过降低胆固醇合成和促进胆固醇逆转运来降低血清胆固醇水平，最初作为调脂药物而广泛应用。同时也是美国食品药品监督管理局唯一认证的一种人工合成抗氧化剂。

FAST 研究发现服用普罗布考的高胆固醇血症患者，随访 2 年发现，除了能降低血清 LDL-C、TC 外，同时还可以显著降低 HDL-C[80]，因此普罗布考在临床上应用受到影响而逐渐淡出市场。但近年来随着人们研究的深入，发现普罗布考虽能降低 HDL-C 水平，但并不影响胆固醇的转运功能，普罗布考能延缓动脉粥样硬化进展、稳定斑块，显著降低颈动脉内膜中层厚度及冠脉事件发生率（普罗布考组 2.4% $vs.$ 安慰剂组 13.6%）[80-81]；由于发现普罗布考可加速冠脉支架置入后的血管再内皮化[82]，因此能显著降低 PCI 术后支架内再狭窄发生率（普罗布考组 25.5% $vs.$ 对照组 37%）[83]。因此，普罗布考再次引起人们的逐渐广泛关注。

普罗布考常用剂量为每次 0.5 g，每日 2 次。主要适用于高胆固醇血症尤其是纯合子型家族性高胆固醇血症及黄色瘤患者[84]。普罗布考可降低血清 LDL-C 28.6%，TC 24.1%，HDL-C 20.7%[80]。普罗布考除具有调脂作用外，尚有抗氧化作用，抑制过氧化脂质的生成，使动脉粥样硬化病变减轻[80]。

普罗布考该药最常见的不良反应为胃肠道反应；也可引起头晕、头痛、失眠、皮疹等；最严重的不良反应是引起 QT 间期延长，但极为少见，因此室性心律失常、QT 间期延长、血钾过低者禁用。

2. n-3 脂肪酸

n-3 长链多不饱和脂肪酸：主要为二十碳戊烯酸（EPA）和二十二碳己烯酸（DHA），两者为海鱼油的主要成分，制剂为其乙酯，高纯度制剂用于临床，具有降低血清三酰甘油（TG）水平，升高血清高密度脂蛋白胆固醇（HDL-C）水平的作用。但对血清总胆固醇（TC）和低密度脂蛋白胆固醇（LDL-C）水平无明显影响，相反在部分患者中可升高血清 LDL-C 水平[85-87]。同时该类药物尚具有降压、抑制血小板聚集、抗血栓作用。

GISSI 预防研究（GISSI-prebenzione trial）入组 11 324 例 3 月内发生心肌梗死患者，随机分为 n-3 脂肪酸（800 mg/d）组和常规治疗组，随访 3.5 年后，n-3 脂肪酸组全因死亡危险降低 20%，冠心病死亡危险降低 30%，猝死危险下降 45%[88]。但是，近年来另有大规模随机临床试验发现，陈旧性心梗患者每天摄入 n-3 脂肪酸（400 mg/d 或 1000 mg/d）3～5 年后，心肌梗死死亡率及再住院率无降低[89-90]。因此，n-3 脂肪酸对心血管疾病的影响目前是有争议的，还需要进一步大规模临床试验去证实。

n-3 脂肪酸制剂的常用剂量为每次 0.5～1.0 g，每日 3 次。n-3 脂肪酸主要用于高三酰甘油血症（TG＞500 mg/dl）。Lovaza、Epanova、Vascepa 均是 n-3 脂肪酸的高纯度制剂，已获 FDA 批准上市，但在国内尚未批准。n-3 脂肪酸制剂可降低血清 TG 水平 25%～30%，轻度升高血清 HDL-C 水平 1%～3%。

n-3 脂肪酸的不良反应少见，发生率 2%～3%，包括消化道症状，如恶心、消化不良、腹胀和便秘；少数病例出现转氨酶或 CK 轻度升高，偶见出血倾向。

3. 血脂康

血脂康胶囊是从红曲中提炼精制而成，主要成分是洛伐他汀，主要通过抑制 HMG-CoA 还原酶的活性，显著降低血清 LDL-C、TC 和 TG 水平。

近年来中国冠心病二级预防研究（CCSPS）[91-92] 证实血脂康胶囊可使冠心病患者获益。该研究入选了 4870 例冠心病患者，随访 4 年后发现，血脂康胶囊可以降低血清 LDL-C、TC、TG，升高 HDL-C，并使冠心病事件危险降低 45.1%，致死性心肌梗死危险性降低 32.2%，非致死性急性心肌梗死危险性降低 60.8%，冠心病猝死危险性降低 23.4%，而血清转氨酶升高、肌肉不良反应、肾功能障碍等临床不良反应方面，血脂康组与对照组之间无差异。另外有研究显示血脂康胶囊也可改善冠心病患者血管内皮功能[3]。

血脂康胶囊剂量每颗 0.3 g，每日 1.2 g，分两次服用。主要适用于高脂血症及动脉粥样硬化引起的心脑血管病。血脂康胶囊可以使血清 LDL-C 水平降低 20.2%，TC 降低 13.2%，TG 降低 15%，HDL-C 升高 4.9%。

血脂康胶囊具有良好的安全性，对于不能耐受他汀类药物的患者，可选择血脂康胶囊[93]。血脂康不良反应较少，以胃肠道反应、肝损害和肌痛不良反应为主。用药过程需监测血清转氨酶及肌酸激酶。

4. PCSK9 抑制剂

PCSK9 是肝合成的分泌型丝氨酸蛋白酶，可与低密度脂蛋白胆固醇受体（low-density lipoprotein receptor，LDLR）结合并使其降解，从而减少 LDLR 对血浆 LDL-C 的清除。在 2006 年 Cohen 等首次报道 PCSK9 基因变异可导致血浆 LDL-C 水平降低和冠心病发病风险明显下降，其后针对抑制 PCSK9 作用的降脂药物研制进入高潮。

目前靶定 PCSK9 的抑制剂主要有三大类[94-95]：①抑制 PCSK9 与 LDLR 结合：包括单克隆抗体、Andectins 和小分子多肽；②抑制 PCSK9 合成：包括反义寡核苷酸和小干扰 RNA；③抑制 PCSK9 在内质网中自身催化剪切：小分子抑制物。其中，反义寡核苷酸性质的 PCSK9 抑制剂处于临床前研究阶段，小干扰 RNA 和单克隆抗体的 PCSK9 抑制剂已进入临床研究阶段。1 期临床试验显示小干扰 RNA 抑制剂 ALN-PCS02 可有效降低健康志愿者的血清 LDL-C 水平。单克隆抗体作为目前研究最多和进展最快的 PCSK9 抑制剂，主要包括 alirocumab、evolocumab、bococizumab 和 LY3015014；其中前 3 个已完成一系列 3 期临床试验，均为每 0.5～1 月皮下注射一次，并且将成为不能耐受他汀类药物或服用最大剂量他汀类药物仍不达标患者的降脂治疗新选择，尤其是对一些心血管风险高危患者如纯合子家族性高胆固醇血症[94,96]。

尽管从 PCSK9 单克隆抗体的发明至今仅有 6

年时间[97]，但一系列 3 期临床试验已经证实 alirocumab、evolocumab 和 bococizumab 这 3 个单克隆抗体性质的 PCSK9 抑制剂无论单用，还是和他汀类药物联用，在许多人群中均显示出良好的降低 LDL-C 能力和安全性。alirocumab 作为首个发明并完成 3 期临床试验的人源性 PCSK9 单克隆抗体，对其疗效和安全性的评价主要来自 ODYSSEY 系列研究。ODYSSEY MONO 和 ALTERNATIVE 试验报道了单用 alirocumab 的降脂疗效，结果表明对未接受降脂治疗的中危高胆固醇血症和因肌肉症状不能耐受他汀类药物治疗且 LDL-C 未达标的心血管中、高和极高危患者，单独给予 alirocumab 治疗 24 周可使 LDL-C 水平下降 47%～52%，明显优于依折麦布的 16%～17%[98]。ODYSSEY FH Ⅰ和Ⅱ、COMBO Ⅰ和Ⅱ、OPTIONS Ⅰ和Ⅱ研究进一步探讨了 alirocumab 同他汀类药物联合使用，在多个人群包括接受最大耐受量或中等/高强度他汀类药物治疗后但 LDL-C 仍未达标的杂合子家族性高胆固醇血症和心血管高危患者中的降脂效果，结果一致发现 alirocumab 联合他汀类药物治疗 24 周，可使不同患者的 LDL-C 水平较基线下降 50% 左右，显著提高 LDL-C 的达标率，并且疗效也优于依折麦布和他汀类药物的联合；此外，ODYSSEY COMBO Ⅰ和Ⅱ研究在 alirocumab 治疗 52 周时也发现具有同样程度的降脂疗效。ODYSSEY LONG-TERM 试验是目前 alirocumab 最大规模的 3 期临床研究，共纳入 2341 例家族性高胆固醇血症和心血管事件高危患者，这些患者接受了最大耐受剂量他汀类药物治疗但 LDL-C 水平>70 mg/dl，按 2∶1 比例随机分配到 alirocumab 组和安慰剂组；alirocumab（150 mg，每 2 周一次）治疗 24 周能显著降低血浆 LDL-C 水平 62%，其中 79% 的患者 LDL-C 水平达到<70 mg/dl，并且这种降脂效果在治疗至 78 周时仍然存在[99]。evolocumab 是拥有多项 3 期临床试验证据的又一强效 PCSK9 单克隆抗体。MENDEL 2 和 GAUSS 2 试验首先观察了 evolocumab 单用的降脂疗效，结果发现 140 mg（每 2 周一次）和 420 mg（每 4 周一次）的 evolocumab 治疗 12 周，可使未服用或不能耐受他汀类药物的患

者血浆 LDL-C 均下降 55% 左右；并且也同时发现单一 evolocumab 降低 LDL-C 水平的效果优于依折麦布[100-101]。LAPLACE-2、RUTHERFORD2 和 TESLA 试验主要是探讨了 evolocumab 和他汀类药物的降脂疗效，结果发现在接受中或高强度他汀类药物治疗的原发性高胆固醇血症和混合型血脂异常患者、稳定剂量他汀类和其他降脂治疗药物后 LDL-C 未达标的杂合子与纯合子家族型高胆固醇血症患者中，12 周的 evolocumab 治疗使患者的血浆 LDL-C 分别降低 59%~75%（140 mg，每 2 周一次）和 31%~75%（420 mg，每 4 周一次）[102-104]；此外，LAPLACE-2 研究发现 evolocumab 也具有明显降低脂蛋白（Apo）A 和 ApoB、升高 HDL-C 水平的作用[102]。DESCARTES2 试验是迄今为止 evolocumab 随访时间最长（52 周）的一项研究，对 901 名在接受单纯饮食控制、阿托伐他汀不同剂量单用或联合依折麦布不同治疗后 LDLC 水平仍＞75 mg/dl 的非冠心病或冠心病患者，给予 evolocumab 治疗（420 mg，每 4 周一次）52 周，结果发现 evolocumab 使全部患者的 LDL-C 降低了 57%，并且根据基线降脂治疗方法的不同，evolocumab 降低 LDL-C 水平从 49% 到 62% 不等[105]。bococizumab 作为 PCSK9 单克隆抗体中的后起之秀，目前唯一的一项 3 期临床试验显示，应用 bococizumab 治疗 12 周可使接受稳定剂量他汀类药物的高胆固醇血症患者，血清 LDL-C 绝对值分别降低 53.4 mg/dl（150 mg，每 2 周 1 次）和 44.9 mg/dl（300 mg，每 2 周 1 次）[106]。最近，Navarese 等进行的一项 meta 分析，共纳入包含 10 159 例患者的 24 项有关 alirocumab 和 evolocumab 的 2 期或 3 期临床试验，发现 PCSK9 单克隆抗体使 LDL-C 水平平均下降 47.49%，明显优于对照组（$P < 0.001$）[107]。

在明确了 PCSK9 单克隆抗体具有良好降低 LDL-C 水平的功效后，最近有 3 项研究首次报道了其对心血管事件的影响。ODYSSEY LONG-TERM 研究通过事后分析发现，alirocumab 在他汀类药物治疗基础上使 LDL-C 水平≥70 mg/dl 的心血管高危患者在随访 78 周的主要心血管不良事件（冠心病死亡、非致死性心肌梗死、缺血性卒中和需住院的不稳定型心绞痛）风险降低 48%[99]。此外，OSLER-1 和 OSLER-2 研究作为首个以心血管事件为主要终点的临床试验，共纳入 4465 名患者，结果显示 evolocumab 在标准降脂治疗基础上使随访 11.1 月的主要心血管不良事件（死亡、心肌梗死、不稳定性心绞痛或需住院的心力衰竭、血运重建以及卒中/短暂性脑缺血发作）风险降低 53%[108]。然而，目前有关 PCSK9 单克隆抗体的临床试验尚缺少亚洲和中国人群数据，其对我国患者的疗效和安全性仍需明确。

目前已经完成的临床试验显示，应用 PCSK9 单克隆抗体治疗未出现严重或危及生命的不良反应，最常见的副作用为注射部位局部反应如疼痛或皮疹（2%~9%）、上呼吸道感染（6%~10%）、鼻咽炎（4%~15%）以及轻度的胃肠道反应如腹泻（4%）或恶心（4%~6%）；但其长期用药的安全性，包括肝或肌肉的不良反应，诱发机体产生抗药抗体，极低水平 LDL-C 带来的潜在风险（出血性卒中，神经认知功能受损，溶血性贫血和激素或维生素缺乏）以及其全身性影响等，仍需进一步观察[94]。

七、调脂药物的联合应用

为了提高血脂达标率，同时降低不良反应的发生率，不同类别调脂药的联合应用是一条合理的途径。由于他汀类药物作用肯定、不良反应少、可降低总死亡率以及有降脂作用外的多效性作用，联合降脂方案多由他汀类药物与另一种降脂药组成。

1. 他汀类与依折麦布联合应用

依折麦布与他汀类药物分别作用于胆固醇代谢的外源性和内源性两个途径，当两者合用时，可产生协同作用。联合治疗可使血清 LDL-C 水平进一步下降 15%~20%，且不增加他汀类药物的不良反应[95-96]。多项临床试验观察了依折麦布与不同种类他汀类药物合用的降脂效果（表 32-4）[97-100]。一项包括 5039 名患者的 meta 分析显示，对于单用他汀类药物 LDL-C 仍未能达标的患者，加用 10 mg 依折麦布后，患者血清 TC、LDL-C

表 32-4　依折麦布与不同种类他汀药物联合治疗的降脂幅度

	TC	LDL-C	HDL-C	TG
瑞舒伐他汀	−25.2%	−36.8%	+4.3%	−4.6%
依折麦布+瑞舒伐他汀[102]	−35.8%*	−55.8%*	+8.8%*	−17.5%*
阿托伐他汀	−32%	−44%	+4%	−25%
依折麦布+阿托伐他汀[97]	−41%*	−56%*	+7%*	−33%*
辛伐他汀	−26%	−36%	+7%	−17%
依折麦布+辛伐他汀[98]	−37%*	−51%*	+9%*	−24%*
普伐他汀	−17%	−25%	+7%	−8%
依折麦布+晋伐他汀[88]	−27%*	39%*	+8%*	−18%*
洛伐他汀	−18%	−25%	+4%	−11%
依折麦布+洛伐他汀[100]	−29%*	−40%*	+9%*	−22%*

* P<0.01 较单药治疗

水平分别进一步降低 16% 和 24%，HDL-C 升高 2%[101]。此外，包括 IMPROVE-IT、SHARP 在内的多项研究证实联合治疗对心血管事件风险的获益，因此在冠心病极高危患者及慢性肾脏病患者中可考虑依折麦布与他汀类药物合用。

2. 他汀类与贝特类药物联合应用

他汀类与贝特类联合治疗能更有效降低血 LDL-C 和 TG 水平及升高 HDL-C 水平，并且还可以降低富含 TG 的脂蛋白颗粒，降低小而密 LDL 颗粒。研究显示混合型高脂血症患者中非诺贝特和小剂量他汀联合治疗 3 个月可以使血浆 LDL-C 和 TG 水平分别降低 33.1% 和 43.9%，HDL-C 升高 18.1%，均显著优于他汀单药治疗[103]。中国人群中他汀类和贝特类联合治疗的调脂疗效相似，分别使血清 TC、LDL-C 和 TG 水平降低约 30%、37% 和 56%，血清 HDL-C 水平升高 24%，明显优于任一单药治疗[104-105]。且联合治疗的不良反应发生率与单药治疗组相比无差异。

他汀类和贝特类药物联合用药，开始合用时均宜用小剂量，早晨服用贝特类药物，睡前服用他汀类药物，避免血药浓度显著升高。meta 分析显示，小剂量他汀类药物和非诺贝特联合治疗的总体安全性良好，与他汀单药治疗相比肌酶升高和肌肉毒性的发生率无差异，但在转氨酶和肌酐升高的发生率上联合治疗高于单药治疗[106-110]。因此贝特类药物单用或与其他药物联合时需注意监测血清肝酶、肌酶和肌酐水平。他汀类与贝特类

药物合用时选择非诺贝特，禁与吉非贝齐合用。

3. 他汀类与烟酸类药物联合应用

冠心病药物治疗方案（CDP）[65] 及其后续随访研究[66]是唯一单用烟酸治疗的随机对照研究，研究发现与安慰剂组相比，烟酸可降低冠心病患者心血管事件和总死亡率。此后在不同心血管病高危人群中进一步研究烟酸与其他调脂药合用的心血管保护作用。HATS[60] 发现伴低血清 HDL-C 水平和高血清 LDL-C 水平（124 mg/dl）的冠心病患者，他汀类药物与烟酸合用可逆转冠状动脉斑块进展并减少心血管事件发生。ARBITER 2[61] 和 ARBITER 3[62] 首次证实在他汀类药物有效控制血清 LDL-C（87 mg/dl 和 88 mg/dl）水平的基础上加用烟酸可稳定和逆转颈动脉斑块。NIA 斑块研究[111]也得出相似的结果。Lee 等[112]在低血清 HDL-C 水平的糖尿病合并冠心病或颈动脉/周围动脉粥样硬化中也证实了上述结果。多项 meta 分析[17-19]证实进一步降低血清 LDL-C 和升高 HDL-C 水平在预防动脉粥样硬化疾病进展和降低心血管事件发生率同等重要。然而近年完成两项烟酸的大型随机对照前瞻临床研究 AIM-HIGH[68] 和 HPS 2-THRIVE[69]，入选的心血管病高危患者基础状态下他汀类药物已分别将血清 LDL-C 水平降至 74 mg/dl 和 63 mg/dl，加用烟酸后虽可进一步降低血清 LDL-C 水平和升高血清 HDL-C 水平，但心血管事件的风险和对照组相似，加用烟酸并未获得额外的心血管保护作用。但 MESA 研究[113]发现

54％冠心病患者接受降脂治疗，仅40％患者血清 LDL-C 水平达到 ATP Ⅲ 标准。他汀类药物与烟酸联合应用在临床实践中的意义有待进一步评价。

联合使用他汀类药物和烟酸的患者中，不良反应有皮肤、胃肠道反应，血糖增高、肝酶增高和骨骼肌毒性等[114-117]。为减少皮肤不良反应发生和严重程度，加用烟酸时，可从低剂量起始，患者耐受后逐步在数周内达到高剂量；且可与餐同服烟酸。他汀类药物与烟酸合用时需监测患者肝、肌肉的不良反应。

4. 他汀类与胆酸螯合剂联合应用

因胆酸螯合剂对血清 TG 无降低作用，因此仅适用于单纯高胆固醇血症，或与他汀类药物联合治疗混合型高脂血症，两药联合可强化降低血清 LDL-C、TC 水平，增加各自的降脂作用，减少冠脉事件发生率。胆酸螯合剂与他汀类药物合用并不增加其各自的副作用，且可因减少用药剂量而降低发生不良反应的风险。

5. 他汀类与 n-3 脂肪酸联合应用

一项来自日本的大规模随机、开放研究（JELIS），入组了 14 981 例高胆固醇血症患者，主要研究目的是观察在他汀类药物治疗基础上联合使用 n-3 脂肪酸（1800 mg/d）能否降低高胆固醇血症患者的心血管事件，随访 4.6 年后发现，联合治疗组主要冠脉事件（致命和非致命性心肌梗死、不稳定性心绞痛、冠脉再通治疗）风险下降 19％，血清 TG 水平下降 9％，均显著低于他汀单药组。n-3 脂肪酸与他汀类药物合用主要用于治疗混合型高脂血症，并不增加各自的不良反应，是有效而安全的选择[118]。

6. 他汀类药物与普罗布考

目前有研究发现，阿托伐他汀联合普罗布考、氟伐他汀联合普罗布考组血清 LDL-C 下降幅度均明显大于单药他汀组，同时发现两药联合具有良好的耐受性，可因减少用药剂量而降低不良反应的发生[119-120]。两药联合主要适用于单药他汀治疗效果不好的高胆固醇血症尤其是纯合子型家族性高胆固醇血症。

7. 他汀类药物与 PCSK9

目前已经有多项采用 LDL-C 降幅为主要观察

终点的 3 期临床试验，观察了 3 个 PCSK9 单克隆抗体（alirocumab、evolocumab、bococizumab）联合他汀类药物治疗的功效。结果一致显示，在接受最大剂量或中等/高强度他汀类药物 LDL-C 水平仍未达标的不同类型患者中，alirocumab、evolocumab、bococizumab 均具有良好的降脂疗效，联合治疗可使血 LDL-C 水平降低 31％～75％，并且患者的耐受性良好，未出现严重的不良反应[99,102-106]。此外，这一结果也在 meta 分析中进一步得到证实[107]。为进一步明确 PCSK9 单克隆抗体对心血管事件的影响，ODYSSEY LONG-TERM 研究纳入 2341 例接受最大耐受量他汀类和或其他降脂治疗药物后 LDL-C 仍未达标的心血管事件高危患者，随机分为 alirocumab 和安慰剂组，通过事后分析发现，alirocumab 组在随访 78 周时的主要不良心血管事件发生率（冠心病死亡、非致死性心肌梗死、缺血性卒中和需住院的不稳定型心绞痛）明显低于安慰剂组（1.7％ vs. 3.3％；$P=0.02$）。然而，值得注意的是，alirocumab 组与安慰剂组相比，注射部位反应（5.9％ vs. 4.2％）、肌痛（5.4％ vs. 2.9％）、神经认知事件（1.2％ vs. 0.5％）和眼部事件（2.9％ vs. 1.9％）发生率更高[99]。此外，OSLER-1 和 OSLER-2 研究作为首个以心血管事件为主要终点的临床试验，旨在评价以他汀类药物为主的标准降脂治疗联合 evolocumab 能否降低主要心血管不良事件，该研究共纳入 4465 名患者，结果显示与单纯标准降脂治疗组相比，evolocumab 在标准降脂治疗基础上使随访 11.1 个月的主要心血管不良事件（死亡、心肌梗死、不稳定性心绞痛或需住院的心力衰竭、血运重建以及卒中/短暂性脑缺血发作）风险降低 53％（0.95％ vs. 2.18％，$P=0.003$）[108]；在不良反应发生率方面两组之间无明显差异，evolocumab 组为 69.2％，标准治疗组为 64.8％；此外，尽管认知障碍总发生率小于 1％，但研究发现在试验组表现较为突出[108]。

综上所述，他汀类药物联合 PCSK9 单克隆抗体治疗不但可以显著降低血 LDL-C 水平，而且初步结果也表明可以减少心血管事件的发生，如能进一步证实其心血管事件获益，将成为服用最大剂量他汀类药物仍不达标患者的降脂治疗新选择，主要适用于心血管风险高危患者尤其是家族型高胆固醇血症。不过需要注意的是，尽管当前的临床试验并未发现他汀类药物联合 PCSK9 单克隆抗体出现严重的不良反应，但其长期的安全性，尤其是两者联合治疗后可使 LDL-C 水平显著降低至 50 mg/dl 以下；由于胆固醇在人体中也具有非常重要的作用，极低 LDL-C 水平带来的潜在风险如认知功能障碍等需要密切关注，而且目前已经有临床试验提示 PCSK9 单克隆抗体联合他汀类药物治疗时认知功能风险偏高的趋势。

8. 贝特类药物与依折麦布

贝特类药物与依折麦布联合治疗相对研究较少，McKenney 等研究了依折麦布与非诺贝特联合应用治疗混合型高脂血症患者的长期疗效和安全性。治疗 48 周后，依折麦布/非诺贝特组和非诺贝特单药组的血清 LDL-C 水平分别降低 22% 和 9%（$P<0.001$）。且两组患者肝酶超过 $3×ULN$ 的比例相似，提示依折麦布联合非诺贝特治疗混合型高脂血症患者的有效性及安全性良好[121]。其他随机对照研究也得到相似的结果[122-123]。

9. 依折麦布与烟酸

在另一项依折麦布联合烟酸治疗原发性高胆固醇血症的研究中，患者在既往烟酸治疗的基础上加用依折麦布后，可分别降低血清 TC 18%，LDL-C 25%，TG 17%（P 值均小于 0.001）。而且加用依折麦布后患者耐受性良好，未出现明显的肝酶和糖化血红蛋白升高[111]。该联合治疗方案对心血管终点事件的影响尚待进一步研究证实。

10. 贝特类药物与烟酸

早期的 Stockholm Ischaemic Heart Disease Secondary Prevention Study[124]共入选了 555 名冠心病患者，随机分入烟酸与氯贝丁酯联合治疗组和安慰剂组，随访 5 年，与安慰剂组相比，治疗组血清 TC 和 TG 分别降低 13% 和 19%，减少非致死性心血管事件 33%，全因死亡率降低 26%。随后的 AFREGS[125]得出相似结果，随访 30 个月后，吉非贝齐、烟酸和考来烯胺联合治疗组比安慰剂组增高血清 HDL-C 水平 36%，分别降低血清 LDL-C 和 TG 26% 和 50%，安慰剂组冠脉狭窄

程度增加 1.35%，而治疗组减少 0.81%（$P=0.04$），且治疗组心血管事件发生率更低（安慰剂组与治疗组分别为 26% 和 13%）。近年烟酸与贝特类药物联合应用的研究较少。

11. 烟酸与胆酸螯合剂

在烟酸基础上加用胆酸螯合剂可更进一步降低血清 LDL-C 水平。血脂异常的糖耐量异常[27]随机服用烟酸（单药治疗组）以及烟酸与考来维仑（联合治疗组），发现单药治疗组和联合治疗组分别降低血清 LDL-C 12.86% 和 20.67%（$P=0.088$），并不增加空腹血糖，两组空腹血糖增加分别为 6.7 mg/dl 和 1.8 mg/dl（$P=0.0046$）。如烟酸、胆酸螯合剂基础上再联合他汀类药物，能进一步降低血清 LDL-C 水平，且可减少他汀类药物剂量。Andrew 等[126]将动脉粥样硬化患者随机分为阿托伐他汀（30 mg/d）单药治疗组、阿托伐他汀（20 mg/d）和烟酸双药治疗组、阿托伐他汀（20 mg/d）、烟酸和考来维仑三药治疗组，随访 1 年发现阿托伐他汀（30 mg/d）单药治疗组降低血清 LDL-C 47%、三药治疗组可进一步降低血清 LDL-C 到 57%，而且阿托伐他汀（20 mg/d）和烟酸双药治疗组还可增加血清 HDL-C 25%，三药治疗组血清 HDL-C 增加 29%，而且联合治疗安全，没有需要停药的治疗相关性肌病和肝毒性。

CLAS 研究[127]显示烟酸与考来替泊联合治疗组与安慰剂组相比，血清 LDL-C 水平降低 43%，升高血清 HLD-C 水平 37%，能更有效逆转冠状动脉粥样硬化斑块（16.2% 和 2.4%）。经过 4 年随访后[58]，联合治疗组与安慰剂组相比，更多患者无冠状动脉斑块进展（52% 和 15%）和斑块逆转（18% 和 6%）。烟酸与胆酸螯合剂基础上加用他汀类药物也有相似的结果。FATS[3]比较烟酸、考来替泊和洛伐他汀三药治疗组与常规治疗组（43% 接受考来替泊），2.5 年后三药治疗组可显著减少冠状动脉狭窄，且可降低心血管事件。而且继续三药服用的患者随访 10 年后[128]，心血管事件和总死亡率持续下降。

八、治疗过程的监测

饮食与非调脂药物治疗 3～6 个月后，应复查

血脂水平，如能达到要求即继续治疗，但仍须每6个月饮食与非调脂药物治疗3～6个月后，应复查血脂水平，如能达到要求即继续治疗，但仍须每6个月至1年复查1次，如持续达到要求，每年复查1次。药物治疗开始后4～8周复查血脂及AST、ALT、总胆红素和CK，如能达到目标值，逐步改为每6～12个月复查1次，如开始治疗3～6个月复查血脂仍未达到目标值，则调整剂量或药物种类，或联合药物治疗，再经4～8周后复查。达到目标值后延长为每6～12个月复查1次，TLC和降脂药物治疗必须长期坚持，才能获得临床益处。对心血管病的高危患者，应采取更积极的降脂治疗策略。

降脂药物治疗需要个体化，治疗期间必须监测安全性。依据患者的心血管病状况和血脂水平选择药物和起始剂量。在药物治疗时，必须监测不良反应，主要是定期检测肝功能和血CK。如AST或ALT超过正常上限值3倍，应暂停给药。停药后仍需每周复查肝功能，直至恢复正常。在用药过程中应询问患者有无肌痛、肌压痛、肌无力、乏力和发热等症状，血CK升高超过正常上限值5倍应停药。用药期间如有其他可能引起肌溶解的急性或严重情况，如败血症、创伤、大手术、低血压和抽搐等，应暂停给药。

（陈 红）

参考文献

[1] Scandinavian Simvastatin Survival Study Group. Randomised trial of cholesterol lowering in 4444 patients with coronary heart disease: the Scandinavian Simvastatin Survival Study (4S). Lancet, 1994, 344: 1383-1389.

[2] Sacks FM, Pfeffer MA, Moye LA, et al. The effect of pravastatin on coronary events after myocardial infarction in patients with average cholesterol levels. Cholesterol and Recurrent Events Trial investigators. N Engl J Med, 1996, 335: 1001-1009.

[3] The Long-Term Intervention with Pravastatin in Ischaemic Disease (LIPID) Study Group. Prevention of cardiovascular events and death with pravastatin in patients with coronary heart disease and a broad range of initial cholesterol levels. N Engl J Med, 1998, 339: 1349-1357.

[4] Serruys PWJC, de Feyter P, Macaya C, et al. Fluvastatin for prevention of cardiac events following successful first percutaneous coronary intervention-A randomized controlled trial. JAMA, 2002, 287: 3215-3222.

[5] Heart Protection Study Collaborative Group. MRC/BHF Heart Protection Study of cholesterol lowering with simvastatin in 20 536 high-risk individuals: a randomised placebo-controlled trial. Lancet, 2002, 360: 7-22.

[6] Cannon CP, Braunwald E, McCabe CH, et al. Intensive versus moderate lipid lowering with statins after acute coronary syndromes. N Engl J Med, 2004, 350: 1495-1504.

[7] de Lemos JA, Blazing MA, Wiviott SD, et al. Early intensive vs a delayed conservative simvastatin strategy in patients with acute coronary syndromes: phase Z of the A to Z trial. JAMA, 2004, 292: 1307-1316.

[8] LaRosa JC, Grundy SM, Waters DD, et al. Intensive lipid lowering with atorvastatin in patients with stable coronary disease. N Engl J Med, 2005, 352: 1425-1435.

[9] Schwartz GG, Olsson AG, Ezekowitz MD, et al. Effects of Atorvastatin on Early Recurrent Ischemic Events in Acute Coronary Syndromes The MIRACL Study: A Randomized Controlled Trial. JAMA, 2001, 285: 1711-1718.

[10] Pedersen TR, Faergeman O, Kastelein JJ, et al. High-dose atorvastatin vs usual-dose simvastatin for secondary prevention after myocardial infarction: the IDEAL study: a randomized controlled trial. JAMA, 2005, 294: 2437-2444.

[11] Cholesterol Treatment Trialists' (CTT) Collaboration. Efficacy and safety of more intensive lowering of LDL cholesterol: a meta-analysis of data from 170 000 participants in 26 randomised trials. Lancet, 2010, 376: 1670-1681.

[12] Nissen SE, Nicholls SJ, Sipahi I, et al. Effect of very high-intensity statin therapy on regression of coronary atherosclerosis: the ASTEROID trial. JAMA, 2006, 295: 1556-1565.

[13] Shepherd J，Cobbe SM，Ford I，et al. Prevention of coronary heart disease with pravastatin in men with hypercholesterolemia. West of Scotland Coronary Prevention Study Group. N Engl J Med，1995，333：1301-1307.

[14] Downs JR，Clearfield M，Weis S，et al. Primary prevention of acute coronary events with lovastatin in men and women with average cholesterol levels：results of AFCAPS/TexCAPS. Air Force/Texas Coronary Atherosclerosis Prevention Study. JAMA，1998，279：1615-1622.

[15] Colhoun HM，Betteridge DJ，Durrington PN，et al. Primary prevention of cardiovascular disease with atorvastatin in type 2 diabetes in the Collaborative Atorvastatin Diabetes Study（CARDS）：multicentre randomised placebo controlled trial. Lancet，2004，364：685-696.

[16] Ridker PM，Danielson E，Fonseca FAH，et al for the JUPITER Study Group. Rosuvastatin to prevent vascular events in men and women with elevated C-reactive protein. N Engl J Med，2008，359：2195-2207.

[17] Amarenco P，Bogousslavsky J，Callaham A，et al. High-dose atorvastatin after stroke or transient ischemic attack. N Engl J Med，2006，355：549-559.

[18] Shepherd J，Blauw GJ，Murphy MB，et al. Pravastatin in elderly individuals at risk of vascular disease（PROSPER）：a randomised controlled trial. Lancet，2002，360：1623-1630.

[19] The ALLHAT Officers and Coordinators for the ALLHAT Collaborative Research Group. Major outcomes in moderately hypercholesterolemic, hypertensive patients randomized to pravastatin vs usual care：the Antihypertensive and Lipid-lowering treatment to prevent heart attack trial（ALLHAT-LLT）. JAMA，2002，288：2998-3007.

[20] Sever PS，Dahlof B，Poulter NR，et al. Prevention of coronary and stroke events with atorvastatin in hypertensive patients who have average or lower-than-average cholesterol concentrations，in the Anglo-Scandinavian Cardiac Outcomes Trial-Lipid Lowering Arm（ASCOT-LLA）：a multicentre randomised controlled trial. Lancet，2003，361：1149-1158.

[21] Jang Y，Zhu J，Ge J，et al. Preloading with atorvastatin before percutaneous coronary intervention in statin-naïve Asian patients with non-ST elevation acute coronary syndromes：A randomized study. J Cardiol，2014，63：335-343.

[22] U.S. Food and Drug Administration. FDA Drug Safety Communication：New restrictions, contraindications，and dose limitations for Zocor（simvastatin）to reduce the risk of muscle injury.（2016-8-3）[2017-1-1] http://www.fda.gov/drugs/drugsafety/ucm256581.htm.

[23] 瑞舒伐他汀中国注册临床研究协作组. 瑞舒伐他汀治疗中国高胆固醇血症患者疗效和安全性的随机双盲多中心对照研究. 中华心血管病杂志，2007，35：207-211.

[24] Jones P，Kafonek S，Laurora Irene，et al. Comparative Dose Efficacy Study of Atorvastatin Versus Simvastatin，Pravastatin，Lovastatin，and Fluvastatin in Patients With Hypercholesterolemia（The CURVES Study）. Am J Cardiol，1998，81：582-587.

[25] McKenney JM，Davidson MH，Jacobson TA，et al. Final Conclusions and Recommendations of the National Lipid Association Statin Safety Assessment Task Force. Am J Cardiol，2006，97［suppl］：89C-94C.

[26] Bays H，Cohen DE，Chalasani N，et al. An assessment by the Statin Liver Safety Task Force：2014 update. Journal of Clinical Lipidology，2014，8：S47-S57.

[27] Thompson PD，Clarkson PM，and Rosenson RS. An assessment of statin safety by muscle experts. Am J Cardiol，2006，97［suppl］：69C-76C.

[28] Rosenson RS，Baker SK，Jacobson TA，et al. An assessment by the Statin Muscle Safety Task Force：2014 update. Journal of Clinical Lipidology，2014，8：S58-S71.

[29] Stroes ES，Thompson PD，Corsini A，et al. Statin-associated muscle symptoms：impact on statin therapy—European Atherosclerosis Society Consensus Panel Statement on Assessment，Aetiology and Management. Eru Heart J 2015 Feb 18. pii：ehv043.［Epub ahead of print］.

[30] Chang CH，Kusama M，Ono S，et al. Assessment of statin-associated muscle toxicity in Japan：a cohort study conducted using claims database and laboratory

information. BMJ Open，2013，3：e002040.

［31］ Guengerich FP. Cytochrome P-450 3A4：regulation and role in drug metabolism. Annu Rev Pharmacol Toxicol，1999，39：1-17.

［32］ Bolego C，Baetta R，Bellosta S，et al. Safety considerations for statins. Current Opinion in Lipidology，2002，13：637-644.

［33］ Maki KC，Ridker PM，Brown WV，et al. An assessment by the Statin Diabetes Safety Task Force：2014 update. Journal of Clinical Lipidology，2014，8：S17-S29.

［34］ Rojas-Fernandez CH，Goldstein LB，Levey AI，et al. An assessment by the Statin Cognitive Safety Task Force：2014 update. Journal of Clinical Lipidology，2014，8：S5-S16.

［35］ Geng Q，Ren JY，Song JX，et al. Meta-analysis of the effect of statins on renal function. American Journal of Cardiology，2014，114：562-570.

［36］ Savarese G，Musella F，Volpe M，et al. Effects of atorvastatin and rosuvastatin on renal function：A meta-analysis. International Journal of Cardiology，2013，167：2482-2489.

［37］ Eknoyan G，Lameire N，Eckardt KU，et al. KDIGO Clinical Practice Guideline for Lipid Management in Chronic Kidney Disease. Kidney inter Suppl，2013，3：259-305.

［38］ 陈红，任景怡，武蓓，等. 不同时间服用辛伐他汀对调脂及抗炎作用的影响. 中国动脉硬化杂志，2006，14：1045-1048.

［39］ 陈红，任景怡，武蓓，等. 停用辛伐他汀对健康男性肱动脉内皮功能的影响. 中华内科杂志，2008，47：117-120.

［40］ 陈红，任景怡，武蓓，等. 停用辛伐他汀对冠心病及冠心病危险因素患者血管内皮功能的影响. 中华心血管病杂志，2007，35：531-535.

［41］ 邢燕，陈红，胡大一. 停用他汀类药物对血管内皮一氧化氮合成的影响. 中华内科杂志，2005，44：22-24.

［42］ Chen H，Ren JY，Xing Y，et al. Short-term withdrawal of simvastatin induces endothelial dysfunction in patients with coronary artery disease：A dose-response effect dependent on endothelial nitric oxide synthase. International Journal of Cardiology，2009，131：313-320.

［43］ Li JJ，Yang P，Liu J，et al. Impact of 10 mg rosuvastatin daily or alternate-day on lipid profile and inflammatory markers. Clin Chim Acta，2012，413：139-142.

［44］ Arthur JB，Ashby DWR，Bremer C，et al. Trial of clofibrate in the treatment of ischaemic heart disease. Five-year study by a group of physicians of the Newcastle upon Tyne region. BMJ，1971，4：767-775.

［45］ Report by a research committee of the Scottish Society of Physicians. Ischaemic heart disease：a secondary prevention trial using clofibrate. BMJ，1971，4：775-784.

［46］ Geizerova H，Green KG，Gyarfas I，et al. Primary prevention of ischaemic heart disease：WHO coordinated cooperative trial. A summary report. Bull World Health Organ，1979，57：801-805.

［47］ Coronary Drug Project Research Group. Clofibrate and niacin in coronary heart disease. JAMA，1975，231：360-381.

［48］ Frick MH，Elo O，Haapa K，et al. Helsinki Heart Study：primary prevention trial with gemfibrozil in middle-aged men with dyslipidaemia. N Engl J Med，1987，317：1237-1245.

［49］ Rubins HB，Robins SJ，Collins D，et al. Gemfibrozil for the secondary prevention of coronary heart disease in men with low levels of high-density lipoprotein cholesterol. Veterans Affairs High Density Lipoprotein Cholesterol Intervention Trial Study Group. N Engl J Med，1999，341：410-418.

［50］ Keech A，Simes RJ，Barter P，et al. Effects of long-term fenofibrate therapy on cardiovascular events in 9795 people with type 2 diabetes mellitus（the FIELD study）：randomised controlled trial. Lancet，2005，366：1849-1861.

［51］ ACCORD Study Group. Ginsberg HN，Elam MB，et al. Effects of combination lipid therapy in type 2 diabetes mellitus. N Engl J Med，2010，362：1563-1574.

［52］ Jun M，Foote C，Lv J，et al. Effects of fibrates on cardiovascular outcomes：a systematic review and meta-analysis. Lancet，2010，375：1875-1884.

［53］ Hanefeld M，Fischer S，Schmechel H，et al. Diabetes Intervention Study. Multi-intervention trial in newly diagnosed NIDDM. Diabetes Care，1991，14：

308-317.

[54] Frick MH, Syvänne M, Nieminen MS, et al. Prevention of the angiographic progression of coronary and vein-graft atherosclerosis by gemfibrozil after coronary bypass surgery in men with low levels of HDL cholesterol. Lopid Coronary Angiography Trial (LOCAT) Study Group. Circulation, 1997, 96: 2137-2143.

[55] Wierzbicki AS, Mikhailidis DP, Wray R, et al. Statin-fibrate combination: therapy for hyperlipidemia: a review. Curr Med Res Opin, 2003, 19: 155-168.

[56] Davidson MH, Armani A, McKenney JM, et al. Safety considerations with fibrate therapy. Am J Cardiol, 2007, 99: 3C-18C.

[57] Blankenhorn DH, Nessim SA, Johnson RL, et al. Beneficial effects of combined colestipol-niacin therapy on coronary atheroclerosis and coronary venous bypass grafts. JAMA, 1987, 257: 3233-3240.

[58] The CLAS Study Group, Cashin HL, Mack WJ, et al. Beneficial effects of colestipol-niacin on coronary atherosclerosis: a 4-year follow-up. JAMA, 1990, 264: 3013-3017.

[59] Brown G, Albers J, Fisher L, et al. Regression of coronary artery disease as a result of intensive lipid-lowering therapy in men with high levels of apolipoprotein B. N Engl J Med, 1990, 323: 1289-1298.

[60] Brown B, Zhao X, Chait A, et al. Simvastatin and niacin, antioxidant vitamins, or the combination for the prevention of coronary disease. N Engl J Med, 2001, 345: 1583-1592.

[61] Taylor AJ, Sullenberger LE, Lee HJ, et al. Arterial Biology for the Investigation of the Treatment Effects of Reducing Cholesterol (ARBITER) 2: a double-blind, placebo-controlled study of extended-release niacin on atherosclerosis progression in secondary prevention patients treated with statins. Circulation, 2004, 110: 3512-3517.

[62] Taylor AJ, Lee HJ, Sullenberger LE. The effect of 24 months of combination statin and extended-release niacin on carotid intimamedia thickness: ARBITER 3. Curr Med Res Opin, 2006, 22: 2243-2250.

[63] Villines TC, Stanek EJ, Devine PJ, et al. The ARBITER 6-HALTS Trial (Arterial Biology for the Investigation of the Treatment Effects of Reducing Cho-

lesterol 6-HDL and LDL Treatment Strategies in Atherosclerosis): final results and the impact of medication adherence, dose, and treatment duration. J Am Coll Cardiol, 2010, 55: 2721-2726.

[64] Phan BA, Muñoz L, Shadzi P, et al. Effects of niacin on glucose levels, coronary stenosis progression, and clinical events in subjects with normal baseline glucose levels (<100 mg/dl): a combined analysis of the amilial Atherosclerosis Treatment Study (FATS), HDL-Atherosclerosis Treatment Study (HATS), Armed Forces Regression Study (AFREGS), and Carotid Plaque Composition by MRI during lipid-lowering (CPC) study. Am J Cardiol, 2013, 111: 352-355.

[65] Coronary Drug Project Research Group. Clofibrate and niacin in coronary heart disease. JAMA, 1975, 231: 360-381.

[66] Canner PL, Berge GK, Wenger NK, et al. Fifteen-year mortality in coronary drug project patients: long-term benefit with niacin. J Am Coll Cardiol, 1986, 8: 1245-1255.

[67] Lavigne PM, Karas RH. The current state of niacin in cardiovascular disease prevention: a systematic review and meta-regression. J Am Coll Cardiol, 2013, 61: 440-446.

[68] AIM-HIGH Investigators. Boden WE, Probstfield JL, Anderson T, et al. Niacin in patients with low HDL cholesterol levels receiving intensive statin therapy. N Engl J Med, 2011, 365: 2255-2267.

[69] HPS2-THRIVE Collaborative Group. Landray MJ, Haynes R, Hopewell JC, et al. Effects of extended-release niacin with laropiprant in high-risk patients. N Engl J Med, 2014, 371: 203-212.

[70] Lipid Research Clinics Coronary Primary Prevention Trial Investigators. The Lipid Research Clinics Coronary Primary Prevention Trial results. II. The relationship of reduction in incidence of coronary heart disease to cholesterol lowering. JAMA, 1984, 251: 365-374.

[71] Brensike JF, Levy RI, Kelsey SF, et al. Effects of therapy with cholestyramine on progression of coronary arteriosclerosis: results of the NHLBI Type II Coronary Intervention Study. Circulation, 1984, 69: 313-324.

[72] Ito MK，Shabetai R. Pravastatin alone and in combination with low-dose cholestyramine in patients with primary hypercholesterolemia and coronary artery disease. Am J Cardiol，1997，80：799-802.

[73] Knapp HH，Schrott H，Ma P，et al. Efficacy and safety of combination simvastatin and colesevelam in patients with primary hypercholesterolemia. Am J Med，2001，110：352-360.

[74] Kastelein JJ，Akdim F，Stroes ES，et al. ENHANCE Investigators. Simvastatin with or without ezetimibe in familial hypercholesterolemia. N Engl J Med，2008，358：1431-1443.

[75] Meaney A，Ceballos G，Asbun J，et al. The VYtorin on Carotid intima-media thickness and overall arterial rigidity (VYCTOR) study. J Clin Pharmacol，2009，49：838-847.

[76] Fleg JL，Mete M，Howard BV，et al. Effect of statins alone versus statins plus ezetimibe on carotid atherosclerosis in type 2 diabetes：the SANDS (Stop Atherosclerosis in Native Diabetics Study) trial. J Am Coll Cardiol，2008，52：2198-2205.

[77] IMPROVE-IT Investigators. IMProved Reduction of Outcomes：Vytorin Efficacy International Trial (IMPROVE-IT Trial)：A Comparison of Ezetimibe/Simvastatin versus Simvastatin Monotherapy on Cardiovascular Outcomes After Acute Coronary Syndromes. American Heart Assoc Scientific Sessions，Chicago，IL，Nov 17，2014［late breaking abstract session LBCT.02］

[78] Sharp Collaborative Group. Study of Heart and Renal Protection (SHARP)：randomized trial to assess theeffects of lowering low-density lipoprotein cholesterol among 9 438 patients with chronic kidney disease. Am Heart J，2010，160：785-794.

[79] Pandor A，Ara RM，Tumur I，et al. Ezetimibe monotherapy for cholesterol lowering in 2，722 people：systematic review and meta-analysis of randomized controlled trials. J Intern Med，2009，265：568-580.

[80] Sawayama Y，Shimizu C，Maeda N，et al. Effects of Probucol and Pravastatin on Common Carotid Atherosclerosis in Patients With Asymptomatic Hypercholesterolemia Fukuoka Atherosclerosis Trial (FAST). J Am Coll Cardiol，2002，39：610-616.

[81] Tagawa T，Urabe Y，Kimura Y，et al. Long-term treatment with probucol improves endothelial function in patients with coronary artery disease. Hypertens Res，2004，27：311-318.

[82] Tanous D，Bräsen JH，Choy K，et al. Probucol inhibits in-stent thrombosis and neointimal hyperplasia by promoting re-endothelialization. Atherosclerosis，2006，189：342-349.

[83] Tardif JC，Grégoire J，Schwartz L，et al. Effects of AGI-1067 and Probucol After Percutaneous Coronary Interventions. Circulation，2003，107：552-558.

[84] Fujita M，Shirai K. A comparative study of the therapeutic effect of probucol and pravastatin on xanthelasma. J Dermatol，1996，23：598-602.

[85] Leaf A，Weber PC. Cardiovascular effects of n-3 fatty acids. N Engl J Med，1988，318：549-557.

[86] Harris WS. n-3 fatty acids and serum lipoproteins：human studies. Am J Clin Nurr，1997，65：1645S-1654S.

[87] Harris WS. n-3 fatty acids and lipoproteins：comparison of results from human and animal studies. Lipids，1996，31：243-252.

[88] GISSI-Preventione Investigators. Dietary supplementation with n-3 polyunsaturated fatty acids and vitamin E after myocardial infarction：results of the GISSI-Prevention trial. Gruppo Italiano per lo Studio della Sopravvivenza nell'Infarto miocardico. Lancet，1999，354：447-455.

[89] Kromhout D，Giltay EJ，Geleijnse JM，et al. n-3 Fatty Acids and Cardiovascular Events after Myocardial Infarction. N Engl J Med，2010，363：2015-2026.

[90] Risk and Prevention Study Collaborative Group. Roncaglioni MC，Tombesi M，et al. n-3 Fatty Acids in Patients with Multiple Cardiovascular Risk Factors. N Engl J Med，2013，368：1800-1808.

[91] 血脂康调整血脂对冠心病二级预防研究协作组. 中国冠心病二级预防研究. 中华心血管病杂志，2005，33：109-115.

[92] Lu Z，Kou W，Du B，et al. Effect of Xuezhikang，an extract from red yeast Chinese rice，on coronary events in a Chinese population with previous myocardial infarction. Am J Cardiol，2008，101：1689-1693.

［93］ Li Y，Jiang L，Jia Z，et al. A meta-analysis of red yeast rice：an effective and relatively safe alternative approach for dyslipidemia. PLoS One，2014，9：e98611.

［94］ Cohen JC，Boerwinkle E，Mosley TJ，et al. Sequence variations in PCSK9，low LDL，and protection against coronary heart disease. N Engl J Med，2006，354：1264-1272.

［95］ EXPLORER Study Investigators. Efficacy and safety of rosuvastatin 40 mg alone or in combination with ezetimibe in patients at high risk of cardiovascular disease（results from the EXPLORER study）. Am J Cardiol，2007，99：673-680.

［96］ Mikhailidis DP，Sibbring GC，Ballantyne CM，et al. Meta-analysis of the cholesterol-lowering effect of ezetimibe added to ongoing statin therapy. Curt Med Res Opin，2007，23：2009-2026.

［97］ Ezetimibe Study Group. Effect of ezetimibe coadministered with atorvastatin in 628 patients with primary hypercholesterolemia：a prospective，randomized，double-blind trial. Circulation，2003，107：2409-2415.

［98］ Davidson MH，McGarry T，Bettis R，et al. Ezetimibe coadministered with simvastatin in patients with primary hypercholesterolemia. J Am Coll Cardiol，2002，40：2125-2134.

［99］ Ezetimibe Study Group. Efficacy and safety of ezetimibe coadministered with pravastatin in patients with primary hypercholesterolemia：a prospective，randomized，double-blind trial. Eur Heart J，2003，24：717-728.

［100］ Ezetimibe Study Group. Efficacy and safety of ezetimibe coadministered with lovastatin in primary hypercholesterolemia. Am J Cardiol，2003，91：418-424.

［101］ McKenney JM，Farnier M，Lo KW，et al. Safety and efficacy of long-term co-administration of fenofibrate and ezetimibe in patients with mixed hyperlipidemia. J Am Coll Cardiol，2006，47：1584-1587.

［102］ Jun Masuda，Takashi Tanigawa，Tomomi Yamada，et al. Effect of combination therapy of ezetimibe and rosuvastatin on regression of coronary atherosclerosis in patients with coronary artery disease. Int Heart J，2015，56（3）：278-285.

［103］ Jones PH，Davidson MH，Goldberg AC，et al. Efficacy and safety of fenofibric acid in combination with a statin in patients with mixed dyslipidemia：Pooled analysis of three phase 3，12-week randomized，controlled studies. J Clin Lipidol，2009，3：125-137.

［104］ 任景怡，陈红，罗宇. 联合应用辛伐他汀和非诺贝特治疗混合性高脂血症的疗效及安全性观察. 中华心血管病杂志，2005，33：122-126.

［105］ 李向平，龚海荣，赵水平. 他汀联合苯扎贝特治疗急性冠状动脉综合征患者的调脂疗效与安全性. 中华心血管病杂志，2013，41：1006-1009.

［106］ 耿强，任景怡，李素芳，等. 他汀类药物联合非诺贝特的安全性荟萃分析. 中华心血管病杂志，2013，41：1063-1068.

［107］ Geng Q，Ren J，Chen H，et al. Adverse events following statin-fenofibrate therapy versus statin alone：a meta-analysis of randomized controlled trials. Clin Exp Pharmacol Physiol，2013，40：219-226.

［108］ Geng Q，Ren J，Chen H，et al. Adverse events of statin-fenofibric acid versus statin monotherapy：a meta-analysis of randomized controlled trials. Curr Med Res Opin，2013，29：181-188.

［109］ Choi HD，Shin WG，Lee JY，et al. Safety and efficacy of fibrate-statin combination therapy compared to fibrate monotherapy in patients with dyslipidemia：A meta-analysis. Vascul Pharmacol，2015，65-66：23-30.

［110］ Choi HD，Shin WG. Safety and efficacy of statin treatment alone and in combination with fibrates in patients with dyslipidemia：a meta-analysis. Curr Med Res Opin，2014，30：1-10.

［111］ Sibley CT，Vavere AL，Gottlieb I，et al. MRI-measured regression of carotid atherosclerosis induced by statins with and without niacin in a randomised controlled trial：the NIA plaque study. Heart，2013，99：1675-1680.

［112］ Lee JM，Robson MD，Yu Le，et al. Effects of high-dose modified-release nicotinic acid on atherosclerosis and vascular function：a randomized，placebo-controlled，magnetic resonance imaging study. J Am Coll Cardiol，2009，54：1787-1794.

［113］ Goff DC Jr，Bertoni AG，Kramer H，et al. Dyslipidemia prevalence，treatment，and control in the multi-ethnic study of atherosclerosis（MESA）：gender, ethnicity, and coronary artery calcium. Circulation, 2006, 113: 647-656.

[114] William IJ, Jan NB, Anthony NV, et al. Efficacy and safety of combination therapy with niacin extended-release and simvastatin versus atorvastatin in patients with dyslipidemia：The SUPREME Study. Journal of Clinical Lipidology, 2009, 3: 109-118.

[115] Christie MB, Michael HD, James MM, et al. Comparison of the efficacy and safety of a combination tablet of niacin extended-release and simvastatin with simvastatin 80 mg monotherapy：the SEACOAST Ⅱ（high-dose）study. Journal of Clinical Lipidology, 2008, 2: 79-90.

[116] Sergio F, John RG, Adam BP, et al. Long-Term Safety and Efficacy of Triple Combination Ezetimibe/Simvastatin Plus Extended-Release Niacin in Patients With Hyperlipidemia. The American Journal of Cardiology, 2010, 105: 487-494.

[117] Fabian C, Darbie M, Lizhen Y, et al. Lipid-altering efficacy and safety profile of co-administered extended release niacin/laropiprant and simvastatin versus atorvastatin in patients with mixed hyperlipidemia. International Journal of Cardiology, 2013, 167: 225-231.

[118] Yokoyama M, Origasa H, Matsuzaki M, et al. Effects of eicosapentaenoic acid on major coronary events in hypercholesterolaemic patients（JELIS）：a randomised open-label, blinded endpoint analysis. Lancet, 2007, 369: 1090-1098.

[119] 田云静, 杨明, 王青, 等. 普罗布考与阿托伐他汀联合对急性冠状动脉综合征氧化低密度脂蛋白和炎症因子的影响. 中国循环杂志, 2008, 23: 426-429.

[120] Sasaki S, Nakagawa M, Nakata T, et al. Efficacy and safety of the 3-hydroxy-3-methylglutaryl coenzyme A reductase inhibitor fluvastatin in hyperlipidemic patients treated with probucol. Cardiology, 1997, 88: 160-165.

[121] Jelesoff NE, Ballantyne CM, Xydakis AM, et al. Effectiveness and tolerability of adding ezetimibe to niacin-based regimens for treatment of primary hyperlipidemia. Endocr Pract, 2006, 12: 159-164.

[122] Ansquer JC, Bekaert I, Guy M, et al. Efficacy and safety of coadministration of fenofibrate and ezetimibe compared with each as monotherapy in patients with type Ⅱb dyslipidemia and features of the metabolic syndrome：a prospective, randomized, double-blind, three-parallel arm, multicenter, comparative study. Am J Cardiovasc Drugs, 2009, 9: 91-101.

[123] Farnier M, Freeman MW, Macdonell G, et al. Efficacy and safety of the coadministration of ezetimibe with fenofibrate in patients with mixed hyperlipidaemia. Eur Heart J, 2005, 26: 897-905.

[124] Carlson LA, Rosenhamer G. Reduction of mortality in the stockholm ischaemic heart disease secondary prevention study by combined treatment with clofibrate and nicotinic acid. Acta Med Scand, 1988, 223: 405-418.

[125] Whitney EJ, Krasuski RA, Personius BE, et al. A randomized trial of a strategy for increasing high-density lipoprotein cholesterol levels：effects on progression of coronary heart disease and clinical events. Ann Intern Med, 2005, 142: 95-104.

[126] Andrew M, Binh AP, Catherine C, et al. Effects of adding extended-release niacin and colesevelam to statin therapy on lipid levels in subjects with atherosclerotic disease. Journal of Clinical Lipidology, 2007, 1: 620-625.

[127] Blankenhorn DH, Nessim SA, Johnson RL, et al. Beneficial effects of combined colestipol-niacin therapy on coronary atherosclerosis and coronary venous bypass grafts. JAMA, 1987, 257: 3233-3240.

[128] Brown BG, Brockenbrough A, Zhao XQ, et al. Very intensive lipid therapy with lovastatin, niacin, and colestipol for prevention of death and myocardial infarction：a 10-year familial atherosclerosis treatment study（FATS）follow-up. Circulation, 1998, 98（suppl I）: 1-635.

第三十三章 不同类型血脂异常的治疗

一、高胆固醇血症

(一) 概述

根据 2016 年中国成人血脂异常防治指南，将 TC≥6.2 mmol/L（240 mg/dl）定为胆固醇水平升高；TC 5.2～6.2 mmol/L（200～240 mg/dl）定为边缘升高；TC＜5.2 mmol/L（200 mg/dl）定为合适水平[1]。

多项研究资料一致显示血清总胆固醇（total cholesterol，TC）或低密度脂蛋白胆固醇（low density lipoprotein cholesterol，LDL-C）升高是心血管疾病的独立危险因素。近几十年欧美国家心血管疾病的总体死亡率呈下降趋势，导致死亡率下降的原因 47%～54%归因于危险因素的控制。在这些危险因素里，胆固醇水平的下降具有较大的权重。美国和波兰的资料显示冠心病死亡率下降的原因中胆固醇下降分别占 24%和 39%。与之相反，中国等发展中国家总体心血管危险因素呈上升趋势，导致冠心病死亡率也呈上升趋势。Critchley 等发现 1984—1999 年的 15 年间 35～74 岁的北京人冠心病死亡率分别增加 50%（男性）和 27%（女性），其中约 77%死亡风险的增加和高胆固醇血症有关。

(二) 用药原则

1. 他汀类药物是基石

临床研究已证实他汀类药物可明显降低血清 TC 和低密度脂蛋白胆固醇（low density lipoprotein cholesterol，LDL-C），并能在此基础上改善患者的预后，因此各种指南均一致推荐他汀类药物是治疗高胆固醇血症的首选药物。

2. 其他调脂药和新型调脂药

（1）胆酸螯合剂：胆酸螯合剂为碱性阴离子交换树脂，在肠道内能与胆酸不可逆性结合，阻碍胆酸的肠肝循环，促进胆酸随粪便排出，还可阻断胆酸中胆固醇的重吸收。此外，胆酸螯合剂还可通过反馈机制刺激肝细胞膜表面的 LDL 受体，加速血液中 LDL 清除，从而降低血清 LDL-C 水平。

胆酸螯合剂主要适用于单纯高胆固醇血症患者。常用的胆酸螯合剂有考来烯胺（每次 5 g，每日 3 次）、考来替泊（每次 5 g，每日 3 次）次之、考来维仑（每次 1.875 g，每日 2 次），均在美国已经批准上市，国内尚未批准。胆酸螯合剂常见不良反应有胃肠道不适、便秘，并可能影响某些药物的吸收。此类药物的绝对禁忌证为异常 β 脂蛋白血症和血清 TG＞4.52 mmol/L（400 mg/dl）。

（2）胆固醇吸收抑制剂：依折麦布（ezetimibe）是目前唯一被批准用于临床的选择性胆固醇吸收抑制剂。该药口服后被迅速吸收，特异性结合于小肠黏膜刷状缘上的尼曼-匹克 C1 型类似蛋白 1（niemann-pick C1-like1，NPC1L1）转运蛋白，有效地抑制肠道内胆固醇的吸收。主要用于降低血清 TC 和 LDL-C 水平。可单独应用，亦可与他汀类、贝特类和烟酸等药物合用。

依折麦布的推荐剂量为 10 mg/d，可在一天之内任何时间服用，空腹或与食物同服。适应证包括：①不能耐受他汀类药物治疗。②存在他汀类药物禁忌证。③严重高胆固醇血症患者（包括家族性高胆固醇血症患者）经常规剂量他汀类药物治疗后血清 LDL-C 水平无法达到推荐目标。依折麦布的安全性和耐受性良好。最常见的不良反应为肝转氨酶轻度升高和肌肉疼痛。

（3）普罗布考：普罗布考主要通过降低胆固醇合成和促进胆固醇逆转运来降低血清胆固醇水平。普罗布考常用剂量为每次 0.5 g，每日 2 次。主要适用于高胆固醇血症尤其是纯合子型家族性高胆固醇血症及黄色瘤患者。普罗布考可降低血清 LDL-C（28.6%）、TC（24.1%），HDL-C（20.7%）。普罗布考除具有调脂作用外，尚有抗氧化作用。普罗布考最常见的不良反应为胃肠道反应，也可引起头晕、头痛、失眠、皮疹等，最严重的不良反应为 QT 间期延长，但极为少见，因此室性心律失常、QT 间期延长、血钾过低者禁用。

（4）PCSK9 抑制剂：PCSK9 是肝合成的分泌型丝氨酸蛋白酶，可与低密度脂蛋白受体（low-density lipoprotein receptor，LDLR）结合并使其降解，从而减少 LDLR 对血浆 LDL-C 的清除。通过抑制 PCSK9，可阻止 LDLR 降解，促进 LDL-C 的清除[2]。目前市场上的 PCSK9 抑制剂主要为 PCSK9 单克隆抗体，其中对 alirocumab、evolocumab 和 bococizumab 研究较多。研究结果显示 PCSK9 单克隆抗体无论单独应用或与他汀类药物联合应用均明显降低血清 LDL-C 水平[3-4]。欧洲和美国食品药品监督管理局（FDA）已批准 evolocumab 与 alirocumab 两种注射型 PCSK9 抑制剂上市。已批准的适应证包括应用最大耐受剂量他汀类药物不能有效降低血清 LDL-C 或他汀类药物不耐受的家族性高胆固醇血症或原发性高胆固醇血症患者。alirocumab 用法为 75～150 mg 皮下注射，每 2 周 1 次。evolocumab 的用法为 140 mg 皮下注射（每 2 周 1 次）或 420 mg（每月 1 次）。初步研究结果表明 PCSK9 单克隆抗体可减少心血管事件[5-6]，更多的评价 PCSK9 单克隆抗体对心血管事件影响的研究正在进行中。PCSK9 单克隆抗体尚缺乏在中国人群应用的证据。

目前已经完成的临床试验显示，应用 PCSK9 单克隆抗体治疗未出现严重或危及生命的不良反应，最常见的不良反应为注射部位局部反应如疼痛或皮疹（2%～9%）、上呼吸道感染（6%～10%）、鼻咽炎（4%～15%）以及轻度的胃肠道反应如腹泻（4%）或恶心（4%～6%）；但其长期用药的安全性，包括肝或肌肉的不良反应、诱发机体产生抗药抗体、极低水平 LDL-C 的潜在风险（出血性卒中、神经认知功能受损、溶血性贫血和激素或维生素缺乏）以及其全身性影响等，仍需进一步观察[2]。

3. 他汀类药物联合其他调脂药

他汀类药物的临床试验表明降低 TC 及 LDL-C 能够显著改善心血管疾病的发病率和死亡率，但他汀类药物剂量加倍 1 次，LDL-C 的降幅增加近 6%。而在他汀类药物的基础上加用第二种降脂药物可让 LDL-C 进一步降低 10%～20%。为降低血清胆固醇，有数种联合治疗方案。其中他汀类药物与依折麦布联合应用在新近的临床试验中得到肯定。他汀类药物与 PCSK9 抑制剂的联合应用在家族性高胆固醇血症等特殊患者中的作用值得进一步研究，可能是较有前景的联合方式。

（1）他汀类药物联合依折麦布：依折麦布与他汀类药物分别作用于胆固醇代谢的外源性和内源性两个途径，当两者合用时，可产生协同作用。联合治疗可使血清 LDL-C 水平进一步下降 15%～20%，且不增加他汀类药物的不良反应。此外，包括 IMPROVE-IT[7] 在内的多项研究证实联合治疗对心血管事件的获益，因此，对经他汀类药物治疗后血清 LDL-C 水平仍控制不理想的患者可考虑依折麦布与他汀类药物合用。

（2）他汀类药物联合胆酸螯合剂：因为胆酸螯合剂对血清 TG 无降低作用，所以仅适用于单纯高胆固醇血症，或与他汀类药物联合治疗混合型高脂血症，两药联合治疗可强化降低血清 LDL-C、TC 水平，增加各自的降脂作用，减少冠脉事件发生率。胆酸螯合剂与他汀类药物合用并不增加其各自的副作用，且可因减少用药剂量而降低发生不良反应的风险。

（3）他汀类药物联合普罗布考：目前研究发现，阿托伐他汀联合普罗布考、氟伐他汀联合普罗布考组血清 LDL-C 下降幅度均明显大于单药他汀组，同时发现两药联合具有良好的耐受性，可因减少用药剂量而降低不良反应的发生。两药联合主要适用于他汀类药物单药治疗效果不好的高胆固醇血症尤其是纯合子型家族性高胆固醇血症。

（4）他汀类药物联合 PCSK9 抑制剂：现有的临床试验结果显示他汀类药物联合 PCSK9 单克隆抗体治疗不仅可以显著降低血 LDL-C 水平，初步结果表明还可以减少心血管事件的发生[8]，如能进一步证实其心血管事件获益，有可能为服用最大剂量他汀类药物仍不达标的患者的降脂治疗提供新的选择。他汀类药物联合 PCSK9 抑制剂主要适用于心血管风险高危患者尤其是家族型高胆固醇血症。不过需要注意的是，尽管当前的临床试验并未发现他汀类药物联合 PCSK9 单克隆抗体出现严重的不良反应，但其长期的安全性，尤其是两者联合治疗后可使 LDL-C 水平显著降低至 50 mg/dl 以下，极低 LDL-C 水平带来的潜在风险如认知功能障碍等需要密切关注。

（陈　红）

二、高三酰甘油（甘油三酯）血症

（一）概述

高三酰甘油血症可以增加心血管事件和急性胰腺炎的发病风险。尽管对于混合型脂质代谢紊乱的管理存在争议，治疗应该将焦点主要放在降低 LDL-C 水平上。但有研究证实降低 LDL-C 和升高 HDL-C 水平同时，降低高危人群的三酰甘油水平可以降低其心血管事件的死亡率和发病率[9-12]。二级目标应当包括降低非 HDL-C 水平。如果血清三酰甘油水平高，降低其浓度可以有效达到非 HDL-C 的目标水平。首先，应建议高三酰甘油血症患者改变生活方式（例如健康饮食，适度锻炼，戒烟）。其次，应对患者进行代谢综合征和其他获得性或继发性病因检测。血清三酰甘油水平介于边界-高值［即 150～199 mg/dl（1.70～2.25 mmol/L）］和高值［即 200～499 mg/dl（2.26～5.64 mmol/L）］的患者，需要进行综合性心脏病风险评估。极高三酰甘油水平［即 500 mg/dl（5.65 mmol/L）或更高］患者的治疗目标在于降

低急性胰腺炎的发病风险。当存在药物治疗指征时，他汀类、贝特类、烟酸和鱼油（单独或与其他药物联合使用）均是有效的药物治疗手段。

（二）高三酰甘油血症的处理原则

一般来说，对于原发性及获得性脂质代谢紊乱患者，尤其是无症状患者来说，改变生活方式（例如戒烟、节食、健身、减重）应先于药物治疗。鼓励患者减重以及低饱和脂肪酸、低胆固醇饮食。某些特定类型的高脂蛋白血症患者应注意避免酒精及雌激素摄入。监测患者 LDL-C 水平 6 周到 6 个月，根据其心血管疾病风险而定。对于有冠心病史，或与其同等风险类疾病，包括具有非冠脉的动脉粥样硬化型疾病（周围血管病、腹主动脉瘤、颈动脉疾病、短暂性脑缺血发作或颈源性脑卒中或颈动脉 50％堵塞）的临床表现，糖尿病或者 Framingham 10 年冠心病风险评估患病概率高于 20％的患者，LDL-C 的目标值设定为低于 70 mg/dl。

因为担心潜在不良反应，以及对三酰甘油是否可以作为动脉粥样硬化的一个独立危险因素的疑虑，很多医生只在三酰甘油水平超过 500 mg/dl 的时候才使用降三酰甘油药物。三酰甘油水平高于 1000 mg/dl 的患者需要接受饮食和药物治疗，并行密切观察以防胰腺炎的发生。

要针对造成或加速患者高脂血症的代谢因素进行治疗。如果患者存在糖尿病，应按照相关指南干预或采取更积极治疗方式，尽可能使其血糖和糖化血红蛋白（HbA1c）恢复正常水平。如果患者诊断有甲状腺功能减退症，应通过治疗使其促甲状腺激素（TSH）恢复正常。获得性血脂异常患者的治疗，均需考虑他汀治疗，因为他汀类药物可以降低死亡率以及冠心病/动脉粥样硬化性心血管疾病（CHD/ASCVD）终点事件的发生。大剂量的高效性他汀（阿托伐他汀、瑞舒伐他汀）比低效性他汀或者小剂量的高效性他汀能更有效地降低心血管事件的发生。但是，服用降脂药物的患者需严密观察以防肌炎或肝病的发生。除此之外，对于严重或者非常严重的高三酰甘油血症患者，不推荐他汀的单一治疗。对于有糖尿病和

一个其他心血管病危险因素（例如低 HDL-C 或者高三酰甘油血症）的患者，根据脂蛋白亚类组成进而选择出合适的他汀药物治疗是有益的。患有混合型高脂血症并存在其他冠心病危险因素的患者在比较风险与收益后，可能需要烟酸-他汀或者贝特-他汀的联合治疗。

使用可能导致严重高脂血症的药物前，须检测患者基础三酰甘油水平。服用此类药物时需要密切关注患者情况，必要时应同时给降三酰甘油药物。一般而言，对于因重度高三酰甘油血症出现急性胰腺炎的患者，给以标准化治疗，包括绝对禁食、静脉水化、必要时补给肠外胰岛素降低血糖水平，治疗后三酰甘油水平会以每天 1000 mg/dl 的速度急速下降。如果三酰甘油水平没有降低，反而增加，很可能需要更积极的血浆置换治疗。

1. 非药物治疗

肥胖、静态生活方式、高脂肪饮食、大量精细糖类的摄入，作为重度高三酰甘油血症的致病因素，它们的重要性不应小觑。医生应该给予患者合理的饮食建议。合理的有氧运动、减低体重及饮食管理可以显著降低三酰甘油水平。有些患者可通过生活方式改变将三酰甘油降低至正常水平。

推荐饮食中，来自脂肪的热量应低于 20%，饱和脂肪热量应低于 7%，可以通过减少反式脂肪摄入及降低饮食中胆固醇含量在 200 mg/d 以下以达到血脂优化目标。限制精细糖类的热量摄入，尤其是糖和饮料。此外，饮食多样例如饮食中加入 2 g/d 的植物固醇和至少 5～10 g/d 的黏性可溶性纤维可以更有效地降低 LDL-C 水平。酒精摄入也应该受到严格限制或避免，每天摄入酒精超过标准水平可能会使高三酰甘油血症加重。

（1）限制脂肪摄入量：限制脂肪摄入量以控制体重。三酰甘油水平高于 1000 mg/dl 时，脂肪来源的热量低于总热量的 10%，通常可以显著且迅速降低三酰甘油水平。

限制脂肪摄入量是一把双刃剑。降低脂肪摄入可使体重减轻，三酰甘油水平改善。当三酰甘油水平显著升高（>1000 mg/dl），提示脂蛋白脂酶活性降低或缺失，低脂饮食可以降低乳糜微粒和极低密度脂蛋白（VLDL）的生成，改善这些富含三酰甘油的脂蛋白的代谢。然而，在体重稳定、三酰甘油水平中度升高的情况下，极低脂肪摄入反而可升高三酰甘油，也可能降低 HDL-C 水平。对于混合型高脂血症患者，在采用严格限制脂肪摄入的方法以期降低其胆固醇水平的情况下，尽管 LDL-C 水平降低明显，但是，这类饮食会引起 HDL-C 和三酰甘油水平的进一步恶化。如果患者三酰甘油水平单一升高，且低脂饮食下体重不变或增高，则三酰甘油水平经过低脂饮食干预后可能会继续升高。这种情况下，饮食添加健康脂肪（单不饱和或多不饱和脂肪）可以降低三酰甘油水平，升高 HDL-C，有时降低 LDL-C。

（2）限制糖类摄入量：若患者习惯摄入大量糖类和面粉类食物，则限制简单糖类，增加食物纤维是降低三酰甘油水平的重要方式。大量果汁或汽水可以显著提高三酰甘油水平。此外，应禁止酒精摄入或严格限制至每天 1 杯以下。

（3）增加 Omega-3（ω-3）脂肪酸摄入量：多不饱和脂肪，又称 Omega-3 脂肪酸，主要来自于多脂肪鱼和一些植物（亚麻籽），其对降低三酰甘油水平有独特疗效。大量食用（10 g/d 及以上）可以使三酰甘油水平下降 40% 以上。为了达到该剂量，经常会需要食用纯化胶囊。有些患者更愿意大量食用多脂肪鱼。富含 ω-3 脂肪酸的鱼包括沙丁鱼、鲱鱼和鲭鱼。每日食用量需 0.45 kg 或以上。但若体重随之增长，降低三酰甘油的作用可能就会减弱。

（4）健身：体育锻炼，尤其是长期性的有氧运动，可以显著改善三酰甘油水平，也可能稍增高 HDL-C 水平。若患者没有已知的心血管疾病，应鼓励其开展进阶式有氧或肌肉锻炼项目。美国心脏协会（AHA）推荐 1 周 5 天进行 30～60 分的有氧锻炼以及每周 2 次的 20～30 分的瘦身运动。经常性、持久性的锻炼可以降低过高的三酰甘油水平，也可能升高 HDL-C 水平。对于老年人和有多个冠状动脉疾病危险因素的患者，在开始健身活动前，应首先进行运动负荷试验，因这些患者是心血管疾病的高风险人群。

除对脂质的影响外，锻炼还存在如下好处：减轻体重、降低胰岛素抵抗、降低血压、改善心血管情况。规律锻炼可能降低急性心血管事件的发生。大肌肉群锻炼（腹部、背部、腿部、臂）同样可以改善富含三酰甘油脂蛋白的代谢，降低三酰甘油水平。

图 33-1 为三酰甘油监测步骤[13]。在三酰甘油水平正常的个体中（即空腹三酰甘油水平低于 150 mg/dl），采集血样前食用低脂早餐（进食脂肪＜15 g），餐后三酰甘油水平不应该超过 200 mg/dl。这种情况下，不需要再进行任何高三酰甘油血症相关的检测。然而，若餐后三酰甘油水平达到或高于 200 mg/dl，那么建议在随后的时间（2～4 周）进行空腹脂蛋白测定。

2. 药物治疗

大剂量的强效他汀类药物（辛伐他汀、阿托伐他汀、瑞舒伐他汀）可使三酰甘油水平降低达 50％左右，同时可以升高 HDL-C 水平。三酰甘油的基线水平越高，他汀类药物治疗所降低的三酰甘油百分比越多。除他汀外，下列 3 种药物也可用于降低三酰甘油：贝特类、烟酸及 ω-3 脂肪酸。

烟酸合用他汀可以全面改善 LDL-C、HDL-C 以及三酰甘油的水平。对于那些已被诊断为有高心血管事件风险的冠心病患者，可能需要联合使用降胆固醇的药物和降低三酰甘油的药物来达到非 HDL-C 目标值。

（1）贝特类：目前，临床上使用的贝特类药物有 4 种：吉非贝齐、非诺贝特（多个商品名）、苯扎贝特及环丙贝特。非诺贝特酸作为一种新型的非诺贝特类药物已被 FDA 批准与他汀联合用于混合型血脂异常的患者。传统非诺贝特类药物在与他汀类药物合用时似乎也是安全的。吉非贝齐与他汀的合用安全性不如非诺贝特，所以当需要与他汀类药物合用时，应尽可能地选用非诺贝特。

有关吉非贝齐、非诺贝特以及苯扎贝特的文献综述证实它们可产生有益的调脂效应以及降低冠心病发病率和病死率（虽然并未发现对总病死率存在显著影响）。临床试验已表明一些贝特类药物会产生可逆性血清肌酐水平升高，但其对蛋白尿并无影响甚至轻微降低白蛋白的排泄。贝特类药物主要经肾清除，当肌酐清除率下降时应考虑减少用药剂量。吉非贝齐的半衰期不依赖于肾功能，故该药适用于患有慢性肾病的患者。目前存在微粉化及非微粉化的非诺贝特，但两者之间是否存在优越性差异尚不清楚。非诺贝特药片可选

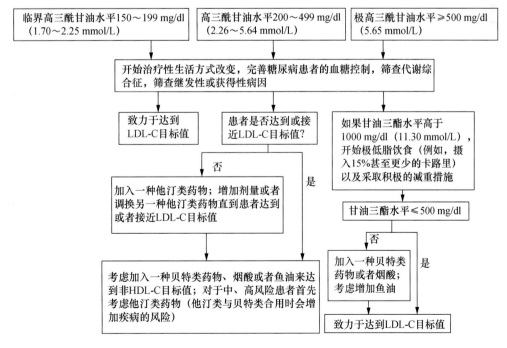

图 33-1　高三酰甘油的监测与管理

择的剂量包括大剂量和小剂量两种。成人标准剂量通常大于 100 mg/d；小剂量药片适用于肾功能不全的患者（肌酐清除率＜80 ml/min）。贝特类药物禁止用于肌酐清除率低于 30 ml/min 的患者。非诺贝特酸（trilipix）已被 FDA 批准与他汀联合用于混合型血脂异常的患者。传统的非诺贝特类药物在与他汀类药物合用时似乎也是安全的。

（2）烟酸：大剂量的烟酸（大于 1500 mg/d）可使三酰甘油水平至少下降 40% 并使 HDL-C 的水平升高 40% 甚至更多。此外，与其他主要降低三酰甘油的药物不同，烟酸可以显著降低 LDL-C 的水平。在冠脉药物项目（coronary drug project）中，同安慰剂组相比，烟酸能降低冠脉事件的发生率。

烟酸存在多种不良反应，其中最为严重的是药物性肝炎。然而在 1.5～2 g/d 的剂量下，不良反应并不常见。缓释型烟酸的肝毒性要大于速释型烟酸，但人体对其耐受性更好。面部潮红、瘙痒和皮疹为烟酸的主要不良反应（使用长效制剂时发生率可降低），这些症状虽然会造成困扰但并不会威胁生命，小剂量开始服药、逐渐加量的用药方式可以减弱此类反应。据报道，使用等效剂量的缓释型烟酸替代速释型烟酸时会引起显著的肝毒性。烟酰胺及烟酸肌醇并无降脂效应。

烟酸用于 2 型糖尿病患者时，应严格监控患者血糖，因该药可能会轻微增加人体对胰岛素的抵抗。此外，糖尿病未控制时可引起三酰甘油升高，因此对于糖尿病患者，应积极降糖治疗，将 HbA1c 控制在 7% 或以下。烟酸是目前可用于升高 HDL-C 的最佳药物，且具有降低 Lp（a）的作用。

（3）ω-3 脂肪酸：ω-3 脂肪酸因其主要不良反应的发生率低以及与其他药物相互作用风险低而受到青睐。大剂量（≥4 g/d）ω-3 脂肪酸可以降低三酰甘油。鱼油降低三酰甘油的作用完全依赖于其中 ω-3 成分，所以达到全剂量（4 g/d）所需的具体量应以二十碳五烯酸（EPA）以及二十二碳六烯酸（DHA）含量来确定。市场上作为膳食补充剂的非处方鱼油和磷虾油胶囊中 DHA 的含量为 0.05～

0.22 mg/g，EPA 含量为 0.08～0.45 mg/g。这些膳食补充剂的有效性及安全性并未通过严格的临床试验证实，FDA 也并未批准将它们用于疾病的治疗以及预防。如果每颗鱼油胶囊可以提供 180 mg EPA 和 120 mg DHA，要达到 ω-3 脂肪酸的最小降脂剂量（4 g/d），患者每天至少需要摄入 8～12 颗膳食补充胶囊。有研究显示低剂量的 EPA 和 DHA（750～1000 mg/d）虽然对血脂水平影响不明显，但可以降低致死性冠脉事件的发生率，这可能主要与其抗心律失常的性质有关。

一些处方类的鱼油胶囊已被 FDA 批准用于治疗三酰甘油高于 500 mg/dl 的患者。例如 Lovaza，每颗 1 g 的胶囊中至少含有 900 mg ω-3 脂肪酸乙酯（465 mg EPA 以及 375 mg DHA）。含有 DHA 的大剂量 ω-3 脂肪酸制剂可增加体内 LDL-C 的水平；对于体内 HDL-C 的影响不定。

另一类处方类鱼油是含有 EPA 乙酯、二十碳五烯酸乙酯（Vascepa）的超纯 ω-3 脂肪酸。每颗 1 g 二十碳五烯酸胶囊至少包含 96% EPA 但不含 DHA。过去的研究表明高度纯化的 EPA 可以在不升高 LDL-C 水平的情况下，降低 TG 的水平。降 TG 治疗（例如贝特类包含 EPA 及 DHA 的鱼油）可能会大幅度地增加极高三酰甘油血症（≥500 mg/dl）患者体内的 LDL-C 水平。

在一项多中心随机安慰剂对照的开放性研究（MARINE）中，229 例膳食结构稳定、空腹三酰甘油水平为 500～2000 mg/dl（有或没有他汀类药物治疗）的患者随机接受 4 g/d 的二十碳五烯酸、2 g/d 的二十碳五烯酸或安慰剂。结果显示二十碳五烯酸在未显著升高 LDL-C 的情况下，显著降低了三酰甘油并改善了其他脂质参数。经安慰剂组矫正后，二十碳五烯酸 4 g/d 组三酰甘油水平下降 33.1%（$n=76$，$P<0.0001$），2 g/d 的二十碳五烯酸组三酰甘油下降 19.7%（$n=73$，$P=0.0051$）。对于基线三酰甘油水平＞750 mg/dl 的患者，4 g/d 的二十碳五烯酸使三酰甘油下降 45.4%（$n=28$，$P=0.0001$），2 g/d 的二十碳五烯酸使其下降 33.3%（$n=76$，$P=0.0016$）。

2014 年 5 月 FDA 批准上市了一种 ω-3 羧酸产品——Epanova，这是第 1 个游离脂肪酸形式的

ω-3 处方药,可在饮食治疗基础上用于降低严重高三酰甘油血症(TG≥500 mg/dl)成人患者血三酰甘油水平。

(4)HMG-CoA 还原酶抑制剂(他汀类):对于混合型高脂血症(LDL-C 与三酰甘油水平均升高)的患者,适量的羟甲基戊二酰辅酶 A(HMG CoA)还原酶抑制剂(他汀)可用于仅需使三酰甘油水平降低 20% 的人群。最大剂量的强效他汀类药物——阿托伐他汀、辛伐他汀以及瑞舒伐他汀,可降低三酰甘油大约 40%,高剂量他汀主要用于三酰甘油低于 500 mg/dl 且伴有 LDL-C 升高的情况。

对于因肌痛等原因不能耐受某种他汀类药物的患者,建议至少试用另一种他汀类药物后再决定是否放弃他汀治疗,对于冠心病二级预防患者应尽量寻找患者能耐受的他汀及剂量。如果患者不能使用他汀类药物,可以单独或联合使用其他可用于控制混合性血脂异常的药物,包括烟酸、贝特类以及依折麦布。胆酸螯合剂会导致三酰甘油升高,禁用于严重高三酰甘油血症患者。

注意事项:①睡前或夜间服用他汀类药物疗效更佳。②虽然洛伐他汀需要同食物一起服用以增加其吸收,但缓释剂型需空腹服用。③在贝特类与噻唑烷二酮类药物合用时,某些患者会出现 HDL-C 的显著减少,因此在开始联合用药 1~2 个月后应检测 HDL-C 水平。④不宜频繁调整用药剂量(至少维持同一剂量 4 周),调整前需测量空腹血脂。

(5)其他药物:胆酸螯合剂(考来烯胺或考来替泊)可增高三酰甘油,不适用于高三酰甘油血症。然而,在治疗混合型高脂血症的患者时,胆酸螯合剂可能会与烟酸或贝特类药物联合应用。二甲双胍常用于治疗代谢综合征,该药可以改善空腹血糖,降低体重,也可降低三酰甘油水平。依折麦布作为一种选择性的胆固醇吸收抑制剂,已被用于血脂异常的二线治疗。

表 33-1 三种降低三酰甘油药物对不同血脂指标调节作用				
烟酸、贝特类以及 ω-3 脂肪酸的调脂效应				
	Δ LDL-C	Δ HDL-C	ΔTG	ΔLp(a)
烟酸	↓20%	↑多达 30%[a]	↓多达 35%	↓多达 30%~40%
(ER, 2 g/d)				
● 药效具有剂量相关性	↑大颗粒 LDL	↑大颗粒 HDL		
贝特类	不定[b]	↑5%~20%[c]	↓25%~50%	无影响
● 反应取决于基线水平	↑大颗粒 LDL			
ω-3 脂肪酸	↑/不改变	↑/不改变	↓20%~50%	无影响

注:[a] 在 2 型糖尿病(T2DM)的患者中,已观测到 HDL-C 的持久性升高,升高幅度可达 25%。[b] 对 LDL-C 的影响主要取决于所用贝特类药物的具体种类、脂质的基线水平以及血脂异常的代谢特质。[c] 虽然在短期研究中,贝特类药物可使 HDL-C 的水平升高多达 20%,但在对 T2DM 患者的长期研究中,HDL-C 对非诺贝特的反应却显著减弱(在研究结束时<5%),提示对于这个群体,贝特类药物并不能升高 HDL-C 的水平

总之,高三酰甘油的处理一定结合 LDL-C 及 HDL-C 两种脂质异常综合考虑。对于已达到 LDL-C 目标但合并三酰甘油升高和(或)HDL-C 降低的高风险个体,欧洲指南对其血脂管理推荐了如下流程图[14],见图 33-2。①欧洲指南推荐的 LDL-C 目标值为:高风险患者降至 2.6 mmol/L,极高风险患者则降至 1.8 mmol/L。对于三酰甘油水平极高(5.0 mmol/L)的患者可以考虑使用大剂量的 ω-3 脂肪酸、贝特类或烟酸来预防胰腺炎的发生。②在下述情况下,可以考虑添加其他的调脂治疗:虽对患者的生活方式进行了强化干预,却仍存在三酰甘油的升高(最新欧洲指南推荐标准为≥1.7 mmol/L)和(或)低 HDL-C(1.0 mmol/L);已经强调了药物治疗的依从性;排除引起血脂异常的继发病因。③基于临床结果的数据和考虑到他汀-贝特联合治疗的安全性,在使用贝特类药物时倾向推荐非诺贝特。这一类贝特类药物在 2 型糖尿病及轻到中度的肾病患者中可能有特殊的价值。

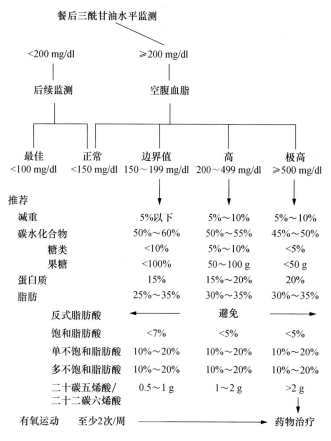

图 33-2　高三酰甘油血症的管理流程图

（彭道泉　杨亚柳　杨雅智）

三、混合型高脂血症

混合型高脂血症是指高低密度脂蛋白（LDL）血症伴高三酰甘油（TG）血症和（或）低高密度脂蛋白（HDL）血症，常见于糖尿病、代谢综合征、慢性肾疾病及家族性混合型高脂血症。该型血脂异常常伴随 LDL 成分异常（小而密 LDL）、低 HDL-C 和高 TG，称为致动脉粥样硬化脂质三联症。PROCAM 研究与医师健康研究已证明，混合型高脂血症患者冠心病风险增加 2～5 倍。

混合型高脂血症患者使用一种降脂药物难以使血脂水平达标，常需联合作用机制不同的降脂药物。联合用药可以提高血脂达标率，避免单药大剂量治疗导致的不良反应。一般在他汀类药物基础上，联合其他类型降脂药，全面改善血脂异常。

1. 单药治疗

（1）他汀类药物：他汀类药物通过竞争性抑制细胞内胆固醇合成早期过程的限速酶活性，上调细胞表面 LDL 受体，加速血浆 LDL 的分解代谢，此外还可抑制 VLDL 的合成。因此，他汀类药物除显著降低 TC、LDL-C 和 ApoB，也能降低 TG，轻度升高 HDL-C：LDL-C 降低 18%～55%，HDL-C 升高 5%～15%，TG 降低 7%～30%[15]。不良反应包括头痛、失眠和恶心、腹泻等消化道症状，还有谷丙转氨酶（ALT）和谷草转氨酶（AST）升高，肌痛，肌酸激酶（CK）升高，乃至横纹肌溶解。

除了显著降低 LDL-C 水平，高强度他汀（阿托伐他汀、瑞舒伐他汀）降低 TG 的作用也强于中等强度他汀（普伐他汀、辛伐他汀、氟伐他汀），因此对中等强度他汀治疗后 LDL-C 与非 HDL-C 未达标的患者，可改用高强度他汀。混合型高脂血症患者虽可采用大剂量他汀治疗，但需要注意，他汀类药物随着剂量加倍，不仅降低 LDL-C 的幅度仅增加 6%，对 TG 的降幅也未成比例增加，而不良反应却随剂量增加呈线性增高，一般不主张加大他汀类药物剂量治疗混合型高脂血症。

（2）贝特类药物：贝特类通过激活过氧化物酶增殖激活受体 α（PPARα），上调脂蛋白酯酶（LPL）、ApoA-Ⅰ和 ApoA-Ⅱ基因的表达、下调 ApoC-Ⅲ基因的表达，刺激肝脂肪酸氧化，TG 合成减少、VLDL 分泌降低，同时增强肌肉 LPL 活性，使血液循环中富含 TG 的乳糜微粒（CM）和极低密度脂蛋白（VLDL）加速降解，降低血浆 TG，提高 HDL-C 水平，促进胆固醇的逆向转运，并使 LDL 亚型由小而密颗粒向大而疏松颗粒转变。贝特类药物可使 TG 降低 20%～50%[15]，HDL-C 升高 10%～35%，对 LDL-C 的影响变异较大，平均可使 TC 降低 6%～15%，LDL-C 降低 5%～20%，可治疗以 TG 升高为主的混合型高脂血症和低 HDL 血症。常见不良反应为消化不良、胆石症等，也可引起肝酶升高和肌病。绝对禁忌证为严重肾病和肝病。使用贝特类药时需定期监测肝酶与肌酶。

（3）烟酸类药物：烟酸通过抑制脂肪组织脂解、减少脂肪酸进入肝和肝中 VLDL 的合成和分泌，减少 IDL 与 LDL 颗粒。烟酸还可通过刺激肝合成 ApoA-Ⅰ 和 ApoA-Ⅱ，升高 HDL-C 水平。烟酸可使 TC 降低 5%～20%，LDL-C 降低 5%～25%，TG 降低 20%～50%，HDL-C 升高 15%～35%[15]，是升高 HDL-C 最有效的药物，可用于治疗以 TG 升高为主的混合型高脂血症或低 HDL 血症。烟酸的常见不良反应有颜面潮红、高血糖、高尿酸或痛风、上消化道不适等。绝对禁忌证为慢性肝病和严重痛风，相对禁忌证为消化性溃疡和高尿酸血症。缓释型制剂的不良反应轻，患者易耐受。

2. 联合治疗

（1）他汀类与贝特类联合应用：临床试验已显示他汀类联合贝特类，较任一单药相比，显著降低 TC、LDL-C 与 TG，同时升高 HDL-C。适用于致动脉粥样硬化混合型血脂异常的治疗，尤其是糖尿病和（或）代谢综合征患者，可明显改善致动脉粥样硬化性脂质三联征。

由于他汀类和贝特类药物均有潜在损伤肝功能、发生肌炎和肌病的危险，合用时发生不良反应的机会增加，需高度重视联合用药的安全性。开始合用宜使用小剂量，早晨服用贝特类药物，晚上服用他汀类药物，避免血药峰值的显著升高。治疗开始前测定基线肝肾功能和 CK 水平，治疗期间密切监测 ALT、AST 和 CK，如无不良反应可逐步增加剂量。治疗期间持续注意肌肉症状，如出现肌肉疼痛或无力、褐色尿，需及时检测 CK，必要时立即停药并随访肌肉症状及 CK 水平。对于老年、女性、体型瘦小、肝肾疾病、甲状腺功能减退患者，慎用他汀类和贝特类联合治疗，并避免与大环内酯类抗生素、抗真菌药物、环孢素、HIV 蛋白酶抑制剂、地尔硫䓬、胺碘酮等药物合用。贝特类药物中，吉非贝齐通过抑制 CYP450 酶，升高他汀类血药浓度，还可能抑制他汀的葡糖醛酸化，因此吉非贝齐与他汀类合用时，发生肌病的危险性增加。有数据显示，与任一他汀类药物联合时，吉非贝齐引起肌病的风险是非诺贝特的 15 倍。而非诺贝特与他汀类合用时，发生肌病的危险性较少。

国内研究[16]比较辛伐他汀 10 mg/d 与非诺贝特 200 mg/d 联合治疗组与单药治疗对混合型高脂血症患者的疗效，经 6 个月治疗，联合治疗组血清 TC、LDL-C 和 TG 分别下降 30%、37% 和 56%，HDL-C 升高 24%，其降低 TG 和升高 HDL-C 的能力明显优于单药治疗组。联合治疗组不良反应发生率（8.6%）与单药治疗组（辛伐他汀组 9.7%，非诺贝特组 7.3%）相比无明显统计学意义。

在心血管高危的 2 型糖尿病患者中进行的 ACCORD 研究中，TG≥2.3 mmol/L 及 HDL-C≤0.88 mmol/L 亚组，非诺贝特与辛伐他汀联合治疗组较辛伐他汀单药组进一步减少心血管事件 31%，而两组肌病、肌炎或横纹肌溶解症的发生率相等（均为 0.1%）。提示对 2 型糖尿病伴高 TG 血症和（或）低 HDL 血症患者，在他汀基础上加用非诺贝特可以获益。

（2）他汀类与烟酸类药物联合应用：常规他汀类药物加用小剂量烟酸联合治疗可显著升高 HDL-C，降低 TG 和 LDL-C，而不发生严重的不良反应。他汀与烟酸联合治疗的 9 个临床试验 meta 分析显示，LDL-C 降低 25%～57%，HDL-C 升高 13%～36%[17]。ARBITER2 研究显示，对低 HDL-C 的冠心病患者，他汀联合烟酸缓释片组较他汀组，不仅升高 HDL-C 水平，还可减缓颈动脉内中膜厚度，延缓动脉粥样硬化。由于烟酸增加他汀类药物的生物利用度，可能增加肌病的危险，同样需要监测 ALT、AST 和 CK，此外还需加强血糖监测。部分联合治疗的患者因烟酸引起颜面潮红难以忍受而停药。

（3）他汀类与 ω-3 脂肪酸联合应用：ω-3 脂肪酸（EPA 与 DHA）是鱼油的成分，用于降低 TG。治疗剂量的 ω-3 脂肪酸（>2 g/d）可抑制肝 VLDL 的合成和分泌，同时促进血液中 TG 的水解以及 VLDL 与血管内皮的结合，从而降低 TG。每天 3～5 g ω-3 脂肪酸降低 TG 水平达 20%～30%。不良反应罕见，2%～3% 的患者出现消化道症状如恶心、消化不良、腹胀、便秘，少数病例出现转氨酶或 CK 轻度升高。

他汀类与 ω-3 脂肪酸联合应用是混合型高脂血症患者有效而安全的选择，两药合用无不良的药物相互作用，不会增加各自的不良反应。

2014 年中国胆固醇教育计划血脂异常防治专家建议[18]推荐以 LDL-C 为干预血脂异常的主要靶点。在保证 LDL-C（或非 HDL-C）达标的前提下，力争将 HDL-C 和 TG 控制于理想范围（HDL-C≥1.04 mmol/L，TG＜1.7 mmol/L）。因此，对混合型高脂血症患者，LDL-C 达标仍然是降脂治疗的首要目标，非 HDL-C 达标是次级目标。

混合型高脂血症患者如 TG 为 2.26～4.52 mmol/L 者，首选他汀类药物，在 LDL-C 达标后根据血脂指标选择单药或联合治疗。如 TG 仍轻微升高（2.26～3.39 mmol/L），建议加强治疗性生活方式改变，包括控制饮食、增加体力活动及减轻体重，也可增加他汀类剂量进一步降低 TG，使非 HDL-C 达标。如 LDL-C 已达标，而 TG 明显升高，可以加用贝特类或烟酸类降低 TG。对治疗前 TG＞5.65 mmol/L，尤其合并糖尿病或代谢综合征者，常需联合他汀类与贝特类或他汀类与烟酸类。与他汀类联合治疗需注意肌病风险，首选非诺贝特，同时密切监测肌酶变化。

（王建安）

四、低胆固醇血症

胆固醇具有多种重要的生理功能，它既是构成细胞膜的主要成分，具有加强细胞膜稳定性和调节流动性的作用；同时又是合成类固醇激素、维生素 D 和胆酸的前体物质。因此，维持体内胆固醇的稳态具有重要的意义。人体内胆固醇的来源有两个，一是经肠道吸收的饮食和胆汁中的胆固醇；二是自身合成的胆固醇，几乎全身各个器官都可以合成胆固醇，其中肝是最主要的合成器官。低胆固醇血症是指由原发性或继发性因素引起的血清总胆固醇水平降低，通常无明显的临床表现，主要通过常规的血脂检查发现。1911 年，Chauffard 等在活动性肺结核患者中首次报道了低胆固醇血症。由于高胆固醇血症是冠心病的重要危险因素，人们长期以来主要关注高胆固醇血症

及其对人体的不良影响，而忽视了低胆固醇血症及其对人体的危害。近年来，人们逐渐认识到低胆固醇血症是临床上尤其是住院患者中一种常见的血脂异常，其不仅与多种疾病的发生有关，而且也与一些疾病的不良预后有关；再加上强化降脂治疗的实施和他汀类药物适应证扩大的趋势，低胆固醇血症也正在越来越多地引起人们的重视。

（一）定义

目前，低胆固醇血症的定义尚无统一的标准。国内外实验室和研究主要根据两种方法来定义低胆固醇血症：①血清总胆固醇水平低于同年龄、性别人群的第 5 百分位数为低胆固醇血症。②通过流行病学研究显示血清总胆固醇低于某一水平将对预后产生不良影响，则将血清总胆固醇水平低于该界值时定义为低胆固醇血症[19]。由此可见，在不同的实验室、地区和人群中会采用不同的标准来定义低胆固醇血症。因此，在临床和研究中应根据本实验室、地区和人群的标准来定义低胆固醇血症。

（二）流行病学

事实上，低胆固醇血症是临床上尤其是住院患者中一种常见的血脂异常，其中以继发性因素引起的为主，而原发性因素引起的很少见。在原发性因素引起的低胆固醇血症中，一些疾病如 β 脂蛋白缺乏症、Tangier 病和乳糜微粒潴留性疾病是非常罕见的，目前全世界报道的病例数均在 100 例左右；而另一些疾病如杂合子的低 β 脂蛋白血症和 Smith-Lemli-Opitz 综合征则相对多见。

低胆固醇血症的患病率既与被定义为低胆固醇血症的血清总胆固醇水平有关，也与年龄、性别、地区、种族和并存疾病等有关。对来自美国、南欧、英国、以色列、斯堪的纳维亚半岛和日本共包括 648 551 例受试者的 20 项研究进行 meta 分析显示低胆固醇血症（血清总胆固醇水平＜160 mg/dl）在成年人群中的总患病率为 6.1%，其中在男性中的患病率为 6.4%，在女性中的患病率为 4.9%。

目前，我国仅有几项小规模的有关低胆固醇血症的研究。其中北京阜外心血管病医院对河南省安

阳市 6136 例 40 岁以上的农村人群的调查显示，低胆固醇血症（血清总胆固醇水平＜160 mg/dl）的总患病率为 10.3%，其中男性患病率为 13.8%，女性患病率为 8.9%。北京友谊医院对 2002—2006 年间在该院内科住院并请营养科会诊的 1475 名患者的研究显示，低胆固醇血症（血清总胆固醇水平＜3.9 mmol/L）的患病率为 12.1%，高胆固醇血症（血清总胆固醇水平＞6.5 mmol/L）的患病率为 11.4%，两者差异无显著性，在低胆固醇血症患者中男性（67%）的比例明显高于女性（33%）。

（三）分类和病因

根据引起低胆固醇血症的原因，可将其分为原发性和继发性两大类，其中原发性低胆固醇血症的病因主要是胆固醇吸收、合成和代谢过程中一些基因的变异所引起的疾病，如 β 脂蛋白缺乏症、低 β 脂蛋白血症、Tangier 病、遗传性胆固醇合成缺陷性疾病和乳糜微粒潴留性疾病；而继发性低胆固醇血症的病因则主要是临床上的一些常见疾病或状况，如贫血、甲状腺功能亢进、恶性肿瘤、肝疾病、危重症、严重应激、吸收或营养不良、急性或慢性感染、慢性炎症和应用某些药物等（表 33-2）。

表 33-2　低胆固醇血症的分类和病因

原发性低胆固醇血症	继发性低胆固醇血症
β 脂蛋白缺乏症	贫血
低 β 脂蛋白血症	甲状腺功能亢进
Tangier 病	恶性肿瘤
遗传性胆固醇合成缺陷性疾病	肝疾病
乳糜微粒潴留性疾病	危重症
	严重应激
	吸收或营养不良
	急性或慢性感染
	慢性炎症
	药源性

1. 原发性低胆固醇血症

目前已知的原发性低胆固醇血症主要有 β 脂蛋白缺乏症、低 β 脂蛋白血症、Tangier 病、遗传性胆固醇合成缺陷性疾病和乳糜微粒潴留性疾病。

（1）β 脂蛋白缺乏症：1950 年由 Bassen-Kornzweig 首先报道，因患者的血液中可出现较多的棘红细胞，故也称为棘红细胞增多症。本病系常染色体隐性遗传病，是由于微粒体三酰甘油转运蛋白基因发生突变所致；该基因突变后引起 ApoB 和富含 ApoB 的脂蛋白缺乏或极度降低，导致血清总胆固醇水平降低和肠道脂肪吸收不良，同时伴有脂溶性维生素和一些物质吸收障碍；主要临床特征为婴儿期开始出现脂肪泻、脂肪吸收不良、棘红细胞增多、视网膜色素变性、共济失调、ApoB 和富含 ApoB 的脂蛋白缺乏或极度降低、低胆固醇血症、低三酰甘油血症，以及禁食状态下肠黏膜活检可见典型的空泡状细胞和充满脂肪小体的细胞。目前，本病尚缺乏有效的治疗，由于神经系统和眼部病变与维生素 E 缺乏有关，故主要是补充维生素 E、限制饮食中长链三酰甘油并补充中链三酰甘油和一些对症治疗。

（2）低 β 脂蛋白血症：本病是目前最常见的引起原发性低胆固醇血症的疾病，包括纯合子和杂合子两种类型，据报道杂合子在西方人群中的发生率为 1/1000～1/500。本病系常染色体显性遗传病，是由于 apoB 基因发生突变所致，该基因突变后引起 ApoB 和富含 ApoB 的脂蛋白缺乏或降低，导致血清总胆固醇水平降低和肠道脂肪吸收不良，同时伴有脂溶性维生素和一些物质吸收障碍；其中纯合子的主要特征与 β 脂蛋白缺乏症相似，主要区别在于纯合子的低脂蛋白血症发病较晚，并且神经系统和眼部病变进展缓慢；杂合子的主要特征为 ApoB 和富含 ApoB 的脂蛋白和血清总胆固醇水平降低，通常无明显的临床表现，仅少数患者伴有脂肪泻和神经系统病变，眼部病变罕见。目前，本病尚缺乏有效的治疗，纯合子和有症状的杂合子患者治疗同 β 脂蛋白缺乏症，无症状的杂合子患者一般无需治疗。

（3）Tangier 病：本病系常染色体显性遗传病，是由于 ABCA1 基因发生突变所致；该基因突变后使细胞内的胆固醇不能转运到细胞外与 ApoA-I 结合形成成熟的高密度脂蛋白胆固醇，从而使血清高密度脂蛋白和ApoA-Ⅰ缺乏或极度降低，血清总胆固醇水平降低，以及细胞内胆固醇的积聚；主要特征为纯合子患者血清高密度脂蛋白和ApoA-Ⅰ缺乏或明显降低、血清总胆固醇水平降低、扁桃体橘黄色肿大、肝脾和淋巴结肿大、角膜浸润和神经系统异常；杂合子患者血清高密度脂蛋白和ApoA-Ⅰ水平降低，血清总胆固醇水平变化不定，通常无明显临床表现。此外，由于高密度脂蛋白水平降低使胆固醇的逆向转运受损，故纯合子和杂合子患者早发动脉粥样硬化的风险明显增加。目前，本病尚缺乏有效的治疗，主要是低脂饮食和对症治疗等[21]。

（4）遗传性胆固醇合成缺陷性疾病：目前已知的遗传性胆固醇合成缺陷性疾病有9种，包括典型的甲羟戊酸尿症、高IgD和周期性发热综合征、Smith-Lemli-Opitz综合征、链甾醇综合征、异位水肿-陈旧性钙化-骨骼发育障碍、7-烯胆甾烷醇综合征、Antley-bixler综合征、点状软骨发育不良2型、伴有鱼鳞样痣和肢体缺陷的先天性半身发育异常综合征，这些疾病通常的临床表现为出生时的多发畸形以及内脏器官、骨骼肌和（或）皮肤异常。典型的甲羟戊酸尿症、高IgD和周期性发热综合征与胆固醇合成过程中鲨烯形成前的酶缺陷有关，而其他7种疾病与鲨烯形成后的酶缺陷有关（表33-3）。

Smith-Lemli-Opitz综合征是目前最常见的遗传性胆固醇合成缺陷性疾病，它由Smith、Lemli和Opitz三位儿科医生在1964年首先报道，也是北美白色人种中继囊性纤维病和苯丙酮尿症后最常见的常染色体隐性遗传病，新生儿发病率为1/60 000～1/10 000。根据临床症状的轻重分为Ⅰ型（轻型）和Ⅱ型（重型），Ⅰ型患者可无明显特异性的临床表现，Ⅱ型患者常有多种畸形和器官功能衰竭，多在新生儿期因心肺功能衰竭死亡。目前临床上主要根据典型的临床表现、血浆7-脱氢胆固醇升高或7-脱氢胆固醇/胆固醇比值升高和突变基因检测确诊，产前诊断主要根据羊水中的7-脱氢胆固醇/胆固醇比值升高确诊。目前，本病尚缺乏有效的治疗，主要是对症治疗如畸形的外科修复和定期随访为主，患者的生存时间与症状的多少和严重情况相关。

表33-3　遗传性胆固醇合成缺陷性疾病

疾病	突变基因	遗传方式
典型的甲羟戊酸尿症	甲羟戊酸激酶	常染色体隐性遗传
高IgD和周期性发热综合征	甲羟戊酸激酶	常染色体隐性遗传
Smith-Lemli-Opitz综合征	3β-脱氢胆固醇-Δ7还原酶	常染色体隐性遗传
链甾醇综合征	3β-脱氢胆固醇-Δ24还原酶	常染色体隐性遗传
异位水肿-陈旧性钙化-骨骼发育障碍	3β-脱氢胆固醇-Δ14还原酶	常染色体隐性遗传
7-烯胆甾烷醇综合征	3β-脱氢胆固醇-Δ5脱氢酶	常染色体隐性遗传
Antley-bixler综合征	羊毛甾醇-14α-去甲基化酶	常染色体隐性遗传
点状软骨发育不良2型	3β-脱氢胆固醇-Δ8-Δ7异构酶	X染色体显性遗传
伴有鱼鳞样痣和肢体缺陷的先天性半身发育异常综合征	3β-脱氢胆固醇-脱氢酶	X染色体显性遗传

（5）乳糜微粒潴留性疾病：1961年由Anderson首先报道，故又称为Anderson病。本病系常染色体隐性遗传病，是由于SAR1B基因发生突变所致；该基因突变后导致肠道黏膜上皮细胞内乳糜微粒向血液的转运受阻，从而使进入血液循环中的乳糜微粒减少，最终导致ApoB48和富含ApoB48的脂蛋白缺乏或极度降低，引起血清总胆固醇水平降低和肠道脂肪吸收不良，同时伴有脂溶性维生素和一些物质吸收障碍；主要特征为婴儿期出现脂肪泻、脂肪吸收不良、生长发育停滞、神经系统损害（其中反射消失最常见，共济失调少见）、ApoB48和富含ApoB48的脂蛋白缺乏或极度降低、乳糜微粒缺乏或明显降低、高密度脂蛋白和低密度脂蛋白降低、低胆固醇血症、三酰甘油正常，肠黏膜活检可见典型的空泡细胞以及电子显微镜检测可见细胞内体积充满乳糜微粒样的脂肪小体，视网膜色素变性罕见。目前，本病尚缺乏有效的治疗，主要是低脂饮食，补充维生素（维生素E和A等）和必需脂肪酸，以及一些

对症治疗。

2. 继发性低胆固醇血症

临床上的许多疾病或状况如贫血、甲状腺功能亢进、恶性肿瘤、肝疾病、危重症、严重应激、吸收或营养不良、急性或慢性感染、慢性炎症和应用某些药物等，通过影响胆固醇的吸收、合成和代谢等过程而引起继发性低胆固醇血症。

（1）贫血：各种类型的贫血如缺铁性贫血、巨幼细胞性贫血、再生障碍性贫血、铁粒幼细胞贫血、β地中海贫血、先天性红细胞生成障碍性贫血、镰状细胞性贫血和遗传性球形红细胞增多症等均可以引起低胆固醇血症，其中主要见于慢性贫血伴骨髓红系增生活跃的患者，可能的原因除了慢性贫血使胆固醇的吸收和合成减少外，主要是贫血时红细胞在发育、分化和成熟过程中对胆固醇的需要量增加。此外，一些研究也认为低胆固醇血症是贫血的原因而不是结果，因为胆固醇降低可以引起红细胞的变形能力下降，从而易于被破坏。

（2）甲状腺功能亢进：由于甲状腺激素具有调节脂类代谢的作用，所以，甲状腺功能障碍患者常伴有血脂异常。甲状腺功能亢进和亚临床甲状腺功能亢进均能够引起低胆固醇血症；并且，甲状腺功能亢进也是一些高胆固醇血症好转的潜在原因。甲状腺功能亢进时发生低胆固醇血症的原因与甲状腺激素可以影响胆固醇代谢的多个环节有关，甲状腺激素通过增强 HMG-CoA 还原酶的活性而使肝合成胆固醇增加，但更主要的作用是通过增加低密度脂蛋白胆固醇受体的数量和功能而使胆固醇的分解增多，并且加速胆固醇从胆汁中排出，故甲状腺功能亢进时血清总胆固醇和低密度脂蛋白胆固醇水平降低。此外，甲状腺激素也可以增加脂蛋白酯酶的活性，使甲状腺功能亢进时血清中富含三酰甘油的脂蛋白水平降低。

（3）恶性肿瘤：许多血液系统和实质器官的恶性肿瘤都可以引起低胆固醇血症，恶性肿瘤患者发生低胆固醇血症的原因与恶性细胞中低密度脂蛋白受体活性增强引起低密度脂蛋白的清除增加有关；此外，也与恶性肿瘤时的营养不良、恶病质和贫血等并发症有关。

（4）肝疾病：肝是人体合成胆固醇的最主要器官，其合成的胆固醇约占人体内胆固醇含量的 50%。因此，各种原因引起的肝损害尤其是慢性重型肝疾病使肝合成胆固醇的能力受损，从而导致血清总胆固醇水平降低。

（5）危重症和严重应激：血清总胆固醇水平在危重症和严重应激时如严重创伤、烧伤、败血症、外科大手术后和多器官功能障碍综合征的早期降低，随着病情的恢复其水平也逐渐恢复正常。有多种机制参与危重症和严重应激时血清总胆固醇水平的降低，包括肝合成胆固醇能力的下降，合成胆固醇的前体物质尤其是羊毛甾醇和 7-烯胆甾烷醇的减少，载脂蛋白的缺乏和胆固醇分解代谢的增强等。此外，有研究显示低胆固醇血症不仅是疾病严重程度的标志，更重要的是它使危重症和严重应激患者易于发生严重感染和肾上腺皮质功能不全，从而引起死亡的风险增加。

（6）感染和炎症：1911 年，Chauffard 等人在活动性肺结核患者中首次报道了低胆固醇血症。由于感染时人体产生的促炎细胞因子如 C-反应蛋白、白介素-1 和肿瘤坏死因子-α 等对脂类代谢的影响，急性和慢性细菌、病毒和寄生虫感染时均可以出现低胆固醇血症。由于寄生虫感染时需要利用人体的胆固醇，因此，理论上寄生虫侵袭就可以引起低胆固醇血症。此外，有学者认为血清总胆固醇水平降低是较白细胞增多更敏感的急性感染和炎症标志物。

一些慢性炎症性疾病如慢性炎症性肠病、类风湿关节炎和系统性红斑狼疮也可以出现低胆固醇血症，其机制也与促炎细胞因子对脂类代谢的影响有关。此外，类风湿关节炎和系统性红斑狼疮等疾病过程中出现的一些并发症如贫血也是这些慢性炎症性疾病引起低胆固醇血症的原因之一。

（7）吸收或营养不良：饮食和胆汁中的胆固醇是人体胆固醇的重要来源，肠道的吸收功能障碍如慢性胰腺炎时使经肠道吸收的胆固醇减少，从而引起低胆固醇血症。此外，各种原因的营养不良通过多种机制使胆固醇的吸收和或合成减少而引起低胆固醇血症。

（8）药源性：应用某些药物如他汀、雌激素和甲状腺激素等均可以引起低胆固醇血症。

综上所述，临床上许多疾病或状况可以通过多种不同的机制引起继发性低胆固醇血症。由于继发性低胆固醇血症的原因各异，因此，继发性低胆固醇血症的治疗主要是针对原发病的治疗以及一些对症治疗，并应该注意低胆固醇血症对人体的一些不良影响。

3. 低胆固醇血症对人体的影响

（1）对细胞膜的影响：细胞膜是维持人体细胞生存和功能的重要结构，胆固醇是构成细胞膜的主要成分，具有加强细胞膜稳定性和调节流动性的作用。低胆固醇血症使细胞膜的稳定性和流动性发生改变，从而引起细胞膜结构和功能的异常，例如 β 脂蛋白缺乏症患者由于血清总胆固醇水平明显降低而出现棘红细胞，棘红细胞因稳定性和流动性异常而不能发挥正常红细胞的生理作用，而且也易于被破坏。总之，低胆固醇血症通过对细胞膜的影响参与人体多种疾病的发生和发展。但是，血清总胆固醇水平低于多少可以影响细胞膜的结构和功能目前仍不清楚。

（2）肾上腺皮质功能不全：胆固醇是合成类固醇激素的前体物质，肾上腺需要持续的供应胆固醇来合成肾上腺皮质激素，包括糖皮质激素和盐皮质激素，其主要通过低密度脂蛋白受体介导的摄取并在局部合成。因此，低胆固醇血症从理论上讲可以引起肾上腺皮质功能不全。尽管有少数的动物和人体研究支持该假说，但一些学者认为由于肾上腺皮质具有强大的代偿能力，低胆固醇血症在现实情况中不会引起肾上腺皮质功能不全。一项临床研究对成人高脂血症患者给予 80 mg 的 HMG-CoA 还原酶抑制剂辛伐他汀治疗 2 个月，结果显示患者血清总胆固醇水平降低了 36%，但 ACTH 刺激产生的肾上腺皮质激素水平并未发生明显改变。总之，目前仍无充分的证据支持或否定低胆固醇血症可以导致肾上腺皮质功能不全这一假说。

（3）死亡：大量的流行病学研究显示血清总胆固醇水平和全因死亡率呈 U 型关系，高胆固醇血症时由于心血管疾病尤其是冠心病的死亡明显增加而使总死亡率增加，低胆固醇血症时尽管发

生心血管疾病死亡的风险较低，但血清总胆固醇水平降低尤其是低于 160 mg/ml 时由于一些非心血管疾病原因如创伤、癌症、暴力、自杀、出血性脑卒中以及呼吸和消化系统疾病导致的死亡明显增加而使总死亡率也增加[22-23]。但是，也有一些研究显示低的血清胆固醇水平与非心血管疾病死亡风险之间无明显相关性。由于许多疾病和状况可以引起低胆固醇血症，所以，低胆固醇血症与死亡率之间的关系会受到受试者是否存在这些潜在的疾病和状况，以及这些疾病和状况的程度的影响，这也可以在一定程度上解释这些研究结果之间的差异。

（4）颅内出血：颅内出血大约占所有脑卒中的 10%，具有非常高的死亡率。一些研究显示低胆固醇血症是颅内出血的危险因素，并且与颅内出血后发生不良预后的风险也明显相关。低胆固醇血症可以引起血管内皮细胞的结构和功能受损，从而易于发生脑出血时最常见的血管病理改变——微动脉瘤；此外，低胆固醇血症可以引起血小板结构异常和功能降低，从而使发生出血的风险增加。有研究表明 35% 的颅内出血患者伴有低胆固醇血症，而仅有 13% 的颅内出血患者伴有高血压。在 ARIC 和 CHS 研究中，血清总胆固醇和低密度脂蛋白胆固醇水平与颅内出血呈反向关系，血清总胆固醇和低密度脂蛋白胆固醇水平低于第 25 百分位数的人群发生颅内出血的风险较该水平高于第 75 百分位数的人群明显增加。在 SPARCL 研究中，应用他汀类药物与颅内出血风险的增加也明显相关。也有研究显示低胆固醇血症主要见于年龄<20 岁的颅内出血患者中，尤其是在一些原因不明的颅内出血中。但是，也有与这些研究相反的报道，韩国的 KMIC 研究显示低的血清总胆固醇水平与缺血性和出血性脑卒中均无明显相关性。这些研究结果不同的原因可能是不同研究之间脑卒中的诊断方法以及受试者年龄、基因和并存疾病等的差异。

（5）癌症：低胆固醇血症和癌症的关系目前仍有争议[24]。一些临床研究发现低胆固醇血症与结肠癌、胃癌、肝癌、胆管癌、胰腺癌和肾癌的发生风险增加有关，但由于癌症也是引起低胆固

醇血症的一个重要原因，这些研究不能排除受试者在基线和（或）随访期间是否存在癌症，并且也受到一些其他混杂因素的影响。因此，这些研究显示的低胆固醇血症和癌症之间的关系需要谨慎对待。

另一个重要的问题是他汀类药物和癌症的关系。有研究发现他汀类药物在接近人类治疗高脂血症时的血药浓度下对啮齿类动物具有致癌性。但是，在动物研究中的结果并不能直接外推到人类。虽然一些人体的研究发现他汀类药物与癌症的发生有关，但是，另一些研究显示他汀类药物与癌症的发生无明显相关性，而且一些基础和临床研究发现他汀类药物可以减少癌症发生的风险。为了明确他汀类药物和癌症之间的关系，多个研究对他汀类药物和癌症发生的风险进行了 meta 分析，结果显示他汀类药物和癌症的发生和预后之间呈中性效应。尽管这些 meta 分析也有一定的局限性，但是仍为人们提供了他汀类药物和癌症之间关系相对可信的结果。目前这些有关他汀类药物和癌症关系的研究的随访时间均在 10 年内，这个时间相对于一些癌症的潜伏期仍然显得较短。因此，他汀类药物和癌症发生和预后的关系仍需进一步研究。

（6）感染：在健康人中，低胆固醇血症与更低的循环淋巴细胞、总 T 淋巴细胞和 CD8[+] T 淋巴细胞数量有关。因此，低胆固醇血症患者的免疫功能可能发生改变，从而易于发生感染。此外，脂多糖通过结合并激活细胞表面的相应受体而刺激细胞释放多种促炎细胞因子，主要包括白介素-1、白介素-6 和肿瘤坏死因子-α。血液中的脂蛋白具有结合脂多糖的能力，当脂多糖与脂蛋白结合后使与细胞表面结合的脂多糖减少，从而引起促炎细胞因子释放减少。因此，低胆固醇血症使脂多糖的中和减少，从而易于发生感染。一些研究认为低胆固醇血症是危重症患者发生感染的危险因素，在手术患者中术前的低胆固醇血症与术后的感染并发症密切相关，Leardi 等研究显示术前血清总胆固醇水平低于 105 mg/dl 的患者发生术后感染并发症的风险最高。此外，低的血清总胆固醇水平也是感染的预后指标，其可以预测老年

感染患者发生不良预后。一项在疗养院的研究显示低胆固醇血症是老年肺炎患者中最多见的实验室检查异常之一，并且是所有入院检查中唯一一与细菌感染引起的死亡相关的因素。Paceli 等研究发现低胆固醇血症是腹腔感染发生死亡的独立预测因素。在白细胞减少的发热患者中，死亡者的血清总胆固醇水平明显低于生存者。

综上所述，低胆固醇血症在某些情况下是发生感染的危险因素，并且也是发生感染时的预后指标。

（7）精神行为：一些临床研究和 meta 分析均显示在正常人和精神疾病患者中血清总胆固醇水平降低与暴力行为尤其是暴力自杀和严重的激惹明显相关，在动物研究中也发现暴力行为在低胆固醇饮食的猴中明显增加[25]。此外，有研究也显示血清总胆固醇水平与自杀企图呈反向关系，以及低胆固醇血症与自杀死亡的风险明显相关。5-羟色胺是中枢神经系统内一个非常重要的神经递质，广泛参与各种行为和生理过程，突触间隙 5-羟色胺释放的减少和生物利用性降低可引起暴力行为。胆固醇具有维持神经细胞膜的结构和参与转运 5-羟色胺囊泡至突触间隙的功能。因此，低胆固醇血症引起中枢神经系统中突触间隙 5-羟色胺释放减少和生物利用性降低，从而引起暴力行为。但是，这些研究显示的低胆固醇血症和暴力行为的关系不能排除一些混杂因素的影响，因为血清总胆固醇水平降低也与暴力行为的其他危险因素如酒精和药物滥用以及抑郁和情感障碍等有关。此外，一些研究并没有发现低胆固醇血症和暴力行为之间存在明显相关性，而且还有相矛盾的研究结果。由此可见，低胆固醇血症和暴力行为之间存在十分复杂的关系，仍需进一步的研究明确。

此外，低胆固醇血症也与其他一些精神障碍有关。包括入选了 29 000 例受试者的 Finnish 研究在内的多个研究均发现低胆固醇血症与抑郁障碍明显相关，并且也与抑郁障碍的严重程度相关。此外，Ghaemi 等检测了双相情感障碍、重型抑郁障碍和精神分裂症患者的血清胆固醇水平，结果显示重型抑郁障碍患者的血清胆固醇水平较其他

精神障碍患者明显降低。但是，也有研究显示低胆固醇血症与抑郁障碍之间无明显相关性。低胆固醇血症引起抑郁障碍的机制也与中枢神经系统内神经递质5-羟色胺在突触间隙释放减少和生物利用性降低有关。

4. 降脂药物与低胆固醇血症

胆固醇水平的升高与动脉粥样硬化性心血管事件存在明确的相关性，血清总胆固醇水平每增加1%，心血管事件发生率升高2%。大量的临床研究证实在一级和二级预防中，降低胆固醇水平可以不同程度地改善患者的预后，血清总胆固醇水平每降低1%，心血管事件发生率减少2%。根据冠心病的危险分层，危险程度越高的人从降脂治疗中的获益越明显。随着强化降脂治疗的实施，人们开始在争议降低胆固醇的目标水平是越低越好还是低一点好，尽管目前比较接受的观点是低一点好，但胆固醇水平低到多少是合适的目标目前仍不清楚。此外，随着2008年JUPITER研究的发表，人们开始争议是否扩大他汀类药物应用的范围。在这些问题和争议中，人们应该注意强化降脂治疗和扩大他汀类药物的应用范围可能会引起低胆固醇血症。由于低胆固醇血症可以给人体带来一些不良影响尤其是死亡风险的增加，因此，在降脂治疗的临床实践中要严格按照当前的指南和患者的实际情况进行，不合适的强化降脂治疗和盲目地扩大他汀类药物的适应证引起的低胆固醇血症可能使患者从降脂治疗中的获益减少或抵消，甚至产生危害。

（陈　红　宋俊贤）

五、家族性高胆固醇血症

家族性高胆固醇血症（familial hypercholesterolemia，FH）是一种常染色体遗传病，其主要表现为血清低密度脂蛋白胆固醇（low density lipoprotein-cholesterol，LDL-C）水平的异常升高以及由此引起的早发动脉粥样硬化及冠心病的发生。

目前，有关FH流行病学的数据主要来自西方国家，结果显示在普通人群中FH杂合子的患病率约为1/500，而FH纯合子的患病率约为1/1 000 000[26]。然而，不同国家、不同人种，FH的患病率并不相同。研究发现，杂合子FH的患病率在法裔加拿大人约为1/270，突尼斯人约为1/165，南非白人约为1/100～1/72，南非犹太人约为1/67[27]。最近来自荷兰的流行病学数据则显示杂合子FH的患病率为1/200，纯合子FH的患病率为1/300 000[28]。而我国FH的流行病学资料相对较少，近年来较大规模的人群研究为2014年Shi等对9324名中国普通人群的FH筛查研究，结果显示FH的患病率为0.31%[29]。而在一些特殊的人群中，FH的患病率往往更高。自1993年至今，已有10余个针对早发心肌梗死人群进行的FH研究，在这些人群中，FH的患病率最高可达到20.3%[30]。Li等于2016年对我国阜外医院889名早发心肌梗死患者进行FH筛查，发现FH的患病率为7.1%[31]。

根据遗传方式的不同，FH可分为常染色体显性遗传和常染色体隐性遗传两种类型，前者的致病基因主要为低密度脂蛋白受体（low density lipoprotein receptor，LDLR）、载脂蛋白B（apolipoprotein B，APOB）和前蛋白转化酶枯草溶菌素9（proprotein convertase subtilisin/kexin type 9，PCSK9）[32]，而后者则主要为低密度脂蛋白受体衔接因子蛋白1（low density lipoprotein receptor adaptor protein 1，LDLRAP1）所致[33]。根据携带致病等位基因数量的不同，可将FH分为携带两个致病等位基因的纯合子和携带一个致病等位基因的杂合子，其中纯合子按照突变等位基因的不同来源，又可分为复合杂合子和双重杂合子[34-35]。前者指同一基因的两个等位基因携带不同的突变位点，后者则指突变来自不同基因的不同等位基因位点，例如患者的一个突变位点位于LDLR的一个等位基因上，而另一个突变位点则可位于APOB、PCSK9或LDLRAP1任意一个基因的等位基因上。

在这些致病基因中，以LDLR基因突变最为常见，在所有FH患者中约占95%以上，其次为APOB基因突变，约占5%左右，而PCSK9和LDLRAP1基因突变则相对较少，不足1%[36]。

然而，已知的 FH 致病基因只能解释 80％的 FH 患者，仍有 20％临床诊断为 FH 的患者并没有发现与 FH 相关的已知致病基因突变[37]。随着测序技术的发展，一些新的可能与 LDL-C 水平相关的突变位点相继被发现。如胰岛素诱导基因 2（insulin induced gene 2，Insig2）、载脂蛋白 E（apolipoprotein E，APOE）、胆固醇 25-羟基氢化酶（cholesterol 25-hydroxylase，CH25H）等基因突变均被证实可能与 FH 的表型相关[38-39]。Mardual 等首次在家系中发现了 APOE p.Leu167del 的突变可能与 FH 相关[40]，此后，该突变位点被 Awan 等在 FH 家系中再次验证成功[41]。但是，这些新发现的突变位点也仅仅只能解释极少一部分无 FH 已知致病基因突变的患者，且大多是由等位基因的异质性引起的[39,42]。最近，一些欧洲及韩国学者发现一部分无 FH 已知致病基因突变的患者其高胆固醇血症可能是由多基因参与所致，一些与 LDL-C 升高有关的等位基因微效应相互累加，形成的累积效应使 LDL-C 水平严重升高至符合 FH 的临床诊断标准[43-45]。

对于 FH 已知致病基因的检测，主要通过一代测序，即 Sanger 测序即可完成。对于发现可能引起 FH 的其他新的致病基因，可通过连锁分析和全基因组关联分析（GWAS）分别在家系和散发人群中寻找。连锁分析是利用遗传标记在家系中进行基因分型，以计算遗传标记在家系中是否与疾病产生共分离，从而研究致病基因与遗传标记的关系。该分析依赖于大量完整的家系资料，有利于发现研究样本的主效基因，可在最小的人群范围内最大程度地预测未来疾病的风险，适用于单基因遗传病的基因定位。关联研究分为候选基因关联研究和全基因组关联研究。前者是将候选基因内的序列变异作为遗传标志物，研究其与疾病或某一表型之间的关联。通常与疾病间有一定的生物学联系或与疾病某已知相关基因具有同源性的基因均可作为候选基因。与连锁分析侧重于基因的遗传特性不同，候选基因关联研究侧重于群体的基因频率，基因的检出距离较连锁分析准确，但候选基因往往由于在不同人群中无法重复，使其结果可信度大大降低，且该方法不能用

于发现新的易感基因位点。后者是一种在全基因组范围内通过测定单核苷酸多态性（single nucleotide polymorphism，SNP），研究疾病相关基因、易感区域或标志物，从而探究复杂疾病遗传机制的方法[46]。与传统的候选基因关联研究结果得不到重复验证相比，GWAS 不需要在研究前建立任何假设，不需要选择候选基因或染色体区域，一次可监测数以百计的 SNP，可在不同的独立人群中进行重复验证，对常见遗传变异和罕见遗传变异均可进行精确定位，特别适用于研究遗传机制不明的复杂疾病或性状。人类基因组计划（HGP）和人类基因组单体型图（HapMap）等计划的完成更是使 GWAS 得到了飞速的发展。人们将上述研究计划产生的 SNP 数据作为参考集，选择其中的一部分标签 SNP（tagSNP），利用连锁不平衡原理进行研究，从而达到间接研究全基因组的目的[47]。

（一）临床表现

FH 的临床表现主要为血清总胆固醇（total cholesterol，TC）和 LDL-C 水平的升高、黄色瘤、角膜环和早发冠心病等。

未经治疗的 FH 杂合子患者血清 TC 水平可达 8～15 mmol/L，而未经治疗的 FH 纯合子患者血清 TC 水平则可高达 12～30 mmol/L[26]。在同一家系中，FH 杂合子和纯合子患者血清 LDL-C 水平可分别达到非 FH 患者的 2 倍和 4 倍[36]。不同基因、不同遗传类型的 FH 患者，血清 LDL-C 升高的水平并不相同。一直以来，携带 LDLR 基因突变的纯合子患者被认为是 FH 患者中表型最严重的一种类型，但一些研究表明，携带 LDLR 突变的复合杂合子患者的 LDL-C 水平与 LDLR 突变的纯合子患者相比并无明显差异，甚至前者的 LDL-C 水平（6.9～21.5 mmol/L）还略高于后者（4.4～20.8 mmol/L）[28]。此外，携带 LDLR 突变的双重杂合子患者 LDL-C 的升高幅度也较大，可达到 5.1 mmol/L（LDLR/ PCSK9）～15.1 mmol/L（LDLR/APOB）[48-49]，而 LDL-C 升高水平最高的为携带 LDLRAP1 基因突变的患者，可达 9.6～23.8 mmol/L[50-51]。但 APOB 基因突变和 PCSK9 的纯

合子患者血清 LDL-C 的水平则明显低于 LDLR 基因突变的纯合子患者，分别为 6.9～8.6 mmol/L[50-53] 和 6.1～8.8 mmol/L[48,54]。对于 FH 杂合子患者，LDLR 突变患者的血清 LDL-C 水平同样也高于 APOB 基因突变和 PCSK9 基因突变的杂合子患者[55]。

黄色瘤主要由胆固醇沉积在皮肤和肌腱引起，好发于眼睑皮肤的褶皱处，跟腱和腕、肘、膝关节等处的伸肌腱[54]，可引起肌腱炎症和关节的疼痛，从而影响患者的生活质量，也可出现在脑、纵隔和臀部等部位，但较为罕见[56-57]。FH 纯合子患者在较早的年龄时便可出现较为严重的全身多发黄色瘤[58]，可作为诊断 FH 的重要线索。但仍有 20%～30% 的 FH 患者并未发现黄色瘤，因此黄色瘤并不能作为排除 FH 的重要标准[56]。角膜环是 FH 患者的另一个特征，多因脂质沉积于角膜周边所致，脂质的分布、脂质颗粒的大小和结构均可影响角膜环的肉眼能见度[59]，约 30% 的 FH 患者可出现肉眼能见的角膜环[60]。因角膜环的发生与年龄增长有关[61]，其在正常的老年人中也可出现，因此年龄<50 岁的患者中出现角膜环可有较好的 FH 提示意义[62]。

FH 患者在长期高胆固醇的作用下，更易出现动脉粥样硬化，发生心血管疾病，其临床表现更严重、多样，危害性更大。未经治疗的 FH 杂合子患者多在 55～60 岁之前出现冠心病，纯合子患者出现冠心病的年龄更早，大多活不过 20 岁[63]。2013 年欧洲动脉粥样硬化学会发表的共识提出了"累积 LDL-C 负担"这一概念，指出对于非 FH 的健康成年人，55 岁时的累积 LDL-C 负担约为 160 mmol，这一累积量足以发展为冠心病。而未经治疗的 FH 杂合子患者在 35 岁时便已达到了该累积量，FH 纯合子患者更早，平均在 12.5 岁便可达到该累积量[26]。除了心绞痛、心肌梗死等常见的冠心病症状外，FH 患者还可因胆固醇沉积在主动脉根部、主动脉瓣瓣环和二尖瓣瓣叶等部位，导致主动脉瓣上狭窄和二尖瓣反流，这一情况在纯合子患者中更为多见，可引起心力衰竭、心脏性猝死等[64]，且常常为儿童患者的首发症状[65]。此外，过多的胆固醇还可沉积在颈动脉、股动脉和肾动脉等部位，引起相应器官的缺血和全身动脉粥样硬化。

研究发现，不同基因类型之间的主要临床特征包括基线 LDL-C 水平、主动脉瓣钙化、首次出现心血管事件的年龄、他汀类药物治疗效果以及临床预后等方面均存在明显不同[66]。此外，对基因诊断的纯合子型 FH 患者研究也发现，首次诊断时的年龄、未治疗以及治疗时的 LDL-C 水平范围均跨度很大[67]。而对于杂合子型 FH 患者，许多研究显示其心血管系统表现的异质性更为明显[68]。

目前，导致 FH 患者临床表型异质性的准确机制仍不十分清楚，研究显示，FH 患者发生早发冠心病除了基因作用之外，伴发的环境因素（主要是心血管疾病危险因素）也发挥了重要作用。Wald 等[69]对 231 名早发心肌梗死患者（年龄≤50 岁）进行 FH 致病基因突变检测，结果显示吸烟和糖尿病较 FH 突变同早发心肌梗死风险更相关，这提示环境因素在 FH 突变导致早发心肌梗死中的重要作用。最新研究也发现，FH 患者中 CT 检查发现的心外膜脂肪同亚临床冠状动脉粥样硬化的存在与严重性独立相关[70]，这说明 FH 患者的冠状动脉粥样硬化并不总是同 LDL-C 相关[71]。

此外，最新的指南中提出，表观遗传效应在 FH 患者发生心血管事件中存在同基因的协同作用[36,72-73]。表观遗传学是指 DNA 序列不发生变化，但基因表达却发生了可遗传的改变，被认为是控制基因活动的"开关"之一，也是环境因素影响机体功能的重要媒介与桥梁，主要包括 DNA 甲基化、组蛋白的各种修饰和染色质重塑等。有研究通过对 FH 患者中存在冠心病和不存在冠心病病例进行全基因组水平的 DNA 甲基化检测，结果发现 FH 合并冠心病患者基因组 DNA 甲基化的可塑性明显减低，提示甲基化水平的改变同冠心病发病相关[74]。此外，对未治疗 FH 患者的研究发现，脂代谢途径关键基因位点的 DNA 甲基化状况改变同血脂水平的变异明显相关，并且独立于传统的心血管危险因素[75]。由此可见，基因-环境相互作用以及基因-表观遗传效应机制，是 FH

患者的临床表型异质性的一个重要因素。

（二）FH 的诊断和筛查

FH 的诊断主要依赖于家族史、早发冠心病史、体格检查时发现的黄色瘤和角膜环、血清 TC/LDL-C 水平升高及基因检测，同时需排除甲状腺疾病、肾功能不全等原因引起的继发性高胆固醇血症。目前，国际上对 FH 的诊断标准并不统一，不同的诊断标准包含上述 5 部分的不同内容，常用的是英国的 Simon Broome 诊断标准[76]、荷兰的 DLCN 诊断标准[77] 和美国的 MEDPED 诊断标准[78]。

MEDPED 诊断标准虽然简单易行，但因其缺乏家族史、相应的体格检查、基因检测等诊断指标，目前已很少使用。而 Simon Broome 和 DLCN 诊断标准则综合考虑了各个方面的因素，在英国、加拿大、荷兰等很多国家被广泛使用。因为 DLCN 诊断标准并不适用于儿童，所以在对儿童进行 FH 诊断时，多采用的是 Simon Broome 诊断标准。

除此之外，各个国家和地区还根据自身的情况制定了各种不同的诊断标准。目前已统计的关于亚洲 16 个国家和地区的 28 个与 FH 相关的研究中，有 6 个研究使用的是 DLCN 诊断标准，5 个研究使用的是 Simon Broome 诊断标准，3 个研究使用的是 MEDPED 诊断标准，剩余 14 个研究则使用的是各自制定的其他标准[79]。研究显示，我国成人的血脂水平要显著低于西方人群，因此照搬西方国家的诊断标准很容易造成漏诊[80]。目前多采用的是陈在嘉于 1998 年提出的 FH 诊断标准，即成人血清 TC＞7.8 mmol/L 或 LDL-C＞4.4 mmol/L，16 岁以下的儿童血清 TC＞6.7 mmol/L 或 LDL-C＞4.4 mmol/L 时可诊断为 FH 杂合子，若患者或其一级亲属同时患有肌腱黄色瘤时，则可诊断为 FH 纯合子[81]。但因该诊断标准缺乏基因诊断，未根据不同年龄段制定特异性的血清 TC 或 LDL-C 水平作为诊断界值，且相关血脂水平的诊断标准是根据 10 余年前我国人群的血脂水平而制订，因此并不能满足现阶段我国对 FH 的诊断。2014 年，Shi 等在对中国普通人群进行 FH 研究时对荷兰 DLCN 诊断标准进行了改进，制定了一套新的

FH 诊断标准[29]：①家族史。患者一级亲属患早发冠心病或血管疾病计 1 分。②临床病史。患者本人有早发冠心病病史计 2 分，早发脑血管病史计 1 分。③血清 LDL-C 水平。＞6.0 mmol/L 计 8 分，5～5.9 mmol/L 计 5 分，3.5～4.9 mmol/L 计 3 分，2.5～3.4 mmol/L 计 1 分。若评分＞8 分为确诊 FH，6～8 分为极可疑 FH，3～5 分为可能 FH，＜3 分不太可能为 FH。

由此可见，当前针对 FH 的诊断存在众多标准，这些标准在家族史、临床表现、血脂水平及基因突变等方面均具有较大的差异，这也可以解释不同研究之间报道的 FH 流行病学数据的不一致性。事实上，由于种族及生活环境的差异，采取绝对统一的标准对不同国家和地区的人群来说并不合适。最近，美国心脏协会（AHA）发布了针对 FH 的科学声明，其中提出了 FH 的诊断基准[82]，即 FH 的诊断必须符合临床标准且有相关的基因诊断依据。因此，未来在对 FH 进行诊断时应根据这一诊断基准，结合临床标准和基因证据共同诊断；同时，在这一基准的指导下，各个国家及地区应积极探索适合各自人群特点的 FH 诊断标准，为精准筛查和诊断 FH 奠定基础。

由于 FH 在普通人群中的发病率相对较低，这使得在普通人群中开展 FH 的广泛筛查和研究，成本高、效益低。因此，如能在特定人群中（如 FH 的高危人群等）进行 FH 的靶向筛查，将获得良好的成本-效益比。事实上，这一靶向筛查的理念最早也获得 2008 年英国国家优化卫生与保健研究所（NICE）《FH 的识别与治疗指南》的认可[83]，并被证实为最具成本-效益比的筛查方法[84-85]。此外，在靶向筛查的基础上，对确定 FH 患者家族内成员进行级联筛查，可进一步优化成本-效益比[84]。

对于满足下列条件之一的先证者，应进行家族内成员的级联筛查[1]：①家族内成员成人血清 TC≥8 mmol/L，儿童血清 TC≥6 mmol/L；②家族成员有早发冠心病；③家族成员有肌腱黄色瘤；④家族成员有早发心脏性猝死。在此基础上，绘制家系图，对可疑的家族成员进行基因检测，进行家族内成员的级联筛查，从而有利于早期发现

和诊断 FH 患者。而对于已经确诊 FH 的先证者，追根溯源继续对其家族内成员进行筛查更是十分必要。荷兰在过去的 15 年里成功地利用这一方法，将 FH 的诊断率提高至 71%。

除了上述基于高危人群的靶向筛查和级联筛查，最近英国学者在《新英格兰医学杂志》发表的一项研究首次提出了 "child-parent" 模式筛查 FH 的方法[86]。该研究共对 10 995 名 1～2 岁儿童及其父母进行了 "child-parent" 模式筛查，其在儿童免疫预防接种期间，获取儿童及其父母的血液标本以检测血胆固醇水平和 FH 基因突变情况；如果儿童胆固醇水平异常升高，且伴有 FH 基因突变或 3 个月后胆固醇水平反复升高，则诊断该儿童为 FH 阳性；若父母中任一方与子代具有相同基因突变，或父母双方胆固醇水平均升高但没有发现基因突变，则认为筛查结果阳性子代的父母其中一方为 FH 阳性；结果发现，每筛查 1000 例儿童，分别有 4 例儿童和 4 例父母为 FH 阳性。由此可见，"child-parent" 这种筛查模式在初级保健实践中具有良好的有效性和可行性，适用于人群筛查；而且在儿童免疫预防接种阶段，是理想的筛查时机。

（三）FH 的治疗

早期对 FH 患者进行治疗，对其改善预后至关重要。若 FH 杂合子患者 18 岁开始接受治疗，则 48 岁才达到出现冠心病的累积 LDL-C 负担，若 10 岁开始治疗，则可推迟至 53 岁达到该累积 LDL-C 负担，几乎接近于正常成年人[26]。因此，FH 患者要早诊断，早治疗。

美国国家脂质协会（National Lipid Association，NLA）的指南建议：杂合子 FH 患者的血清 LDL-C 水平应至少降低至治疗前的 50%；而欧洲动脉粥样硬化协会（European Atherosclerosis Society，EAS）则建议杂合子 FH 患者应与普通高胆固醇血症患者的降脂目标相似，即 LDL-C<2.5 mmol/L（对于无冠心病或主要危险因素者）或 LDL-C<1.8 mmol/L（对于有冠心病或主要危险因素者）[87]。理论上讲，纯合子 FH 的降脂目标应与杂合子 FH 类似，但是以目前的治疗手段，

FH 纯合子患者的 LDL-C 很难达到上述标准。

目前，FH 的治疗手段主要包括生活方式的改善、药物治疗以及其他治疗。

所有的 FH 患者均应进行生活方式的改善。主要包括戒烟、合理饮食以及适度运动：①戒烟：吸烟患者必须强制戒烟，而对于被动吸烟患者亦应控制其家人的吸烟习惯。②合理饮食：FH 患者应适量增加水果、蔬菜、全麦食品、坚果类和豆类的摄入，肉类食品尽量选择鱼类和瘦肉，在总体维持低脂饮食的基础上，少量的胆固醇摄入亦可接受。③适度运动：尤其对于肥胖和（或）胰岛素抵抗的 FH 患者，应积极通过有氧运动的方式进行减肥。需要注意的是，由于 FH 患者确诊时往往已患有不同程度的冠心病，因此应嘱患者避免进行过度激烈的运动项目，必要时应先进行心脏负荷试验以评估心肌梗死风险及发现症状不明显的心肌缺血（如运动平板试验及核素心肌灌注显像等）。另外，亦需要控制酒精量的摄入，避免酗酒。

成人 FH 患者一旦确诊需立刻开始药物治疗，并终身用药。儿童应在 8～10 岁开始用药，并辅以生活方式的改善。目前 FH 的药物治疗主要包括他汀类药物、依折麦布、胆汁酸螯合剂和其他新型降脂药物，其中他汀类药物仍是治疗 FH 的首选药物。

他汀类药物可抑制胆固醇合成的限速酶——HMG-CoA 还原酶，使肝胆固醇合成减少，上调肝细胞 LDLR 的表达，进而降低血浆中 LDL-C 的水平。大量的循证医学证据表明他汀类药物可显著降低主要心血管事件的发生[88-90]。目前临床上常用的他汀类药物有阿托伐他汀、瑞舒伐他汀、匹伐他汀和辛伐他汀等。对于 FH 患者，应使用高强度他汀类药物进行治疗。指南推荐的 FH 成人患者的他汀类药物治疗剂量为阿托伐他汀 80 mg/d、瑞舒伐他汀 40 mg/d、匹伐他汀 4 mg/d 或辛伐他汀 80 mg/d[26]，在使用如此大剂量的他汀类药物时，需警惕横纹肌溶解、肌炎等他汀类药物可能产生的副作用，通常在使用他汀类药物 4～6 周时需对药物的有效性和安全性进行评价。

因为他汀类药物发挥作用需要以有功能的

LDLR 为前提，所以对于 LDLR 基因发生突变的纯合子 FH 患者，他汀的治疗往往效果不好，而杂合子患者对他汀类药物的反应相对较好，因为他们还有 1 个功能完全正常的 LDLR 等位基因。尽管接受长期大剂量的他汀类药物治疗，很多 FH 患者的 LDL-C 水平仍难以达到靶目标，且不良反应的发生率和严重程度也呈增加趋势。因此，尽管缺乏联合用药的临床证据，指南仍推荐将他汀类药物与依折麦布等其他类型的降脂药物联合使用进行 FH 患者的治疗，从而达到更好的降脂效果。

依折麦布是一种肠胆固醇吸收抑制剂，其与他汀类药物分别作用于胆固醇代谢的外源性和内源性两个途径，当两者联合应用时，可产生协同作用，强力降低血清 LDL-C 的水平。因依折麦布不通过细胞色素 P450 的代谢，故其几乎不与其他药物发生相互作用。既往研究显示，依折麦布与辛伐他汀联合治疗可使 FH 杂合子患者的血清 LDL-C 水平最高下降 70%[90]。在 FH 纯合子患者中，依折麦布联合阿托伐他汀或辛伐他汀较单独使用高剂量他汀类药物可使 LDL-C 多降低 20.5%[91]。同时，GRAVITY 研究、SAFE-ES 研究等国外的一些大型研究均提示他汀类药物联合依折麦布治疗有着很好的安全性[92-93]，对于肝肾功能异常的患者，其安全性及耐受性依然良好。

胆汁酸螯合剂可通过阻断胆汁酸的肝肠循环，增强肝中胆固醇向胆汁的转化及 LDLR 的合成，降低 LDL-C 水平。考来烯胺、考来替泊均是常用的胆汁酸螯合剂，但因该类药物降低胆固醇效果较差且容易发生胃肠道不良反应，在临床上的使用受到一定限制。近年研发的新药考来维仑，其临床疗效及耐受性得到了明显的提高。研究显示，他汀类药物联合依折麦布和考来维仑较他汀类药物联合依折麦布可使 LDL-C 水平多降低 12%，且并不增加不良反应的发生[94]。

如果 FH 患者合并三酰甘油的升高、高密度脂蛋白胆固醇的降低或三酰甘油水平 >5.7 mmol/L，可考虑将贝特类药物与他汀类药物联合治疗。目前指南推荐非诺贝特，主要因其在药物相互作用方面及降低 LDL-C 水平的疗效上相对较好[95]。即使 FH 患者的三酰甘油水平正常，非诺贝特仍可降低 LDL-C 水平。但是肾功能不全的 FH 患者则禁止将他汀类药物和贝特类药物联用。

除了上述传统的降低胆固醇药物外，一些新型降脂药物的发现为 FH 患者的治疗带来了更多的希望。

微粒体三酰甘油转运蛋白（microsomal triglyceride transfer protein，MTP）抑制剂，代表药物为洛美他派，是 2012 年美国食品和药品管理局批准用于治疗 FH 纯合子患者的新药。MTP 是继 APOB 之后发现的参与三酰甘油转运和极低密度脂蛋白组装的内质网内蛋白，是重要的脂质转运蛋白之一。抑制 MTP 可抑制乳糜微粒和极低密度脂蛋白的合成，继而降低 LDL-C 的水平。该药在上市前对 29 名 FH 纯合子患者进行的临床Ⅲ期研究显示，40 mg 洛美他派治疗 26 周，患者 LDL-C 的水平可较基线下降 50%，且随着治疗时间的延长，其降脂效果更加显著[96]。而洛美他派最显著的不良反应是转氨酶升高。在 29 名纯合子 FH 患者中，有 10 名患者出现了转氨酶 3 倍以上的升高，肝功能损害的发生率相对较高[96]。因此在使用洛美他派的过程中，应密切关注转氨酶的变化，若出现转氨酶升高，应及时调整剂量，必要时需停药。该药与 CYP3A4 抑制剂和 P 糖蛋白底物存在药物相互作用，与他汀类药物联合使用时应减少该药的使用剂量。

APOB 合成抑制剂，代表药物为米泊美生钠，是 2013 美国食品和药品管理局批准上市的用于治疗 FH 纯合子患者的又一新药。该药是唯一进入临床的抗 APOB 转录药物，可与 APOB100 蛋白 mRNA 编码区互补配对，抑制 APOB100 的翻译合成，从而降低 LDL-C 水平。一项针对米泊美生钠的Ⅲ期临床研究显示，124 名 FH 杂合子患者使用米泊美生钠治疗 26 周后，其 LDL-C 水平较基线下降 28%[97]。在 FH 纯合子患者的双盲对照试验中，在标准降脂治疗的基础上每周加用 200 mg 的米泊美生钠，治疗 26 周后，与对照组相比 LDL-C 水平下降了 25%[98]。然而，该药的主要不良反应同样也是肝功能的损害，可引起转氨酶升高和肝脂肪变性，需在用药过程中密切关注肝功能。该药与辛伐他汀、依折麦布和华法林无药物相互作用报道。

PCSK9 抑制剂是针对 PCSK9 的单克隆抗体，其通过使 PCSK9 失活，阻止与 LDLR 的结合，上调肝细胞表面的 LDLR，进而降低血清 LDL-C 水平。Alirocumab 是 2015 年 7 月由美国食品和药品管理局批准的第一个 PCSK9 抑制剂，随后在 8 月份又批准了第 2 个 PCSK9 抑制剂 Evolocumab。以上两种药物被批准用于在改善饮食及应用最大耐受量他汀类药物的情况下仍需要额外降低 LDL-C 的 FH 杂合子及纯合子患者或临床上有动脉粥样硬化心血管疾病的患者。临床研究显示 PCSK9 抑制剂可降低 LDL-C 水平 40%～70%，并减少心血管事件发生，同时无严重不良反应发生。然而，目前有关 PCSK9 抑制剂的临床试验尚缺少中国人群数据，其对我国患者的疗效和安全性仍需明确。但是来自日本人群的研究显示，在服用他汀类药物的高危严重高胆固醇血症患者中，52 周的 Alirocumab 可以明显降低 LDL-C 水平（较基线下降 62.5%±1.3%），并且具有良好的安全性[99]。OSLER-1 和 OSLER-2 研究作为首个以心血管事件为主要终点的 PCSK9 抑制剂临床试验，共纳入 4465 名患者，其中包括 440 名杂合子 FH 患者，结果显示与单纯标准降脂治疗组相比，Evolocumab 在标准降脂治疗基础上使随访 11.1 个月的主要心血管不良事件（死亡、心肌梗死、不稳定型心绞痛或需住院的心力衰竭、血运重建以及卒中/短暂性脑缺血发作）风险降低 53%[100]。

对于一些极端的 FH 病例，如心血管疾病高风险的患者，充分的药物治疗后 LDL-C 水平仍很高的患者，应考虑血浆置换。血浆分离置换法的使用频率主要依据其效果而定：应使纯合子或杂合子 FH 患者的血清 LDL-C 水平分别于治疗间期平均不超过 6.5 mmol/L 及 2.5 mmol/L。一周一次或两周一次的血浆置换可使 LDL-C 水平下降 50%～75%[101]，这对于严重的 FH 患者有着很好的临床收益。需要注意的是，在杂合子 FH 患者开始血浆分离置换法之前，应先接受可耐受的最大剂量药物治疗，若无效（无效的参考标准为：在饮食控制及可耐受的最大药物剂量下，LDL-C

的水平下降少于 50% 或其血清 LDL-C 水平仍＞5 mmol/L）再考虑开始实施。由于血浆置换后会出现一过性的 LDL-C "反跳"，因此他汀类药物的治疗不应中断。肝移植治疗 FH 虽有成功的个案报道，但由于缺乏供体、操作过程复杂等原因，在临床上并未得到广泛接受。

（四）总结

FH 虽然发病率不高，但却严重威胁着患者的生命健康，给患者本人、家庭及社会带来了沉重的经济负担。目前，我国尚缺乏针对 FH 的诊断、治疗和管理的一系列有效措施，FH 的诊治现状令人担忧。因此，及早制定出适合中国人群的 FH 诊断标准，提高临床医生和患者对 FH 的认识水平，加强对 FH 的筛查力度，早期预防和干预 FH，十分必要！虽然以他汀类药物为首的降脂药物提供了应对高胆固醇血症的利器，但 FH 患者比普通高胆固醇血症患者的降脂难度更大且预后更差。在充分认识到危害的基础上，早期、强化以及联合使用多种降脂方法是改善 FH 患者预后的必需手段，另外，对于新型降脂药物的使用，我们尚缺乏对其疗效及安全性的充分证据，有待随着进一步的认识逐渐应用于 FH 患者的治疗中。

（陈　红　崔济夏）

参考文献

[1] 中国成人血脂异常防治指南制订联合委员会. 中国成人血脂异常防治指南. 中华心血管病杂志，2007，（05）：390-419.

[2] Stein EA，Mellis S，Yancopoulos GD，et al. Effect of a monoclonal antibody to PCSK9 on LDL cholesterol. N Engl J Med，2012，366：1108-1118.

[3] Dadu RT，Ballantyne CM. Lipid lowering with PCSK9 inhibitors. Nat Rev Cardiol，2014，11：563-575.

[4] Everett BM，Smith RJ，Hiatt WR. Reducing LDL with PCSK9 Inhibitors — The Clinical Benefit of Lipid Drugs. N Engl J Med，2015，373：1588-1591.

[5] Robinson JG，Farnier M，Krempf M，et al. Efficacy and safety of alirocumab in reducing lipids and cardio-

vascular events. N Engl J Med，2015，372：1489-1499.

［6］ Blom DJ，Hala T，Bolognese M，et al. A 52week placebo-controlled trial of evolocumab in hyperlipidemia. N Engl J Med，2014，370：1809-1819.

［7］ Cannon CP，Blazing MA，Giugliano RP，et al. Ezetimibe added to statin therapy after acute coronary syndromes. N Engl J Med，2015，372：2387-2397.

［8］ Navarese EP，Kolodziejczak M，Schulze V，et al. Effects of proprotein convertase subtilisin/kexin type 9 antibodies in adults with hypercholesterolemia：a systematic review and meta-analysis. Ann Intern Med，2015，163（1）：40-51.

［9］ Stamler J，Wentworth D，Neaton JD. Is relationship between serum cholesterol and risk of premature death from coronary heart disease continuous and graded? Findings in 356，222 primary screenees of the Multiple Risk Factor Intervention Trial（MRFIT）. JAMA，1986，256（20）：2823-2828.

［10］ Bansal S，Buring JE，Rifai N，et al. Fasting compared with nonfasting triglycerides and risk of cardiovascular events in women. JAMA，2007，298（3）：309-316.

［11］ Sarwar N，Danesh J，Eiriksdottir G，et al. Triglycerides and the risk of coronary heart disease：10 158 incident cases among 262，525 participants in 29 Western prospective studies. Circulation，2007，115：450-458.

［12］ Nordestgaard BG，Varbo A. Triglycerides and cardiovascular disease. Lancet，2014，384：626-635.

［13］ Miller M，Stone NJ，Ballantyne C，et al. Triglycerides and cardiovascular disease：a scientific statement from the American Heart Association. Circulation，2011，123（20）：2292-2333.

［14］ Chapman MJ，Ginsberg HN，Amarenco P，et al. Triglyceride-rich lipoproteins and high-density lipoprotein cholesterol in patients at high risk of cardiovascular disease：evidence and guidance for management. Eur Heart J，2011，32（11）：1345-1361.

［15］ Expert Panel on Detection，Evaluation，and Treatment of High Blood Cholesterol in Adults. Executive summary of the third report of the National Cholesterol Education Program（NCEP）Expert Panel on Detection，Evaluation，and Treatment of High Blood Cholesterol in Adults（Adult Treatment Panel Ⅲ）. JAMA，2001，285：2486-2497.

［16］ 任景怡，陈红，罗宇. 联合应用辛伐他汀和非诺贝特治疗混合性高脂血症的疗效及安全性观察. 中华心血管病杂志，2005，33（2）：122-126.

［17］ Guyton JR，Capuzzi DM. Treatment of hyperlipidemia with combined niacin-statin regimens. Am J Cardiol，1998，82：82U-84U.

［18］ 2014 年中国胆固醇教育计划血脂异常防治建议专家组. 2014 年中国胆固醇教育计划血脂异常防治专家建议. 中华心血管病杂志，2014，42（8）：633-636.

［19］ Jacobs D，Blackburn H，Higgins M，et al. Report of the Conference on Low Blood Cholesterol：Mortality Associations. Circulation，1992；86（3）：1046-1060.

［20］ Ballantyne CM. Clinical Lipidology：A Companion to Braunwald's Heart Disease. 1st ed. Philadelphia：Saunders，2008.

［21］ Ikonen E. Mechanisms for Cellular Cholesterol Transport：Defects and Human Disease. Physiol Rev，2006；86（4）：1237-1261.

［22］ Pasternak RC，Grundy SM，Smith SC，et al. ACC/AHA/NHLBI Clinical Advisory on the Use and Safety of Statins. JACC，2002，40（3）：567-572.

［23］ Criqui MH. Very Low Cholesterol and Cholesterol Lowering：A Statement for Healthcare Professionals From the American Heart Association Task Force on Cholesterol Issues. Circulation，1994，90（5）：2591.

［24］ Dale KM，Coleman CI，Henyan NN，et al. Statins and Cancer Risk：A Meta-analysis. JAMA，2006，295（1）：74-80.

［25］ Papakostas GI，Ongur D，Iosifescu DV，et al. Cholesterol in Mood and Anxiety Disorders：Review of the Literature and New Hypotheses. Eur Neuropsychopharmacol，2004，14（2）：135-142.

［26］ Nordestgard BG，Chapman MJ，Humphries SE，et al. Familial hypercholesterolaemia is underdiagnosed and undertreated in the general population：guidance for clinicians to prevent coronary heart disease：consensus statement of the European Atherosclerosis Society. Eur Heart J，2013，34（45）：3478-3490a.

［27］ Austin MA，Hutter CM，Zimmern RL，et al. Genetic causes of monogenic heterozygous familial hypercholesterolemia: a HuGE prevalence review. Am J Epidemiol, 2004, 160: 407-420.

[28] Sjouke B, Kusters DM, Kindt I, et al. Homozygous autosomal dominant hypercholesterolaemia in the Netherlands: prevalence, genotype-phenotype relationship, and clinical outcome. Eur Heart J, 2015, 36 (9): 560-565.

[29] Shi Z, Yuan B, Zhao D, et al. Familial hypercholesterolemia in China: prevalence and evidence of underdetection and undertreatment in a community population. Int J Cardiol, 2014, 174 (3): 834-836.

[30] Rallidis LS, Triantafyllis AS, Tsirebolos G, et al. Prevalence of heterozygous familial hypercholesterolaemia and its impact on long-term prognosis in patients with very early ST-segment elevation myocardial infarction in the era of statins. Atherosclerosis, 2016, 249: 17-21.

[31] Li S, Zhang Y, Zhu CG, et al. Identification of familial hypercholesterolemia in patients with myocardial infarction: A Chinese cohort study. J ClinLipidol, 2016, 10 (6): 1344-1352.

[32] Lye SH, Chahil JK, Bagali P, et al. Genetic polymorphisms in LDLR, APOB, PCSK9 and other lipid related genes associated with familial hypercholesterolemia in Malaysia. PLoS One, 2013, 8 (4): e60729.

[33] Muntoni S, Pisciotta L, Muntoni S, et al. Pharmacological treatment of a Sardinian patient affected by Autosomal Recessive Hypercholesterolemia (ARH). J ClinLipidol, 2015, 9 (1): 103-106.

[34] Baum SJ, Sijbrands EJ, Mata P, et al. The doctor's dilemma: challenges in the diagnosis and care of homozygous familial hypercholesterolemia. J ClinLipidol, 2014, 8 (6): 542-549.

[35] Foody JM, Vishwanath R. Familial hypercholesterolemia/autosomal dominant hypercholesterolemia: Molecular defects, the LDL-C continuum, and gradients of phenotypic severity. J ClinLipidol, 2016, 10 (4): 970-986.

[36] Cuchel M, Bruckert E, Ginsberg HN, et al. Homozygous familial hypercholesterolaemia: new insights and guidance for clinicians to improve detection and clinical management. A position paper fromthe Consensus Panel on Familial Hypercholesterolaemia of the European Atherosclerosis Society. Eur Heart J, 2014, 35 (32): 2146-2157.

[37] Marduel M, Carrié A, Sassolas A, et al. Molecular spectrum of autosomal dominant hypercholesterolemia in France. Hum Mutat, 2010, 31 (11): E1811-1124.

[38] Asselbergs FW, Guo Y, van Iperen EP, et al. Large-scale gene-centric metaanalysis across 32 studies identifies multiple lipid loci. Am J Hum Genet, 2012, 91 (5): 823-838.

[39] Futema M, Plagnol V, Li K, et al. Whole exome sequencing of familial hypercholesterolaemia patients negative for LDLR/APOB/PCSK9 mutations. J Med Genet, 2014, 51 (8): 537-544.

[40] Marduel M, Ouguerram K, Serre V, et al. Description of a large family with autosomal dominant hypercholesterolemia associated with the APOE p. Leu167del mutation. Hum Mutat, 2013, 34 (1): 83-87.

[41] Awan Z, Choi HY, Stitziel N, et al. APOE p. Leu167del mutation in familial hypercholesterolemia. Atherosclerosis, 2013, 231 (2): 218-222.

[42] Lange LA, Hu Y, Zhang H, et al., Whole-exome sequencing identifies rare and low-frequency coding variants associated with LDL cholesterol, Am J Hum Genet, 2014, 94: 233-245.

[43] Talmud PJ, Shah S, Whittall R, et al. Use of low-density lipoprotein cholesterol gene score to distinguish patients with polygenic and monogenic familial hypercholesterolaemia: a case-control study, Lancet, 2013, 381: 1293-1301.

[44] Futema M, Shah S, Cooper JA, et al., Refinement of variant selection for the LDL cholesterol genetic risk score in the diagnosis of the polygenic form of clinical familial hypercholesterolemia and replication in samples from 6 countries, Clin. Chem, 2015, 61: 231-238.

[45] Kwon M, Han SM, Kim DI, et al. Evaluation of polygenic cause in Korean patients with familial hypercholesterolemia-A study supported by Korean Society of Lipidology and Atherosclerosis. Atherosclerosis, 2015, 242 (1): 8-12.

[46] Atanasovska B, Kumar V, Fu J, et al. GWAS as a Driver of Gene Discovery in Cardiometabolic Diseases.

Trends Endocrinol Metab，2015，26（12）：722-732.

[47] Munroe PB，Tinker A. Genome-wide association studies and contribution to cardiovascular physiology. Physiol Genomics，2015，47（9）：365-375.

[48] Mabuchi H，Nohara A，Noguchi T，et al，Hokuriku FH Study Group. Molecular genetic epidemiology of homozygous familial hypercholesterolemia in the Hokuriku district of Japan. Atherosclerosis，2011，214（2）：404-407.

[49] Global Lipids Genetics Consortium，Willer CJ，Schmidt EM，Sengupta EM，et al. Discovery and refinement of loci associated with lipid levels. Nat Genet，2013，45（11）：1274-1283.

[50] Naoumova RP，Neuwirth C，Lee P，et al. Autosomal recessive hypercholesterolaemia：long-term follow up and response to treatment. Atherosclerosis，2004，174（1）：165-172.

[51] Arca M，Zuliani G，Wilund K，et al. Autosomal recessive hypercholesterolaemia in Sardinia，Italy，and mutations in ARH：a clinical and molecular genetic analysis. Lancet，2002，359（9309）：841-847.

[52] Marz W，Baumstark MW，Scharnagl H，et al. Accumulation of "small dense" low density lipoproteins （LDL）in a homozygous patients with familial defective apolipoprotein B-100 results from heterogenous interaction of LDL subfractions with the LDL receptor. J Clin Invest，1993，92（6）：2922-2933.

[53] Funke H，Rust S，Seedorf U，et al. Homozygosity for familial defective apolipoprotein B-100 （FDB）is associated with lower plasma cholesterol concentrations than homozygosity for familial hypercholesterolemia （FH）. Circulation，1992，86：691.

[54] Noguchi T，Katsuda S，Kawashiri MA，et al. The E32K variant of PCSK9 exacerbates the phenotype of familial hypercholesterolaemia by increasing PCSK9 function and concentration in the circulation. Atherosclerosis，2010，210（1）：166-172.

[55] Abul-Husn NS，Manickam K，Jones LK，et al. Genetic identification of familial hypercholesterolemia within a single U. S. health care system. Science，2016，354（6319）.

[56] 王蓓，林玲. 家族性高胆固醇血症临床表型及其与基因型关系. 中国实用内科杂志，2016，36（6）：

508-511.

[57] Francis GA，Johnson RL，Findlay JM，et al. Cerebral cholesterol granuloma in homozygous familial hypercholesterolemia. CMAJ，2005，172：495-497.

[58] Liyanage KE，Burnett JR，Hooper AJ，et al. Familial hypercholesterolemia：epidemiology，Neolithic origins and modern geographic distribution. Crit Rev Clin Lab Sci，2011，48（1）：1-18.

[59] Zech LA Jr，Hoeg JM. Correlating corneal arcus with atherosclerosis in familial hypercholesterolemia. Lipids Health Dis，2008，7：7.

[60] 关啸，王春梅，王绿娅. 家族性高胆固醇血症临床诊治的新进展. 中国动脉硬化杂志，2014，22（5）：525-528.

[61] Macchiaiolo M，Buonuomo PS，Valente P，et al. Corneal arcus as first sign of familial hypercholesterolemia. J Pediatr，2014，164（3）：670.

[62] 高元丰，陈红. 家族性高胆固醇血症诊断进展. 中华老年心脑血管病杂志，2016，18（7）：780-782.

[63] Civeira F，Jarauta E，Cenarro A，et al. Frequency of low-density lipoprotein receptor gene mutations in patients with a clinical diagnosis of familial combined hyperlipidemia in a clinical setting. J Am Coll Cardiol，2008，52（19）：1546-1553.

[64] Goldstein JL，Hobbs HH，Brown MS，et al. The Metabolic and Molecular Bases of Inherited Disease. New York：McGraw-Hill Information Services Company，2001，2863-2913.

[65] Kolansky DM，Cuchel M，Clark BJ，et al.. Longitudinal evaluation and assessment of cardiovascular disease in patients with homozygous familial hypercholesterolemia. Am J Cardiol，2008，102：1438-1443.

[66] Alonso R，Díaz-Díaz JL，Arrieta F，et al. Clinical and molecular characteristics of homozygous familial hypercholesterolemia patients：Insights from SAFE-HEART registry. J ClinLipidol，2016，10（4）：953-961.

[67] Raal FJ，Sjouke B，Hovingh GK，et al. Phenotype diversity among patients with homozygous familial hypercholesterolemia：A cohort study. Atherosclerosis，2016，248（5）：238-244.

[68] Sharifi M，Rakhit RD，Humphries SE，et al. Cardiovascular risk stratification in familial hypercholester-

olaemia. Heart，2016，102（13）：1003-1008.

［69］Wald DS，Bangash FA，Bestwick JP. et al. Prevalence of DNA-confirmed familial hypercholesterolaemia in young patients with myocardial infarction. Eur J Intern Med，2015，26（2）：127-130.

［70］Mangili LC，Mangili OC，Bittencourt MS，et al. Epicardial fat is associated with severity of subclinical coronary atherosclerosis in familial hypercholesterolemia. Atherosclerosis，2016，254（9）：73-77.

［71］Kostner K. Coronary calcification in familial hypercholesterolemia：Not all about LDL. Atherosclerosis，2016，doi：10. 1016/j. Atherosclerosis. 2016. 09. 063.

［72］Watts GF，Gidding S，Wierzbicki AS，et al. Integrated guidance on the care of familial hypercholesterolaemia from the International FH Foundation：executive summary. J Atheroscler Thromb，2014，21（4）：368-374.

［73］Santos RD，Gidding SS，Hegele RA，et al. Defining severe familial hypercholesterolaemia and the implications for clinical management：a consensus statement from the International Atherosclerosis Society Severe Familial Hypercholesterolemia Panel. Lancet Diabetes Endocrinol，2016，4（10）：850-861.

［74］Guay SP，Brisson D，Mathieu P，et al. A study in familial hypercholesterolemia suggests reduced methylomic plasticity in men with coronary artery disease. Epigenomics，2015，7（1）：17-34.

［75］Guay SP，Brisson D，Lamarche B，et al. Epipolymorphisms within lipoprotein genes contribute independently to plasma lipid levels in familial hypercholesterolemia. Epigenetics，2014，9（5）：718-729.

［76］Scientific Steering Committee on behalf of the Simon Broome Register Group. Risk of fatal coronary heart disease in familial hypercholesterolaemia. BMJ，1991，303：893-896.

［77］Civeira F. Guidelines for the diagnosis and management of heterozygous familial hypercholesterolemia. Atherosclerosis，2004，173：55-68.

［78］Williams RR，Hunt SC，Schumacher MC，et al. Diagnosing heterozygous familial hypercholesterolemia using new practical criteria validated by molecular genetics. Am J Cardiol，1993，72：171-176.

［79］Zhou M，Zhao D. Familial Hypercholesterolemia in Asian Populations. J Atheroscler Thromb，2016，23（5）：539-549.

［80］Yang W，Xiao J，Yang Z，et al. Serum lipids and lipoproteins in Chinese men and women. Circulation，2012，125（18）：2212-2221.

［81］赵福梅，崔让庄. 家族性高胆固醇血症的研究进展. 中国分子心脏病学杂志，2015，4：1416-1419.

［82］Gidding SS，Ann Champagne，de Ferranti SD，et al. The agenda for familial hypercholesterolemia. Circulation，2015，132（22）：2167-2192.

［83］National Institute for Health and Clinical Excellence（NICE）. Familial hypercholesterolaemia-Costing Report：Implementing NICE guidance. 2009. 1-42.

［84］Henderson R，O'Kane M，McGilligan V，et al. The genetics and screening of familial hypercholesterolaemia. J Biomed Sci，2016，23：39.

［85］Marks D，Wonderling D，Thorogood M，et al. Cost effectiveness analysis of different approaches of screening for familial hypercholesterolaemia. BMJ. 2002，324（7349）：1303.

［86］Wald DS，Bestwick JP，Morris JK，et al. Child-parent familial hypercholesterolemia screening in primary care. N Engl J Med，2016，375（17）：1628-1637.

［87］Reiner Z，Catapano AL，De BG，et al. ESC/EAS Guidelines for the management of dyslipidaemias：the Task Force for the management of dyslipidaemias of the European Society of Cardiology（ESC）and the European Atherosclerosis Society（EAS）. Eur Heart J，2011，32：1769-1818.

［88］Baigent C，Blackwell L，Emberson J，et al. Efficacy and safety of more intensive lowering of LDL cholesterol：a meta-analysis of data from 170 000 participants in 26 randomised trials. Lancet，2010，376：1670-1681.

［89］Perk J，De BG，Gohlke H，et al. European Guidelines on cardiovascular disease prevention in clinical practice（version 2012）：The Fifth Joint Task Force of the European Society of Cardiology and Other Societies on Cardiovascular Disease Prevention in Clinical Practice（constituted by representatives of nine societies and by invited experts）. Atherosclerosis，2012，223：1-68.

［90］Avellone G，Di Garbo V，Guarnotta V，et al. Efficacy and safety of long-term ezetimibe/ simvastatin treatment in patients with familial hypercholesterolemia. Int Angiol，2010，29：514-524.

[91] Gagne C，Gaudet D，Bruckert E. Efficacy and safety of ezetimibecoadministered with atorvastatin or simvastatin in patients with homozygous familial hypercholesterolemia. Circulation，2002，105：2469-2475.

[92] Ballantyne CM，Hoogeveen RC，Raya JL，et al. Efficacy，safety and effect on biomarkers related to cholesterol and lipoprotein metabolism of rosuvastatin 10 or 20 mg plus ezetimibe 10 mg vs. simvastatin 40 or 80 mg plus ezetimibe 10 mg in high-risk patients：Results of the GRAVITY randomized study. Atherosclerosis，2014，232（1）：86-93.

[93] Deharo P，Pankert M，Quilici J，et al. Safety and effectiveness of the association ezetimibe-statin（E-S）versus high dose rosuvastatin after acute coronary syndrome：the SAFE-ES study. Ann Cardiol Angeiol（Paris），2014，63（4）：222-227.

[94] Huijgen R，Abbink EJ，Bruckert E，et al. Colesevelamadded to combination therapy with a statin and ezetimibe in patients with familial hypercholesterolemia：a 12-week，multicenter，randomized，double-blind，controlled trial. Clin Ther，2010，32：615-625.

[95] Chapman MJ，Ginsberg HN，Amarenco P，et al. Triglyceride-rich lipoproteins and high-density lipoprotein cholesterol in patients at high risk of cardiovascular disease：evidence and guidance for management. Eur Heart J，2011，32：1345-1361.

[96] Cuchel M，Meagher EA，du Toit TH，et al. Efficacy and safety of a microsomal triglyceride transfer protein inhibitor in patients with homozygous familial hypercholesterolemia：a single-arm，open-label，phase 3 study. Lancet，2013，381：40-46.

[97] Stein EA，Dufour R，Gagne C，et al. Apolipoprotein B synthesis inhibition with mipomersen in heterozygous familial hypercholesterolemia：results of a randomized，double-blind，placebo-controlled trial to assess efficacy and safety as add-on therapy in patients with coronary artery disease. Circulation，2012，126：2283-2292.

[98] Raal FJ，Santos RD，Blom DJ，et al. Mipomersen，an apolipoprotein B synthesis inhibitor，for lowering of LDLcholesterol concentrations in patients with homozygous familial hypercholesterolaemia：a randomised，doubleblind，placebo-controlled trial. Lancet，2010，375：998-1006.

[99] Teramoto T，Kobayashi M，Tasaki H，et al. Efficacy and safety of alirocumab in Japanese patients with heterozygous familial hypercholesterolemia or at high cardiovascular risk with hypercholesterolemia not adequately controlled with statins-ODYSSEY JAPAN randomized controlled trial. Circ J，2016，80（9）：1980-1987.

[100] Sabatine MS，Giugliano RP，Wiviott SD，et al. Efficacy and safety of evolocumab in reducing lipids and cardiovascular events. N Engl J Med，2015，372（16）：1500-1509.

[101] Stefanutti C，Vivenzio A，Ferraro PM，etal. Apheresis-inducible cytokine pattern change in severe，genetic dyslipidemias. Cytokine，2011，56：835-841.

第三十四章　中国人群他汀治疗的药物流行病学

动脉粥样硬化性血管疾病（atherosclerotic vascular diseases，ASCVD）是目前威胁全球人类健康的首要致死和致残原因。大量循证医学证据证实，他汀类（statins）药物可降低动脉粥样硬化性血管疾病发病风险并改善预后，因此，尽管其问世仅 30 余年，但已被公认是人类在对抗动脉粥样硬化这场艰苦卓绝的战争中迄今所取得的最伟大的突破[1]。然而令人遗憾的是，既往的证据中来自国人的十分有限，导致他汀类药物在国人中的应用情况不明，特别是降低 LDL-C 的效应及安全性知之甚少，大大制约了其在临床上的合理应用，安全有效用药存在巨大隐患[2]。本文利用中国医学科学院阜外医院研究团队新近牵头组织之系列大规模临床研究的第一手数据，总结阐述国人中他汀降 LDL-C 的效应和安全性特点，并据此建议在临床实践中如何正确使用他汀，最后针对他汀使用严重不足的现状进行反思，以期为推动临床合理使用他汀发挥积极作用。

一、国人使用他汀药物的循证医学证据

1. 国人参与的大规模多中心调脂药物临床试验

近 10 年，中国医学科学院阜外医院的研究团队牵头组织实施了一系列国际大规模、多中心、长期随访的调脂药物临床试验，累计入选中国患者 22 473 例，为国人如何合理使用他汀类药物提供了重要依据。这些大样本临床试验数据清楚地阐明如下 3 点结论：①国人服用他汀降低 LDL-C 的效能和安全性均比西方人敏感，超过 2/3 的患者只需要服用较小剂量的他汀，LDL-C 水平即可被控制在 1.7 mmol/L 以下。②在降脂效能和安全性方面，国人对不同种类他汀的反应性并非一致。③在同种他汀中，剂量与严重不良反应发生风险呈显著正相关。因而，倘若片面强调使用高剂量他汀不仅没有必要，而且会显著增加肌病等严重不良反应的发生风险，造成对患者不必要的健康损害和医疗资源的巨大浪费。在临床实践中，应当根据国人自身特点，合理选择他汀的种类和剂量，既可取得良好的血脂控制疗效，又可使患者安全得到保障，使患者最大程度获益。

这些临床试验包括心肾保护研究（the study of heart and renal protection，SHARP）、第二项心脏保护研究（heart protection study 2-treatment of HDL to reduce the incidence of vascular events，HPS2-THRIVE）、调脂药物 anacetrapib 疗效的随机评价研究（heart protection study 3/timi 55：randomized evaluation of the effects of anacetrapib through lipid-modification，HPS3/TIMI 55：RE-VEAL）、他汀在心脏手术患者中应用的研究（statin therapy in cardiac surgery，STICS）等，见表 34-1。

表 34-1　我国患者参与的国际大规模多中心调脂随机临床试验

研究名称	入选对象	入选人数（例）	中国患者人数（例）	干预组治疗方案	对照组治疗方案	随访时间（年）
SHARP	慢性肾功能不全患者	9270	940	辛伐他汀 20 mg/d＋依折麦布 10 mg/d	安慰剂	4.9
HPS2-THRIVE	各类动脉粥样硬化性高危心脑血管疾病患者	25 673	10 932	辛伐他汀 40 mg/d；烟酸 2 g/d＋拉罗匹仑 40 mg/d	辛伐他汀 40 mg/d；安慰剂	3.9
HPS3/TIMI 55：REVEAL	各类动脉粥样硬化性高危心脑血管疾病患者	30 624	8629	阿托伐他汀 10～80 mg/d；anacetrapib 100 mg/d	阿托伐他汀 10～80 mg/d；安慰剂	4.5
STICS	计划行择期心脏手术患者	1922	1922	瑞舒伐他汀 20 mg/d	安慰剂	3

2. 不同种类及剂量的他汀类药物降 LDL-C 的效能及其安全性

HPS2-THRIVE 是一项关于调脂治疗的国际多中心大规模随机对照临床试验，共入选 25 673 例各类动脉粥样硬化性高危患者，其中 10 932 例来自中国，其余来自欧洲 6 国。研究旨在良好控制 LDL-C 水平的基础上，评价新型缓释烟酸与安慰剂相比，可否进一步降低主要心血管事件和改善患者预后。为良好控制 LDL-C 水平，所有患者均接受研究统一提供的辛伐他汀治疗，每日 40 mg/d，倘若仍不能将 LDL-C 水平控制在目标值 2.0 mmol/L 以下，则需加用 10 mg 依折麦布，即依折麦布/辛伐他汀 10/40 mg/d（相当于 3 倍他汀的剂量，即降脂效能与 160 mg 辛伐他汀相当）。在此基础上，患者被随机分配接受新型缓释烟酸制剂或安慰剂治疗，平均持续 3.9 年。研究中，我国入选了较多的缺血性脑卒中、糖尿病和女性患者，年龄也较轻，其他基线特征与欧洲患者极为相似[3]。

研究结果显示，烟酸在他汀时代非但不能减少主要心血管事件发生风险，还使严重不良反应事件显著增加。与此同时，研究还发现，国人对他汀降低 LDL-C 的效能明显敏感于西方患者。74% 的中国患者只需要单独服用每日 40 mg 辛伐他汀，即可使 LDL-C 水平达标，平均 LDL-C 水平降至 1.51 mmol/L，而与此形成鲜明对照的是，欧洲 63% 的患者则均需用每日依折麦布/辛伐他汀 10/40 mg 方能使 LDL-C 达标，平均 LDL-C 水平为 1.74 mmol/L[4]（表 34-2）。

表 34-2　中国与欧洲患者基线他汀降脂治疗及治疗后 LDL-C 水平比较［例（%）］

血脂	中国患者	欧洲患者	总体水平
基线他汀降脂治疗情况			
辛伐他汀 40 mg	8051 (73.6)	5491 (37.2)	13 542 (52.7)
依折麦布/辛伐他汀 10/40 mg	2881 (26.4)	9250 (62.8)	12 131 (47.3)
他汀治疗后 LDL-C 水平（mmol/L）			
<1.5	5579 (51.0)	4281 (29.0)	9860 (38.4)
1.5～<2.0	4278 (39.1)	6776 (46.0)	11 054 (43.1)
≥2.0	1075 (9.8)	3684 (25.0)	4759 (18.5)

尤为值得关注的是，该项研究还首次揭示，我国患者在服用相同剂量的辛伐他汀，或辛伐他汀合用烟酸后，肌病等严重不良反应的发生风险比同组欧洲患者显著升高。如在活性药物组，中国患者联合使用辛伐他汀（40 mg）和烟酸，肌病的严重不良反应发生率（0.66%）比同组欧洲患者（0.07%）高 10 倍。在单独使用他汀的对照组，其肌病的发生率（0.13%）为欧洲患者（0.04%）的 3 倍[4]（表 34-3）。根据此项研究结果，包括我国、美国等国先后修改了辛伐他汀的使用说明书，建议推荐剂量不宜超过 40 mg，有效避免了该严重不良反应对患者的伤害。

然而，另外一项在慢性肾功能不全患者中所进行的国际大规模多中心临床试验 SHARP 研

表 34-3　HPS2-THRIVE 研究中国与欧洲患者随访期肌病发生状况比较 [例（%/年）]

	中国患者		欧洲患者	
	烟酸/拉罗匹仑组	安慰剂组	烟酸/拉罗匹仑组	安慰剂组
确认肌病[a]				
横纹肌溶解[b]	5（0.02）	1（<0.01）	2（<0.01）	4（0.02）
任何确认肌病	68（0.32）	13（0.06）	7（0.03）	4（0.02）
肌病高危状态[c]				
有症状型	18（0.09）	8（0.04）	5（0.02）	4（0.02）
无症状型	54（0.26）	7（0.03）	5（0.02）	3（0.01）
任何肌病高危状态	71（0.34）	14（0.07）	10（0.04）	7（0.03）
任何肌病	138（0.66）	27（0.13）	17（0.07）	11（0.04）

注：[a] 确认肌病定义为肌肉症状伴肌酸激酶（CK）>10 倍正常上限值（ULN）；[b] 横纹肌溶解为确认肌病的亚型，即终末器官损害主要由于肌损伤引起（如 CK>40 倍 ULN）；[c] 肌病高危状态定义为谷丙转氨酶（ALT）>1.7 倍筛查值，CK>5 倍筛查值和 3 倍 ULN

究[5]却提示，同样是辛伐他汀，但剂量为每日 20 mg 时，在长达 5 年的随访中，我国患者无 1 例肌病发生，与同组西方患者的安全性完全一致，印证了他汀所导致的严重不良反应与剂量呈显著正相关的结论。

正在进行的 HPS3/TIMI 55：REVEAL 是一项随机、双盲、安慰剂对照的国际大规模多中心临床试验[6]，旨在良好控制 LDL-C 水平上，评价新型调脂药物 CETP 抑制剂 anacetrapib 可否进一步降低主要心血管病事件和改善预后。研究共入选 30 624 例动脉粥样硬化性疾病高危患者，其中来自中国 8629 例，其他则来自北美和欧洲等 13 个西方国家，研究将于今年年底结束，平均随访 4.5 年，中国患者的基线特征与其他国家高度一致。

因为有了 HPS2-THRIVE 研究关于国人对辛伐他汀降 LDL-C 效能和安全性的数据，因此在该项研究中，特别选择了用阿托伐他汀作为良好控制 LDL-C 的药物，而且中国患者使用剂量范围为 10～20 mg/d，明显低于全球其他国家的 20～80 mg/d。目前数据不仅提示国人在阿托伐他汀这个剂量范围内，LDL-C 的平均控制水平与西方人相当，甚至还略低，而且安全性良好，肌病等严重不良反应的发生风险显著低于高剂量范围的西方患者。提示他汀类药物的降脂效应和安全性的种族差异和他汀的种类相关。

STICS 研究是中国医学科学院阜外医院与英国牛津大学合作组织的大规模单中心随机对照临床试验[7]。研究旨在评价瑞舒伐他汀 20 mg/d 与安慰剂相比，可否降低心脏外科围术期患者术后心房颤动的发生风险。该临床试验入选的近 2000 例患者全部来自中国，研究结果显示，这个剂量的瑞舒伐他汀不仅降低 LDL-C 的效能突出，治疗组平均 LDL-C 水平为 1.3 mmol/L，而安慰剂组则为 2.0 mmol/L，安全性良好，随访 1 年，无 1 例肌病发生。该研究印证，他汀导致的肌病等严重不良反应发生风险可与其降脂效能无关，而与他汀的种类和剂量显著相关。

3. 在我国临床实践中合理使用他汀的建议

他汀类药物改善患者预后的结论已十分明确，而且使用时间越长，降 LDL-C 幅度越大，获益程度亦愈大，与初始 LDL-C 水平关系甚微。他汀剂量每增加 1 倍，降脂效能仅额外增加 5%～7%，但不良反应显著增加。STELLAR 研究结果表明不同的他汀降脂效能存在差异[8]（表 34-4）。因此，临床实践中，若想取得更佳的降 LDL-C 效果，应尽可能选用降脂效能高的他汀，或者加用依折麦布联合用药。

根据上述多个来自国人大样本长期随访的临床试验汇总数据，2/3 的患者使用辛伐他汀 20～40 mg 和阿托伐他汀 10～20 mg，即可使 LDL-C 获得良好控制，并且安全性良好。对于其他 1/3 患者，建议换用效能更强的瑞舒伐他汀 20 mg，或者联合加用依折麦布 10 mg。

表 34-4　STELLAR 研究中他汀类药物降脂疗效的对比（%）

他汀每日剂量	瑞舒伐他汀	阿托伐他汀	辛伐他汀
10 mg	−46	−37	−28
20 mg	−52	−43	−35
40 mg	−55	−48	−39
80 mg	—	−51	−46

注：LDL-C 基线水平 187~194 mg/dl

需要特别说明的是，服用他汀后即使出现肌病等严重不良反应，只要即刻停药，且采用适当的治疗，患者通常康复迅速，预后良好。在 HPS2-THRIVE 研究中，中国共发生了 100 多例肌病，仅 1 例进展为横纹肌溶解。由于发现及时，停药迅速，处理得当，全部患者均得以康复。及时识别肌病且即刻停药是最重要的环节，通常情况下，肌酸激酶（CK）在停药的 2~3 天后即显著下降，1 周左右可恢复正常。一旦进展为横纹肌溶解，需住院观察，并施以静脉水疗和其他支持疗法，促进排泄，加快恢复。肌病预后良好，及时发现，及时停药，可完全康复。常规予辅酶 Q10 预防和治疗肌病并无确切疗效[9-11]。临床需高度警惕促使其进展为横纹肌溶解的情况：如甲状腺功能减退、肾功能不良、高龄和酗酒等[12]。

二、他汀类药物临床使用的现状及反思

大量翔实的循证医学证据已结论性证实，他汀可遏制动脉粥样硬化的病程进展，降低主要心血管事件发生，改善预后，而且总体耐受性良好，因此，他汀也已成为最重要的抗动脉粥样硬化药物，应积极推动其在 CHD、卒中和糖尿病等一、二级预防中的应用。临床实践中不仅应强调广泛应用他汀，同时还应强调足量、长程使用。然而目前我国心血管疾病高危人群中他汀的使用却明显不足，现状堪忧。

在 HPS2-THRIVE 研究中，入组的均是他汀绝对适应证的患者，也是获益最显著的人群。但在入选时 52% 的中国患者从未使用他汀，而欧洲这个比率仅为 4%；坚持服用他汀达 3 年以上的中国患者比例仅占 9%，而欧洲高达 70.3%（表 34-

5）。此外，与西方国家相比，其他能够明确改善预后的心血管病二级预防药物（如血管紧张素转化酶抑制药、血管紧张素 Ⅱ 受体拮抗剂、β 受体阻滞药等）在中国的使用也明显不足[13]。

表 34-5　HPS2-THRIVE 研究我国与欧洲患者入选时使用他汀等对比 [例（%）]

用药情况	中国患者	欧洲患者	全部人群
他汀使用（年）			
未使用	5625 (51.5)	566 (3.8)	6191 (24.1)
0~<3	4339 (39.7)	3811 (25.9)	8150 (31.7)
≥3	968 (8.9)	10 364 (70.3)	11 332 (44.1)
其他药物使用情况			
ACEI/ARB	4657 (42.6)	10 090 (68.4)	14 747 (57.4)
β 受体阻滞药	5635 (51.5)	9495 (64.4)	15 130 (58.9)
阿司匹林	9417 (86.1)	12 742 (86.4)	22 159 (86.3)

注：ACEI，血管紧张素转化酶抑制药；ARB，血管紧张素 Ⅱ 受体拮抗剂

进一步的研究表明，在缺血性卒中患者中，虽然其中 60% 的我国调查对象病史年限在 2 年之内，但高达 80% 的患者从未服用他汀，问题更加突出[14]。

综上所述，来自一系列在中国实施的针对调脂药物的大规模临床试验中超过 2 万例中国患者的第一手研究数据提示，我国患者对他汀的反应与西方人存在显著种族差异，且敏感性更高；超过 2/3 的患者无需使用过大剂量的他汀即可使 LDL-C 得到良好控制，又不增加严重不良反应的发生风险。各级卫生行政主管部门和行业机构等对此应充分认识，也须正视他汀在我国使用严重不足的现状。这些数据都充分说明，开展我国独立自主的、以临床结局事件作为药物疗效和安全性评价终点的大样本多中心临床试验和医疗质量评价研究对于政府政策和行业指南制定至关重要，迫在眉睫，这也是遏制心脑血管等慢性病日益严峻挑战的当务之需[2]。

（蒋立新）

参考文献

［1］Ballantyne CM. Clinical Lipidology：A Companion to Braunwald's Heart Disease. New York：Elsevier，2009.

［2］蒋立新. 开展我国自主的大样本多中心随机对照临床试验迫在眉睫. 中华内科杂志 2014；53：930-932.

［3］Group HTC，Landray MJ，Haynes R，et al. Effects of extended-release niacin with laropiprant in high-risk patients. The New England journal of medicine，2014，371：203-12. PMID 25014686.

［4］Group HTC. HPS2-THRIVE randomized placebo-controlled trial in 25 673 high-risk patients of ER niacin/laropiprant：trial design，pre-specified muscle and liver outcomes，and reasons for stopping study treatment. European heart journal，2013，34：1279-91. PMID 23444397.

［5］Baigent C，Landray MJ，Reith C，et al. The effects of lowering LDL cholesterol with simvastatin plus ezetimibe in patients with chronic kidney disease (Study of Heart and Renal Protection)：a randomised placebo-controlled trial. Lancet，2011，377：2181-92. PMID 21663949.

［6］Oxford Uo. Randomized EValuation of the Effects of Anacetrapib Through Lipid-modification. Study NCT01252953 Available at：http://www/ClinicalTrialsgov 2011 (Accessed March 22，2016).

［7］Oxford Uo. Statin Therapy In Cardiac Surgery. Study NCT01573143 Available at：http://www/ClinicalTrialsgov 2011 (Accessed March 22，2016).

［8］Jones PH，Davidson MH，Stein EA，et al. Comparison of the efficacy and safety of rosuvastatin versus atorvastatin，simvastatin，and pravastatin across doses (STELLAR ＊ Trial). The American journal of cardiology，2003，92：152-160. PMID 12860216.

［9］Caso G，Kelly P，McNurlan MA，Lawson WE. Effect of coenzyme q10 on myopathic symptoms in patients treated with statins. The American journal of cardiology，2007，99：1409-1412. PMID 17493470.

［10］Marcoff L，Thompson PD. The role of coenzyme Q10 in statin-associated myopathy：a systematic review. Journal of the American College of Cardiology，2007，49：2231-2237. PMID 17560286.

［11］Thibault A，Samid D，Tompkins AC，et al. Phase I study of lovastatin，an inhibitor of the mevalonate pathway，in patients with cancer. Clinical cancer research：an official journal of the American Association for Cancer Research，1996，2：483-491. PMID 9816194.

［12］Armitage J. The safety of statins in clinical practice. Lancet，2007，370：1781-90. PMID 17559928.

［13］李静，蒋立新，李希，等. 他汀类药物在中国冠心病患者中的应用现状调查. 中国循环杂志，2010，25：348-351.

［14］Li X，Gao Y，Li J，et al. Underuse of statins in patients with atherosclerotic ischemic stroke in China. Chinese medical journal，2012，125：1703-1707. PMID 22800887.

第三十五章 海峡视角：2017 年台湾高危患者血脂治疗指导

一、血脂异常治疗与心血管病防治的关系

自 20 世纪 60 年代美国 Framingham 研究发现胆固醇是导致心血管病的重要危险因子，降低胆固醇就成为防治心血管病的重要手段之一。后来研究更确认低密度脂蛋白胆固醇（low density lipoprotein cholesterol，LDL-C）与心血管病息息相关。因此美国政府开始建议国民减少饱和脂肪的摄取，并基于早期降血脂药物能降低重大心血管病事件的成功经验，于 1988 年首度提出国家胆固醇教育计划（National Cholesterol Education Program，NCEP），建议国人饮食及必要时加上药物，双管齐下控制血脂异常。根据美国四次全国健康及营养调查的资料显示：在第一次调查（1976—1980）到第二次调查（1988—1994）间的 8 年，美国国民的 LDL-C 平均值持续下降，当时使用药物的比例不高，所以 LDL-C 的降低主要原因是国民饮食中摄取饱和脂肪的量明显减少。1987 年他汀类药物上市后，因后续发表许多成功的大型随机双盲试验为他汀类药物提供了坚实的循证医学基础，其后的欧美血脂治疗指南均以使用他汀类药物降低 LDL-C 作为血脂异常治疗的核心。自 1988 年美国国家胆固醇教育计划的血脂治疗指南提出后到 2006 年止，共经过三次改版及两次修正。这项治疗指南建议将血脂治疗的 LDL-C 目标一路下修，且对高危患者建议持续的他汀类药物治疗。

第二次美国全国健康及营养调查（1988—1994 年）之后又进行了两次全国健康及营养调查，分别在 2001—2004 年及 2007—2010 年。结果发现此期间美国国民的 LDL-C 平均值仍然持续下降，但国民饮食中摄取饱和脂肪已无法再减少；然而值得注意的是，他汀类药物的使用比例逐年上升。所以造成这段时间 LDL-C 数值持续下降的主要原因是他汀类药物的使用。这项治疗策略使美国在心血管病防治上获得重大成功。调查显示：美国心血管病发生率及死亡率逐年降低。2013 年美国再度公布新的血脂治疗指南，提出"以治疗患者心血管病风险"为核心的治疗观念。指南不再强调治疗目标，而是依据患者罹患心血管病、疾病复发，或死亡的风险高低，给予中等强度到高强度的他汀类药物治疗。新指南强调：越是高危患者，越需要使用高强度的他汀类药物，将 LDL-C 持续降低，以获得一级及二级预防之效。

二、血脂异常治疗的理论基础

早在 1913 年，Anichkov 发现高胆固醇饮食可以促进家兔动脉粥样硬化病变的发生，提出胆固醇与动脉粥样硬化病变的发生及发展相关，此即最早提出的"胆固醇假说"。经过数十年来的流行病学及有关他汀类药物随机双盲临床试验结果，奠定了血脂治疗的核心——"LDL-C 理论"，也就是认为 LDL-C 是造成动脉硬化的主因；而降低 LDL-C 可以达到一级与二级预防心血管病的效果。胆固醇治疗研究者协作组（Cholesterol Treatment Trialists' Collaboration，CTT）的 meta 分析显示：LDL-C 与心血管病的发生密切相关。已经罹患心血管病的患者和糖尿病患者，每降低 1 mmol/L 或 39 mg/dl 的 LDL-C，可以降低 21% 的重大心血管病事件发生率。一级预防的研究也显示：只要患者具有多重心

血管病危险因子，未来发生心血管病的风险增高，就能从持续使用他汀类药物中获得益处。

然而，由于降胆固醇获益的临床证据主要来自于他汀试验，医学界一直存在着到底患者的获益主要是来自他汀本身所具有的独特作用，还是来自降胆固醇本身的争论。再者，高剂量他汀类药物确实存在着副作用，以及他汀类药物不耐受的问题。另外，加上有些观察性研究显示：在混杂各类型的患者在内的研究分析中，他汀类药物治疗降低重大心血管事件的效果，似乎在 LDL-C 降到 70 mg/dl 以下后趋于不显著；因此，是否所有人都应把 LDL-C 降得越低越好？抑或是否有必要例行使用高强度他汀类药物也一直都存在争议。

近年，应用合并他汀类药物及胆固醇吸收抑制剂依折麦布（ezetimibe）所完成的 SHARP 研究与 IMPROVE-IT 研究先后发现，在他汀类治疗基础上应用依折麦布可以进一步降低 LDL-C 水平，并使患者获得更多临床获益。这两项研究结果为"LDL-C 理论"提供了强有力的证据。但是要证实降胆固醇才是治疗动脉硬化的核心；而非他汀类药物，还需要更直接的证据。2017 年发表的应用 PCSK9 抑制剂 evolocumab（即 AMG145）所完成的 FOURIER 试验结果，无疑是石破天惊

之作。此研究旨在论证在心血管病患者中，在他汀治疗基础上应用 evolocumab 能否降低由首次发生心血管死亡、心肌梗死、因不稳定型心绞痛住院、卒中或冠状动脉血运重建所组成的主要复合终点事件发生率。结果发现应用强效降胆固醇药物 evolocumab 治疗后可以将 LDL-C 由 92 mg/dl 降至 30 mg/dl，降幅高达 59%。并且，包括心血管病死亡、心肌梗死、脑卒中、因心绞痛复发而入院或需要血运重建在内的主要终点事件的发生率显著减少，试验组为 9.8%，对照组为 11.3%，降幅达 15%。至此，关于"LDL-C 理论"的争议应该可谓尘埃落定。降低 LDL-C 治疗动脉硬化应该已成为"LDL-C 定理"，只要能将胆固醇降低，临床上就可以获得益处。

三、2017 年台湾高危患者血脂治疗指导制定背景

由于近数十年来台湾地区民众生活方式及饮食习惯改变，高脂血症的发生率及盛行率逐年递增（表 35-1）。根据台湾现有数据显示 LCL-C 与 non-HDL-C 都是罹患冠心病的危险因子。除了减重，规律运动，以及限制酒精摄取可以有效降低

表 35-1 基于不同人群的台湾血脂异常的流行情况

作者，年份	研究时间	研究设计和参与者	定义	男性（%）	女性（%）
Pan 和 Chiang，1995[2]	1991—1993	Ju-Dung，$n=77\,789$，年龄≥35 岁	总胆固醇≥240 mg/dl	9~13	7~18
	1991—1993	Pu-Tzu，$n=45\,018$，年龄≥35 岁	总胆固醇≥240 mg/dl	7~18	5~17
	1990	全台调查，35~64 岁	三酰甘油≥200 mg/dl	12.0	7.0
Chang 等，2002[3]	2002	全台调查，$n=5643$，年龄≥45 岁	总胆固醇≥240 mg/dl 或正在用药	12.6	24.4
			三酰甘油≥200 mg/dl 或正在用药	12.3	11.9
			LDL-C≥160 mg/dl	14.8	17.2
			HDL-C<35 mg/L	14.4	9.5
Chien 等，2005[4]	1990—1991	Chin-Shan，$n=3605$，年龄≥35 岁	总胆固醇≥240 mg/dl	14.1	19.8
			三酰甘油≥200 mg/dl	14.4	12.0
			HDL-C<40 mg/dl	36.5	27.0
			LDL-C<35 mg/dl	24.7	31.5
Pan 等，2011[5]	1993—1996	全台调查，年龄≥19 岁	总胆固醇≥240 mg/dl	10.2	11.2
	2005—2008		总胆固醇≥240 mg/dl	12.5	10.0
	1993—1996		三酰甘油≥200 mg/dl	13.4	6.1
	2005—2008		三酰甘油≥200 mg/dl	20.8	7.9

HDL-C，高密度脂蛋白胆固醇；LDC-C，低密度脂蛋白胆固醇

三酰甘油，从而降低 non-HDL-C 外，还是有许多合并多重心血管病危险因子的人需要降脂药物治疗。但是这并不是说，必须要把所有人的 LDL-C 都降得越低越好，因为降 LDL-C 治疗的强度，与患者罹患心血管病的风险高低有关。风险不特别高的一级预防对象，只要持续使用中等强度他汀类药物即可达到治疗目的。

由于根据台湾地区流行病学及注册研究数据显示，民众的血脂控制并不理想，高危患者的血脂治疗达标率更差。因此，制定 2017 年台湾高危患者血脂治疗指导[1]的主要目的是提供具备科学基础的血脂治疗策略。希望凭此指导提高合理降血脂药物的处方率，进而提升高危患者血脂治疗的成功率。最终希望能经由良好的血脂控制，达成改善高危患者临床预后的目标。下文将摘取指导中的核心内容，与医界同行分享。

四、2017 年台湾高危患者血脂治疗指导要点

（一）如何评估患者个别风险，找出高危的患者

一般而言，已经罹患动粥样硬化疾病（atherosclerotic cardiovascular diseases，ASCVD）包括心肌梗死、冠心病（coronary artery disease，CAD）、缺血性脑卒中（ischemic stroke）及外周血管疾病（peripheral arterial disease，PAD）等病的患者，是二级预防的主要关注对象。

此外，糖尿病患者、慢性肾病患者及家族性高胆固醇血症患者，属于未来发生动脉硬化疾病的高危患者。其他人可以视其心血管病危险因子的多寡来估算其风险。临床上有许多风险评估的工具可用来评估患者是否高危，临床医师可以参考患者临床状况，判断是否为高危险人群。

（二）如何设定治疗目标（表 35-2）

生活方式及饮食习惯的改善，是控制血脂的关键措施。在此基础上，仍然有许多患者需要药物治疗。无论采用哪种指导的药物治疗策略，就台湾地区人群的研究资料显示，控制 LDL-C 与

表 35-2　高危患者调脂治疗的 LDL-C 目标值

疾病类型	目标值
主要目标	
ACS	LDL-C＜70 mg/dl
ACS＋DM	亦可考虑：LDL-C＜55 mg/dl
稳定型 CAD	LDL-C＜70 mg/dl
PAD	LDL-C＜100 mg/dl
PAD＋CAD	LDL-C＜70 mg/dl
次要目标	
ACS、稳定型 CAD、PAD 伴有 TG＞200 mg/dl	non-HDL-C＜100 mg/dl

ACS，急性冠脉综合征；CAD，冠状动脉疾病；DM，糖尿病；HDL-C，高密度脂蛋白胆固醇；LDC-C，低密度脂蛋白胆固醇；PAD，周围动脉疾病；TG，三酰甘油

non-HDL-C 均属适当。

降血脂药物包括他汀类药物、胆固醇吸收抑制剂如依折麦布、PCSK9 抑制剂、烟酸、纤维酸盐（fibric acids derivatives 或 fibrates），或富含长链 omega-3 脂肪酸的鱼油等药物。通常他汀类药物是治疗的首选用药；根据临床病况，可能需要联合使用不同的调脂药物。

已经使用他汀类药物，将 LDL-C 降低到治疗目标后，有些高危患者仍会罹患心血管病。这类患者通常以糖尿病患者居多，其血中三酰甘油较高，高密度脂蛋白胆固醇（high density lipoprotein cholesterol，HDL-C）较低，总胆固醇与 HDL-C 的比值较高。指南建议用 non-HDL-C 数值来评估这类患者的风险，算法是用总胆固醇减去 HDL-C 数值。因为血脂蛋白中除 LDL-C 外，尚有其他能导致动脉硬化的血脂蛋白，如：VLDL-C、IDL-C、小而致密 LDL 及脂蛋白 a 等。non-HDL-C 数值可以涵盖这些血脂蛋白，所以是监测他汀类药物使用后，剩余心血管病风险的良好指标。

对于急性冠状动脉综合征（acute coronary syndrome，ACS）患者，LDL-C＜70 mg/dl 是主要治疗目标；合并糖尿病的患者，将 LDL-C 降得更低，至 LDL-C＜55 mg/dl 亦属合理。治疗 LDL-C 达标后，若患者的 TG≥200 mg/dl，指南建议应考虑将 non-HDL-C 设为次要治疗目标。ACS 患者的 non-HDL-C 值应降到＜100 mg/dl。

缺血性脑卒中的患者或短暂性脑缺血发作（transient ischemic attack，TIA）的患者，若其缺血事件的原因与动脉硬化有关，使用他汀类药物将 LDL-C 降到＜100 mg/dl 可使患者获益。对颈动脉或颅内血管有明显狭窄且伴有症状的患者，除使用抗血小板药物及控制血压外，也应该使用他汀类药物将 LDL-C 降到＜100 mg/dl（图 35-1）。

已经罹患心血管病的糖尿病患者，应该使用他汀类药物将 LDL-C 降到＜70 mg/dl。即便尚未罹患心血管病，≥40 岁的糖尿病患者或是＜40 岁但合并有其他心血管病危险因子的糖尿病患者，也应该使用他汀类药物将 LDL-C 降到＜100 mg/dl。糖尿病患者通常 TG 偏高，所以即便治疗 LDL-C 已经达标，仍应考虑使用他汀合并其他降血脂药物，将 TG 降到＜150 mg/dl，且在男性将 HDL-C 升高到＞40 mg/dl 而女性升高到＞50 mg/dl。

由于 LDL-C 会增加慢性肾病患者罹患心血管病的风险。成年人若属于慢性肾病 3～5 期，但尚未透析［肾小球滤过率（GFR）＜60 ml/(min·1.73 m²) 未长期透析］；若其 LDL-C≥100 mg/dl，应开始他汀类药物治疗。若 LDL-C 下降不理想，可以联合依折麦布。

还需一提的是家族性高胆固醇血症的患者，根据家族史、早发冠心病史、查体发现黄色瘤（xanthoma）或角膜弧（corneal arcus），同时伴有血中 LDL-C 升高，一般不难诊断。由于其 LDL-C 水平较高，除了传统他汀等调脂药物外，通常还需要联合 mipomersen、lomitapide 或 PCSK9 抑制剂的辅助才有可能将 LDL-C 降到理想范围。

（三）如何处理不耐受他汀类药物治疗的患者

临床上有些患者对他汀类药物无法耐受或有不良反应产生，由于症状及认定的标准不一，发生的比例各家报道有所差异，较可靠的估计为 10%～15%。其实这类患者可以尝试更换其他种类他汀类药物，或重新由低剂量开始尝试。根据研究显示，高达七成对他汀类药物无法耐受的患者再次尝试后，仍可以持续服用他汀类药物。方法之一首先是从同样药物较低的剂量开始再次尝试；其次是间断式地给予药物，例如隔天服药；再有则是改用其他种类的他汀类药物。

至于关于他汀类药物不良反应，由于媒体对一些观察型研究的报告进行推广宣传，许多患者因而畏惧服药或医师因而不愿处方他汀类药物，

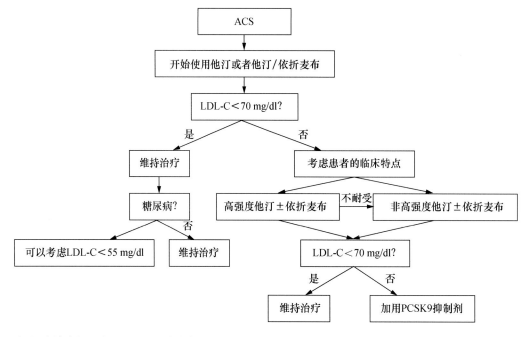

图 35-1 急性冠脉综合征患者的 LDL-C 治疗策略。ACS，急性冠脉综合征；DM，糖尿病；LDL-C，低密度脂蛋白胆固醇；PCSK9，前蛋白转化酶枯草溶菌素 9

这对高危患者而言相当于没有给予应有的治疗，是非常不妥当的。这类观察型研究多半没有对照组，因此不宜妄下结论。目前较肯定的是，他汀类药物可能引起肌肉症状和肝功能异常。长期使用会微幅增加新发糖尿病的风险约9%，但相较于他汀可以降低心血管风险20%～30%的获益，并不构成停药的理由。此外，长久以来一直有使用他汀类药物可能会导致认知障碍的争议，但并未获得证实，且有些研究所得结果恰恰相反，显示长期使用他汀类药物反而会减少失智症。所以实在不应因噎废食，因小失大！

因此，临床医师还是应该说服应当用药的高危患者，接受他汀类药物治疗。因为即使减少剂量、间歇性服药，或是使用强度较低的他汀类药物，仍比完全不用药的治疗效果好。但如果尝试过许多不同种类的他汀类药物，肝功能仍然上升超过正常值上限3倍，或肌酸激酶上升超过正常上限值5倍以上，则应该考虑停止使用，改用饮食与运动来调节血脂。最近美国指南建议：这类患者可以考虑加用依折麦布或使用PCSK9拮抗剂。

关于药物降低LDL-C的另一个考虑是：到底将LDL-C降到多低是安全的？依照最新的PCSK9抑制剂研究，将LDL-C降到30～50 mg/dl仍是安全的。当然还需要更多、更长期的随访数据证实这点。在此还是要强调：应当用药的极高危患者，例如ACS合并糖尿病的患者，接受药物治疗的获益远远大于风险，将LDL-C降到55 mg/dl以下是合理的。

（四）监测治疗成效

在使用他汀类药物治疗后，规则采血监控疗效可以增加患者对药物治疗的依从度，对于改善患者预后很有帮助。一般建议在开始应用他汀类药物或调整剂量后的6～8周，应该监测血脂数值以评估患者对药物的反应。但对非他汀类药物如非诺贝特或调整生活方式后监测血脂数值，则建议延后检测时间。再者，对长期稳定用药的患者，可以每6～12个月检测一次完整血脂数值（TC、TG、LDL-C及HDL-C）。当然，实际执行时要考虑患者依从性及具体临床状况。

（五）完整的心血管病防治策略还包括控制其他危险因素

最后要强调的是：动脉硬化的成因并非单纯是血脂异常造成的，要全面防治心血管病，需要控制多重危险因素，包括戒烟、调整饮食、控制体重、规律运动及调适精神压力等等。药物治疗除了针对血脂异常外，还须治疗高血压、高血糖。全面控制多重危险因素，可以大幅改善患者预后，但如何切实落实并全面推广，将会是未来心血管病防治工作上的最大挑战。

五、结论

最新的台湾高危患者血脂治疗指导是根据台湾地区流行病学及大型注册研究所得结果，建议依照患者罹病风险高低，及个别不同的状况，设定合理的治疗目标。现有的台湾治疗指导认为，使用高强度他汀类药物持续把高危患者的LDL-C降得更低，乃是高危患者血脂治疗的金科玉律。尤其是许多血管内超声的研究，证实高强度他汀或PCSK9抑制剂治疗可以减缓，甚至消退患者硬化斑块的增长。冠心病、缺血性卒中、短暂性脑缺血发作（TIA）及外周血管疾病患者是最能从降低LDL-C中获益的人群。另一方面，糖尿病、慢性肾病患者及家族性高胆固醇血症患者，属于未来发生心血管病的高危人群，则是一级预防的主要关注对象。

毫无疑问，重视高危人群的血脂控制，已然是全面改善患者临床预后的关键举措。台湾地区基于现有的研究资料制定了极具特色的诊疗指导，并将推广并实践于临床，期许此规范治疗决策能造福一方！

（殷伟贤）

参考文献

[1] Li YH，Ueng KC，Jeng JS，et al；Writing Group of 2017 Taiwan Lipid Guidelines for High Risk Patients.

2017 Taiwan lipid guidelines for high risk patients. J Formos Med Assoc，2017，116（4）：217-248.

［2］Pan WH，Chiang BN. Plasma lipid profiles and epidemiology of atherosclerotic diseases in Taiwanda unique experience. Atherosclerosis，1995，118：285-295.

［3］Chang HY，Yeh WT，Chang YH，et al. Prevalence ofdyslipidemia and mean blood lipid values in Taiwan：results from the Nutrition and Health Survey in Taiwan（NAHSIT，1993e1996）. Chin J Physiol，2002，45：187-197.

［4］Chien KL，Sung FC，Hsu HC，et al. Relative importance of atherosclerotic risk factors for coronary heart disease in Taiwan. Eur J Cardiovasc Prev Rehabil，2005，12：95-101.

［5］Pan WH，Wu HJ，Yeh CJ，et al. Diet and health trends in Taiwan：comparison of two nutrition and health surveys from 1993-1996 and 2005-2008. Asia PacJ Clin Nutr，2011，20：238-250.

第三十六章　他汀类药物安全性的新评价

血脂异常是心血管疾病的重要危险因素，对其进行干预具有重要的临床意义。尽管血脂异常的危害已经成为共识，也对普及血脂异常防治指南和胆固醇控制重要性的教育进行了大量的工作，但无论是医生还是患者，对于血脂异常的防治仍存在重视不足的情况。其中，针对调脂药物的安全性顾虑无疑是重要的原因之一。最近，我国公布了 2016 版《中国成人血脂异常防治指南》[1]，新指南除了借鉴国际上近年完成的血脂异常防治相关的临床研究和大规模多中心临床试验结果，也引用了大量来自中国国内的研究资料，提出了中国人群强化调脂治疗的具体目标值，并且强调了降低"低密度脂蛋白胆固醇（LDL-C）是调脂治疗的首要目标"，也对调脂治疗的安全性问题给予了特别的关注。

至今为止，他汀类药物仍是降低人体内胆固醇水平的首选药物。自从 1994 年 4S 试验首次揭示他汀类药物能够显著减少心血管事件之后[2]，他汀类药物在心血管疾病的防治中越来越受到重视。随着一系列高水平的大规模临床试验结果的相继问世[3-6]，他汀类药物更逐步成为公认的心血管疾病一级预防、二级预防的基石。近年来的 meta 分析进一步显示无论基线 LDL-C 水平如何，LDL-C 越低心血管事件的风险也越低[7]。他汀类药物作为羟甲基戊二酰辅酶 A（HMG-CoA）还原酶抑制剂，已经有多种药物上市，不同的他汀具有相同的类效应，每种他汀具有自身的特点，特别是不同他汀的高代谢途径存在差别，而这种差别恰恰是造成不同他汀的作用和副作用差异的重要原因。在主张心血管疾病患者或高危人群长期服用他汀类药物、甚至为了使 LDL-C 水平更低（强化调脂治疗）而加大他汀类药物剂量的同时，

我们不能忽略他汀类药物的安全问题。他汀类药物的不良反应除早期发现的肌病和肝功能异常外，近年来又有研究显示其有导致糖尿病、肿瘤增加的风险[8-9]。由于这些不良反应危害性较大，长期使用他汀类药物的安全性再次引起人们的重视。

一、他汀类药物与新发糖尿病风险

第一个报道他汀类药物对糖尿病的发病有影响的临床研究是 WOSCOPS 研究（2001 年）[6]，此研究入选 5974 例高胆固醇血症但无心血管疾病的男性患者，分成他汀治疗组和安慰剂组，随访 5 年。结果发现他汀治疗组不仅明显降低了心血管事件发生率及总死亡率，而且新发糖尿病显著减少。这使人们对他汀类药物在防治糖尿病上的作用产生了憧憬。然而，2008 年 JUPITER 的研究结果却令人大失所望[8]。该研究入选 17 802 例 LDL-C 正常、hs-CRP 增高的受试者随机分成他汀治疗组和安慰剂组，前者与后者相比新发糖尿病增加 54 例（25%），且平均糖化血红蛋白也有显著升高。由此，人们开始意识到他汀类药物对糖尿病的影响可能是负面的，即增加新发糖尿病的风险。

在此后的几年内，多项 meta 分析显示近 10 余年来大规模随机双盲、与安慰剂比较的他汀临床试验研究（包括 4S、LIPID、HPS、JUPITER、WOSCOPS、CORONA、MEGA、PROSPER 等研究）的他汀治疗组的新发糖尿病例数都显著高于安慰剂组[10-12]。进一步对 TNT、IDEAL、A to Z、PROVE IT 及 SEARCH 等他汀类药物大剂量组与标准剂量组比较的临床研究进行 meta 分析发现，他汀类药物增加新发糖尿病的风险呈剂量依

赖性[13]，即大剂量他汀组的新发糖尿病例数显著高于标准他汀组。至此，他汀类药物增加新发糖尿病风险的不良反应得到人们的公认。

随之而来，人们关心的是既然他汀类药物增加新发糖尿病的风险，那么在冠心病的一级预防和二级预防中是否还推荐使用。答案无疑是肯定的[14-15]。CTT（Cholesterol Treatment Trialists）荟萃分析 26 项大样本他汀随机临床试验显示[7]，不论 LDL-C 基线水平如何，LDL-C 每降低 1 mmol/L，冠心病死亡率、其他心源性死亡率及全因死亡率均有显著下降（分别是 20%、11%、10%），其中糖尿病患者也明显获益（全因死亡率下降 9%）。首先报导他汀类药物具有增加新发糖尿病不良反应的 JUPITER 研究[8]中，具有 1 个或 1 个以上糖尿病危险因素（代谢综合征、空腹血糖或糖化血红蛋白升高、超重）的受试者（11 508 例）接受他汀治疗后伴随每新增 54 例糖尿病，可以避免 134 次心血管事件或死亡的发生，而无糖尿病危险因素的受试者（6095 例）接受他汀治疗后在不新增糖尿病的同时避免 86 次心血管事件或死亡的发生。由此可见，他汀类药物预防心血管事件的益处超过其引发新增糖尿病的不良反应。Sattar 等人[10]对 13 项大样本他汀临床试验进行 meta 分析得出相同的结论。在此研究的他汀治疗/强化治疗组中，每 255 例受试者比对照组增加 1 例新发糖尿病，但同时比对照组多预防 5.4 次心血管事件的发生，在平均 4 年的随访期内新增糖尿病的例数仅比对照组增加 9%。从上述研究中可以看出，他汀类药物预防心血管事件的力度显著大于新发糖尿病的风险。2012 年美国 FDA 的公告修改了调脂药物的说明书，明确指出他汀类药物应该增加可能引起血糖升高的提示信息，对他汀类药物可能导致血糖升高和新发糖尿病风险做了清楚的告知。

此外，从心血管事件和新发糖尿病给患者带来的危害程度看，心血管事件可以立即威胁患者生命安全甚至导致死亡，而新发糖尿病在短期内不会给患者带来严重的后果，一般认为糖尿病造成的大血管和微血管并发症在糖尿病发病后的 10 年以上才会出现[16-17]。从这个角度看心血管疾病患者或高危人群也不应该因他汀类药物增加新发

糖尿病的风险而停止使用。总之，回顾既往发表的高质量大规模他汀临床研究以及对它们的 meta 分析，所有研究结果几乎一致指出，他汀类药物虽然有增加新发糖尿病的风险，但其在心血管疾病防治中的基石地位不容动摇[17-18]。

虽然新发糖尿病的风险不足以成为他汀类药物在心血管疾病一级预防和二级预防中应用的障碍，然而哪些类型的人群、哪些种类的他汀容易引起新发糖尿病仍然是人们关心的问题。从前述 JUPITER 研究中可以看出，代谢综合征、空腹血糖或糖化血红蛋白升高、超重可能是增加新发糖尿病的危险因素[8]。在其他他汀临床研究中，除这些危险因素外，高龄、大剂量他汀、低 BMI 的绝经女性也被提示是增加新发糖尿病的危险因素[19-21]。但是他汀类药物促进糖尿病发生的机制尚不明确，这些危险因素是否可以成为其增加新发糖尿病风险的预测因子也尚不能肯定。总体来说，糖尿病的发生与胰岛 β 细胞分泌胰岛素的功能下降以及外周骨骼肌细胞、脂肪细胞等对胰岛素的抵抗增加有关[22-23]。研究表明，他汀类药物能够诱发骨骼肌细胞的损害甚至导致肌病，它也可能同时使骨骼肌细胞增加对胰岛素的抵抗[21]。而且，他汀类药物也可能作用于胰岛 β 细胞使之凋亡或功能失调从而减少胰岛素的分泌[24]。上述危险因素是否加强了他汀类药物对胰岛 β 细胞及骨骼肌的损害呢？除高龄确实增加胰岛 β 细胞的自然凋亡外，其他因素还有待进一步研究。至于针对不同种类的他汀类药物在诱发糖尿病风险上是否有区别的临床研究，目前还仅停留在以既往他汀类药物使用者为研究对象的回顾性研究，其所得出的结论说服力不强[19,25]。设计严谨的不同他汀类药物对新发糖尿病影响的大规模头对头的前瞻性临床研究尚未见报道。

他汀类药物增加新发糖尿病风险的作用是该类药物的类效应，不能过分强调不同他汀类药物导致新发糖尿病风险的差异性，不同研究得出的不同他汀类药物导致新发糖尿病风险的差异，可能主要与不同的临床试验入组患者的差异有关。由于他汀类药物在心血管病患者中的应用，其降低心血管事件风险的作用远大于他汀可能增加新

发糖尿病的风险，因此对于具有他汀一级预防和二级预防指征的心血管病患者，不应因为他汀类药物可能增加糖尿病风险的报告而限制他汀类药物的临床应用，临床适用他汀类药物的推荐不必做出修改[26]。

二、他汀类药物与新发癌症的风险

胆固醇是合成细胞膜的主要成分。肿瘤细胞生长速度快，其对 LDL-C 的摄取能力比正常细胞更强。在很早以前，流行病学调查显示肥胖男性中血清 LDL-C 水平如果正常或偏低，其患结肠癌的可能性比 LDL-C 水平高者显著升高[27]。在近期也有研究显示低 LDL-C 水平可能会使癌症发生的风险升高[28]。可见癌症与 LDL-C 有着密切的联系。这就不能不使人担心：他汀类药物在大幅度降低 LDL-C 以减少心血管事件的同时会不会增加癌症的发生率？而且，早在 1996 年，美国学者总结 1992—1994 年的相关研究指出他汀类药物对啮齿类动物具有致癌性[29]。因此，伴随着他汀类药物在防治心血管疾病中的地位日益提高，其长期应用或大剂量应用是否可能增加新发癌症的风险一直是人们争论的问题。

奠定他汀类药物在心血管疾病治疗领域中基石地位的临床试验有 5 个，这 5 个大规模临床试验研究[2-6]包括北欧辛伐他汀生存研究（4S，随访期 5.4年）、西苏格兰冠心病预防研究（WOSCOPS，随访期 4.9 年）、胆固醇和冠心病复发事件的试验（CARE，随访期 5 年）、空军/德克萨斯冠状动脉粥样硬化预防研究（AFCAPS/TexCAPS，随访期 5.2 年）和普伐他汀对缺血性疾病的长期干预研究（LIPID，随访期 6.1 年），他汀类药物治疗组的癌症风险与安慰剂组相比没有显著性区别。2010 年 CTT 对 26 项临床试验（包括 12 项他汀药物与安慰剂的对照试验及 5 项他汀类药物大剂量与标准剂量的对照试验）进行 meta 分析[7]的结果显示，应用他汀类药物和降低 LDL-C 水平都不会增加新发癌症风险或癌症的死亡率，同时也不会减少癌症的风险。此后又相继有针对他汀类药物是否会引发某一类型癌症的 meta 研究发表[30-31]，

其研究结论同样是否定的。

Alsheikh-Ali 等学者[32]更进一步将 2007 年之前完成的 15 个大规模他汀类药物随机对照试验在他汀治疗组内部和安慰剂组内部分别进行 meta 回归分析。结果显示，他汀类药物治疗组内部 LDL-C 水平与新发癌症之间存在显著的负相关；而与此同时，未应用他汀类药物的对照组内部二者之间也有着同样的相关性。这说明他汀类药物虽然降低了 LDL-C 水平，但是患者并没有因为应用他汀类药物而增加新发癌症的风险。

上述研究虽然在应用他汀类药物、甚至应用大剂量他汀类药物对癌症的风险方面都一致得出中性结果，但由于它们的随访期较短（平均大约 5年左右）而某些癌症的潜伏期却可能很长，其结论的可靠性仍然受到人们的质疑。目前随访期最长的是 2011 年发表于 Lancet 上的 HPS 研究的后续研究[33]。所有受试者在 HPS 研究期间随访 5 年，在 HPS 研究结束后又随访 5 年，平均随访 9.3 年，而一直健在的受试者平均随访了 11 年。结果显示他汀类药物治疗组和安慰剂组之间癌症的发生率（包括呼吸系统、胃肠道系统、血液系统及泌尿生殖系统等方面的癌症）也没有显著性差异。

尽管目前大多数研究成果都提示他汀类药物虽然显著降低了 LDL-C 水平，但是并不增加新发癌症的风险，但是人们对其致癌性的疑虑还来自于它除降脂作用以外的多效性。一直以来，他汀类药物被认为具有抗氧化、抗炎、改善血管内皮功能、抑制细胞增生、促进细胞凋亡、促进血管生成、抗血小板及抗凝等作用。实际上，他汀类药物在抑制 HMG-CoA 还原酶活性时不仅使胆固醇合成减少，而且使甲羟戊酸途径失调。这种失调既有对细胞产生抗增生、促凋亡的作用，也有启动癌细胞发展及转移的作用[30,34-35]。那么，他汀类药物的多效性究竟是具有致癌性还是具有抗癌性呢？近 10 余年来的众多离体和在体的他汀类药物多效性的基础实验研究结果对这两种观点各有支持，并没有给出一致的答案[32]。而在临床研究中，多数研究如前面所述提示应用他汀类药物与否在癌症的总体风险方面没有显著性差异，也有一些研究显示应用他汀类药物可以显著减少癌

症的发生[30]，仅有少数研究显示应用他汀类药物使某种癌症（如前列腺癌）的发生率增高[9]。更有一些临床研究将他汀类药物作为抗肿瘤治疗的一种药物进行临床观察，并且取得了他汀类药物能够延长癌症生存期的满意结果[31,36]。之所以他汀类药物的多效性在对癌症的影响方面有如此截然相反的研究结果，有人认为是和不同研究选择的他汀类药物种类不同、剂量不同有关系[37]。但是，不应该过分强调不同他汀类药物对肿瘤发生风险的不同影响，而应该充分认识他汀类药物的共同作用特点和药物类效应。

三、对他汀类药物调脂治疗肝安全性的考量

他汀类药物发生肝损害的发生率各家报告略有差异，目前认为所有他汀类药物都可能引起肝酶的升高，一般认为他汀类药物造成肝酶水平升高超过正常值上限的概率是1%～2%，与他汀药物相关的肝损害发生率大约为0.2/100万，服用他汀类药物者发生肝损害的风险是未服用他汀类药物者的3倍[26]。大多数患者在停用他汀类药物以后，肝酶升高可以恢复。在调脂治疗过程中不可忽视药物治疗的安全性而片面强调强化降脂治疗的疗效，这一点对高龄患者尤其重要。一般认为，高龄、女性、肝肾功能不良、体形瘦弱、药物剂量较大以及合并使用多种药物等，均为应用他汀类药物容易出现药物不良反应值得关注的因素。围术期患者也容易发生他汀类药物不良反应。但是，对于肝功能正常的脂肪肝患者，并不是他汀类药物应用的禁忌证。当应用他汀类药物的时候，应仔细询问患者同时服用的药物，以便了解药物之间可能会发生的相互作用，从而最大限度地降低药物不良反应的发生。2014年美国血脂学会（NLA）对他汀类药物的肝安全性评估报告认为，孤立性的肝转氨酶升高并不等同于他汀类药物的肝损害。引起肝酶升高的因素有很多，在应用他汀类药物的过程中，心力衰竭、饮酒、脂肪肝、胆囊或胆道疾病、腹泻等，以及原有其他肝脏疾病、同时应用其他药物，特别是抗生素等都可能会导致肝酶

的升高。与他汀类药物通过同一个细胞色素P450代谢途径的药物，可能会增加肝损害的风险。部分遗传性肝功能异常或潜在疾患的患者，在应用他汀类药物时肝损害风险升高[26,38]。

对于应用他汀类药物的患者应该监测肝功能，尤其是血中胆红素的变化。他汀类药物对肝功能的损害，不仅仅表现为肝转氨酶的升高，而肝转氨酶的升高主要代表肝酶由肝细胞释放。肝酶释放可能是肝损害，也可能是肝细胞膜的通透增加，不是他汀类药物肝损害的特定指标，要结合白蛋白水平、凝血酶原时间等凝血指标和胆红素等综合判断。伴有胆红素升高的肝转氨酶（AST/ALT）升高，可能更有临床判断意义[26]。胆红素的升高说明肝细胞处理胆红素的能力下降，更能够反映肝细胞功能降低。

尽管，肝酶水平轻度升高并非他汀类药物的停药指征，但若是肝酶水平明显升高，特别是已超过正常参考值5倍，或同时伴血胆红素水平升高者，则需警惕他汀类药物的肝损害，应该立即停药。由于我国是肝炎发病率较高的国家，因此对于他汀类药物的肝毒性尤其应予以关注。在服用他汀类药物之前，应对患者进行肝功能检测以增加安全性。他汀类药物造成肝转氨酶水平升高的发生率为0.50%～2.00%，存在活动性肝病者禁用他汀类药物。对于中国人来说，服用同样剂量的他汀类药物，中国人的血药浓度高于白种人，发生肝酶和肌酶升高的概率高于欧美人群，甚至发生风险高于白种人10倍[38]，因此更应该加强肝酶和肌酶的检测与管理。如果肝酶升高超过正常值上限的3倍，应暂停使用他汀类药物[26]。

四、他汀类药物的肌肉并发症风险

他汀类药物的另一类重要不良反应是肌痛、肌病（炎）和肌溶解症，除了各种非典型不适临床症状外，他汀类药物肌不良作用是临床医生值得注意的不良反应。各种肌不良反应（肌病）的总体发生率约为5%，并不十分少见，但是由于绝大多数患者服药后仅表现为乏力而容易被忽视。据报告，他汀类药物造成的横纹肌溶解症与剂量

有关，大剂量他汀类药物增加横纹肌溶解症的发生率。他汀类药物导致的肌病发生率为 1.5%～5%，他汀类药物导致的横纹肌溶解症的发生率为 0.04%～0.2%，由于横纹肌溶解症导致的死亡率为每 100 万处方的 0.15%[26,38-39]。

如果肌痛患者仅有肌肉乏力和轻度肌肉疼痛，不伴有肌酶的升高应该密切观察；若患者出现肌痛并伴肌酶水平轻度升高，则为肌病或肌炎；严重肌肉疼痛和乏力，且肌酶水平超过正常对照值（上限）10 倍以上，则可定义为肌溶解症[38-39]。肌溶解症是他汀类药物十分严重的不良反应，可并发急性肾衰竭和导致死亡。发生他汀类药物相关横纹肌溶解症的因素很多，除了他汀的剂量非常重要以外，最重要的就是高龄、应用多种药物和存在多系统、多器官疾患。心血管病患者常用的胺碘酮、维拉帕米、吡咯类抗真菌药物、大环内酯类抗生素、环孢素等均可能增加他汀类药物相关的横纹肌溶解症。但患者发生严重感染、高热、创伤、手术、剧烈运动或体力应激等情况也容易发生横纹肌溶解症。低体重的老年女性肌病风险增加。

肌病的发生率尽管不是很高，但是一旦发生横纹肌溶解症可能是致命性的，临床实践中不明显的肌肉不适和乏力也应该予以重视，并检测患者的肌酶变化情况。对仅有不典型乏力、不适的可疑横纹肌病患者，适当减低他汀类药物的用药剂量，或采用间断给药的方式，有可能会降低肌病的发生风险。据报道，补充辅酶 Q10 可以改善肌病症状[26]。当患者有各种应激，如感染、创伤、应用影响他汀类药物代谢的药物、合并多器官肌病等情况时，及时调整他汀类药物的剂量也是必要的。因此，对服用他汀类药物的患者应注意其是否存在肌肉乏力、疼痛等症状，及时进行肌酶检测，调整他汀类药物剂量，以防止肌溶解症的发生，提高使用药物的安全性。

五、他汀类药物调脂治疗安全性的其他一些问题

（一）他汀类药物的神经系统损害

他汀类药物造成神经系统损害的问题近年来受到重视，也陆续有病例报告。他汀类药物的神经系统损害包括认知功能障碍、记忆力减退、感觉异常、抑郁、失眠、头晕、周围神经病变等中枢的和外周的神经系统损害。有研究认为，使用他汀类药物可能与某些人发生认知功能障碍有一定的关系。但是，目前关于他汀类药物与其相关的神经系统损害的机制并不清楚，他汀类药物与阿尔兹海默病之间的关系、他汀类药物剂量与发生中枢或外周神经系统损害的关系，以及哪些高危患者容易发生神经系统损害、如何预防神经系统损害都存在很多未知数。也有研究和 meta 分析显示，他汀类药物与神经系统损害并不存在必然联系[40-42]。

（二）他汀类药物与肾损害

他汀类药物的肾损害应该包括直接损害和间接损害，间接肾损害不应该属于他汀类药物肾损害的范畴。他汀类药物造成的直接肾损害鲜有报告，但是没有大规模临床试验的证据支持。他汀类药物相关的横纹肌溶解症会造成急性肾损害，甚至发生急性肾衰竭，属于他汀类药物间接性肾损害。中国的《他汀类药物安全性评价专家共识》[26]中引用了国际上的 meta 分析结果，认为他汀类药物造成的横纹肌溶解所致的急性肾功能损害不属于他汀类药物的肾损害。据报告[26]，他汀类药物造成肾衰竭的发生率大约是年 0.3～0.6/100 万，与未服用他汀类药物的肾衰竭的发生率一致，服用他汀类药物的肾安全性应该予以认定，他汀类药物与肾衰竭并没有必然的联系[43-44]。

但是，值得注意的是，对于有慢性肾功能受损的人群，是否会发生肾损害，或肾损害的发生率是否高于一般人群呢？换句话说，有慢性肾脏疾病的患者，是不是容易发生他汀类药物的肾损害呢？答案是否定的。存在或不存在慢性肾脏疾病、中度肾功能受损的患者，并没有因为服用他汀类药物而增加肾功能的损害。他汀类药物没有明显的肾损害作用，反而可能会延缓肾功能的减退[26]。

在关注他汀类药物调脂作用和不良反应的同时，不能忽视其他非他汀类调脂药物的不良反应。

除了上述的他汀类药物使用时肝和肌肉的安全性考虑以外，还应该注意他汀类药物的非严重性和可逆性的认知方面的副作用，包括记忆力减退、健忘、智力障碍和思维混乱等。由于他汀类药物与其他调脂药联合应用时，可增加不良反应，尤其增加肌溶解症发生的危险性，故一般情况下，他汀类调脂药物尽可能不与贝特类调脂药物合用，若两类药物联合应用，须减小药物剂量，早晚分开服用，降低两药合用所造成的严重不良反应。此外，在选择他汀类药物时，应尽可能选择肝代谢酶系不同的药物，如肝细胞色素 P450 3A4 或细胞色素 P450 2C9 不同代谢途径的他汀类药物，这样可降低药物相互作用，降低不良反应发生率。例如，阿托伐他汀和辛伐他汀主要是通过肝细胞色素 P450 3A4 途径代谢，而氟伐他汀和瑞舒伐他汀则主要是通过肝细胞色素 P450 2C9 途径代谢，应用药物时充分考虑药物的代谢酶途径，对降低他汀类药物的药物损害和副作用是十分必要的。

综上所述，他汀类药物在心血管疾病的防治中具有不容置疑的基石地位。他汀类药物的副作用主要是肝和肌肉的并发症，而对于肝功能正常者发生肝损害的风险很低。肌肉并发症的风险可能比我们想象的大，但是机制并不完全清楚，有人关注了线粒体功能受损在他汀类药物临床副作用中的影响[45]。许多"亚临床"的或轻微临床表现的肌损害应该予以重视，极少患者有发生肌溶解等肌病的风险。心血管疾病患者及其高危人群从使用他汀类药物中获得的显著降低死亡率和心血管事件发生率的益处远远超过其带来的新发糖尿病的风险。他汀类药物导致癌症的说法尚无确凿证据支持，但是他汀类药物可能增加糖尿病风险，特别是对于有糖尿病高危因素的人群新发糖尿病风险的问题值得关注。

（李广平　刘相丽）

参考文献

[1] 中国成人血脂异常防治指南修订联合委员会. 中国成人血脂异常防治指南（2016年修订版）. 中华心血管病杂志, 2016, 44 (10): 833-850.

[2] Randomised trial of cholesterol lowering in 4444 patients with coronary heart disease: the Scandinavian Simvastatin Survival Study (4S). Lancet, 1994, 344 (8934): 1383-1389.

[3] Pfeffer MA, Sacks FM, Moye LA, et al. Cholesterol and Recurrent Events: a secondary prevention trial for normolipidemic patients. CARE Investigators. Am J cardiol, 1995, 76 (9): 98C-106C.

[4] Prevention of cardiovascular events and death with pravastatin in patients with coronary heart disease and a broad range of initial cholesterol levels. The Long-Term Intervention with Pravastatin in Ischaemic Disease (LIPID) Study Group. NEJM, 1998, 339 (19): 1349-1357.

[5] Downs JR, Clearfield M, Weis S, et al. Primary prevention of acute coronary events with lovastatin in men and women with average cholesterol levels: results of AFCAPS/TexCAPS. Air Force/Texas Coronary Atherosclerosis Prevention Study. JAMA, 1998, 279 (20): 1615-1622.

[6] Freeman DJ, Norrie J, Sattar N, et al. Pravastatin and the development of diabetes mellitus: evidence for a protective treatment effect in the West of Scotland Coronary Prevention Study. Circulation, 2001, 103 (3): 357-362.

[7] Cholesterol Treatment Trialists C, Baigent C, Blackwell L, et al. Efficacy and safety of more intensive lowering of LDL cholesterol: a meta-analysis of data from 170, 000 participants in 26 randomised trials. Lancet, 2010, 376 (9753): 1670-1681.

[8] Ridker PM, Danielson E, Fonseca FA, et al. Rosuvastatin to prevent vascular events in men and women with elevated C-reactive protein. NEJM, 2008, 359 (21): 2195-2207.

[9] Chang CC, Ho SC, Chiu HF, et al. Statins increase the risk of prostate cancer: a population-based case-control study. The Prostate, 2011, 71 (16): 1818-1824.

[10] Sattar N, Preiss D, Murray HM, et al. Statins and risk of incident diabetes: a collaborative meta-analysis of randomised statin trials. Lancet, 2010, 375 (9716): 735-742.

[11] Rajpathak SN, Kumbhani DJ, Crandall J, et al. Statin therapy and risk of developing type 2 diabetes:

a meta-analysis. Diabetes care, 2009, 32（10）: 1924-1929.

[12] Coleman CI, Reinhart K, Kluger J, et al. The effect of statins on the development of new-onset type 2 diabetes: a meta-analysis of randomized controlled trials. Current medical research and opinion, 2008, 24 (5): 1359-1362.

[13] Preiss D, Seshasai SR, Welsh P, et al. Risk of incident diabetes with intensive-dose compared with moderate-dose statin therapy: a meta-analysis. JAMA, 2011, 305 (24): 2556-2564.

[14] Zaharan NL, Williams D, Bennett K. Statins and risk of treated incident diabetes in a primary care population. British J Clin Pharmacol, 2013, 75 (4): 1118-1124.

[15] Ray K. Statin diabetogenicity: guidance for clinicians. Cardiovascular diabetol, 2013, 12 (S1): S3.

[16] Athyros VG, Tziomalos K, Karagiannis A, et al. Lipid-lowering agents and new onset diabetes mellitus. Expert opinion on pharmacotherapy, 2010, 11 (12): 1965-1970.

[17] Waters DD, Ho JE, Boekholdt SM, et al. Cardiovascular event reduction versus new-onset diabetes during atorvastatin therapy: effect of baseline risk factors for diabetes. JACC, 2013, 61 (2): 148-152.

[18] Shah RV, Goldfine AB. Statins and risk of new-onset diabetes mellitus. Circulation, 2012, 126 (18): e282-284.

[19] Navarese EP, Buffon A, Andreotti F, et al. Meta-analysis of impact of different types and doses of statins on new-onset diabetes mellitus. Am J Cardiol, 2013, 111 (8): 1123-1130.

[20] Wild SH, Byrne CD. Statin use in postmenopausal women is associated with an increased risk of incident diabetes mellitus. Evidence-based medicine, 2012, 17 (6): 192-193.

[21] Waters DD, Ho JE, DeMicco DA, et al. Predictors of new-onset diabetes in patients treated with atorvastatin: results from 3 large randomized clinical trials. JACC, 2011, 57 (14): 1535-1545.

[22] Axsom K, Berger JS, Schwartzbard AZ. Statins and diabetes: the good, the bad, and the unknown. Current atherosclerosis reports, 2013, 15 (2): 299.

[23] Goldstein MR, Mascitelli L. Do statins cause diabetes? Current diabetes reports, 2013, 13 (3): 381-390.

[24] Sattar N, Taskinen MR. Statins are diabetogenic-myth or reality? Atherosclerosis Supplements, 2012, 13 (1): 1-10.

[25] Carter AA, Gomes T, Camacho X, et al. Risk of incident diabetes among patients treated with statins: population based study. BMJ, 2013, 346: f2610.

[26] 他汀类药物安全性评价工作组. 他汀类药物安全性评价专家共识. 中华心血管病杂志, 42 (11): 890-894.

[27] Broitman SA, Cerda S, Wilkinson JT. Cholesterol metabolism and colon cancer. Progress in food & nutrition science, 1993, 17 (1): 1-40.

[28] DeMaria AN, Ben-Yehuda O. Low-density lipoprotein reduction and cancer: not definitive but provocative. JACC, 2007, 50 (5): 421-2.

[29] Newman TB, Hulley SB. Carcinogenicity of lipid-lowering drugs. JAMA, 1996, 275 (1): 55-60.

[30] Shimoyama S. Statins and gastric cancer risk. Hepato-gastroenterol, 2011, 58 (107-108): 1057-1061.

[31] Lochhead P, Chan AT. Statins and colorectal cancer. Clinical gastroenterology and hepatology: the official clinical practice. J Am Gastroenterological Assoc, 2013, 11 (2): 109-118.

[32] Alsheikh-Ali AA, Trikalinos TA, Kent DM, et al. Statins, low-density lipoprotein cholesterol, and risk of cancer. JACC, 2008, 52 (14): 1141-1147.

[33] Heart Protection Study Collaborative G, Bulbulia R, Bowman L, et al. Effects on 11-year mortality and morbidity of lowering LDL cholesterol with simvastatin for about 5 years in 20, 536 high-risk individuals: a randomised controlled trial. Lancet, 2011, 378 (9808): 2013-2020.

[34] Bellosta S, Ferri N, Bernini F, et al. Non-lipid-related effects of statins. Annals of medicine, 2000, 32 (3): 164-176.

[35] Gazzerro P, Proto MC, Gangemi G, et al. Pharmacological actions of statins: a critical appraisal in the management of cancer. Pharmacological reviews, 2012, 64 (1): 102-146.

[36] Brewer TM, Masuda H, Liu DD, et al. Statin use in primary inflammatory breast cancer: a cohort study.

British journal of cancer, 2013, 109 (2): 318-324.

[37] Ma C, Wang Q, Man Y, et al. Cardiovascular medications in angiogenesis—how to avoid the sting in the tail. Inter J cancer J Inter du cancer, 2012, 131 (6): 1249-1259.

[38] HPS2-THRIVE Collaborative Group. HPS2-THRIVE randomized placebo-controlled trial in 25 673 high-risk patients of ER niacin/laropiprant: trial design, pre-specified muscle and liver outcomes, and reasons for stopping study treatment. Eur Heart J, 2013, 34 (17): 1279-1291.

[39] Thompson PD, Clarkson P, Karas RH, et al. Statin-associated myopathy. JAMA, 2003, 289: 1681-1690.

[40] Bonfrate L, Procino G, Wang DQH, et al. A novel therapeutic effect of statins on nephrogenic diabetes insipidus. J Cell Mol Med, 2015, 19 (2): 265-282.

[41] McFarland AJ, Anoopkumar-Dukie S, Arora DS, et al. Molecular mechanisms underlying the effects of statins in the central nervous system. Inter J Mol Sci, 2014, 15, 20607-20637.

[42] MoBhammer D, Schaeffeler E, Schwab M, et al. Mechanisms and assessment of statin-related muscular adverse effects. Br J Clin Pharmacol, 2014, 78 (3): 454-466.

[43] Sanguankeo A, Upala S, Cheungpasitporn W, et al. Effects of Statins on Renal Outcome in Chronic Kidney Disease Patients: A Systematic Review and Meta-Analysis. PLos One, July 7, 2015. DOI: 10.1371/journal. pone. 0132970.

[44] Kao DP, Kohrt HE, Kugler J. Renal Failure and Rhabdomyolysis Associated With Sitagliptin and Simvastatin Use. Diabet Med, 2008, 25 (10): 1229-1230.

[45] Golomb BA, Evans MA. Statin Adverse Effects: A Review of the Literature and Evidence for a Mitochondrial Mechanism. Am J Cardiovasc Drugs, 2008, 8 (6): 373-418.

第三十七章　他汀类药物相关自身免疫性肌病

他汀类药物相关自身免疫性肌病（statin-as-sociated autoimmune myopathy）是使用他汀类药物后出现的，以进行性肌无力、肌酶升高和肌纤维的坏死性改变和抗 3-羟基-3 甲基戊二酰辅酶 A 还原酶（3-hydroxy-3methylglutaryl coenzyme A reductase，HMGCR）自身抗体阳性为特征的一类自身免疫性肌病，是坏死性自身免疫性肌病（necrotizing autoimmune myopathy，NAM）的一种[1]。本病十分罕见，急性进展可出现横纹肌溶解而导致急性肾功能不全甚至死亡[2-3]，临床医生应该认识此病的发病机制、诊断及处理等。

目前他汀类药物被广泛用于动脉粥样硬化性心血管疾病的一级和二级预防，通过降低低密度脂蛋白胆固醇（LDL-C）的浓度，以及抗炎及稳定冠脉斑块甚至部分逆转粥样硬化等作用，能显著降低不良心血管事件的发生率；最近研究发现，他汀类药物具有多效性，能通过减轻全身炎症反应、改善内皮功能和降低血小板高反应性而使绝大多数的使用者获益[4]。相较而言，他汀类药物常见的副作用有肌肉疼痛、乏力等，但患者一般能够耐受；在减量、停用或换用其他降脂药后可缓解[5]。只有很小一部分患者（每年约占万分之一左右）会出现他汀类药物相关自身免疫性肌病，表现为持续的肌肉疼痛且伴有明显的肌酸激酶（creatine kinase，CK）水平的升高，肌肉活组织检查可见肌纤维的坏死和再生，以及检测出抗 3-羟基-3 甲基戊二酰辅酶 A 还原酶（HMGCR）自身抗体阳性；这其中大约有 0.02% 的患者可出现横纹肌溶解[6-7]。与大多数其他患者相比，这类患者在停用他汀类药物后仍可有持续进展的肌痛、乏力等症状及肌酸激酶水平的进一步升高，需要联合免疫抑制剂等药物治疗，下面我们就他汀类药物相关自身免疫性肌病的发病机制、诊断及治疗进行讨论。

一、发病机制

他汀类药物相关自身免疫性肌病是坏死性自身免疫性肌病的一种，目前认为主要是由他汀类药物的使用、基因及自身免疫因素等综合作用引起。Christopher-Stine 发现坏死性自身免疫性肌病中的 200～100 kd 的自身抗体与他汀类药物的暴露有关，其随后被证实为 3-羟基-3 甲基戊二酰辅酶 A 还原酶（HMGCR）自身抗体[8-9]。抗 HMGCR 抗体阳性的 NAM 患者中大部分有他汀类药物服用史（66.7%），并且中老年患者占到 92.3%，而且男性的比例比女性要高[7]。HMGCR 是他汀类药物作用的主要靶点，也是抗 HMGCR 自身抗体的结合位点，并且免疫荧光检测发现服用他汀类药物的 NAM 患者再生肌纤维中 HMGCR 的表达显著上调[2,5,8]。但目前对于 HMGCR 在他汀类药物相关自身免疫性肌病进展中的作用仍不明确。而人类白细胞抗原（human leukocyte antigen，HLA）Ⅱ类因子的等位基因 DRB1 * 11：01 和抗 HMGCR 自身抗体的进展密切相关，当他汀类药物引起 HMGCR 高表达时，DRB1 * 11：01 可表达具有强免疫源性的 HMGCR 衍生多肽，故而 DR11 ＋ 对于抗 HMGCR 自身抗体进展具有很高的阳性预测价值[8,10]。因此，对于有他汀暴露史且 DRB1 * 11：01 阳性的患者应高度怀疑抗 HMGCR 相关的免疫介导的坏死性肌病。但是对于他汀类药物是否是引起本病的唯一致病因素仍然不确定[1,11]。

他汀类药物和 HMGCR 的结合会引起蛋白构

向的改变，导致隐性表位的暴露而引起自身免疫不耐受。一旦自身免疫耐受被打破和自身免疫反应被激活，即使停用他汀类药物后，肌肉细胞中高浓度的 HMGCR 水平仍会继续推动免疫反应的进程，这可能是该病患者在停用他汀后肌痛、乏力症状仍进行性进展的原因[1,9]。而且，通过免疫组织化学染色的方法可以发现，补体系统激活的终末效应产物，又称膜攻击复合物（membrane attack complex，MAC）在一部分抗 HMGCR 自身抗体阳性的肌病患者的小血管和非坏死肌纤维中沉积，提示 MAC 对微血管的损害可能是 NAM 肌肉坏死的基础或促进因素。此外，免疫细胞的浸润，以及抗 HMGCR 自身抗体与其他抗原的交叉反应等是否是引起肌肉损伤的因素目前仍然不能确定。

一项针对他汀类药物相关性肌病的易感基因研究指出，等位基因 SLCO1B1 * 5 和肌病密切相关，其编码的阴离子转运多肽 OATP1B1 主要调节肝细胞对他汀类药物的摄取[9]。该等位基因相关的肌病风险可能具有他汀类药物特异性，例如，SLCO1B1 * 5 等位基因的携带者应用辛伐他汀引起肌病的风险是正常人的 3 倍，而阿托伐他汀和瑞舒伐他汀则没有这方面的报道，说明他汀类药物相关自身免疫性肌病也许和他汀类药物自身的药代动力学有关[1]。此外，SLCO1B1 * 5 相关的 rs4149056 C 单核苷酸多态性引起他汀类药物相关性肌病时具有他汀种类和（或）剂量依赖性；在一项针对欧洲人的抗 HMGCR 抗体阳性的小样本研究中发现，rs4149056 C 出现的概率为 0.14～0.22，因此不同人群中 SLCO1B1 等位基因引起他汀相关性肌病的风险也不确切[9-10]。

尽管有明确证据表明等位基因 SLCO1B1 * 5 能增加他汀类药物相关自身免疫性肌病的风险，但考虑他汀类药物预防不良心血管事件的获益远大于发生他汀类药物相关自身免疫性肌病的风险，目前临床上还未推广对于 SLCO1B1 * 5 的基因检测[10]。此外，有研究报道，他汀类药物可以引起肌细胞线粒体辅酶 Q10 含量的下降从而引起肌痛，但是目前并没有明确的证据支持辅酶 Q10 的补充治疗能够减轻他汀类药物相关自身免疫性肌病引起的肌痛症状[5,12]。

二、诊断

诊断他汀类药物相关自身免疫性肌病前我们首先需要明确肌痛、肌炎和肌病几个概念。目前关于肌痛、肌炎和肌病的定义还没有统一。根据 2002 年 ACC/AHA/NHLBI 的建议，肌病是各种原因引起的肌肉病变，包括药物、遗传或免疫性因素。而肌痛的定义是：肌肉疼痛、乏力等症状而不伴血 CK 值的升高；肌炎是肌肉症状加上血 CK 值的升高；横纹肌溶解症指除了上述症状外，血 CK 值超过正常值上限（upper limit of normal，ULN）的 10 倍，常伴急性肾功能不全的表现。而 FDA 则忽略了肌痛和肌炎的分类，认为肌病是肌痛症状伴 CK 值超过正常值上限的 10 倍，而横纹肌溶解症是肌痛症状伴 CK 值显著升高，并超过 ULN 的 50 倍，常伴随肾功能损害的表现。最新 2016 年 NLA 的定义是：肌病是肌痛症状伴 CK 值超过 ULN 的 10 倍，横纹肌溶解症是血 CK 值 > 10 000 IU/L 或者是 CK 值超过 ULN 的 10 倍加上血清肌酐升高或需要静脉水化治疗[2,13-14]。

他汀类药物相关自身免疫性肌病的诊断包括以下几个方面：

（1）肌痛症状及肌酸激酶升高：通常是首要也是最主要的表现。患者有他汀类药物的服用史，且出现对称性的近端肌肉乏力，出现肌肉疼痛、蹲起、迈步或提重物困难等肌力下降表现，部分患者可出现非特异性的皮疹或关节疼痛表现[5,15]；极少数患者可出现雷诺现象[8,16]，这里需将他汀类药物相关自身免疫性肌病的肌痛和一般他汀类药物相关的肌痛相鉴别。两者均有他汀类药物服用史，而后者引起的肌痛相对较常见，一些观察性研究证实服用他汀类药物后出现肌痛的概率约占 5%～10%，其肌肉疼痛主要分布在大腿、小腿或两者都有；肌肉疼痛表述可以是沉重感，僵硬，活动后乏力甚至是痉挛等，疼痛常是间歇性的，疼痛程度随时间而变，还有一部分患者可出现肌腱疼痛，严重的也可出现日常活动受限，只能床边活动等[13]，其引起的肌痛症状在停用他汀类药物后一般能够缓解；而他汀类药物相关自身免疫性肌病发病率更低，据估计每年只有 2/100 000～3/100 000，其引起的肌痛往往呈持续性进展或加重，即使停用他汀类药物后也不见缓解。此外，一般他汀类药物引起的肌痛的血清化验结果很少伴随肌酸激酶水平的升高或即使升高也往往在 10 倍 ULN 以下。相比之下，他汀类药物相关自身免疫性肌病除肌痛外往往伴随血 CK 值的升高超过 ULN 的 10 倍，达到 2000 IU/L 以上[5,17]。

（2）肌电图及核磁共振显像：肌病的急性活动期肌电图可以见到短棘多相波伴自发电位，常提示肌源性损害；核磁共振显像可见明显的肌肉水肿[9,16-19]。

（3）肌活检示肌纤维的坏死和再生：停用他汀类药物后，骨骼肌的症状持续不缓解或加重以及 CK 值持续升高时，考虑进行肌肉活组织检查，他汀相关性自身免疫性肌病中最显著的组织学特征就是肌细胞的坏死和再生。Christopher-Stine 一项针对 225 例肌病患者的研究中，伴持续性近端肌肉无力，肌酸激酶升高及肌电图提示肌源性损害和 MRI 示肌细胞水肿的患者中，38 例行肌肉活检发现：肌细胞的退化、再生和（或）坏死，原发性肌内膜的炎症及血管周围炎症，镶边空泡，束周萎缩和纤维化等[9,16,20]；Tae Chungd 对抗 HMGCR 自身抗体阳性的患者进行肌活检发现，肌内膜和血管腔周围间隙可见散在的 CD4+ 和 CD8+ T 淋巴细胞、浆细胞样树突状细胞和巨噬细胞的浸润，半定量分析发现巨噬细胞以 CD163+ 的 M2 型为主，并认为其在肌肉组织再生和修复中扮演重要作用；还有不到 20% 的 CD11c+ 的 M1 型巨噬细胞，其主要作用是介导组织损伤，多见于癌性肌病患者的肌活检标本。此外，免疫组织化学染色发现约有 14/16 的肌肉活检标本中发现在非坏死肌纤维膜可见 MHC I 类分子和膜攻击复合物沉积，提示免疫应答参与了该病的发生或进程[19,21-22]。

（4）抗 HMGCR 自身抗体阳性：抗 HMGCR 自身抗体在他汀类药物相关自身免疫性肌病患者中有很高的特异性。约翰霍普金斯肌炎中心的一项研究显示，750 例怀疑免疫性肌病的患者中有 45 例检测到了抗 HMGCR 自身抗体，而且在出现他汀类药

物相关自限性骨骼肌肉症状的患者中很少检出该抗体，在皮肌炎、多发性肌炎和包涵体性肌炎中均未发现抗 HMGCR 自身抗体[9,21]。VidyaLimaye 的研究也发现有他汀类药物服用史的患者抗 HMGCR 自身抗体特异性达 94%，敏感性只有 78%，由此证明该抗体对于他汀类药物相关自身免疫性肌病具有很高的阴性预测价值[23]。因此，对于有他汀类药物暴露史并出现进行性发展的肌痛表现，且抗 HMGCR 自身抗体阳性的患者考虑他汀类药物相关自身免疫性肌病具有很高的诊断价值。

酶联免疫吸附试验检测抗 HMGCR 自身抗体的特异性（99%）和敏感性（94%）均很高，但也有大约 0.7% 的假阳性率。为了避免误诊，只有当患者的肌酸激酶水平很高时才考虑检测自身抗体。此外抗 HMGCR 自身抗体在未应用他汀类药物的患者中也可能是阳性，约占所有队列研究中阳性患者的 1/3，而且年龄普遍偏向年轻，这类患者虽然有肌病但是对治疗的反应不像使用他汀类药物的患者那样良好。此外，他汀类药物相关自身免疫性肌病的诊断还需要和坏死性自身免疫性肌病的其他类型相鉴别。根据自身抗体，如抗信号识别颗粒抗体、抗合成酶抗体、抗 Mi-2 抗体等不同，以及肌肉活组织检查和临床表现的差异可以和其他如包涵体性肌炎、皮肌炎、多发性肌炎等坏死性自身免疫性肌病相鉴别[1,3]。

三、治疗与处理

研究证实，抗 HMGCR 自身抗体和血 CK 值以及肌力具有一定的相关性。在疾病初期，患者肌力下降而自身抗体滴度和 CK 值水平是升高的；经治疗好转后患者肌力和血 CK 值可以完全恢复到正常水平，而抗 HMGCR 自身抗体虽较急性期下降但总体水平仍是升高的，因此，抗 HMGCR 自身抗体的定量分析可作为评估疾病活动性的指标[7]。他汀类药物相关自身免疫性肌病患者肌力的改善常常作为评估患者预后的确切指标[21]。如果患者在接受他汀类药物治疗时出现了肌痛症状，建议动态监测血清肌酸激酶水平和基线水平的变化关系。对于轻度乏力的患者，可停用他汀类药

物并密切观察，当肌痛症状不见改善或持续恶化时应考虑可能出现了自身免疫性肌病，可以启动免疫抑制或免疫调节治疗[1,19,24]。虽然没有临床试验证实免疫抑制剂对他汀相关性自身免疫性肌病的效用，但临床经验表明，起始治疗常规口服泼尼松，按每天每千克体重 1 mg 给予，可联合甲氨蝶呤、咪唑硫嘌呤、霉酚酸酯、他克莫司等药物使患者症状得到缓解。对于严重肌无力进展或者联合用药 8～12 周后仍不起效的患者可以静脉使用丙种球蛋白或利妥昔单抗[16]。通常静注丙种球蛋白（intravenous immunoglobulin，IVIG）用于治疗一半以上的他汀类药物诱导的自身免疫性肌病。Mammen AL 针对既往有糖尿病病史的肌病患者使用静注丙种球蛋白的单联疗法，并取得不错的治疗效果，因此推荐 IVIG 或许可以作为他汀类药物相关自身免疫性肌病患者的一线治疗[25]。

Ramanathan[26-27] 报道了 6 例抗 HMGCR 自身抗体阳性的自身免疫性肌病患者的治疗情况，起始均使用大剂量激素的情况下，联合使用不同的免疫抑制治疗，包括静脉注射丙种球蛋白（$n=5$）、血浆置换（$n=2$）、甲氨蝶呤（$n=6$）、咪唑硫嘌呤（$n=1$）、环孢霉素（$n=2$）、利妥昔单抗（$n=2$）、环孢素（$n=1$），在平均 4.5 年的随访期间，约有 5 例出现 0～3 次的症状反复，所有患者共出现 10 次症状反复的情况，其中 9 次均和激素减量或停用有关。虽然多数患者使用免疫抑制治疗后反应良好，表现为肌力改善和血 CK 值的下降；但是当激素减量或停用后有些患者症状出现反复，并伴随肌力的进一步下降和 CK 值再次升高。当患者症状反复时，此时常需要联合多种免疫抑制剂治疗，尤其是重新启用大剂量激素或静脉注射丙种球蛋白的方式以期获得临床缓解。另外，当患者肌力逐渐恢复时，免疫抑制剂的减量可能会引起症状反复，因此需要识别哪些患者症状会反弹而需要长期使用免疫抑制剂治疗；此外，目前有证据表明抗 HMGCR 自身抗体的持续出现及血清 CK 值的升高可作为预测肌病反复的生物标志物，但这仍需大样本临床数据的支持。因此，对于这类存在复发风险的患者如何进行个性化的治疗仍需进一步的探索[7,28]。还有，一些经过治

疗的患者肌力能完全恢复，但是肌酸激酶水平仍然很高，研究发现这些患者虽然肌细胞再生的速度在不断减慢但仍超过了其破坏的速度，这种情况下治疗是否需要升级仍然存在争议。一些患者虽然激酶水平恢复正常但仍表现为肌肉无力，这常出现在一些接受了长期治疗免疫治疗的患者身上，肌肉核磁共振检查可发现这些患者的肌肉组织被脂肪组织所替代，因此考虑出现了不可逆性进展的肌肉损伤[1,7]。此外，当肌损害严重、出现横纹肌溶解症时可以考虑血浆置换或 DNA 免疫吸附治疗。王晓军等使用 DNA 免疫吸附疗法治疗皮肌炎和多发性肌炎的患者，证明其能有效地改善临床症状，降低肌酸激酶水平，并对参与致病过程的抗核抗体（ANA）和免疫球蛋白有较好的清除作用[29]。不过该疗法目前主要应用于一些自身免疫性疾病治疗效果不佳和急危重症的情况，且该治疗不是针对病因的治疗，因而不能替代基础的激素和免疫抑制剂治疗。目前，DNA 免疫吸附疗法用于他汀类药物相关自身免疫性肌病的治疗也仍需进一步的临床证据支持。

总之，他汀类药物相关自身免疫性肌病是由于他汀药物的使用以及个体遗传易感性而出现的以进行性肌肉疼痛，肌酸激酶升高，肌力下降，以及抗 HMGCR 自身抗体阳性为特征的一类坏死性自身免疫性肌病，持续进展可以严重影响患者的生活质量，甚或危及生命。对于绝大多数患者而言，使用他汀类药物是安全有效的，其副作用也是可以接受的，只有极少数的患者出现肌痛持续进展及肌酸激酶水平显著升高才考虑出现了他汀诱发的自身免疫性肌病，进一步抗 HMGCR 自身抗体检测确诊后需停用他汀类药物且合并使用免疫抑制剂治疗。值得庆幸的是，多数患者经治疗后肌力有显著改善，总体预后不错。

（丛洪良　李曦铭）

参考文献

[1] Mammen A L. Statin-Associated Autoimmune Myopathy. N Engl J Med, 2016, 18, 374 (7): 664-669.

[2] Richard C. Pasterank, Sidney C, et al. ACC/AHA/

NHLBI clinical advisory on the use and safety of statins. Journal of the American College of Cardiology, 2002, 40 (3): 567-572.

[3] AlbaydaJ, Lisa CS. Identifying statin-associated autoimmune necrotizing myopathy. Cleveland Clinic Journal of Medicine, 2014, 12: 736-741.

[4] Saakshi K, Gisele ZG. Statins and autoimmunity. Treatment of Autoimmunity, 2013, 56: 348-357.

[5] Auer J, Sinzinger H. Muscle-and skeletal-related side-effects of statins: tip of the iceberg?. European Journal of Preventive Cardiology, 2016, 1: 88-110.

[6] Klein M, Mann H, et al. Increasing incidence of immune-mediated necrotizing myopathy: single-centreexperience. Rheumatology, 2015, 11: 2010-2014.

[7] Werner JL, Christopher-Stine L, Ghazarian SR, et al. Antibody levels correlate with creatine kinase levels and strength in anti-3-hydroxy-3-methylglutaryl-coenzyme A reductase-associated autoimmune myopathy. Arthritis Rheum, 2012, 64 (12): 4087-4093.

[8] Christopher-Stine L, Livia A. A novel autoantibody recognizing 200-kd and 100-kd proteins is associated with an immune-mediated necrotizing myopathy. Arthritis Rheum, 2010, 62 (9): 2757-2766.

[9] Mammen AL, Chung T, Christopher-Stine L, et al. Autoantibodies against 3-hydroxy-3-methylglutaryl-coenzyme A reductase in patients with statin-associated autoimmune myopathy. Arthritis Rheum, 2011, 63 (3): 713-721.

[10] Patelab J, Robert SH. Genetic and immunologic susceptibility to statin-related myopathy. Atherosclerosis, 2015, 1: 260-271.

[11] Sewright KA, Clarkson PM, Thompson PD. statin myopathy: incidence, risk factors, and pathophysiology. Current Atherosclerosis Reports, 2007, 9: 389-396.

[12] Taylor BA, Lindsay L. A randomized trial with coenzyme Q10 in patients with statin myopathy, Atherosclerosis, 2015, 238 (2): 329-335.

[13] Joy TR, Hegele RA. Narrative Review: Statin-Related Myopathy. Ann Intern Med, 2009, 150: 858-868.

[14] McKenney JM, Davidson MH, Jacobson TA, et al. Final Conclusions and Recommendations of the National Lipid Association Statin Safety Assessment Task Force. The American Journal of Cardiology, 2006, 97: 89C-94C.

[15] Claeys KG, Handt OGS, Jens R, et al. Diagnostic challenge and therapeutic dilemma in necrotizing myopathy. Neurology, 2013, 10: 932-935.

[16] Allenbach Y, Drouot L, Rigolet A, et al. Anti-HMGCR autoantibodies in European patients with autoimmune necrotizing myopathies: inconstant exposure to statin. Medicine, 2014, 93: 150-157.

[17] Merchan AP, Jou C, Kapetanovic S, et al. Early onset autoimmune necrotizing myopathy associated with anti-HMGCR antibodies: An unmissable diagnosis. Neuromuscular Disorders, 2015, Suppl 2: S249.

[18] Needham M. Necrotising Autoimmune Myopathy-Clinical Aspects. Pathology, 2015, S42.

[19] Rider LG, Miller FW. Deciphering the clinical presentations, pathogenesis, and treatment of the idiopathic inflammatory myopathies. JAMA, 2011, 305 (2): 183-190.

[20] Hamann PDH, Cooper RG, McHugh NJ, et al. Statin-induced necrotizing myositis-A discrete autoimmune entity within the "statin-induced myopathy spectrum". Autoimmunity Reviews, 2013, 12: 1177-1181.

[21] Limaye V, Bundell C, Peter H, et al. Clinical and genetic associations of autoantibodies to 3-hydroxy-3-methyl-glutaryl-coenzyme a reductase in patients with immune-mediated myositis and necrotizing myopathy. Muscle & Nerve, 2015, 2: 196-203.

[22] Chung T, Christopher-Stine L, Paik JJ, et al. The composition of cellular infiltrates in anti-HMG-CoA reductase-associated myopathy. Muscle Nerve, 2015, 52 (2): 189-195.

[23] Kuncovaa K, Sedlackovab, Vencovskyc J, et al. Inflammatory myopathy associated with statins: report of three cases. Modern Rheumatology, 2014, 2: 366-371.

[24] Dalakas MC. Pathogenesis and therapies of immune-mediated myopathies. Autoimmunity Reviews, 2012, 3: 203-206.

[25] Mammen AL, Tiniakou E. Intravenous Immune Globulin for Statin-Triggered Autoimmune Myopathy. N Engl J Med, 2015, 373 (17): 1680-1682.

[26] Basharat P, Christopher-Stine L. Immune-Mediated

Necrotizing Myopathy: Update on Diagnosis and Ma-nagement. Curr Rheumatol Rep，2015，17 (12)：72.

[27] Ramanathan S，Langguth D，Hardy TA，et al. Clinical course and treatment of anti-HMGCR anti-body-associated necrotizing autoimmune myopathy. Neurol Neuroimmunol & Neuroinflammation，2015，2：e96.

[28] Albert SC，Marcelo AC，Ana M，et al，Statins and myositis：the role of anti-HMGCR antibodies. Ex-pert Review of Clinical Immunology，2015，12：1277-1279.

[29] 王晓军，韩聚方，戈海青，等. DNA 免疫吸附治疗自身免疫性炎性肌病的临床疗效. 实用医学杂志，2015，4：678-679.

第三十八章 他汀与非他汀类药物治疗的临床决策

第一节 动脉粥样硬化性心血管疾病药物干预的靶点

低密度脂蛋白胆固醇是动脉粥样硬化性心血管疾病非常明确的病因。累积的低密度脂蛋白胆固醇负荷构成动脉粥样硬化心血管疾病的中心环节，启动和促进动脉粥样硬化的发生发展。应用药物主要干预低密度脂蛋白胆固醇受体，将低密度脂蛋白胆固醇水平降得越低，临床获益越大。无论是相对获益还是绝对获益的程度都与低密度脂蛋白胆固醇降低的幅度密切相关。动脉粥样硬化高危人群越早干预越好，尤其是家族性高脂血症的患者[1]。

无论是大规模随机对照的临床研究，还是前瞻性流行病学队列研究及孟德尔遗传学随机研究都证实：低密度脂蛋白胆固醇与动脉粥样硬化心血管疾病风险呈对数线性相关。低密度脂蛋白胆固醇作为动脉粥样硬化病因满足 8 大病因标准，证据都是一级，包括：①因果关系：低密度脂蛋白和其他含有载脂蛋白 B 的脂蛋白直接参加动脉粥样硬化心血管疾病的发生发展过程，在所有哺乳动物研究中都证实升高血浆中低密度脂蛋白和其他含有载脂蛋白 B 的脂蛋白水平导致动脉粥样硬化；②强度：单基因和多基因介导的终身低密度脂蛋白升高明显导致终身高风险；③生物等级：单基因脂质疾病，前瞻性队列研究、孟德尔随机研究和随机干预的临床研究均一致证实在暴露低密度脂蛋白绝对强度和动脉粥样硬化心血管疾病之间存在剂量依赖的对数线性相关关系；④空间

顺序：单基因脂质疾病和孟德尔随机研究证实在动脉粥样硬化心血管疾病发生之前存在低密度脂蛋白水平的升高；⑤特异性：孟德尔随机研究和随机干预性研究均提供一致的证据即低密度脂蛋白独立于其他危险因素与动脉粥样硬化心血管疾病相关；⑥一致性：超过 200 个研究累计两百万参与者，追踪两千万患者/年，累积 15 万心血管事件证据均一致证实，暴露低密度脂蛋白绝对强度和动脉粥样硬化心血管疾病风险之间存在剂量依赖的对数线性相关；⑦连贯性：从单基因脂质疾病，前瞻性队列研究，孟德尔随机研究到随机干预性研究都一致证实暴露低密度脂蛋白绝对强度和动脉粥样硬化心血管疾病风险之间存在计量依赖的对数线性相关；⑧干预降低风险：多达 30 个随机研究包括超过 20 万参加者和 3 万动脉粥样硬化心血管事件，评估降低低密度脂蛋白的治疗（他汀类药物，依折麦布和 PCSK9 抑制剂）一致证实，降低低密度脂蛋白胆固醇水平降低动脉粥样硬化心血管事件风险，低密度脂蛋白胆固醇绝对值降低幅度与心血管事件降低成正比。总之，大量证据肯定了低密度脂蛋白是动脉粥样硬化心血管疾病的病因。为此，欧洲心脏病学会特意发表了专家共识[1]。

因此干预动脉粥样硬化心血管疾病的措施主要聚焦于低密度脂蛋白靶点，他汀类药物减少胆固醇的合成；依折麦布和胆酸螯合剂及肠道旁路

手术减少胆固醇的吸收；PCSK9 抑制剂通过上调低密度脂蛋白受体加强低密度脂蛋白的清除。我国指南[2]明确提出：将降低 LDL-C 水平作为防控 ASCVD 危险的首要干预靶点，非-HDL-C 作为次要干预靶点。

美国预防工作组于 2016 年也发表了成人心血管疾病一级预防他汀类药物应用的科学说明[3]，指出：他汀类药物治疗所获得的心血管事件相对风险降低直接依赖于 LDL-C 降低的幅度；当 LDL-C 降低幅度相同时，在不同年龄、性别、种族、血脂水平、其他危险因素以及总体心血管危险程度相当的人群中，心血管事件相对风险降低相似；同样强度的他汀类药物治疗，对总体心血管疾病风险较高的患者，可获得更大的绝对获益，并且他汀类药物应用时间越长获益越明显；他汀类药物治疗防治动脉粥样硬化心血管疾病不仅仅针对 LDL-C 升高，更重要的是降低心血管疾病风险。因此，他汀类药物是抗动脉粥样硬化心血管疾病治疗的基石不容置疑。应用他汀类药物治疗 1～6 年，一级预防获益包括：心血管事件发生率降低 30%；心肌梗死发生率降低 36%；脑卒中发生率降低 29%；血运重建手术率降低 37%；心血管死亡率降低 31%；全因死亡率降低 14%。

第二节　防治动脉粥样硬化性心血管疾病的危险分层与治疗目标值

动脉粥样硬化性心血管疾病的预防可以分为四个等级，分别针对不同的对象。零级预防：健康人群卫生宣教；一级预防：高危人群干预危险因素，防止进展到动脉粥样硬化性心血管疾病阶段；二级预防：积极治疗动脉粥样硬化性心血管疾病的患者，延缓或逆转疾病的进展；三级预防：动脉粥样硬化性心血管疾病发展到功能衰竭阶段的患者，以提高生活质量为主。

对于健康人和高危因素人群，理想的低密度脂蛋白胆固醇水平是小于 100 mg/dl（2.6 mmol/L）。只有低于这个水平，动脉粥样硬化才不会发生发展。我国专家共识推荐一级预防目标值是：理想水平低密度脂蛋白胆固醇水平是小于 2.6 mmol/L（100 mg/dl），非高密度脂蛋白胆固醇水平小于 3.4 mmol/L（130 mg/dl）；合适水平：总胆固醇水平小于 5.2 mmol/L（200 mg/dl），低密度脂蛋白胆固醇水平小于 3.4 mmol/L，非高密度脂蛋白胆固醇水平小于 4.1 mmol/L，三酰甘油水平小于 1.7 mmol/L。

当代冠心病发病率最低的人群是居住在玻利维亚亚马逊沿岸的提斯曼人，他们绝大多数人低密度脂蛋白胆固醇水平在 70 mg/dl，平均血压在 116/73 mmHg，不吸烟或极少吸烟，每日劳作 4～7 h。中国 1988—1989 年的狩猎民低密度脂蛋白胆固醇水平在 61.2 mg/dl，冠心病的发病率也很低。

一、一级预防

一级预防针对的人群，各国指南或共识有所不同。美国预防工作组（USPSTF）[3]推荐：成人 40～75 岁，无心血管疾病，≥1 个危险因素：如果 10 年心血管危险评分风险≥10%，推荐应用低到中等强度的他汀类药物，证据 B 级；如果 10 年心血管危险评分风险 7.5%～10%，选择性应用低到中等强度他汀类药物取决于个体选择，证据等级 C。75 岁以上的老人不推荐他汀类药物用于一级预防，认为现有的资料不足以在获益及有害之间的平衡中得出结论。

2013 年 ACC/AHA《成人治疗胆固醇降低动脉粥样硬化性心血管疾病风险指南》推荐一级预防的人群包括三类[4]：40～75 岁 10 年心血管疾病风险≥7.5%，LDL-C 在 70～189 mg/dl 的人群；原发性家族性高胆固醇血症，LDL-C≥190 mg/dl 的患者；40～75 岁糖尿病患者无心血管疾病，LDL-C 在 70～189 mg/dl 之间者。

2016 年《欧洲心血管疾病预防临床实践指南》[5]中将 10 年心血管疾病风险≥10% 定为极高危；10 年心血管疾病风险 5%～9% 定为高危；10

年心血管疾病风险＜5％定义为中危和低危，均应进行生活方式干预。一级预防药物干预的临界点5％，即高危和极高危患者。

《中国成人血脂异常预防指南》中推荐一级预防适应人群[2]：①LDL-C≥4.9 mmol/L（190 mg/dl）。②1.8 mmol/L（70 mg/dl）≤LDL-C＜4.9 mmol/L（190 mg/dl）且年龄在40岁及以上的糖尿病患者。③10年心血管风险≥10%的高危患者及10年心血管风险5%～9%的中危人群（余生风险为高危）。

我国的危险分层按照LDL-C或TC水平、有无高血压及其他ASCVD危险因素个数分成21种组合，并按照不同组合的ASCVD 10年发病平均危险以＜5%、5%～9%和≥10%分别定义为低危、中危和高危。我国指南将高血压作为最重要的危险分层参数，纵坐标是有无高血压，横坐标是不同的LDL-C水平，其他危险因素包括：吸烟；低HDL-C；男性≥45岁，女性≥55岁。这种危险分层有利于临床，简便易行。例如高血压患者合并3个危险因素，LDL-C≥1.8 mmol/L，就属于高危。如果高血压患者合并2个危险因素，LDL-C≥2.6 mmol/L，也属于高危。2017年加拿大的高血压指南中也向高血压合并3个危险因素的患者推荐他汀类药物治疗。我国指南进一步建议对ASCVD 10年发病危险为中危的人群进行ASCVD余生危险的评估，以便识别出中青年ASCVD余生危险为高危的个体，对包括血脂在内的危险因素进行早期干预。对于小于55岁、ASCVD 10年发病危险为中危的人群，如果具有以下任意2项及以上危险因素者，其ASCVD余生危险为高危。这些危险因素包括：①收缩压≥160 mmHg或舒张压≥100 mmHg。②非-HDL-C≥5.2 mmol/L（200 mg/dl）。③HDL-C＜1.0 mmol/L（40 mg/dl）。④体重指数≥28 kg/m²。⑤吸烟。

我国指南根据危险分层提出一级预防治疗目标值：高危者LDL-C＜2.6 mmol/L；中危和低危者LDL-C＜3.4 mmol/L。LDL-C基线值较高不能达到目标值者，LDL-C至少降低50%。

如果不考虑经济因素，简化的一级预防靶目标就是理想的LDL-C水平，LDL-C＜2.6 mmol/L（100 mg/dl）。

二、二级预防

凡临床上诊断为ASCVD，包括急性冠状动脉综合征、稳定性冠心病、血运重建术后、缺血性心肌病、缺血性卒中、短暂性脑缺血发作、外周动脉粥样硬化等患者均属于极高危人群。二级预防的范围基本上欧美和我国都是一致的。

针对极高危患者我国指南提出治疗目标值是：LDL-C＜1.8 mmol/L，非-HDL-C＜2.6 mmol/L；LDL-C基线值较高不能达目标值者，LDL-C至少降低50%；LDL-C基线在目标值以内者，LDL-C仍应降低30%左右。只有LDL-C＜1.8 mmol/L，才有可能使动脉粥样硬化斑块容积变小或消退，达到延缓或逆转动脉粥样硬化心血管疾病的目的。

对比二级预防治疗目标值，大多数指南都建议LDL-C＜1.8 mmol/L（70 mg/dl）[2,6-7]。不同之处是有的指南提出更低的目标值，达标后继续将LDL-C下降50%[4,7]，意味着LDL-C最低可以降到35 mg/dl。更积极的是将动脉粥样硬化心血管疾病进一步细分为有并发症或无并发症，前者目标值更低。对降LDL-C达标后ASCVD仍在进展的患者例如不稳定型心绞痛，ASCVD合并糖尿病和（或）慢性肾病3～4期/或杂合子型家族性高胆固醇血症，早发的ASCVD的患者（男性小于55岁，女性小于65岁），美国内分泌学会提出将其归于超高危（共分五层）[8]，建议将这类患者的血脂控制为LDL-C＜55 mg/dl，非-HDL-C＜80 mg/dl，和Apo-B＜70 mg/dl。

三、三级预防

通常动脉粥样硬化性心血管疾病发展到功能衰竭阶段不推荐应用降脂药物，包括心力衰竭和肾透析阶段的患者。2013年美国ACC/AHA《成人治疗胆固醇降低动脉粥样硬化性心血管疾病风险指南》明确表明：NYHA Ⅱ～Ⅳ级缺血性收缩性心力衰竭患者不推荐他汀类药物治疗[4]。虽然他汀类药物不能降低心力衰竭患者动脉粥样硬化性心血管事件，但尚没有足够的证据支持和反对他汀类药物治疗。

以上结论主要源于两个前瞻性大规模临床研究。CORONA 是一个多中心随机双盲安慰剂对照研究，包括了 5011 名至少 60 岁以上老年缺血性收缩性心力衰竭患者，平均追踪 32.8 个月，一级终点是心血管死亡和非致命性心肌梗死及非致命性卒中的复合终点，在瑞舒伐他汀组和对照组间并无显著性差异；他汀类药物治疗也不降低总死亡率。该组患者平均 LVEF 是 31%，60% 有心肌梗死病史，72%～73% 有心绞痛。基线 LDL-C 是 3.56～3.54 mmol/L。事后亚组分析显示：瑞舒伐他汀降低心力衰竭的再次住院率。GISSI-HF 研究也是多中心随机双盲安慰剂对照的研究，入选人群是 18 岁以上有症状的慢性心力衰竭患者，不管何种病因，射血分数是正常还是下降，4574 名患者随机接受瑞舒伐他汀或安慰剂，平均追踪 3.9 年，结果显示瑞舒伐他汀并不能降低死亡率和心血管住院率的一级复合终点，同时瑞舒伐他汀 10 mg 也是安全的。该组患者平均年龄 68 岁，平均 LVEF 是 33%，LVEF＞40% 者约占 10%，缺血性心力衰竭患者约占 64%。

冠心病患者伴有心力衰竭可以用他汀类药物吗？2014 ACC/AHA《治疗非 ST 段抬高型急性冠脉综合征患者的指南》中指出：患者有心力衰竭和 NSTE-ACS 的治疗应与没有心力衰竭患者一样，进行同样的危险分层。根据冠状动脉病变的程度、左心室功能状态和既往血运重建史选择合适的血运重建方式。NSTE-ACS 患者应 24 h 内检测空腹血脂，没有禁忌证时给予高强度他汀类药物治疗。2013 ACCF/AHA《治疗 ST 段抬高型心肌梗死指南》中讨论了心肌梗死并发心力衰竭时的治疗方式，没有具体提及他汀类药物，但是在急性 STEMI 患者中没有他汀类药物禁忌证的患者均应使用高剂量的他汀类药物。

根据循证医学的证据，整体而言，我们不推荐慢性心力衰竭患者应用他汀类药物，包括缺血性。但是对急性冠脉综合征（包括 STEMI）的患者，冠状动脉病变是诱发心脏重构、发生心力衰竭的主要病因，这部分患者应用他汀类药物可以改善血运重建，降低心力衰竭的发生。ACS 同时存在心力衰竭时也是能够应用他汀类药物的。慢性缺血性心力衰竭是否应用他汀？可以个体化处理。根据患者整体情况，年龄，是否存在营养不良，有无贫血、低蛋白血症和糖尿病等等综合考量。对处于生命早中期的患者，可以考虑积极抗动脉粥样硬化治疗，对处于生命晚期的老年患者、营养不良的患者则不应用为好。总胆固醇水平过低的心力衰竭患者不宜应用他汀类药物。

第三节　他汀类药物为主、非他汀类药物为辅的治疗决策

无论是 ASCVD 一级预防还是二级预防，都应以他汀类药物作为首选药物，他汀类药物治疗不达标者，加大他汀类药物剂量，仍未达到目标值者，选择非他汀类药物和其他治疗达标。

一、非他汀类药物治疗

非他汀类药物治疗主要包括：依折麦布，胆酸螯合剂，PCSK9 抑制剂和针对家族性高胆固醇血症的一些新药，血浆置换和外科手术等。

依折麦布能够有效抑制肠道内胆固醇的吸收。依折麦布的推荐主要根据 IMPROVE-IT 研究的结果，它是一个国际多中心随机双盲对照的临床研究，入选 18 144 名急性冠脉综合征患者，随机接受依折麦布/辛伐他汀复方制剂或辛伐他汀，平均随访 6 年。结果显示：治疗后依折麦布/辛伐他汀复方制剂平均 LDL-C 53.7 mg/dl，对照组 LDL-C 69.5 mg/dl。一级复合终点（心血管死亡、心肌梗死、不稳定型心绞痛入院、血运重建需求和卒中）的绝对风险降低 2%（32.7% vs. 34.7%），达到显著性差异。这个研究第一次证实在他汀类药物治疗的基础上加用非他汀依折麦布可以使心血管事件降低，另外 SHARP 研究显示依折麦布和辛伐他汀联合治疗对改善慢性肾病患者的心血

管疾病预后具有良好作用。依折麦布推荐剂量为10 mg/d。依折麦布的安全性和耐受性良好，其不良反应轻微，多为一过性，主要表现为头痛和消化道症状，与他汀类药物联用可以发生转氨酶增高和肌痛等副作用，禁用于妊娠期和哺乳期。

PCSK9 是肝合成的分泌型丝氨酸蛋白酶，可与 LDL 受体结合并使其降解。通过抑制 PCSK9，可阻止 LDL 受体降解，促进 LDL-C 的清除，以 PCSK9 单克隆抗体发展最为迅速，其中 alirocumab、evolocumab 已被欧盟医管局和美国 FDA 批准上市。PCSK9 抑制剂无论单独应用或与他汀类药物联合应用均明显降低血清 LDL-C 水平，同时可改善其他血脂指标，包括 HDL-C、Lp（a）等。PCSK9 抑制剂的推荐源于 FOURIER 研究，这是一个国际多中心随机双盲安慰剂对照研究，入选了 27 564 例正在服用他汀类药物的 ASCVD 患者（LDL-C≥70 mg/dl，80.9％有心肌梗死病史，19.5％有卒中史），随机接受皮下注射 evolocumab（每 2 周 140 mg 或每月 420 mg）和安慰剂。69％的患者接受高强度他汀类药物治疗。平均追踪 2.2 年。结果显示：evolocumab 可使 LDL-C 从平均基线水平 92 mg/dl 降至 30 mg/dl，下降幅度 59％。一级复合终点（心血管死亡、心肌梗死、脑卒中、不稳定型心绞痛入院或血运重建需求）下降 15％，二级硬终点（心血管死亡、心肌梗死和脑卒中）降低 20％。这种获益独立于基线的 LDL-C 水平，最低 1/4 分位的患者（基线平均 LDL-C 74 mg/dl）同样可以从中获益。除了注射部位反应外，安全性与安慰剂相当。

新型调脂药物主要针对家族性高胆固醇血症患者。例如：微粒体 TG 转移蛋白抑制剂洛美他派（lomitapide）于 2012 年由美国 FDA 批准上市，主要用于治疗纯合子型家族性高胆固醇血症患者，能够使 LDL-C 降低约 40％。载脂蛋白 B100 合成抑制剂米泊美生（mipomersen）是第 2 代反义寡核苷酸，单独或与其他调脂药联合用于治疗纯合子型家族性高胆固醇血症，能够使 LDL-C 降低 25％。evinacumab 是一种针对血管生成素样蛋白 3（ANGPTL3）的单克隆抗体抑制剂。治疗 4 周后 LDL-C 平均值降低 49％±23％，4～12 周内 LDL-C 平均峰值降低 58％±18％；同时三酰甘油降低 47％。

胆酸螯合剂为碱性阴离子交换树脂，可阻断肠道内胆汁酸中胆固醇的重吸收。我国指南推荐的临床用法：考来烯胺每次 5 g，3 次／日；考来替泊每次 5 g，3 次／日；考来维仑每次 1.875 g，2 次／日。与他汀类药物联用，可明显提高调脂疗效。常见不良反应有胃肠道不适、便秘和影响某些药物的吸收。此类药物的绝对禁忌证为异常 β 脂蛋白血症和血清 TG>4.5 mmol/L（400 mg/dl）。

二、他汀类药物与非他汀类药物治疗联合应用

2016 年 ACC 发布了针对低密度脂蛋白胆固醇的《非他汀类药物治疗降低动脉粥样硬化心血管疾病风险的专家共识》[7]。根据 2013 年 ACC/AHA《成人治疗胆固醇降低动脉粥样硬化性心血管疾病风险指南》中提出的他汀类药物获益的四大类人群，进一步讨论了非他汀类药物治疗作用，与他汀类药物联合应用的临床决策。总原则：针对四大类他汀类药物获益人群或患者，准备联合非他汀类药物治疗时需要考虑下列问题：健康生活方式改善是否到位？他汀类药物治疗顺应性如何？是否存在他汀类药物不耐受？其他危险因素的控制如何？患者是否了解非他汀类药物治疗潜在获益和潜在风险？准备将 LDL-C 下降的程度（LDL-C 达到的绝对值）？能否监测治疗后的反应和药物副作用等。

他汀类药物与非他汀类药物治疗联合是建立在他汀类药物为主，非他汀类药物治疗为辅的原则上。主要针对是 ASCVD 高危患者，以二级预防为主。

（1）临床稳定的 ASCVD 患者无并发症，正在应用他汀类药物二级预防，第一步检查：最大耐受剂量他汀类药物是否达标（降低 LDL-C≥50％；或 LDL-C<100 mg/dl）；若没有达标：评估他汀类药物治疗患者的顺应性，加强生活方式干预，加大他汀类药物剂量，控制其他危险因素，仍然不能达标，进到第二步：告之患者加用非他汀治疗进一步获益及潜在风险，考虑患者治疗意

愿，如果愿意考虑非他汀类药物治疗，建议：首先选择他汀类药物和依折麦布联合，未能达标，改选他汀类药物和 PCSK9 抑制剂联用。

（2）临床 ASCVD 有并发症（糖尿病，慢性肾病，急性 ASCVD 事件等），最大耐受剂量他汀类药物二级预防未达标（降低 LDL-C≥50%，或 LDL-C＜70 mg/dl；或糖尿病患者非-HDL-C＜100 mg/dl），除了目标值更低以外，治疗流程同上，首选他汀类药物与依折麦布联合；次选他汀类药物与 PCSK9 抑制剂联用。

（3）临床 ASCVD，LDL-C＞190 mg/dl 的患者：排除继发因素，最大耐受剂量他汀类药物二级预防未达标（降低 LDL-C≥50%，或 LDL-C＜70 mg/dl）：建议首选他汀类药物加依折麦布，或他汀类药物与 PCSK9 抑制剂联用；二线推荐他汀类药物与胆酸螯合剂联用。对上述治疗仍然不能达标者，尤其是纯合子家族性高胆固醇血症患者，推荐给血脂专家和注册的饮食营养专家，进行特殊干预。

（4）家族性高胆固醇血症一级预防：成人≥21 岁，无 ASCVD，基础 LDL-C＞190 mg/dl 排除继发因素导致的高脂血症患者，应用最大耐受剂量他汀类药物一级预防未达标（降低 LDL-C≥50%，或 LDL-C＜100 mg/dl），建议：首选他汀类药物与依折麦布或 PCSK9 抑制剂联合；次选他汀类药物与胆酸螯合剂联合。对血脂水平特别高，LDL-C≥250 mg/dl 或纯合子家族性高胆固醇血症患者，推荐给血脂专家和注册的饮食营养专家，进行特殊干预。

（5）糖尿病一级预防：40～75 岁糖尿病患者，无 ASCVD，LDL-C 70～189 mg/dl，最大耐受剂量他汀类药物一级预防未达标（降低 LDL-C≥50%，或 LDL-C＜100 mg/dl，或非-HDL-C＜130 mg/dl），建议首选他汀类药物与依折麦布联合，次选他汀类药物与胆酸螯合剂联合，暂不推荐 PCSK9 抑制剂。小部分糖尿病患者，10 年 AS-CVD 风险小于 7.5%，无其他高危因素（视网膜病变，慢性肾病，蛋白尿，Lpa 升高，亚临床 ASCVD），开始使用中等强度他汀类药物将 LDL-C 降低 30%～49%，或者 LDL-C＜100 mg/dl，或非-HDL-C＜130 mg/dl 也是合理的，如果不能达到这个靶目标，推荐高强度他汀类药物治疗。

（6）高危人群一级预防：40～75 岁 10 年 AS-CVD＞7.5% 的患者，基线 LDL-C 70～189 mg/dl，中等强度他汀类药物一级预防未达标（降低 LDL-C 30%～49%，或 LDL-C＜100 mg/dl），存在高危因素（10 年 ASCVD≥20%；LDL-C≥160 mg/dl；其他危险因素控制差；早发 ASCVD 家族史伴或不伴 Lpa 水平升高；亚临床 ASCVD 加重趋势，如冠状动脉钙化积分增加；hs-CRP 升高；其他危险调控因素如 CKD、HIV、慢性炎症等），建议：增加他汀类药物到最大耐受剂量，目标降低 LDL-C≥50%，或 LDL-C＜100 mg/dl，仍不达标，推荐首选他汀类药物与依折麦布联合，次选他汀类药物与胆酸螯合剂联合。

2016 年欧洲心脏病学会（ESC）/欧洲动脉粥样硬化学会（EAS）公布了针对极高危心血管疾病患者应用 PCSK9 抑制剂的专家共识，对三大类患者推荐联合治疗[9]。第一类：明确 ASCVD 疾病（临床诊断或影像学诊断），或糖尿病伴靶器官损伤或至少一个主要危险因素（高血压或高脂血症）的患者，最大耐受剂量的他汀类药物（优选阿托伐他汀，或瑞舒伐他汀）治疗，达到目标 LDL-C＜70 mg/dl 或降低 LDL-C≥50%，如果不达标：首选与依折麦布联合。仍然不达标，进一步选择应用 PCSK9 抑制剂的指标是：LDL-C≥140 mg/dl（3.6 mmol/L）；或 ASCVD 迅速进展同时 LDL-C≥100 mg/dl。ASCVD 迅速进展是指：反复急性冠脉综合征；反复超预期血运重建需求；5 年内反复缺血性卒中发生。第二类：严重的家族性高胆固醇血症患者。杂合子型家族性高胆固醇血症患者：最大耐受剂量有效的他汀类药物（优选阿托伐他汀，或瑞舒伐他汀）与依折麦布联合治疗；如果 LDL-C＞200 mg/dl 或者存在至少一个主要危险因素（糖尿病、高血压、早发冠心病家族史）表明极高危，同时 LDL-C＞175 mg/dl 时，考虑应用 PCSK9 抑制剂。纯合子型家族性高胆固醇血型症患者：采用最强降脂治疗包括 LDL-C 血浆置换，除了阴-阴型 LDL 受体突变的患者，其他均可应用 PCSK9 抑制剂。第三类：他汀类药物不耐受的患者，首选依折麦布，可考虑与 PCSK9 抑制剂联合。

（7）他汀类药物不耐受[10-11]：绝大多数患者

能够耐受他汀类药物，并且从中获益。临床大约10％～15％患者出现应用他汀类药物相关的副作用，其中有些副作用的发生率极低，临床多见的是他汀类药物相关的肌肉症状。有些学者不赞成使用他汀类药物不耐受这一术语，建议用他汀类药物相关的肌肉症状（SAMS）替代。目前公认的他汀类药物不耐受的定义是[11]：至少不能耐受两种他汀，其中一种包括小剂量，出现不能耐受的他汀相关的副作用或生物标志物的升高，他汀减量或停用时改善。针对这部分患者，即SAMS伴或不伴肌酸激酶的轻度升高（不包括肌酸激酶升高10倍的肌溶解患者）：首先询问相关病史，了解是否存在引起肌肉症状的危险因素，有无继发因素？例如：运动过量，共用其他药物，饮食（葡萄汁），神经肌肉疾病等，停用他汀类药物2～6周，观察症状是否改善，尝试第二种副作用较小的他汀类药物，此后三种走向：第一种，不再出现肌肉相关的症状继续用药；第二种，SAMS症状再次出现，肌酸激酶升高小于4倍，换用第三种他汀类药物小剂量观察，仍有症状改为非他汀类药物治疗；第三种，SAMS症状再次出现，肌酸激酶升高大于4倍小于10倍，直接进入非他汀类药物治疗。非他汀类药物首选依折麦布单用或联用胆酸螯合剂，不能够达标（参照上述三大类情况：ASCVD/DM，迅速进展型ASCVD，家族性高胆固醇血症）可以考虑应用PCSK9抑制剂。

比较欧美共识，共同点都强调以他汀类药物为主，应用最大耐受剂量的他汀类药物，他汀类药物是抗动脉粥样硬化治疗的基石，心血管获益超过非他汀类药物治疗。分层达标也是共识，首选他汀类药物与依折麦布联合，次选他汀类药物与其他药物的联合。美国共识以他汀类药物获益四大类患者或人群为主，以达标为目的，不达标考虑联合。欧洲共识是三大类高危患者或人群，按照流程，不达标的患者，可以应用三种药物的联合，即他汀类药物/依折麦布/PCSK9抑制剂。

在临床实践中，ASCVD极高危的患者应该是他汀类药物和非他汀联合治疗的主要对象。因为从循证医学角度看，IMPROVE-IT研究入选的是急性冠脉综合征的患者，FOURIER研究中80.9％有心肌梗死史，19.5％有卒中史。坚持他汀类药物为主非他汀类药物为辅的原则，以两种联合为主。首选他汀类药物达标；不达标则用到患者能够耐受的大剂量；仍不达标与依折麦布联合。为什么要将他汀类药物用到能够耐受的最大剂量？因为从循证医学的角度，他汀类药物获益明显肯定，而依折麦布获益相对较小。但是对于不达标的患者仍然推荐与依折麦布联合。依折麦布副作用少，临床应用时间长经验多，更适合国情。PCSK9抑制剂的应用目前国内尚未上市，从社会经济学角度仅限于小部分患者可以承受，需要14 000美元/年。FOURIER研究平均随访2.2年，相对时间较短，有待更长的时间验证PCSK9抑制剂的疗效及安全性。能否采用他汀类药物/依折麦布/PCSK9抑制剂三联疗法个人持保守意见，不主张，因为FOURIER研究中仅5.3％的患者基线是他汀类药物加依折麦布，PCSK9抑制剂的安全性、长期应用免疫相关的副作用如何有待更多的临床实践验证，另外将LDL-C长期控制在30 mg/dl是否合适也有待进一步验证。目前中国指南推荐的底线是LDL-C 50 mg/dl（达标后降低30％）左右。

他汀类药物和非他汀类药物联合除了上面讨论的内容外，针对混合型高脂血症的患者，还有他汀类药物与贝特类，他汀类药物与Omega-3的联合方案等。

贝特类主要用于高三酰甘油血症的患者。贝特类通过激活过氧化物酶体增殖物激活受体α和激活脂蛋白酯酶而降低血清TG水平和升高HDL-C水平。临床试验和meta分析提示：贝特类药物能使三酰甘油血症伴低HDL-C人群心血管事件危险降低10％左右，降低非致死性心肌梗死和冠状动脉血运重建术的需求。临床上针对高三酰甘油血症，最重要的是饮食的管理，戒酒，减肥等。对于三酰甘油血症，TG大于500 mg/dl的患者，首选贝特类；TG在200～500 mg/dl，首选他汀类药物，不能达标（包括非-HDL-C第二目标值），选择他汀类药物与贝特类联合，或者他汀类药物与Omega-3的联合等。

美国FDA已经批准了5种处方的Omega-3多不饱和脂肪酸剂型用于治疗严重高三酰甘油血症。

冠心病患者补充鱼油有助于二级预防。HFrEF 患者补充鱼油可以降低心血管事件。不推荐普通人群中补充鱼油作为一级预防。在他汀类药物不可耐受的冠心病患者，可以考虑 Omega-3 多不饱和脂肪酸的使用，对混合型高脂血症患者，可以考虑他汀类药物与 Omega-3 的联合。

总之，LDL-C 是动脉粥样硬化的病因，降低 LDL-C 能够减少动脉粥样硬化的心血管事件。由于动脉粥样硬化发生发展是一个长期累积的过程，在严密监测无副作用的前提下，建议长期应用他汀类药物。根据危险分层，降 LDL-C 达标最重要两个目标值：0 级和一级预防，将 LDL-C 控制在理想水平为佳（LDL-C＜2.6 mmol/L）；二级预防：LDL-C＜1.8 mmol/L（70 mg/dl），或 LDL-C 降低 30%～50%。

（卢永昕）

参考文献

[1] Ferencel BA，Ginsberg HN，Graham I，et al. Low-density lipoproteins cause atherosclerotic cardiovascular disease. 1. Evidence from genetic，epidemiologic，and clinical studies. A consensus statement from the European Atherosclerosis Society Consensus Panel. European Heart Journal 2017：0，1-14. CURRENT OPINION doi：10.1093/eurheartj/ehx144.

[2] 中国成人血脂异常防治指南修订联合委员会. 中国成人血脂异常防治指南（2016 年修订版）. 中国循环杂志，2016，31（10），937-953.

[3] U. S. Preventive Services Task Force. Draft Recommendation Statement：Statin Use for the Primary Prevention of Cardiovascular Disease in Adults：Preventive Medication. Available at：http://www. uspreventiveservices-taskforce. org/Page/Document/draft-recommendationstatement175/statin-use-in-adults-preventive-medication.

[4] Stone NJ，Robinson JG，Lichtenstein AH，et al. 2013 ACC/AHA guideline on the treatment of blood cholesterol to reduce atherosclerotic cardiovascular risk in adults：a report of the American College of Cardiology/American Heart Association Task Force on Practice Guidelines. J

Am Coll Cardiol，2014，63：2889-2934.

[5] Piepoli MF，Hoes AW，Agewall S，et al. 2016 European Guidelines on cardiovascular disease prevention in clinical practice：The Sixth Joint Task Force of the European Society of Cardiology and Other Societies on Cardiovascular Disease Prevention in Clinical Practice (constituted by representatives of 10 societies and by invited experts)：developed with the special contribution of the European Association for Cardiovascular Prevention & Rehabilitation（EACPR）. Eur Heart J，2016，37：2315-2381.

[6] Catapano AL，Graham I，De Backer G，et al. ESC/EAS Guidelines for the Management of Dyslipidaemias：The Task Force for the Management of Dyslipidaemias of the European Society of Cardiology（ESC）and European Atherosclerosis Society（EAS）. Eur Heart J，2016，pii：ehw272.［Epub ahead of print］.

[7] Lloyd-Jones MD，Morris PM，Ballantyne CM，et al. 2016 ACC Expert Consensus Decision Pathway on the Role of Non-Statin Therapies for LDL-Cholesterol Lowering in the Management of Atherosclerotic Cardiovascular Disease Risk. J A C C，2016，68：1.

[8] Jellinger PS，Handelsman Y，Rosenblit PD，et al. Guidelines for the management of dyslipidemia and prevention of cardiovascular disease. Endocr Pract，2017，23（Suppl 2）.

[9] Landmesser Ulf. Chapman MJ，Farnier M，et al. European Society of Cardiology/European Atherosclerosis Society Task Force consensus statement on proprotein convertase subtilisin/kexin type 9 inhibitors：practical guidance for use in patients at very high cardiovascular risk. European Heart Journal（2016）0，1-11 doi：10.1093/eurheartj/ehw48.

[10] Stroes ES，Thompson PD，Corsini A，et al. Statin-associated muscle symptoms：impact on statin therapy-European Atherosclerosis Society Consensus Panel Statement on Assessment，Aetiology and Management. Eur Heart J，2015，36：1012-1022.

[11] Banach M，Rizzo M，Toth PP，et al. Statin intolerance-an attempt at a unifi ed defi nition. Position paper from an International Lipid Expert Panel. Arch Med Sci，2015，11（1）：1-23.

第三十九章　新型调脂药物

第一节　PCSK9 抑制剂

迄今为止，大量的动物研究、遗传学研究和流行病学研究充分证实血浆胆固醇尤其是低密度脂蛋白胆固醇（low-density lipoprotein cholesterol，LDL-C）水平升高是动脉粥样硬化最主要的危险因素。3-羟基-3-甲基戊二酰辅酶 A（3-hydroxy-3-methylglutaryl-CoA reductase，HMGCR）还原酶抑制剂——他汀类药物的发现和应用开创了动脉粥样硬化性心脏病防治的新纪元，在人类与心血管疾病的对抗史中具有里程碑的意义。他汀类药物通过降低血浆胆固醇水平，稳定甚至逆转斑块，减少心肌梗死、脑卒中等不良事件发生，最终延长了患者的生命，成为当前降低胆固醇，防治动脉粥样硬化性心脏病的首选药物和基石。

然而，人们也很快注意到，虽然他汀是一类相对安全的药物，但还是有肝和肌肉毒性，以及增加新发糖尿病、引起蛋白尿、导致神经系统损害、诱发肿瘤等潜在危险；应用患者能耐受的最大剂量他汀仍不能使很多高危患者血浆 LDL-C 水平达到指南推荐的靶目标，并且即使应用大剂量他汀类药物可使血浆 LDL-C 水平降低 30%～50% 甚至降至目前的最低水平，但仍有约 1/3 冠心病患者的斑块仍然继续进展；此外，多个近期发布的大规模随机对照临床试验显示，尽管当前针对动脉粥样硬化的标准防治策略能有效地控制 LDL-C、血压、血糖和其他一些可改变的心血管疾病危险因素，但主要心血管事件（如死亡、心肌梗死和脑卒中）的剩余风险仍然在大多数动脉粥样硬化患者中持续存在。由此可见，目前针对动脉粥样硬化性心血管病防治的临床实践迫切需要新的降脂治疗策略。

针对心血管剩余风险的管理，主要措施包括进一步降低 LDL-C 水平、降低三酰甘油（甘油三酯）水平和提高高密度脂蛋白胆固醇（high-density lipoprotein cholesterol，HDL-C）水平。目前，降低 LDL-C 水平的药物除了他汀之外，已经开发出的药物还有胆固醇和胆酸吸收抑制剂（包括胆酸转运抑制剂、胆酸螯合剂、植物固醇和甾醇以及 NPC1L1 抑制剂）、鲨烯合酶抑制剂、载脂蛋白 B（apolipoprotein B，Apo B）mRNA 反义核苷酸、微粒体三酰甘油转运蛋白（microsomal triglyceride transfer protein，MTP）抑制剂、甲状腺素受体拮抗剂和以前蛋白转化酶枯草溶菌素 9（proprotein convertase subtilisin/kexin 9，PCSK9）为靶点的抑制治疗。

近年来，越来越多的研究提示处于 LDL 代谢通路核心部位的关键基因——PCSK9 可能是一个具有重要临床转化价值的新型降脂治疗靶点，并开辟了新的降脂治疗理论。目前应用抗体和基因技术已开发出 PCSK9 的多个抑制剂，并且临床研究已经显示出这类药物在降脂治疗领域卓越的有效性和良好的安全性，正在成为降低低密度脂蛋白胆固醇的一颗新星。

一、前蛋白转化酶枯草溶菌素 9 的生物学特征

人 PCSK9 基因定位于染色体 1p32.3，全长

约 22 kb，包含 12 个外显子，编码由 692 个氨基酸残基组成的前蛋白转化酶——神经凋亡调节转化酶-1（neural apoptosis regulated convertase-1，NARC-1），主要表达于肝、小肠和肾，其次是皮肤和脑[1-2]。人 PCSK9 包括一个信号序列、一个前结构域（氨基酸 31-152）、一个催化结构域（氨基酸 153-451）和一个富含半胱氨酸和组氨酸的 C-末端结构域（氨基酸 452-692），其启动子区域包含两个典型的转录调节保守序列：固醇调节元件（sterol regulatory element，SRE）和 Sp1 位点[1-2]。

PCSK9 在内质网以分子量为 73 kDa 的酶原形式合成，然后在 152-153 氨基酸残基之间进行自身催化剪切，该剪切过程是其转运出内质网的前提，剪切后释放的 N-末端前结构域仍与分子量为 63 kDa 的成熟酶保持紧密相连，并作为伴侣与成熟的 PCSK9 途经高尔基体分泌到细胞质或细胞外，从而发挥其生物学作用。在被剪切后，前结构域中的最后四个氨基酸残基掩盖 PCSK9 的催化三联体，因此限制潜在的底物与其接触。

PCSK9 主要的作用是降解细胞表面的 LDLR，从而参与胆固醇代谢的调节[1-2]。此外，既往研究也表明 PCSK9 具有促进肝再生和在胚胎发育中促进神经细胞分化的作用[3]，而同时体外细胞实验也发现 PCSK9 参与了神经细胞的凋亡[4]。

PCSK9 主要在转录水平受固醇调节元件结合蛋白（sterol regulatory element binding protein，SREBP）的调节，其中包括参与脂肪酸合成的 SREBP-1c 和胆固醇代谢的 SREBP-2[1-2]。虽然 SREBP-1c 也参与调节 PCSK9，但在生理条件下，SREBP-2 发挥了更重要的作用。上调 SREBP 的功能可以增加 PCSK9 的表达，反之，下调 SREBP 的功能则抑制 PCSK9 的表达。此外，PCSK-9 在转录水平也受其他一些转录因子的调节。在人肝细胞中，激活核受体法尼醇 X 受体（farnesoid X receptor，FXR）或过氧化物酶体增殖物激活受体（proliferator-activated receptor α，PPAR-α）可以减少 PCSK9 mRNA 的表达。目前研究发现的他汀类药物、贝特类药物、小檗碱以及胰岛素对 PCSK9 表达的调节可能就是通过直接或间接影响上述转录因子而发挥作用[5-9]。

二、前蛋白转化酶枯草溶菌素 9 和胆固醇代谢

在发现 PCSK9 参与胆固醇代谢的过程中，人类遗传学和基因组学的现代技术发挥了非常重要的作用。最早在 2003 年，Seidah 等首次克隆了人、小鼠和大鼠的 PCSK9 基因，并证实其具有前蛋白转化酶功能[3]。之后不久，Abifadel 等在《自然–遗传学》杂志上发表了一项具有开创意义的临床研究，他们应用外显子测序技术首次发现在常染色体显性遗传的家族性高胆固醇血症患者中 PCSK9 存在两个功能获得型的错义突变[10]，并确立了 PCSK9 是除 LDLR 和 Apo B 之外引起家族性高胆固醇血症的第三个基因。同年，Maxwell 和 Horton 等应用基因芯片技术在 SREBP-1a 和 SREBP-2 转基因小鼠中均发现 PCSK9 与胆固醇代谢有关[11-12]。尽管在 2003 年仅有这 4 篇有关 PCSK9 的研究，但它们证实了 PCSK9 在胆固醇代谢中具有非常重要的作用。

随后，一些有关 PCSK9 生物学特征的基础研究陆续发表。Maxwell 等报道 PCSK9 基因过表达小鼠的表型与 LDLR 基因敲除小鼠非常相似，均表现为循环中非高密度脂蛋白胆固醇（high-density lipoprotein cholesterol，HDL-C）水平明显增加和可检测的 LDLR 蛋白几乎完全丧失[13]。另外，该研究也观察到，PCSK9 过表达对 LDLR mRNA 水平影响很小，提示 PCSK9 主要是在蛋白水平降解肝 LDLR[13]。此外，Maxwell 和 Horton 等在动物和细胞研究中也发现抑制肝和血液循环中的 PCSK9 可以直接增加 LDLR 的表达，并降低 LDL-C 水平[14-16]。

伴随着有关 PCSK9 的研究增多，人们逐渐阐明了 PCSK9 降解 LDLR 的可能机制，其发挥作用主要通过内源性和外源性两种方式。外源性方式认为 PCSK9 在肝细胞内质网合成后，经过自身催化并被分泌到细胞外，与 LDLR 上的表皮生长因子 A 位点结合，形成 PCSK9-表皮生长因子 A 复合物，然后重新转运到肝细胞内经溶酶体途径使 LDLR 发生降解[17]；内源性方式认为 PCSK9 合成

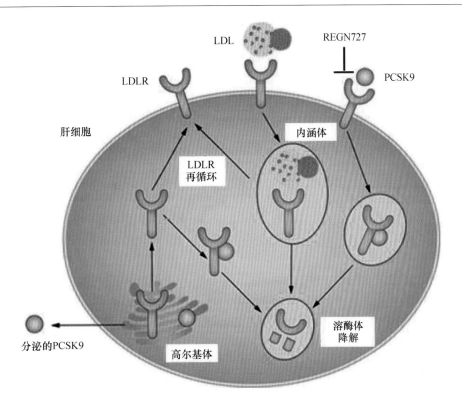

图 39-1　PCSK9 降解 LDLR 的作用机制示意图（参考 Brautbar A，Ballantyne CM. Nat Rev Cardiol. 2011；8：253-65.）。
目前理论认为，PCSK9 主要通过内源性和外源性两种方式发挥作用。PCSK9，前蛋白转化酶枯草溶菌素 9；LDLR，低密
度脂蛋白受体；LDL，低密度脂蛋白；REGN727，PCSK9 的单克隆抗体，图中标注为其抑制 PCSK9 降解 LDLR

后在被分泌到细胞外之前，在细胞内通过与外源性方式类似的过程与 LDLR 结合并通过溶酶体途径使其降解[18]。一些能够引起胆固醇水平升高的 PCSK9 基因突变导致 PCSK9 的表皮生长因子结合表面结构发生改变，从而增加其与 LDLR 的亲和力，并最终增强 PCSK9 破坏 LDLR 的能力。

在 PCSK9 的生物学特性逐渐被阐明的同时，其他一些可以引起家族性高胆固醇血症的 PCSK9 突变也在人类研究中报道。其中，Hobbs 和 Cohen 等发表在《新英格兰医学杂志》和《自然-遗传学》杂志的两项研究进一步增强了人们对 PCSK9 的关注，他们的研究显示在血浆 LDL-C 水平降低的受试者中，存在 PCSK9 的功能缺失突变[19-20]。PCSK9 无义突变的杂合子在接近 3% 的非洲裔美国人中存在，其中包括 Y142X 和 C679X 这两个可以防止 PCSK9 自我催化和分泌的突变位点，这些无义突变可以使 LDL-C 水平降低 28% 和冠心病风险减少 88%[21]。随后，该研究小组又发现两名 PCSK9 功能完全丧失的年轻女性的血浆

LDL-C 水平仅为 14～16 mg/dl，该水平远低于他汀治疗所能达到的水平，并且这两名女性均十分健康，可以从事正常的体力活动工作[21-22]。此外，有研究发现 PCSK9 基因的一些错义突变不仅与低胆固醇血症有关，也可能增加患者对他汀类药物的反应[23]，并且在癌症患者中 PCSK9 功能缺失突变的比例并没有增加。在非洲裔美国人中报道存在 PCSK9 功能缺失突变后不久，有研究发现在 3% 不存在非洲裔美国人功能完全缺失突变的高加索人群中，也存在一些可以引起血清胆固醇水平降低的 PCSK9 突变[24]。在这些突变中，最值得关注的是 R46L，其可以使循环 LDL-C 水平降低 10%～20%，使心血管疾病风险下降 50%[24]。

综上所述，这些临床和实验室研究激起了人们研发以 PCSK9 为降低 LDL-C 药物治疗新靶点的兴趣，研究者期望通过抗体技术抑制 PCSK9 的水平或基因技术减少其生成以降低血浆 LDL-C 水平，从而为临床高胆固醇血症的治疗提供新思路和途径。

三、前蛋白转化酶枯草溶菌素 9 抑制剂的种类

根据 PCSK9 抑制剂作用的环节不同，可以分为[25-26]：①抑制 PCSK9 与 LDLR 结合：包括单克隆抗体、Andectins 和小分子多肽；②抑制 PCSK9 合成：包括反义寡核苷酸和小干扰 RNA；③抑制 PCSK9 在内质网中自身催化剪切：小分子抑制物。其中，反义寡核苷酸性质的 PCSK9 抑制剂处于临床前研究阶段，小干扰 RNA 和单克隆抗体的 PCSK9 抑制剂已进入临床研究阶段。单克隆抗体作为目前研究最多和进展最快的 PCSK9 抑制剂，主要包括 alirocumab、evolocumab、bococizumab 和 LY3015014；其中前 3 个已完成一系列Ⅲ期临床试验，可每 2 周（alirocumab 150 mg，evolocumab 140 mg，bococizumab 150 mg）或 4 周（alirocumab 300 mg，evolocumab 420 mg，bococizumab 300 mg）皮下注射 1 次；PCSK9 单克隆抗体降低 LDL-C 的作用呈剂量依赖性，并且除明显降低血浆 LDL-C 水平外，也可大幅降低 ApoB 和脂蛋白 a 水平。最近，evolocumab（Repatha）已经获得美国食品药品管理局（FDA）和欧洲药品管理局（EMA）批准上市，alirocumab（Praluent）也获得美国 FDA 批准上市，用于他汀类药物无法控制胆固醇水平的患者或家族型高胆固醇血症患者。此外，小干扰 RNA 抑制剂在Ⅰ期临床试验中也显示出良好的降低血浆 LDL-C 水平的功效。

四、前蛋白转化酶枯草溶菌素 9 抑制剂的临床证据

PCSK9 单克隆抗体的Ⅰ期和Ⅱ期临床试验已经研究出合适的给药方式、间隔和剂量，并证实具有显著降低血浆 LDL-C 的作用和良好的安全性。目前已经完成的Ⅲ期临床试验同样发现，PCSK9 单克隆抗体不论是单用或与其他降脂药物联用均可明显降低血浆 LDL-C 水平，并具有良好的安全性；此外，最新的多个Ⅲ期临床试验显示 PCSK9 单克隆抗体同样可以减少心血管不良事件

的发生，这一减少硬终点事件的作用进一步奠定了其在降脂治疗中的重要作用。

alirocumab 作为首个发明并完成Ⅲ期临床试验的人源性 PCSK9 单克隆抗体，对其疗效和安全性的评价主要来自 ODYSSEY 系列研究。ODYSSEY MONO 和 ALTERNATIVE 试验报道了单用 alirocumab 的降脂疗效，结果表明对未接受降脂治疗的中危高胆固醇血症和因肌肉症状不能耐受他汀类药物治疗且 LDL-C 未达标的心血管中、高和极高危患者，单独给予 alirocumab 治疗 24 周可使 LDL-C 水平下降 47%～52%，明显优于依折麦布的 16%～17%[27]。ODYSSEY FH Ⅰ和Ⅱ、COMBO Ⅰ和Ⅱ、OPTIONS Ⅰ和Ⅱ研究进一步探讨了 alirocumab 同他汀类药物联合使用，在多个人群包括接受最大耐受量或中等-高强度他汀类药物治疗后但 LDL-C 仍未达标的杂合子家族性高胆固醇血症和心血管高危患者中的降脂效果，结果一致发现 alirocumab 联合他汀类药物治疗 24 周，可使不同患者的 LDL-C 水平较基线下降 50% 左右，显著提高 LDL-C 的达标率，并且疗效也优于依折麦布和他汀类药物的联合；此外，ODYSSEY COMBO Ⅰ和Ⅱ研究在 alirocumab 治疗 52 周时也发现其具有同样程度的降脂疗效。ODYSSEY LONG-TERM 试验是目前 alirocumab 最大规模的Ⅲ期临床研究，共纳入 2341 例家族性高胆固醇血症和心血管事件高危患者，这些患者接受了最大耐受剂量他汀类药物治疗但 LDL-C 水平 > 70 mg/dl，按 2∶1 比例随机分配到 alirocumab 组和安慰剂组；alirocumab（150 mg，每 2 周一次）治疗 24 周能显著降低血浆 LDL-C 水平 62%，其中 79% 的患者 LDL-C 水平达到 < 70 mg/dl，并且这种降脂效果在治疗至 78 周时仍然存在[28]。evolocumab 是拥有多项Ⅲ期临床试验证据的又一强效 PCSK9 单克隆抗体。MENDEL 2 和 GAUSS 2 试验首先观察了 evolocumab 单用的降脂疗效，结果发现 140 mg（每 2 周一次）和 420 mg（每 4 周一次）的 evolocumab 治疗 12 周，可使未服用或不能耐受他汀类药物的患者血浆 LDL-C 均下降 55% 左右；并且也同时发现单一 evolocumab 降低 LDL-C 水平的效果优于依折麦布[29-30]。LAPLACE-2、RUTHERFORD2 和

TESLA 试验主要是探讨了 evolocumab 和他汀类药物的降脂疗效，结果发现在接受中或高强度他汀类药物治疗的原发性高胆固醇血症和混合型血脂异常患者、稳定剂量他汀类和其他降脂治疗药物后 LDL-C 未达标的杂合子与纯合子家族型高胆固醇血症患者中，12 周的 evolocumab 治疗使患者的血浆 LDL-C 分别降低 59%～75%（140 mg，每 2 周一次）和 31%～75%（420 mg，每 4 周一次）[31-33]；此外，LAPLACE-2 研究发现 evolocumab 也具有明显降低脂蛋白 a 和 ApoB、升高 HDL-C 水平的作用[31]。DESCARTES2 试验是迄今为止 evolocumab 随访时间最长（52 周）的一项研究，对 901 名在接受单纯饮食控制、阿托伐他汀不同剂量单用或联合依折麦布不同治疗后 LDL-C 水平仍>75 mg/dl 的非冠心病或冠心病患者，给予 evolocumab 治疗（420 mg，每 4 周一次）52 周，结果发现 evolocumab 使全部患者的 LDL-C 降低了 57%，并且根据基线降脂治疗方法的不同，evolocumab 降低 LDL-C 水平从 49% 到 62% 不等[34]。bococizumab 作为 PCSK9 单克隆抗体中的后起之秀，目前的一项 Ⅲ 期临床试验显示，应用 bococizumab 治疗 12 周可使接受稳定剂量他汀类药物的高胆固醇血症患者，血清 LDL-C 绝对值分别降低 53.4 mg/dl（150 mg，每 2 周 1 次）和 44.9 mg/dl（300 mg，每 2 周 1 次）[35]。最近，Navarese 等进行的一项 meta 分析，共纳入包含 10159 例患者的 24 项有关 alirocumab 和 evolocumab 的 Ⅱ 或 Ⅲ 期临床试验，发现 PCSK9 单克隆抗体使 LDL-C 水平平均下降 47.49%，明显优于对照组（$P<0.001$）[36]。

在明确了 PCSK9 单克隆抗体具有良好降低 LDL-C 水平的功效后，最近有多项研究首次报道了其对心血管事件的影响。ODYSSEY LONG-TERM 研究通过事后分析发现，alirocumab 在他汀类药物治疗基础上使 LDL-C 水平≥70 mg/dl 的心血管高危患者在随访 78 周的主要心血管不良事件（冠心病死亡、非致死性心肌梗死、缺血性卒中和需住院的不稳定型心绞痛）风险降低 48%[28]。此外，OSLER-1 和 OSLER-2 研究作为首个以心血管事件为主要终点的临床试验，共纳入

4465 名患者，结果显示 evolocumab 在标准降脂治疗基础上使随访 11.1 个月的主要心血管不良事件（死亡、心肌梗死、不稳定型心绞痛或需住院的心力衰竭、血运重建以及卒中/短暂性脑缺血发作）风险降低 53%[37]。最近，FOURIER 试验作为首个评价 PCSK9 抑制剂联合他汀治疗对高风险患者心血管终点事件影响的长期、大规模、随机临床研究[38]，在 2017 年 ACC 会议中公布了具有里程碑意义的初步结果；其共入选 27 564 名受试者（年龄 40～85 岁，具有明确的心血管病史，空腹 LDL-C≥1.8 mmol/L 或非 HDL-C≥2.6 mmol/L，空腹三酰甘油≤4.5 mmol/L），该研究中的全部患者在接受他汀类药物治疗基础上，随机分为：evolocumab 组（140 mg/2 周或 420 mg/月，皮下注射 1 次）和安慰剂组，结果显示在中位 26 个月的随访期间，与安慰剂相比，evolocumab 在整个试验过程中可使 LDL-C 降低达 59%（绝对降幅 56 mg/dl），平均降低至 30 mg/dl，主要复合终点（首次发生心血管死亡、心肌梗死、因不稳定型心绞痛住院、卒中或冠状动脉血运重建）发生率降低 15%，关键性的二级终点（心血管死亡、非致死性心肌梗死、非致死性卒中）发生率降低 20%。此外，在 FOURIER 试验中入选了 1021 名我国患者，由于入选患者少、随访时间短，evolocumab 在我国人群中的长期疗效和安全性仍需进一步证实。

目前已经完成的临床试验显示，应用 PCSK9 单克隆抗体治疗未出现严重或危及生命的不良反应，最常见的副作用为注射部位局部反应如疼痛或皮疹（2%～9%）、上呼吸道感染（6%～10%）、鼻咽炎（4%～15%）、轻度的胃肠道反应如腹泻（4%）或恶心（4%～6%）；但其长期用药的安全性，包括肝或肌肉的不良反应、诱发机体产生抗药抗体、极低水平 LDL-C 带来的潜在风险（出血性卒中、认知功能受损、溶血性贫血和激素或维生素缺乏）以及其全身性影响如白内障等，仍需进一步观察[24]。

五、前蛋白转化酶枯草溶菌素 9 抑制剂面临的问题

尽管目前的临床试验显示 PCSK9 抑制剂在降

低 LDL-C 水平方面具有良好的临床应用前景，但其仍存在一些亟待解决的问题。首先，在预防心脏病学领域，任何在无症状人群中需要应用数年或数十年以期望在未来可以防治疾病的新药必须被证明是真正安全的。人们需要注意的是，PCSK-9 作为一种丝氨酸蛋白酶，具有较广泛的生物学作用，其除了能够降解 LDLR 外，还参与神经细胞凋亡以及调节钠通道、胰岛细胞功能和神经系统发育等；因此，抑制 PCSK9 可能具有一些潜在的危害，FDA 也着手关注 PCSK9 抑制剂的不良作用，并提醒未来可能需要对 PCSK9 抑制剂进行致癌性研究。不过，令人欣慰的是人 PCSK9 完全无效等位基因携带者和 PCSK9 基因敲除小鼠并没有出现其他明显的缺陷。

此外，目前研究最广泛的 PCSK9 抑制剂为单克隆抗体。尽管与小分子抑制剂相比，单克隆抗体有更高的靶向特异性和更长的半衰期，但作为注射型药物，其具有潜在的严重副作用如注射反应。在临床实践中，绝大多数单克隆药物被应用于现有治疗存在毒性或无效的肿瘤或风湿性疾病中。在该情形下，由于尚无更好的替代治疗，单克隆抗体药物的上述副作用是可以被接受的。但是很难根据该理由将危险因素调节药物 PCSK9 单克隆抗体应用于临床，因此该药物在人群中的普遍应用存在疑问。但从另一方面讲，有许多患者一天四次注射胰岛素治疗糖尿病；因此，如果可证实每月一次皮下注射 PCSK9 单克隆抗体的方式是有效的，那么对于患者和医生来说，应用 PCSK9 单克隆抗体是可行的。

最后，尽管已经有一系列最新研究证实 PCSK9 单克隆抗体可以改善疾病结局（如心血管病事件），但由于大量的一级预防和二级预防研究

已经证实他汀类药物具有降低心血管事件发生率和死亡率的益处，并成为目前动脉粥样硬化性心脏病的标准治疗。伦理学上要求新型的调脂药物应该在他汀类药物治疗基础上进行临床试验，并且在非劣效性研究设计中并不是单一的药物治疗，这种做法使得新型调脂药物的临床获益被质疑是在他汀降脂治疗基础上获得的，尤其是在一些研究中，他汀已经使 LDL-C 的水平下降至 ≤70 mg/dl。目前，绝大多数已完成的临床试验均是在他汀类药物治疗的基础上应用 PCSK9 单克隆抗体。因此，有关 PCSK9 单克隆抗体的临床试验也必须面临该质疑的挑战。然而，考虑到抑制 PCSK9 降低 LDL-C 水平在理论上与他汀类药物对比具有一定的优势，并且他汀类药物不耐受正在引起人们越来越多的关注。进一步评价 PCSK9 抑制剂单药治疗在降低 LDL-C 水平中的作用，如有可能在非劣效性研究中与他汀类药物对比或者至少在不耐受他汀的人群中应用，也许是一个明智的研究策略。

六、总结和展望

总之，以单克隆抗体为主的 PCSK9 抑制剂作为目前降脂治疗领域的一个新型药物和研究焦点，业已完成的临床试验显示其具有良好的降低 LDL-C 疗效和安全性，同时也可以减少心血管事件的发生，为高胆固醇血症的治疗带来全新革命，将成为未来降脂治疗领域的一个重要选择。此外，由于 PCSK9 抑制剂卓越的降低 LDL-C 功效，其显著降低 LDL-C 后的安全性问题也值得重视，需要未来更多和更长期研究的证实。

（宋俊贤）

第二节　依折麦布

大量的临床试验已证实，他汀类药物有效降低动脉粥样硬化性心血管病（ASCVD）的发生和不良预后，已经成为干预血脂异常的基石药物[39]。然而，单纯应用他汀类药物降胆固醇，许

多高危患者并无法达到 LDL-C 靶目标，但是加倍剂量时 LDL-C 幅度仅额外降低 6%，他汀类药物相关的肝及肌肉毒性的风险却明显增加。尤其，严重高胆固醇血症患者，即使应用了较大剂量的

他汀类药物治疗后，LDL-C 水平仍达不到目标值以下。因此，依折麦布作为一种新型的胆固醇吸收抑制剂，以其独特的降脂途径和较高的安全性，成为联合他汀降脂治疗的理想药物，为血脂异常的防治提供了一种新手段。

一、依折麦布的作用机制

血液中胆固醇主要来源于肝的内源性合成及肠道的外源性吸收，他汀类药物和依折麦布正是分别作用于这两个途径而发挥降脂作用的[40]。在胆固醇内源性合成途径中，HMG-CoA（3-羟基-3-甲基戊二酰辅酶 A）在 HMG-CoA 还原酶的作用下生成甲羟戊酸，从而进一步合成胆固醇。他汀类药物通过抑制 HMG-CoA 还原酶活性，从而减少了内源性胆固醇的合成。相比之下，依折麦布则通过减少胆固醇在肠道的吸收来发挥降脂作用。在胆固醇外源性吸收途径中，由饮食摄入及胆汁分泌的胆固醇进入肠道，在小肠组织被吸收入血，从而提高了血循环中胆固醇的水平。在现代饮食条件下，人体平均每日摄取的胆固醇量约为 300～500 mg，可达胆固醇更新总量的 50%[41]。此外，肝分泌的胆汁和脱落的消化道上皮细胞在流经小肠时，其中含有的胆固醇也可以被重新吸收利用。

依折麦布减少肠道对于胆固醇的吸收主要是通过抑制 Niemann-Pick C1-like-1 蛋白（NPC1L1）受体来发挥作用[42]。NPC1L1 主要表达在小肠尤其是空肠绒毛上皮细胞的刷状缘膜上，作为胆固醇转运蛋白，促进了胆固醇在肠道的吸收。而依折麦布通过抑制 NPC1L1 蛋白活性，从而减少了胆固醇在小肠的吸收，导致血浆 LDL-C 水平的降低及肝胆固醇储备量的减少。同时肝胆固醇储备量的降低，又可进一步增加血液中胆固醇的清除[43]。既往研究发现，NPC1L1 蛋白的缺失能大幅度减少小肠对胆固醇的吸收，NPC1L1 基因敲除的小鼠中肠道对胆固醇吸收减少了 70%[44]。另一项对于人群的基因研究发现 NPC1L1 存在 15 种导致功能缺失的基因突变，在人群中基因突变的杂合子概率是 1/650，且这些 NPC1L1 杂合子的携带者较非携带者的 LDL-C 水平平均降低 12 mg/dl，冠心病的风险降低了 53%[45]。而依折麦布正是作用于 NPC1L1 蛋白来发挥作用，研究表明依折麦布在人体中能使小肠对胆固醇吸收率降低 50% 以上。

药代动力学研究发现，依折麦布口服后吸收迅速，在小肠和肝结合成具有药理活性的酚化葡萄糖苷酸（依折麦布-葡萄糖苷酸），随后由胆汁和肾排出。但由于血浆中依折麦布-葡萄糖苷酸存在肠肝循环，被反复循环利用，使肠道黏膜上持续存在依折麦布-葡萄糖苷酸，从而持续发挥抑制肠道吸收胆固醇的作用，因此依折麦布-葡萄糖苷酸的清除较为缓慢，半衰期约为 22 h。由于依折麦布不通过细胞色素 CYP450 酶代谢，因此与临床上多类药物均无相互作用[46]。这一药理特性大大提高了依折麦布在临床应用的安全性和耐受性。

二、依折麦布单药治疗以及与他汀联合应用的降脂作用

降脂治疗的主要干预靶点是 LDL-C，他汀能有效地降低 LDL-C，同样，依折麦布单药也能降低 LDL-C（17%～23%），但其降脂作用弱于他汀类药物（20%～40%）。由于依折麦布目前主要作为他汀的联用药，仅上市早期的临床试验评价了依折麦布单药治疗的降脂效能。一项 meta 分析[47]纳入了包括 2722 名原发性高胆固醇血症患者的 8 个随机对照临床试验，比较了依折麦布（10 mg/d）与安慰剂的降脂效果，发现依折麦布较安慰剂平均使 LDL-C 水平降低 19%，除此之外，总胆固醇（TC）降低 14%，三酰甘油（TG）降低 8%，平均使高密度脂蛋白胆固醇（HDL-C）升高 3%。另外，对于难治性家族性高胆固醇血症患者，依折麦布单药治疗也具有一定的降脂作用，Wierzbicki 等[48]对 200 名他汀治疗不能达标的难治性或不能耐受他汀治疗的家族性高胆固醇血症患者进行了依折麦布单药治疗，发现依折麦布使 LDL-C 降低了 7%，并显示出良好的安全性和耐受性。除此之外，另一项研究表明依折麦布单药治疗对于儿童的高胆固醇血症也具有较好的降脂效果[49]，给予 6～10 岁杂合子家族性高胆固醇血症以及非家族性高胆固醇血症的儿童以依折麦布

（10 mg/d）的治疗，结果发现，LDL-C 水平较安慰剂组降低了 27%，且具有较好的安全性和耐受性。虽然依折麦布降脂作用比他汀类药物弱，但其良好的安全性和耐受性给临床应用带来了巨大的优势。

目前他汀联合依折麦布的治疗被认为是进一步降低血脂的有效治疗，成为临床实践中，对于应用他汀治疗后，血脂水平仍不能达标的高胆固醇血症患者的用药选择。因此，避免了加倍剂量他汀类药物，疗效增加不显著，却造成与之相关的肝和肌肉毒性的风险明显增加的结果。另外，正如前述，他汀类药物与依折麦布分别作用于胆固醇代谢的内源性和外源性的两个途径，二者联合还可形成协同效应[46]。由于他汀降低内源性胆固醇在肝中的合成，所以同时代偿反馈性地增加胆固醇在肠道的吸收，而依折麦布正好抑制了胆固醇在肠道的吸收，两种药物的作用机制互补，因此联合应用能更大幅度地降低血浆 LDL-C 水平，并且不增加不良反应的发生率。

目前多项研究已证实依折麦布与他汀类药物的联合治疗，能进一步有效地降低 LDL-C 水平：①与单用他汀治疗相比，加用依折麦布能更有效地降低 LDL-C 水平。一项纳入 5039 名患者的 meta 分析[50]比较了在单用他汀类药物治疗未能达标的患者中进一步加用依折麦布（10 mg/d）或安慰剂的降脂效果，结果发现加用依折麦布后血脂水平进一步改善，LDL-C 较他汀单药治疗组进一步降低 24%，TC 降低 16%，HDL-C 提高 2%。②不仅如此，在接受他汀类药物治疗的患者中，与单纯增加他汀类药物剂量相比，联合依折麦布具有更好的降脂效果。TEMPO 研究[51]比较了原服用阿托伐他汀（20 mg/d）治疗 LDL-C 水平未达标的冠心病高危患者，改为依折麦布（10 mg/d）联合阿托伐他汀（20 mg/d）治疗，或阿托伐他汀（40 mg/d）单药剂量加倍治疗后的降脂效果，LDL-C 分别降低了 31% 和 11%。EZ-PATH 研究[52]则比较了阿托伐他汀（40 mg/d）治疗改为依折麦布（10 mg/d）联合阿托伐他汀（40 mg/d），与阿托伐他汀（80 mg/d）单药剂量加倍治疗后的降脂作用，LDL-C 分别降低了 27% 和 11%。类似地，ACTE 研究[53]比较了

瑞舒伐他汀（5 mg/d 或 10 mg/d）基础上加用依折麦布（10 mg/d），与瑞舒伐他汀（10 mg/d 或 20 mg/d）单药剂量加倍后的降脂作用，LDL-C 分别进一步降低了 21% 和 5.7%。另一项 meta 分析[54]纳入了 5080 名患者，对比了在他汀类药物基础上加用依折麦布，或单纯予他汀剂量加量的降脂效果，发现前者较后者 LDL-C 进一步降低 14%，TC 降低 10%，HDL-C 增加了 1.8%；同时，在他汀类药物基础上加用依折麦布，与单纯予他汀类药物剂量增加 1 倍相比，LDL-C 水平进一步降低了 15%。使用依折麦布联合他汀类药物治疗后，LDL-C 达标率也更高，另一项 meta 分析[55]纳入了 27 项临床试验，发现他汀联合依折麦布治疗较他汀类药物单药治疗，LDL-C 进一步下降了 15%，LDL-C ＜ 70 mg/d 的达标率（33.3% vs. 15.1%）及 LDL-C ＜ 100 mg/dl 的达标率（75.3% vs. 51.9%）均更高。现有临床证据均表明，对于单独应用他汀类药物治疗不能达到良好的降脂效果，或者不能耐受最大剂量他汀类药物治疗的患者，他汀类药物联合依折麦布的治疗被认为是合理选择。

三、依折麦布对于心血管终点事件的作用

早期针对依折麦布的研究主要观察依折麦布对于血脂参数的作用，而对于心血管病临床预后的研究甚少。最近已进行并完成了一些大规模的临床试验来评价依折麦布联合他汀治疗在不同人群中对于心血管终点事件的影响。虽然最初的 ENHANCE 研究使依折麦布是否能得到确切的心血管获益遭到人们的质疑，但后续的大规模临床试验显示出了依折麦布对于心血管事件的保护作用。以下将讨论与依折麦布相关的具有重大影响的临床试验，包括 ENHANCE 研究、SEAS 研究、UK HARP Ⅱ、SHARP 研究，IMPROVE-IT 研究。

ENHANCE（Ezetimibe and Simvastatin in Hypercholesterolemia Enhances Atherosclerosis Regression）研究[56]是第一个用影像学来评价他汀类药物基础上加用依折麦布疗效的大规模临床

试验。研究共入选了 720 名杂合子家族性高胆固醇血症患者，用颈动脉内-中膜厚度（carotid intima-media thickness，cIMT）来评估动脉粥样硬化发展的情况。分别给予患者辛伐他汀（80 mg/d）单药或者辛伐他汀（80 mg/d）联合依折麦布（10 mg/d）治疗，共随访 2 年。结果显示，辛伐他汀联合依折麦布治疗组较辛伐他汀单药治疗组降低 LDL-C 的效果更好（58% $vs.$ 41%，$P <$ 0.01），但两组的主要终点即 cIMT 变化值却无统计学差异。与之类似，在 ARBITER 6-HALTS（Arterial Biology for the Investigation of the Treatment Effects of Reducing Cholesterol 6-HDL and LDL Treatment Strategies in Atherosclerosis）研究中[57]，对入选的冠心病患者给予他汀类药物联合依折麦布的治疗，然而治疗 14 个月后与治疗前相比，并未观察到用药前后 cIMT 的显著变化。目前最新的临床证据对于 cIMT 是否能作为 AS-CVD 事件的预测因子提出质疑，因此用 cIMT 来研究依折麦布对于心血管事件的作用有待进一步考证。同时 ENHANCE 研究中的家族性高胆固醇血症患者在入选前已长期服用他汀类药物治疗，可能已经改善了斑块负荷，cIMT 基线数值较低，因此依折麦布与他汀类药物的联合治疗未必能显现出明显效果。虽然 ENHANCE 研究质疑了依折麦布能否对心血管事件的保护作用，但同期及后续的其他研究显示出了依折麦布对于心血管病的获益。

SEAS（Simvastatin and Ezetimibe in Aortic Stenosis）研究[58]是第一个评估他汀类药物联合依折麦布与安慰剂治疗对于终点事件影响的临床研究。该研究主要探讨与安慰剂相比，他汀联合依折麦布治疗是否能降低心血管事件。该研究共入选了 1873 名无症状的主动脉瓣狭窄患者，随机分成辛伐他汀（40 mg/d）加依折麦布（10 mg/d）治疗组以及安慰剂组。随访 4 年后，主要复合终点（心血管病死亡、主动脉瓣置换术、非致死性心肌梗死、主动脉瓣狭窄进展导致的充血性心力衰竭、因不稳定型心绞痛再住院和非出血性脑卒中）在两组间无统计学差异（35.3% $vs.$ 38.2%，$P = 0.59$），然而他汀类药物联合依折麦布组较安慰剂组的缺血性心脏事件发生率明显降低（15.7% $vs.$ 20.1%，$P = 0.02$）。虽然他汀类药物与依折麦布的联合治疗可以降低缺血性心脏事件发生率，但对主动脉瓣膜事件发生率无明显影响，这可能与主动脉瓣狭窄的病理主要源于瓣叶组织的钙化，而不是主要源于动脉粥样硬化有关。

两个临床试验 UK HARP Ⅱ（United Kingdom Heart and Renal Protection）研究[59]和 SHARP（Study of Heart and Renal Protection）研究[60]评估了在慢性肾病患者中依折麦布联合他汀类药物治疗的降脂效果、安全性及耐受性。UK HARP Ⅱ 研究[59]入选了 203 名患者（血肌酐≥ 1.7 mg/dl），分别给予辛伐他汀（20 mg/d）＋依折麦布（10 mg/d）或者辛伐他汀（20 mg/d）＋安慰剂的治疗。经过 6 个月的治疗后，辛伐他汀联合依折麦布治疗组较辛伐他汀联合安慰剂组的 LDL-C 多降低 18 mg/dl，降幅增加了 21%。除此之外，辛伐他汀联合依折麦布治疗在该研究中显示出良好的安全性和耐受性。

SHARP 研究[60]是第一个研究在慢性肾病患者中，降脂治疗能否预防心血管事件的大规模随机对照临床试验。该研究纳入了 9270 名严重肾病患者（男性血肌酐＞1.7 mg/dl、女性血肌酐＞ 1.5 mg/dl），随机分为辛伐他汀（20 mg/d）联合依折麦布（10 mg/d）治疗组，以及安慰剂组。研究发现，随访 4 年后，联合治疗组患者较安慰剂组的主要动脉粥样硬化事件（非致死性心梗、冠心病死亡、非出血性脑卒中以及冠脉血运重建）减少了 17%。而且依折麦布与辛伐他汀联合治疗与应用大剂量他汀降低 LDL-C 产生的益处相当，获益程度与 LDL-C 降低的幅度呈正比。本研究第一次证明了对于难以耐受大剂量他汀的慢性肾病患者，依折麦布联合辛伐他汀治疗可以减少其动脉粥样硬化事件的发生，不失为一种选择。然而 SHARP 研究是针对辛伐他汀联合依折麦布与安慰剂的比较，因此并没有区分出依折麦布在减少动脉粥样硬化事件中的作用。

IMPROVE-IT（Improved Reduction of Outcomes：Vytorin Efficacy International Trial）研究[61]是目前最新的最大规模有关依折麦布的研究，也是第一个比较他汀类药物联合依折麦布治

疗与他汀类药物单药治疗，对于心血管终点事件影响的多中心随机对照临床试验。该研究纳入了 18 144 名 10 天内发生急性冠脉综合征的患者，患者被随机分入辛伐他汀（40 mg/d）＋依折麦布（10 mg/d）组或辛伐他汀（40 mg/d）＋安慰剂组，进行了最少 2.5 年的随访。两组 LDL-C 的平均基线水平是 95 mg/dl，随访 1 年时辛伐他汀＋安慰剂组 LDL-C 水平为 69.9 mg/dl，相比之下，辛伐他汀＋依折麦布组 LDL-C 水平下降更明显，为 53.2 mg/dl。初级终点（心血管病死亡、心肌梗死、因不稳定型心绞痛住院、冠脉血运重建及脑卒中）发生率在辛伐他汀＋依折麦布组低于辛伐他汀单药治疗组（32.7% vs. 34.7%，P＝0.02），其中辛伐他汀＋依折麦布组与辛伐他汀单药治疗组相比，心肌梗死发生率降低了 13%，缺血性脑卒中发生率降低了 21%。最近又对目前 IMPROVE-IT 随访 6 年的结果进行了总结[62]，发现辛伐他汀＋依折麦布组较辛伐他汀＋安慰剂组，总的初级终点事件发生率下降了 9%，心肌梗死发生率降低了 12%，脑卒中发生率降低了 23%。IMPROVE-IT 作为目前最新、最大规模的比较他汀类药物单药治疗与他汀类药物基础上加用依折麦布对于心血管事件影响的研究，证明了他汀类药物联合依折麦布较他汀类药物单药治疗可以更好地降低 LDL-C，可能得到更多的心血管获益。

最近一个 meta 分析[63]综合了 ENHANCE、SEAS、SHARP、IMPROVE-IT 等最新的大规模临床研究的试验数据，发现依折麦布联合辛伐他汀治疗能有效地降低心血管事件发生率，两者联合用药使 LDL-C 每降低 20 mg/dl，脑卒中、冠心病、脑卒中与冠心病复合事件的发生风险分别降低 13%、12%、14%。进一步证明了依折麦布联合他汀类药物治疗能有效地降低心血管事件的风险。

四、依折麦布的安全性

依折麦布单药治疗以及依折麦布联合他汀类药物的降脂治疗，均具备较良好的安全性。Pandor 等[64]进行了一项有关依折麦布单药治疗的 meta 分析，纳入了 8 个依折麦布单药治疗高胆固醇血症患者的随机对照临床试验，发现依折麦布组发生转氨酶、肌酸激酶升高的比例<1%，无异于安慰剂组。

他汀类药物治疗可能引起肝酶升高，以及肌肉损害，然而他汀类药物治疗基础上联合依折麦布，与他汀类药物单药治疗相比，前者并不增加转氨酶以及肌酸激酶升高的发生率。一项 meta 分析[65]纳入了 18 个依折麦布联合他汀类药物治疗与他汀类药物联合安慰剂比较的随机对照临床试验，结果发现依折麦布联合他汀类药物治疗较他汀类药物单药治疗相比，转氨酶升高、肌酸激酶升高、肌痛、横纹肌溶解的发生率在两者间均无统计学差异。既往虽曾有个别病例报道依折麦布单药或依折麦布联合其他降脂药物可引起致命性肝衰竭[66-68]，但均属于个案报道，且尚未得知其确切的因果关系。因此，无法否定在他汀基础上联合应用依折麦布具有较好的安全性。

另一方面，SEAS 研究显示依折麦布可能引起恶性肿瘤的风险增加，依折麦布联合辛伐他汀组较安慰剂组恶性肿瘤发生率大约增加了 50%（分别为 101 例与 65 例），这一结果引起了对依折麦布用药的恐慌。但是由于 SEAS 研究的样本量较小，不能排除偶然性导致的误差。后续的大规模临床试验包括 SHARP 研究及 IMPROVE-IT 研究等多项研究，并未发现依折麦布有致癌作用。一项纳入 SHARP、IMPROVE-IT、SHARP、UK HARP Ⅱ 以及 SEAS 等多项研究的 meta 分析[69]，比较了依折麦布与安慰剂的癌症风险，除此之外，还比较了依折麦布联合降脂药物与相同降脂药物单药治疗的癌症风险，依折麦布并不增加癌症的发病率（RR：1.040，95% CI：0.965~1.120）。除此之外，美国 FDA 发布了一个大规模的药物上市后与癌症发生相关的负性事件报告[70]，在 4 年的依折麦布或依折麦布联合辛伐他汀治疗中，每一百万人中分别有 2.9 和 1.3 例癌症相关不良事件。相比之下，辛伐他汀、阿托伐他汀及瑞舒伐他汀的使用中，每一百万人分别有 3.1~5.1 例癌症相关不良事件。因此，依折麦布的使用并不增加发生癌症的风险。

综上所述，依折麦布作为一种肠道胆固醇吸收抑制剂，目前研究表明其与他汀类药物的联合治疗不仅具有良好的安全性和耐受性，能更显著地降低 LDL-C 水平，而且在一定程度上改善心血管疾病患者的临床预后，降低心血管事件的风险。但是，依折麦布现有的循证医学证据仍主要基于与他汀的联合治疗方案，临床指南中也据此做出相应推荐。未来，依折麦布是否具有更广泛的应用指征，以及联合其他药物的获益，期待更为深入的临床试验数据。

（张　锋）

参考文献

［1］ Horton JD，Cohen JC，Hobbs HH. PCSK9：a convertase that coordinates LDL catabolism. J Lipid Res，2009，50：S172-177.

［2］ Horton JD，Cohen JC，Hobbs HH. Molecular biology of PCSK9：its role in LDL metabolism. Trends Biochem Sci，2007，32：71-77.

［3］ Seidah NG，Benjannet S，Wickham L，et al. The secretory proprotein convertase neural apoptosis-regulated convertase 1（NARC-1）：liver regeneration and neuronal differentiation. Proc Natl Acad Sci U S A，2003，100：928-933.

［4］ Poirier S，Prat A，Marcinkiewicz E，et al. Implication of the proprotein convertase NARC-1/PCSK9 in the development of the nervous system. J Neurochem，2006，98：838-850.

［5］ Langhi C，Le May C，Kourimate S，et al. Activation of the farnesoid X recep-tor represses PCSK9 expression in human hepatocytes. FEBS Lett，2008，582：949-55.

［6］ Kourimate S，Le May C，Langhi C，et al. Dual mechanisms for the fibrate-mediated repression of proprotein con-vertase subtilisin/kexin type 9. J Biol Chem，2008，283：9666-9673.

［7］ Dubuc G，Chamberland A，Wassef H，et al. Statins upregulate PCSK9，the gene encoding the proprotein convertase neural apoptosis-regulated convertase-1 implicated in familial hypercholesterolemia. Arterioscler Thromb Vasc Biol，2004，24：1454-1459.

［8］ Li H，Dong B，Park SW，et al. Hepatocyte nuclear factor 1alpha plays a critical role in PCSK9 gene transcription and regulation by the natural hypocholesterolemic compound berberine. J Biol Chem，2009，284：

28885-28895.

［9］ Costet P，Cariou B，Lambert G，et al. Hepatic PCSK9 expression is regulated by nutritional status via insulin and sterol regulatory element-binding protein 1c. J Biol Chem，2006，281：6211-6218.

［10］ Abifadel M，Varret M，Rabès JP，et al. Mutations in PCSK9 cause autosomal dominant hypercholesterolemia. Nat Genet，2003，34：154-156.

［11］ Horton JD，Shah NA，Warrington JA，et al. Combined analysis of oligonucleotide microarray data from transgenic and knockout mice identifies direct SREBP target genes. Proc Natl Acad Sci U S A，2003，100：12027-12032.

［12］ Maxwell KN，Soccio RE，Duncan EM，et al. Novel putative SREBP and LXR target genes identified by microarray analysis in liver of cholesterol-fed mice. J Lipid Res，2003，44：2109-2119.

［13］ Maxwell KN，Breslow JL. Adenoviral-mediated expression of Pcsk9 in mice results in a low-density lipoprotein receptor knockout phenotype. Proc Natl Acad Sci U S A，2004，101：7100-7105.

［14］ Maxwell KN，Fisher EA，Breslow JL. Overexpression of PCSK9 accelerates the degradation of the LDLR in a post-endoplasmic reticulum compartment. Proc Natl Acad Sci U S A，2005，102：2069-2074.

［15］ Lagace TA，Curtis DE，Garuti R，et al. Secreted PCSK9 decreases the number of LDL receptors in hepatocytes and in livers of parabiotic mice. J Clin Invest，2006，116：2995-3005.

［16］ Grefhorst A，McNutt MC，Lagace TA，et al. Plasma PCSK9 preferentially reduces liver LDL receptors in mice. J Lipid Res，2008，49：1303-1311.

［17］ Konrad RJ，Troutt JS，Cao G. Effects of currently prescribed LDL-C-lowering drugs on PCSK9 and implications for the next generation of LDL-C-lowering agents. Lipids Health Dis，2011，10：38-47.

［18］ Brautbar A，Ballantyne CM. Pharmacological strategies for lowering LDL cholesterol：statins and beyond. Nat Rev Cardiol，2011，8：253-265.

［19］ Cohen JC，Boerwinkle E，Mosley TH Jr，et al. Sequence variations in PCSK9，low LDL，and protection against coronary heart disease. N Engl J Med，2006，354：1264-1272.

［20］ Cohen J，Pertsemlidis A，Kotowski IK，et al. Low

LDL cholesterol in individuals of African descent resulting from frequent nonsense mutations in PCSK9. Nat Genet, 2005, 37: 161-165.

[21] Zhao Z, Tuakli-Wosornu Y, Lagace TA, et al. Molecular characterization of loss-of-function mutations in PCSK9 and identification of a compound heterozygote. Am J Hum Genet, 2006, 79: 514-523.

[22] Cariou B, Ouguerram K, Zaïr Y, et al. PCSK9 dominant negative mutant results in increased LDL catabolic rate and familial hypobetalipoproteinemia. Arterioscler Thromb Vasc Biol, 2009, 29: 2191-2197.

[23] Berge KE, Ose L, Leren TP. Missense mutations in the PCSK9 gene are associated with hypocholesterolemia and possibly increased response to statin therapy. Arterioscler Thromb Vasc Biol, 2006, 26: 1094-1100.

[24] Fasano T, Cefalu AB, Di Leo E, et al. A novel loss-of-function mutation of PCSK9 gene in white subjects with low-plasma low-density lipoprotein cholesterol. Arterioscler Thromb Vasc Biol, 2007, 27: 677-681.

[25] Dadu RT, Ballantyne CM. Lipid lowering with PCSK9 inhibitors. Nat Rev Cardiol, 2014, 11: 563-575.

[26] Norata GD, Tibolla G, Catapano AL. Targeting PCSK9 for hypercholesterolemia. Annu Rev Pharmacol Toxicol, 2014, 54: 273-293.

[27] Moriarty PM, Jacobson TA, Bruckert E, et al. Efficacy and safety of alirocumab, a monoclonal antibody to PCSK9, in statin-intolerant patients: Design and rationale of ODYSSEY ALTERNATIVE, a randomized phase 3 trial. J Clin Lipidol, 2014, 8: 554-561.

[28] Robinson JG, Farnier M, Krempf M, et al. Efficacy and safety of alirocumab in reducing lipids and cardiovascular events. N Engl J Med, 2015, 372: 1489-1499.

[29] Koren, MJ, Lundqvist P, Bolognese M, et al. Anti-PCSK9 monotherapy for hypercholesterolemia-the MENDEL2 randomized, controlled phase 3 clinical trial of evolocumab. J Am Coll Cardiol, 2014, 63: 2531-2540.

[30] Stroes E, Colquhoun D, Sullivan D, et al. Anti-PCSK9 antibody effectively lowers cholesterol in patients with statin intolerance: the GAUSS2 randomized, placebo-controlled phase 3 clinical trial of evolocumab. J Am Coll Cardiol, 2014, 63: 2541-2548.

[31] Robinson JG, Nedergaard BS, Rogers WJ, et al. Effect of evolocumab or ezetimibe added to moderateor high-intensity statin therapy on LDL-C lowering in patients with hypercholesterolemia the LAPLACE-2 randomized clinical trial. JAMA, 2014, 311: 1870-1882.

[32] Raal FJ, Stein EA, Dufour R, et al. PCSK9 inhibition with evolocumab (AMG 145) in heterozygous familial hypercholesterolaemia (RUTHERFORD-2): a randomised, double-blind, placebo-controlled trial. Lancet, 2015, 385: 331-340.

[33] Raal FJ, Honarpour N, Blom DJ, et al. Inhibition of PCSK9 with evolocumab in homozygous familial hypercholesterolaemia (TESLA Part B): a randomised, double-blind, placebo-controlled trial. Lancet, 2015, 385: 341-350.

[34] Blom DJ, Hala T, Bolognese M, et al. A 52week placebo-controlled trial of evolocumab in hyperlipidemia. N Engl J Med, 2014, 370: 1809-1819.

[35] Ballantyne CM, Neutel J, Cropp A, et al. Results of bococizumab, a monoclonal antibody against proprotein convertase subtilisin/kexin type 9, from a randomized, placebo-controlled, dose-ranging study in statin-treated subjects with hypercholesterolemia. Am J Cardiol, 2015, 115: 1212-1221.

[36] Navarese EP, Kolodziejczak M, Schulze V, et al. Effects of proprotein convertase subtilisin/kexin type 9 antibodies in adults with hypercholesterolemia: a systematic review and meta-analysis. Ann Intern Med, 2015. doi: 10. 7326/M14-2957.

[37] Sabatine MS, Giugliano RP, Wiviott SD, et al. Efficacy and safety of evolocumab in reducing lipids and cardiovascular events. N Engl J Med, 2015, 372: 1500-1509.

[38] Sabatine MS, Giugliano RP, Keech AC, et al. Evolocumab and clinical outcomes in patients with cardiovascular disease. N Engl J Med, 2017, 37: 1713-1722.

[39] Baigent C, Keech A, Kearney PM, et al. Efficacy and safety of cholesterol-lowering treatment: pro-

spective meta-analysis of data from 90，056 partici-pants in 14 randomised trials of statins. Lancet，2005，366 (9493)：1267-1278.

[40] Lee SD，Gershkovich P，Darlington JW，et al. Inhibition of Cholesterol Absorption：Targeting the Intestine. Pharm Res，2012，29 (12)：3235-3250.

[41] Wang DQ. Regulation of intestinal cholesterol absorption. Annu Rev Physiol，2007，69：221-248.

[42] Huff MW，Pollex RL，Hegele RA. NPC1L1：evolution from pharmacological target to physiological sterol transporter. Arterioscler Thromb Vasc Biol，2006，26 (11)：2433-2438.

[43] van Heek M，Farley C，Compton DS，et al. Ezetimibe selectively inhibits intestinal cholesterol absorption in rodents in the presence and absence of exocrine pancreatic function. Br J Pharmacol，2001，134 (2)：409-417.

[44] Altmann SW，Davis HR Jr，Zhu LJ，et al. Niemann-Pick C1 Like 1 Protein Is Critical for Intestinal Cholesterol Absorption. Science，2004，303 (5661)：1201-1204.

[45] Stitziel NO，Won HH，Morrison AC，et al. Inactivating mutations in NPC1L1 and protection from coronary heart disease. N Engl J Med，2014，371 (22)：2072-2082.

[46] Kosoglou T，Meyer I，Veltri EP，et al. Pharmacodynamic interaction between the new selective cholesterol absorption inhibitor ezetimibe and simvastatin. Br J Clin Pharmacol，2002，54 (3)：309-319.

[47] Pandor A，Ara RM，Tumur I，et al. Ezetimibe monotherapy for cholesterol lowering in 2722 people：systematic review and meta-analysis of randomized controlled trials. J Intern Med. 2009，265 (5)：568-580.

[48] Wierzbicki AS，Doherty E，Lumb PJ，et al. Efficacy of ezetimibe in patients with statin-resistant and statin-intolerant familial hyperlipidaemias. Curr Med Res Opin. 2005，21 (3)：333-338.

[49] Kusters DM，Caceres M，Coll M，et al. Efficacy and Safety of EzetimibeMonotherapy in Children with Heterozygous Familial or Nonfamilial Hypercholesterolemia. J Pediatr，2015，166 (6)：1377-1384.

[50] Mikhailidis DP，Sibbring GC，Ballantyne CM，et al. Meta-analysis of the cholesterol-lowing effect of ezetimibe added to ongoing statin therapy. Curr Med Res Opin，2007，23：2009-2026.

[51] Sott EC，Harold EB，Lawrence AL，et al. Efficacy and Safety of Ezetimibe added on to atorvastatin (20 mg) versus uptitration of atorvastatin (to 40 mg) in hypercholesterolemic patients at moderately high risk for coronary heart disease. Am J Cardiol，2008，102 (11)：1489-1494.

[52] Lawrence AL，Harold B，Scott C，et al. Efficacy and Safety of Ezetimibe added on to atorvastatin (40 mg) compared with uptitration of atorvastatin (to 80 mg) in hypercholesterolemic patients at high risk for coronary heart disease. Am J Cardiol，2008，102 (11)：1495-1501.

[53] Harold EB，Michael HD，Rachid M，et al. Safety and efficacy of ezetimibe added on to rosuvastatin 5 or 10 mg versus up-titration of rosuvastatin in patients with hypercholesterolemia (the ACET study). Am J Cardio，2011，108 (4)：523-530.

[54] Mikhailidis DP，Lawson RW，McCormick AL，et al. Comparative efficacy of the addition of ezetimibe to statin vs statin titration in patients with hypercholesterolaemia：Systematic review and meta-analysis. Curr Med Res Opin，2011，27 (6)：1191-1210.

[55] Morrone D，Weintraub WS，Toth PP，et al. Lipid-altering efficacy of ezetimibe plus statin and statin monotherapy and identification of factors associated with treatment response：a pooled analysis of over 21 000 subjects from 27 clinical trials. Atherosclerosis，2012，223 (2)：251-261.

[56] Kastelein JJ，Sager PT，de Groot E，et al. Comparison of ezetimibe plus simvastatin versus simvastatin monotherapy on atherosclerosis progression in familial hypercholesterolemia. Design and rationale of the Ezetimibe and Simvastatin in Hypercholesterolemia Enhances Atherosclerosis Regression (ENHANCE) trial. Am Heart J，2005，149 (2)：234-239.

[57] Villines TC，Stanek EJ，Devine PJ，et al. The ARBITER 6-HALTS Trial (Arterial Biology for the Investigation of the Treatment Effects of Reducing Cholesterol 6-HDL and LDL Treatment Strategies in Atherosclerosis)：final results and the impact of medication adherence，dose，and treatment duration. J Am Coll Cardiol，2010，55 (24)：2721-2726.

［58］ Holme I，Boman K，Brudi P，et al. Observed and predicted reduction of ischemic cardiovascular events in the Simvastatin and Ezetimibe in Aortic Stenosis trial. Am J Cardiol，2010，105（12）：1802-1808.

［59］ Landray M，Baigent C，Leaper C，et al. The second United Kingdom heart and renal protection（UK-HARP-Ⅱ）study：a randomized controlled study of the biochemical safety and efficacy of adding ezetimibe to simvastatin as initial therapy among patients with CKD. Am J Kidney Dis，2006，47（3）：385-395.

［60］ Baigent C，Landray MJ，Reith C，et al. The effects of lowering LDLcholesterol with simvastatin plus ezetimibe in patients with chronickidney disease（study of heart and renal protection）：a randomized-placebo-controlled trial. Lancet，2011，377（9784）：2181-2192.

［61］ Cannon CP，Blazing MA，Giugliano RP，et al. Ezetimibe added tostatin therapy after acute coronary syndromes. N Engl J Med，2015，372（25）：2387-2397.

［62］ Murphy SA，Cannon CP，Blazing MA，et al. Reduction in Total Cardiovascular Events With Ezetimibe-Simvastatin Post-Acute Coronary Syndrome The IMPROVE-IT Trial. J Am Coll Cardiol，2016，67（4）：353-361.

［63］ Thomopoulos C，Skalis G，Michalopoulou H，et al. Effect of Low-Density Lipoprotein Cholesterol Lowering by Ezetimibe-Simvastatin on Outcome Incidence Overview，Meta-Analyses，and Meta-Regression Analyses of Randomized Trials. Clin Cardiol，2015，38（12）：763-769.

［64］ Pandor A，Ara RM，Tumur I，et al. Ezetimibemonotherapy for cholesterol lowering in 2722 people：systematic review and meta-analysis of randomized controlled trials. J Intern Med，2009，265（5）：568-580.

［65］ Kashani A，Sallam T，Bheemreddy S，et al. Review of side-effect profile of combination ezetimibe and statin therapy in randomized clinical trials. Am J Cardiol，2008，101（11）：1606-1613.

［66］ Stolk MF，Becx MC，Kuypers KC，et al. Severe hepatic side effects of ezetimibe. Hepatol，2006，4（7）：908-911.

［67］ Castellote J，Ariza J，Rota R，et al. Serious drug-induced liver disease secondary to ezetimibe. World J Gastroenterol，2008，14（32）：5098-5099.

［68］ Tuteja S，Pyrsopoulos NT，Wolowich WR，et al. Simvastatin-ezetimibeinduced hepatic failure necessitating liver transplantation. Pharmacotherapy，2008，28（9）：1188-1193.

［69］ Savarese G，De Ferrari GM，Rosano GM，et al. Safety and efficacy of ezetimibe：A meta-analysis. Int J Cardiol，2015，201：247-252.

［70］ Alsheikh-Ali AA，Karas RH. Ezetimibe，and the combination ofezetimibe/simvastatin，and risk of cancer：a post-marketing analysis. J Clin Lipidol，2009，3（2）：138-142.

第四十章　血脂净化治疗

高脂血症是体内脂质代谢或转运异常所致的一种全身性疾病。长期的血脂代谢异常与心脑血管疾病的发生密切相关，是脑卒中、冠心病等的独立危险因素。有效的调脂治疗对于降低患者心脑血管事件、改善预后具有重要意义。传统的调脂治疗策略主要包括改善生活方式及药物降脂，对于治疗效果不佳或不能耐受的患者，其降脂方案的选择仍然是临床中的一个难题。血脂净化治疗（lipoprotein apheresis，LA）是近年来逐渐开展的一项技术，它主要是借助体外血液净化的方式，选择性地清除血液中某些脂质成分的一类方法，可以单独应用于治疗或作为传统降脂治疗的补充。随着血液净化水平的不断提高，LA 技术也取得了快速的发展，在临床中的应用日益广泛。本文就 LA 技术的方法、原理、临床应用等做一综述。

一、LA 技术的发展

1967 年，Gennes 等首次将血浆置换技术应用于降脂治疗并取得了显著的疗效[1]，但由于技术条件的限制，当时只能通过简单的离心方式去除所有的血浆成分，这种非选择性血浆置换在降低低密度脂蛋白胆固醇（low density lipoprotein cholesterol，LDL-C）的同时，也清除了血浆中的很多有益成分，且存在过敏等不良反应，现已弃用。20 世纪 70 年代末，半选择性超滤应用于 LA，根据粒子的大小和几何特性，通过过滤技术部分选择性地清除血浆中致动脉粥样硬化的脂质成分[2]。1981 年，一种新型的 LA 技术应用于临床，这种方法通过电荷间的相互作用和抗原抗体反应特异性地清除血浆中的某种脂质成分[3]，这一技术率先在欧洲、日本等发达国家应用并逐渐推广，使得 LA 技术的有效性和特异性进一步提高。

二、LA 技术的方法和原理

1. 双重滤过血浆置换（double filtration plasmapheresis，DFPP）

又称串联滤过（cascade filtration）技术，通过将不同孔径的滤过膜串联起来，达到分离去除脂质的目的[2]。第一层滤过膜孔径较大，用于分离血浆和血液中的有形成分。第二层滤过膜孔径相对较小，仅允许分子量在 100 万道尔顿以下的物质通过，分子量为 230 万道尔顿的 LDL 则被截留。使用该方法一次分离血浆 2500～3000 ml，可使 LDL-C 下降 35%～40%[4]。但由于此方法的选择性较差，许多大分子蛋白（如免疫球蛋白）、纤维蛋白原、高密度脂蛋白（high density lipoprotein，HDL）等也会被部分清除[5]。

2. 硫酸葡聚糖吸附（dextran sulfate adsorption，DSA）

硫酸葡聚糖（DS）共价结合在包裹有多孔纤维素的柱子上，由于其自身带负电荷，可以吸附带正电荷的载脂蛋白 B，从而选择性地清除含载脂蛋白 B 的脂质如 LDL、极低密度脂蛋白（very low density lipoprotein，VLDL）等[5]。另外，硫酸葡聚糖的结构与 LDL 受体类似，还可以作为一种虚拟受体（pseudoreceptor）与 LDL 结合，从而更好地清除 LDL。一支结合 DS 的纤维素柱大约可以吸附 2.5 g LDL，柱子饱和后，还可以使用 4.1% 的 NaCl 溶液洗脱重复使用，因此该方法具有效果稳定、操作简单、费用低廉等优点。

3. 肝素诱导的体外 LDL 沉淀 (heparin-induced extracorporeal low density lipoprotein precipitation，HELP)

该技术利用酸性条件下肝素与 LDL 结合沉淀的原理清除 LDL。血浆经过分离后 1∶1 与 0.3 mol/L 的醋酸盐缓冲液 (pH 4.85) 混合，得到 pH 值为 5.1 的混合液，在其中加入 100 U/ml 的肝素。在酸性环境中，LDL-C 会与肝素、纤维蛋白原结合形成不溶性沉淀物，这些沉淀物可以被聚碳酸膜滤出，没有完全沉淀的肝素可以被 DEAE 纤维素吸附除去，将血浆 pH 值纠正至生理范围后再回输到体内[6]。该方法一次可清除约 50% 的 LDL-C、脂蛋白 a，但同时也会引起纤维蛋白原、补体、Ⅷ因子等的部分丢失。

4. 免疫吸附 (immunoadsorption，IA)

IA 是利用抗原抗体的特异性结合来清除血脂的一种技术。在琼脂糖凝胶吸附柱上包被相应的抗体，可以特异性地与血浆中的相应脂质结合，从而选择性地吸附 VLDL、LDL、脂蛋白 a 等成分[7]。饱和之后的吸附柱经特定的缓冲液处理还可以重复使用。一次 IA 治疗可以使 LDL-C 降低 40% 左右，同时不引起 HDL 等有益成分的明显变化，具有效果显著、选择性高、副作用少等优点。

三、LA 的临床应用

1. 家族性高胆固醇血症 (familial hypercholesterolemia，FH)

家族性高胆固醇血症是由低密度脂蛋白受体 (low density lipoprotein receptor，LDLR) 基因突变导致的一种常染色体显性遗传性疾病[8]。患者由于血浆低密度脂蛋白过高，出现早发冠心病，且动脉粥样硬化进展速度快，并伴随有其他器官的损害。临床主要表现为血清 LDL-C 极度升高、皮肤和肌腱黄色瘤以及早发冠心病。多数患者经常规降脂治疗后 LDL 仍不能达标，此时可以考虑 LA 治疗。

由于 FH 患者接受 LA 治疗的数量较少，迄今为止仍缺乏有关 LA 治疗 FH 的大型多中心随机对照研究。一项非随机临床试验对 130 例 FH 患者随访 6 年，观察 LA (DSA) 的疗效和安全性[9]。结果显示，传统的调脂方案 (LMT，小剂量他汀联合普罗布考和贝特类药物) 联合 LA 治疗与单纯 LMT 相比，主要终点事件 (非致死性心肌梗死、冠状动脉成形术、冠状动脉旁路移植术、冠心病死亡) 发生风险降低了 72%，提示 LA 能够有效降低 FH 患者血浆 LDL 水平，减少心血管事件发生风险，从而改善患者远期预后。2008 年公布的一项针对儿童 FH 患者的小样本临床研究也证实，LA 能显著降低患者血清 LDL 水平，延缓部分患者心血管疾病的进展，且无严重系统性不良反应，患者耐受性良好[10]。基于目前的研究结果，国际动脉粥样硬化学会在严重家族性高胆固醇血症管理专家共识中推荐药物联合治疗后 LDL 仍未达标的 FH 患者接受 LA 治疗[11]。

2. 顽固性高脂血症

对于非 FH 的顽固性高脂血症，也可考虑 LA 治疗。部分欧美国家的最新指南建议[12-14]，严重高脂血症患者在严格的饮食控制和应用最大可耐受量的调脂药物 1 年以上，LDL 仍不能充分下降者，应接受 LA 治疗。对于脂蛋白 a 超过 600 mg/L (120 nmol/L) 而 LDL-C 正常的患者，如同时合并进展性心血管疾病，也是 LA 治疗的指征。

血清三酰甘油的剧烈升高 (>500~1000 mg/dl) 可诱发高三酰甘油血症性胰腺炎 (hypertriglyceridemic pancreatitis)，病死率高。有报道显示，LA 治疗可显著降低患者血清三酰甘油和炎症因子水平，对胰腺炎的恢复和预防复发有一定的作用[15]。尤其对于妊娠期间的高三酰甘油血症性胰腺炎，由于贝特类药物的应用受到限制，此时 LA 治疗可以取得较好的效果[16]。目前已有指南推荐在高三酰甘油血症性胰腺炎的早期或常规治疗无效后可考虑 LA (推荐类别 Ⅱ，证据等级 C)[17]。但也有研究显示与传统治疗相比，LA 治疗对高三酰甘油血症性胰腺炎并没有明显的优势[18-19]，因此，该领域仍有待于更多的研究证据支持。

3. 难治性肾病综合征

肾病综合征患者由于存在低蛋白血症，肝代偿性合成脂蛋白增加，脂蛋白分解减少，引起继发性高脂血症[20-21]。患者血清 LDL、VLDL、脂蛋白 a 等浓度均升高。氧化的 LDL 可以与系膜细胞上的清道夫受体结合形成泡沫细胞，激活巨噬细胞释放多种细胞因子和趋化因子，从而引起肾小球损伤[22]。多余的脂质随原尿滤过被肾小管重吸收，可引起肾小管损伤和间质纤维化[23]。此外，长期高脂状态引起肾病综合征患者血管内皮损伤，参与动脉硬化和高血压的发生发展。难治性肾病综合征患者病情长期不缓解，高脂血症持续存在，加速肾病进展，增加动脉粥样硬化和心血管事件的发生风险，严重影响患者预后。这在病理表现为局灶节段性肾小球硬化（focal segmental glomerulosclerosis，FSGS）的患者中更为突出。

LA 在难治性肾病综合征中的应用可以起到以下几个方面的作用[24]：①直接清除 LDL，尤其是氧化型 LDL，减轻其对巨噬细胞的刺激，改善巨噬细胞功能障碍，减少炎症因子的释放；②吸附部分纤维蛋白原、促凝因子和血管通透因子，增加一氧化氮、缓激肽等舒血管物质的生成，减少血栓素 A2 的产生，从而发挥舒血管和抗凝作用；③促进环孢素 A 等药物向细胞内的转移，提高激素和免疫抑制剂治疗的反应性。

日本的一项观察性研究对 17 例激素抵抗的 FSGS 患者进行 LA 治疗[25]，发现与单用糖皮质激素相比，联合 LA 治疗可以使患者的血浆 LDL 明显下降，肾病综合征的完全缓解率及部分缓解率显著提高，同时缓解速度加快，为激素尽早减量提供了条件。另一项针对 11 例儿童难治性 FSGS 的随访观察也显示[26]，激素联合 9 周的 LA 治疗（前 3 周每周两次，后 6 周每周一次）后，5 例患儿在 4 周内获得完全缓解，2 例患儿部分缓解，上述 7 例病情缓解的患儿中有 6 例在后续 4.5 年的随访中肾功能持续稳定，所有病例均无严重 LA 相关不良事件发生。日本另一项全国性的调查研究结果表明，接受 LA 治疗的肾病综合征患者，其在 2 年后和 5 年后仍维持较高的疾病缓解率，进一步肯定了 LA 在难治性肾病综合征治疗中的疗效和安全性。在上述研究的基础上，Muso 教授等设计了一项多中心前瞻性研究，进一步验证 LA 治疗难治性肾病综合征的远期疗效和安全性。初步的分析结果显示，LA 治疗能使患者获得病情的

迅速缓解[27]，期待该研究的长期随访结果能够为 LA 在肾病综合征中的治疗提供更多的依据。基于现有的数据，日本和美国已批准 LA 作为常规治疗无效的肾病综合征患者的替代治疗方案[28]。

4. 周围动脉疾病

周围动脉疾病在老年人群中具有较高的患病率，目前的常规治疗主要包括药物干预（抗血小板等）和外科手术，即使采取上述积极的治疗，严重周围动脉疾病的 5 年病死率仍大于 50%[29]。LDL 在周围动脉疾病中的作用目前并未完全明确，但有研究显示[30-31]，LA 治疗能够降低患者血清氧化型 LDL、纤维蛋白原、活化的内皮型一氧化氮合酶等水平，改善患者的下肢动脉狭窄，增加踝臂指数，促进溃疡愈合，减轻跛行。因此，早在 1992 年，日本全民健康保险计划（NHIP）就批准 LA 用于治疗 LDL-C 在 140 mg/dl 以上而又不适合手术治疗的严重周围动脉疾病患者（Fontaine 分期＞Ⅱ期）。近年来，有学者开始尝试应用 LA 治疗脑血管疾病、急性冠脉综合征、糖尿病足、先兆子痫、突发性耳聋、眼部微循环障碍等多种血管疾病，并取得了一定的疗效，相关的临床研究正在陆续开展[28]。

总之，LA 作为清除血清多余脂质成分的一种治疗手段，具有疗效好、副作用少等优点，在临床工作中得到越来越多的应用，其技术方式也在不断地改进完善，但 LA 在疾病治疗中的确切作用仍有待于更多循证医学证据的支持。我国由于受到经济发展水平及医疗资源短缺的限制，在 LA 的临床应用方面与日本及欧美等发达国家之间还有一定的差距。相信随着科技的进步和医学的发展，LA 在临床疾病治疗中的地位将会越来越高，造福更多的患者。

（隋 准）

参考文献

[1] de Gennes JL, Touraine R, Maunand B, et al. Homozygous cutaneo-tendinous forms of hypercholesteremic xanthomatosis in an exemplary familial case. Trial of plasmapheresis ans heroic treatment. Bulletins et

memoires de la Societe Medicale des hopitaux de Paris, 1967, 118: 1377-1402.

[2] Agishi T, Kaneko I, Hasuo Y, et al. Double filtration plasmapheresis. Transactions-American Society for Artificial Internal Organs, 1980, 26: 406-411.

[3] Stoffel W, Borberg H, Greve V. Application of specific extracorporeal removal of low density lipoprotein in familial hypercholesterolaemia. Lancet, 1981, 2: 1005-1007.

[4] Thompson GR, Okabayashi K. Plasma exchange and LDL apheresis. Progress in clinical and biological research, 1988, 255: 311-316.

[5] Bambauer R, Bambauer C, Lehmann B, et al. LDL-apheresis: technical and clinical aspects. The Scientific WorldJournal, 2012, 2012: 314283.

[6] Susca M. Heparin-Induced extracorporeal low-density lipoprotein precipitation futura, a new modification of HELP apheresis: technique and first clinical results. Therapeutic apheresis: official journal of the International Society for Apheresis and the Japanese Society for Apheresis, 2001, 5: 387-393.

[7] Nakanishi T, Suzuki N, Kuragano T, et al. Current topics in therapeutic plasmapheresis. Clinical and experimental nephrology, 2014, 18: 41-49.

[8] Lee SH. Update on Familial Hypercholesterolemia: Diagnosis, Cardiovascular Risk, and Novel Therapeutics. Endocrinology and metabolism, 2017, 32: 36-40.

[9] Mabuchi H, Koizumi J, Shimizu M, et al. Long-term efficacy of low-density lipoprotein apheresis on coronary heart disease in familial hypercholesterolemia. Hokuriku-FH-LDL-Apheresis Study Group. The American journal of cardiology, 1998, 82: 1489-1495.

[10] Hudgins LC, Kleinman B, Scheuer A, et al. Long-term safety and efficacy of low-density lipoprotein apheresis in childhood for homozygous familial hypercholesterolemia. The American journal of cardiology, 2008, 102: 1199-1204.

[11] Santos RD, Gidding SS, Hegele RA, et al. Defining severe familial hypercholesterolaemia and the implications for clinical management: a consensus statement from the International Atherosclerosis Society Severe Familial Hypercholesterolemia Panel. The lancet Diabetes & endocrinology, 2016, 4: 850-861.

[12] Jacobson TA, Ito MK, Maki KC, et al. National lipid association recommendations for patient-centered management of dyslipidemia: part 1—full report. Journal of clinical lipidology, 2015, 9: 129-169.

[13] Stefanutti C. The 1st and the 2nd Italian Consensus Conferences on low-density lipoprotein-apheresis. A practical synopsis and update. Blood transfusion (Trasfusione del sangue), 2016, 15: 42-48.

[14] Julius U. Lipoprotein apheresis in the management of severe hypercholesterolemia and of elevation of lipoprotein (a): current perspectives and patient selection. Medical Devices, 2016, 9: 349-360.

[15] Costantini N, Mameli A, Marongiu F. Plasmapheresis for Preventing Complication of Hypertriglyceridemia: A Case Report and Review of Literature. American journal of therapeutics, 2016, 23: e288-291.

[16] Basar R, Uzum AK, Canbaz B, et al. Therapeutic apheresis for severe hypertriglyceridemia in pregnancy. Archives of gynecology and obstetrics, 2013, 287: 839-843.

[17] Schwartz J, Padmanabhan A, Aqui N, et al. Guidelines on the Use of Therapeutic Apheresis in Clinical Practice-Evidence-Based Approach from the Writing Committee of the American Society for Apheresis: The Seventh Special Issue. Journal of clinical apheresis, 2016, 31: 149-162.

[18] Chen JH, Yeh JH, Lai HW, et al. Therapeutic plasma exchange in patients with hyperlipidemic pancreatitis. World journal of gastroenterology: WJG, 2004, 10: 2272-2274.

[19] Gubensek J, Buturovic-Ponikvar J, Romozi K, et al. Factors affecting outcome in acute hypertriglyceridemic pancreatitis treated with plasma exchange: an observational cohort study. PloS one, 2014, 9: e102748.

[20] Kodner C. Nephrotic syndrome in adults: diagnosis and management. American family physician, 2009, 80: 1129-1134.

[21] Barbano B, Gigante A, Amoroso A, et al. Thrombosis in nephrotic syndrome. Seminars in thrombosis and hemostasis, 2013, 39: 469-476.

[22] Moorhead JF, Chan MK, El-Nahas M, et al. Lipid nephrotoxicity in chronic progressive glomerular and tubulo-interstitial disease. Lancet, 1982, 2: 1309-

1311.

[23] Ong AC, Moorhead JF. Tubular lipidosis: epiphenomenon or pathogenetic lesion in human renal disease? Kidney international, 1994, 45: 753-762.

[24] Muso E. Beneficial effect of LDL-apheresis in refractory nephrotic syndrome. Clinical and experimental nephrology, 2014, 18: 286-290.

[25] Muso E, Mune M, Fujii Y, et al. Significantly rapid relief from steroid-resistant nephrotic syndrome by LDL apheresis compared with steroid monotherapy. Nephron, 2001, 89: 408-415.

[26] Hattori M, Chikamoto H, Akioka Y, et al. A combined low-density lipoprotein apheresis and prednisone therapy for steroid-resistant primary focal segmental glomerulosclerosis in children. American Journal of Kidney Diseases: the official journal of the National Kidney Foundation, 2003, 42: 1121-1130.

[27] Muso E, Mune M, Hirano T, et al. Immediate therapeutic efficacy of low-density lipoprotein apheresis for drug-resistant nephrotic syndrome: evidence from the short-term results from the POLARIS Study. Clinical and Experimental Nephrology, 2015, 19: 379-386.

[28] Moriarty PM. Lipoprotein apheresis: present and future uses. Current Opinion in Lipidology, 2015, 26: 544-552.

[29] Olin JW, Sealove BA. Peripheral artery disease: current insight into the disease and its diagnosis and management. Mayo Clinic Proceedings, 2010, 85: 678-692.

[30] Hirsch AT, Haskal ZJ, Hertzer NR, et al. ACC/AHA 2005 Practice Guidelines for the management of patients with peripheral arterial disease (lower extremity, renal, mesenteric, and abdominal aortic): a collaborative report from the American Association for Vascular Surgery/Society for Vascular Surgery, Society for Cardiovascular Angiography and Interventions, Society for Vascular Medicine and Biology, Society of Interventional Radiology, and the ACC/AHA Task Force on Practice Guidelines (Writing Committee to Develop Guidelines for the Management of Patients With Peripheral Arterial Disease): endorsed by the American Association of Cardiovascular and Pulmonary Rehabilitation; National Heart, Lung, and Blood Institute; Society for Vascular Nursing; TransAtlantic Inter-Society Consensus; and Vascular Disease Foundation. Circulation, 2006, 113: e463-654.

[31] Tamura K, Tsurumi-Ikeya Y, Wakui H, et al. Therapeutic potential of low-density lipoprotein apheresis in the management of peripheral artery disease in patients with chronic kidney disease. Therapeutic apheresis and dialysis: official peer-reviewed journal of the International Society for Apheresis, the Japanese Society for Apheresis, the Japanese Society for Dialysis Therapy, 2013, 17: 185-192.

第四十一章　脂蛋白相关磷脂酶 A_2 抑制剂治疗冠心病的尝试

动脉粥样硬化性心血管疾病是全人类患病和死亡的首要原因[1]，众所周知，冠心病主要因冠状动脉粥样硬化（atherosclerosis，AS）斑块积聚而逐渐形成，AS 斑块破裂后导致血栓形成，是心脏病发作及卒中等心血管事件发生的主要原因。为了减少心血管事件的发生率，目前临床上采取的主要方式是严格控制相关危险因素，如降低低密度脂蛋白胆固醇（LDL-C）水平、控制高血压和糖尿病以及戒烟等。然而，即便如此，冠状动脉事件的发生率、再发率和致死率仍很高。在一项关于他汀类药物的研究中，入选的急性冠脉综合征患者虽经过规范化治疗，但其死亡率以及随访两年内的冠脉事件再发率依然>22.4%[2]。

一、脂蛋白相关磷脂酶 A_2 在冠心病发生发展中的作用机制

研究表明，AS 是一种炎症相关性疾病，炎症反应在动脉粥样斑块的发生、发展以及破裂脱落等过程中均起着重要的作用，故循环中的炎症标志物作为心血管事件危险预测的指标引起了人们的关注。

脂蛋白相关磷脂酶 A_2（lipoprotein-associated phospholipase A_2，Lp-PLA$_2$）亦被称为血小板活化因子乙酰水解酶（PAF-AH），是磷脂酶 A_2（phospholipase A_2，PLA$_2$）超家族中的一员，由巨噬细胞、单核细胞、T-淋巴细胞和肥大细胞产生及分泌[3]。Lp-PLA$_2$ 可以水解磷脂甘油支架 sn-2 位上的乙酰基，生成溶血卵磷脂（lysoPC）和游离的氧化脂肪酸（OxFA）[4]。约 80% 的 Lp-PLA$_2$ 通过载脂蛋白 B 与低密度脂蛋白（low-den-sity lipoprotein，LDL）结合，另外 20% 通过其他载脂蛋白与高密度脂蛋白（high-density lipopro-tein，HDL）结合[5]。动脉壁上的 LDL 在氧化应激的作用下转化为氧化型低密度脂蛋白（ox-LDL），ox-LDL 颗粒表面含有较多的氧化磷脂，磷脂可以激活 LDL 中的 Lp-PLA$_2$，分解氧化的磷脂（主要是卵磷脂），产生 OxFA 和 lysoPC。这两种较强的致炎和致粥样硬化的因子通过上调黏附因子、细胞因子和 CD40 配体的表达水平，削弱内皮依赖的血管扩张功能，同时刺激巨噬细胞的增殖、炎症细胞的趋化、产生金属蛋白酶，最终导致粥样斑块的形成和动脉壁特性的改变[6]。巨噬细胞吞噬 ox-LDL，变成泡沫细胞。而这些活化的巨噬细胞和泡沫细胞会产生更多的 Lp-PLA$_2$ 释放入血液循环中，重复上述过程。

二、Lp-PLA$_2$ 与冠心病相关性的研究

在动物、人类 AS 模型中，Lp-PLA$_2$ 浓度明显增加[7-8]。近年来许多临床前研究、流行病学调查及临床试验显示，Lp-PLA$_2$ 与心血管疾病关系密切，血液中高水平的 Lp-PLA$_2$ 通常也意味着心血管疾病的发生风险增高[9]。

WOSCOPS 研究[10]（The West of Scotland Coronary Prevention Study）首次提出 Lp-PLA$_2$ 和心血管疾病之间的关系，在 580 例苏格兰男性人群中观察 Lp-PLA$_2$、高敏 C 反应蛋白（hs-CRP）、纤维蛋白原、白细胞计数等炎性反应标志物是否与冠状动脉事件有关，血浆 Lp-PLA$_2$ 水平最高者的冠心病风险是 Lp-PLA$_2$ 水平最低者的 2倍。Hs-CRP、白细胞计数、纤维蛋白原水平是冠

状动脉事件的有力预测因子，在校对了年龄、收缩压、脂蛋白水平后发现，hs-CRP、白细胞计数、纤维蛋白原水平与冠状动脉事件的相关性明显降低，而 Lp-PLA₂ 水平对冠状动脉事件依然具有较强的预测作用，说明 Lp-PLA₂ 是冠心病的独立危险因素之一。此后一些流行病学研究也发现 Lp-PLA₂ 和冠心病的发展之间存在相关性[11-12]。对于中国人群来说，血浆 Lp-PLA2 水平和冠心病也是独立相关[13]。

在对 32 项前瞻性研究进行 meta 分析时发现[14]，79 036 个受试者血浆 Lp-PLA₂ 活性和冠心病风险相关，矫正传统危险因素后，Lp-PLA₂ 水平每升高 1 个标准差，相对风险增加 1.1（95% CI，1.05～1.16）。而另一项 meta 研究[15]发现特别是对未接受 Lp-PLA2 抑制剂的稳定性冠心病患者来说，Lp-PLA2 高活性或者高水平和冠心病患者的心血管事件相关。

由于越来越多的临床研究均提示 Lp-PLA₂ 对冠状动脉粥样硬化性疾病有较强的预测能力，在美国成人治疗组 Ⅲ（Adult Treatment Panel Ⅲ，ATP Ⅲ）及美国心脏协会（American Heart Association，AHA）、疾病控制中心（Centers for Disease Control，CDC）的指南中，Lp-PLA₂ 被推荐用于辅助中高危患者的 10 年冠心病风险评估。Lp-PLA₂ 对明确高危或极高危患者血管炎症具有诊断价值，可筛选出能从强化调脂治疗中获益的人群，但并不推荐作为治疗目标[16]。

三、Lp-PLA₂ 抑制剂在冠心病患者治疗中的争议

尽管现阶段已有多种治疗药物，包括他汀类药物、抗血小板药物、肾素-血管紧张素-醛固酮抑制剂、β 受体阻滞药和糖尿病药物等，患者 1 年内的心血管疾病死亡率、心肌梗死率或卒中发生率仍为 5.31%，而且既往有症状、冠状动脉病变、脑血管事件或外周血管事件的患者，其事件发生率可增至 12.58%[17]。因此，仍然需要其他的新的治疗方法来控制粥样硬化的进展。上述研究表明，Lp-PLA₂ 目前已经成为新的冠心病治疗靶点，

而 Lp-PLA₂ 抑制剂也被视为他汀类药物的有力补充而备受青睐。越来越多的证据表明 Lp-PLA₂ 抑制剂具有抗 AS 作用。Lp-PLA₂ 特异性抑制剂——Darapladib 已被成功研制。Darapladib 是新型口服活性选择性 Lp-PLA₂ 抑制剂，Wilensky 等[18]报道，使用 Darapladib 能够阻止糖尿病/高胆固醇血症猪模型中的冠状动脉粥样斑块的进展。

在 Ⅱ 期临床研究[19]中，Darapladib 表现出了较强的炎症抑制作用，这是一项多中心、随机、双盲、平行组的研究，入选 959 名冠心病和冠心病等危症患者，患者的基线 LDL-C 水平为（67±22）mg/dl，在进行了阿托伐他汀（20 mg 或者 80 mg）治疗后，随机接受不同剂量的 Darapladib（40、80、160 mg）或者安慰剂治疗 12 周。研究结果发现，与安慰剂组相比，不同 Darapladib 剂量组的 Lp-PLA₂ 酶活性分别下降 43%、55% 和 66%（P<0.001）。接受 Darapladib 160 mg/d 治疗 12 周的受试者同样接受了一系列炎性介质的检测，与安慰剂组相比，治疗组的白细胞介素-6 水平下降 12.3%（P=0.028），循环中 hs-CRP 也下降了 13%（P=0.15）。研究表明，对于冠心病患者，Darapladib 降低 Lp-PLA₂ 的作用是剂量依赖性的，这种作用独立于基线 LDL-C 或 HDL-C 水平以及阿托伐他汀治疗策略。研究结果也显示，高剂量的 Darapladib 应用于已经接受他汀类药物治疗的患者具有一定的抗炎作用，并且未见不良反应。

对于稳定性冠心病患者，抑制炎症可以减缓动脉粥样硬化的进展，而对于稳定斑块是否也有一定的作用？国际生物标记和影像研究（IBIS）[20]是一项随机、双盲、对照试验，旨在探讨 Darapladib 逆转、稳定斑块的功效。研究入选 330 例冠状动脉造影确诊冠状动脉疾病的患者，随机给予 Darapladib 160 mg/d 或安慰剂，持续治疗 12 个月后观察两组间主要终点和次要终点的差异。结果显示，Darapladib 组的 Lp-PLA₂ 水平显著降低 59%（P<0.001），两组间主要治疗终点，如冠状动脉粥样硬化斑块变形性（P=0.22）和 hs-CRP（P=0.35）均无显著差异；两组间斑块总体积变化同样无明显差异（P=0.95）。在次要治疗终点中，

斑块坏死核心体积在安慰剂组中显著增大 [(4.5±17.9) mm³，$P=0.009$]，而 Darapladib 则能够有效抑制坏死核心体积的增大 [(−0.5±13.9) mm³，$P=0.71$]，两组间差异明显（−5.2 mm³，$P=0.012$）。尽管接受了标准治疗，对照组的斑块坏死核心体积依然不断扩大，而 Lp-PLA₂ 抑制剂能够阻止斑块坏死核心的发展，因此选择性 Lp-PLA₂ 抑制剂可能代表一种稳定动脉粥样硬化斑块的新型治疗手段，而这将会是冠心病治疗新的靶点。

然而在Ⅲ期临床试验中，Darapladib 的研究结果差强人意。STABILITY[21]（Stabilization of Atherosclerotic Plaque by Initiation of darapladib Therapy）是一项国际化、多中心、随机、双盲、安慰剂对照、以临床事件为终点的大型临床研究。研究共入选稳定性冠心病患者 15 828 名，在标准治疗的基础上随机分为 Darapladib 肠溶片或安慰剂组。平均随访 3.7 年的结果表明，在主要终点方面（包括心血管死亡、非致死性心肌梗死和非致死性脑卒中在内的复合终点），Darapladib 没有优势（Darapladib 组 769 次事件，安慰剂组 819 次事件，$HR=0.94$，$P=0.20$）。但与安慰剂组相比，Darapladib 组次要终点包括主要冠状动脉事件（冠心病或心肌梗死死亡、心肌缺血紧急血运重建）及全部冠状动脉事件（冠心病、心肌梗死死亡、不稳定型心绞痛住院或者冠状动脉血运重建）的风险略下降（737 次 vs. 814 次，$HR=0.9$，$P=0.045$ 及 1159 次 vs. 1269 次，$HR=0.91$，$P=0.02$）。主要研究终点无明显差异的原因可能是：①现有的治疗已将冠状动脉风险大大降低，本研究中超过 1/3 的患者 LDL-C 低于 70 mg/dl，随机前有 75% 的患者接受再血管化治疗，这些因素都导致两组的心血管事件发生率较低；②本研究严格纳入慢性稳定性冠心病病例，这类患者动脉粥样硬化斑块中 Lp-PLA₂ 酶含量及活性不高，其中 96% 的患者接受他汀类药物治疗，而他汀类药物可以使 Lp-PLA₂ 水平降低 35%[22]，因此患者血浆和组织细胞中 LDL-C 水平均很低（基线 LDL-C 中位值为 80 mg/dl）。Lp-PLA₂ 酶以 ox-LDL 为底物，所形成的产物能导致炎症，由于底物不足，

该酶的致病效应削弱，Lp-PLA₂ 酶抑制剂的作用亦随之减弱。因此 Lp-PLA₂ 抑制剂对已经接受他汀类药物治疗患者的额外作用被明显削弱了。因此，在他汀类药物有效降低 LDL-C 前提下，Lp-PLA₂ 抑制剂类药物在稳定性冠心病中的抗炎症作用受到限制。

同样在对 STABILITY 研究的后续分析中发现高水平的 Lp-PLA₂ 能够增加心血管事件的风险，但是不管 Lp-PLA₂ 的基线水平或者其降幅程度的多少，使用药物降低 Lp-PLA₂ 的水平达到 65% 后并不能降低稳定性冠心病的心血管事件的发生[23]。

STABILITY 研究是首次评价炎症预防机制的研究，对生物标志物的后续分析，包括 Lp-PLA₂ 水平和 STABILITY 遗传亚组的研究，可能有助于提供 Darapladib 预防稳定性冠心病患者冠状动脉事件的相关资料。因此，Polfus 等进行了 Lp-PLA₂ 的基因学研究[24]，对大规模群体动脉粥样硬化风险（Atherosclerosis Risk in Communities study，ARIC）研究中的 6325 例受试者进行外显子的测序，发现编码 Lp-PLA₂ 的 PLA2G7 基因功能缺失突变对 Lp-PLA₂ 的活性有较大的影响。对欧洲人进行平均 25.1 年的随访，携带 rs140020965 Q287X 突变（功能缺失突变）的患者发生冠心病的风险不低于未发生该变异的患者（HR 1.06；95% CI −2.45～−0.33；$P=0.93$），且携带突变对心血管疾病的死亡率也没有明显影响。该结论同样适用于研究中的非裔美国人，携带 rs34159425 L389S 的患者 Lp-PLA₂ 活性明显降低，但是变异基因与冠心病发病率或心血管死亡率并无相关性（HR 0.92；95% CI 0.35～1.49；$P=0.78$）。在一项 meta 研究中发现，PLA2G7 功能的缺失和心血管或者冠心病危险因素无关[25]。基因研究，特别是罕见的功能缺失变异研究往往预示着靶向药物的诞生，这些药物可降低危险因子水平和患病风险。然而关于 Lp-PLA₂ 的基因学研究结果表明，Lp-PLA₂ 是脂蛋白代谢和炎症的生物学标记，但与冠心病的发生并无因果关系。

相同的争议来自于急性冠脉综合征患者。

SOLID-TIMI 52[26] （Stabilization of Plaque Using Darapladib-Thrombolysis in Myocardial Infarction 52）研究是一项双盲、安慰剂、随机对照研究，纳入来自 36 个国家的 13 026 例 30 天内因急性冠脉综合征住院的患者。研究者将患者随机分配到 Darapladib 组（160 mg 每日 1 次）或安慰剂组；所有患者接受指南推荐的治疗作为基础方案。随访中位时间为 2.5 年。结果显示 Darapladib 组和安慰剂组主要终点（冠心病死亡、心肌梗死、急性冠状动脉血运重建）发生率无显著差异（16.3% vs. 15.6%，HR 1.00，95% CI 0.91~1.09；$P = 0.93$）。两组次要终点（心血管死亡、心肌梗死或卒中）发生率均为 15%。两组全因死亡率分别为 7.3% 和 7.1%。Darapladib 组副作用更多，报告较多的包括粪便、尿液和皮肤异常气味（11.5% vs. 2.5%）、腹泻（10.6% vs. 5.6%），患者常因此而停止用药。当根据基线 LDL-C 水平和 Lp-PLA$_2$ 水平进行分组后依然没有发现有意义的结果。

STABILITY 和 SOLID-TIMI 52 试验均失败了，结果未显示慢性冠状动脉疾病患者（既往心肌梗死、血运重建或多支冠状动脉病变）和急性冠脉综合征入院患者的心血管事件和生存获益。基因学研究虽然发现 PLA2G7 变异所致 Lp-PLA$_2$ 活性降低的程度与 Darapladib 相似，但也未能得到 Lp-PLA$_2$ 活性降低与冠心病风险相关的结论。

上述数据并不能否认炎症在 AS 中的地位和作用，而摆在我们面前的一个巨大挑战即如何发展和应用抗炎药物来进行冠心病的二级预防。众所周知，炎症通过多种通路参与疾病的发展，如果只阻断某一特定通路，炎症反应可能会通过其他途径来代偿。另一方面，Lp-PLA$_2$ 的重要作用超过现有的冠心病二级预防药物这一观点也是不合适的。因此，这些数据不能良好预示 Lp-PLA$_2$ 抑制剂可以降低一般人群的冠心病风险。同时，研究者承认明确药物功效的唯一直接方法是在合适的人群中进行临床对照试验。我们应该重新审视研究受试者，关注具有高基线水平 Lp-PLA$_2$、耐受他汀类药物及有高氧化应激水平的患者，他们可能从此类药物中获益。

四、小结

Lp-PLA$_2$ 作为冠状动脉事件的独立危险预测因子，在冠心病的发生发展中起着重要作用，从而备受关注，然而 III 期临床试验的失败对于以动脉粥样硬化炎症成分为新型治疗靶点的观念受到了新的挑战，因此 Lp-PLA$_2$ 在冠心病患者中作用的病理生理机制还需进一步的明确，以便为以后的新型 Lp-PLA$_2$ 抑制剂的研发提供理论依据，未来我们亟待更多有针对性的大型临床研究来进一步说明它在动脉粥样硬化事件中减少高危斑块的形成、降低心血管事件发生的作用。

（王尹曼　钱菊英）

参考文献

[1] Heidenreich PA，Trogdon JG，Khavjou OA，et al. Forecasting the future of cardiovascular disease in the United States：a policy statement from the American Heart Association. Circulation，2011，123（8）：933-944.

[2] Cannon CP，Braunwald E，McCabe CH，et al. Intensive versus moderate lipid lowering with statins after acute coronary syndromes. N Engl J Med，2004，350（15）：1495-1504.

[3] Ikonomidis I，Michalakeas CA，Lekakis J，et al. The role of lipoprotein-associated phospholipase A2（Lp-PLA$_2$）in cardiovascular disease. Rev Recent Clin Trials，2011，6（2）：108-113.

[4] MacPhee CH，Moores KE，Boyd HF，et al. Lipoprotein-associated phospholipase A2，platelet-activating factor acetylhydrolase，generates two bioactive products during the oxidation of low-density lipoprotein：use of a novel inhibitor. Biochem J，1999，338（Pt 2）：479-487.

[5] Stafforini DM，McIntyre TM，Carter ME，et al. Human plasma platelet-activating factor acetylhydrolase. Association with lipoprotein particles and role in the degradation of platelet-activating factor. J Biol Chem，1987，262（9）：4215-4222.

[6] Ikonomidis I，Kadoglou NN，Tritakis V，et al. Association of Lp-PLA2 with digital reactive hyperemia，

coronary flow reserve, carotid atherosclerosis and arterial stiffness in coronary artery disease. Atherosclerosis, 2014, 234 (1): 34-41.

[7] Hakkinen T, Luoma JS, Hiltunen MO, et al. Lipoprotein-associated phospholipase A (2), platelet-activating factor acetylhydrolase, is expressed by macrophages in human and rabbit atherosclerotic lesions. Arterioscler Thromb Vasc Biol, 1999, 19 (12): 2909-2917.

[8] Kolodgie FD, Burke AP, Skorija KS, et al. Lipoprotein-associated phospholipase A2 protein expression in the natural progression of human coronary atherosclerosis. Arterioscler Thromb Vasc Biol, 2006, 26 (11): 2523-2529.

[9] Kim JY, Hyun YJ, Jang Y, et al. Lipoprotein-associated phospholipase A2 activity is associated with coronary artery disease and markers of oxidative stress: a case-control study. Am J Clin Nutr, 2008, 88 (3): 630-637.

[10] Packard CJ, O'Reilly DS, Caslake MJ, et al. Lipoprotein-associated phospholipase A2 as an independent predictor of coronary heart disease. West of Scotland Coronary Prevention Study Group. N Engl J Med, 2000, 343 (16): 1148-1155.

[11] Lee JH, Engler MM. Lipoprotein-associated phospholipase A (2): a promising vascular-specific marker for screening cardiovascular risk? Prog Cardiovasc Nurs, 2009, 24 (4): 181-189.

[12] Cook NR, Paynter NP, Manson JE, et al. Clinical utility of lipoprotein-associated phospholipase A (2) for cardiovascular disease prediction in a multiethnic cohort of women. Clin Chem, 2012, 58 (9): 1352-1363.

[13] Yang L, Liu Y, Wang S, et al. Association between Lp-PLA2 and coronary heart disease in Chinese patients. J Int Med Res, 2017, 45 (1): 159-169.

[14] Lp PLASC, Thompson A, Gao P, et al. Lipoprotein-associated phospholipase A (2) and risk of coronary disease, stroke, and mortality: collaborative analysis of 32 prospective studies. Lancet, 2010, 375 (9725): 1536-1544.

[15] Li D, Zhao L, Yu J, et al. Lipoprotein-associated phospholipase A2 in coronary heart disease: Review and meta-analysis. Clin Chim Acta, 2017, 471: 38-45.

[16] Davidson MH, Corson MA, Alberts MJ, et al. Consensus panel recommendation for incorporating lipoprotein-associated phospholipase A2 testing into cardiovascular disease risk assessment guidelines. Am J Cardiol, 2008, 101 (12A): 51F-57F.

[17] Steg PG, Bhatt DL, Wilson PW, et al. One-year cardiovascular event rates in outpatients with atherothrombosis. JAMA, 2007, 297 (11): 1197-1206.

[18] Wilensky RL, Shi Y, Mohler ER, 3rd, et al. Inhibition of lipoprotein-associated phospholipase A2 reduces complex coronary atherosclerotic plaque development. Nat Med, 2008, 14 (10): 1059-1066.

[19] Mohler ER, 3rd, Ballantyne CM, Davidson MH, et al. The effect of darapladib on plasma lipoprotein-associated phospholipase A2 activity and cardiovascular biomarkers in patients with stable coronary heart disease or coronary heart disease risk equivalent: the results of a multicenter, randomized, double-blind, placebo-controlled study. J Am Coll Cardiol, 2008, 51 (17): 1632-1641.

[20] Serruys PW, Garcia-Garcia HM, Buszman P, et al. Effects of the direct lipoprotein-associated phospholipase A (2) inhibitor darapladib on human coronary atherosclerotic plaque. Circulation, 2008, 118 (11): 1172-1182.

[21] Investigators S, White HD, Held C, et al. Darapladib for preventing ischemic events in stable coronary heart disease. N Engl J Med, 2014, 370 (18): 1702-1711.

[22] Ridker PM, MacFadyen JG, Wolfert RL, et al. Relationship of lipoprotein-associated phospholipase A (2) mass and activity with incident vascular events among primary prevention patients allocated to placebo or to statin therapy: an analysis from the JUPITER trial. Clin Chem, 2012, 58 (5): 877-886.

[23] Wallentin L, Held C, Armstrong PW, et al. Lipoprotein-Associated Phospholipase A2 Activity Is a Marker of Risk But Not a Useful Target for Treatment in Patients With Stable Coronary Heart Disease. J Am Heart Assoc, 2016, 5 (6): e003407.

[24] Polfus LM, Gibbs RA, Boerwinkle E. Coronary heart disease and genetic variants with low phospholipase A2 activity. N Engl J Med, 2015, 372 (3): 295-296.

[25] Casas JP，Ninio E，Panayiotou A，et al. PLA2G7 genotype，lipoprotein-associated phospholipase A2 activity，and coronary heart disease risk in 10 494 cases and 15 624 controls of European Ancestry. Circulation，2010，121 (21)：2284-2293.

[26] O'Donoghue ML，Braunwald E，White HD，et al. Effect of darapladib on major coronary events after an acute coronary syndrome：the SOLID-TIMI 52 randomized clinical trial. JAMA，2014，312 (10)：1006-1015.

第四十二章 基因与基因组药物学指导的调脂药物临床应用

他汀类药物是 3-羟基-3-甲基-戊二酰-辅酶 A 还原酶（HMG-CoA）抑制剂。大量证据已经证明他汀类药物能够有效降低血浆低密度脂蛋白水平，进而预防主要冠心病事件、脑卒中和动脉硬化性周围血管疾病。他汀类药物治疗降低 LDL-C 水平最高可达 55%，减少 20%～30% 心血管事件的发生[1-2]。然而，他汀类药物降低胆固醇的疗效与副作用存在显著的个体差异，降低心血管事件的疗效方面，也存在个体差异[3]。既往研究已经发现，遗传变异可能与个体间他汀类药物降低 LDL-C 的疗效及副作用的差异相关，并随着他汀类药物基因组学研究的开展得到了证实[4-6]。目前血脂指南为所有血脂异常患者制定的他汀类药物剂量是相同的。然而，是否每个人获益情况或药物副作用对每个人的机会也都相似？基因组关联分析研究（genome-wide association study，GWAS）鉴别出 50 个能够在不同人群重复出来的冠心病相关基因，但是每一个单核苷酸多态性（SNP）预测冠心病风险的能力却很低，提示遗传变异虽然常见，但是各自独立发挥作用。

他汀类药物的不良反应将限制其临床广泛的使用。心血管医生最关心两个他汀类药物的非心血管作用，一是他汀类药物诱发的肌病，二是增加糖尿病风险。其次还有肝毒性，往往由此导致停药。其他非心血管作用包括肾病、认知障碍、卡他炎症、勃起功能障碍、静脉血栓栓塞。多数患者，他汀类药物副作用不至于丧命，但是会影响生活质量，会导致患者停药，失去获得心血管效益的机会。溶肌病虽然极其罕见，但可致命[7]。造成他汀类药物产生副作用的因素很多，包括增加他汀类药物不耐受性的内源性因素：①老年

（＞80 岁），②女性，③亚裔，④既往存在神经肌肉疾病，⑤已知肌肉疾病史或肌病综合征家族史，⑥既往存在肝病，⑦既往存在肾病，⑧既往存在未治疗的甲状腺功能减退，⑨基因（调节肝细胞色素酶通路的基因）多态性；以及导致他汀类药物不耐受的外源性因素：①大剂量他汀类药物，②大量饮酒，③药物相互作用，如吉非贝齐、抗精神病药物、胺碘酮、维拉帕米（异搏定）、合心爽、环孢霉素、大环内酯类抗生素（如红霉素、阿奇霉素）、唑类抗真菌药和蛋白酶抑制剂等，④过量运动，⑤摄入过量的葡萄柚汁[8]。

无论如何，遗传因素的影响不容忽视。目前，研究比较多，阐述比较清楚的增加肌肉他汀类药物浓度的遗传因素，包括细胞色素 P450 酶系统，如 CYP2D6、CYP3A4、CYP3A5；线粒体甘氨酸脒基转移酶（GATM）；流入转运体，如 SLCO1B1；流出转运体，如 ABCB1 和 ABCG2。在遗传因素中，目前仅 SLCO1B1 变异可以推荐应用到临床，作为临床监测他汀相关肌病，特别是辛伐他汀相关肌病的遗传标志[9]。强效 CYP3A4 抑制剂明显增加血浆活性型辛伐他汀、洛伐他汀与阿托伐他汀的浓度。氟伐他汀经 CYP2C9 代谢，与其他药物相互作用的机会小。普伐他汀、瑞舒伐他汀与匹伐他汀，不主要经 CYP450 酶系统途径代谢，因此对其抑制剂不敏感[10]。既然他汀类药物的疗效与副作用均受遗传因素影响，临床中以此作为切入点，即有可能实现个体精准医疗的理想。

一、与他汀疗效相关的遗传变异

血脂与脂蛋白异常解释大约 50% 心血管病人

群归因危险度。血浆脂质与脂蛋白水平本身具有很高的遗传度,估计总胆固醇(TC)、低密度脂蛋白胆固醇(LDL-C)、高密度脂蛋白胆固醇(HDL-C)、三酰甘油(TGs)的遗传度在40%~60%[11]。来自GWAS分析的结果显示,血浆脂质水平受95个遗传位点影响,其中59个是首次发现的变异位点,共可解释10%~12%的血脂与脂蛋白的变异(相当于血脂变异总遗传度的25%~30%)[12-13]。包含32项研究总计超过6.6万人的meta分析,覆盖约2000个候选基因,结果全新发现23个与血脂表型差异相关的SNP:与HDL-C相关的为DGAT2、HCAR2、GPIHBP1、PPARG和FTO;与LDL-C相关的为SOCS3、APOH、SPTY2D1、BRCA2和VLDLR;与TC相关的为SOCS3、UGT1A1、BRCA2、UBE3B、FCGR2A、CHUK和INSIG2;与TG相关的为SERPINF2、C4B、GCK、GATA4、INSR和LPAL2。但是,这些变异位点对于HDL-C、LDL-C、TC和TG水平差异的解释度分别仅有9.9%、9.5%、10.3%和8.0%[14]。

另一项迄今为止最大的GWAS meta分析,包括了4万多名受试者,其目的是检查与他汀类药物疗效(降低LDL-C水平)相关的遗传变异。此meta分析发现SORT1/CELSR2/PSRC1和SLCO1B1共两个与他汀类药物治疗反应相关的变异位点。连同两个既往发现的APOE与LPA位点,通过功能与通路分析证实,APOE rs445925与SORT1/CELSR2/PSRC1 rs646776 SNPs增加他汀类药物疗效,而LPArs10455872与SLCO1B1 rs2900478 SNPs则降低他汀类药物疗效[15]。

基于社区队列研究(Malmo饮食与癌症研究)和四个大型随机对照试验,分别包括两项一级预防(JUPITER与ASCOT)及两项二级预防(CARE与PROVE IT-TIMI 22)研究,总计48 421个患者,事件发生数3477个,对其分析27个遗传变异的遗传风险积分与冠心病发病、冠心病复发的关联性,以及与根据遗传风险分层的他汀类药物治疗,降低相对与绝对冠心病事件的关联性。结果显示,辛伐他汀 ED_{50}(LDL-C水平降低达最大效应半数所需的药物剂量),与CYP3A4变异(rs35599367)以及

SLCO1B1错义编码变异(rs4149056)相关。阿托伐他汀 ED_{50} 与SORT1功能变异(rs646776)相关。SORT1基因产物可使sortilin表达降低,增加极低密度LDL颗粒的水平(与LDL受体结合力降低的 · LDL)。PRDM16基因常见变异(rs11807862)与他汀类药物调节的脂质变化有关。HMGCR基因(编码他汀类药物靶蛋白,3-羟基-3-甲基戊二酰辅酶-A还原酶)与血浆LDL-胆固醇水平相关(P rs12654264=1×10^{-20}),每个rs12654264变异解释2.7 mg/dl的胆固醇的变化[16]。

二、他汀类药物相关的肌病遗传变异

他汀类药物相关肌病最常见的表现包括乏力、肌痛、肌炎和横纹肌溶解。发生肌炎时,可以检测到肌肉损伤的标志物肌酸激酶升高。他汀类药物引起的肌炎,停用后可以获得恢复。严重肌病或横纹肌溶解很罕见,发生率约为1/2300万[8]。精准治疗的目的就是发挥药物的最大疗效,避免毒性作用。以已知能够引起遗传肌病的基因为候选基因,筛查他汀类药物肌病相关的基因,至2014年1月为止,只有2个基因变异被认为与他汀类药物肌病有关:①SLCO1B1基因——编码肝摄取他汀类药物的蛋白;②COQ2基因——合成辅酶Q10的关键酶[17-18]。其中,针对前者已经进行了广泛和深入的研究。

药物转运体有机阴离子转运多肽1B1基因(solute carrier organic anion transporter family, member 1B1, SLCO1B1),别名包括LST1、HBLRR、LST-1、OATP2、OATPC、OATP C、OATP1B1和SLC21A6。SLCO1B1的蛋白属于跨膜受体,调节钠-非依赖性各种内源性化合物(如胆红素、17-β-葡萄糖醛酸雌二醇、白细胞三烯-C4)转运与清除血液中到肝细胞的药物(如他汀类、利福平、四溴酚酞磺酸钠)。SLCO1B1基因多态性与转运功能障碍关联。

他汀类药物治疗过程中血清肌酸激酶水平升高是发生肌病的重要实验室指标。根据编码他汀类药物转运蛋白基因多态性选择如下候选基因:

SLCO1B1（A388G 和 T521C）、ABCB1（C1236T 和 C3435T）、ABCG2（C421A），研究这些基因多态性与血清肌酸激酶水平的关系，结果显示：携带 ABCB1 C1236T 者，他汀类药物诱发的血清肌酐激酶升高的风险增加接近 4 倍（OR 4.67，$P<0.05$）；携带 SLCO1B1 T521C 者，他汀类药物诱发的血清肌酸激酶升高的风险增加 8 倍（OR 8.86，$P<0.01$）；反之，SLCO1B1 A388G 具有保护作用（OR 0.24，$P<0.05$）。无论有无肌酸激酶升高，根据综合基因分型鉴别患者服用他汀类药物是否会导致肌酸激酶升高，特异性为 97%，敏感性为 39%。如将 SLCO1B1、ABCB1 与 ABCG2 基因 SNP 检测用于临床，可作为改善他汀类药物安全性的指标[19]。

心脏保护研究（Heart Protection Study）入选 >20 000 例已知血管疾病患者或携带血管疾病危险因素的患者，随机分到每日辛伐他汀 40 mg 或安慰剂组。在 10 269 例每天服用辛伐他汀 40 mg 的患者中，诊断出 24 例肌病患者，其中 21 例进行回顾性 rs4149056 等位基因分型，评估携带危险等位基因者他汀类药物相关的肌病的相对风险。结果显示，等位基因 C 造成肌病相对风险增加 2.6 倍（OR2.6）。临床实践证据提示，rs4149056 与肌肉毒性相关性以辛伐他汀最强，强于其他他汀类药物。rs4149056 C 等位基因也影响他汀类药物依从性。STRENGTH 研究将 509 例高胆固醇患者，随机分到辛伐他汀、阿托伐他汀、普伐他汀治疗组，随访 16 周，研究的主要终点为停药副作用及综合终点事件，如，肌痛或肌肉痉挛和（或）血清肌酸激酶水平比正常上限升高 >3 倍。比较整个副作用终点事件，以辛伐他汀组副作用风险最大（OR 2.8，95%CI 1.3~6.0），阿托伐他汀组风险比较轻（OR 1.6，95%CI 0.7~3.7），普伐他汀组没有明显风险（OR 1.0，95%CI 0.4~2.6）。也有报告称 rs4149056 与阿托伐他汀不良肌肉症状相关，但是证据不强。另一项研究，录入门诊 9000 例患者电子病历记录结果显示，有 25 例实验室证实有肌病病例（发生率 0.26%）。基因分型发现，rs4149056 等位基因 C 增加肌病风险 2.3 倍（OR 2.3）。CC 纯合子患者服用辛伐他

汀，肌病风险最高达到 3.2 倍（OR 3.2，95%CI 0.83~11.96）。使用阿托伐他汀、普伐他汀、瑞舒伐他汀则没有增加风险（OR 1.06，95%CI 0.22~4.80）[20]。

为了避免辛伐他汀的副作用，建议：①辛伐他汀剂量每天不超过 40 mg，②使用其他类他汀类药物，如普伐他汀、瑞舒伐他汀；③常规监测肌酸激酶。如果患者 rs4149056 位点携带 C 等位基因：①小剂量辛伐他汀（每天 20 mg），LDL-C 仍不能达标，推荐改为阿托伐他汀、瑞舒伐他汀或匹伐他汀；②注意药物-药物相互作用（如，波普瑞韦、克拉霉素、环孢素等其他强 CYP3A4 抑制剂）；③注意相关伴随疾病（如：创伤、肾功能显著障碍、实体器官移植以后和甲状腺疾病）。关注遗传危险因素的同时，勿忘环境因素的影响。他汀类药物毒性作用往往是遗传与环境因素共同作用的结果。其他影响辛伐他汀肌肉毒性的因素包括他汀类药物剂量、老年、BMI、女性以及并存的代谢疾病如甲状腺功能亢进、高强度体力活动、亚裔或非洲裔。由于老年人同时服用多种药物，且老年人药物代谢酶活性改变，肝肾功能较差，极容易出现药物-药物之间的相互作用。他汀类药物剂量是最强的影响肌肉风险的独立预测因素。大剂量服用患者肌肉毒性的风险是小剂量服用患者的 6 倍。

虽然 rs4149056 与辛伐他汀肌病毒性作用关系明确，但是与其他他汀类药物的肌病毒性的关系没有得出肯定的结论。氟伐他汀、匹伐他汀、普伐他汀与 rs4149056 等位基因 C 无明显关联。JUPITER 临床试验发现，8782 例瑞舒伐他汀受试者中，417 例使用 20 mg 瑞舒伐他汀的患者出现肌痛，安慰剂组发生的例数为 369 例（HR 1.13，95%CI 0.98~1.30，$P=0.09$），两组差异不具有统计学意义。rs4149056 等位基因 C 与肌痛无关（HR 0.95，95%CI 0.79~1.15）。携带 rs4149056 等位基因 C 的患者，20 mg 瑞舒伐他汀并未增加其肌病风险。因此，对于 rs4149056 等位基因 C 携带者，瑞舒伐他汀可以替换辛伐他汀。

常规检查 SLCO1B1 基因多态性，可以发现对辛伐他汀耐受差的患者，进而降低他汀类药物剂

量，或改用其他他汀类药物（如瑞舒伐他汀、普伐他汀）。减少他汀类药物导致的肌肉毒性以及溶肌病可提高他汀类药物的治疗依从性，从而更好地降低 LDL-胆固醇。但是，一旦记录入档案的基因型分型检测为错误结果，如果不重复检查，往往会造成终身问题。与此同时，倘若患者与医生不了解基因型的意义，或不重视，容易造成恐慌。因此，建议适当应用基因型检查资料：对于 40 mg 辛伐他汀，C 等位基因（rs4149056）造成辛伐他汀相关的肌病相对风险增加 2.6 倍；对于 80 mg 辛伐他汀造成的肌病风险，TC 基因型为 4.5 倍（OR 4.5），而 CC 基因型大约为 20 倍。由于目前他汀类药物种类比较多，对于遗传检查提示高危的患者，应采用其他不受 rs4149056C 影响的他汀类药物，特别是 rs4149056 CC 纯合子患者，一般改为其他不受 SLCO1B1 影响的他汀类药物。在没有 rs4149056 等位基因的情况下，应用辛伐他汀者依旧可以发生相关的肌病毒性。因此，TT 基因型并不代表 SLCO1B1 或其他基因没有潜在的有害遗传变异。另外，患者可能遗传到 rs4149056C 危险等位基因或同时遗传到其他 SLCO1B1 具有保护作用的基因变异，因此，不能 100% 肯定 rs4149056 等位基因 C 就一定造成辛伐他汀类药物肌病的高风险。

总体上，全基因组关联分析发现 SLCO1B1 基因变异构成他汀类药物诱发的副作用的遗传基础。除了 SLCO1B1 基因型能够预测肌病风险，提高他汀类药物使用安全性外，近来的证据表明，常见遗传变异，仅仅能影响百分之几的他汀类药物-低密度脂蛋白胆固醇反应，患者他汀类药物获益与遗传变异关系不密切。但是，遗传变异与他汀类药物的副作用相关，与肌病风险相关。可以推荐临床常规检测，指导他汀类药物，特别是辛伐他汀的用量与预测副作用。然而，仍然困扰我们的问题是：有些人没有携带 SLCO1B1 基因变异，也出现他汀类药物副作用。正常基因型患者也会出现他汀类药物副作用，提示我们的理解与认识存在巨大的真空[21]。

虽然 5%～20% 接受他汀类药物治疗的患者因为副作用不得不停药，但是绝大多数患者停药数月后肌病性症状通常会消失。但是，若激发免疫系统紊乱，停他汀类药物后症状也不会消失。这些患者需要免疫抑制治疗。限于篇幅，本章没有涉及免疫的问题[22]。

三、他汀类药物诱发 2 型糖尿病风险的遗传学因素

人群研究显示，HMGCR 基因常见变异与体重增加和 2 型糖尿病发病风险相关。与此同时，生理学早已证实体重增加与胰岛素抵抗相关，后者是 2 型糖尿病的强危险因素。因此，这可能部分解释了他汀类药物治疗增高患者罹患 2 型糖尿病的风险。

包括 26 236 个病例、164 842 个对照的 35 个人群研究，结果发现，HMGCR rs17238484-G 等位基因与低 LDL-C、高体重、高 BMI 相关，也与增加 2 型糖尿病风险相关（每个等位基因 OR 1.02，95%CI 1.00～1.05，$P=0.09$）。包括 14 976 个病例、7439 个对照的 16 个研究，报告了他汀类药物与 2 型糖尿病风险的关系，每个 rs12916-T 等位基因使 2 型糖尿病风险增加 6%（OR 1.06，95%CI 1.03～1.09，$P=9.58\times10^{-5}$）。两个 SNP 与糖尿病相关的结果，被 GWAS 结果合并的 meta 分析以及 Metabochip2 型糖尿病风险研究所证实（rs17238484：OR 1.03，95%CI 1.01～1.06；rs12916：OR 1.0295%CI 1.00～1.04）[23]。

20 个他汀类药物试验，包含 129 170 名基础状态没有 2 型糖尿病的受试者。随访 1 年，平均 LDL-C 降低 0.92 mmol/L（95%CI 0.18～1.67）。20 个他汀类药物试验平均随访 4.2 年（跨度 1.9～6.7 年），期间诊断为新发糖尿病的受试者中，3858 例属于他汀类药物或强化他汀类药物治疗组，3481 例属于相应的安慰剂处理组、标准治疗组或适量他汀类药物组。他汀类药物治疗使新发 2 型糖尿病的风险增高了 12%（OR 1.12，95%CI 1.06～1.18）[23]。

15 个临床试验，包括 91 393 例基线水平无糖尿病受试者，平均随访 3.9 年（跨度 1.9～5.9 年），接受他汀类药物或强化他汀类药物治疗组体

重比对照组增加 0.24 kg（95％ CI 0.10～0.38），但是试验之间存在异质性（I^2 78.6％，95％ CI 65.3～86.8）。试验表明，他汀类药物可增加糖尿病风险，使用他汀类药物 4 年，增加糖尿病风险 9％左右。携带代谢综合征 5 个成分中的 2 个或 2 个以上的人，更容易发生他汀类药物所致的糖尿病风险[23]。

是否糖尿病发病风险增加与他汀类药物抑制 HMGCR 相关？研究以 HMGCR 基因 SNP rs17238484 与 rs12916 作为他汀类药物抑制 HMGCR 的标志，检验这些基因变异与下列因素的关联：血浆脂质、胰岛素浓度、血糖浓度、体重、腰围和 2 型糖尿病患病率与发病率。估算每一个拷贝等位基因的效应，通过 meta 分析整合在一起，与随机对照临床试验他汀治疗组的新发 2 型糖尿病、体重变化进行比较。这些 meta 分析包括 43 个遗传研究，22 万多人（223 463）参与，结果发现：每额外携带 1 个 rs17238484-G 等位基因，平均降低 LDL-C 0.06 mmol/L（95％ CI 0.05～0.07），增加体重 0.30 kg（95％ CI 0.18～0.43），增加腰围 0.32 cm（95％ CI 0.16～0.47），增加血浆胰岛素水平 1.62％（95％ CI 0.53～2.72），提高血糖水平 0.23％（95％ CI 0.02～0.44）。同时，rs12916 SNP 对 LDL-C、体重腰围的影响与 rs17238484-G 相似。rs17238484-G 等位基因可增加 2 型糖尿病风险 2％（OR 1.02，95％ CI 1.00～1.05），等位基因 rs12916-T 的 2 型糖尿病风险相关性与 rs17238484-G 等位基因一致（OR 1.06，95％ CI 1.03～1.09）。所有临床试验结果显示，他汀类药物导致的新发 2 型糖尿病风险增加 12％（OR 1.12，95％ CI 1.06～1.18）。由此得知，他汀类药物抑制 HMGCR 至少部分解释了他汀类药物增加新发 2 型糖尿病风险的原因[23]。

由于他汀类药物对心脑血管疾病一级与二级预防的肯定疗效，这一类药物成为处方最多的药物。从 2005—2008 年，美国统计，年龄 45 岁以上的成年人，至少 25％（3000 万成年人）服用过他汀类药物。按照美国血脂治疗的新指南，大约有 5600 万美国成年人需要使用他汀类药物。按照 12％的 2 型糖尿病风险预测，使用他汀类药物将

会产生相当数量的新发 2 型糖尿病患者，应当引起临床足够重视[24]。已经证实，随机对照试验中，无论是对照标准治疗或安慰剂，他汀类药物治疗均增加新发 2 型糖尿病风险，且呈剂量依赖性[25-26]。这些发现导致 FDA 在 2012 年发布药物安全通讯，修改了他汀类药物安全标签，以警示临床医生他汀类药物的糖尿病风险。尽管如此，他汀类药物的获益远远大于 2 型糖尿病风险。每治疗 255 个患者 4 年发生 1 例糖尿病；但是，同一时间因为应用他汀类药物治疗，至少预防 5 个以上的严重心血管疾病与脑卒中。各大型随机对照干预试验的 meta 分析显示，他汀类药物治疗的临床获益证据确凿，LDL-C 每降低 1 mmol/L 主要血管事件风险下降 28％，亦降低死亡率等硬终点事件，其治疗的净效应远大于新发糖尿病风险[27-28]。

四、他汀类药物相关肝损害的遗传学进展

众所周知，他汀类药物可能造成肝细胞损伤。但是，并非每一个应用他汀类药物的患者均会发生肝损伤。尽管已知某些机制可能造成他汀类药物的肝损伤，但是遗传机制的影响不能除外。目前有关基因变异与他汀类药物伤肝的关系研究报告比较少。最近，有研究人员使用蛋白组学方法，研究辛伐他汀肝细胞毒性的机制。研究者使用辛伐他汀（IC20 浓度）处理大鼠原代肝细胞 24 h 后，所有检测的 607 种蛋白中，存在差异表达上调 61 种，下调 29 种。转录组学方法发现，辛伐他汀处理的原代肝细胞，在 mRNA 水平，有 206 种 mRNA 表达上调，41 种下调。通过 IPA 分析，其涉及 NRF-2 介导的氧化应激反应、细胞色素-P450 的生物异源物质（xenobiotics）代谢、脂肪酸代谢、胆汁代谢、尿素循环和炎症代谢等。real-time PCR 与 Western blot 分析分别证实，涉及的主要基因有：FASN、UGT2B、ALDH1A1、CYP1A2、GSTA2、HAP90、IL-6、IL-1、FABP4 和 ABC11，以及主要蛋白质有：FASN、CYP2D1、UG2TB、ALDH1A1、GSTA2、HSP90、FABP4

和 ABCB11，为进一步探索他汀类药物肝损害的遗传机制提供了重要线索[29]。

Dongiovanni 等研究了他汀类药物、遗传危险因素与肝损伤的关系，发现遗传变异可能影响他汀类药物的非胆固醇作用。研究者入选 1201 例欧裔患者，为拟诊非酒精性脂肪肝进行肝活检。其中 107 例患者记录到使用他汀类药物，发现他汀类药物对脂肪肝、非酒精性脂肪性肝病、肝纤维化（F2～F4 期）具有保护作用，且他汀类药物的这种保护作用呈剂量依赖性。但是，他汀类药物对各种疾病的保护程度不同，对脂肪肝保护作用最强（OR0.09，95% CI 0.01～0.32；$P=$ 0.004），其次为脂肪性肝炎（OR 0.25，95% CI 0.13～0.47；$P<0.001$），肝纤维化 F2～F4 期（OR 0.42，95% CI 0.20～0.8；$P=0.017$），均呈剂量依赖性（全部结果矫正 $P<0.05$）。PNPLA3 I148M 和 TM6SF2 E167K 为造成肝损伤风险的等位基因。没有携带等位基因 PNPLA3 I148M 者，他汀类药物保护脂肪性肝炎的作用更强（$P=0.02$），携带遗传变异 I148M 的患者，他汀类药物没有保护作用。结果支持遗传变异 PNPLA3 I148M 限制了他汀类药物对非酒精性脂肪肝的保护作用[30]。

除此之外，沉默 miR-33 会挽救他汀类药物与饮食诱导的肝损伤。肝细胞内低胆固醇或他汀类药物治疗，诱导 miR-33 表达，降低胆固醇转运体 ABCB11 与 ATP8B1 的表达，导致胆固醇外运减少，胆汁分泌降低，增加肝毒性。采用 LNA 寡核苷酸沉默 miR-33，降低肝 miR-33 水平，导致靶基因 ABCB11 与 ATP8B1 高表达，将增加胆固醇外运，增加胆汁流动，预防肝毒性。这仅仅是初步研究，长期沉默 miR-33 会带来何种其他效应？不良反应又如何？需要认真研究才能有答案，最终确定其是否具有临床价值[31-33]。

五、迈向精准医疗的新时代[34]

既然通过研究发现，他汀类药物作用的靶基因 HMGCR 基因的 SNP 与新发糖尿病相关，后者又是动脉粥样硬化性心血管疾病的关键危险因素，

是否通过预先检测可以避免他汀类药物治疗后相关的风险发生？目前，尚需进一步研究。另外，与胆固醇代谢有关的其他药物作用靶点之基因变异，如 PCSK9、APOB、LPA、CETP、PLG、NPC1L1 与 ALDH2，可以改变 LDL-C 与冠心病风险，但是没有显示与他汀类药物导致的血糖代谢紊乱有关。由此开发这类药物，可以避开他汀类药物糖代谢紊乱的副作用。如新的降 LDL-C 药物 PCSK9 抑制剂、mipomersen，其靶向的基因 SNP 虽然与 LDL-C 以及冠心病相关，但是与糖负担无关，因此并不影响糖尿病风险，目前，Ⅲ 期临床试验已经揭示其均具有良好的临床结果。

无论如何，以基因检测技术指导调脂治疗，使得个体获得精准化疗效和最大幅度减少药物不良反应，仍需大量的研究工作。

（惠汝太）

参考文献

[1] Davidson MH，Toth PP. Comparative effects of lipid-lowering therapies. Prog Cardiovasc Dis，2004，47 (2)：73-104.

[2] Cholesterol Treatment Trialists'（CTT）Collaboration，Baigent C，Blackwell L，et al. Efficacy and safety of more intensive lowering of LDL cholesterol：a meta-analysis of data from 170，000 participants in 26 randomised trials，2010，376（9753）：1670-1681.

[3] Mangravite LM，Thorn CF，Krauss RM. Clinical implications of pharmacogenomics of statin treatment. Pharmacogenomics J，2006，6（6）：360-374.

[4] Postmus I，Verschuren JJ，de Craen AJ，et al. Pharmacogenetics of statins：achievements，whole-genome analyses and future perspectives. Pharmacogenomics，2012，13（7）：831-840.

[5] Chasman DI，Posada D，Subrahmanyan L，et al. Pharmacogenetic study of statin therapy and cholesterol reduction. JAMA，2004，291（23）：2821-2827.

[6] Hopewell JC，Parish S，Offer A，et al. Impact of common genetic variation on response to simvastatin therapy among 18 705 participants in the Heart Protection Study. Eur Heart J，2013，34（13）：982-992.

[7] Desai CS，Martin SS，Blumenthal RS. Non-cardiovas-

cular effects associated with statins. BMJ，2014，349：g3743.

[8] Fitchett DH，Hegele RA，Verma S. Cardiology patient page. Statin intolerance. Circulation，2015，131 (13)：e389-391.

[9] Canestaro WJ，Austin MA，Thummel KE. Genetic factors affecting statin concentrations and subsequent myopathy：a HuGENet systematic review. Genet Med，2014，16 (11)：810-819.

[10] Neuvonen PJ. Drug interactions with HMG-CoA reductase inhibitors (statins)：the importance of CYP enzymes，transporters and pharmacogenetics. Curr Opin Investig Drugs，2010，11 (3)：323.

[11] Weiss LA，Pan L，Abney M，et al. The sex-specific genetic architecture of quantitative traits in humans. Nat Genet，2006，38 (2)：218.

[12] Teslovich TM，Musunuru K，Smith AV，et al. Biological，clinical and population relevance of 95 loci for blood lipids. Nature，2010，466 (7307)：707-713.

[13] Manolio TA，Collins FS，Cox NJ，et al. Finding the missing heritability of complex diseases. Nature，2009，461 (7265)：747-53.

[14] Asselbergs FW，Guo Y，van Iperen EP，et al. Large-scale gene-centric meta-analysis across 32 studies identifies multiple lipid loci. Am J Hum Genet，2012，91 (5)：823-38.

[15] Postmus I，Trompet S，Deshmukh HA，et al. Pharmacogenetic meta-analysis of genome-wide association studies of LDL cholesterol response to statins. Nat Commun，2014，5：5068.

[16] Mega JL，Stitziel NO，Smith JG，et al. Genetic risk，coronary heart disease events，and the clinical benefit of statin therapy：an analysis of primary and secondary prevention trials. Lancet，2015，385 (9984)：2264-2271.

[17] Needham M，Mastaglia FL. Statin myotoxicity：a review of genetic susceptibility factors. Neuromuscul Disord，2014，24 (1)：4-15.

[18] Apostolopoulou M，Corsini A，Roden M. The role of mitochondria in statin-induced myopathy. Eur J Clin Invest，2015，45 (7)：745-754.

[19] Ferrari M，Guasti L，Maresca A，et al. Association between statin-induced creatine kinase elevation and genetic polymorphisms in SLCO1B1，ABCB1 and ABCG2. Eur J Clin Pharmacol，2014，70 (5)：539-547.

[20] LB Ramsey，SG Johnson，KE Caudle，et al. The Clinical Pharmacogenetics Implementation Consortium Guideline for SLCO1B1 and Simvastatin-Induced Myopathy：2014 Update. Clinical pharmacology & Therapeutics，2014，96 (4)：423-428.

[21] Hopewell JC，Reith C，Armitage J. Pharmacogenomics of statin therapy：any new insights in efficacy or safety? Curr Opin Lipidol，2014，25 (6)：438-445.

[22] Mohassel P，Mammen AL. Statin-associated autoimmune myopathy and anti-HMGCR autoantibodies. Muscle Nerve，2013，48 (4)：477-483.

[23] Swerdlow DI，Preiss D，Kuchenbaecker KB，et al. HMG-coenzyme A reductase inhibition，type 2 diabetes，and bodyweight：evidence from genetic analysis and randomised trials. Lancet，2015，385 (9965)：351-361.

[24] Pencina MJ，Navar-Boggan AM，D'Agostino RB Sr，et al. Application of new cholesterol guidelines to a population-based sample. N Engl J Med，2014，370 (15)：1422-1431.

[25] Sattar N1，Preiss D，Murray HM，et al. Statins and risk of incident diabetes：a collaborative meta-analysis of randomised statin trials. Lancet，2010，375 (9716)：735-742.

[26] Preiss D，Seshasai SR，Welsh P，et al. Risk of incident diabetes with intensive-dose compared with moderate-dose statin therapy：a meta-analysis. JAMA，2011，305 (24)：2556-25564.

[27] Cholesterol Treatment Trialists' (CTT) Collaboration，Fulcher J，O'Connell R，Voysey M，et al. Efficacy and safety of LDL-lowering therapy among men and women：meta-analysis of individual data from 174 000 participants in 27 randomised trials. Lancet，2015，385 (9976)：1397-1405.

[28] Cholesterol Treatment Trialists' (CTT) Collaborators，Kearney PM，Blackwell L，et al. Efficacy of cholesterol-lowering therapy in 18，686 people with diabetes in 14 randomised trials of statins：a meta-analysis. Lancet，2008，371 (9607)：117-125.

[29] Cho YE，Moon PG，Lee JE，et al. Integrative analysis of proteomic and transcriptomic data for identifi-

cation of pathways related to simvastatin-induced hep-
atotoxicity. Proteomics，2013，13 (8)：1257-1275.

[30] Dongiovanni P，Petta S，Mannisto V，et al. Statin
use and non-alcoholic steatohepatitis in at risk indivi-
duals. J Hepatol，2015，63 (3)：705-712.

[31] Goedeke L，Salerno A，Ramírez CM，et al. Long-
term therapeutic silencing of miR-33 increases circu-
lating triglyceride levels and hepatic lipid accumulation
in mice. EMBO Mol Med，2014，6 (9)：1133-
1141.

[32] Bang C，Thum T. Novel non-coding RNA-based
therapeutic approaches to prevent statin-induced liver
damage. EMBO Mol Med，2012，4 (9)：863-865.

[33] Allen RM，Marquart TJ，Albert CJ，et al. miR-33
controls the expression of biliary transporters，and
mediates statin-and diet-induced hepatotoxicity. EM-
BO Mol Med，2012，4 (9)：882-895.

[34] Tragante V，Asselbergs FW，Swerdlow DI，et al.
Harnessing publicly available genetic data to prioritize
lipid modifying therapeutic targets for prevention of
coronary heart disease based on dysglycemic risk.
Hum Genet，2016，135 (5)：453-467.

第五部分

动脉粥样硬化性心血管疾病的临床处置

第四十三章　急性冠脉综合征的调脂策略

一、血脂与急性冠脉综合征的关系

已有的证据表明，血脂异常，主要为高胆固醇血症是急性冠脉综合征（acute coronary syndromes，ACS）发生的罪魁祸首之一。1841 年，Vogel 证实动脉粥样斑块中存在胆固醇，1907 年前苏联病理学家首次提出：胆固醇与动脉粥样硬化直接相关。1913 年，Antischknow 和 Chalatow 首次证实：给兔饲喂胆固醇，可在短时间内产生动脉粥样硬化，明确了胆固醇与冠心病发病的关系。

我们都知道兔子是素食动物，所以兔子的血管没有动脉粥样硬化发生。两位科学家在该试验中将兔子分成两组，一组为高胆固醇组，喂养的饲料包括 1％胆固醇、7.5％蛋黄粉和 8％猪油，喂养时间为 12 周，另一组为素食组，喂养的饲料为青草或青菜 12 周。喂养 4 周后血化验发现高胆固醇组的兔子血中胆固醇浓度增高，喂养 8 周后处死部分兔子发现高胆固醇组兔子的动脉有粥样硬化斑块，喂养 12 周后病理解剖发现高胆固醇组兔子的冠状动脉狭窄均大于 50％以上，证实该组兔子均得了冠心病。而素食组兔子的血胆固醇浓度正常，血管壁非常光滑，没有动脉粥样硬化发生。两位学者仅采用了一个很简单的试验方案，就让我们清楚地看到了高胆固醇饮食对血管的危害。

同样的例子也发生在我们人类身上。我国改革开放之前，绝大多数地区，经济水平很低，那时人们冠心病、脑血管病的发生率也很低，近二十余年来，随着我国经济水平的普遍提高，很多地区，特别是经济发达地区，冠心病等心血管疾病的发生呈急剧上升趋势。全国疾病监测系统死因监测数据显示[1]，全国心血管病总死亡率从 2004 年的 240.03/10 万升至 2010 年的 268.92/10 万；2002—2011 年急性心肌梗死死亡率总体上呈现上升态势；北京市 25 岁以上居民急性冠心病事件 2009 年比 2007 年上升了 8.1％，其中男性和年轻人群的发病率上升较快。男性 35～44 岁增幅最大，达到 30.3％。北京市心肌梗死的患病人数和死亡风险增加如此迅猛且快速年轻化，研究表明，77％归因于胆固醇水平的增高。1992 年对北京市某地区随机抽样的 1971 名血脂正常者，经 10 年随访，2002 年该组人群有 43.8％的人血脂异常[2]。美国 Framingham 研究显示，血胆固醇水平增加 1％，心肌梗死患病和死亡风险增加 2％。高胆固醇血症是导致心脑血管疾病的罪魁祸首之一。

这一说法并不是否认高血压、吸烟、糖尿病等危险因素对 ACS 发病的重要性，这些危险因素均可使血管内膜破损，这种破损即使很轻，血液中"坏"胆固醇，主要指低密度脂蛋白胆固醇（LDL-C）就很容易"钻入"破损血管壁到达血管内膜下，从而逐渐蓄积，形成动脉粥样硬化。血脂包括胆固醇和三酰甘油，循证医学证据证明胆固醇是导致动脉粥样硬化的主犯，而三酰甘油是从犯，在动脉粥样硬化的发生过程中只起很小部分作用。国际 INTERHEART 研究（国际多中心研究）显示，在 9 项冠心病传统危险因素中，血脂异常引起的人群归因危险度百分比在急性心肌梗死的发病中最高（49.2％）[3]。

二、急性冠脉综合征的调脂策略

ACS 是一组以急性心肌缺血为共同特征的临

床综合征，包括不稳定型心绞痛（UA）、非 ST
段抬高型心肌梗死（NSTEMI）和 ST 段抬高型心
肌梗死（STEMI）。ACS 主要发生机制为易损斑
块破裂或溃疡合并血栓形成和（或）血管痉挛，
引起冠状动脉狭窄程度急剧加重或急性闭塞。
ACS 的罪犯病变通常由不稳定斑块导致狭窄，但
狭窄可不严重，ACS 患者除罪犯斑块外，常在同
一冠状动脉的不同节段或不同的冠状动脉并存多
个不稳定斑块，其导致患者急性期死亡和再发缺
血事件风险升高。

ACS 患者冠状动脉病变及斑块的特殊性，以
及血脂异常在 ACS 发病中的作用决定了他汀类等
调脂药物在 ACS 治疗中的重要性。实验研究显
示，他汀类降脂药物除通过降低血脂（主要为胆
固醇）发挥其稳定或减缓 ACS 患者冠状动脉斑块
的作用外，尚可通过改善血管内皮功能，降低血
小板的聚集，从而抑制血栓形成，以及减少血管
炎症反应等机制，在 ACS 的治疗中发挥除降脂外
的早期获益作用[4]。

近 20 年来，多项大规模临床试验显示，他汀
类药物可以降低 ACS 患者的心血管事件（包括心
肌梗死、冠心病死亡和缺血性脑卒中）危险。
2013 年美国心脏协会《ST 段抬高型急性心肌梗
死管理指南》[5] 及 2014 年美国心脏协会《非 ST 段
抬高型急性冠脉综合征管理指南》[6] 均建议：对于
所有 ST 段抬高型急性心肌梗死/非 ST 段抬高型
急性冠脉综合征患者，只要没有禁忌证都应该给
予强化他汀类药物治疗，并持续应用（证据级别
分别为 B 级和 A 级）。并且对 ACS 患者开始启动
他汀类药物治疗的时间越早，对改善患者预后的
作用越大[7]。

（一）关于他汀类药物在 ACS 中使用的剂量

国外已有多项随机对照临床试验研究显示，
对于 ACS 患者，与传统剂量的他汀类药物比较，
每天使用 80 mg 的阿托伐他汀，可以使死亡、心
肌梗死、脑卒中、血管再重建治疗及因心绞痛再
住院的复合终点降低 16%～44%[8-9]。至于强化治
疗应持续多久，目前的临床试验支持可持续应用

至少 5 年[9]。因此，目前的国外指南建议，对于
ACS 患者，不论 LDL 胆固醇水平高低，均应给予
强化他汀类药物治疗[10]。但应注意在这些研究
中，强化治疗组因不良反应而停药的比例也高于
常规治疗组[9]。

在中国人群中，最大允许使用剂量他汀类药
物的获益和安全性尚未明确[11]。高强度他汀类药
物治疗伴随着更高的肌病和肝酶上升的风险，这
在中国人群中尤为突出。HPS2-THRIVE 研究表
明使用中等强度他汀类药物治疗时，中国患者肝
酶升高率（＞正常上限 3 倍）超过欧洲患者 10 倍，
而肌病风险也高于欧洲患者的 10 倍。目前，尚缺
乏较大规模的有关中国人群高强度他汀类药物治疗
的安全性数据[12]；我国专家一致认为[12-13]，中国人
群不适宜使用大剂量他汀类药物，由于他汀类药物
剂量翻倍，疗效只增加 6%，而不良反应却随之增
加，且药费成比例增加，所以应该初始即选择有强
效的他汀类药物（瑞舒伐他汀和阿托伐他汀），从
中等剂量开始，如瑞舒伐他汀从 10～20 mg/d 起
始，阿托伐他汀从 20～40 mg/d 起始。

（二）急性冠脉综合征降脂治疗的目标值

依据已有的临床试验证据，目前对 ACS 患者
降脂治疗的目标值设定为 LDL-C＜1.8 mmol/L。
IMPROVE-IT 研究[14] 显示，他汀联合依折麦布治
疗，可使 LDL-C 从 1.8 mmol/L 降至 1.4 mmol/L，
尽管使心血管事件的相对风险降低 6.4%，使绝对
风险仅降低了 2.0%，心血管死亡或全因死亡风险
并未降低。提示将 LDL-C 降至更低，绝对风险获
益的空间已相对较小。但该研究亦提示，他汀
药物联合依折麦布治疗可使 LDL-C 的水平进一步
降低。因此依据该研究，2015 年欧洲关于
NSTACS 的指南建议，对于 NSTE-ACS 患者如果
用了最大耐受剂量的他汀类药物，LDL 胆固醇仍
然大于 70 mg/dl（＞1.8 mmol/L），可考虑加用
非他汀药物治疗，如依折麦布。对于入院时
LDL-C 小于 70 mg/dl 的 ACS 患者，建议可使用
中等剂量的他汀类药物治疗；对于已使用他汀类
药物治疗，LDL-C 水平在 55～70 mg/dl（1.4～
1.8 mmol/L）的 ACS 患者，目前主张亦可进一步

增加他汀类药物的剂量或加用非他汀类药物，使 LDL-C 降至 1.4 mmol/L 或将 LDL-C 从基线值降低 30% 左右（推荐类别 I，证据等级 A）[4]。如果基线 LDL-C 较高，现有调脂药物治疗 3 个月后，难以使 LDL-C 降至基本目标，则可考虑将 LDL-C 至少降低 50% 作为替代目标。

（三）关于对于 ACS 患者血脂测量的问题

ACS 患者在急性期的血脂水平，包括 LDL-C，可能较平时降低 10%～20%。在 LATIN 研究中[15]，LDL-C 在 ACS 的急性期可降低 6%～10%，在 3 个月后可恢复至基线水平。ACS 急性期血脂降低的可能机制包括 LDL-C 受体增加或参与 LDL 代谢蛋白发生紊乱。因 LDL-C 减低幅度不大，因此在入院时测定患者的血脂情况，对评估 ACS 患者的 LDL-C 水平是可靠的。另外，在临床上常规建议患者要在清晨空腹时测量血脂等指标。其实对胆固醇而言，特别是 LDL-C，患者最后一次进食的时间，对其测量的准确性影响不大[16]。因此，在欧洲的相关指南中推荐可采取在非空腹的情况下采血测定患者的血脂情况。

（四）生活方式干预

血脂异常明显受饮食和生活方式的影响，ACS 患者在接受他汀类药物调脂治疗的同时，应该坚持饮食控制和改善生活方式，这对于 ACS 患者稳定期的治疗尤为重要。"管住嘴、迈开腿"是生活方式干预的基本策略。具体讲，良好的生活方式包括健康饮食、规律运动、远离烟草和保持理想体重。生活方式干预是一种高成本/效益比的治疗策略[12]。

（五）治疗过程中的监测

在应用他汀类药物治疗过程中，应在用药 4～6 周内复查血脂、转氨酶及肌酸肌酶，如血脂达到目标值，且无药物不良反应，逐步改为每 6～12 个月复查一次；如血脂未达标，需调整剂量或种类时，均应在 4～6 周内复查。某些他汀类药物，在有与其他影响他汀类药物代谢的药物合并用药时，如合并使用胺碘酮、抗真菌药等，应严密监测，预防不良反应的发生。如辛伐他汀较其他他汀类药物有更大发生横纹肌溶解的风险，尤其在联合应用胺碘酮和（或）抗真菌药物时，应每日剂量不超过 20 mg，或改用其他他汀类药物；他汀类药物在与这些药物联合使用时，应严密注意监测药物的不良反应。

（六）冠状动脉血运重建后患者的血脂管理

接受 PCI 治疗的急性冠脉综合征患者可从强化他汀类药物治疗中获益，应遵循上述急性冠脉综合征调脂治疗策略。

PROVEIT-TIMI 22 研究[17] 入选 2868 例行 PCI 治疗的急性冠脉综合征患者，随机分为每天阿托伐他汀 80 mg 或普伐他汀 40 mg，两者比较，前者强化他汀类药物治疗可使 30 天复合终点事件发生率降低 22%。

ARMYDA-ACS[18] 和韩国研究[19] 分别是针对欧洲人群和亚洲人群非 ST 段抬高型急性冠脉综合征 PCI 围术期强化他汀类药物治疗的研究，两项研究均显示，术前行强化他汀类药物治疗较无强化治疗比较，可降低术后主要心脏不良事件的发生率（约 10%）。

国内刘志等人[20]，在一项随机对照研究中，选 798 例行 PCI 的稳定型冠心病或 ACS 患者，强化组于 PCI 前给予阿托伐他汀 80 mg，后于术后 40 mg/d，常规治疗组，持续使用中等剂量阿托伐他汀 20 mg/d，随访观察一年，结果显示：终点事件，包括心血管病死亡、急性心肌梗死及非计划再血管化治疗，在稳定型冠心病中两组无差异，而在 ACS 患者中，强化他汀类药物治疗组较常规治疗组终点事件显著降低（10.1% *vs.* 16.8%，$P = 0.021$）；两组不良事件发生率无显著性差异。该研究提示在中国人群中，对于行 PCI 的 ACS 患者，予强化他汀类药物治疗（术前阿托伐他汀 80 mg，术后 40 mg/d）可能是安全有效的。但该研究入选 ACS 患者的样本量相对较小（共 556 例），故研究结果有待在中国人群的大样本研究中进一步证实。

（李奎宝　杨新春）

参考文献

[1] 陈伟伟，高润霖，刘力生，等. 中国心血管病报告 2013 概要. 中国循环杂志，2014，29：487-491.

[2] 吴桂贤，吴兆苏，王薇，等. 1992—2002 年北京一组队列人群心血管病危险因素变化趋势研究. 中华心血管病杂志，2005，33：748-753.

[3] Gyarfas I，Keltai M，Salim Y. Effect of potentially modifiable risk factors associated with myocardial infarction in 52 countries in a case-control study based on the interheart study. Orvosi hetilap，2006，147：675-686.

[4] Schiele F，Farnier M，Krempf M，et al. A consensus statement on lipid management after acute coronary syndrome. European heart journal. Acute cardiovascular care，2016，DOI：10.1177/2048872616679791：1-12.

[5] O'Gara PT，Kushner FG，Ascheim DD，et al. 2013 accf/aha guideline for the management of st-elevation myocardial infarction：Executive summary：A report of the american college of cardiology foundation/american heart association task force on practice guidelines：Developed in collaboration with the american college of emergency physicians and society for cardiovascular angiography and interventions. Catheterization and cardiovascular interventions：official journal of the Society for Cardiac Angiography & Interventions，2013，82：E1-27.

[6] Amsterdam EA，Wenger NK，Brindis RG，et al. 2014 aha/acc guideline for the management of patients with non-st-elevation acute coronary syndromes：A report of the american college of cardiology/american heart association task force on practice guidelines. Journal of the American College of Cardiology，2014，64：e139-228.

[7] Navarese EP，Kowalewski M，Andreotti F，et al. Meta-analysis of time-related benefits of statin therapy in patients with acute coronary syndrome undergoing percutaneous coronary intervention. Am J Cardiol，2014，113：1753-1764.

[8] Colivicchi F，Tubaro M，Mocini D，et al. Full-dose atorvastatin versus conventional medical therapy after non-st-elevation acute myocardial infarction in patients with advanced non-revascularisable coronary artery disease. Current medical research and opinion，2010，26：1277-1284.

[9] Goriacko P，Andersen M，Fazylov R，et al. What is the appropriate duration of high-dose atorvastatin therapy post-acute coronary syndrome? Journal of pharmacy practice，2015，28：555-560.

[10] Roffi M，Patrono C，Collet JP，et al. 2015 esc guidelines for the management of acute coronary syndromes in patients presenting without persistent st-segment elevation：Task force for the management of acute coronary syndromes in patients presenting without persistent st-segment elevation of the european society of cardiology（esc）. European heart journal，2016，37：267-315.

[11] Dai W，Huang XS，Zhao SP. No evidence to support high-intensity statin in chinese patients with coronary heart disease. International journal of cardiology，2016，204：57-58.

[12] 中国成人血脂异常防治指南修订联合委员会. 中国成人血脂异常防治指南（2016 年修订版）. 中华心血管病杂志，2016，44：833-850.

[13] 戴闺柱. 与血脂指南有关的若干脂质新理念. 中华心血管病杂志，2015，43：930-933.

[14] Cannon CP，Blazing MA，Giugliano RP，et al. Ezetimibe added to statin therapy after acute coronary syndromes. The New England journal of medicine，2015，372：2387-2397.

[15] Fresco C，Maggioni AP，Signorini S，et al. Variations in lipoprotein levels after myocardial infarction and unstable angina：The latin trial. Italian heart journal：official journal of the Italian Federation of Cardiology，2002，3：587-592.

[16] Doran B，Guo Y，Xu J，et al. Prognostic value of fasting versus nonfasting low-density lipoprotein cholesterol levels on long-term mortality：Insight from the national health and nutrition examination survey iii（nhanes-iii）. Circulation，2014，130：546-553.

[17] Gibson CM，Pride YB，Hochberg CP，et al. Effect of intensive statin therapy on clinical outcomes among patients undergoing percutaneous coronary intervention for acute coronary syndrome. Pci-prove it：A prove it-timi 22（pravastatin or atorvastatin evaluation and infection therapy-thrombolysis in myocardial infarction 22）substudy. Journal of the American

College of Cardiology，2009，54：2290-2295.

[18] Patti G，Pasceri V，Colonna G，et al. Atorvastatin pretreatment improves outcomes in patients with acute coronary syndromes undergoing early percutaneous coronary intervention：Results of the armyda-acs randomized trial. Journal of the American College of Cardiology，2007，49：1272-1278.

[19] Yun KH，Oh SK，Rhee SJ，et al. 12-month follow-up results of high dose rosuvastatin loading before percutaneous coronary intervention in patients with acute coronary syndrome. International journal of cardiology，2011，146：68-72.

[20] Liu Z，Joerg H，Hao H，et al. Efficacy of high-intensity atorvastatin for asian patients undergoing percutaneous coronary intervention. The Annals of pharmacotherapy，2016，50：725-733.

第四十四章　缺血性卒中的血脂管理

全球疾病负担调查[1]显示，脑卒中是最常见的导致伤残调整生命年减少和死亡的疾病之一。中国是全世界脑卒中发病率最高的国家之一，且发病率呈逐年上升趋势，脑卒中现已成为我国疾病致死的首位死亡原因[2]。缺血性卒中和短暂性脑缺血发作（transient ischemic attack，TIA）是最常见的脑卒中类型，有效的二级预防治疗是减少复发和死亡的重要手段。血脂水平与缺血性脑卒中/TIA复发密切相关，科学合理的血脂管理在脑血管病患者二级预防治疗中有非常重要的意义。

一、他汀类药物用于缺血性脑卒中/TIA 二级预防的临床证据和指南推荐

低密度脂蛋白胆固醇（low density lipoprotein cholesterol，LDL-C）与卒中的相关性已经受到高度重视。流行病学数据显示，高水平 LDL-C 与缺血性卒中发生风险升高相关[3-5]。他汀类药物

是胆固醇合成过程中的限速酶，即羟甲基戊二酰辅酶 A 还原酶（3-hydroxy-3-methylglutaryl coenzyme A reductase，HMG-CoA 还原酶）的抑制剂（图 44-1），可有效降低 LDL-C 水平，在缺血性脑卒中/TIA 患者的血脂管理中具有重要作用。

强化降低胆固醇预防脑卒中（stroke prevention by aggressive reduction in cholesterol levels，SPARCL）研究[6]是一项多中心双盲大型随机对照试验，旨在探讨降脂治疗在缺血性脑卒中及 TIA 二级预防中的作用。该研究入组 4732 例患者，6 个月内发生过非心源性缺血性脑卒中或 TIA，无冠心病史，血 LDL-C 在 100～190 mg/dl 之间。入组患者被随机分为两组，接受每日 80 mg 阿托伐他汀或安慰剂治疗，平均随访 4.9 年，主要终点为致死或非致死性卒中复发。结果发现，阿托伐他汀组患者 5 年内卒中复发风险降低了 16%（HR 0.84；95%CI 0.71～0.99；$P=0.03$），且在不同年龄、性别及缺血性脑卒中亚型组中结果一致。该研究结果

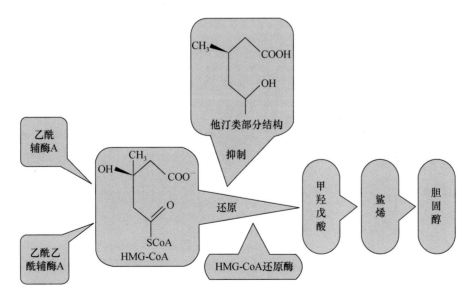

图 44-1　他汀类药物的药理作用示意图

奠定了他汀类药物用于缺血性脑卒中/TIA 二级预防的基础。对于 LDL-C 降低的目标值，目前尚无大型随机对照研究结果提供证据。SPARCL 研究的事后分析结果发现[7]，LDL-C 水平降低到 70 mg/dl（即 1.8 mmol/L）以下，可使缺血性脑卒中的复发风险降低 28%（HR 0.72；95% CI 0.59～0.89；$P=0.0018$），而降幅达 50% 以上，可使复发风险降低 31%（HR 0.69；95% CI 0.55～0.87；$P=0.002$）。但研究者指出，由于是事后探索性分析，这些结果只能起提示作用。目前正在进行的 TST（Treat Stroke to Target）研究可能为缺血性脑卒中/TIA 患者 LDL-C 控制的目标水平提供更有力的证据。

基于以上研究结果，2014 年美国 AHA/ASA《缺血性脑卒中/TIA 二级预防指南》[8] 推荐，对于考虑动脉粥样硬化病因的缺血性脑卒中/TIA 患者，如 LDL-C≥100 mg/dl，推荐使用强化他汀治疗（推荐类别Ⅰ，证据等级 B）。如 LDL-C＜100 mg/dl，尚无研究结果提供证据，但考虑到他汀治疗可能的获益，仍然推荐强化他汀治疗，但证据水平降低（推荐类别Ⅰ，证据等级 C）。在 2013 年 ACC/AHA《降低动脉硬化性心血管事件风险的胆固醇治疗指南》[9] 中，缺血性脑卒中/TIA 与急性冠脉综合征、心肌梗死、稳定及不稳定型心绞痛、动脉

粥样硬化性外周动脉疾病、冠状动脉或其他动脉血管再通治疗后一起，归类为动脉粥样硬化性心血管疾病（atherosclerotic cardiovascular disease, ASCVD）。基于相关研究结果，这一指南中指出，在改变生活方式的基础上，对于年龄≤75 岁的临床 ASCVD 患者，推荐使用高强度他汀治疗（推荐类别Ⅰ，证据等级 A）；而对于年龄＞75 岁或存在药物相互作用、禁忌证或既往曾出现过他汀类药物不耐受的患者，可使用中等强度他汀类药物治疗（推荐类别Ⅰ，证据等级 A）。不同种类及剂量的他汀类药物降低 LDL-C 的强度见表 44-1。由于缺乏证据支持，上述两项指南均未对 LDL-C 控制的目标水平做出推荐，然而，在实际工作中，LDL-C 的目标值仍然是临床医生评估他汀类药物治疗疗效和依从性的重要参考。因此，在《中国缺血性脑卒中和 TIA 二级预防指南 2014》中[10]，建议将 LDL-C≤1.8 mmol/L（70 mg/dl）作为评估降低胆固醇治疗的参考目标值（推荐类别Ⅱ，证据等级 B）。而且在中国指南中，结合 SAMMPRIS 研究（Stenting versus Aggressive Medical Therapy for Intracranial Arterial Stenosis）[11] 等结果，推荐由颅内大动脉粥样硬化性狭窄（狭窄率 70%～99%）导致的缺血性脑卒中或 TIA 患者，使用高强度他汀治疗（推荐类别Ⅰ，证据等级 B）。

表 44-1　2013 年 ACC/AHA《降低胆固醇治疗指南》中高、中、低强度他汀治疗的推荐

高强度他汀治疗	中等强度他汀治疗	低强度他汀治疗
LDL-C 降幅≥50%	LDL-C 降低 30%～50%	LDL-C 降幅＜30%
日剂量	日剂量	日剂量
阿托伐他汀 40～80 mg	阿托伐他汀 10（20）mg	辛伐他汀 10 mg
瑞舒伐他汀 20～40* mg	瑞舒伐他汀（5）10 mg	普伐他汀 10～20 mg
	辛伐他汀 20～40 mg	洛伐他汀 20 mg
	普伐他汀 40（80）mg	氟伐他汀 20～40 mg
	洛伐他汀 40 mg	匹伐他汀 1 mg
	氟伐他汀 XL 80 mg	
	氟伐他汀 40 mg，每日 2 次	
	匹伐他汀 2～4 mg	

* 瑞舒伐他汀 40 mg 在中国未获批准

上述三项指南针对他汀类药物在缺血性脑卒中/TIA 二级预防中使用推荐的比较见表 44-2。虽然不同指南的推荐意见稍有差异，但均提出，生活方式的改变是血脂控制的基础和前提。2013 年

ACC/AHA《降低心血管事件风险的生活方式干预指南》[12] 中推荐，ASCVD 患者应采取地中海饮食、规律运动、戒烟、保持理想体重等。在临床工作中，对于缺血性脑卒中/TIA 患者，启动药物

表 44-2　不同指南中关于缺血性脑卒中/TIA 血脂控制的推荐意见

指南	共同点	推荐意见差异
2013 年 ACC/AHA《降低动脉硬化性心血管事件风险的胆固醇治疗指南》	生活方式调整	1. 对于年龄≤75 岁的临床 ASCVD 患者，推荐使用高强度他汀治疗（推荐类别 I，证据等级 A） 2. 对于年龄＞75 岁或存在药物相互作用、禁忌证或既往曾出现过他汀类药物不耐受的 ASCVD 患者，可使用中等强度他汀类药物治疗（推荐类别 I，证据等级 A）
2014 年 AHA/ASA《缺血性脑卒中/TIA 二级预防指南》		1. 对于考虑动脉粥样硬化病因的缺血性脑卒中/TIA 患者，无论伴或不伴其他临床 ASCVD 证据，如 LDL-C≥100 mg/dl，推荐使用强化他汀治疗（推荐类别 I，证据等级 B） 2. 对于考虑动脉粥样硬化病因的缺血性脑卒中/TIA 且不伴其他临床 ASCVD 证据的患者，如 LDL-C＜100 mg/dl，推荐使用强化他汀治疗（推荐类别 I，证据等级 C）
《中国缺血性脑卒中和 TIA 二级预防指南 2014》		1. 对于非心源性缺血性脑卒中/TIA 患者，无论是否伴有其他动脉粥样硬化证据，推荐予高强度他汀类药物长期治疗（推荐类别 I，证据等级 A）。有证据表明，当 LDL-C 下降≥50％或≤1.8 mmol/L（70 mg/dl）时，二级预防更为有效（推荐类别 II，证据等级 B） 2. 对于 LDL-C≥2.6 mmol/L（100 mg/dl）的非心源性缺血性脑卒中/TIA 患者，推荐强化他汀类药物治疗（推荐类别 I，证据等级 A）；对于 LDL-C＜2.6 mmol/L（100 mg/dl）的缺血性脑卒中/TIA 患者，目前尚缺乏证据，推荐强化他汀类药物治疗（推荐类别 II，证据等级 C） 3. 由颅内大动脉粥样硬化性狭窄（狭窄率 70％～99％）导致的缺血性脑卒中/TIA 患者，推荐高强度他汀类药物长期治疗，推荐目标值为 LDL-C≤1.8 mmol/L（70 mg/dl）（推荐类别 I，证据等级 B）。颅外大动脉狭窄导致的缺血性脑卒中/TIA 患者，推荐高强度他汀类药物长期治疗（推荐类别 I，证据等级 B）

治疗的同时，应当对其进行充分的健康宣教。在制定他汀类药物使用方案时，首先考虑强化他汀治疗，但应当兼顾患者年龄、合并症、合并用药、既往服用他汀类药物的耐受性及血 LDL-C 水平等因素。

二、他汀类药物治疗的安全性和随访监测

他汀类药物在临床上广泛使用，其安全性也受到重视。总体来说，他汀类药物的安全性较高，其主要不良反应包括肝功能异常、肌病、可能增加 2 型糖尿病的发生风险、疲乏等。此外，他汀类药物使用与脑出血的关系也受到关注。有流行病学数据[3-5]提示，低 LDL-C 水平与脑出血发生风险升高相关。在 SPARCL 研究[7]中发现，强化阿托伐他汀治疗组脑出血发生率 2.3％、安慰剂组 1.4％（HR 1.66；95％ CI 1.08～2.55）。在心脏保护研究（Heart Protection Study，HPS）[13]中

也发现，他汀治疗组出血性卒中发生的相对风险升高 91％。但也有研究并未发现使用他汀类药物与出血性卒中相关。虽然可能导致脑出血发生风险增加的 LDL-C 水平的阈值还不明确，但以上研究结果提示，在既往有脑出血病史的患者中使用他汀类药物应该密切监测、注意潜在风险，可能需要减少使用剂量。

2013 年 ACC/AHA《降低动脉硬化性心血管事件风险的胆固醇治疗指南》[9]中，对于使用他汀类药物的随访及监测等也做出了推荐。可能导致使用他汀类药物时不良反应发生风险升高的患者个体因素包括：合并严重疾病如肝肾功能异常、既往曾出现过他汀类药物不耐受或肌肉疾病、谷丙转氨酶（Alanine Transaminase，ALT）升高 3 倍及以上、正在使用其他与他汀存在相互作用的药物、年龄＞75 岁、既往脑出血病史及亚裔人种等。由于服用他汀类药物的患者多合并其他心脑血管危险因素或合并症而服用多种药物，因此，在临床中，应当全面了解患者的用药情况以及可

能发生的药物相互作用。常见的与他汀类药物存在相互作用的药物见表44-3。在启动他汀类药物治疗前，需完善血液学检查、评估临床情况、治疗合并症及继发性血脂紊乱，注意以下几点：吸烟、酒精摄入、血压、体重指数（body mass index，BMI）、糖化血红蛋白、血脂谱、肝肾功能及甲状腺功能。而对于肌酶，指南推荐，如果患者没有持续的无法解释的肌痛，则不需常规检测。

表 44-3　临床中常见的与他汀类存在相互作用的药物

药物种类	相互作用机制及结果	处理方法
华法林	他汀类抑制华法林代谢酶使其血药浓度升高	密切监测国际标准化比值（INR），阿托伐他汀无此相互作用、可选用
钙通道阻滞剂	钙通道阻滞药抑制他汀代谢酶、增加不良反应发生风险	注意合并用药、密切监测，氨氯地平该作用弱、可选用
贝特类	相互抑制代谢酶、增加肌病发生风险	尽量避免合用
氯吡格雷	相互抑制代谢酶、增加不良反应发生风险	注意监测
胺碘酮	强烈抑制他汀代谢酶，增加肌病等发生风险	密切监测不良反应 普伐他汀无此相互作用、可选用
抗抑郁药	抑制他汀代谢酶、增加不良反应发生风险	注意监测不良反应 帕罗西汀、文拉法辛可能更安全
地高辛	他汀类药物抑制膜转运蛋白（P糖蛋白），使地高辛排入肠腔受阻，血药浓度升高	适当监测地高辛血药浓度
咪唑类抗真菌药	抑制他汀代谢酶、增加不良反应发生风险	某些种类咪唑类药物和他汀避免合用
克拉霉素	抑制他汀代谢酶、增加不良反应	避免合用
利福平	诱导激活他汀代谢酶，降低他汀类药物的降脂作用	由于利福平双重作用机制，建议与他汀类药物同时给药
抗逆转录病毒药物	强烈抑制他汀代谢酶，增加不良反应发生风险	避免合用某些药物，尤其利托那韦，普伐他汀相对安全

建议在启动他汀类药物治疗3个月后检测血脂谱，此后每年进行一次随访，不仅要复查血脂水平，而且应当了解患者生活方式的改变及药物依从性等情况，必要时给予建议和调整。对于肝功能异常的监测，开始治疗3个月内、1年时检测肝酶。此后，如果患者没有食欲不振、腹痛、黄疸等肝损害表现，一般不需复查。如肝酶升高不到正常上限的3倍，不需停用他汀类药物。对于肌病的监测，如果开始治疗前患者有相应临床症状且两次肌酶升高超过正常上限的5倍，则不要启动他汀类药物治疗。升高5倍以内，可考虑小剂量起始并密切监测。在治疗过程中，如果患者出现肌肉症状，如肌肉压痛、无力、周身疲劳等，注意随时检测肌酶，如升高至正常上限的5倍以上，停用他汀类药物。而如患者既往耐受他汀治疗，新近出现肌痛或肌无力等，首先考虑非他汀原因。在实际临床工作中，由于黄种人较白种人

对他汀的耐受性差、不良反应风险升高，且缺血性脑卒中/TIA患者中很大部分为老年，合并用药较多，上述监测频率可适当增加。此外，如果服用他汀类药物的患者新发糖尿病，建议进行饮食调整、运动及药物等控制血糖，一般不需停用他汀类药物。相反，在这部分患者中，他汀类药物可降低心脑血管事件的发生风险。

他汀类药物在缺血性脑卒中/TIA二级预防治疗中占有重要地位，且总体安全性较高，在临床过程中应当充分与患者沟通，尽量减少患者对不良反应的顾虑，使用过程中科学监测。另外，由于不同他汀类药物的分布和代谢途径有所不同，可以根据需要进行药物选择。如普伐他汀为水溶性药物，大部分不通过肝细胞色素P450酶代谢，因此老年、合并用药较多或肝损害发生风险高的患者可以选用。瑞舒伐他汀为肝肾双通道代谢，在肝功能异常的患者中也可以考虑选用。他汀类

药物治疗过程中如果出现不良反应，根据情况停药、减量或更换药物等，必要时可以检测他汀代谢基因型以指导用药。

三、非他汀类降脂药物在缺血性脑卒中/TIA 二级预防中的作用

观察性研究数据显示，除 LDL-C 外，其他血脂谱成分也与卒中相关。三酰甘油（甘油三酯）水平升高、高密度脂蛋白胆固醇（high density lipoprotein cholesterol，HDL-C）水平降低、脂蛋白（a）水平升高等均与缺血性卒中发生风险增高有关[14-17]。有临床试验探究使用非他汀类药物改善上述血脂谱成分异常在缺血性脑卒中/TIA 二级预防中的作用。

AIM-HIGH（Atherothrombosis Intervention in Metabolic Syndrome With Low HDL/High Triglycerides：Impact on Global Health Outcomes）研究[18]旨在探讨在强化他汀类药物治疗的基础上加用烟酸是否可以进一步降低心血管事件发生风险。该研究纳入 3414 例患者，既往存在动脉粥样硬化性疾病或血脂谱异常（低 HDL-C、高三酰甘油），随机分组至辛伐他汀组和辛伐他汀联用烟酸组。结果发现，联用烟酸组 HDL-C 水平更高、三酰甘油水平更低，但终点事件并未减少且缺血性卒中发生增加，因此该研究被提前终止。同样，HPS2-THRIVE（Heart Protection Study 2-Treatment of HDL to Reduce the Incidence of Vascular Events）研究[19]也未能显示在他汀类药物的基础上加用烟酸升高 HDL-C 可以带来额外的血管事件发生风险降低，且会导致不良反应增加。胆固醇酯转运蛋白（cholesteryl ester transfer protein，CETP）抑制剂可升高 HDL-C 水平，但相关研究[20-21]也未发现这类药物可以带来额外获益。因此，国内外指南对于 HDL-C 降低均建议以生活方式干预为主要治疗措施，不推荐使用药物来升高 HDL-C，因为目前尚无证据表明应用药物治疗升高 HDL-C 有助于减少不良心血管终点事件的发生。但是，烟酸和贝特类药物可降低三酰甘油，而过高的三酰甘油除增加动脉粥样硬化性心脑血管事件的风险外，还可能导致胰腺炎等其他紧急情况。以降低三酰甘油为目的的，可以选用这两种药物，但与他汀类药物合用时，应该密切监测。

他汀类药物虽然是调节血脂药物中的中流砥柱，但部分患者单独使用此类药物血脂控制不满意。尽管其总体耐受性良好，但在某些情况下，由于副作用，患者难以接受足量他汀治疗或对他汀完全难以耐受。依折麦布可抑制小肠对胆固醇的吸收，IMPROVE-IT（Improved Reduction of Outcomes：Vytorin Efficacy International Trial）研究[22]发现，在辛伐他汀的基础上加用依折麦布，可以更显著地降低 LDL-C 水平，并进一步降低急性冠状动脉综合征患者心血管事件再发风险。此外，前蛋白转化酶枯草杆菌转化酶 9（PCSK-9）抑制剂可加速 LDL-C 清除，降低 LDL-C 的效果确切满意，是一种有前景的新型降脂药物，但其在缺血性卒中/TIA 二级预防中的作用尚需进一步研究。2016 年《ACC 针对 LDL-C 非他汀类药物治疗的专家共识》中[23]提出，对于 ASCVD 患者，如果使用他汀类药物治疗后 LDL-C 降幅未达 50% 以上或 LDL-C 水平未达 1.8 mmol/L 以下，首先检查药物依从性、加强生活方式干预，将他汀类药物增加至患者可耐受的最大剂量。如仍未达标，如果评价患者可额外获益、药物相互作用致不良反应发生风险较低，可以加用依折麦布或 PCSK-9 抑制剂。

四、总结

科学的血脂管理对于减少缺血性脑卒中/TIA 患者复发、提高生活质量、减少死亡具有重要作用。他汀类药物是目前证据充分、疗效确切的二级预防药物，且如果没有禁忌，可首先考虑强化治疗。在使用他汀类药物时，应同时指导患者进行生活方式的改变，注意兼顾患者年龄、合并症、合并用药等情况，适当地随访监测。如果他汀类药物疗效不满意，在充分评估的基础上，可以考虑加用非他汀类药物。药物种类、剂量和选择应做到个体化。

（赵性泉　刘艳芳　李金鑫）

参考文献

[1] Valery LF，Mohammad HF，Rita K，et al. Global and regional burden of stroke during 1990-2010：findings from the Global Burden of Disease Study 2010. Lancet，2014，383（9913）：245-254.

[2] Yang G，Wang Y，Zeng Y，et al. Rapid health transition in china，1990-2010：Findings from the global burden of disease study 2010. Lancet，2013，381：1987-2015.

[3] Ebrahim S，Sung J，Song YM，et al. Serum cholesterol，haemorrhagic stroke，ischaemic stroke，and myocardial infarction：Korean national health system prospective cohort study. BMJ，2006，333：22.

[4] Iso H，Jacobs DR Jr，Wentworth D，et al. Serum cholesterol levels and six-year mortality from stroke in 350，977 men screened for the Multiple Risk Factor Intervention Trial. N Engl J Med，1989，320：904-910.

[5] Leppälä JM，Virtamo J，Fogelholm R，et al. Different risk factors for different stroke subtypes：association of blood pressure，cholesterol，and antioxidants. Stroke，1999，30：2535-2540.

[6] Amarenco P，Bogousslavsky J，Callahan A，et al. Stroke Prevention by Aggressive Reduction in Cholesterol Levels（SPARCL）Investigators. High-dose atorvastatin after stroke or transient ischemic attack. N Engl J Med，2006，355：549-559.

[7] Amarenco P，Goldstein LB，Szarek M，et al，on behalf of the SPARCL Investigators. Effects of intense low-density lipoprotein cholesterol reduction in patients with stroke or transient ischemic attack：The Stroke Prevention by Aggressive Reduction in Cholesterol Levels（SPARCL）trial. Stroke，2007，38：3198-3204.

[8] Walter NK，Bruce O，Henry RB，et al. Guidelines for the Prevention of Stroke in Patients with Stroke and Transient Ischemic Attack. Stroke，2014，45：2160-2236.

[9] Neil JS，Jennifer GR，Alice HL，et al. 2013 ACC/AHA Guideline on the Treatment of Blood Cholesterol to Reduce Atherosclerotic Cardiovascular Risk in Adults. Circulation，2014，129［suppl 2］：S1-S45.

[10] 中华医学会神经病学分会，中华医学会神经病学分会脑血管病学组. 中国缺血性脑卒中和短暂性脑缺血发作二级预防指南2014. 中华神经科杂志，2015，48：258-273.

[11] Marc IC，Michael JL，Colin PD，et al. Stenting versus Aggressive Medical Therapy for Intracranial Arterial Stenosis. N Engl J Med，2011，365：993-1003.

[12] Eckel RH，John MJ，Jamy DA，et al. 2013 AHA/ACC Guideline on Lifestyle Management to Reduce Cardiovascular Risk. Circulation，2014，129：S76-S99.

[13] Collins R，Armitage J，Parish S，et al. Effects of cholesterol-lowering with simvastatin on stroke and other major vascular events in 20536 people with cerebrovascular disease or other high-risk conditions. Lancet，2004，363：757-767.

[14] Emerging Risk Factors Collaboration；Di Angelantonio E，Sarwar N，Perry P，et al. Major lipids，apolipoproteins，and risk of vascular disease. JAMA，2009，302：1993-2000.

[15] Amarenco P，Labreuche J，Touboul PJ. High-density lipoprotein-cholesterol and risk of stroke and carotid atherosclerosis：a systematic review. Atherosclerosis，2008，196：489-496.

[16] Sanossian N，Saver JL，Navab M，et al. High-density lipoprotein cholesterol：an emerging target for stroke treatment. Stroke，2007，38：1104-1109.

[17] Smolders B，Lemmens R，Thijs V. Lipoprotein（a）and stroke：a meta-analysis of observational studies. Stroke，2007，38：1959-1966.

[18] The AIM-HIGH Investigators，Boden WE，Probstfield JL，et al. Niacin in patients with low HDL cholesterol levels receiving intensive statin therapy. N Engl J Med，2011，365：2255-2267.

[19] HPS2-THRIVE Collaborative Group，Landray MJ，Haynes R，et al. Effects of extended release niacin with laropiprant in high-risk patients. N Engl J Med，2014，371：203-212.

[20] Barter PJ，Caulfield M，Eriksson M，et al，ILLUMINATE Investigators. Effects of torcetrapib in patients at high risk for coronary events. N Engl J Med，2007，357：2109-2122.

[21] Schwartz GG，Olsson AG，Abt M，et al，dal-OUTCOMES Investigators. Effects of dalcetrapib in patients with a recent acute coronary syndrome. N Engl

J Med，2012，367：2089-2099.

[22] Cannon CP，Blazing MA，Giugliano RP，et al. Ezetimibe added to statin therapy after acute coronary syndromes. N Engl J Med，2015，372：2387-2397.

[23] Donald ML，Pamela BM，Christie MB，et al. 2016 ACC Expert Consensus Decision Pathway on the Role of Non-Statin Therapies for LDL-Cholesterol Lowering in the Management of Atherosclerotic Cardiovascular Disease Risk. Journal of the American College of Cardiology，2016，68：92-125.

第四十五章 外周动脉粥样硬化的诊疗策略

第一节 颈动脉和椎动脉粥样硬化的诊疗策略

颈动脉和椎动脉粥样硬化是指颈动脉和椎动脉斑块形成以及管腔狭窄。脑卒中是中国人群的主要致死原因之一，颅外颈椎动脉狭窄与脑卒中有着十分密切的关系，约30%的缺血性脑卒中是由颅外段颈动脉狭窄病变引起的，症状性颈动脉狭窄＞70%的患者2年卒中发生率可以高达26%，颅外脑动脉狭窄的患者中25%～40%发生在椎动脉颅外段[1]。颈动脉和椎动脉粥样硬化是卒中形成的最主要因素，其发生发展与多种危险因素相关。颈动脉和椎动脉动脉粥样硬化的病理生理学变化与其他受累动脉的动脉粥样硬化相似，颈总动脉分叉部是斑块形成的好发部位。对于轻度颈动脉狭窄患者需进行最佳的内科治疗而非血管重建术[2]。对于有症状的中到重度狭窄患者，在最佳内科治疗基础上可行颈动脉内膜切除术（CEA）或支架置入术[2]。在内科治疗中调脂稳定斑块对防治颈动脉和椎动脉粥样硬化起着至关重要的作用。

一、生活方式改善

生活方式改变包括控制体重和合理膳食等[3-5]。每天总脂肪的摄入量应小于总热量的30%，控制每日总热量的摄入，使体重保持在理想状态。同时，不管体重如何都建议进行体育锻炼以减少患心脑血管疾病的风险。饮食方面应减少饱和脂肪酸和胆固醇的摄入，多吃蔬菜、控制主食，食用适量水果，多食高纤维食物，常食用奶类、豆类及其制品，多饮水，少食盐，少吃甜

品，并且戒烟限酒。

二、他汀类药物

他汀类药物能起到降低血脂、改善内皮功能和稳定斑块的作用。已经有大量的临床研究表明，他汀治疗可以改善颈动脉粥样硬化，而且在短暂性脑缺血发作（TIA）及缺血性卒中的一级与二级预防中均可临床获益且不会增加出血性卒中风险[6-11]。所有颅外颈动脉或椎动脉粥样硬化患者，包括无症状颈动脉和椎动脉狭窄患者，均应给予他汀类药物治疗，使低密度脂蛋白胆固醇（LDL-C）低于100 mg/dl（2.59 mmol/L）[12]，无脂质代谢紊乱的患者亦能获得益处。对于既往有缺血性卒中或短暂性缺血性脑卒中（TIA）史的所有颅外颈动脉或椎动脉粥样硬化患者，采用他汀类药物治疗使LDL-C水平接近或低于70 mg/dl（1.81 mmol/L），非HDL-C低于100 mg/dl（2.6 mmol/L）[13]。所有颈动脉和椎动脉狭窄合并缺血性脑卒中或TIA患者，应强化他汀治疗，可选择高强度他汀类药物长期治疗以减少脑卒中和心血管事件的风险[14-15]。临床有缺血性卒中或TIA，存在易损斑块，考虑缺血症状与斑块脱落导致动脉栓塞有关，经颅多普勒（TCD）微栓子监测阳性，即使LDL-C正常，仍应给予高强度他汀治疗。高强度他汀药物包括瑞舒伐他汀10～20 mg/d，阿托伐他汀40～80 mg/d。他汀类药物治疗期间，如果监测指标持续异常并排除其他影响因素，或出现指标异常相应的临床表

现，应及时减药或停药观察（肝酶超过 3 倍正常值上限，肌酶超过 5 倍正常值上限，应停药观察）。

三、其他药物

若他汀类药物（包括大剂量他汀和强效他汀）不能达到为患者选定的目标，可以加用另一种有改善转归证据的其他药物进行强化降 LDL-C 药物治疗，如胆汁酸多价螯合剂、烟酸或胆固醇吸收抑制剂。对于不能耐受他汀类药物的患者，可以采用胆汁酸螯合剂、烟酸或胆固醇吸收抑制剂进行降 LDL-C 治疗[7]。研究表明，普罗布考可以降低颈动脉内中膜厚度（IMT）且与普伐他汀具有等效性[16]。在他汀的基础上加用依折麦布尽管 LDL-C 水平有进一步下降，但 IMT 没有进一步降低[17]。同样，CEPT 抑制剂虽然升高了 HDL-C、降低了 LDL-C 但没有明显改善颈动脉粥样硬化[18]。最近，美国国家脂质协会在更新的 PCSK9 抑制剂的应用指南中建议，对于稳定性或进展性 ASCVD 患者在接受了最大耐受剂量他汀（合用或不合用依折麦布）治疗后，LDL-C≥70 mg/dl（1.8 mmol/L）或非-HDL-C≥100 mg/dl（2.6 mmol/L）可使用 PCSK9 抑制剂进一步降低 LDL-C；对于极高危人群（ASCVD 或者患有糖尿病且具备 2 个及以上 ASCVD 主要危险因素人群），他汀不耐受或者接受了其他降脂治疗 LDL-C 未达标仍需进一步降低时亦可考虑使用 PCSK9 抑制剂[19]。

四、特殊人群

对于伴有糖尿病的颅外颈动脉或椎动脉粥样硬化患者，给予适当剂量的他汀类降脂药使 LDL-C 水平接近或低于 70 mg/dl（1.81 mmol/L）来预防卒中和其他缺血性心血管事件[7]。

对于老年患者或合并严重脏器功能不全的患者，初始剂量不宜过大。对于老年颈动脉和椎动脉引起的缺血性脑卒中的 CAD 患者 LDL-C≤70 mg/dl（1.8 mmol/L）或较治疗前下降 50%；其他 CAD 患者 LDL-C≤100 mg/dl（2.6 mmol/L）；首选他汀类药物；如服用高剂量他汀类药物患者 LDL-C 仍不达标，或不耐受他汀类药物治疗者，加用或换用胆酸螯合剂、烟酸或胆固醇吸收抑制剂可能有效，但合用期间建议密切监测肝功能与肌酸激酶[20]。

（杨升华 郭彩霞 陈步星）

第二节 上肢动脉粥样硬化的诊疗策略

一、概述

上肢动脉病变一般指锁骨下动脉狭窄或闭塞性病变，可延伸至腋动脉、肱动脉及以远，主要是动脉粥样硬化性病变，其次是大动脉炎和血栓栓塞性病变。上肢动脉粥样硬化（UEAD）导致的病变是本节论述的重点，主要见于锁骨下动脉和头臂干的狭窄或者闭塞，左锁骨下动脉更为常见。锁骨下动脉狭窄人群患病率大约为 2%～5%，血管相关性疾病和一般性疾病人群中患病率更高达 7%[21-22]。吸烟、高血压、低 HDL 等是锁骨下动脉狭窄的主要危险因素，其他动脉硬化的危险因素如糖尿病、体重指数、血脂异常等也可能是锁骨下动脉狭窄的重要危险因素。并且研究发现锁骨下动脉狭窄是独立于传统心血管危险因素之外的一个心血管死亡的标志[23]。

二、临床表现

临床上患者常因为无脉症和锁骨下动脉窃血症状就诊。双上肢血压不对称（血压相差 15 mmHg）是上肢动脉狭窄最为常见的症状。锁骨下动脉窃血是锁骨下动脉起始端或者近端严重狭窄或者闭塞后，锁骨下动脉中远端和椎动脉的供血减少，当患侧上肢活动增加而供血需求增加时，由于其近段阻塞，增加的上肢血会由椎动脉逆流入上肢而致其供血的脑干部组织缺血，引起相应的症状。但是由于侧支循环代偿好，症状明显的患者并不多。

锁骨下动脉窃血的临床表现主要有以下三大类[24]：①上肢动脉缺血的表现，包括：无脉征、双上肢动脉血压相差 15 mmHg 以上、患肢运动间歇性乏力、上肢末梢动脉栓塞性缺血表现（蓝指综合征）；②椎基底动脉供血不足的表现，包括运动失调、复视、晕厥、乏力、头晕、恶心、呕吐等症状；③其他少见症状，例如冠状动脉窃血综合征，其发生原因是位于内乳动脉-冠状动脉桥血管近心端的左锁骨下动脉严重狭窄后，严重影响内乳动脉向冠状动脉的血液供应，患肢运动时内乳动脉桥血液逆流供血患肢，从而引发心绞痛。

头臂动脉狭窄时，因其分支为右侧颈总动脉和右侧锁骨下动脉，可以出现和右侧颈动脉狭窄同样的临床症状，包括卒中、一过性脑缺血发作等。

体格检查：双上肢动脉血压相差 15 mmHg 以上、桡动脉或者肱动脉、腋动脉搏动减弱或者无脉，一些重度狭窄的患者可在颈部或者锁骨上窝部位闻及收缩期血管杂音。有些患者可见上肢皮肤发凉、颜色变化等。注意双上肢均有动脉狭窄的患者可无血压差。

三、实验室检查

1. 动脉硬化检测

利用仪器测量双上肢的血压以及下肢的血压是目前常用的无创检查方法，操作简便，结果易于判断。双上肢动脉血压相差 15 mmHg 以上是目前评价上肢动脉狭窄的可靠方法。如图 45-1 所示，患者双上肢收缩压差达 49 mmHg，最后证实左侧锁骨下动脉闭塞。双上肢压差超过 15 mmHg 用于判断锁骨下动脉狭窄，特异性非常高，但灵敏性不足（50%）[25]，因此可疑患者应该完善影像学检查。

2. 双功超声

双功超声结合二维实时成像与多普勒流量分析，能够明确上肢动脉病变狭窄病变的部位和狭窄程度。但是锁骨下动脉近端闭塞性病变血流频谱改变影响检查结果判断，可通过观察椎动脉反流汇入锁骨下动脉后的彩色血流变化对阻塞程度做出判断。双功超声的优势是能够实时显示椎动脉血流方向，因此能准确判断锁骨下动脉窃血，注意安静时可能无椎动脉血液逆流，此时可通过上肢运动加上束臂试验，从而诱发出椎动脉血液逆流。

3. CT 血管成像（CTA）

CTA 能清楚显示血管解剖结构，可三维重建，易于判断，灵敏性和特异性可达 90% 以上。但是当管壁钙化或者严重狭窄接近 CT 分辨率极限时会影响其对管腔狭窄评估的准确性。CTA 需要使用碘造影剂，严重肾功能不全、严重碘过敏、严重甲状腺功能亢进症（甲亢）患者禁用。

4. 磁共振血管成像（MRA）

MRA 灵敏性和特异性类似于 CTA。MRA 需要钆增强来完成，肾小球滤过率低于 30 ml/min 患者、幽闭恐惧症或者体内有铁磁性金属植入物（如起搏器、除颤器、颅内金属支架、夹子、线圈等）患者慎用或者禁用。MRA 对钙化斑块引起的狭窄程度判断优于 CTA，并且 MRI 能够提供斑块性质、纤维帽厚度、脂质核心大小、斑块内新生血管等信息，可对斑块的稳定性进行评估，此项技术尚未临床广泛应用。同时 MRA 可对动脉管壁结构提供系列信息，能够用于评价管壁肿胀、鉴别大动脉炎等。

5. 数字减影血管造影（DSA）

是上肢动脉狭窄或者闭塞性疾病的"金标准"，该方法有创有风险，适合于拟计划行同期血运重建的患者或者上述无创检查难以明确的患者。

四、诊断

除了仔细询问病史以外，详细的体检是发现和诊断 UEAD 最为实用的临床手段。对于无明显临床症状的患者，体检发现患侧桡动脉脉搏减弱或无脉、血压明显降低或患侧上肢血压明显低于对侧。颈部和锁骨上窝听诊可以听到血管杂音等。

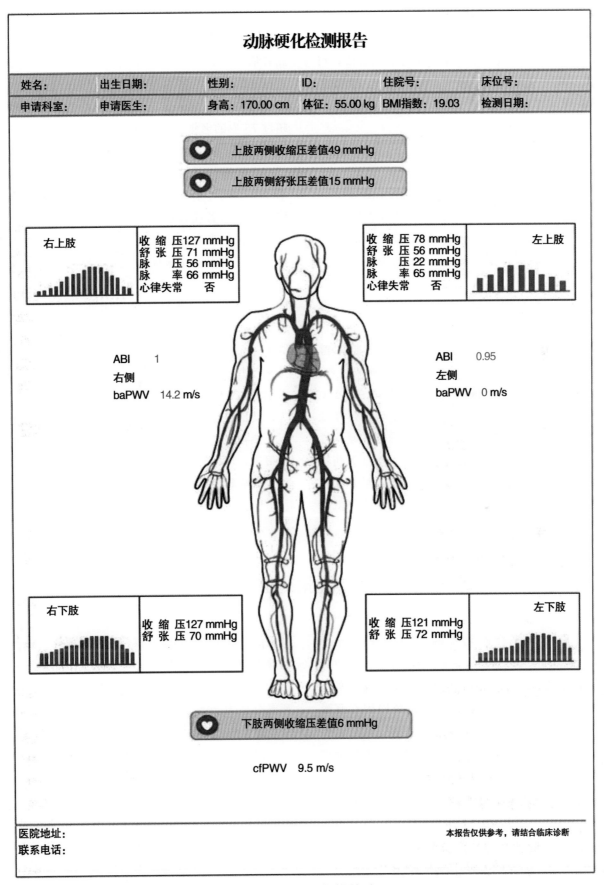

图 45-1 动脉硬化检测报告

影像检查是确诊上肢动脉硬化性狭窄或闭塞重要的无创性手段。采用双功超声、MRA 和 CTA 检查可以直接显示狭窄或闭塞的血管段，可提供动脉狭窄或者闭塞的细节。计划介入治疗的患者可行 DSA 检查。

五、治疗

UEAD 的治疗包括药物保守治疗、经皮介入及外科手术治疗。控制危险因素是治疗 UEAD 的基础，包括饮食控制、戒烟、减肥和控制高血压、糖尿病、调脂治疗等。高血压和糖尿病的治疗可参考相关指南。

调脂治疗是治疗 UEAD 的关键[24,26-27]。他汀类药物主要降低总胆固醇（TC）和低密度脂蛋白胆固醇（LDL-C），升高高密度脂蛋白胆固醇（HDL-C）。对于动脉粥样硬化性心血管疾病患者，LDL-C≥4.9 mmol/L 患者，40～75 岁、LDL-C 1.8～4.9 mmol/L 的糖尿病患者，无动脉粥样硬化性心血管病或糖尿病患者 10 年动脉粥样硬化性心血管病风险≥7.5%的患者均应给予他汀类药物治疗。控制目标 LDL-C≤2.5 mmol/L，最好低于 1.8 mmol/L，或者 LDL-C 不能达标的患者降低幅度超过 50%。非 HDL-C（非 HDL-C 为 TC 减

HDL-C）的目标值<2.6 mmol/L。当考虑大剂量他汀类药物仍未能达标时，可以加用胆酸螯合剂或者依折麦布，当 LDL-C 达标，但非 HDL-C 未达标，或者三酰甘油升高时，可以加用贝特、烟酸类药物或者 omega-3 多不饱和脂肪酸等。年龄超过 75 岁的老年人，建议使用中等强度的他汀类药物治疗，使 LDL-C 减低 30%～40%。

血运重建治疗包括经皮介入治疗和外科手术[24,28]。对于有症状的患者、外科拟行冠脉旁路移植术的患者或者双上肢动脉均有严重狭窄无法检测血压的患者，建议行血运重建治疗。介入治疗和外科手术治疗孰优孰劣无规模性研究结果支持，但是介入治疗时 UEAD 的首选策略，尤其适合于上肢动脉狭窄还没有闭塞、锁骨下动脉近端短段闭塞（狭窄长度小于 2 cm），或者外科手术治疗高危的患者。对于解剖结构上无法介入治疗或者介入治疗失败的患者可行外科手术治疗。

其他包括前列腺素类药物静脉滴注和胸腔镜下交感神经切除术治疗 UEAD 导致的上肢缺血也有报道，可以作为无法行血运重建治疗而又有严重缺血症状患者的一种治疗方法。

（邹玉宝　蒋雄京　沈晨阳）

第三节　下肢动脉粥样硬化的诊疗策略

下肢动脉粥样硬化疾病（lower extremity atherosclerotic disease，LEAD）是指髂、股动脉以下，由动脉粥样硬化引起的动脉狭窄或闭塞性病变，可延伸至膝下动脉。LEAD 危险因素有吸烟、糖尿病、血脂异常、高血压、高龄、肥胖、胰岛素抵抗、高纤维蛋白血症、炎症等[29]，其中吸烟和糖尿病对下肢动脉硬化影响最明显。LEAD 的患病率在 60 岁以下的人群中<5%，60～69 岁的人群为 5%～10%，年龄≥70 岁或年龄在 50～69 岁有吸烟和（或）糖尿病史的患者中，LEAD 患病率可高达 20%以上。每发现 1 例有症状的 LEAD 就有 3～4 例无症状的 LEAD 患者。有症状和无症状病变进

展相似，每年严重心血管事件（心肌梗死、缺血性脑卒中和血管疾病死亡）的发生率为 5%～7%[30-31]，5 年、10 年和 15 年的各种原因引起的病死率分别为 30%、50%和 70%，可见 LEAD 是全身动脉疾病严重的一个标志，值得临床医生关注。

因此，2012 年老年人四肢动脉粥样硬化性疾病诊治中国专家建议中明确指出[32]，对下列人群要进行下肢动脉检查：年龄<50 岁的糖尿病患者，伴有下列 1 项或多项动脉粥样硬化危险因素，如吸烟、高血压、血脂异常和高凝状态；年龄 50～64 岁，有心血管危险因素，尤其是吸烟或糖尿病；年龄≥65 岁，已知有冠状动脉、颈动脉或肾

动脉粥样硬化疾病者，或所有 10 年冠心病风险达 10%～20% 的人群；运动后有下肢疲劳症状或有难以愈合的伤口。

一、临床表现

下肢动脉狭窄超过一定程度（70% 以上），可出现麻木、发凉、疼痛等缺血症状，其中典型症状就是下肢间歇性跛行，该症状是一种腿部痛苦的疼痛、抽筋、不舒服或疲乏感，在行走时发生，休息时缓解，一般不超过 10 分钟，并且重复出现，呈现某种程度的规律性。跛行通常发生在小腿，但也可发生在足、大腿、髋部、臀部，根据狭窄动脉不同位置各异。小腿的症状多表示狭窄在腘动脉以近，大腿症状提示狭窄多在股动脉以近，髋臀部症状则狭窄在髂动脉以近，合并男性勃起功能障碍者提示累及髂内动脉。跛行是运动诱发的可逆转的缺血表现，类似于心绞痛，随着动脉狭窄的进展，患者症状可由不明显变得明显，行走的距离也越来越短。如果进展至静息时疼痛，就提示缺血严重，难以逆转，下肢抬高时疼痛明显，当下肢低于心脏水平时减轻，因此表现为夜间痛。疼痛可以是烧灼样、收紧感或酸痛，程度较重时可致患者睡眠紊乱，生活质量严重下降。如果下肢缺血持续不能改善，则可出现下肢组织溃疡、坏死。静息痛、肢体溃疡坏死提示严重肢体缺血。引起缺血性静息痛的踝部血压通常低于 50 mmHg，足趾血压低于 30 mmHg。

下肢动脉疾病需要紧急处理的是急性肢体缺血，由下肢动脉狭窄的基础上合并血栓导致，也见于其他部位栓子脱落或者动脉夹层累及。发凉、疼痛（pain）、麻木（paresthesia）、运动障碍（paralysis）、无脉（pulselessness）、苍白（pallor）是急性下肢缺血的典型表现，即所谓的"5P"。急性肢体缺血不及时诊治将面临截肢，因此必须及时识别判断。

体格检查可发现下肢皮肤颜色发红或者苍白、毛发脱落稀少、组织溃疡或者坏死，触诊可发现股动脉、腘动脉或足背动脉搏动减弱或者消失，皮温发凉，狭窄程度在 70%～90% 的患者听诊可闻及局部动脉收缩期血管杂音。需要注意的是狭窄程度过重或者中度以下的狭窄，血管杂音可能并不明显。

二、辅助检查

1. 踝肱指数（ABI）测定

利用仪器测量踝动脉（胫后动脉或足背动脉）与肱动脉收缩压的比值（图 45-2）。操作简便无创，结果易于判断，是目前评价下肢动脉狭窄最基本检查方法。ABI 的诊断标准[33]：ABI 正常值为 1.00～1.40，≤0.90 为异常，0.91～0.99 为临界，>1.40 表明血管严重钙化或弹性减低。当 ABI 临界异常或者静息 ABI 正常而仍高度怀疑下肢动脉狭窄时，可行 ABI 运动试验，包括 6 分钟步行试验、平板运动试验，静息 ABI 为 0.90 以上，运动后 1 分钟 ABI 下降 20% 可诊断 LEAD。

2. 影像检查

二维及多普勒超声检查简单、经济、无创，是普遍的一线筛查方法。CT 血管成像（CTA）和磁共振血管成像（MRA）能够清晰地显示血管解剖结构，可三维重建，易于识别，灵敏性和特异性可达 90% 以上，广受临床医生欢迎。CTA 需要使用碘造影剂，肾功能不全、严重碘过敏、严重甲亢的患者禁用。MRA 需要钆增强来完成，可能高估血管狭窄程度，肾小球滤过率低于 30 ml/min 患者、幽闭恐惧症或者体内有铁磁性金属植入物患者（如起搏器、除颤器、颅内金属支架、夹子、线圈等）慎用或者禁用。数字减影血管造影（DSA）是诊断下肢动脉狭窄或者闭塞性疾病的"金标准"，但是有创，适合于计划行同期血运重建的 LEAD 患者或者上述无创检查难以明确的患者。

三、诊断

有动脉粥样硬化危险因素的患者，出现下肢缺血症状或体征（间歇性跛行、下肢静息痛、足温低、毛发少或足部皮肤发绀），查体股动脉闻及杂音和（或）股动脉、腘动脉或足背动脉搏动减

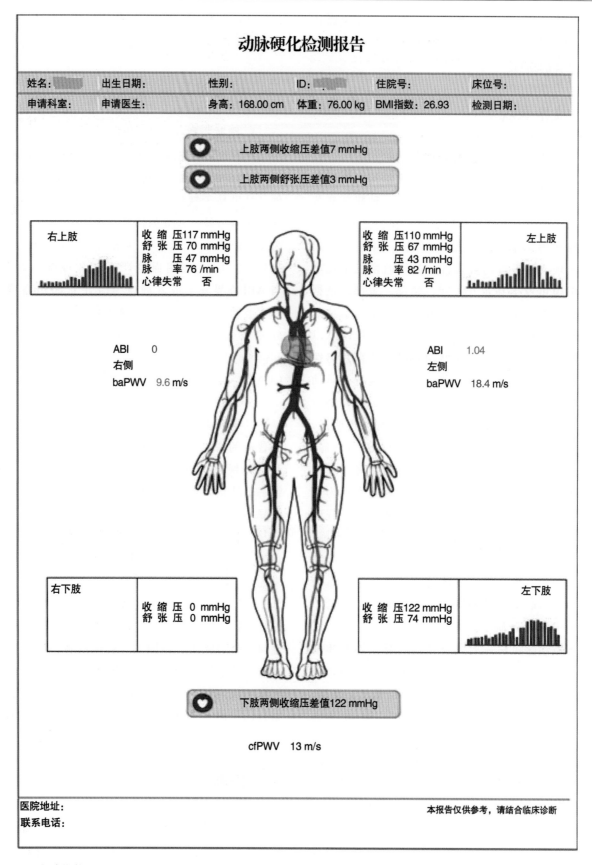

图 45-2 踝肱指数（ankle brachial index，ABI）测定右侧 ABI 为 0，提示右下肢动脉闭塞，DSA 证实右侧髂总动脉闭塞。

弱或消失，结合实验室检查静息 ABI≤0.90 或运动后 ABI 下降 20%，和（或）超声多普勒检查、CTA、MRA、血管造影提示下肢动脉硬化狭窄或闭塞性病变，则可诊断 LEAD。

爱丁堡间歇性跛行问卷对于门诊筛查 LEAD 简单有效，相关内容如下：

（1）您最近在快速行走或长距离步行时有无腿痛或腿部不适的感觉？

  A　没有→结束 B. 有→第二题

（2）当您站立不动或坐着的时候有没有腿痛或腿部不适的感觉？

  A. 没有→是间歇性跛行

（3）您上坡或着急赶路时有无腿痛或腿部不适的感觉？

A. 有→是间歇性跛行

（4）当您在平地上以平常的速度行走时有无腿痛或腿部不适的感觉？

  A. 没有→轻度间歇性跛行

  B. 有→中重度间歇性跛行

（5）当您停下不动时这种感觉会怎么样？

  A. 消失了→是间歇性跛行

（6）这种感觉能在 10 分钟之内消失吗？

  A. 是→是间歇性跛行

（7）腿部疼痛和不舒服在哪个部位最明显？

  A. 最典型的是小腿部

  B. 大腿和臀部不很典型

2015 年下肢动脉闭塞症诊治指南制定的诊断流程非常简明扼要（见图 45-3），可供临床参考应用[34]。

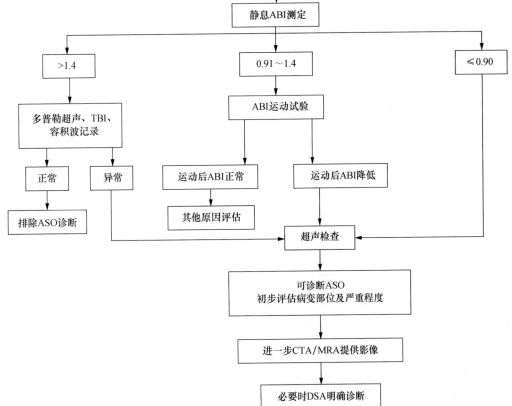

图 45-3　下肢动脉闭塞症（ASO）诊断流程

四、临床分期和分型

LEAD 临床分期和分型是指导血运重建治疗重要步骤。目前临床常用的分期方法有两种，即 Fontaine 法和 Rutherford 法（见表 45-1），前者简单容易记忆，2012 年老年人四肢动脉粥样硬化性疾病诊治中国专家建议推荐使用 Fontaine 法。临床分型则按 2007 年第二版泛大西洋外周动脉疾病诊疗的多学会专家共识分型标准（TASC Ⅱ分型），对于下肢狭窄动脉不同部位的病变进行分型，根据病变的部位、狭窄的长度、狭窄的形态分为 A、B、C、D 四型，比较复杂、难记。当然，分型和分期对于临床治疗和预后具有指导意义。

表 45-1　LEAD 分期方法（Fontaine 法和 Rutherford 法）

Fontaine 法		Rutherford 法		
期	临床表现	级	类别	临床表现
Ⅰ	无症状	0	0	无症状
Ⅱa	轻微跛行	Ⅰ	1	轻微跛行
Ⅱb	中至重度跛行	Ⅰ	2	中度跛行
Ⅲ	缺血性静息痛	Ⅰ	3	重度跛行
Ⅳ	溃疡或坏疽	Ⅱ	4	缺血性静息痛
		Ⅲ	5	轻度组织丧失
		Ⅳ	6	溃疡或坏疽

五、治疗

LEAD 的治疗目标是维持功能，减少或消除症状，提高运动能力。对于急性或者严重的肢体缺血，保肢是其重要目标。由于 LEAD 是系统性动脉粥样硬化的表现，故次要目标是降低冠状动脉及脑血管事件的发病率。治疗措施包括药物保守治疗、经皮介入及外科手术治疗。慢性肢体缺血可刺激人体出现侧支循环，轻中度症状的患者在医生指导下进行正规的运动训练后，可增加无痛步行距离和最大步行距离。严重间歇性跛行、静息痛或组织坏死的患者运动训练中获益不大，

Fontaine Ⅳ级的患者不推荐行常规运动治疗[35]。

能够改善慢性下肢缺血引起的间歇性跛行、静息痛、组织溃疡等症状的药物有己酮可可碱、西洛他唑、前列腺素类药物以及沙格雷酯等。许多血管扩张药如钙通道阻滞药、抗血小板药（如阿司匹林、噻氯匹定、氯吡格雷）及代谢药（如左旋-肉毒碱和左旋精氨酸）等，但研究结果未能证明其可改善 LEAD 的症状。尽管如此，由于抗血小板药物能够降低与 LEAD 相关的心肌梗死、脑卒中、血管疾病相关死亡等并发症发生的风险，所以是目前治疗 LEAD 的常规用药。

控制危险因素是治疗 LEAD 的基础，可能减缓疾病的进展，包括饮食控制、戒烟和控制高血压、糖尿病、调脂治疗等。高血压和糖尿病的治疗可参考相关指南。LEAD 的病理基础是动脉粥样硬化，并且 LEAD 是全身动脉硬化的表现，因此调脂治疗是治疗 LEAD 的关键治疗[34,36-38]。他汀类药物具有调脂和抑制炎症作用，合理使用可以逆转斑块，降低心脑血管事件。他汀类药物主要降低总胆固醇（TC）和低密度脂蛋白胆固醇（LDL-C），升高高密度脂蛋白胆固醇（HDL-C）。对于动脉粥样硬化性心血管疾病患者，LDL-C≥4.9 mmol/L 患者，40～75 岁、LDL-C 1.8～4.9 mmol/L 的糖尿病患者，无动脉粥样硬化性心血管病或糖尿病患者 10 年动脉粥样硬化性心血管病风险≥7.5％的患者均应给予他汀类药物治疗。控制目标 LDL-C≤2.5 mmol/L，最好低于 1.8 mmol/L，或者 LDL-C 不能达标的患者降低幅度超过 50％。非-HDL-C（非-HDL-C 为 TC 减 HDL-C）的目标值＜2.6 mmol/L。当大剂量他汀仍未能达标时，可以加用胆酸螯合剂或者依折麦布，当 LDL-C 达标，但非-HDL-C 未达标，或者三酰甘油升高时，可以加用贝特、烟酸类药物或者 ω-3 脂肪酸等。年龄超过 75 岁的老年人，建议使用中等强度的他汀治疗，使 LDL-C 减低 30％～40％。目前国内市场上使用的他汀种类及其降脂幅度（见表 45-2）。

有创治疗包括经皮血运重建（介入治疗）及外科手术，是立即缓解 LEAD 症状的最有效方法。临床可根据 TASC Ⅱ分型制定方案，一般 A 或者 B 分型优先选择介入治疗，D 型优先选择外科手

表 45-2　不同种类不同剂量的他汀类药物降低 LDL-C 的幅度

阿托伐他汀 （mg）	氟伐他汀 （mg）	匹伐他汀 （mg）	洛伐他汀 （mg）	普伐他汀 （mg）	瑞舒伐他汀 （mg）	辛伐他汀 （mg）	LDL-C 降幅 （%）
—	40	1	20	20	—	10	30
10	80	2	40 或 80	40	—	20	38
20	—	4	80	80	5	40	41
40	—	—	—	—	10	80	47
80	—	—	—	—	20	—	55

注：高强度，他汀类药物每日剂量可降低 LDL-C≥50%；中等强度，他汀类药物每日剂量可降低 LDL-C≥30%～50%；低强度，他汀类药物每日剂量可降低 LDL-C<30%。血脂康含天然洛伐他汀 1.2g/d 可使 LDL-C 降低 28.5%

术治疗，C 型根据术者的经验和操作技术二者选择均可。但是目前随着介入技术的进展，即使是 D 型病变也可尝试先行介入治疗，如介入治疗不成功可再行外科手术治疗。下肢动脉血运重建适应证的首要考虑是避免由于血管堵塞引起的截肢。对于有经验的术者，90% 以上闭塞病变可达到再通。由于下肢动脉的病变往往很长，越往远端血管越细，所以再狭窄的问题是下肢介入治疗最大的挑战。估计 LEAD 介入治疗后超过 1/3 的患者短期内出现再狭窄，并且股浅动脉和膝下动脉的闭塞病变再通之后再狭窄发生率尤其高。但是对于挽救肢端坏疽，缓解静息状态下的疼痛，介入治疗仍有意义。即使几个月后再狭窄，如果随后配合药物和运动锻炼，也可达到长时间的保肢和症状缓解。

（邹玉宝　蒋雄京　沈晨阳）

第四节　肠系膜动脉粥样硬化的诊疗策略

肠系膜动脉是周围动脉的一部分，起源于腹主动脉，走行于肠系膜内，主要包括腹腔动脉、肠系膜上动脉、肠系膜下动脉，为胃肠道、肝、胰腺、胆囊等消化系统器官提供血供。

肠系膜动脉粥样硬化可导致肠系膜动脉狭窄，进一步发展引起急、慢性肠系膜缺血，是慢性肠系膜缺血的最常见病因，超过 90% 慢性肠系膜缺血由逐渐进展的肠系膜动脉粥样硬化导致[39]，腹腔动脉及肠系膜上动脉起始部狭窄最为常见，肠系膜上动脉长段及分支狭窄最为少见。由于在解剖结构上腹腔动脉、肠系膜上动脉、肠系膜下动脉之间，肠系膜下动脉与髂内动脉之间存在广泛的交通支，所以动脉粥样硬化引起的慢性肠系膜动脉狭窄起病隐匿，容易被临床医师忽视。而随着生活方式的改变，动脉粥样硬化发病率逐渐升高，肠系膜动脉受累常见。有研究提示，65 岁以上的老年人群中，无症状肠系膜动脉狭窄的检出率高达 20%[40]。一旦出现肠系膜动脉缺血相关症状，则提示腹腔动脉、肠系膜上动脉、肠系膜下动脉三支血管中两支及以上受累，肠系膜上动脉狭窄常已超过 70%。在肠系膜动脉粥样硬化基础上可能发生急性肠梗死，后者病情凶险，可危及生命。在肠系膜动脉粥样硬化早期诊断并进行适当的干预对于改善预后至关重要。

一、流行病学

确诊存在其他部位动脉粥样硬化的患者，肠系膜动脉粥样硬化的检出率为 8%～70%，15% 的病例可探及 1 支及以上内脏动脉超过 50% 的狭窄[41]。研究显示，老年人群中，通过多普勒超声探查，17.5% 存在肠系膜动脉狭窄，其中 86% 为腹腔动脉单支狭窄，7% 累及腹腔动脉及肠系膜上动脉，5% 为单支肠系膜上动脉狭窄，2% 人群存在三支主要动脉狭窄[40]。而存在肠系膜缺血症状的患者则相对较少。有研究提示，存在多支肠系膜动脉狭窄的患者，3～6 年后约有 6% 发展为慢性肠系膜缺血或急性肠系膜缺血[42]。发生肠系膜动脉粥样硬化的危险因素包括高龄、吸烟、高血压、糖尿病、高脂血症及终末期肾病等，与其他部位动脉粥样硬化危险因素相似。

二、肠系膜动脉粥样硬化发生肠系膜缺血的机制

正常空腹状态下，胃肠道血流量占机体有效血容量的 20% 左右。有研究显示，腹腔动脉的基础血流量为 450 ml/min，在进餐后 10 min 内达峰至 700 ml/min。而肠系膜上动脉的血流量在进餐后 40 min 从基础 400 ml/min 升至 800 ml/min，并持续 3 h 左右[43]。进食脂肪可最大程度增加肠系膜动脉血流，碳水化合物次之，进食蛋白质引起的内脏血流量增加幅度最小[44]。

肠系膜动脉粥样硬化可引起慢性或急性肠系膜缺血。如前文所述，在肠系膜三支主要动脉之间存在广泛的交通，肠系膜动脉单支或轻度狭窄可通过其他交通支进行代偿，在心脏功能正常、有效循环血量充足的情况下，肠系膜动脉的血供尚可满足肠道的需求。而在心功能不全、心排血量下降，或心脏手术后、血容量不足，内脏血管流量减低的情况下，容易出现供需失衡，出现肠系膜缺血[39]。当肠系膜动脉存在多支狭窄或狭窄程度逐渐加重，进展为慢性肠系膜缺血时，可出现相应症状，常于进餐后发作，此时食物大量进入胃内，胃血供增加，小肠血供相应减少，出现缺血表现，而进食脂肪最容易诱发。

肠系膜动脉粥样硬化基础上形成血栓或斑块脱落堵塞远端血管时，肠系膜动脉血供突然减少或消失，导致肠壁缺血、缺氧，肠壁肌肉功能障碍，受累肠管急性缺血、坏死，大量血性液体（包括晶体和胶体）渗出至肠腔和腹腔，循环血容量锐减，引发低血容量。肠管缺血缺氧后的代谢产物和肠腔内的细菌、毒素被吸收，导致感染中毒性休克。

三、临床表现

大部分肠系膜动脉粥样硬化患者无明显症状，少数可发展为急、慢性肠系膜缺血。与其他周围血管动脉粥样硬化疾病不同，慢性肠系膜缺血患者女性多于男性[45-46]。

慢性肠系膜缺血患者主要表现为反复发作的腹部绞痛，多于进食后 30～60 min 左右发生，持续 1～3 h 后逐渐缓解。患者起病时症状多轻微，后逐渐进展加重，数周后可因担忧进食引发腹痛而畏惧进食，减少进食量，最终可导致"食物恐惧"、营养不良、脱水及体重下降等。部分患者亦可伴有恶心、腹胀、早饱，偶有腹泻及便秘等症状，但以与进餐相关的腹痛及体重下降为慢性肠系膜缺血的最典型表现。查体方面，慢性肠系膜缺血患者缺乏特异性体征，典型者腹部听诊可闻及血管杂音，部分患者因进食差、营养不良表现为体型消瘦。少数患者可表现为幽门螺杆菌阴性的胃窦溃疡或十二指肠溃疡，亦不存在 NSAIDs 用药史，对 PPI 治疗效果欠佳。肠系膜上动脉缺血可出现右半结肠炎症表现，此时可能误诊为克罗恩病，需注意鉴别。

肠系膜动脉粥样硬化基础上出现的急性肠系膜缺血是一种病情凶险的急腹症。患者多表现为急骤起病的腹部持续剧烈绞痛，伴频繁呕吐。初起病时肠壁未全层坏死，腹部查体无明显阳性发现，与严重腹痛症状不符。后期患者排暗红色血便、自觉腹痛症状减轻时，查体却可能出现腹膜刺激征，体征与症状不符为急性肠系膜缺血的特点之一。随着疾病的进一步进展，患者出现腹胀、指端青紫、皮肤湿凉、心率增快、血压降低等周围循环衰竭征象。肠系膜动脉粥样硬化导致的急性肠系膜缺血临床少见，但是表现各异，诊断困难，若诊治不及时可危及生命，需引起临床医师的重视。

四、诊断策略

肠系膜动脉粥样硬化缺乏特异性的生物学指标，因大部分患者无典型症状，所致的慢性肠系

膜缺血诊断相对困难。怀疑存在肠系膜动脉粥样硬化的患者需明确血脂代谢水平，其他合并症如糖尿病、高血压的控制情况，同时完善其他血管动脉粥样硬化及狭窄情况的评估。对于急性肠系膜缺血的患者，需紧急评估患者的血容量状态、电解质水平、酸碱代谢及感染情况。

对于肠系膜动脉粥样硬化狭窄及闭塞的评估，数字减影血管造影（digital subtraction angiography，DSA）依然是金标准。DSA 可明确局部狭窄程度及范围，显示呼吸运动对狭窄的影响，但由于 DSA 诊断作用可由 CTA、MRA 等代替，且介入检查创伤较大，目前 DSA 常用于术前评估或计划造影后同时给予介入干预的患者。而多普勒超声检查无创、便捷，可作为筛查肠系膜动脉粥样硬化并评估狭窄程度的首选，对肠系膜血管疾病诊断的敏感性及特异性均能达到 85% ～ 90%[44]。表 45-3 中列出了对肠系膜血管狭窄及闭塞的超声诊断标准，其中空腹状态腹腔动脉收缩期峰值流速（peak systolic velocity，PSV）大于 200 cm/s 和肠系膜上动脉 PSV 大于 275 cm/s 是诊断腹腔动脉、肠系膜上动脉狭窄≥70% 的可靠指标[47-49]。当腹腔动脉完全闭塞时，肠系膜血流量减少约 40%，腹腔动脉、肠系膜上动脉同时狭窄 70% 左右时，肠系膜血流量减少约 87% 左右[50]。此外，多普勒超声检查可用于血运重建后随访血管再狭窄情况。但其结果容易受检查者水平、患者肠道气体、肥胖程度的影响。

对于多普勒超声检查不能明确诊断的肠系膜血管病变，CT 血管成像、核磁 Ga 增强血管成像有助于评估肠系膜动脉粥样硬化的狭窄情况。近年来，有学者提出可通过胃内 CO_2 压力测定评估胃肠道缺血情况。通过监测运动前、运动中、运动后胃内 CO_2/动脉血 CO_2 压力比值，反映胃肠道缺血的水平。研究提示，结合多普勒超声检查和 CO_2 压力监测，对有症状的慢性肠系膜缺血患者的检出率可达到 100%[53]。但该检查目前尚未广泛应用于临床。

肠镜检查主要用于肠系膜短暂急性缺血、病变主要累及黏膜和黏膜下层的患者，肠壁坏死为肠镜检查的禁忌。肠镜对于黏膜及黏膜下层病变较轻的肠系膜缺血敏感性及特异性不佳，但有助于除外其他疾病如炎症、感染等。

肠系膜动脉粥样硬化主要与其他疾病导致的肠系膜血管狭窄进行鉴别，如血管炎等。有症状的肠系膜动脉粥样硬化需要与其他可引起急慢性腹痛、消瘦等症状的疾病鉴别。如消化性溃疡、胆囊炎、慢性胰腺炎、克罗恩病、憩室炎、结直肠肿瘤、肠易激综合征等。细致的病史采集，系统的评估结合影像学检查多可协助鉴别诊断。对于急性肠系膜缺血患者，属于急腹症范畴，需与其他急腹症如溃疡病穿孔、急性胰腺炎、急性肠梗阻等鉴别。

五、治疗

对于无症状慢性肠系膜动脉粥样硬化患者，目前主张调整生活方式加药物保守治疗，主要包括戒烟酒，调整饮食结构，适当运动，长期应用他汀类及抗血小板药物，以及控制血压，血糖管理，将糖化血红蛋白控制在 7% 以内。

对于存在慢性肠系膜缺血症状，除外其他疾病，血管造影证实存在 2～3 支主要血管狭窄的患者，建议积极干预，重建血运。血运重建的方式主要包括血管内介入治疗及开放手术治疗两种形式，前者包括球囊扩张及支架置入术等，后者主要指旁路移植术。对于上述两种形式的血运重建在改善症状及预后的优劣上，目前尚无定论。对于手术风险相对小、预期寿命长以及局部病变无

表 45-3　内脏血管明显狭窄的多普勒超声诊断标准（空腹状态）[51-52]				
检查血管	狭窄≥70% 及闭塞的诊断标准	敏感性	特异性	阳性预测值
腹腔动脉	PSV＞200 cm/s 或无血流信号	75%	89%	85%
肠系膜上动脉	PSV＞275 cm/s 或无血流信号	89%	92%	80%
肠系膜下动脉	PSV 大于 200 cm/s	90%	97%	90%
	EDV＞25 cm/s	40%	91%	57%
	MAR＞2.5	80%	88%	67%

PSV（peak systolic velocity），收缩期峰值流速；EDV（end-diastolic velocity），舒张末期流速；MAR（mesenteric to aortic velocity ratio），肠系膜动脉与主动脉流速比值

法施行介入干预的年轻患者，推荐开放性手术治疗。但介入治疗提供了除开放性手术外的另一个选择，目前亦广泛应用于临床。

对于慢性肠系膜动脉粥样硬化基础上出现急性血栓形成或斑块脱落栓塞的患者，病情多危急，治疗方面应首先维持生命体征平稳，在禁食、胃肠减压等基础上，给予循环复苏、抗感染、酌情使用罂粟碱等药物扩张肠系膜血管、解除痉挛，同时积极评估是否需要紧急干预重建血运，避免肠坏死。

六、随访

长期管理需注意加强患者教育，严格戒烟，控制血压、使用他汀类药物。对于有症状的患者，血管再通后，大部分患者症状可获得缓解，部分患者血运重建后，仍遗留畏食症状，需监测患者营养、代谢状态。血管内介入术后再狭窄率为29%～40%，术后推荐使用阿司匹林及氯吡格雷双联抗血小板治疗1～3个月后终身使用小剂量阿司匹林维持治疗。推荐每6～12个月进行一次超声多普勒检查评估血流情况，应让患者了解再狭窄、闭塞、缺血的可能，将可能出现的相关症状告知患者，保持警惕，任何腹部症状再发均需进一步评估以明确是否出现血管再狭窄。

（邓利华　王晶桐）

第五节　肾动脉粥样硬化的诊疗策略

动脉粥样硬化性肾动脉狭窄（atherosclerotic renal arterial stenosis，ARAS）是指由于动脉粥样硬化导致的肾动脉管腔狭窄。有临床意义的肾动脉狭窄指局限性管腔狭窄程度≥50%[54]。ARAS目前是肾动脉狭窄的首位病因，约90%肾动脉狭窄为ARAS。ARAS可进展至严重的肾动脉狭窄乃至肾动脉闭塞，其不仅可引起高血压，最终可导致缺血性肾病。近年来，ARAS的患病率，随着环境因素、生活方式的改变、人口老龄化及合并危险因素等（年龄、吸烟、高血压、糖尿病、冠心病等）有逐年增加的趋势[55]。年龄65岁以上人群ARAS患病率至少为7%[56]。ARAS治疗方法包括药物治疗、介入治疗和外科手术治疗[57-58]，治疗目标是控制血压，稳定斑块，防止肾功能恶化，降低心脑血管终点事件的发生。在各种药物治疗方案中，对ARAS的调脂治疗临床上也积累了一定经验。

一、动脉粥样硬化性肾动脉狭窄的
　　他汀类治疗

血脂异常对ARAS患者的损害主要表现在促进肾动脉粥样硬化斑块形成和加速肾损伤两方面。

研究表明降低血胆固醇水平除有助于保护ARAS患者肾功能，还有其他获益，对双侧ARAS患者控制高胆固醇血症数年后，经肾动脉造影证实双侧肾动脉狭窄程度均明显减轻。在降脂药物中，他汀类药物是降低血浆总胆固醇和低密度脂蛋白胆固醇最有效的药物，可纠正脂质代谢紊乱，稳定斑块。应用他汀类药物减缓了ARAS的进展，并有助于防治介入治疗再狭窄的发生。此外，鼠的缺血再灌注模型显示：用他汀类药物进行预处理可以改善缺血引起的急性肾衰竭，改善肾小管坏死的评分和钠排泄分数及抗炎症作用。体内研究发现：长期用他汀类药物促进血管生成，改善肾内微循环。

ARAS患者若无禁忌均应给予他汀类药物治疗。治疗目标是将低密度脂蛋白胆固醇（LDL-C）控制在2.6 mmol/L以内，对并存冠心病等高危因素者，LDL-C应严格控制在1.8 mmol/L以内[59]。

肾动脉狭窄可导致慢性肾脏疾病（CKD）。CKD患者是心脑血管疾病极高危人群，CKD合并卒中患者应用他汀类药物或他汀联合依折麦布治疗[4]，降低LDL-C可减小CKD患者的心脑血管事件风险。CKD与ASCVD事件增高有关，CKD

是 CAD 的等危症，降 LDL-C 推荐作为首要治疗目标。他汀调脂可使轻、中度 CKD 患者临床获益[60-61]，但对接受透析治疗的终末期肾病患者（ESRD）未显示获益[62-64]。目前对于 CKD 患者 LDL-C 治疗目标尚无相关临床研究，最新中国成人血脂异常防治指南建议，对于轻、中度 CKD 患者，LDL-C＜2.6 mmol/L，非-HDL-C＜3.4 mmol/L，对于重度 CKD 及 CKD 合并高血压或糖尿病患者，LDL-C＜1.8 mmol/L，非-HDL-C＜2.6 mmol/L[65]。

注意事项：他汀类药物应用可参考表 45-4。

CKD 患者降脂治疗中优选主要经肝途径清除的他汀类药物，通过 CYP3A4 代谢的他汀类药物可因药物相互作用导致不良效应，因此需特别谨慎。CKD5 期患者［GFR＜15 ml/(min·1.73 m²)］血脂治疗中，因为肾排泄受限，必须使用小剂量的他汀类药物。总之，CKD1～2 期患者，中剂量他汀类药物总体耐受性良好，但 CKD3～5 期患者，安全问题和剂量调整尤为重要，因为不良事件通常与剂量相关，并归咎于药物成分的血药浓度增加，应选择经肾排泄尽可能少的药物[66]。

表 45-4　不同他汀类药物比较

品种	洛伐他汀	氟伐他汀	普伐他汀	辛伐他汀	阿托伐他汀	瑞舒伐他汀
代谢途径	肝	肝	肝	肝	肝	肝（仅 10%）
肾排泄	10%	5%	20%	13%	2%	10%（其中 50% 为原型）
P450 酶系	CYP3A4	CYP2C9 (75%)、CYP3A4 (20%)、CYP2C8 (5%)	不经 CYP 酶系	CYP3A4	CYP3A4	2C9 2C19
肾功能不全	肌酐清除率小于 30 ml/min 减量	肌酐清除率小于 30 ml/min 禁用	重度肾功能不全 10 mg/d 起始剂量	肌酐清除率小于 30 ml/min 减量，5 mg/d 起始剂量	无需调整剂量	肌酐清除率小于 30 ml/min 禁用

二、动脉粥样硬化性肾动脉狭窄的其他调脂治疗

ARAS 肾衰竭患者可选择 ω-3 脂肪酸降低三酰甘油[66]。贝特类可升高肌酐水平，应用于中重度 CKD 患者与他汀类联用可能会增加肌病风险[65]。对于中等强度他汀类药物治疗 LDL-C 不能达标的 CKD 患者，推荐联合应用胆固醇吸收抑制剂依折麦布[65,67]。目前由于 ARAS 相关的临床随机对照研究结果较少，临床上需要医师对每例 ARAS 患者的病情进行慎重评估，根据患者年龄、肾功能和伴随疾病等因素进行综合考虑，采取个体化调脂治疗方案[68]。

（杨升华　郭彩霞　陈步星）

参考文献

[1] Caplan LR, Wityk RJ, Glass TA, et al. New England Medical Center Posterior Circulation registry. Ann Neurol，2004，56（3）：389-398.

[2] Ii RWH, Mackey WC, Ascher E, et al. Management of atherosclerotic carotid artery disease: Clinical practice guidelines of the Society for Vascular Surgery. Journal of Vascular Surgery，2008，48（2）：480-486.

[3] Stone NJ, Robinson JG, Lichtenstein AH, et al. 2013 ACC/AHA Guideline on the Treatment of Blood Cholesterol to Reduce Atherosclerotic Cardiovascular Risk in Adults: A Report of the American College of Cardiology/American Heart Association Task Force on Practice Guidelines. Journal of the American College of Cardiology，2014，63（25）：2889-2934.

[4] 脑卒中防治系列指导规范编审委员会. 中国缺血性脑卒中血脂管理指导规范. 实用心脑肺血管病杂志，2015（7）：18-19.

［5］ 2014 年中国胆固醇教育计划血脂异常防治建议专家组. 2014 年中国胆固醇教育计划血脂异常防治专家建议. 全科医学临床与教育, 2015, 42 (1): 12-16.

［6］ Grundy S M. An International Atherosclerosis Society Position Paper: Global recommendations for the management of dyslipidemia. Journal of Clinical Lipidology, 2013, 7 (6): 561-565.

［7］ Brott TG, Halperin JL, Abbara S, et al. 2011ASA/ ACCF/AHA/AANN/AANS/ACR/ASNR/CNS/ SAIP/SCAI/SIR/SNIS/SVM/SVS guideline on the management of patients with extracranial carotid and vertebral artery disease: executive summary: A Report of the American College of Cardiology Foundation/American Heart. Journal of Neurointerventional Surgery, 2011, 3 (2): 100-130.

［8］ Kernan WN, Bruce O, Black HR, et al. Guidelines for the prevention of stroke in patients with stroke and transient ischemic attack: a guideline for healthcare professionals from the American Heart Association/ American Stroke Association. Stroke, 2014, 45 (7): 2160-2236.

［9］ Amarenco P, Labreuche J, Lavallée P, et al. Statins in stroke prevention and carotid atherosclerosis: systematic review and up-to-date meta-analysis. Stroke, 2004, 35 (12): 2902-2909.

［10］ Kang S, Wu Y, Li X. Effects of statin therapy on the progression of carotid atherosclerosis: a systematic review and meta-analysis. Atherosclerosis, 2004, 177 (2): 433-442.

［11］ Gonzalez L, Helkin A, Gahtan V. Dyslipidemia Part 2: Review of Dyslipidemia Treatment in Patients with Noncoronary Vascular Disease. Vascular and Endovascular Surgery, 2016, 50 (2): 119-135.

［12］ 中华医学会神经病学分会. 中国脑血管病一级预防指南 2015. 中华医学信息导报, 2015, 30 (17): 8-8.

［13］ 中国成人血脂异常防治指南. 中华心血管病杂志, 2016, 44 (10): 833-853.

［14］ 中华医学会神经病学分会. 中国缺血性脑卒中和短暂性脑缺血发作二级预防指南 2014. 中华神经科杂志, 2015, 48 (4): 258-273.

［15］ Kernan W N, Bruce O, Black H R, et al. Guidelines for the prevention of stroke in patients with stroke and transient ischemic attack: a guideline for healthcare professionals from the American Heart Association/American Stroke Association. Stroke, 2014, 45 (7): 2160-2236.

［16］ Sawayama Y, Shimizu C, Maeda N, et al. Effects of probucol and pravastatin on common carotid atherosclerosis in patients with asymptomatic hypercholesterolemia. Fukuoka Atherosclerosis Trial (FAST). J Am Coll Cardiol, 2002, 39 (4): 610-616.

［17］ Fleg JL, Mete M, Howard BV, et al. Effect of statins alone versus statins plus ezetimibe on carotid atherosclerosis in type 2 diabetes: the SANDS (Stop Atherosclerosis in Native Diabetics Study) trial. J Am Coll Cardiol, 2008, 52 (25): 2198-2205.

［18］ Bots ML, Visseren FL, Evans GW, et al. Torcetrapib and carotid intima-media thickness in mixed dyslipidemia (RADIANCE2 study): a randomised, double-blind trial. Lancet, 2007, 370 (9582): 153-160.

［19］ Orringer CE, Jacobson TA, Saseen JJ, et al. Update on the use of PCSK9 inhibitors in adults: Recommendations from an Expert Panel of the National Lipid Association. Clin Lipidol. 2017 May 19. pii: S1933-2874 (17) 30290-8. [Epub ahead of print].

［20］ 王君. 老年颈动脉粥样硬化性疾病诊断和治疗策略. 中华老年心脑血管病杂志, 2015, 17 (1): 109-110.

［21］ Aboyans V, Kamineni A, Allison MA, et al. The epidemiology of subclavian stenosis and its association with markers of subclinical atherosclerosis: the Multi-Ethnic Study of Atherosclerosis (MESA). Atherosclerosis, 2010, 211 (1): 266-270.

［22］ Shadman R, Criqui MH, Bundens WP, et al. Subclavian stenosis: the prevalence, risk factors and association with other cardiovascular diseases. J Am Coll Cardiol, 2004, 44: 618-623.

［23］ Aboyans V, Criqui MH, McDermott MM, et al. The vital prognosis of subclavian stenosis. J Am Coll Cardiol, 2007, 49 (14): 1540-1545.

［24］ European Stroke Organisation. ESC Guidelines on the diagnosis and treatment of peripheral artery diseases: Document covering atherosclerotic disease of extracranial carotid and vertebral, mesenteric, renal, upper and lower extremity arteries: the Task Force on the Diagnosis and Treatment of Peripheral Artery Diseases of the European Society of Cardiology (ESC). Eur Heart J, 2011, 32 (22): 2851-2906.

[25] English JL，Carell ES，Guidera SA，et al. Angiographic prevalence and clinical predictors of left subclavian stenosis in patients undergoing diagnostic cardiac catheterization. Catheter Cardiovasc Interv，2001，54：8-11.

[26] 血脂异常老年人使用他汀类药物中国专家共识组. 血脂异常老年人使用他汀类药物中国专家共识. 中华内科杂志，2015，54（5）：467-477.

[27] 廖玉华，程翔，黄恺，等. ASCVD患者逆转斑块他汀治疗专家共识. 临床心血管病杂志，2015，31（1）：1-5.

[28] 老年人四肢动脉粥样硬化性疾病诊治中国专家建议（2012）写作组. 老年人四肢动脉粥样硬化性疾病诊治中国专家建议（2012）. 中华老年医学杂志，2013，32（2）：121-131.

[29] Jude EB，Elefiaefiadou I，Tentolouris N. Peripheral arterial disease in diabetes：a review. Diabetes Medab，2010，27（1）：4-14.

[30] Hirsch AT，Criqui MH，Treat-Jacobson D，et al. Peripheral arterial disease detection，awareness，and treatment in primary care. JAMA，2001，286：1317-24.

[31] He Y，Jiang Y，Wang J，et al. Prevalence of peripheral arterial disease and its association with smoking in a population-based study in Beijing，China. J Vasc Surg，2006，44（2）：333-8.

[32] 老年人四肢动脉粥样硬化性疾病诊治中国专家建议（2012）写作组. 老年人四肢动脉粥样硬化性疾病诊治中国专家建议（2012）. 中华老年医学杂志，2013，32（2）：121-131.

[33] Rooke TW，Hirsch AT，Misra S，et al. 2011 ACCF/AHA focused update of the guideline for the management of patients with peripheral artery disease（updating the 2005 guideline）. Vasc Med，2011，16：452-476.

[34] 中华医学会外科学分会血管外科学组. 下肢动脉闭塞症诊治指南. 中华医学杂志，2015，95（24）：1883-1896.

[35] Spronk S，Bosch JL，den Hoed PT，et al. Intermittent claudication：clinical effectiveness of endovascular revascularization versus supervised hospital-based exercise training—randomized controlled trial. Radiology，2009，250（2）：586-595.

[36] European Stroke Organisation. ESC Guidelines on the diagnosis and treatment of peripheral artery diseases：Document covering atherosclerotic disease of extracranial carotid and vertebral，mesenteric，renal，upper and lower extremity arteries：the Task Force on the Diagnosis and Treatment of Peripheral Artery Diseases of the European Society of Cardiology（ESC）. Eur Heart J，2011，32（22）：2851-2906.

[37] 血脂异常老年人使用他汀类药物中国专家共识组. 血脂异常老年人使用他汀类药物中国专家共识. 中华内科杂志，2015，54（5）：467-477.

[38] 廖玉华，程翔，黄恺，等. ASCVD患者逆转斑块他汀治疗专家共识. 临床心血管病杂志，2015，31（1）：1-5.

[39] Clair DG，Beach JM. Mesenteric Ischemia. New England Journal of Medicine，2016，374（10）：959-968.

[40] Hansen KJ，Wilson DB，Craven TE，et al. Mesenteric artery disease in the elderly. Journal of Vascular Surgery，2004，40（1）：45-52.

[41] Brogneaux C，Sprynger M，Magnée M，et al. 2011 ESC guidelines on the diagnosis and treatment of peripheral artery diseases. Revue medicale de Liege，2012，67（11）：560-565.

[42] Wilson DB，Mostafavi K，Craven TE，et al. Clinical course of mesenteric artery stenosis in elderly americans. Archives of Internal Medicine，2006，166（19）：2095.

[43] Someya N，Endo MY，Fukuba Y，et al. Blood flow responses in celiac and superior mesenteric arteries in the initial phase of digestion. American Journal of Physiology Regulatory Integrative & Comparative Physiology，2008，294（6）：R1790.

[44] Matheson PJ，Wilson MA，Garrison RN. Regulation of intestinal blood flow. Journal of Surgical Research，2000，93（1）：182-196.

[45] Veenstra RP，terSteege RW，Geelkerken RH，et al. The cardiovascular risk profile of atherosclerotic gastrointestinal ischemia is different from other vascular beds. American Journal of Medicine，2012，125（4）：394-398.

[46] Sana A，Noord DV，Mensink PBF，et al. Patients with chronic gastrointestinal ischemia have a higher cardiovascular disease risk and mortality. Atherosclerosis，2012，224（1）：235-241.

[47] Pellerito JS，Revzin MV，Tsang JC，et al. Doppler sonographic criteria for the diagnosis of inferior mes-

enteric artery stenosis. J Ultrasound Med，2009，28：641-650.

［48］Armstrong PA. Visceral duplex scanning：evaluation before and after artery intervention for chronic mesenteric ischemia. Perspect Vasc Surg Endovasc Ther，2007，19：386-392.

［49］Dietrich CF，Jedrzejczyk M，Ignee A. Sonographic assessment of splanchnic arteries and the bowel wall. Eur J Radiol，2007，64：202-212.

［50］Kolkman JJ，Geelkerken RH. Diagnosis and treatment of chronic mesenteric ischemia：An update. Best Practice & Research Clinical Gastroenterology，2017，31（1）：49-57.

［51］Zeller T，Rastan A，Sixt S. Chronic atherosclerotic mesenteric ischemia（CMI）. Vascular Medicine，2010，15（4）：333-338.

［52］温朝阳，童一砂. 血管超声经典教程，6版. 北京：人民军医出版社，2015：338-342.

［53］Otte JA，Geelkerken RH，Huisman AB，et al. What Is the Best Diagnostic Approach for Chronic Gastrointestinal Ischemia. American Journal of Gastroenterology，2007，102（9）：2005-2010.

［54］赵佳慧，程庆砾，张晓英. 支架重建血运治疗老年粥样硬化性肾动脉狭窄的远期临床结果. 中华医学杂志，2011，91（24）：1673-1676.

［55］Postma CT，Klappe EM，Dekker HM，et al. The prevalence of renal artery stenosis among patients with diabetes mellitus. Eur J Intern Med，2012，23（7）：639-642.

［56］Hansen KJ，Edwards MS，Craven TE，et al. Prevalence of renovascular disease in the elderly：a population-basedstudy. J Vasc Surg，2002，36（3）：443-451.

［57］Textor SC，Lerman L. Renovascular hypertension and ischemic nephropathy. Am J Hypertens，2010，23（11）：1159-69.

［58］程庆砾，蒋雄京，陈兵，等. 动脉粥样硬化性肾动脉狭窄诊治中国专家建议（2010）. 中华老年医学杂志，2010，29（4）：265-70.

［59］王梅. 缺血性肾脏病的治疗进展. 中华肾病研究电子杂志，2013（2）：1-4.

［60］Rysz J，Gluba-Brzózka A，Banach M，et al. Should we use statins in all patients with chronic kidney disease without dialysis therapy？The current state of knowledge. Int Urol Nephrol，2015，47（5）：805-813.

［61］Messow CM，Isles C. Meta-analysis of statins in chronic kidney disease：who benefits［J］？QJM. 2017 Mar 14. doi：10.1093/qjmed/hcx040. ［Epub ahead of print］.

［62］Wanner C，Krane V，Ma¨rz W，et al. Atorvastatin in patients withtype 2 diabetes mellitus undergoing hemodialysis. N Engl J Med，2005，353（3）：238-248. 66.

［63］Fellström BC，Jardine AG，Schmieder RE，et al. Rosuvastatin and cardiovascular events in patients undergoing hemodialysis. N Engl J Med，2009，360（14）：1395-1407.

［64］Grundy SM. An International Atherosclerosis Society Position Paper：Global recommendations for the management of dyslipidemia. Journal of Clinical Lipidology，2013，7（6）：561-565.

［65］中国成人血脂异常防治指南. 中华心血管病杂志，2016，44（10）：833-853.

［66］Željko Reiner，Catapano AL，Backer GD，et al. ESC/EAS Guidelines for the management of dyslipidaemias The Task Force for the management of dyslipidaemias of the European Society of Cardiology（ESC）and the European Atherosclerosis Society（EAS）. Atherosclerosis，2011，1（1）：3-46.

［67］Baigent C，Landray MJ，Reith C，et al. The effects of lowering LDL cholesterol with simvastatin plus ezetimibe in patients with chronic kidney disease（Study of Heart and Renal Protection）：a randomised placebo-controlled trial. Lancet，2011，377（9784）：2181-2192.

［68］孟凡华，韩媛媛，汪浩，等. 经皮肾动脉介入与药物治疗动脉粥样硬化性肾动脉狭窄有效性的 Meta 分析. 中国循证心血管医学杂志，2015，（5）：587-592.

第六部分

特殊人群的调脂治疗

第四十六章 糖尿病和代谢综合征患者的调脂治疗

一、糖尿病和代谢综合征的血脂异常

血脂异常是 2 型糖尿病的常见合并症，也是代谢综合征人群重要的代谢紊乱特征之一。糖尿病患者和具有代谢综合征特征的人群具有相同的血脂紊乱特征，主要的血脂异常类型包括高三酰甘油血症、低密度脂蛋白胆固醇（LDL-C）水平增高以及高密度脂蛋白胆固醇（HDL-C）水平降低。目前认为，2 型糖尿病和代谢综合征人群普遍存在的胰岛素抵抗以及腹部脂肪堆积是产生这种血脂紊乱特征的重要病理生理基础。胰岛素抵抗和脂肪组织增多使更多的游离脂肪酸转运至肝，促进肝产生更多的极低密度脂蛋白（VLDL）进入血循环，VLDL 产生增多导致小而致密的低密度脂蛋白（LDL）增多。同时，胰岛素抵抗降低脂蛋白酯酶（LPL）活性，使富含三酰甘油的乳糜微粒和 VLDL 分解代谢降低，也导致三酰甘油水平增高[1-2]。

代谢综合征人群及糖尿病患者在诊断时，需要检查患者的血脂水平，之后定期进行复查，血脂检测的频率基于个体的临床情况及医生的判断[3]。患者出现血脂异常时，应注意除外糖皮质激素的使用、肾病综合征、甲状腺功能减退等继发性因素。调脂治疗的最终目的是预防和降低患者动脉粥样硬化性心血管事件的发生风险，治疗包括生活方式干预、血糖控制和药物治疗。

我国糖尿病患者的血脂达标率较低。2010—2011 年中国 2 型糖尿病患者心血管疾病危险因素——血压、血脂、血糖的评估研究（3B 研究），调查了在全国 104 家三级、二级和一级医院门诊就诊的 25 454 名年龄≥18 岁的 2 型糖尿病患者，其中服用他汀类降脂药物的患者占 19.9%。以总胆固醇＜4.5 mmol/L，三酰甘油＜1.5 mmol/L，LDL-C＜2.6 mmol/L 和 HDL-C＞1.04 mmol/L 作为血脂控制达标，四类血脂的达标率分别为 36.1%、46.6%、42.9% 和 71.9%。四类血脂均达标者仅占 12%[4]。在 3B 研究中，与体重指数正常的患者相比，超重或肥胖的 2 型糖尿病患者具有更高的三酰甘油和较低的 HDL-C 水平[5]。

二、糖尿病和代谢综合征患者的调脂治疗

（一）生活方式干预

生活方式干预包括医学营养治疗、体力活动以及鼓励肥胖和超重的患者通过医学营养治疗和体力活动减轻体重。

膳食脂肪为人体提供能量和必需氨基酸，但能量密度较高（1 g 脂肪提供 9 kcal 热量）。对于糖尿病合并高脂血症的患者，医学营养治疗的原则是减少饱和脂肪、反式脂肪和胆固醇的摄入，增加植物甾醇、膳食纤维和 Omega-3 脂肪酸的摄入。每天膳食中脂肪供能比应控制在 30% 以内[6-7]。

一项系统综述纳入了 48 个随机对照临床试验，这些临床试验的人群包括了具有任何心血管危险因素的成人，结果显示，与常规膳食相比，减少膳食中饱和脂肪的摄入使心血管事件的发生风险降低 14%，总胆固醇水平降低 0.10～0.44 mmol/L，LDL-C 水平降低 0.10～0.21 mmol/L[8]。在另一项纳入了 15 个随机对照临床试验的系统综述中，与普通膳食相比，减少膳食中饱和脂肪酸含量使心

血管事件的发生风险降低 17%，总胆固醇均值降低 0.24 mmol/L，LDL-C 均值降低 0.19 mmol/L，均具有统计学差异[9]。

一项对 7 个随机对照临床试验进行的系统综述的结果显示，反式脂肪酸摄入增加使总胆固醇水平显著增加 0.28 mmol/L，LDL-C 水平增加 0.36 mmol/L，HDL-C 水平降低 0.25 mmol/L[10]。指南推荐糖尿病患者每天胆固醇摄入量应限制在 300 mg 内，多不饱和脂肪酸的摄入量不超过膳食总热量的 10%，目前无明确证据推荐 Omega-3 和 Omega-6 脂肪酸之间最适合的比例[7]。尽管增加膳食中单不饱和脂肪酸的摄入对血脂的改善存在争议[11]，但一项对 9 个在 2 型糖尿病、糖耐量受损或高胰岛素血症患者中进行的随机对照临床试验的系统综述结果显示，增加膳食中单不饱和脂肪酸的摄入能够降低糖化血红蛋白水平[12]。

（二）控制血糖

良好的血糖控制能够改善糖尿病患者的血脂水平，尤其对于合并高三酰甘油血症和低 HDL-C 水平的患者，通过生活方式干预和降糖药物治疗严格控制血糖，能够显著改善三酰甘油水平。在一项对 11 个比较甘精胰岛素和口服降糖药效果的随机对照临床试验数据的事后分析中，比较基线和降糖治疗 24 周时患者的血脂水平，随着 24 周时空腹血糖和 HbA1c 的降低，非高密度脂蛋白胆固醇水平降低 3.9～9.1 mg/dl（转换系数 1 mg/dl＝0.0259 mmol/L），三酰甘油水平降低 25.8～51.2 mg/dl（转换系数 1 mg/dl＝0.0113 mmol/L）。按患者是否患有心血管疾病以及是否接受降脂治疗分层后，这一结果仍然存在[13]。

（三）糖尿病患者调脂药物的选择

1. 他汀类药物治疗

他汀类药物具有明确的降低心血管事件发生风险的作用。对 27 个他汀类药物随机对照的临床试验进行的系统综述结果显示，无论患者有无血管疾病史，无论患者是男性还是女性，与安慰剂或低剂量他汀治疗组相比，他汀类药物治疗或高剂量他汀治疗组 LDL-C 每降低 1 mmol/L，主

要血管事件（主要冠脉事件、卒中和冠脉血运重建）的发病风险显著降低[14-15]。在既往无心血管疾病史的 2 型糖尿病患者中，与安慰剂组相比，他汀类药物治疗能显著降低心血管事件的发生风险[16]。

他汀类药物的起始治疗和治疗目标取决于患者的心血管风险，不同国家学术组织制定的他汀类药物治疗指南也有所不同。在临床实践中，医生需要根据患者对药物的反应（如副作用、耐受性、LDL-C 水平等）调整他汀类药物治疗的强度。

2017 年美国糖尿病协会（American Diabetes Association，ADA）制定的 2 型糖尿病心血管疾病和危险因素治疗指南中，考虑在大多数研究他汀类药物与心血管疾病结局的临床试验中，比较的是他汀类药物的剂量或种类，而非研究特定的 LDL-C 目标，所以该指南按照年龄进行分层，依据患者的心血管风险特征推荐了他汀类药物的起始治疗和治疗强度，而不再推荐 LDL-C 的控制目标[17]。该指南推荐：①各年龄段糖尿病合并动脉粥样硬化性心血管疾病（ASCVD）的患者，在生活方式干预基础上都应使用高强度他汀类药物治疗。②年龄＜40 岁的糖尿病患者，没有其他心血管危险因素（包括 LDL-C≥2.6 mmol/l，高血压，吸烟，慢性肾脏疾病，白蛋白尿，早发 ASCVD 家族史）时，不推荐使用他汀类药物治疗；有其他 ASCVD 危险因素时，在生活方式干预的基础上，应考虑使用中等强度或高强度他汀类药物治疗。③年龄 40～75 岁的糖尿病患者，没有其他 ASCVD 危险因素时，应考虑使用中等强度他汀类药物治疗以及进行生活方式干预；有其他 ASCVD 危险因素时，应考虑使用高强度他汀类药物治疗以及进行生活方式干预。急性冠脉综合征且 LDL-C≥1.3 mmol/L 或患者有 ASCVD 病史但不能耐受高剂量他汀类药物时，推荐联合使用中等强度他汀类药物和依折麦布。④年龄＞75 岁的糖尿病患者，没有其他 ASCVD 危险因素时，应考虑使用中等强度的他汀类药物治疗以及进行生活方式干预；有其他 ASCVD 危险因素时，应考虑使用中等强度或高强度的他汀类药物治疗以及进行生活方式干预。急性冠脉综合征且 LDL-C≥1.3 mmol/L 或

患者有 ASCVD 病史但不能耐受高剂量他汀类药物时，推荐联合使用中等强度他汀类药物和依折麦布。

2017 年美国内分泌医师协会（American Association of Clinical Endocrinologists，AACE）和美国内分泌学会（American College of Endocrinology，ACE）发布了治疗血脂异常和预防心血管疾病的指南[3]。该指南推荐 ASCVD 高风险的个体（具有一个 ASCVD 等危征，包括糖尿病或慢性肾脏病 3~4 期并且没有其他危险因素，或具有 2 个或更多的危险因素并且 10 年冠脉事件风险为 10%~20%），LDL-C 应控制在 <2.6 mmol/L。对于极高危的患者（已发生急性冠脉综合征或近期因急性冠脉综合征住院；冠状动脉、颈动脉或周围血管疾病；糖尿病或慢性肾脏病 3~4 期合并 1 个或 1 个以上危险因素；计算 10 年冠脉事件风险大于 20%；或家族性高胆固醇血症的杂合子），推荐 LDL-C 应控制在 <1.8 mmol/L。

2013 年美国心脏病学会（American College of Cardiology，ACC）和美国心脏协会（American Heart Association，AHA）胆固醇治疗指南推荐[18]，除了 ASCVD 患者需起始他汀类药物治疗外，LDL-C≥4.92 mmol/l（190 mg/dl）者，无论有无糖尿病，应起始高强度他汀类药物治疗。在 40~75 岁的糖尿病患者中，LDL-C 1.8~4.9 mmol/L（70~189 mg/dl）时应起始他汀药物治疗。年龄 <40 岁或 >75 岁或 LDL-C<1.8 mmol/L（70 mg/dl）的糖尿病患者，应考虑其他因素（药物治疗的获益和副作用、患者意愿以及其他危险因素）做出治疗决策。

2011 年欧洲心脏病学会（European Society of Cardiology，ESC）和欧洲动脉硬化学会（European Atherosclerosis Society，EAS）血脂紊乱治疗指南仍然以 LDL-C 达标为基础，推荐伴心血管疾病或慢性肾脏病的 2 型糖尿病患者或者无心血管疾病、年龄 40 岁以上伴一种或多种心血管危险因素或有靶器官损害的 2 型糖尿病患者，LDL-C 控制目标为 <1.8 mmol/L；其他所有 2 型糖尿病患者 LDL-C 控制目标为 <2.5 mmol/L[19]。

在我国，综合考虑临床的可应用性、治疗有效性以及尽可能降低药物治疗不良反应风险和治疗费用，2014 年中国胆固醇教育计划血脂异常防治建议专家组和 2013 年中华医学会糖尿病学分会制定的相关指南中仍然保留了设定降胆固醇治疗目标值。在 2014 年中国胆固醇教育计划血脂异常防治指南中，推荐 ASCVD 患者、糖尿病伴高血压或其他危险因素（男性≥45 岁，女性≥55 岁，吸烟，HDL-C<1.04 mmol/L，体质指数≥28 kg/m²，早发缺血性心血管病家族史）的患者，LDL-C 的控制目标为 <1.8 mmol/L，其他糖尿病患者的 LDL-C 控制目标为 <2.6 mmol/L[20]。2013 年中国 2 型糖尿病防治指南推荐应在生活方式干预基础上进行他汀类药物治疗的 2 型糖尿病患者包括：有心血管疾病的患者，LDL-C 的控制目标为 <1.8 mmol/L；无心血管疾病，年龄≥40 岁并有≥1 个心血管疾病危险因素者（早发性心血管疾病家族史、吸烟、高血压、血脂紊乱或蛋白尿），以及年龄 <40 岁、LDL-C>2.6 mmol/L 或具有多个心血管疾病危险因素者，LDL-C 的控制目标为 <2.6 mmol/L。当最大耐受剂量的他汀类药物未达到治疗目标时，LDL-C 比基线降低 30%~40% 也具有心血管获益[21]。

2. 贝特类药物治疗

在 2 型糖尿病患者中，评估使用贝特类药物能否降低心血管事件风险的随机、双盲、安慰剂对照临床试验包括 FIELD（Fenofibrate Intervention and Event Lowering in Diabetes）研究[22]和 ACCORD（Action to Control Cardiovascular Risk in Diabetes）研究[23]。

FIELD 研究在 1998—2000 年对来自澳大利亚、新西兰和芬兰 63 个中心的 9795 名 50~75 岁的 2 型糖尿病患者进行随机分组，分别给予非诺贝特 200 mg/d 和安慰剂胶囊，经过平均 5 年随访，与安慰剂组相比，非诺贝特组主要终点冠脉事件的发生风险无显著降低（HR 0.89，95% CI 0.75~1.05；P=0.16）[22]。但是在 FIELD 研究中，安慰剂组患者开始他汀类药物的治疗率高于非诺贝特组患者（平均分别为 16% 和 7%），研究者认为这可能掩盖非诺贝特的心血管获益。随着他汀类药物在心血管事件防治中地位的确立，他汀类药物逐渐被广泛应用。为回答在 2 型糖尿病患者中，在他汀类药物治疗基础上，加用贝特类药物能否进一步降低心血管事件风险，在美国和加拿大 77 个中心进行的 ACCORD 研究设计了降脂治疗分支，5518 名接受辛伐他汀治疗的 2 型糖尿病患者被随机分入非诺贝特组和安慰剂组，经过平均 4.5 年的随访，与辛伐他汀加安慰剂组相比，辛伐他汀加非诺贝特组的主要终点事件（非致死性心肌梗死、非致死性卒中或心血管死亡）发生风险无显著降低（HR 0.92，95% CI 0.79～1.08；$P = 0.32$）[23]。基于 ACCORD 研究结果，目前不推荐在 2 型糖尿病患者中进行贝特类药物和他汀联合治疗。

当甘油三酯水平 ≥500 mg/dl（5.7 mmol/l）时，要积极寻找引起高甘油三酯血症的继发因素，可以考虑药物治疗以降低胰腺炎的风险[6]。

3. 烟酸治疗

烟酸能够降低 LDL-C、升高 HDL-C。但由于烟酸和他汀联合治疗并未显示出能够进一步改善 ASCVD 的预后，一般不予推荐。

随机、双盲、多中心的临床试验 HPS2-THRIVE（Heart Protection Study 2-Treatment of HDL to Reduce the Incidence of Vascular Events）研究了在辛伐他汀治疗的基础上，与安慰剂组相比，每日 2 g 缓释烟酸/40 mg 拉罗匹仑（ERN/LRPT）治疗对心血管事件的二级预防作用。该研究在英国、斯堪的纳维亚和中国入选了 25 673 名 50～80 岁既往有心血管疾病的患者，结果显示，与安慰剂组比较，ERN/LRPT 组主要血管事件的风险无显著降低（RR 0.96，95% CI 0.90～1.03），在糖尿病和非糖尿病患者中，该结果无异质性[24]。

在美国和加拿大进行的随机对照临床试验 AIM-HIGH 研究中，入选了 3414 名患有心血管疾病的年龄 45 岁或以上的患者，其中 81.0% 的患者具有代谢综合征。在接受辛伐他汀 40～80 mg/d，需要时加用依折麦布 10 mg/d 的基础上，该研究比较了患者接受缓释烟酸 1500～2000 mg/d 或安慰剂所发生的主要心血管终点事件风险。该研究在平均随访 3 年时提前结束，因为并未发现烟酸

治疗组有更大的临床获益[25]。

4. 依折麦布和 PCSK-9 抑制剂

在对 18 144 名因急性冠脉综合征住院的患者进行的随机双盲临床试验 IMPROVE-IT 中，比较了辛伐他汀 40 mg 加依折麦布 10 mg 与辛伐他汀 40 mg 加安慰剂对复合心血管终点的影响。该研究人群有 27% 的糖尿病患者，中位随访 6 年。结果显示，与辛伐他汀加安慰剂组比较，辛伐他汀加依折麦布组主要心血管终点事件发生风险降低 HR 0.936（95% CI 0.89～0.99）。在对糖尿病人群进行的亚组分析中，辛伐他汀加依折麦布组主要心血管终点事件发生风险降低 HR 0.856（95% CI 0.779～0.939），所以 ADA 推荐在糖尿病患者患急性冠脉综合征且 LDL-C≥1.3 mmol/L 时，联合使用中等剂量他汀类药物和依折麦布[17]。

在一项对 PCSK9 抑制剂的临床试验进行的系统综述中，与安慰剂相比，PCSK9 抑制剂降低任何心血管疾病的发病风险 OR 0.86（95% CI 0.80～0.92）[26]，但 PCSK9 抑制剂与他汀类药物和依折麦布比较的临床试验较少，目前也尚无在糖尿病人群中观察 PCSK9 抑制剂使用的数据发表，所以 PCSK-9 在糖尿病和代谢综合征人群调脂治疗中的使用适应证还需更多的研究提供证据。

（周翔海）

参考文献

[1] Taskinen MR. Diabetic dyslipidaemia: from basic research to clinical practice. Diabetologia，2003，46：733-749.

[2] Bardini G，Rotella CM，Giannini S. Dyslipidemia and diabetes: reciprocal impact of impaired lipid metabolism and Beta-cell dysfunction on micro-and macrovascular complications. The review of diabetic studies: RDS，2012，9：82-93.

[3] Jellinger PS，Handelsman Y，Rosenblit PD，et al. American Association of Clinical Endocrinologists and American College of Endocrinology Guidelines for Management of Dyslipidemia and Prevention of Cardiovascular Disease. Endocr Pract，2017，23：1-87.

[4] Ji L，Hu D，Pan C，et al. Primacy of the 3B ap-

proach to control risk factors for cardiovascular disease in type 2 diabetes patients. Am J Med，2013，126：925 e911-922.

[5] Zhou X，Ji L，Ran X，et al. Prevalence of Obesity and Its Influence on Achievement of Cardiometabolic Therapeutic Goals in Chinese Type 2 Diabetes Patients：An Analysis of the Nationwide，Cross-Sectional 3B Study. PLoS One，2016，11：e0144179.

[6] American Diabetes Association. Cardiovascular Disease and Risk Management（section 8）. Diabetes Care，2016，39 Suppl 1：S60-71.

[7] 中华医学会糖尿病学分会，中国医师协会营养医师专业委员会. 中国糖尿病医学营养治疗指南（2013）. 中华糖尿病杂志，2015，7：73-88.

[8] Hooper L，Summerbell CD，Thompson R，et al. Reduced or modified dietary fat for preventing cardiovascular disease. Cochrane Database Syst Rev，2012，5：CD002137.

[9] Hooper L，Martin N，Abdelhamid A，et al. Reduction in saturated fat intake for cardiovascular disease. Cochrane Database Syst Rev，2015：CD011737.

[10] Aronis KN，Khan SM，Mantzoros CS. Effects of trans fatty acids on glucose homeostasis：a meta-analysis of randomized，placebo-controlled clinical trials. Am J Clin Nutr，2012，96：1093-1099.

[11] Schwingshackl L，Hoffmann G. Monounsaturated fatty acids and risk of cardiovascular disease：synopsis of the evidence available from systematic reviews and meta-analyses. Nutrients，2012，4：1989-2007.

[12] Schwingshackl L，Strasser B，Hoffmann G. Effects of monounsaturated fatty acids on glycaemic control in patients with abnormal glucose metabolism：a systematic review and meta-analysis. Ann Nutr Metab，2011，58：290-296.

[13] Hanefeld M，Traylor L，Gao L，et al. The use of lipid-lowering therapy and effects of antihyperglycaemic therapy on lipids in subjects with type 2 diabetes with or without cardiovascular disease：a pooled analysis of data from eleven randomized trials with insulin glargine 100 U/ml. Cardiovasc Diabetol，2017，16：66.

[14] Cholesterol Treatment Trialists Collaborators. The effects of lowering LDL cholesterol with statin therapy in people at low risk of vascular disease：meta-a-

nalysis of individual data from 27 randomised trials. Lancet，2012，380：581-590.

[15] Cholesterol Treatment Trialists Collaborators. Efficacy and safety of LDL-lowering therapy among men and women：meta-analysis of individual data from 174 000 participants in 27 randomised trials. Lancet，2015，385：1397-1405.

[16] Colhoun HM，Betteridge DJ，Durrington PN，et al. Primary prevention of cardiovascular disease with atorvastatin in type 2 diabetes in the Collaborative Atorvastatin Diabetes Study（CARDS）：multicentre randomised placebo-controlled trial. Lancet，2004，364：685-696.

[17] American Diabetes Association. Cardiovascular Disease and Risk Management（section 9）. Diabetes Care，2017，40：S75-S87.

[18] Stone NJ，Robinson JG，Lichtenstein AH，et al. 2013 ACC/AHA guideline on the treatment of blood cholesterol to reduce atherosclerotic cardiovascular risk in adults：a report of the American College of Cardiology/American Heart Association Task Force on Practice Guidelines. Circulation，2014，129：S1-45.

[19] Reiner Z，Catapano AL，De Backer G，et al. ESC/EAS Guidelines for the management of dyslipidaemias：the Task Force for the management of dyslipidaemias of the European Society of Cardiology（ESC）and the European Atherosclerosis Society（EAS）. Eur Heart J，2011，32：1769-1818.

[20] 2014 年中国胆固醇教育计划血脂异常防治建议专家组，中华心血管杂志编辑委员会，血脂与动脉粥样硬化循证工作组，等. 2014 年中国胆固醇教育计划血脂异常防治专家建议. 中华心血管病杂志，2014，42：633-636.

[21] 中华医学会糖尿病学分会. 中国 2 型糖尿病防治指南（2013 年版）. 中华内分泌代谢杂志，2014，30：893-942.

[22] Keech A，Simes RJ，Barter P，et al. Effects of long-term fenofibrate therapy on cardiovascular events in 9795 people with type 2 diabetes mellitus（the FIELD study）：randomised controlled trial. Lancet，2005，366：1849-1861.

[23] Group AS，Ginsberg HN，Elam MB，et al. Effects of combination lipid therapy in type 2 diabetes melli-

tus. N Engl J Med，2010，362：1563-1574.

[24] Group HTC，Landray MJ，Haynes R，et al. Effects of extended-release niacin with laropiprant in high-risk patients. N Engl J Med，2014，371：203-212.

[25] Boden WE，Probstfield JL，Anderson T，et al. Niacin in patients with low HDL cholesterol levels receiv-

ing intensive statin therapy. N Engl J Med，2011，365：2255-2267.

[26] Schmidt AF，Pearce LS，Wilkins JT，et al. PCSK9 monoclonal antibodies for the primary and secondary prevention of cardiovascular disease. Cochrane Database Syst Rev，2017，4：Cd011748.

第四十七章　高血压患者血脂异常的管理和治疗

我国目前高血压患者已超过 2.7 亿，其中半数以上伴有血脂异常，CONSIDER 研究显示我国门诊高血压患者 81.1% 合并血脂异常。反之，约一半血脂异常的人有高血压，China-Reality 研究显示门诊血脂异常患者中，52% 合并高血压，DYSIS 研究提示接受调脂治疗的血脂异常患者约 66% 合并高血压，成为两个最重要的心血管疾病危险因素，且相互影响、相互协同、恶性循环，从而进一步增加心血管疾病的危险。大量的研究显示，血脂若持续升高，总胆固醇高于 300 mg/L 的患者，90% 可发生冠心病；总胆固醇增高 1 mmol/L，使得缺血性卒中增加 25%。以低密度脂蛋白胆固醇（low-density lipoprotein cholesterol，LDL-C）或 TC 升高为特点的血脂异常是动脉粥样硬化性心血管疾病（atherosclerotic cardiovascular disease，ASCVD）重要的危险因素；个体发生 ASCVD 危险的高低不仅取决于胆固醇水平高低，还取决于同时存在的 ASCVD 其他危险因素的数目和水平。高血压及血脂异常是贯穿所有心血管疾病风险评估的可以改变的危险因素。2016 年中国成人血脂异常防治指南危险分层见图 47-1。

一、高血压患者的血脂监测与管理[1]

高血压患者为血脂检查的重点对象；其他还有：有 ASCVD 病史者；存在多项 ASCVD 危险因素（如糖尿病、肥胖、吸烟）的人群；有早发性心血管疾病家族史者（指男性一级直系亲属在 55 岁前或女性一级直系亲属在 65 岁前患缺血性心血管病），或有家族性高脂血症病史的患者，以及皮肤或肌腱黄色瘤及跟腱增厚者。临床上血脂检测的基本项目为 TC、LDL-C、TG 和 HDL-C。其他血脂项目如 Apo A-Ⅰ、Apo B 和 Lp（a）的临床应用价值也日益受到关注。高血压患者在确诊同时均应检测其血脂、脂蛋白和载脂蛋白水平，根据基线水平以制定相应的干预策略；如果患者血脂谱位于正常范围且无其他心血管风险，在高血压治疗过程中每年至少要进行一次血脂谱的检测；如果患者血脂谱正常且有多重心血管危险因素（男性≥45 岁或女性≥55 岁、吸烟、肥胖和早发缺血性心血管疾病家族史等），应当注意经常检测血脂的水平。对于血脂谱异常的高血压患者，饮食与非药物治疗开始 3～6 个月应复查血脂水平，如血脂控制达到建议目标，则继续非药物治疗，但仍须每 6 个月至 1 年复查，长期达标者可每年复查 1 次。服用调脂药物者，需要进行更严密的血脂监测，首次服用调脂药者，应在用药 6 周内复查血脂及转氨酶和肌酸激酶；如血脂达到目标值，且无药物不良反应，逐步改为每 6～12 个月复查 1 次；如血脂未达标且无药物不良反应者，每 3 个月监测 1 次。如治疗 3～6 个月后，血脂仍未达到目标值，则需调整调脂药剂量或种类，或联合应用不同作用机制的调脂药进行治疗。每当调整调脂药种类或剂量时，都应在治疗 6 周内复查。

二、高血压患者血脂异常的治疗

降低 LDL-C 水平，可显著减少 ASCVD 的发病及死亡危险。积极有效地降压和降脂治疗，无疑可以显著降低心血管事件的发生率死和死亡率。高血压合并血脂异常单纯降压治疗可使冠心病危险降低 16%，卒中危险降低 39%，如在此基础上

符合下列任意条件者，可直接列为高危或极高危人群
极高危：ASCVD 患者
高危：(1) LDL-C≥4.6 mmol/L 或 TC≥7.2 mmol/L
　　　(2) 糖尿病患者 1.8 mmol/L≤LDL-C<4.9 mmol/L（或）3.1 mmol/L≤TC<7.2 mmol/L
且年龄≥40 岁

不符合者，评估 10 年 ASCVD 发病危险

危险因素个数 *	血清胆固醇水平分层（mmol/L）		
	3.1≤TC<4.1（或）1.8≤LDL-C<2.6	4.1≤TC<5.2（或）2.6≤LDL-C<3.4	5.2≤TC<7.2（或）3.4≤LDL-C<4.9
无高血压 0～1 个	低危（<5%）	低危（<5%）	低危（<5%）
2 个	低危（<5%）	低危（<5%）	中危（5%～9%）
3 个	低危（<5%）	中危（5%～9%）	中危（5%～9%）
有高血压 0 个	低危（<5%）	低危（<5%）	低危（<5%）
1 个	低危（<5%）	中危（5%～9%）	中危（5%～9%）
2 个	中危（5%～9%）	高危（≥10%）	高危（≥10%）
3 个	高危（≥10%）	高危（≥10%）	高危（≥10%）

ASCVD 10 年发病危险为中危且年龄小于 55 岁者，评估余生危险

具有以下任意 2 项及以上危险因素者，定义为高危：
◎ 收缩压≥160 mmHg 或舒张压≥100 mmHg
◎ 非-HDL-C≥5.2 mmol/L（200 mg/dl）
◎ HDL-C<1.0 mmol/L（40 mg/dl）
◎ BMI≥28 kg/m²
◎ 吸烟

图 47-1　危险风层

注：*：包括吸烟、低 HDL-C 及男性≥45 岁或女性≥55 岁。慢性肾病患者的危险评估及治疗请参见特殊人群血脂异常的治疗。ASCVD：动脉粥样硬化性心血管疾病；TC：总胆固醇；LDL-C：低密度脂蛋白胆固醇；HDL-C：高密度脂蛋白胆固醇；非-HDL-C：非高密度脂蛋白胆固醇；BMI：体重指数。1 mmHg＝0.133 kPa

加上调脂治疗可使冠心病危险进一步再降低 36%，卒中危险进一步降低 27%。不同 ASCVD 危险人群降 LDL-C/非-HDL-C 治疗达标值：极高危者 LDL-C<1.8 mmol/L，非-HDL-C<2.6 mmol/L（100 mg/dl）；高危者 LDL-C<2.6 mmol/L，非-HDL-C<3.4 mmol/L（130 mg/dl）；低危、中危者的 LDL-C 和非-HDL-C 分别要达到<3.4 mmol/L（130 mg/dl）和<4.1 mmol/L（160 mg/dl）。血清 TG 的合适水平为<1.7 mmol/L（150 mg/dl）。

（一）治疗性生活方式改变

血脂异常明显受饮食及生活方式的影响，饮食治疗和生活方式改善是治疗血脂异常的基础措施。良好的生活方式包括坚持心脏健康饮食、规律运动、远离烟草和保持理想体重。生活方式干预是一种成本/效益最高的治疗措施。保持健康的生活方式是维持健康的血脂水平和控制血脂紊乱的重要措施，主要包括减少饱和脂肪、反式脂肪和胆固醇的摄取；增加 n-3 脂肪酸、黏性纤维、植物固醇/甾醇的摄入。高血压患者血脂代谢异常的治疗应在饮食控制、适量运动、减轻体重等改善生活方式和控制血压的基础上进行，无论是否进行药物调脂治疗，都必须坚持控制饮食和改善生活方式。在满足每日必需营养和总能量需要的基础上，当摄入饱和脂肪酸和反式脂肪酸的总量超过规定上限时，应该用不饱和脂肪酸来替代。建议每日摄入胆固醇量小于 300 mg，尤其是对于 ASCVD 等高危患者，摄入脂肪不应超过总能量的

20%～30%。一般人群摄入饱和脂肪酸应小于总能量的10%；而高胆固醇血症者饱和脂肪酸摄入量应小于总能量的7%，反式脂肪酸摄入量应小于总能量的1%。高三酰甘油血症者更应尽可能减少每日摄入脂肪总量，每日烹调油应少于30 g。脂肪摄入应优先选择富含 n-3 多不饱和脂肪酸的食物（如深海鱼、鱼油、植物油）（表47-1）。

表 47-1 营养疗法主要内容

营养成分	推荐摄入
饱和脂肪	小于7%总热卡
多不饱和脂肪	占10%总热卡
单不饱和脂肪	占20%总热卡
总脂肪	占20%～30%总热卡
碳水化合物	占50%～60%总热卡
蛋白质	占15%总热卡
纤维素	20～30 g/d

表 47-1 中所列原则是对饮食调节的总体要求，实际应用要个体化。根据患者血脂、血糖、血压和体重控制目标采取针对性措施。对于以 LDL-C 和 TC 升高为主者，需减少饱和脂肪酸和胆固醇的摄入。使用植物固醇（2 g/d）和黏性纤维（10～25 g/d）有助于进一步降低 LDL-C 约10%。运动对血脂的益处也很明显，据研究运动可使总脂肪酸和 LDL-C 下降约5%，TG 下降10%，HDL-C 升高10%。减重5%或 TG 下降10%～40%，则总脂肪酸下降5%～15%。

（二）调脂药物的应用

1. 主要降低胆固醇的药物

这类药物的主要作用机制是抑制肝细胞内胆固醇的合成，加速 LDL 分解代谢或减少肠道内胆固醇的吸收，包括他汀类、胆固醇吸收抑制剂、普罗布考、胆酸螯合剂及其他调脂药（脂必泰、多甘烷醇）等。

（1）他汀类药物：他汀类（statins）亦称 3-羟基 3-甲基戊二酰辅酶 A（3-hydroxy-3-methylglutaryl-coenzyme A，HMG-CoA）还原酶抑制剂，能够抑制胆固醇合成限速酶 HMG-CoA 还原酶，

减少胆固醇合成，继而上调细胞表面 LDL 受体，加速血清 LDL 分解代谢。此外，还可抑制 VLDL 合成。因此他汀类药物能显著降低血清 TC、LDL-C 和 Apo B 水平，也能降低血清 TG 水平和轻度升高 HDL-C 水平；他汀类药物降低 ASCVD 事件的临床获益大小与其降低 LDL-C 幅度呈线性正相关，他汀类药物治疗产生的临床获益来自 LDL-C 降低效应。除显著的调脂作用外，强化他汀类药物治疗还可降低 C 反应蛋白，具有抗炎、抗血栓、保护血管内皮等作用[2]。他汀类药物治疗后，LDL-C 每降低 1 mmol/L，主要心血管事件相对危险减少20%，全因死亡率降低10%[3]。4S 临床试验首次证实他汀类药物可降低冠心病死亡率和患者的总死亡率，此后的 CARE、LIPID、LIPS 等研究也证实这类药物在冠心病二级预防中的重要作用。HPS 研究表明，在基线胆固醇不高的高危人群中，他汀类药物治疗能获益。强化他汀类药物治疗的临床试验主要有 PROVE-IT、A to Z、TNT、MIRACL 和 IDEAL 等，与常规剂量他汀类药物相比，冠心病患者强化他汀类药物治疗可进一步降低心血管事件发生率。ASTEROID 研究证实他汀类药物治疗可逆转冠状动脉粥样硬化斑块。WOSCOPS、AFCAPS/TexCAPS、CARDS、JUPITER、HPS 等研究将他汀类药物应用从 ASCVD 患者扩展到一级预防和更广泛的人群。目前他汀类药物在心血管疾病高危人群一级预防中的作用已得到肯定，但在心血管疾病低危人群中的应用效果有待于进一步研究。SPARCL、PROSPER、CARDS、ALLHAT-LLT 和 ASCOT-LLA 研究分别显示他汀类药物在卒中、老年人、糖尿病及高血压患者中有临床获益。

他汀类药物适用于高胆固醇血症、混合性高脂血症和 ASCVD 患者。目前国内临床上有洛伐他汀、辛伐他汀、普伐他汀、氟伐他汀、阿托伐他汀、瑞舒伐他汀和匹伐他汀。他汀类药物可使 TG 水平降低7%～30%，HDL-C 水平升高5%～15%。

绝大多数人对他汀类药物的耐受性良好，其不良反应有肝功能异常，主要表现为转氨酶升高，发生率约0.5%～3.0%，呈剂量依赖性。血清谷丙转氨酶（alanine aminotransferase，ALT）和

（或）谷草转氨酶（aspartate aminotransferase，AST）升高达正常值上限 3 倍以上及合并总胆红素升高患者，应减量或停药。对于转氨酶升高在正常值上限 3 倍以内者，可在原剂量或减量的基础上进行观察，部分患者经此处理后转氨酶可恢复正常。失代偿性肝硬化及急性肝衰竭是他汀类药物应用禁忌证。他汀类药物相关肌肉不良反应包括肌痛、肌炎和横纹肌溶解。患者有肌肉不适和（或）无力，且连续检测肌酸激酶呈进行性升高时，应减少他汀类药物剂量或停药。长期服用他汀类药物有增加新发糖尿病的危险，发生率约 10%～12%，属于他汀类药物效应[4-8]。

（2）胆固醇吸收抑制剂：是一种选择性胆固醇吸收抑制剂，主要阻断胆固醇的外源性吸收途径。通过与小肠刷状缘膜小囊泡上膜蛋白结合，抑制小肠对饮食中和经胆汁输送到肠道中的胆固醇的吸收，降低血清和肝中的胆固醇含量。与胆酸螯合剂不同，依折麦布不影响胆固醇酯、其他甾类、三酰甘油和脂溶性维生素的吸收，依折麦布被吸收后在肝中与葡萄糖醛酸结合后经肝肠循环，几乎特异地定位于小肠黏膜细胞，有效抑制肠道内胆固醇的吸收。并且，几乎不通过细胞色素 P450 酶代谢，不影响他汀类药物浓度，二者合用不会发生有临床意义的药物间的相互作用，安全性和耐受性良好。

ARBITER6-HALTS 临床试验结果显示，在长期应用他汀类药物良好控制 LDL-C 的冠心病或等危症患者中，加用缓释烟酸和依折麦布后，二者均可进一步降低 LDL-C 和三酰甘油水平，但依折麦布组 HDL-C 水平明显降低，而颈动脉内膜-中层厚度明显增加。ENHANCE 研究入选 720 例家族性高胆固醇血症患者，随机接受辛伐他汀 80 mg＋安慰剂治疗或辛伐他汀 80 mg＋依折麦布 10 mg 治疗；该试验结果显示，尽管依折麦布联合辛伐他汀比单用辛伐他汀显著降低了 LDL-C 和 C 反应蛋白的水平，但未见颈动脉内膜中层厚度的显著差别。SEAS 研究是继 ENHANCE 研究之后公布的又一项有关依折麦布的大型临床试验，该试验共纳入近 1900 例主动脉狭窄的患者，主要终点为主动脉瓣和心血管事件联合终点。平均随访约 4 年。治疗组 LDL-C 水平得到显著下降，但与安慰剂组相比，主要终点无显著差异。IM-PROVE-IT 临床研究的结果已经陆续公布，该试验是在患有急性冠脉综合征的 18 000 名患者中比较辛伐他汀 40 mg＋依折麦布 10 mg 与单独使用辛伐他汀 40 mg 的临床效果，结果表明在辛伐他汀治疗的基础上加用依折麦布与单纯使用辛伐他汀相比能够使主要终点发生率降低 6.4%（P＝0.016）；其主要终点为心血管死亡，心肌梗死，需血运重建的不稳定型心绞痛，冠状动脉血运重建或卒中的复合终点。依折麦布/辛伐他汀组在 7 年时降低的主要终点发生率绝对数值为 2.0%，依折麦布/辛伐他汀组主要终点发生率为 32.7%，辛伐他汀组为 34.7%。在复合终点的单一组分中，心肌梗死和缺血性卒中事件降低最明显，研究表明 ACS 患者在辛伐他汀基础上加用依折麦布能够进一步降低心血管事件发生率。SHARP 研究显示依折麦布和辛伐他汀联合治疗对改善慢性肾脏疾病（chronic kidney disease，CKD）患者的心血管疾病预后具有良好作用[9]。总体来说，心血管死亡、非致死性心肌梗死或非致死性卒中风险降低了 10%。依折麦布推荐剂量为 10 mg/d。依折麦布的安全性和耐受性良好，其不良反应轻微且多为一过性，主要表现为头痛和消化道症状，与他汀类药物联用也可发生转氨酶增高和肌痛等副作用，禁用于妊娠期和哺乳期。

（3）普罗布考：普罗布考通过掺入 LDL 颗粒核心中，影响脂蛋白代谢，使 LDL 易通过非受体途径被清除。普罗布考常用剂量为每次 0.5 g，2 次/日。主要适用于高胆固醇血症，尤其是 HoFH 及黄色瘤患者，有减轻皮肤黄色瘤的作用。常见不良反应为胃肠道反应；也可引起头晕、头痛、失眠、皮疹等；极为少见的严重不良反应为 QT 间期延长。室性心律失常、QT 间期延长、血钾过低者禁用。

（4）胆酸螯合剂：其降脂机制是在肠道通过阴离子交换与胆酸结合，减少胆酸的肠肝循环，使肝利用胆固醇合成新的胆酸，可阻断肠道内胆汁酸中胆固醇的重吸收从而使肝细胞内胆固醇成分减少，刺激 LDL 受体表达，由此降低血 LDL-C

水平。临床用法：考来烯胺每次5g，3次/日；考来替泊每次5g，3次/日；考来维仑每次1.875g，2次/日。与他汀类药物联用，可明显提高调脂疗效[10]。常见不良反应有胃肠道不适、便秘和影响某些药物的吸收。此类药物的绝对禁忌证为异常β脂蛋白血症和血清TG>4.5 mmol/L（400 mg/dl）。

2. 主要降低TG的药物

主要降低TG的药物有3种：贝特类、烟酸类和高纯度鱼油制剂。

（1）贝特类药物：贝特类通过激活过氧化物酶体增殖物激活受体α（peroxisome proliferator activated receptor-α，PPARα）和激活脂蛋白酯酶（lipoprotein lipase，LPL）而降低血清TG水平和升高HDL-C水平。PPARα是一种核转录因子，主要在肝、心脏、肾和骨骼肌中表达，在脂肪代谢、糖代谢和炎症过程中发挥重要作用。贝特类药物通过激动PPARα，刺激脂蛋白酯酶（LPL）基因的表达，增强LPL的脂解活性，从而降低血浆TG水平，并减少胆固醇酯转运蛋白（CETP）介导的脂质交换作用，使LDL由小而致密颗粒向大而疏松颗粒转变，降低血浆小而密LDL水平。贝特类药物还可以增加载脂蛋白A-Ⅰ和载脂蛋白A-Ⅱ的表达，增加HDL-C水平，促进胆固醇的逆转运。贝特类药物升高HDL-C作用优于他汀类药物，降TG作用尤为突出，同时可降低纤维蛋白原和纤溶酶原激活物等冠心病危险因素。对高TG或低HDL-C血症，均可选择贝特类药物治疗。常用的贝特类药物有：非诺贝特片每次0.1g，3次/日；微粒化非诺贝特每次0.2g，1次/日；吉非贝齐每次0.6g，2次/日；苯扎贝特每次0.2g，3次/日。常见不良反应与他汀类药物类似，包括肝、肌肉和肾毒性等，血清肌酸激酶和ALT水平升高的发生率均<1%。副作用还有胃肠道症状、胆石症。临床试验meta分析提示贝特类药物能使高TG伴低HDL-C人群心血管事件危险降低10%左右，以降低非致死性心肌梗死和冠状动脉血运重建术为主，对心血管死亡、致死性心肌梗死或卒中无明显影响[11-13]。

（2）烟酸类：烟酸也称作维生素B₃，属于人体必需维生素。烟酸抑制脂肪组织内的甘油二酯酶活性而抑制脂肪组织的动员，减少脂肪组织中三酰甘油库游离脂肪酸的动员，降低血浆中游离脂肪酸含量，从而减少肝的TG合成和极低密度脂蛋白（VLDL）的分泌。增强脂蛋白酯酶（LPL）的活性，促进血浆TG的水解，降低VLDL浓度。减少载脂蛋白B（ApoB）的合成，促进VLDL的分解代谢，从而降低VLDL和TG水平。烟酸为升高HDL水平最有效的药物，可使HDL水平平均升高15%~40%，烟酸还能改变HDL的亚型分布，提高HDL₂/HDL₃的比值。烟酸还可降低血浆LDL-C和TC水平，此作用可能是通过增强脂蛋白酯酶活性，从而促进血浆TG水解，降低血浆VLDL水平，进而减少VLDL向LDL的转化，降低血浆LDL-C和TC水平。Lp（a）也是心血管疾病的重要危险因素。有证据表明烟酸可使Lp（a）脂蛋白水平降低达30%~40%。大剂量时具有降低TC、LDL-C和TG以及升高HDL-C的作用。调脂作用与抑制脂肪组织中激素敏感脂酶活性、减少游离脂肪酸进入肝和降低VLDL分泌有关。烟酸有普通和缓释两种剂型，以缓释剂型更为常用。缓释片常用量为每次1~2g，1次/日。建议从小剂量（0.375~0.5 g/d）开始，睡前服用；4周后逐渐加量至最大常用剂量。最常见的不良反应为颜面潮红，其他有肝损害、高尿酸血症、高血糖、棘皮症和消化道不适等，慢性活动性肝病、活动性消化性溃疡和严重痛风者禁用。早期临床试验meta分析发现，烟酸无论是单用还是与其他调脂药物合用均可改善心血管疾病预后，使心血管事件减少34%，冠状动脉事件减少25%。在他汀类药物基础上联合烟酸的临床研究提示与单用他汀类药物相比并无心血管保护作用。烟酸还可能降低胰岛素敏感性而升高血糖，并可能增加代谢综合征与糖耐量受损者新发糖尿病风险，对糖尿病患者相对禁忌，因此其应用是有限制的[14]。烟酸的主要不良反应皮肤潮红及瘙痒是使患者不能坚持服药的最主要原因。

（3）高纯度鱼油制剂：鱼油主要成分为n-3脂肪酸即ω-3脂肪酸。主要包括二十碳五烯酸和二十二碳己烯酸，两者为深海鱼油的主要成分。n-3脂肪酸通过调节VLDL和乳糜微粒代谢降低血 TG 水平，并有轻度升高 HDL-C 水平的作用，其效果与使用的剂量及基础 TG 水平有关。当血 TG 正常时该制剂几乎没有降脂作用，若血 TG＞2.26 mmol/L（200 mg/dl），应用 n-3 脂肪酸（4 g/d）治疗可使 TG 降低 30％。常用剂量为每次 0.5～1.0 g，3 次/日，主要用于治疗高 TG 血症。不良反应少见，发生率约 2％～3％，包括消化道症状，少数病例出现转氨酶或肌酸激酶轻度升高，偶见出血倾向。早期有临床研究显示高纯度鱼油制剂可降低心血管事件发生率，但未被随后的临床试验证实[15-16]。

3. 调脂药物的联合应用

调脂药物联合应用可能是血脂异常干预措施的趋势，优势在于提高血脂控制达标率，同时降低不良反应发生率。由于他汀类药物作用肯定、不良反应少、可降低总死亡率，联合调脂方案多由他汀类与另一种作用机制不同的调脂药组成。针对调脂药物的不同作用机制，有不同的药物联合应用方案。

（1）他汀类药物与依折麦布联合应用：两种药物分别影响胆固醇的合成和吸收，可产生良好协同作用。联合治疗可使血清 LDL-C 在他汀类药物治疗的基础上再下降 18％左右，且不增加他汀类药物的不良反应。多项临床试验观察到依折麦布与不同种类他汀类药物联用有良好的调脂效果[17-20]。

（2）他汀与贝特类联合应用：两者联用能更有效降低 LDL-C 和 TG 水平及升高 HDL-C 水平，降低 sLDL-C。贝特类药物包括非诺贝特、吉非贝齐、苯扎贝特等，以非诺贝特研究最多，证据最充分。由于他汀类和贝特类药物代谢途径相似，均有潜在损伤肝功能的可能，并有发生肌炎和肌病的危险，合用时发生不良反应的机会增多，因此，他汀类和贝特类药物联合用药的安全性应高度重视。

（3）他汀类药物与 PCSK9 抑制剂联合应用：他汀类药物与 PCSK9 抑制剂联合应用已成为欧美国家治疗严重血脂异常尤其是 FH 患者的联合方式，可较任何单一的药物治疗带来更大程度的 LDL-C 水平下降，提高达标率[21-22]。

（4）他汀类药物与 n-3 脂肪酸联合应用：他汀类药物与鱼油制剂 n-3 脂肪酸联合应用可用于治疗混合型高脂血症，且不增加各自的不良反应。由于服用较大剂量 n-3 多不饱和脂肪酸有增加出血的危险，并增加糖尿病和肥胖患者热卡摄入，不宜长期应用，且能否减少心血管事件尚在探索中。

三、注意降压药物对血脂的影响

高血压合并血脂异常的患者，要选择降压药物等控制血压；降压治疗过程中应注意降压药物对血脂的影响，如 β 受体阻滞剂、大剂量的利尿剂均可导致血脂紊乱，降压药物对血脂的不良作用可能抵消降压治疗的效益。

1. β 受体阻滞药

β 受体阻滞药可抑制脂蛋白酯酶活性，使 VLDL 和三酯甘油分解代谢受阻，导致三酰甘油浓度升高，VLDL 代谢的伴随产物 HDL-C 下降。非选择性 β 受体阻滞药和 β_1 受体阻滞药可使血浆三酰甘油和 VLDL 升高达 25％，HDL-C 下降 10％～15％。

2. 利尿剂

大剂量的利尿剂可导致血脂紊乱、糖耐量减低，对低钾低镁血症的影响均是负性的。各种利尿剂对血脂、脂蛋白的影响各异，并与剂量有关，大剂量（≥50 mg）的噻嗪类利尿剂可引起血脂紊乱。研究证实，大剂量的利尿剂治疗使血胆固醇升高 4％，血 LDL-C 升高 10％，可使 LDL-C/HDL 和 TC/HDL-C 的比例升高。

总之，高血压患者多数合并有血脂异常，根据其危险分层，在治疗性生活方式改善的基础上使 LDL-C 达标。高血压患者降胆固醇治疗一级预防首选他汀类药物，推荐大多数患者根据胆固醇水平和目标值首选低中强度他汀类药物治疗并长期坚持。高危/极高危患者如中等强度他汀类药物治疗不达标或不耐受者，可首先考虑低强度他汀类药物与依折麦布等其他类型的调脂药物联合治疗，并在降压治疗中注意降压药物对血脂的影响。

（高　晶　洪　静　李南方）

参考文献

[1] 中国成人血脂异常防治指南制定联合委员会，中国成人血脂异常防治指南（2016）. 中国循环杂志，2016，10（220）：945-948.

[2] 陈红，任景怡，武蓓，等. 停用辛伐他汀对冠心病及冠心病危险因素患者血管内皮功能的影响. 中华心血管病杂志，2007，35：531-535.

[3] Cholesterol Treatment Trialists' (CTT) Collaborators，Mihaylova B，Emberson J，et al. The effects of lowering LDL cholesterol with statin therapy in people at low risk of vascular disease：meta-analysis of individual data from 27 randomised trials. Lancet，2012，380（9841）：581-590.

[4] Rosenson RS，Baker SK，Jacobson TA，et al. An assessment by the Statin Muscle Safety Task Force：2014 update. J Clin Lipidol，2014，8（3 Suppl）：S58-71.

[5] Stroes ES，Thompson PD，Corsini A，et al. Statin-associated muscle symptoms：impact on statin therapy-European Atherosclerosis Society Consensus Panel Statement on Assessment，Aetiology and Management. Eur Heart J，2015，36（17）：1012-1022.

[6] Maki KC，Ridker PM，Brown WV，et al. An assessment by the Statin Diabetes Safety Task Force：2014 update. J Clin Lipidol，2014，8（3 Suppl）：S17-29.

[7] Rojas-Fernandez CH，Goldstein LB，Levey AI，et al. An assessment by the Statin Cognitive Safety Task Force：2014 update. J Clin Lipidol，2014，8（3 Suppl）：S5-16.

[8] Geng Q，Ren J，Song J，et al. Meta-analysis of the effect of statins on renal function. Am J Cardiol，2014，114（4）：562-570.

[9] Sharp Collaborative Group. Study of Heart and Renal Protection（SHARP）：randomized trial to assess the effects of lowering low-density lipoprotein cholesterol among 9，438 patients with chronic kidney disease. Am Heart J，2010，160（5）：785-794. e10.

[10] Knapp HH，Schrott H，Ma P，et al. Efficacy and safety of combination simvastatin and colesevelam in patients with primary hypercholesterolemia. Am J Med，2001，110（5）：352-60.

[11] ACCORD Study Group，Ginsberg HN，Elam MB，et al. Effects of combination lipid therapy in type 2 diabetes mellitus. N Engl J Med，2010，362（17）：1563-1574.

[12] Jun M，Foote C，Lv J，et al. Effects of fibrates on cardiovascular outcomes：a systematic review and meta-analysis. Lancet，2010，375（9729）：1875-1884.

[13] 诸骏仁，叶平. 微粒化非诺贝特治疗血脂异常的疗效与耐受性研究. 中华心血管病杂志，2002，30（3）：152-155.

[14] HPS2-THRIVE Collaborative Group，Landray MJ，Haynes R，et al. Effects of extended-release niacin with laropiprant in high-risk patients. N Engl J Med，2014，371（3）：203-212.

[15] Kromhout D，Giltay EJ，Geleijnse JM，et al. n-3 fatty acids and cardiovascular events after myocardial infarction. N Engl J Med，2010，363（21）：2015-2026.

[16] Risk and Prevention Study Collaborative Group，Roncaglioni MC，Tombesi M，et al. n-3 fatty acids in patients with multiple cardiovascular risk factors. N Engl J Med，2013，368（19）：1800-1808.

[17] CM Ballantyne，R Weiss，T Moccetti. Efficacy and safety of rosuvastatin 40 mg alone or in combination with ezetimibe in patients at high risk of cardiovascular disease. Am J Cardiol，2007，99（5）：673-680.

[18] Ballantyne CM，Weiss R，Moccetti T，et al. Efficacy and safety of rosuvastatin 40 mg alone or in combination with ezetimibe in patients at high risk of cardiovascular disease（results from the EXPLORER study）. Am J Cardiol，2007，99（5）：673-80.

[19] Mikhailidis DP，Sibbring GC，Ballantyne CM，et al. Meta-analysis of the cholesterol-lowering effect of ezetimibe added to ongoing statin therapy. Curr Med Res Opin，2007，23（8）：2009-2026.

[20] Ballantyne CM，Houri J，Notarbartolo A，et al. Ezetimibe Study Group. Effect of ezetimibe coadministered with atorvastatin in 628 patients with primary hypercholesterolemia：a prospective，randomized，double-blind trial. Circulation，2003，107（19）：2409-2415.

[21] Stein EA，Mellis S，Yancopoulos GD，et al. Effect of a monoclonal antibody to PCSK9 on LDL cholesterol. N Engl J Med，2012，366（12）：1108-1118.

[22] Sabatine MS，Giugliano RP，Wiviott SD，et al. Efficacy and safety of evolocumab in reducing lipids and cardiovascular events. N Engl J Med，2015，372（16）：1500-1509.

第四十八章 慢性肾脏病患者的调脂治疗

慢性肾脏病（CKD）是促进心血管病发生和导致死亡的常见疾病。在世界各地，成年人中CKD的患病率为10%～16%。与肾损伤相关的神经内分泌改变所引起的血压升高和血脂谱改变，以及治疗中糖皮质激素的应用等是促进动脉粥样硬化发生、发展的重要因素。鉴于胆固醇在动脉粥样硬化发病中的作用，多年来有关CKD患者的降胆固醇治疗备受关注。

一、他汀类药物用于CKD患者心血管病一级预防

观察性研究提示在终末期肾病（ESRD）患者，他汀类药物（以下简称他汀）治疗显著降低死亡风险[1]。因此，早期的他汀类药物治疗试验主要针对ESRD的透析患者。德国糖尿病透析（4D）研究[2]将1255例患者随机分组接受阿托伐他汀20 mg/d或安慰剂治疗，平均随访4年。阿托伐他汀和安慰剂对主要心血管终点发生率的影响无差异（RR 0.92，95% CI 0.77～1.10，P=0.37）。瑞舒伐他汀治疗ESRD血透患者对心血管转归影响（AURORA）研究[3]将2776例患者随机分组接受瑞舒伐他汀或安慰剂治疗，平均随访3.2年，他汀治疗未能降低心血管联合终点的发生率（RR 0.96，95% CI 0.84～1.11，P=0.59），预先设置的亚组分析也未能显示他汀疗效。AURORA研究除外了医生认为需要接受他汀治疗的患者，以及研究过程中患者停药率高，给客观评价他汀疗效带来一定困难。另一方面，由于ESRD患者常合并心脏扩大和终末期心力衰竭，导致相当数量患者死于恶性心律失常和心力衰竭的并发症，因此他汀治疗在此阶段已难以影响患者的动脉粥样硬化病程。

在肾移植患者评估来适叮（ALERT）研究[4]将2102例肾移植后患者随机分组接受氟伐他汀或安慰剂治疗，随访5～6年。氟伐他汀组心脏死亡或心肌梗死的发生率显著降低（RR 0.65，95% CI 0.48～0.88，P=0.005）。

心肾保护研究（SHARP）[5]是迄今为止在CKD患者进行的最大规模的降胆固醇研究，将9270例透析和非透析患者随机分组接受安慰剂或辛伐他汀联合依折麦布治疗。与安慰剂组相比，联合治疗组发生首次主要联合终点的风险降低17%（95% CI 0.74～0.94，P=0.0021），而两组间血管性死亡和ESRD的发生率无显著差别。该研究证实了在ESRD患者他汀与依折麦布联合治疗的安全性。亚组分析显示透析患者与非透析患者治疗后获益的趋势相同。

迄今为止，尚无临床研究对慢性肾脏病患者LDL-C治疗目标进行探索。2011欧洲血脂指南将中、重度慢性肾病患者定义为极高危人群，推荐将LDL-C降低至1.8 mmol/L（70 mg/dl）以下。

二、他汀类药物用于CKD患者心血管事件的二级预防

有关他汀类药物用于CKD患者心血管病二级预防的疗效尚未在前瞻性、大规模临床试验中得到验证。数项队列研究在此领域进行了探索。

加拿大队列研究[6]对5549例CKD合并急性冠脉综合征患者为期7年的随访显示，他汀类药物治疗显著降低心血管事件的发生率（RR 0.835，95% CI 0.783～0.890）。CARE研究中CKD合并心肌梗死亚组的分析[7]显示，普伐他汀使冠心病死亡和心肌梗死

的发病率降低 18%（95% CI 0.55～0.95，$P=0.02$）。Lim 等的研究[8]纳入 12 853 例 AMI 后的 CKD 患者，他汀治疗显著改善患者无心血管事件的生存率，其疗效不受 eGFR 下降程度的影响。Szummer 等在 42 814 例 CKD 心肌梗死患者观察了他汀类药物治疗对 1 年病死率的影响[9]，发现在 eGFR≥15 ml/(min·1.73 m²) 者，他汀类药物治疗显著降低患者的病死率，且 eGFR 越高他汀类药物治疗获益越明显，而在 eGFR<15 ml/(min·1.73 m²) 者治疗无效。

综合上述研究发现，结合在 CKD 患者心血管病一级预防的试验中显示出的他汀类药物治疗安全性，推荐在可以耐受的前提下，CKD 合并动脉粥样硬化性心血管病患者应接受他汀类药物治疗。

三、CKD 患者调脂药物治疗的安全性

CKD 患者是他汀类药物治疗引起肌病的高危人群，尤其在肾功能进行性减退或 GFR<30 ml/(min·1.73 m²) 时，肌病的发生与他汀类药物治疗剂量密切相关。故应避免大剂量给药，在中等强度他汀类药物治疗 LDL-C 不能达标时，推荐联合依折麦布。

贝特类可升高血肌酐水平，在中重度 CKD 患者与他汀类药物联合增加肌病发生率。鉴于贝特类降低三酰甘油（TG）对心血管事件的益处并不明确，推荐在高三酰甘油血症患者以积极改善生活方式为主，尽量避免贝特与他汀的联合（见表 48-1）。

表 48-1　对 CKD 患者血脂评估和治疗的推荐

推荐内容

- 推荐常规测定 CKD 患者总胆固醇、LDL-C、HDL-C 和三酰甘油水平
- LDL-C 是治疗的首要目标；非 HDL-C 是治疗的次要目标
- 治疗目标：
  轻度 CKD：LDL-C<2.6 mmol/L；非 HDL-C<3.4 mmol/L
  中重度 CKD、CKD 合并高血压、糖尿病或心血管疾病：LDL-C<1.8 mmol/L；非 HDL-C<2.6 mmol/L
- 推荐中等强度他汀治疗使 LDL-C 达标，必要时联合胆固醇合成抑制剂
- 推荐 CKD 患者长期坚持降胆固醇治疗，维持 LDL-C 持续达标
- 注意观察肌肉症状等不良反应，必要时查肌酸激酶（CK）。CK 超过正常上限 5 倍须停药
- 对 ESRD 和血透患者，推荐评估降胆固醇治疗的风险和获益，建议药物选择和 LDL-C 目标个体化

注：CKD 定义为出现肾损伤或肾小球滤过率（GFR）<60 ml/(min·1.73 m²)；轻度 CKD：Ⅰ、Ⅱ 期；中重度 CKD：Ⅲ、Ⅳ 期；ESRD：Ⅴ 期或透析

（严晓伟）

参考文献

[1] Seliger SL，Weiss NS，Gillen DL，et al. HMG-CoA reductase inhibitors are associated with reduced mortality in ESRD patients. Kidney Int，2002，61：297-304.

[2] Wanner C，Krane V，Maerz W，et al. German Diabetes and Dialysis Study Investigators. Atorvastatin in patients with type 2 diabetes mellitus undergoing hemodialysis. N Engl J Med，2005，353：238-248.

[3] Fellstroem BC，Jardine AG，Schmieder RE，et al. AURORA Study Group. Rosuvastatin and cardiovascular events in patients undergoing hemodialysis. N Engl J Med，2009，360：1395-1407.

[4] Holdaas H，Fellstroem B，Jardine AG，et al. Assessment of LEscol in Renal Transplantation (ALERT) Study Investigators. Effect of fluvastatin on cardiac outcomes in renal transplant recipients：a multicentre，randomised，placebo-controlled trial. Lancet，2003，361：2024-2031.

[5] Baigent C，Landray MJ，Reith C，et al. The effects of lowering LDL cholesterol with simvastatin plus ezetimibe in patients with chronic kidney disease (Study of Heart and Renal Protection)：a randomized placebo-controlled trial. Lancet，2011，377：2181-2192.

[6] Keough-Ryan TM，Kiberd BA，Dipchand CS. Outcomes of acute coronary syndrome in a large Canadian

cohort: impact of chronic renal insufficiency, cardiac interventions, and anemia. Am J Kidney Dis, 2005, 46: 845-855.

[7] Tonelli M, Moyé L, Sacks FM, et al. Cholesterol and Recurrent Events (CARE) Trial Investigators. Pravastatin for secondary prevention of cardiovascular events in persons with mild chronic renal insufficiency. Ann Intern Med, 2003, 138: 98-104.

[8] Lim SY, Bae EH, Choi JS, et al. Effect on short-and long-term major adverse cardiac events of statin treatment in patients with acute myocardial infarction and renal dysfunction. Am J Cardiol, 2012, 109: 1425-1430.

[9] Szummer K, Lundman P, Jacobson SH, et al. Association between statin treatment and outcome in relation to renal function in survivors of myocardial infarction. Kidney Int, 2011, 79: 997-1004.

第四十九章　老年人的调脂治疗

　　动脉粥样硬化性心血管疾病（ASCVD）是导致老年人死亡和影响生活质量的主要疾病。随着年龄增长，ASCVD 的患病率和病死率增加。血脂异常是 ASCVD 及其心脑血管事件的独立危险因素。他汀类药物治疗可以降低动脉粥样硬化心血管疾病的病死率，减少心血管事件。由于老年人心血管疾病患病率高，发生心血管事件的危险更大，他汀类药物治疗带来的绝对获益更大。目前，缺乏专为高龄老年人设计的前瞻、随机、对照、大规模临床试验，缺乏大剂量他汀类药物治疗使老年人获益的临床证据。根据临床证据和近年来国内外发布的血脂管理指南，本章就老年人血脂异常的特点、调脂治疗目标、调脂治疗措施和药物以及注意事项进行阐述。

一、老年人血脂异常的特点

　　血脂水平随增龄发生变化。我国流行病学调查显示[1]，总胆固醇（total cholesterol，TC）、低密度脂蛋白胆固醇（low-density lipoprotein cholesterol，LDL-C）和三酰甘油（triglyceride，TG）水平随年龄增加逐渐升高；18～44 岁、45～59 岁和≥60 岁成年人 TC 水平分别为（3.86±1.03）、（4.29±1.11）、（4.33±1.09）mmol/L。与欧美国家相比，我国老年人的 TC、LDL-C 和 TG

平均水平低于西方人群，以轻、中度增高为主。

　　衰老过程中的血脂异常与基因、环境因素、生活方式密切相关。老年人肝细胞表面 LDL 受体数量逐渐减少，致使 LDL 分解代谢减少，血浆 LDL-C 升高；老年人肠道胆固醇吸收增加，或胆汁中胆固醇排泄减少，肝的胆固醇储量增多，通过反馈机制抑制 LDL 受体的表达，使血浆 LDL-C 进一步增加。对于 70 岁以上的老年人，年龄相关的血脂改变主要与老年人饮食摄入量少、体内脂质转运和代谢的变化导致肝合成胆固醇能力下降有关。老年人脂肪组织增多，胰岛素抵抗等使体内脂解作用增强，产生更多的游离脂肪酸。常见高胰岛素血症，糖耐量降低，高三酰甘油血症，低高密度脂蛋白胆固醇（high-density lipoprotein cholesterol，HDL-C）和小而密 LDL 增多。此外，脂蛋白脂肪酶活性降低，使餐后乳糜颗粒和极低密度脂蛋白的清除速率减慢，造成餐后血脂 TG 水平升高。

二、老年人血脂异常的诊断及评估

　　目前国内外尚无老年人血脂异常的统一诊断标准。鉴于目前缺少老年人群的研究数据，建议老年人血脂合适水平和异常切点参考《中国成人血脂异常防治指南（2016 年修订版）》的标准[2-3]（表 49-1）。

表 49-1　血脂合适水平和异常分层标准［mmol/L（mg/dl）］

分层	TC	LDL-C	HDL-C	非 HDL-C	TG
理想水平		＜2.6（100）		＜3.4（130）	
合适范围	＜5.2（200）	＜3.4（130）		＜4.1（160）	＜1.70（150）
边缘升高	≥5.2（200）且	≥3.4（130）且		≥4.1（160）且	≥1.7（150）且
	＜6.2（240）	＜4.1（160）		＜4.9（190）	＜2.3（200）
升高	≥6.2（240）	≥4.1（160）		≥4.9（190）	≥2.3（200）
降低			＜1.0（40）		

血脂异常同样对老年人心血管系统存在严重危害，对于老年人血脂异常的评估应包括对于心血管疾病危险因素和血脂水平的评估，根据 ASCVD 危险评估流程图进行危险分层（图 49-1）。

符合下列任意条件者，可直接列为高危或极高危人群

极高危：ASCVD 患者

高危：（1）LDL-C≥4.9 mmol/L 或 TC≥7.2 mmol/L

（2）糖尿病患者 1.8 mmol/L≤LDL-C＜4.9 mmol/L（或）3.1 mmol/L≤TC＜7.2 mmol/L 且年龄≥40 岁

↓ 不符合者，评估 10 年 ASCVD 发病危险

危险因素个数*		血清胆固醇水平分层（mmol/L）		
		3.1≤TC＜4.1（或）1.8≤LDL-C＜2.6	4.1≤TC＜5.2（或）2.6≤LDL-C＜3.4	5.2≤TC＜7.2（或）3.4≤LDL-C＜4.9
无高血压	0～1 个	低危（＜5%）	低危（＜5%）	低危（＜5%）
	2 个	低危（＜5%）	低危（＜5%）	中危（5%～9%）
	3 个	低危（＜5%）	中危（5%～9%）	中危（5%～9%）
有高血压	0 个	低危（＜5%）	低危（＜5%）	低危（＜5%）
	1 个	低危（＜5%）	中危（5%～9%）	中危（5%～9%）
	2 个	中危（5%～9%）	高危（≥10%）	高危（≥10%）
	3 个	高危（≥10%）	高危（≥10%）	高危（≥10%）

↓ ASCVD10 年发病危险为中危且年龄小于 55 岁者，评估余生危险

具有以下任意 2 项及以上危险因素者，定义为高危：

◎ 收缩压≥160 mmHg 或舒张压≥100 mmHg

◎ 非 -HDL-C≥5.2 mmol/L（200 mg/dl）

◎ HDL-C＜1.0 mmol/L（40 mg/dl）

◎ BMI≥28 kg/m²

◎ 吸烟

图 49-1　ASCVD 危险评估流程图[2]

注：摘自《中国成人血脂异常防治指南》（2016 年修订版）。ASCVD 患者包括急性冠脉综合征、稳定性冠心病、血运重建术后、缺血性心肌病、缺血性卒中、短暂性脑缺血发作、外周动脉粥样硬化病等。* 包括吸烟、低 HDL-C 及男性≥45 岁或女性≥55 岁。非 HDL-C 是指除 HDL 以外其他脂蛋白中含有的胆固醇总和，即 TC 减去 HDL-C

三、老年人血脂异常治疗的目标值和达标策略

2016 年《中国成人血脂异常防治指南》[2] 建议根据个体 ASCVD 危险程度，决定是否启动药物调脂治疗，确定调脂治疗需要达到的目标值。推荐以 LDL-C 为首要干预靶点，非 HDL-C 作为次要干预靶点。

鉴于老年人心血管疾病的整体危险性增加，治疗血脂异常的绝对获益增加。2015 年《血脂异常老年人使用他汀类药物中国专家共识》[4] 建议，在使用他汀类药物治疗之前，应认真评估老年人 ASCVD 危险因素，充分权衡他汀类药物治疗的获益/风险，根据个体特点确定老年人他汀类药物治疗的目标、种类和剂量。推荐调脂治疗目标见表 49-2。

LDL-C 基线值较高经调脂药物治疗不能达到治疗目标值者，LDL-C 应至少降低 50%；极高危患者 LDL-C 基线水平在目标值以内者，LDL-C 仍应降低 30% 左右。药物治疗的首要目标是降低 LDL-C，首选他汀类药物。起始宜应用中低剂量他汀类药物，根据个体调脂疗效和耐受情况调整剂量。若血脂不能达标，可与其他调脂药物联合使用。

表 49-2 不同 ASCVD 危险人群降 LDL-C/非 HDL-C 治疗达标值

危险等级	LDL-C	非 HDL-C
低危、中危	<3.4 mmol/L (130 mg/dl)	<4.1 mmol/L (160 mg/dl)
高危	<2.6 mmol/L (100 mg/dl)	<3.4 mmol/L (130 mg/dl)
极高危	<1.8 mmol/L (70 mg/dl)	<2.6 mmol/L (100 mg/dl)

注：摘自《中国成人血脂异常防治指南》（2016 年修订版）。ASCVD：动脉粥样硬化性心血管疾病，LDL-C：低密度脂蛋白胆固醇；HDL-C：高密度脂蛋白胆固醇

对于轻中度三酰甘油水平升高 [2.26～5.63 mmol/L（200～500 mg/dl）]，降低 LDL-C 水平仍为主要目标；重度高三酰甘油血症 [>5.65 mmol/（500 mg/dl）]，首先应降低三酰甘油以预防急性胰腺炎。

高龄老年高胆固醇血症合并心血管疾病或糖尿病患者可从调脂治疗中获益。≥80 岁高龄老年人因存在不同程度肝肾功能减退，调脂药物剂量选择要个体化，建议监测肝肾功能和肌酶；因尚无高龄老年患者他汀类药物治疗靶目标的随机对照研究，对高龄老年人他汀类药物治疗的靶目标不做特别推荐。

2016 年《欧洲血脂管理指南》[5] 推荐，对于他汀类药物不耐受或存在他汀类药物禁忌的患者，PSCK-9 可单用或与依折麦布联用。指南指出，由于老年人常合并多种慢性疾病、多种药物同服，应关注他汀类药物与其他药物相互作用导致不良反应增加，包括肌痛、肌病、横纹肌溶解等；建议以小剂量起始使用他汀类药物，并根据治疗效果谨慎加量以达到 LDL-C 目标水平。

2016 年美国预防服务工作组（USPSTF）更新了他汀一级预防的推荐[6]，建议 40～75 岁无心血管疾病史但存在一个或多个心血管疾病危险因素且 10 年心血管疾病事件风险≥10% 的人群应用低至中剂量他汀类药物；风险在 7.5%～10.0% 之间的人群，可根据患者意愿，使用低至中剂量他汀类药物治疗；强调≥76 岁人群应用他汀类药物的获益及危害均证据不足。

四、老年人血脂异常的治疗

（一）治疗性生活方式改变

是老年人血脂异常的基本治疗措施。建议在满足每日必需营养需要的基础上控制总能量；合理选择各营养要素的构成比例；控制体重，戒烟，限酒；坚持规律的中等强度代谢运动。

鼓励所有血脂异常的老年患者调整饮食结构、采取健康的生活方式。如何减轻体重和运动需根据患者自身情况决定，不提倡老年人过分严格控制饮食和过快减轻体重。

（二）调脂药物治疗

常用调脂药物包括他汀类、贝特类、烟酸类、胆固醇吸收抑制剂、ω-3 多不饱和脂肪酸及其他。不同调脂药物对血脂水平的影响见表 49-3。

1. 他汀类药物

用于治疗高胆固醇血症，是防治 ASCVD 证据最充足的药物，可减缓和逆转动脉粥样硬化病变，减少心血管事件，降低心血管疾病的病死率及总死亡率。国内现有的他汀类药物包括：洛伐

表 49-3 不同调脂药物对血脂水平的影响

药物	对血脂/脂蛋白水平的影响			
	LDL-C	非 HDL-C	HDL-C	TG
他汀类药物	↓18%～55%	↓15%～51%	↑5%～15%	↓7%～30%
贝特类药物	↓5%～↑20%	↓5%～19%	↑10%～20%	↓20%～50%
烟酸类药物	↓5%～25%	↓8%～23%	↑15%～35%	↓20%～50%
胆固醇吸收抑制剂	↓13%～20%	↓14%～19%	↑3%～5%	↓5%～11%
ω-3 多不饱和脂肪酸	↓6%～↑25%	↓5%～14%	↓5%～↑7%	↓19%～44%

他汀、辛伐他汀、普伐他汀、氟伐他汀、阿托伐他汀、瑞舒伐他汀和匹伐他汀。洛伐他汀、辛伐他汀、氟伐他汀、阿托伐他汀和匹伐他汀均为亲脂性他汀类药物；普伐他汀、瑞舒伐他汀为亲水性他汀类药物；血脂康胶囊的主要调脂成分为洛伐他汀及他汀同系物，1.2 g 的血脂康胶囊约含 10 mg 洛伐他汀。洛伐他汀与食物同服更容易吸收，瑞舒伐他汀、辛伐他汀和匹伐他汀不受食物影响，阿托伐他汀、氟伐他汀和普伐他汀与食物同服影响吸收。

二级预防的临床试验和老年亚组的结果表明，他汀类药物能够降低存在 ASCVD 的老年患者心脑血管事件的发生率和死亡率。4S、CARE、LIPID、HPS、CCSPS 等研究的老年亚组以及专为老年人设计的 PROSPER 研究显示，他汀类药物使老年冠心病患者全因死亡率降低 13%～34%，冠心病死亡率降低 15%～45%，主要冠状动脉事件减少 27%～34%，脑血管事件减少 12%～40%。老年患者使用大剂量他汀类药物的临床证据并不充分。MIRACL、A to Z trial、PROVE IT-TIMI 22、IMPROVE-IT 等研究表明，急性冠脉综合征的老年患者使用大剂量他汀类药物，较中等剂量的他汀类药物未进一步降低主要终点事件，而他汀类药物相关的不良反应明显增多，停药率增加。

一级预防的 AFCAPS/TexCAPS、ASCOT-LLA、CHS、JUPITER 研究的老年亚组分析以及研究对象多为老年人群的 WOSCOPS、JART 延长研究均表明，对于无 ASCVD 的老年人群，他汀类药物治疗也能够降低 ASCVD 及心脑血管事件发生的风险。2016 年发表的 HOPE-3 研究的降脂治疗结果显示，对于女性＞60 岁或男性＞55 岁、未合并心血管疾病的中等程度心血管风险水平的受试者，应用瑞舒伐他汀 10 mg 每日 1 次可以显著降低主要复合终点事件发生率，进一步证实了他汀类药物在老年心血管疾病一级预防中的益处。

与<65 岁的患者相比，相同剂量的他汀类药物可使老年患者的 LDL-C 多降低 3%～4%，多数老年患者使用中、小剂量的他汀类药物血脂即可达标。

老年患者使用他汀类药物应由小或中等剂量开始，后续根据疗效调整剂量，以避免发生他汀类药物不良反应。对于急性冠脉综合征等极高危患者应尽快使血脂达标。对于使用中等剂量他汀类药物不能达标的老年患者，可与依折麦布联用。对存在多种心血管疾病危险的老年人，可考虑使用小剂量他汀类药物进行一级预防。对于不能耐受他汀类药物的老年患者，可考虑：①更换不同的他汀类药物；②减少他汀类药物剂量；③隔日小剂量用药。

老年人对他汀类药物耐受性好，较为安全，仅有极少数老年患者出现肝酶异常、肌酶异常、肌病等不良反应，有增加新发糖尿病及认知功能障碍的报道。临床研究证实，随着他汀类药物剂量的增大，肝酶升高的发生率明显增加，因不良反应和肌痛中断治疗者增加，肌酶异常和肌病的发生率增加。由于老年人常合并多种疾病，使用多种药物，选择或应用他汀类药物时应充分权衡利弊，注意药物相互作用，监测并及时发现药物不良反应。同时，使用使老年患者血脂达标的他汀类药物剂量即可，以避免盲目应用大剂量他汀类药物导致的不良反应。他汀类药物的不良反应及处理如下。

（1）肝功能异常：肝酶异常是他汀类药物最常见的不良反应，ALT 升高大于 3 倍正常上限的发生率约 0.5%～2.0%，多发生在开始用药后的 3 个月内，呈剂量依赖性。他汀类药物相关的严重肝损害较少见。在使用大剂量他汀类药物时，肝酶异常的发生率增高。服用他汀类药物后如出现转氨酶升高，应寻找酶异常的原因，在医生指导下调整治疗方案；升高超过正常上限的 3 倍，应停药或将他汀类药物减量；升高小于正常上限的 3 倍，可监测肝酶变化。肝酶正常后，他汀类药物加量或选用另一种他汀类药物后，肝酶并不一定再次升高。

（2）肌肉损害：他汀类药物相关的肌损害可表现为：①肌痛或乏力，不伴肌酸激酶增高；②肌炎、肌痛或乏力等肌肉症状伴肌酸激酶增高；③横纹肌溶解，有肌痛或乏力等肌肉症状并伴有肌酸激酶显著增高（超过正常上限 10 倍）、血肌酐升高，常有尿色变深及肌红蛋白尿，可引起急性肾衰竭。他汀类药物治疗诱发横纹肌溶解的风险为 $0.04\% \sim 0.2\%$，相关肌肉症状的发生率为 $1.5\% \sim 3.0\%$，老年人为 $0.8\% \sim 13.2\%$。老年、瘦弱女性、肝肾功能异常、多种疾病并存、多种药物合用、围术期患者容易发生他汀类药物相关的肌病。服用他汀类药物后如出现肌痛或肌酶升高，应排除其他原因所致的肌酶升高，如创伤、剧烈运动、甲状腺疾病、感染、原发性肌病等，在医生指导下进行治疗调整；升高超过正常上限的 5 倍，应停药；升高小于正常上限的 5 倍，将他汀类药物减量或换用其他种类他汀；同时监测肌酸激酶、尿常规和肾功能变化。

（3）新发糖尿病：长期服用他汀类药物有增加新发糖尿病的危险，发生率约 10%。因他汀药物对心血管疾病的总体益处远大于新增糖尿病的危险，因此，无论是糖尿病高危人群还是糖尿病患者，有他汀类药物治疗适应证者均应坚持服用。

目前尚无老年人使用他汀类药物引起肾损害的临床证据。他汀类药物降低慢性肾病（1～5 期）非透析患者的心血管事件及死亡风险，相对获益随着肾功能下降而降低。因此，应该使用他汀类药物治疗血脂异常。由于肾功能不全患者容易发生他汀类药物相关的不良反应，对于肾功能受损〔GFR＜60 ml/(min·1.73 m²)〕患者推荐使用中小剂量并监测肾功能、肝酶、肌酶的变化，及时调整他汀类药物剂量和种类。

美国 FDA 的回顾分析提示使用他汀类药物可能对认知功能有影响。观察性研究和临床试验的数据表明，与使用他汀类药物相关的认知功能改变并不常见，也不会导致显著的认知功能减退。因此，他汀类药物引起认知功能障碍的证据并不充分，仅提示使用他汀类药物的老年人群应同时关注认知功能的变化。

2. 贝特类药物

用于治疗高三酰甘油血症及以三酰甘油（TG）水平升高为主的混合型高脂血症。常用的贝特类药物包括非诺贝特、苯扎贝特、吉非贝齐。

常见不良反应包括消化不良、胆石症、肝酶升高，可引起肌病。吉非罗齐调脂效果明确，但安全性不如其他贝特类药物，近年少用。贝特类与他汀类药物合用时增加肝酶异常和肌病的发生风险，应监测肝酶与肌酶水平变化。

3. 烟酸类药物

用于治疗高三酰甘油血症，低高密度脂蛋白血症或以 TG 水平升高为主的混合型高脂血症。

常见不良反应包括颜面潮红、高血糖、高尿酸血症（或痛风）等。缓释型烟酸不良反应减轻。与他汀类药物合用时增加肝酶异常和肌病的发生风险，应监测肝酶与肌酶水平变化。

4. 胆固醇吸收抑制剂

依折麦布主要抑制小肠胆固醇转运蛋白，有效减少肠道内胆固醇的吸收，常用剂量为 10 mg/d，使 LDL-C 降低约 18%。

常见不良反应包括头痛和恶心，可出现肌酶、肝酶水平升高。

5. ω-3 多不饱和脂肪酸

主要降低 TG 水平和升高 HDL-C 水平，主要用于治疗高三酰甘油血症，2～5 g/d 可使 TG 水平下降 $25\% \sim 30\%$。可与贝特类药物合用治疗高三酰甘油血症，与他汀类药物合用治疗混合型高脂血症。

6. 前蛋白转化酶枯草溶菌素 9（PCSK-9）抑制剂

是一种新型调脂药物，通过抑制前蛋白转化酶枯草溶菌素 9 增加细胞表面低密度脂蛋白 LDL 受体数量，增强他汀类药物的疗效，可大幅度降低 LDL-C，抑制动脉粥样硬化进展。用于家族性高胆固醇血症使用大剂量他汀类药物血脂未达标或他汀类药物不耐受的患者，PCSK9 抑制剂可联合或替代他汀类药物，每 2 周或每月注射 1 次，治疗费用昂贵，长期疗效及安全性需要更多临床研究证据。

7. 其他调脂药物

（1）胆酸螯合剂：可使血清 TC 降低 $15\% \sim 20\%$，LDL-C 降低 $15\% \sim 30\%$，HDL-C 升高 $3\% \sim 5\%$；常见不良反应包括胃肠不适、便秘，影响部分药物的吸收。由于服用不便，近年较少使用。

（2）普罗布考：可使血清 TC 降低 20%～25%，LDL-C 降低 5%～15%，明显降低 HDL-C（可达 25%）。常见不良反应包括恶心、腹泻、消化不良等；可引起嗜酸性细胞增多、血尿酸水平升高、QT 间期延长。室性心律失常或 QT 间期延长者禁用。

部分老年患者需要调脂药物的联合应用。联合降脂方案多由他汀类药物与另一种降脂药物组成：①他汀类药物与依折麦布联用提高降低胆固醇的疗效，减少高剂量他汀类药物不良反应发生风险，可用于中等剂量他汀类药物治疗仍不能达标的老年患者。②他汀类与贝特类药物联用治疗混合型高脂血症老年患者。由于联用增加肝酶异常和肌病的发生风险，推荐小剂量使用，以避免相关不良反应的发生。③他汀类与烟酸类药物联用治疗混合型高脂血症。由于烟酸增加他汀类药物的生物利用度，可增加肌病的发生风险。④他汀类药物与 ω-3 多不饱和脂肪酸联用治疗混合型高脂血症。⑤他汀类药物与胆酸螯合剂联用协同降低血清 LDL-C 水平，仅用于其他治疗无效或不耐受者。

（三）老年人血脂异常治疗的注意事项

根据老年人个体特点选择调脂药物，如无特殊原因或禁忌证，应鼓励具有多种 ASCVD 危险因素的老年人使用他汀类药物。对于不能耐受他汀类药物的老年患者，可考虑：①更换另一种药代动力学特征不同的他汀类药物；②减少他汀类药物剂量；③隔日用药。对于使用小剂量他汀类药物后 TC 或 LDL-C 水平迅速下降的老年人，应注意排除是否患有肿瘤等消耗性疾病。他汀类药物相关的肌肉、肝、肾不良反应及新发糖尿病随他汀类药物剂量增大而增加。

老年 ASCVD 患者使用他汀类药物应从小或中等剂量开始，以后根据他汀类药物疗效调整剂量，以避免他汀类药物的不良反应。与<65 岁的患者相比，相同剂量的他汀类药物可使老年患者的 LDL-C 多降低 3%～4%，多数老年患者使用中、小剂量的他汀类药物血脂即可达标。对于 ACS 等极高危患者可使用中等剂量他汀类药物，尽快使血脂达标。

对使用中等剂量他汀类药物不能达标的老年患者，可与依折麦布联用。对具有多种心血管疾病危险的老年人，可考虑使用小剂量他汀类药物进行一级预防。

随着年龄的增长，老年人生理性改变导致肌肉萎缩、肌力减弱，他汀类药物引起的肌肉不良反应可使相关症状加重，影响身体的功能状态和生活质量。部分患者在尚无肌酶升高或肌病发生时即可出现不利影响，如肌肉无力，降低了患者的生活质量并增加跌倒所致创伤的可能。因此，使用调脂药物前后应充分评估老年人调脂治疗的获益风险，避免调脂药物的不利影响。

女性、体型瘦小、合并慢性肾功能不全、围术期、存在低血容量的老年患者发生肌病的危险增加，应严格掌握适应证并监测不良反应。他汀类药物用于缺血性脑血管疾病预防时，血压控制不佳、有脑出血病史或脑出血风险高的老年人需权衡风险和获益后决定是否使用。老年人的生理变化导致肝肾功能减退、常使用多种药物，应重视药物间的相互作用。合并用药选择不当，可增加药物的副作用或降低疗效。应尽量选择使用在肝内或体内不同代谢途径的药物。年龄不应成为高龄老年人（≥80 岁）使用他汀类药物的障碍，应根据心血管疾病的危险分层，结合生理年龄、肝肾功能、伴随疾病、合并用药、预期寿命等，充分衡量调脂治疗的利弊，积极、稳妥地选择调脂药物。

使用他汀类药物使血脂达标后，应坚持长期用药，可根据血脂水平调整剂量甚至更换不同的他汀类药物，如无特殊原因不应停药，否则停用他汀类药物后血脂升高甚至反跳，会使心血管事件及死亡率明显增加。

总之，低密度脂蛋白水平是老年人血脂异常管理的首要目标，非高密度脂蛋白水平是次要目标。健康的饮食结构和生活方式是治疗老年人血脂异常的基本措施，他汀类药物是首选的调脂药物。建议根据患者心血管疾病的危险分层及个体特点，充分评估调脂治疗的利弊，合理选择调脂药物，以达到改善生活质量、减少心血管事件和降低病死率的目的。

（冯雪茹　刘梅林）

参考文献

［1］Yang W，Xiao J，Yang Z，et al. Serum lipids and lip-oproteins in Chinese men and women. Circulation，2012，125（18）：2212-2221.

［2］中国成人血脂异常防治指南修订联合委员会. 中国成人血脂异常防治指南（2016 年修订版）. 中国循环杂志，2016，31（10）：833-853.

［3］2014 年中国胆固醇教育计划血脂异常防治建议专家组，中华心血管病杂志编辑委员会，血脂与动脉粥样硬化循证工作组，等. 2014 年中国胆固醇教育计划血脂异常防治专家建议. 中华心血管病杂志，2014，42（8）：633-636.

［4］血脂异常老年人使用他汀类药物中国专家共识组. 血脂异常老年人使用他汀类药物中国专家共识. 中华内科杂志，2015，54（5）：1-10.

［5］Catapano AL，Graham I，De Backer G，et al. 2016 ESC/EAS Guidelines for the Management of Dyslipidaemias. Eur Heart J，2016，37（39）：2999-3058.

［6］US preventive service task force. Statin use for the primary prevention of cardiovascular disease in adults：US preventive services task force recommendation statement. JAMA，2016，316（19）：1997-2006.

附表1 老年人使用他汀类药物的一级预防证据

研究名称/来源	研究类别	例数	老年亚组例数	老年亚组年龄,岁	人群	他汀种类(剂量)	随访期,年	结果
AFCAPS/Tex-CAPS	随机双盲安慰剂对照	6605	1416	≥65	LDL-C和TG水平正常或轻度升高的无冠心病患者	洛伐他汀(20~40 mg/d)	平均5.2	洛伐他汀组急性主要冠脉事件(致死性或非致死性心肌梗死,不稳定型心绞痛或心脏性猝死)比对照组降低37%(95% CI: 21%~50%; P=0.001)
ASCOT-LLA	随机双盲安慰剂对照	10 305	6570	>60	至少合并3个其他心血管危险因素并且TC<6.5 mmol/L的高血压患者	阿托伐他汀(10 mg/d)	平均3.3	阿托伐他汀组主要终点事件(致死性和非致死性卒中,总心血管事件和总冠状动脉事件下降36%[HR 0.64(95% CI: 0.50~0.83); P=0.0005]
CHS	回顾性队列研究	—	1914	>65岁	非心血管疾病患者	洛伐他汀,普伐他汀,辛伐他汀或阿托伐他汀	平均3.9	他汀类治疗使复合终点事件(心肌梗死,卒中和冠心病死亡)减少56%(HR, 0.53; 95% CI: 0.36~0.76),全因死亡率下降44%(HR, 0.56; 95% CI: 0.36~0.88),使>74岁患者的复合终点事件减少了58%(HR 0.42; 95% CI: 0.15~1.14)
他汀使用与否对退休军人死亡率的比较研究	汇总分析	近150万人	—	平均67.3, 46.4%>70	退休军人	不限	1~5	他汀类治疗死亡率明显下降(OR 0.54, 95% CI: 0.42~0.69, P<0.0001)
JUPITER	随机安慰剂对照	17 802	5695	≥70	LDL<130 mg/dl且超敏CRP≥2.0 mg/L的无心血管疾病者	瑞舒伐他汀(20 mg/d)	5	瑞舒伐他汀组一级终点事件比安慰剂组降低[1.22 vs. 1.99 每100人年; HR 0.61; (95% CI: 0.46~0.82); P<0.001]
WOSCOPS 20年随访	随机安慰剂对照	6595	—	平均75	没有心肌梗死病史的高胆固醇血症男性患者	普伐他汀(40 mg/d)	20	普伐他汀组患者的冠心病死亡率降低了27%(P<0.001),全因死亡率下降了13%(P<0.001),两组间非心血管事件和癌症发生率相似
JART	随机双盲对照	348	—	平均63.9, 48.7%≥65	患高脂血症且最大IMT≥1.1 mm	瑞舒伐他汀普伐他汀	2	12个月时瑞舒伐他汀组的IMT厚度比普伐他汀组减少3.89%(P=0.004),经过瑞舒伐他汀2年的治疗,有效抑制动脉粥样硬化斑块进展

附表 1 老年人使用他汀类药物的一级预防证据 (续)

研究名称/来源	研究类别	例数	老年亚组例数	老年亚组年龄,岁	人群	他汀种类(剂量)	随访期,年	结果
冯雪茹,等	meta分析	1392	—	—	颈动脉粥样硬化患者	瑞舒伐他汀	1	随访6~8个月和12个月时，瑞舒伐他汀组与对照组汇总后的IMT差值为0.28 mm（95% CI：0.14~0.42，$P<0.01$）。瑞舒伐他汀组与其他他汀类药物组的IMT均数差值为0.06 mm（95% CI：0.04~0.08，$P<0.01$）
Yusuf	随机双盲安慰剂对照	12 705	—	—	女性>60岁或男性>55岁，未合并心血管疾病的中等程度心血管风险水平	瑞舒伐他汀 10 mg 每日1次	平均 5.6	瑞舒伐他汀组主要复合终点事件发生率比安慰剂组降低24% [HR 0.76（95% CI：0.64~0.91）；$P=0.002$]

附表 2 老年人使用他汀类药物的二级预防证据

研究名称/来源	研究类别	例数	老年亚组例数	老年亚组年龄,岁	人群	他汀种类(剂量)	平均随访期,年	结果
4S	随机安慰剂对照	4444	1021	≥65	高总胆固醇血症老年冠心病患者	辛伐他汀（20~40 mg/d）	平均 5.4	辛伐他汀组全因死亡率、冠心病病死率、主要冠状动脉事件发生率降低
CARE	随机安慰剂对照	1283		65~75	心肌梗死患者	普伐他汀（40 mg/d）	5	普伐他汀组主要冠状动脉事件（$P<0.001$），冠心病死亡率（$P=0.03$）降低
LIPID	随机安慰剂对照	9014	3514	65~75	有心肌梗死病史或不稳定型心绞痛的患者	普伐他汀（40 mg/d）	>6	普伐他汀组全部心血管事件发生率降低21%，冠心病死亡率下降24%，死亡率降低26%，卒中发生率下降12%
HPS	随机安慰剂对照	20 536	10 697	≥65	冠心病、外周血管疾病患者	辛伐他汀（40 mg/d）	5	辛伐他汀降低全因死亡率、冠心病死亡率及心血管事件发生率，使75~80岁患者全因死亡率降低14.7%，心血管事件减少25%
IDEAL	随机双盲对照	8888		≤80，平均62，其中24%>70	心肌梗死患者	辛伐他汀（20~40 mg/d）或阿托伐他汀（80 mg/d）	4.8	两组主要冠状动脉事件的发生率未达到统计学差异，大剂量阿托伐他汀组发生ALT明显升高并因不良反应中断治疗的患者增多

附表 2　老年人使用他汀类药物的二级预防证据（续）

研究名称/来源	研究类别	例数	老年亚组例数	老年亚组年龄,岁	人群	他汀种类（剂量）	平均随访期,年	结果
TNT	随机双盲对照	10 001	3809	≥65	LDL < 3.4 mmol/L 的冠心病患者	阿托伐他汀 10 mg/d 或 80 mg/d	平均 4.9	80 mg/d 阿托伐他汀较 10 mg/d 使老年患者主要心血管事件（包括冠心病死亡、与操作无关的非致死性心肌梗死、心搏骤停后的复苏、致死及非致死性卒中）危险进一步降低，但 80 mg/d 组相关的不良反应率增加，患者的停药总率增加，ALT 升高者明显增加
CCSPS	随机安慰剂对照	4870	2550	60~75	有心肌梗死病史的患者	血脂康胶囊 (1.2 g/d)	4	血脂康组总死亡危险降低 35%，冠心病死亡率降低 34%，不良反应的发生率与对照组无显著差异
PROSPER	随机双盲对照	5804	—	70~82（平均 75）	有冠状动脉疾病或危险因素的老年人	普伐他汀 (40 mg/d)	3.2 延长期 8.6	主要终点（冠心病死亡、非致死性心肌梗死或卒中）发生率降低 15%，冠心病死亡和非致死性心肌梗死发生率降低 19%，总死亡率未降低。8.6 年的延长随访显示，致死性冠状动脉再入院率降低、卒中及全因死亡率未降低，癌症风险未增加
SAGE	随机，双盲，对照临床试验	893	—	65~85	稳定性冠心病患者	阿托伐他汀 (80 mg/d) 或普伐他汀 (40 mg/d)	1	阿托伐他汀组 TC、LDL-C 水平和总死亡率更低，但主要终点心血管事件降低无统计学意义 (8.1% vs. 11.2%)，肝功异常发生率显著高于普伐他汀组 (0.2%)
GREACE	随机试验事后比较	1600	—	<75	冠心病患者	阿托伐他汀	平均 3	老年他汀治疗组（年龄 69 岁 ±4 岁）比对照组心血管事件发生率降低 16.5%（P<0.0001）；年轻人群他汀治疗组（年龄 51 岁 ±3 岁）比对照组（年龄 52 岁 ±3 岁）降低 8.5%（P=0.016）
MIRACL	随机双盲安慰剂对照	3086	1672	≥65 (74±6)	急性冠脉综合征患者	阿托伐他汀 (80 mg/d)		阿托伐他汀组与安慰剂组比较，16 周时主要终点事件（非致死性心肌梗死、再发缺血等事件）下降趋势未达到统计学差异；更多患者中断治疗，出现严重不良事件及 ALT 升高
the A to Z trial	随机双盲	4497	—	平均 61	ACS 患者	辛伐他汀 (40~80 mg/d) 或 20 mg/d	最长 2	辛伐他汀 ≤40~80 mg/d 较 20 mg/d 未进一步降低主要血管事件，随他汀剂量的增加，ALT 异常、横纹肌溶解的发生率明显增加

附表2 老年人使用他汀类药物的二级预防证据（续）

研究名称/来源	研究类别	例数	老年亚组例数	老年亚组年龄，岁	人群	他汀种类（剂量）	平均随访期，年	结果
PROVE IT-TIMI 22	随机临床试验	4162	1230	≥65 730例≥70	ACS患者	普伐他汀40 mg/d 或阿托伐他汀80 mg/d	平均2	对≥65岁老年组的分析未发现复合心血管终点事件的减少，对≥70岁老年亚组分析显示，主要冠心病事件的风险降低
瑞典注册研究	观察性研究	14 907	—	>80	急性心肌梗死住院患者	他汀	最长5（中位数0.8）	他汀治疗降低全因死亡率及心血管病死亡率，不增加癌症死亡率
IMPROVE-IT	双盲对照	18144		平均64	急性冠脉综合征稳定患者	辛伐他汀40 mg/d 或辛伐他汀40 mg/d联合依折麦布10 mg/d	至少2.5	辛伐他汀依麦布组与辛伐他汀相比，主要终点降低了1.4%（17.5% vs. 18.9%，$P=0.016$），7年间绝对风险降低2%（32.7% vs. 34.7%）。主要降低心肌梗死及卒中的发生率，全因死亡和心血管死亡无显著差异；两组间癌症、肌肉等不良事件发生率无明显差异
Foody等	观察性研究	8432		≥65 约40%≥80	急性心肌梗死出院的老年医保患者	他汀	3.0	带他汀出院者的总死亡率为35.1%；未带他汀出院者的总死亡率51.7%［HR 0.97 (0.87～1.09)］
Cooke等	观察性研究	4232		66～101（平均77.5）	基础人群，冠心病出院患者	他汀	2.3	出院用他汀者：总死亡率11.4%；出院未用他汀者：35.9%［HR 0.74 (0.63～0.88)，无年龄影响］
Eaton等	观察性研究	2626		>65 (935例>85)	住疗养院患心血管疾病者	他汀	1.0	应用他汀者总死亡率下降［20.2% vs. 32.3%，HR 0.69（95%CI. 0.58～0.81)］；男性、女性、75～84岁与≥85岁组均显著获益
Aronow和Ahn	观察性研究	770		>80	心肌梗死后且LDL≥125 mg/dl者	他汀	3.0	所有年龄组（包括91～100岁）新发冠状动脉事件减少44（56%）；未用者78（81%）；$P<0.001$］；未报告总死亡率
Allen Maycock等	观察性研究	655		≥80	冠心病患者	他汀	3.3	他汀治疗者总死亡率比未用者显著降低［分别为9% vs. 29%，HR 0.50 (95%CI. 0.26～0.96)］

附表3　老年人他汀类药物治疗的其他临床试验

研究名称/来源	研究类别	例数	老年亚组例数	老年亚组年龄,岁	人群	他汀种类（剂量）	平均随访期,年	结果
老年女性								
MEGA女性亚组	随机双盲安慰剂对照	5336	2805	≥60	高TC血症,无冠心病或卒中病史患者	普伐他汀 (10~20 mg/d)	≥5	冠心病及卒中 ($P=0.007$)、总死亡率降低,较< ($P=0.04$) 的发生危险明显降低,较<60岁的女性患者心血管事件减少更明显
老年糖尿病								
HPS-DM	随机安慰剂对照	5963		≥65岁	糖尿病	辛伐他汀 (40 mg/d)	5	降低主要血管事件22% (95% CI 13~30, $P<0.0001$),获益不依赖于LDL-C基线水平及血糖控制水平
CARDS	随机安慰剂对照	2838	1129	65~75	2型糖尿病合并至少一项危险因素（高血压、视网膜病变、蛋白尿、吸烟）	阿托伐他汀 (10 mg/d)	平均3.9	阿托伐他汀组主要心血管事件发生率降低38% (95% CI -58~-8, $P=0.017$),与年轻亚组相似 [37%, (95% CI -57~-7), $P=0.019$]
Cholesterol Treatment Trialists (CTT) 协作组	meta分析	18 686		平均63.1	糖尿病	他汀	平均4.3	他汀类药物降低心血管死亡率 ($P=0.028$)、心肌梗死或冠心病死亡 ($P<0.0201$)、冠脉血运重建 ($P<0.0001$) 以及卒中中的发生率 ($P=0.0002$)
AURORA	多中心、随机、双盲、安慰剂对照	2776（其中731例患糖尿病）		平均65	终末期肾病、接受常规血液透析或血液滤过治疗≥3个月的糖尿病患者	瑞舒伐他汀 (10 mg/d)	平均3.2	瑞舒伐他汀较安慰剂组减少心脏事件风险32%；主要终点（心源性死亡、非致死性MI、致死性或非致死性卒中）风险有降低趋势（减少16%）,但未达到统计学差异
Olafsdottir等	观察性研究	5152		66~96 (平均77)	基础人群 (12.5%患糖尿病)	他汀	5.3	糖尿病患者应用他汀治疗比未用他汀者总死亡率下降 (18.8% vs. 32.7%) [HR 0.47 (95% CI. 0.32~0.71)]
Culver等	观察性研究	153 840		50~70	非糖尿病女性	他汀	平均6~7	服用他汀类药物的女性糖尿病患病率增加 (HR 1.71; 95% CI 1.61~1.83)
Sattar等	meta分析	91 140			非糖尿病者	他汀	平均4	他汀治疗增加新发糖尿病的风险9%,回归分析显示高龄老年患者使用他汀类药物新发糖尿病的风险更大

附表3　老年人他汀类药物治疗的其他临床试验（续）

研究名称/来源	研究类别	例数	老年亚组例数	老年亚组年龄，岁	人群	他汀种类（剂量）	平均随访期，年	结果
Preiss等	meta分析	32 752			基线无糖尿病试者	他汀	平均4.9	与标准剂量他汀组相比，强化他汀治疗组心血管事件风险降低，新发糖尿病风险增加。他汀类对心血管疾病的总体获益与糖尿病风险比是9:1
老年心力衰竭								
CORONA	多中心、随机、安慰剂对照	5011	—	≥60（平均73）	已接受优化药物治疗的NYHA II～IV级的缺血性、收缩性心力衰竭患者	瑞舒伐他汀（10 mg/d）	平均32.8个月	瑞舒伐他汀治疗组心血管死亡、心肌梗死、卒中率主要联合终点发生率的下降未达到统计学差异
Shah等	观察性研究	3779		>85	射血分数保留的心力衰竭	他汀	3.0	出院用他汀者生存更高（$P<0.001$）[HR 0.73 (95%$CI.$ 0.62～0.88)]
他汀对认知功能的影响								
Bernick等	观察性研究	3334		≥65	无痴呆或明显脑血管疾病的老年人	他汀	7	他汀类药物引起老年人群认知能力轻微下降
PROSPER	随机安慰剂对照	5804		70～82（平均75）	有冠状动脉疾病或危险因素的老年人	普伐他汀（40 mg/d）	3.2	与安慰剂组相比，普伐他汀组认知功能减退无显著差异
Ott等	meta分析	46 836				他汀		他汀类药物治疗对认知功能无不良影响
Swiger等	meta分析	23 443						3～24.9	多数他汀类药物应用的短期数据未见对认知功能的不良影响，长期应用的数据硬化可能支持他汀类药物对于预防动脉硬化导致血管性痴呆有益
卒中预防								
HPS	随机安慰剂对照	20 536		≥70	脑血管病、阻塞性脉疾病或糖尿病	辛伐他汀（40 mg/d）	5	降低首次卒中的发生率
SPARCL	多中心、随机、双盲、安慰剂对照	4731		平均年龄63	1～6个月内患卒中或短暂性脑缺血发作（TIA）、无冠心病的患者	阿托伐他汀（80 mg/d）	中位数4.9	与安慰剂相比，阿托伐他汀降低缺血性卒中的相对风险16%（$P=0.03$）；事后分析显示，阿托伐他汀治疗增加出血性卒中的风险（HR 1.66, 95% CI 1.08～2.55）。对出血亚组的分析显示，脑出血与年龄增加、男性、卒中病史、高血压密切相关

附表3 老年人他汀类药物治疗的其他临床试验(续)

研究名称/来源	研究类别	老年亚组例数	老年亚组年龄,岁	人群	他汀种类(剂量)	平均随访期,年	结果
他汀类药物与慢性肾脏病							
SHARP	随机,双盲,安慰剂对照	9270	≥40	没有心肌梗死或冠状动脉血运重建的慢性肾病患者	辛伐他汀(20 mg/d)+依折麦布(10 mg/d)	中位数4.9	辛伐他汀+依折麦布治疗降低主要冠状动脉硬化事件发生率17%($P=0.0021$),心肌梗死亡率、冠心病死亡率呈下降趋势,但差异未达统计学意义;非出血性脑卒中、动脉血运重建发生率显著降低
Hou等	meta分析	48 429(31个试验)	42~73	慢性肾病	他汀	0.5~4.9	他汀治疗组主要心血管事件发生率降低23%($P<0.001$),冠状动脉事件发生率降低18%,心血管或全因死亡率下降9%,对卒中或肾衰竭事件发生率无明显确影响
Wu等	meta分析	24 278(16个试验)	平均53~74	慢性肾病或有蛋白尿	阿托伐他汀瑞舒伐他汀	4~48月	阿托伐他汀和瑞舒伐他汀提高CKD患者的eGFR
Savarese等	meta分析	29 147(23个试验)		慢性肾病	阿托伐他汀瑞舒伐他汀	平均52.56周	阿托伐他汀和瑞舒伐他汀提高CKD患者的eGFR
Navaneethan等	meta分析	25 017(26个试验)		慢性肾病	他汀		他汀对未接受肾替代治疗的慢性肾病患者的肾功能无不良影响,不同他汀对CKD患者肾功能的影响无显著差异
他汀类药物治疗的其他meta分析							
Afilalo等	meta分析	19 569(9个试验)	65~82	临床动脉粥样硬化性心血管疾病	他汀	3.7	他汀类药物治疗降低全因死亡率、冠心病死亡率、非致死性心肌梗死及卒中发生率
Savarese等	meta分析	24 674(8个试验,7个双盲)	≥65,平均73	无临床心血管疾病	他汀	3.5	他汀治疗较安慰剂组心肌梗死风险下降39.4%,卒中风险下降23.8%,全因死亡率及心血管死亡率无显著降低,新发癌症的患病率无差异
Yan等	meta分析	11 132(5个试验)	>65(平均69.6~74.0)	冠心病	他汀	3.0	强化与非强化他汀治疗总死亡率无显著差异(HR,0.97[95%CI:0.87~1.09]),但CVD事件减少

第五十章　女性人群血脂异常的管理和治疗

在世界范围内心血管疾病（cardiovascular disease，CVD）仍是女性的首位死亡原因[1]。我国的情况更不容乐观，我国女性心血管疾病患病率和死亡率均呈上升趋势[2]。我国心血管疾病发病率逐年升高是多种危险因素共同作用的结果，多项研究资料一致显示血清总胆固醇（total cholesterol，TC）升高是心血管疾病的独立危险因素[3]。目前，中国人群血脂异常的知晓率、治疗率和达标率严重不足，中国糖尿病和代谢异常研究提示在 TC≥5.18 mmol/L 或正在服用降胆固醇药物治疗的中国人群中，高胆固醇血症的知晓率、治疗率和控制率在男性为 12.8%、6.1% 和 3.3%，在女性为 9.3%、4.1% 和 2.2%，女性高胆固醇血症的知晓率、治疗率和控制率更是低于男性[4]。基于此，我们更应关注女性冠心病危险因素的控制，尤其是女性血脂异常的防控。

一、女性血脂异常的特点

女性血脂代谢受女性激素影响较大。成年女性血清低密度脂蛋白胆固醇（low density lipoproten-cholesterol，LDL-C）低于男性，女性绝经后 TC 水平较同年龄男性高。女性血 TG 亦随年龄而升高，且这种改变比男性更明显。大多数成年女性血 TG 低于男性，但绝经期后血 TG 上升。成年女性血清高密度脂蛋白胆固醇（high density Lipoprotein-cholesterol，HDL-C）高于男性，绝经期后则呈下降趋势。

我国女性高脂血症的患病率呈增长趋势。我国多中心心血管疾病流行病学资料显示[5]，在我国 35～59 岁成人中，经年龄校正的高胆固醇血症患病率，女性由 20 世纪 80 年代初的 19.2% 上升

到 20 世纪 90 年代初的 27.1%，到 1998 年，女性血清 TG 升高（≥5.2 mmol/L）检出率已上升到 31.7%。2007—2008 年，基于中国多省市≥20 岁 46 239 人群调查结果显示，女性高胆固醇血症（TC≥6.22 mmol/L）患病率为 9.3%，高于男性 8.7% 的患病率[6]。

二、女性血脂异常的干预措施

不同指南采用不同的风险评估体系对患者进行危险分层后再决定调脂策略。针对不同的危险人群，确定 LDL-C 等的治疗达标值。目前指南对他汀类药物在女性二级预防中的应用推荐建议与男性相同。他汀类药物在心血管疾病一级预防中的作用尚存争议。

Petretta 等的 meta 分析包括 8 项随机对照临床研究，共纳入 19 052 例女性和 30 194 例男性，平均随访 3.9 年，结果显示他汀类药物显著降低男性的冠心病事件（包括冠心病死亡、非致死性心肌梗死、不稳定型心绞痛或心脏性猝死），不能降低女性的冠心病事件，亦不能减少男性和女性的全因死亡率[7]。另一项 Bukkapatnam 等人的 meta 分析包括 6 项随机对照试验，结果显示对无心血管疾病的中度血脂异常女性患者，他汀类药物可以预防女性的冠心病事件（心肌梗死、心绞痛、卒中、血运重建、充血性心力衰竭、脑血管疾病、症状性周围血管疾病和冠心病死亡），但不能降低全因死亡率[8]。JUPITER 研究是一项相对较新的评价他汀类药物一级预防的获益和风险的临床研究，该研究入选了 6801 例年龄≥60 岁的女性和 11 001 例年龄≥50 岁的男性，入选者的超敏 C 反应蛋白偏高但 LDL-C 不高，因他汀治疗组明

显获益在随访 1.9 年时提前终止[9]。Mora 等对 JUPITER 研究中的女性和男性人群进行了对比分析，结果显示他汀类药物在降低女性的主要终点事件（包括心肌梗死、卒中、因不稳定型心绞痛住院、动脉血运重建或心脏性死亡的复合终点）方面与男性相似（女性和男性分别下降 46% 和 42%）；女性主要终点事件发生率低于男性，在血运重建和不稳定型心绞痛的下降方面女性更为明显；全因死亡率在女性和男性的下降比例也相似；该研究还发现对 Framingham 风险评分 5%~10% 的女性和 Framingham 风险评分 >10% 的女性，他汀类药物获益是相似的[10]。JUPITER、AF-CAPS/TexCAPS、MEGA 均为一级预防研究，将这 3 项研究进行 meta 分析显示他汀类药物与对照组相比可使女性心血管事件发生率下降约 1/3，但总死亡率的下降无统计学差异[10]。最新的 2015 年 CTT meta 分析[11]进一步探讨他汀类药物的心血管获益是否存在性别差异，共纳入 27 项随机对照试验，174 149 例受试者（其中女性占 26.8%），该 meta 分析包括心血管疾病二级预防和一级预防人群，结果显示 LDL-C 每降低 1 mmol/L，女性和男性在主要血管事件降低方面无显著差异（女性降低 16%，男性降低 22%），全因死亡率的降低亦无性别差异（女性和男性分别为 9% 和 10%）；对既往有明确血管疾病的患者，他汀类药物对女性和男性在减少血管事件方面无显著差异（女性和男性分别为 16% 和 21%），对既往无血管

疾病的患者即一级预防的人群，女性和男性在减少血管事件上是有显著差异的（女性和男性分别为 15% 和 28%）。该研究结果表明总体上他汀类药物的心血管获益无明显性别差异，仔细分析可以看到在心血管疾病的一级预防方面，虽然他汀类药物在女性是获益的，但女性的获益效力弱于男性。

我们可以看到，关于一级预防的临床试验随访时间相对较短，缺乏 5 年以上的长期随访研究，低危女性患者本身心血管事件的发生率偏低，对这些患者是否可从他汀类药物长期获益仍需更多的研究来验证。故指南建议女性心血管疾病高危患者推荐他汀类药物一级预防[12]。

按照 2016 年《中国成人血脂异常防治指南》[13]，所有动脉粥样硬化性心血管疾病（atherosclerotic cardiovascular disease，ASCVD）患者都是极高危患者，ASCVD 包括急性冠脉综合征（ACS）、稳定性冠心病、血运重建术后、缺血性心肌病、缺血性卒中、短暂性脑缺血发作、外周动脉粥样硬化疾病等。对高脂血症患者的心血管风险评估具体内容见表 50-1。对 ASCVD 10 年风险为中危的 <55 岁的中青年人，建议进一步进行余生风险评估，对存在下列 2 种或 2 种以上情况者定义为余生风险为高危：①收缩压 ≥160 mmHg 或舒张压 ≥100 mmHg；②非-HDL-C ≥5.2 mmol/L（200 mg/dl）；③HDL-C <1.0 mmol/L（40 mg/dl）；④BMI ≥28 kg/m²；⑤吸烟。

表 50-1　高脂血症的危险分层

危险因素个数	血清胆固醇水平分层（mmol/L）		
	3.1≤TC<4.1（或）1.8≤TC<2.6	4.1≤TC<5.2（或）2.6≤TC<3.4	5.2≤TC<7.2（或）3.4≤TC<4.9
无高血压 0~1 个	低危（<5%）	低危（<5%）	低危（<5%）
2 个	低危（<5%）	低危（<5%）	中危（5%~9%）
3 个	低危（<5%）	中危（5%~9%）	中危（5%~9%）
有高血压 0 个	低危（<5%）	低危（<5%）	低危（<5%）
1 个	低危（<5%）	中危（5%~9%）	中危（5%~9%）
2 个	中危（5%~9%）	高危（≥10%）	高危（≥10%）
3 个	高危（≥10%）	高危（≥10%）	高危（≥10%）

血脂异常治疗的首要目的是减少 ASCVD 的发病率和死亡率，所以治疗主要针对高 TC、高 LDL-C 和高 TG 血症，HDL-C 目前不作为干预目标。治疗原则主要包括①确定高脂血症的患者：寻找高脂血症的病因，特别是排除继发性高脂血症；②进行心血管风险评估：对原发性血脂异常的患者，首先要对患者进行心血管危险分层；③确定治疗目标和策略：针对不同的危险人群，确定 LDL-C 等的治疗达标值（表 50-2）。

表 50-2　不同 ASCVD 危险人群 LDL-C 和非-HDL-C 治疗达标值［mmol/L（mg/dl）］

危险等级	LDL-C	非 HDL-C
低/中危	<3.4（130）	<4.1（160）
高危	<2.6（100）	<3.4（130）
极高危	<1.8（70）	<2.6（100）

总体而言，对高脂血症患者的治疗在改善生活方式方面和药物治疗方面无明显性别差异。但调脂药物在女性的应用中尚存在一些问题，一方面，在心血管疾病高危人群高胆固醇血症的控制率尚不理想[4,14]，有研究显示在老年女性的他汀类药物的应用较男性低约 20%[15]；另一方面，虽然他汀类药物总体是比较安全的，但他汀类药物的有些不良反应可能存在性别差异，如女性较男性可能更容易出现他汀类药物相关的肌肉不良反应[16]，在 JUPITER 研究中发现女性新发糖尿病的风险略高于男性[10]，遗憾的是多数临床研究并没有包括肌病及新发糖尿病等他汀类药物不良反应方面的数据。

三、妊娠和哺乳期妇女的血脂异常治疗

由于缺乏关于妊娠和哺乳期妇女应用降脂药物的可能的不良反应的数据，不建议妊娠和哺乳期妇女应用降脂药物。但是胆酸螯合剂（不被吸收）可考虑应用。

综上所述，冠心病是严重威胁女性健康的疾病，血脂异常是重要的可调控的危险因素[17]。他汀类药物在动脉粥样硬化性心血管疾病的二级预防中可明显改善患者的预后。他汀类药物在女性心血管疾病一级预防中的有益作用正在被越来越多的大规模临床试验所证实。女性血脂异常有自身的特点，我们希望更多的临床研究纳入更多的女性人群，结合女性血脂异常和女性心血管疾病特点，制定有针对性的防治措施。

（陈　红　刘传芬）

参考文献

[1] Mosca L，Benjamin EJ，Berra K，et al. Effectiveness-basedguidelinesfor the preventionofcardiovasculardiseaseinwomen—2011 update：a guideline from the American Heart Association. Circulation，2011，123：1243-1262.

[2] 国家卫生和计划生育委员会. 中国卫生和计划生育统计年鉴 2014. 北京：中国协和医科大学出版社.

[3] Prospective Studies Collaboration. Blood cholesterol and vascular mortality by age，sex，and blood pressure：a meta-analysis of individual data from 61 prospective studies with 55 000 vascular deaths. Lancet，2007，370：1829-1839.

[4] Yang W，Xiao J，Yang Z，et al. Serum Lipids and Lipoproteins in Chinese Men and Women. Circulation，2012，125：2212-2221.

[5] 国家"九五"科技攻关课题协作组. 我国中年人群心血管病主要危险因素的流行现状及从 80 年代初至 90 年代末的变化趋势. 中华心血管病杂志，2001，29：74-79.

[6] Yang W，Xiao J，Yang Z，et al. Serum lipids and lipoproteins in Chinese men and women. Circulation，2012，125：2212-2221.

[7] Petretta M，Costanzo P，Perrone-Filardi P，et al. Impact of gender in primary prevention of coronary heart disease with statin therapy：a meta-analysis. Int J Cardiol，2010，138：25-31.

[8] Bukkapatnam RN，Gabler NB，Lewis WR. Statins for primary prevention of cardiovascular mortality in women：a systematic review and meta-analysis. Prev Cardiol，2010，13：84-90.

[9] Ridker PM，Danielson E，Fonseca FA，et al. Rosuvastatin to prevent vascular events in men and women with elevated C-reactive protein. N Engl J Med，2008，359：2195-2207.

［10］ Mora S，Glynn RJ，Hsia J，et al. Statins for the primary prevention of cardiovascular events in women with elevated high-sensitivity C-reactive protein or dyslipidemia：results from the Justification for the Use of Statins in Prevention：An Intervention Trial Evaluating Rosuvastatin（JUPITER）and meta-analysis of women from primary prevention trials. Circulation，2010，121：1069-1077.

［11］ Cholesterol Treatment Trialists' （CTT） Collaboration. Efficacy and safety of LDL-lowering therapy among men and women：meta-analysis of individual data from 174 000 participants in 27 randomised trials. Lancet，2015，385：1397-1405.

［12］ Catapano AL，Graham I，De Backer G，et al. 2016 ESC/EAS Guidelines for the Management of Dyslipidaemias. Eur Heart J，2016，37：2999-3058.

［13］ 中国成人血脂异常防治指南修订联合委员会. 中国成人血脂异常防治指南（2016 年修订版）. 中国循环杂志，2016，31：937-950.

［14］ Kotseva K，Wood D，De Backer，et al. EUROASPIRE Ⅲ. Management of cardiovascular risk factors in asymptomatic high-risk patients in general practice：cross-sectional survey in 12 European countries. EurJCardiovasc. Prev Rehabil，2010，17：530-540.

［15］ Bhattacharjee S，Findley PA，Sambamoorthi U. Understandinggenderdifferencesinstatinuseamongelderlym- edicare beneficiaries：anapplicationofdecomposition technique. Drugs Aging，2012，29：971-980.

［16］ Stroes ES，Thompson PD，Corsini A，et al. Statin-associated muscle symptoms：impact on statin thera-py—European Atherosclerosis Society Consensus Panel Statement on Assessment，Aetiology and Management. Eru Heart J，2015，36：1012-1022.

［17］ Mehta PK，Wei J，and Wenger NK. Ischemic heart disease in women：A focus on risk factors. Trends Cardiovasc Med，2015，25：140-151.

第五十一章 儿童与青少年血脂异常的诊断与治疗

儿童血脂异常是发生在小儿时期的血脂代谢紊乱，以下任一指标的异常均称为血脂异常：总胆固醇（TC）升高；低密度脂蛋白胆固醇（LDL-C）升高；非高密度脂蛋白胆固醇（非-HDL-C）升高；三酰甘油（TG）升高；高密度脂蛋白胆固醇（HDL-C）降低[1]。成年后的血脂异常经常起病于儿童青少年期。识别儿童血脂异常并予以干预，可以降低早发动脉粥样硬化和早期心血管疾病（CVD）的风险，因此应高度重视对儿童青少年血脂异常的防治。

一、流行病学

流行病学研究显示，各国、各时期儿童血脂水平不同，血脂异常的患病率也不同。在美国，大约有20%的儿童（年龄在6～19岁之间）有至少一种血脂水平的异常[2]。我国由于地域辽阔，很难开展全国性的调查，故国内对儿童血脂的调查只局限于某地区或某年龄段。总体来讲，我国目前儿童血脂水平较以往数据有明显升高。2004年4—10月对北京市7个城、郊区县19 593名6～18岁青少年儿童进行了横断面流行病学研究，发现北京市儿童血脂异常〔TC≥5.20 mmol/L和（或）TG≥1.70 mmol/L〕总检出率为9.61%，较前明显增高（1987年北京地区儿童血脂异常总检出率为6.07%）[3]。家族性高胆固醇血症发病率约1/500。

二、病因分类

基于是否继发于全身性系统性疾病，血脂异常可分为原发性和继发性两种[4]。

（1）原发性血脂异常：是指原因不明的血脂异常，主要由于遗传基因缺陷或与环境因素如饮食习惯、生活方式等相互作用引起。根据遗传缺陷不同又包括两种类型：①单基因缺陷导致的单基因疾病，如：家族性高胆固醇血症、家族性载脂蛋白B缺陷和家族性高三酰甘油血症。②与多基因缺陷相关的特发性血脂异常，如多基因高胆固醇血症等。

（2）继发性血脂异常：是由于某些明确的全身系统疾病或暴露因素引起的血脂异常。小儿继发性血脂异常较成人少见，其原因也不同于成人，常见原因包括：肥胖/超重、饮食和药物的影响、甲状腺功能减退、肾病综合征、皮质醇增多症、糖尿病、肝炎和系统性红斑狼疮等疾病。

三、诊断

由于血脂异常进展缓慢，常无明显症状和体征，因此小儿血脂异常的诊断主要依赖实验室检查，常常是在进行血液生化检验时发现血脂异常而诊断。但是具有严重的家族性血脂异常的儿童可出现临床表现，主要包括两大方面：一方面是脂质在真皮内沉积所引起的黄色瘤及脂质在角膜和眼底沉积引起的角膜弓和眼底改变；另一方面是脂质在血管内皮沉积所引起的动脉粥样硬化，导致心脑血管病和周围血管病的发生。

目前儿童青少年血脂异常诊断标准尚未统一。我国心血管病学专家以及小儿血脂专家于2006年9月在海南省海口市进行了我国首届血脂与儿童健康专题研讨会，提出了我国2岁以上小儿血脂异常诊断标准[5]，见表51-1。

表 51-1　中国 2 岁以上儿童血脂异常诊断标准

观察项目	TC mmol/L	LDL-C mmol/L	TG mmol/L	HDL-C mmol/L
理想水平	<4.42	<2.6		
临界高值	4.42～5.19	2.60～3.37		
高脂血症	≥5.2	≥3.38	≥1.76	
低 HDL-C 血症				≤1.04

2008 年美国儿科学会（AAP）[6]和 2011 年美国国家胆固醇教育计划（NCEP）专家委员会[1]制定的儿童青少年血脂异常诊断标准见表 51-2。

表 51-2　美国儿童青少年血脂异常诊断标准

类型	合适水平 mg/dl (mmol/L)	临界高值 mg/dl (mmol/L)	血脂异常 mg/dl (mmol/L)
TC	<170 (4.4)	170～199 (4.4～5.2)	≥200 (5.2)
LDL-C	<110 (2.8)	110～129 (2.8～3.3)	≥130 (3.4)
Non-HDL-C	<120 (3.1)	120～144 (3.1～3.7)	≥145 (3.8)
TG			
0～9 岁	<75 (0.8)	75～99 (0.8～1.1)	≥100 (1.1)
10～19 岁	<90 (1)	90～129 (1～1.5)	≥130 (1.5)
HDL-C	>45 (1.2)	40～45 (1～1.2)	<40 (1)

确诊血脂异常后，需评价其为原发性还是继发性。需详细询问病史以明确有无合并的疾病和药物使用情况，以排查继发因素。个人危险因素的评价包括询问饮食习惯和是否吸烟等。需详细询问家族史以明确家族中有无心血管危险因素、血脂异常和早发 CVD 等事件。详细的体格检查包括评价身高、体重和体重指数，准确测量血压，并注意提示继发病因的体征。血液筛查检查需排查糖尿病、甲状腺疾病、肝脏疾病和肾脏疾病等。

四、筛查

基于早期识别和控制儿科血脂异常会降低成

人期 CVD 的风险及严重程度，2011 年美国国家心肺和血液研究所（NHLBI）的专家小组建议对儿科血脂异常采用基于年龄的普遍性筛查和选择性筛查[1]，但是许多机构和儿科专家不同意此观点，反对对儿童进行普遍性普查，有以下几个理由：①目前没有长期数据表明早期的儿童血脂筛查可以减少成年期 CVD 的发生；②普查会使筛查有问题的儿童被贴上带病患者的标签，使其本人和家人感到焦虑；③早期诊断大量的血脂异常患者可能会导致他们进行更多的检查和（或）药物干预治疗，而这些检查和治疗可能带来的益处并不确定，却会有已知的不良反应[7-8]。

美国 NHLBI 专家小组推荐依据年龄和 CVD 危险因素，采用一个普遍性筛查和选择性筛查相结合的综合方法（表 51-3）：①在青春期之前（9～11 岁）和青春期以后（17～21 岁）推荐进行两次普遍性筛查，没有任何 CVD 危险因素（表 51-4）的儿童，推荐将非-HDL-C 作为首选筛查项目。②对于有 CVD 危险因素（表 51-4）的儿童，推荐每 2～5 年进行一次选择性筛查。对于这些儿童，推荐的首选筛查方法是空腹血脂检测，如果首次筛查结果不正常，推荐 2～3 个月后再复查一

表 51-3　不同年龄儿童血脂筛查推荐

年龄	血脂筛查推荐意见
2 岁以下	通常不推荐进行血脂筛查
2～8 岁	有早期 CVD 高风险因素者（表 51-4）应进行选择性筛查。诊断或识别潜在疾病或危险因素（2 岁以后）以后进行筛查，每两年复查一次。有 CVD 风险的儿童首选的筛查试验是空腹血脂检测
9～11 岁	所有儿童均应完善血脂筛查。首次普遍性筛查的时间应在青春期前，此时儿童血脂水平相对稳定。没有 CVD 任何危险因素的儿童，可以非-HDL-C 检测作为初步筛查方法
12～16 岁	不推荐进行普遍性筛查，因为青春期血脂水平会有生理波动，容易造成假阴性结果增加。然而对于有特定危险因素的儿童仍建议进行选择性筛查
17～21 岁	第二次进行普遍性筛查的时间，这段时间大部分人已经度过青春期，避免青春期和成长过程中 HDL-C 和 LDL-C 的波动。没有 CVD 危险因素的人群，推荐非-HDL-C 检测作为这个年龄段的首选筛查项目

表 51-4 儿童青少年血脂异常筛查和处理中的早发心血管疾病危险因素

阳性家族史	①一级或二级亲属，男性 55 岁以前，女性 60 岁以前，早发冠心病家族史（心源性事件、心绞痛、冠心病介入治疗后、脑卒中、心脏性猝死等） ②父母一方有血脂异常（如家族性高胆固醇血症）或 TC≥6.2 mmol/L（240 mg/dl）
高危因素	①需要药物治疗的高血压（血压≥第 95 百分位＋5 mmHg） ②当前吸烟 ③肥胖（BMI≥第 97 百分位） ④存在以下一种高危情况：糖尿病（1 型或 2 型）、慢性肾脏疾病/终末期肾脏疾病/肾移植后；心脏移植受者；川崎病伴当前存在冠状动脉瘤
中危因素	①不需要药物治疗的高血压（血压第 95 百分位） ②肥胖（2～11 岁儿童，第 95 百分位≤BMI＜第 97 百分位；≥12 岁青少年，第 85 百分位≤BMI＜第 97 百分位） ③HDL-C＜40 mg/L ④存在以下一种中危情况：川崎病伴消退的冠状动脉瘤、慢性炎症性疾病（如系统性红斑狼疮、幼年特发性关节炎）、HIV 感染、肾病综合征、青少年抑郁和躁狂

次，根据两次检查结果的平均值决定下一步临床计划。对于那些不能完成空腹检查的儿童，也可进行非空腹检查（如非-HDL-C）。但采用药物治疗时仍应依据空腹血脂水平。

五、治疗

儿童血脂异常的治疗包括非药物干预和药物干预。治疗决策取决于血脂异常的严重程度以及是否存在其他 CVD 危险因素[1]。在儿童血脂异常的治疗过程中需注意以下几个问题：饮食干预、生活方式调整为主；不可滥用降脂药物；对于继发性血脂异常首先是积极预防原发病的发生；儿童血脂异常的治疗不能影响儿童生长发育；加强监测。

（一）非药物治疗

也称为生活方式调整，包括饮食干预、增加运动、避免主动或被动吸烟等。对于绝大多数血脂异常的儿童患者，在考虑药物治疗之前应先尝试生活方式调整。

1. 饮食调整

无论是健康儿童还是血脂异常的患儿，饮食干预均可轻度改善其异常的血脂水平。健康指导和生活方式的调整不能仅针对儿童，更应针对整个家庭。应给予患儿及其家庭有针对性的营养咨询，行为调整和动机性访谈技术可能有一定帮助[1]。

（1）高胆固醇血症：总 TC 和 LDL-C 升高患儿的主要饮食调整策略是减少总脂肪、饱和脂肪及胆固醇的摄入。有充分证据显示，将总脂肪摄取限制在总摄取热量的 30%、饱和脂肪限制在总热量的 7%～10%，并使每日饮食中的胆固醇低于 300 mg。如果采取上述饮食方案治疗 3 个月后，患者的空腹血脂水平仍然超过治疗目标，则推荐对其采取以下更为严格的饮食限制：限制总脂肪的摄入占总摄取热量的 25%～30%、饱和脂肪控制在总热量的 7% 以内，胆固醇低于 200 mg/d。此外，膳食补充，如植物甾醇/甾烷醇酯，可能也有效。强调摄入"好的"脂肪（单不饱和脂肪及多不饱和脂肪）来替代饱和脂肪及反式脂肪，因为前者对心血管健康有益。对于严重血脂异常[LDL-C＞190 mg/dl（4.9 mmol/L）]的儿童，单纯的膳食调整很难达到目标 LDL-C 水平。

（2）高三酰甘油血症：减少碳水化合物的摄入及减轻体重可降低 TG 水平，如果患儿肥胖，则减轻体重尤为重要，因此干预应侧重于减少热量摄入和增加日常活动。补充高剂量鱼油（ω-3 脂肪酸）也可降低 TG 水平，推荐增加膳食鱼类的摄入，以增加 ω-3 脂肪酸的摄入。

2. 运动

成人和儿童的研究证据均证实，每日进行充分的运动和减少久坐与 CVD 风险降低及空腹血脂改善情况相关。血脂异常的儿童至少应达到针对一般儿童推荐的日常体育运动水平。

（二）药物治疗

对于轻、中度血脂异常，生活方式及饮食结

构的调整即可使血脂降至正常。对于重度及部分中度血脂异常，则必须在饮食控制的前提下进行药物干预才能达到治疗目标值。考虑到药物副作用、费用及缺乏明确的研究资料说明其在儿童冠心病预防中的作用，只有很少部分血脂异常的儿童和青少年需要采用药物治疗，不可滥用[9-10]。

1. 适应证

10岁以下儿童一般不进行药物治疗，但患儿如果有严重的原发高脂血症，如纯合子和严重的杂合子家族性高胆固醇血症［LDL-C＞400 mg/dl（10.4 mmol/L）］，药物治疗的年龄可提前。另外，原发性高三酰甘油血症患者［TG＞500 mg/dl（5.6 mmol/L）］，也可考虑将应用贝特类药物的年龄提前。

对于10岁或10岁以上的儿童，如果LDL-C或TG显著升高，饮食治疗6个月仍不能达到降脂目标，则应开始降脂药物治疗[1]。这些患者通常伴随早发CVD的危险因素（见表4）。NHLBI专家小组建议，10岁及以上儿童药物治疗指征：

①LDL-C≥4.9 mmol/L，不管是否合并其他CVD危险因素；

②4.1 mmol/L≤LDL-C≤4.9 mmol/L，同时合并表53-4中的下述任何一项：阳性家族史/或者一种高危因素或疾病/或者两种中危因素或疾病；

③3.4 mmol/L≤LDL-C≤4.1 mmol/L，同时合并表53-4中的2种高危因素或疾病/或者1种高危及2种中危因素或疾病。

2. 常用药物

（1）HMG CoA还原酶抑制剂（他汀类药物）：他汀类药物是治疗成人高胆固醇血症最常用的CVD药物，并且是唯一一类被证实可降低CVD并发症发生率及死亡率的药物。在符合药物治疗标准的儿童青少年，他汀类药物越来越成为治疗高LDL-C的首选药物。在家族性高胆固醇血症患儿中开展的临床试验一致地显示，使用他汀类药物可显著降低血清LDL-C水平[11]。

目前美国食品药品管理局已批准的可用于儿童的他汀类药物包括洛伐他汀、辛伐他汀、普伐他汀、瑞舒伐他汀和阿托伐他汀[1]。一般来说，

儿童开始应用HMG CoA还原酶抑制剂时，应从最低剂量开始，一日1次给药，由于LDL-C的合成主要发生于夜间，所以通常于睡前给药。根据需要逐渐增加剂量以达到治疗目标。开始治疗前进行基线的实验室检查（血脂、肝功能、肌酶等），并于调整药物剂量1个月后及2个月后进行复查。对于接受稳定的他汀剂量治疗的患者，推荐每6个月复查1次血脂水平并复查实验室指标监测不良反应。关于无症状患者是否需要检查肝功能和CK尚存在争议，很多临床医生认为该检查没有必要。副作用包括胃肠道不适，肝转氨酶升高，肌酸激酶升高，偶尔会发生横纹肌溶解。但通常儿童他汀治疗的副作用发生率较低，依从性通常良好。虽然没有明显严重的副作用，但是长期治疗的安全性和依从性仍值得关注。

（2）胆汁酸螯合剂：胆汁酸螯合剂不会被全身吸收，非常安全。但是，这些药物口味很差，而且容易导致胃肠道不适（便秘和腹胀），耐受性和依从性很差，疗效有限，降低LDL-C 10%～20%，临床使用相对较少。目前主要用于以下两方面：①单用他汀LDL-C未能达标的患者，胆汁酸螯合剂联合他汀可能有效；②LDL-C严重升高的青春期前患者（如杂合子FH），可使用胆汁酸螯合剂直至青春期，之后可开始他汀治疗[12]。常用胆汁酸螯合剂为考来烯胺（cholestyramine，消胆安）和考来替泊（colestipol），药物的剂量与体重无关，而与经适当饮食治疗后TC和和LDL-C水平有关。

（3）烟酸：烟酸主要在升高HDL-C方面特别有效，可使其升高达20%～30%。然而，由于该药的副作用（面部潮红、皮疹和头痛等）发生率较高，依从性不佳，并且成人一级预防试验也未能证实烟酸有预防CVD的益处。因此，儿童很少使用烟酸，资料有限[10]。

（4）苯氧芳酸类药物（贝特类）：主要降低TG，并且升高HDL-C，包括吉非贝齐（Gemfibmzil）、非诺贝特和氯贝特等。儿童使用苯氧芳酸类药物的数据有限，仅在TG严重升高而有发生胰腺炎风险时考虑使用，并且主要在年龄较大的青少年患者中使用。一项三级医疗中心的研究显

示，在 76 例高三酰甘油血症患儿（其中 63 例为原发性高三酰甘油血症，13 例为肥胖相关高三酰甘油血症）的治疗中，使用贝特类药物治疗降低了 TG 水平、使用他汀药物类治疗未改变 TG 水平，而使用胆汁酸结合树脂治疗时 TG 水平升高[13]。通常，单药治疗时患者耐受性良好。但是当这些药物与他汀类药物联合使用或用于肾功能不全的患者时，发生肌病和横纹肌溶解的风险升高。

（5）胆固醇吸收抑制剂：如依折麦布（ezetimibe）。在成人患者中，依折麦布联合他汀类治疗可进一步降低血清 LDL，但可能不会进一步降低 CVD 风险。关于该药在儿童中的数据十分有限，其对儿童的疗效和安全性有待进一步明确。一项观察性研究显示，对于疑似 FH 或家族性混合型高脂血症的患儿，当饮食治疗效果不佳或他汀治疗引起不良反应时，使用依折麦布治疗可降低 TC 和 LDL-C 水平[14]。

3. 注意事项

①考虑到药物副作用、费用等因素，只有少部分儿童和青少年将采用药物治疗，不可滥用；②在某些情况下，如小儿血 TC 水平相当高（≥10 mmol/L），药物治疗的年龄可提前；③当进行药物治疗时，继续饮食干预、生活方式调整；④进行监测和定期随访以考查疗效。

（三）血浆置换

一般来说，采用饮食和药物联合治疗，大多数患儿血 TC 及 LDL-C 水平能减少到临界水平。严重家族性高胆固醇血症患儿，可考虑血浆置换或层析柱除去 LDL-C 治疗，但非常规治疗方法。

（四）手术治疗

回肠部分旁路术在成年人取得成功，儿童由于副作用大，疗效欠佳，不被推荐。在纯合子 FH，门脉-下腔静脉分流对某些患者疗效尚可，肝移植能有效降低 LDL-C 水平，抑制脂肪沉着，在儿童尚缺乏应用经验。

（五）基因治疗

对于家族性血脂异常有广泛的应用前景。

六、预防

血脂异常的预防应从儿童青少年开始，在全社会（包括各级医疗卫生及保健机构、家庭、学校、政府机构、食品工业、新闻媒体等）进行健康教育，使人人都了解冠心病的危险因素及改变这些危险因素的重要性，通过逐步改变饮食习惯，调整膳食结构，鼓励低饱和脂肪酸、低胆固醇饮食，加强运动锻炼，降低全社会儿童和青少年血脂平均水平，减少 CVD 发病风险，增进健康[5]。

1. 食物多样化，以达到充足营养。

2. 充足的热卡以保证生长和发育，并维持理想体重。

3. 推荐下述营养摄入模式

①饱和脂肪酸小于总热量的 10%；②平均总脂肪不超过总热量的 30%；③饮食中胆固醇小于 300 mg/d。

4. 远离烟酒、避免被动吸烟、适量运动和心理平衡。

注意本预防方案只适用于 2 岁以上的健康儿童和青少年。从出生到 2 岁的小儿生长发育旺盛，需要从脂肪中获得更多的热量，不应限制脂肪和胆固醇的摄入，只对那些血清胆固醇明显升高的年幼儿童才考虑给予低脂饮食。

（齐建光）

参考文献

[1] Expert Panel on Integrated Guidelines for Cardiovascular Health and Risk Reduction in Children and Adolescents，National Heart，Lung，and Blood Institute. Expert panel on integrated guidelines for cardiovascular health and risk reduction in children and adolescents：summary report. Pediatrics，2011，128 Suppl 5：S213-S256.

[2] Dai S，Yang Q，Yuan K，et al. Non-high-density lipoprotein cholesterol：distribution and prevalence of high serum levels in children and adolescents：United States National Health and Nutrition Examination Surveys，2005-2010. J Pediatr，2014，164：247-253.

［3］刘颖，米杰，杜军保. 北京地区 6～18 岁儿童血脂紊乱现况调查. 中国实用儿科杂志，2007，22（2）：101-102.

［4］Haney EM，Huffman LH，Bougatsos C，et al. Screening and treatment for lipid disorders in children and adolescents：systematic evidence review for the US Preventive Services Task Force. Pediatrics，2007，120：e189-e214.

［5］《中华儿科杂志》编辑部，中华医学会儿科学分会儿童保健学组，中华医学会儿科学分会心血管学组，中华医学会心血管病学分会动脉粥样硬化学组. 儿童青少年血脂异常防治专家共识. 中华儿科杂志，2009，47（6）：426-428.

［6］Daniels SR，Greer FR，Committee on Nutrition. Lipid screening and cardiovascular health in childhood. Pediatrics，2008，122：198-208.

［7］Psaty BM，Rivara FP. Universal screening and drug treatment of dyslipidemia in children and adolescents. JAMA，2012，307：257-258.

［8］Belamarich PF. Counterpoint：The evidence does not support universal screening and treatment in children. J Clin Lipidol，2015，9：S101.

［9］McCrindle BW，Urbina EM，Dennison BA，et al. Drug therapy of high-risk lipid abnormalities in children and adolescents：a scientific statement from the American Heart Association Atherosclerosis，Hypertension，and Obesity in Youth Committee，Council of Cardiovascular Disease in the Young，with the Council on Cardiovascular Nursing. Circulation，2007，115：1948-1967.

［10］齐建光，杜军保. 儿童血脂紊乱的药物治疗. 实用儿科临床杂志，2009，24（13）：1043-1045.

［11］Kusters DM，Avis HJ，de Groot E，et al. Ten-year follow-up after initiation of statin therapy in children with familial hypercholesterolemia. JAMA，2014，312：1055-1057.

［12］McCrindle BW，Helden E，Cullen-Dean G，et al. A randomized crossover trial of combination pharmacologic therapy in children with familial hyperlipidemia. Pediatr Res，2002，51：715-721.

［13］Manlhiot C，Larsson P，Gurofsky RC，et al. Spectrum and management of hypertriglyceridemia among children in clinical practice. Pediatrics，2009，123：458-465.

［14］Clauss S，Wai KM，Kavey RE，et al. Ezetimibe treatment of pediatric patients with hypercholesterolemia. J Pediatr，2009，154：869-872.

索 引